LEHRBUCH DER TOXIKOLOGIE

FÜR STUDIUM UND PRAXIS

BEARBEITET VON

M. CLOETTA · E. ST. FAUST · F. FLURY
E. HÜBENER · H. ZANGGER

HERAUSGEGEBEN VON

FERDINAND FLURY UND HEINRICH ZANGGER

PROFESSOR DER PHARMAKOLOGIE
AN DER UNIVERSITÄT WÜRZBURG

PROFESSOR DER GERICHTL. MEDIZIN
AN DER UNIVERSITÄT ZÜRICH

MIT 9 ABBILDUNGEN

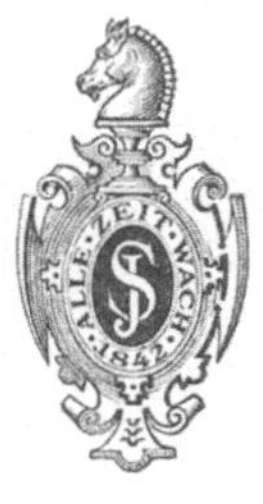

BERLIN

VERLAG VON JULIUS SPRINGER

1928

ISBN-13: 978-3-642-88958-5   e-ISBN-13: 978-3-642-90813-2
DOI: 10.1007/978-3-642-90813-2

Vorwort.

Neben den Fortschritten der Wissenschaft und Technik haben die großen Ereignisse der letzten Jahre auch auf dem Gebiete der Vergiftungen viele Neuerscheinungen und manche Umwälzungen mit sich gebracht. Dadurch ist das Bedürfnis und der von vielen Seiten geäußerte Wunsch nach einem neuzeitlichen, kurz gefaßten Lehrbuch der Toxikologie entstanden. Das vorliegende Werk will diesem Bedürfnis entgegenkommen. Seinen Grundstock bilden die zum Teil abgeänderten und gekürzten Beiträge zum Abschnitt „Vergiftungen" aus dem im gleichen Verlage erschienenen Band IV/2 der 2. Auflage des Handbuches der inneren Medizin, herausgegeben von G. von Bergmann und R. Staehelin.

Zahl und Bedeutung der Vergiftungen nehmen fortwährend zu. Wenn dieses Buch auch in erster Linie für Mediziner geschrieben ist, so muß doch betont werden, daß auch anderen Kreisen ein hohes Interesse an den Schädigungen durch Gifte zukommt. Von der theoretischen Bedeutung der Gifte für Biologie und Naturwissenschaft soll hier nicht die Rede sein. Dagegen muß auf ihre überaus vielgestaltigen Beziehungen zum menschlichen Leben hingewiesen werden. Eine auf Sachkenntnis beruhende Einschätzung der Gefahr ist jedoch recht selten. Vergiftungen greifen in mannigfaltiger Weise ein in die Rechtspflege — sowohl Strafrecht wie Civilrecht, Polizeirecht —, in das staatliche und private Versicherungswesen — Unfälle, Haftpflicht, Versicherungsmedizin, gerichtliche Medizin —, in die Wohlfahrtspflege — Arbeiterfürsorge, Gewerbepolizei, Gewerbehygiene, soziale Medizin —, in die Medizinalgesetzgebung, in den Verkehr mit Nahrungs- und Genußmitteln. Dazu kommt die nach Zahl und Menge täglich zunehmende Verwendung chemischer Präparate — Rohstoffe, Zwischen- und Hauptprodukte, technische Hilfsmittel verschiedenster Art — in allen Zweigen der Industrie, Technik und des Kleingewerbes, die sich auch im Handel und Transportgewerbe auswirken muß.

Es bedarf keiner Erklärung, daß hieraus für den Arzt zahlreiche neue und vielseitige Anforderungen erwachsen, in erster Linie in bezug auf die möglichst frühzeitige Diagnose, aus der sich die wichtigen Folgerungen für Behandlung, Schutz, rechtliche Maßnahmen usw. ergeben. Zum Beispiel legt die Verordnung vom 12. Mai 1925 den deutschen Ärzten nicht nur die Diagnosestellung, sondern auch — unter Strafandrohung — die Anzeigepflicht bei beruflichen Vergiftungen auf.

Wenn die Ärzte den gesteigerten Anforderungen der modernen Zeit genügen sollen, muß der toxikologische Unterricht, der den Aufgaben vielfach nicht mehr entspricht, auf eine viel breitere Grundlage gestellt werden. Überdies erweist sich nach den Erfahrungen der Praxis die Notwendigkeit immer eindringlicher, daß auch die Ausbildung des Chemikers und Technikers auf die Gefährdung durch Gifte stärkere Rücksicht nimmt.

Das vorliegende Buch kann und soll als elementare Einführung für den Lernenden und als kurzes Nachschlagewerk für den Praktiker nicht die größeren Handbücher ersetzen. Immerhin wird es durch reichhaltige Literaturangaben und viele Hinweise auf Spezialwerke auch für den, der sich mit bestimmten Fragen eingehender befassen will, von gewissem Werte sein. In der Verteilung

des Stoffes weicht es etwas von anderen ähnlichen Büchern ab. So ist den
praktisch wichtigeren gewerblichen Vergiftungen ein besonders breiter Raum
zugewiesen worden (dabei haben die gasförmigen Gifte wegen ihrer überragenden
Bedeutung eine gesonderte Darstellung gefunden). In stärkerem Grade treten
neuerdings die Giftsuchten und die toxikologische Rolle der Schlafmittel hervor.
Den tierischen Giften wird, ganz abgesehen von ihrer biologischen Bedeutung,
von klinischer Seite erhöhte Beachtung geschenkt. Dies gilt vor allem für die
Erkrankungen durch tierische Parasiten. Endlich berechtigen die Erfahrungen
der Kriegs- und Nachkriegszeit zu einer ausführlicheren Darstellung der Nahrungsmittelvergiftungen.

Besonderer Nachdruck ist immer wieder auf die Schwierigkeiten bei der
Erkennung der Gifte und ihrer Wirkungen, auf die Gefahren verhängnisvoller
Irrtümer, aber auch auf zahlreiche noch ungelöste Fragen gelegt worden.

Das Buch hat seinen Zweck erfüllt, wenn es die hohe Bedeutung der Vergiftungen mehr als bisher in den Gedankenkreis, nicht nur der Allgemeinheit,
sondern auch der zuständigen Fachwelt rückt. Möge es dazu beitragen, die
Kenntnis der in ständig wachsendem Ausmaße Gesundheit und Leben
bedrohenden Gifte zu erweitern und die Verhütung und Bekämpfung der
Vergiftungen zu fördern.

Würzburg und **Zürich**, September 1928.

Die Herausgeber.

Inhaltsverzeichnis.

Allgemeiner Teil.

Spezieller Teil.

Allgemeiner Teil.

Von

F. **Flury**-Würzburg und H. **Zangger**-Zürich.

I. Allgemeines über Gifte und Giftwirkungen[1].

Von

F. **Flury**-Würzburg.

Als Gift kann man unter Umständen jeden Stoff bezeichnen, der infolge seiner chemischen oder physikalisch-chemischen Reaktionsfähigkeit die Lebensvorgänge beeinflußt. Im gewöhnlichen Leben verbindet man mit dem Begriff „Gift" die Vorstellung eines schädlichen Stoffes. Vom streng wissenschaftlichen Standpunkt ist aber eine solche mit einem Zweckbegriff verknüpfte Definition wenig befriedigend. Die Giftigkeit ist keine einer bestimmten Substanz innewohnende Eigenschaft, also keine Qualitätsbezeichnung, etwa wie Form, Farbe, Löslichkeit oder chemische Reaktionsfähigkeit. Den Charakter eines Giftes erhält ein Stoff erst durch die besonderen, mit seiner Einwirkung auf den belebten Organismus verknüpften Umstände, wie die in Reaktion tretenden Mengen bzw. Konzentrationen, die zeitlichen Umstände, vor allem die Dauer der Einwirkung, die Resorptions- und Ausscheidungsverhältnisse, die Art der Einverleibung, die Beschaffenheit und das Verhalten des Organismus bzw. des betreffenden Gewebes (Alter, Geschlecht, Gewöhnung). Keinesfalls ist ein einzelner Faktor, wie etwa die Menge für sich allein, für die Begriffsbestimmung maßgebend. Auch die Körperfremdheit und ihr Grad bestimmen für sich nicht die Giftwirkung. Jeder körpereigene Stoff kann wie ein Fremdkörper Giftwirkungen auslösen, wenn er im Übermaß, in hoher, „unphysiologischer" Konzentration oder in ungeeigneter Form im Organismus auftritt. Große Mengen von Kochsalz führen ebenso wie große Wassermengen zu schwerer Schädigung. Tödliche Vergiftungen durch Chlornatrium, meist Selbstmorde, sind wiederholt vorgekommen. Auch die Einspritzung von viel Zucker in das Blut kann von tödlicher Wirkung sein. Die meisten Seefische sterben in Süßwasser und umgekehrt die Flußfische im Meerwasser. In allen diesen Fällen handelt es sich um Vergiftungen.

Auf der anderen Seite nehmen wir mit unserer Nahrung täglich eine große Anzahl verschiedener Stoffe auf, die man gemeinhin als „Gifte" zu bezeichnen

---

[1] Vgl. hierzu: O. Schmiedeberg: Grundriß der Pharmakologie. 7. Aufl. — Meyer, H. H. und Gottlieb: Experimentelle Pharmakologie. 7. Aufl. Berlin und Wien 1925. — Straub, W.: Gift und Organismus. Antrittsrede. Freiburg 1908. — Heubner, W.: Probleme der allgemeinen Pharmakologie. Klin. Wschr. 1, 1289 (1922). — Handovsky, H.: Elemente der Arzneiwirkungen. Leipzig 1925. — Faust, E. St.: Toxikologische Probleme; im Handbuch der praktischen Therapie von von den Velden und P. Wolff. **2 II**, 1265. Leipzig 1927. — Kobert, R.: Intoxikationen. 2. Aufl. Stuttgart 1906. — Kunkel, A. J.: Toxikologie. Jena 1901. — Lewin, L.: Toxikologie 1907.

pflegt. Es gibt kaum ein Nahrungsmittel, das nicht ebenso wie Eisen auch winzigkleine Mengen von Arsen oder Schwermetallen, wie Kupfer, Zink, Blei u. dgl. enthielte. Oxalsäure ist in Gemüsen und anderen pflanzlichen Nahrungsmitteln weit verbreitet. Eine reichliche Kartoffelmahlzeit enthält Kaliumsalze in Mengen, die bei konzentrierter Darreichung schwere Vergiftung nach sich ziehen würden. Auch die Blausäure bildet sich nicht nur in bitteren Mandeln oder Obstkernen, sondern auch in vielen Blättern und Teilen harmloser Pflanzen. Kinder genießen ohne Schädigung allerlei Süßigkeiten, die Spuren dieses gefürchteten Giftes enthalten. Bittermandelwasser gilt als ziemlich unschuldiges Arzneimittel.

Diese wenigen Beispiele mögen genügen, um zu zeigen, daß selbst die harmlosesten Stoffe, wie Wasser oder Kochsalz, unter bestimmten Verhältnissen Giftwirkungen äußern und daß andererseits „Gifte", wie Arsen und Zyanwasserstoff (Blausäure), unter Umständen völlig harmlos sein können. Gifte an sich gibt es demnach nicht, die Giftigkeit ist keine absolute Eigenschaft, sondern ein relativer Begriff. Trotz der Schwierigkeit, den Begriff „Gift" in wissenschaftlichem Sinne einwandfrei zu definieren, hat sich doch, wie bereits erwähnt, im praktischen Leben eine Unterscheidung zwischen giftigen und ungiftigen Stoffen herausgebildet. Nach der landläufigen Vorstellung nennt man Gifte die Stoffe, die schon nach Einverleibung kleiner Mengen den Organismus schädigen. Von den zahlreichen bisher gegebenen wissenschaftlichen Definitionen des Begriffes „Gift" ist die von Starkenstein[1] wohl die beste: „Gifte sind exogene oder auch endogene chemisch oder chemisch-physikalisch wirksame Stoffe, welche hinsichtlich Qualität, Quantität oder Konzentration körperfremd oder organfremd sind und deshalb Funktionsstörungen im lebenden Organismus hervorrufen."

Die Folgen der Einwirkung von giftigen Stoffen nennt man „Vergiftungen". Sie gehören als Abweichungen von den normalen Lebensvorgängen zu den Erkrankungen. Wie diese lassen sie sich nur schwer kennzeichnen und abgrenzen, weil wir wegen der zahlreichen und dauernden Schwankungen der Körperfunktionen keine scharfe Grenze zwischen Gesundheit und Krankheit ziehen können. Dies liegt auch daran, daß der Begriff der „funktionellen Mittellage" oder des „normalen Typus" objektiv nicht feststellbar ist. Wie man jede Vergiftung als eine Krankheit ansehen kann, so neigt man in der Medizin immer mehr dazu, die verschiedenartigsten Krankheiten, und zwar nicht nur die Infektionskrankheiten, als Folgen von Giftwirkungen zu betrachten. Man nimmt dabei an, daß bei Erkrankungen aus vielfach unbekannten und unübersehbaren Ursachen im Organismus Stoffe auftreten, die in mannigfaltiger Weise störend in die Lebensvorgänge eingreifen („Autointoxikationen", „Toxikosen"). Für diese Annahme spricht besonders die Erfahrung, daß viele chronische Erkrankungen unter den gleichen Erscheinungen verlaufen wie chronische Vergiftungen und umgekehrt. Auch die Altersatrophie und der physiologische Tod werden als Versagen lebenswichtiger Zentren und Organe infolge von Anhäufung oder Überladung mit giftigen Stoffwechselprodukten aufgefaßt.

Die Frage nach dem Wesen der Giftwirkungen datiert erst aus der Zeitperiode, in der vor allem durch Buchheim und Schmiedeberg die experimentelle Pharmakologie sich zu einer selbständigen Wissenschaft entwickelte. Früher begnügte man sich damit, die bei Vergiftungen auftretenden Erscheinungen genau zu beschreiben. Die Versuche, durch das Experiment größere Klarheit in diese vielgestaltigen Bilder zu bringen, beginnen also erst vor etwa zwei

---

[1] Starkenstein, E.: Im Handb. d. spez. Path. u. Ther. von Kraus u. Brugsch. **9** I, 961 (1923).

Menschenaltern. Man darf sich infolgedessen nicht wundern, daß die seither erworbenen Kenntnisse noch recht mangelhaft sind. Da dem Studium der Giftwirkungen die Erforschung der normalen Lebensvorgänge vorausgehen muß, können wir erst dann eine umfassendere Kenntnis von jenen gewinnen, wenn die notwendigen Grundlagen für diese vorliegen. Immerhin halten die Errungenschaften auf beiden Gebieten etwa gleichen Schritt, weil gerade die Erforschung der Lebenserscheinungen sich vielfach auf Experimente über die Einwirkung chemischer Stoffe auf den Organismus stützt.

Die moderne Wissenschaft sieht ihre hauptsächlichste Aufgabe bei der Analyse der Giftwirkungen in der Auffindung der Angriffspunkte der Gifte im Körper. Zu diesem Zwecke werden Versuche an isolierten Zellen und Organen, die aus dem Verband des lebenden Organismus entnommen und durch geeignete Vorrichtungen funktionsfähig erhalten werden, angestellt. So kann man beispielsweise durch Versuche an Blutkörperchen oder am ausgeschnittenen überlebenden Herzen, Darm, Uterus usw. eine Reihe von wichtigen Aufschlüssen erhalten. Insbesondere läßt sich dadurch manches über die Lokalisation von Giftwirkungen in Erfahrung bringen. Dabei darf aber nicht übersehen werden, daß eine solche örtliche, „topographisch" begrenzte Feststellung der Giftwirkungen keineswegs erschöpfende Aufklärung bringen kann. Es ist zu berücksichtigen, daß der Zustand der Zellen und Gewebe von ihrer Umgebung abhängig ist und daß die Zelle mit ihrer natürlichen Umgebung eine biologische Einheit bildet. Ein richtiges Maß für die jeweilige Fähigkeit, mit Giften zu reagieren, gestattet erst die Betrachtung der Zustandsänderungen des gesamten Organismus.

Bei dem Studium von Giftwirkungen müssen deshalb außer der direkten Reaktion von Gewebe und Gift auch die verschiedenen Möglichkeiten der Beeinflussung des normalen „Gleichgewichtes" zwischen den Zellen und ihrer Umgebung berücksichtigt werden. Da in der lebenden Zelle alles im Flusse ist, kann natürlich kein stabiles Gleichgewicht herrschen, sondern nur ein scheinbarer Gleichgewichtszustand labiler Art. Man wird versuchen müssen, die elementaren Vorgänge abzutrennen und gesondert zu betrachten. Dabei ergibt sich eine Reihe von Problemen.

Betrachten wir zunächst die Frage: Welchen Anteil besitzen die Salze bzw. die Ionen an den Lebensbedingungen der Zellen und Gewebe? Wie die Eiweißkörper, die Lipoide und das Wasser gehören die Ionen zu den lebenswichtigen Substanzen. Ihnen kommt ebenso wie dem Wasser die für das Leben unerläßliche Regelung der Beziehungen zwischen dem Organismus und seiner Umgebung zu. Sie erhalten das osmotische Gleichgewicht zwischen Zelle und Umgebung aufrecht und sind maßgeblich für den Zustand der Zellkolloide. Sie umspülen in Lösungen die Zellen und sichern die konstante Zusammensetzung des Blutes und damit wesentlich die normalen Organfunktionen.

Ebenso wesentlich wie die Ionen sind die Kolloide, die die gallertige Hauptmasse der lebendigen Substanz bilden. Der physikalische Zustand der Kolloide an der Oberfläche und im Innern der Zelle, sowie im Blute und den Körperflüssigkeiten ist wiederum abhängig von den Ionen, er wird durch jede Störung des „Gleichgewichtes", z. B. durch Hinzutritt von Giften, verändert. Außer Ionen und Kolloiden sind weiter noch alle übrigen Bestandteile und Produkte der Zellen und Organe zu berücksichtigen. Durch ihr Verhalten gegen Gifte und ihre Rolle im Stoffwechsel sind sie von Bedeutung für die Zusammenarbeit des ganzen Systems.

Es sei hier nur erinnert an die von gewissen Zellarten gebildeten Hormone, deren Rolle für das Zustandekommen von Giftwirkungen mehr und mehr erkannt wird. Diese pharmakologisch wirksamen Stoffe kreisen im Blute und können dadurch an Stellen, die vom Ort ihrer Entstehung entfernt sind, ihre eigenartigen Wirkungen entfalten.

Außer diesem durch humorale Vorgänge vermittelten Zusammenspiel verschiedener Organe und Organfunktionen besitzt der Organismus noch eine weitere überaus komplizierte Einrichtung zur gegenseitigen Verknüpfung aller Zellen des Körpers untereinander in dem vegetativen Nervensystem. Dieses den gesamten Kraft- und Stoffwechsel regulierende Organ ist gegen Gifte aller Art, auch gegen jede Veränderung im „Ionenmilieu" des Organismus und im Zustand seiner Kolloide, überaus empfindlich. Zahlreiche auf das vegetative Nervensystem wirkende Gifte, wie z. B. das Nikotin, führen zu verstärkter Adrenalinsekretion. Dadurch kommen mittelbare Wirkungen aller Art zustande. Diese Andeutungen mögen genügen, um zu zeigen, daß die Erforschung der Giftwirkungen nicht von einseitigen Gesichtspunkten aus erfolgen darf. Die Gifte lösen eine Kette von Vorgängen aus, die durch die innigen gegenseitigen Beziehungen aller Funktionen kaum übersehbar sind.

Über die Frage, wie die Giftwirkungen zustande kommen, sind zahllose Untersuchungen und Spekulationen angestellt worden. Die experimentelle Pharmakologie, die sich mit dieser Frage befaßt, kann bereits auf eine gewaltige Anzahl von einzelnen Feststellungen zurückblicken, die mancherlei Aufklärung über das Ineinandergreifen der verwickelten Vorgänge gebracht haben. Trotzdem darf aber nicht verkannt werden, daß wir hier, ebenso wie auf allen anderen biologischen Forschungsgebieten, noch nicht über die Anfangsgründe hinausgekommen sind.

In der Zelle verlaufen gleichzeitig die verschiedenartigsten Reaktionen und Vorgänge, vielfach entgegengesetzter Natur, nebeneinander, Oxydationen neben Reduktionen, Aufbau-, Umbau- und Abbauvorgänge, Hydrolysen, Bildung saurer und alkalischer Produkte, Verschiebungen im Wasser- und Salzgehalt (Quellung und Entquellung), Änderungen der Teilchengröße, Gerinnungen (Koagulation) und Verflüssigungen (Peptisation), Fällungen und Lösungen usw. In alle diese Erscheinungen, die unter ständigen Verschiebungen ähnlich wie bei einem Wasserstrahl vor sich gehen, greifen nun die Gifte ein.

Die Zahl der Gifte ist unbegrenzt, da jede chemische Substanz unter Umständen „Giftwirkungen" auslösen kann. Diese Wirkungen bestehen in quantitativen und qualitativen Funktionsänderungen chemischer und physikalischer Natur. Die Gifte fördern oder hemmen die Funktionen der einzelnen Organe. Bei Vergiftungen treten also keine neuartigen, den Organen normalerweise nicht zukommende Funktionen auf. Die dabei eintretenden Störungen sind, da sie sich auf jede Funktion des Organismus ohne Ausnahme erstrecken können, unübersehbar. Bei der großen Mannigfaltigkeit der Lebensprozesse muß jede allgemeine und einheitliche Theorie der Giftwirkungen scheitern.

Im folgenden soll deshalb nur an einigen Beispielen[1] gezeigt werden, wieweit wir heute imstande sind, Giftwirkungen nach ihrem Wesen zu verstehen und zu beurteilen.

Ionenwirkungen.

Bei der Giftwirkung von Säuren, Basen, Salzen, die wegen der elektrischen Leitfähigkeit ihrer Lösungen auch Elektrolyte genannt werden, handelt es sich um die Wirkungen ihrer Ionen. Nach der Dissoziationstheorie sind die Moleküle aller Elektrolyte in wässeriger Lösung in ihre Ionen, d. h. in entgegengesetzt elektrisch geladene Teile gespalten. Die Salzsäure (Chlorwasserstoff) zerfällt danach in das positive Kation Wasserstoff und das negative Anion Chlor, das Kochsalz (Chlornatrium) in das Kation Natrium und das Anion Chlor, die Natronlauge in das Kation Natrium und das Anion Hydroxyl. Die Säuren

---

[1] Joachimoglu, G.: Grundzüge der Giftwirkung im Handb. der sozialen Hygiene von Gottstein, Schloßmann und Teleky. 2. Bd., S. 225. Berlin 1926.

spalten H-Ionen, die Basen OH-Ionen ab. Da die chemischen Reaktionen aller dieser Stoffe auf den Reaktionen ihrer Ionen beruhen, so müssen wir auch ihre Giftwirkungen in erster Linie als Ionenwirkungen auffassen.

Die Giftwirkung der Säuren und sauren Salze besteht demnach zunächst in der Wirkung von Wasserstoffionen, wodurch ein allen Giften dieser Gruppe gemeinsamer Wirkungstypus entsteht. Geringe Säuremengen werden durch die Regulationsmittel des Organismus gebunden und unschädlich gemacht (vgl. Entgiftung). In größeren Konzentrationen stören sie aber das labile Gleichgewicht der Lebensvorgänge. Es kommt zur Neutralisation des Alkalis in Zellen, Blut und Körpersäften und weiter zum Überwiegen der Säure. Dadurch werden die Stoffwechselvorgänge im Sinne einer Beschleunigung verschoben, die Oxydationsprozesse gefördert, der Abbau der Gewebe ähnlich wie bei der Autolyse vermehrt. Die Säuren wirken zunächst erregend auf die Nerven. Allgemeine Säurevergiftung des Organismus hat jedoch schwere Schädigungen des Nervensystems und Lähmungen lebenswichtiger Zentren, wie vor allem des Atemzentrums, zur Folge. Säuren werden ebenso wie Alkalien vom Eiweiß gebunden. Aber erst wenn das Protoplasma schwer geschädigt ist, vermögen die Säuren in die Zellen einzudringen und unter Umständen dauernde, irreversible Störungen auszulösen. Diese bestehen in Gerinnungserscheinungen, Ätzung und Nekrose. Mit der groben Vernichtung des Protoplasmas, des Trägers der Zellfunktion, kommt es zu einem endgültigen stabilen Gleichgewichtszustand, zum Zelltod.

Besondere Verhältnisse sind aber außer der allgemeinen Säurewirkung gegeben, wenn die Säuren lipoidlöslich sind, wie zum Beispiel die organischen Säuren Ameisensäure, Essigsäure, Trichloressigsäure. Diese dringen rasch und leicht in alle Zellen ein und setzen dort weitere und intensivere Zerstörungen als verdünnte Mineralsäuren. Darüber hinaus besitzen gewisse Säuren noch spezifische Wirkungen, die sich mit den allgemeinen Wirkungen kombinieren. So wirken die Salpetersäure durch ihr Oxydationsvermögen und durch Nitrierung, die schweflige Säure und die Ameisensäure durch ihr Reduktionsvermögen, die Flußsäure und Oxalsäure durch die kalkfällende Wirkung besonders stark giftig.

Die Alkalien wirken zunächst durch die Abspaltung von Hydroxylionen. Sie sind Antagonisten der Säuren. Der Organismus vermag Alkalien durch Mobilisation von Säuren (Kohlensäure), Eiweiß und andere Puffer bis zu einem gewissen Grade zu neutralisieren und dadurch die Blutalkaleszenz in normalen Grenzen zu halten. Erst wenn diese Schutzmittel versagen, kommt es zu „Alkalose" mit ihren Folgen für den Stoffwechsel, der vorübergehend verlangsamt wird, besonders aber für das Nervensystem (Tetanie usw.). Alkalien hemmen auch die Sekretion von Verdauungssäften. Die Wirkung der Alkalien nähert sich bei der Neutralisation mehr oder weniger der Salzwirkung. Die Alkalikarbonate sind infolge unvollkommener Dissoziation schwächer wirksam als die Hydroxyde. Konzentriertes Alkali vernichtet am Ort der Einwirkung das Zellprotoplasma und führt zur Ätzung, die sich zum Unterschied von der derben und oberflächlichen Schorfbildung durch Säuren weit mehr in die Tiefe der Gewebe erstreckt. Das Eiweiß wird in lösliches, gallertiges Albuminat umgewandelt. Selbst die Horngebilde der Haut werden durch Alkali angegriffen. Bei der schweren und tiefgreifenden Zerstörung der Gewebe durch Alkalien spielt zweifellos auch die Lösung und Verseifung der Fette eine Rolle. Außer der durch den Alkalicharakter bedingten Wirkung ist noch die Eigenart der Kationen für die Wirksamkeit maßgebend. Den rasch resorbierbaren Kaliumionen kommt zum Beispiel eine solche spezifische Giftwirkung zu. Sie lähmen im Gegensatz zu den Natriumionen Herz und Muskel und setzen die Erregbarkeit des Nervensystems herab, wenn sie in hohen Konzentrationen zur Wirkung kommen. Die Ammoniumionen wirken erregend auf die spinalen Zentren, das verlängerte Mark, die Schweißsekretion, und führen zu tetanischen Krämpfen. Die Bariumionen besitzen eine weit höhere Giftigkeit als die Kalziumionen.

Auch bei der Wirkung der Salze muß man zwischen den allgemeinen physikalischen Wirkungen, die jedem Salz zukommen, und den eigenartigen spezifischen, rein chemischen Wirkungen der einzelnen Ionen unterscheiden. Die allgemeinen Salzwirkungen stehen in engstem Zusammenhang mit dem osmotischen Druck, den Moleküle und Ionen in ihren wässerigen Lösungen ausüben; dieser kann auch als die Kraft angesehen werden, mit der die Salze das Wasser anziehen und binden. Durch den ständigen Austausch in Zelle und Blut entstehen labile Gleichgewichte, deren Störung durch neu hinzutretende Salze zu Verschiebungen des normalen osmotischen Druckes, der „Isotonie", führt. Die dadurch bedingten Funktionsveränderungen sind entweder nur vorübergehender Art, solange noch ein Ausgleich durch Regulationen möglich ist, oder es kommt zur nicht mehr gutzumachenden „irreversiblen" Schädigung, zum Absterben der Zelle. Die Zellen sind im allgemeinen für Wasser durchlässig, aber durchaus nicht für alle Salze. Jede Zelle besitzt ein Auswahlvermögen, indem manche Salze, wie zum Beispiel Chlornatrium, leicht, andere dagegen, z. B. Natriumsulfat, nicht oder nur sehr schwer aufgenommen werden. Blutzellen verhalten sich anders als die Epithelzellen des Darmes oder die Endothelien der Blutgefäße. Dies ist in dem verschiedenen Bau und der wechselnden Zusammensetzung der Körperzellen begründet, die sich aus einem überaus verwickelten System von gelösten, leicht diffundierenden Kristalloiden (besonders anorganische und organische Salze), und Lösungen von nicht diffusionsfähigen Kolloiden (Eiweißkörper, Lipoide, Glykogen usw.) zusammensetzen. Zufuhr von Wasser bewirkt stärkere Quellung der Kolloide, wobei die Zelle reicher an Wasser und ärmer an Salzen und gelösten Stoffen wird. Auch die osmotische Konzentration des Blutes und der Körperflüssigkeiten ist normalerweise in engen Grenzen konstant. Jede Störung der Konzentration führt zu Diffusionsvorgängen und damit zu geänderten Organfunktionen. Die Giftwirkung des destillierten Wassers nach Zufuhr großer Mengen beruht auf solchen Ursachen.

Im Gegensatz zu den Störungen infolge herabgesetzten osmotischen Druckes, der Hypotonie, steht die Entquellung oder Schrumpfung des Protoplasmas durch konzentrierte, „hypertonische" Salzlösungen. Hier kommt es zu Wasserverlust der Zelle, weil ihr die konzentrierten Salzlösungen Wasser entziehen. Die auf ein isotonisches Medium eingestellten Blutkörperchen, Muskel- und Nervenzellen werden dadurch geschädigt und sterben unter Umständen ab. In extremen Vergiftungsfällen treten allgemeine Schädigungen, Krämpfe, Lähmungen und Koma ein, ähnlich wie bei der starken Wasserentziehung durch die heftigen Durchfäle bei der Cholera. Besonders empfindlich gegen Austrocknung ist das Nervensystem, dessen Erregbarkeit dadurch in hohem Maße gesteigert wird.

Ebenso wie bei den Säuren und Basen ist die Wirkungsstärke der Salze einerseits abhängig vom Grad der Dissoziation, a'so von der Zahl der wirksamen freien Ionen, anderseits von der chemischen Eigenart der Ionen. Bei den Salzen können sich sowohl die positiven Metallionen als auch die negativen Säureionen an der Giftwirkung beteiligen. Die Wirkung der Ionen ist weiter abhängig von ihrer Wertigkeit. Die zweiwertigen Ionen der Erdalkalien fällen Eiweiß und Lezithinlösungen stärker als die Alkaliionen, das dreiwertige Aluminium fällt in noch höherem Grade als Kalzium und Magnesium. Je größer die Wertigkeit, desto stärker ist also die Wirkung auf d e Kolloide. Wie die Kolloide, so werden auch die Fermentwirkungen beeinflußt, wahrscheinlich durch Einwirkung auf die kolloiden Substrate der Fermente. Auch die Erregbarkeit des vegetativen Nervensystems ist aufs engste von der Ionenkonzentration abhängig. So steht Kalium in wichtigen Beziehungen zum parasympathischen System (Vaguswirkungen), Kalzium zum Sympathikus.

Die Wirkungen der Ionen auf das Protoplasma werden noch weiter dadurch kompliziert, daß die einzelnen Ionen sich bis zu einem gewissen Grad gegenseitig vertreten können, ohne daß es zu Funktionsstörungen kommt, so Natrium durch Kalium und andere einwertige Ionen, Kalzium durch zweiwertige Ionen. Auf der anderen Seite besteht aber zwischen den einzelnen Ionen ein Antagonismus in der Wirkung, zum Beispiel zwischen Kalium und Kalzium, zwischen Kalzium und Magnesium. Die normale Zellfunktion ist nun aber abhängig von dem richtigen Verhältnis der einzelnen Ionen. Bei diesem Ineinandergreifen von Wirkungen und Gegenwirkungen ist es leicht verständlich, daß jede Änderung im Salzgehalt und damit im Kolloidsystem der Zelle zu Gleichgewichtsstörungen führen muß. Einigen Ionen kommt hier eine ganz überragende Stellung zu, vor allem dem Kalzium. Seine Gegenwart in bestimmter Konzentration ist für die normale Funktion aller Zellen und Gewebe und für den gesamten Stoffaustausch im Körper von größter Bedeutung. Es kann als Stabilisator der Membrankolloide aufgefaßt werden, der dafür sorgt, daß der normale kolloide Zustand beibehalten wird (Höber). Jede Schwankung im Kalziumgehalt gibt sich in geänderten Funktionen aller Nervenzellen zu erkennen. Auch die regelmäßige Tätigkeit des Herzens und aller automatischen Organe, die Erregbarkeit des Muskels sind an die Gegenwart dieses Ions gebunden. Bei Vergiftungen werden unter Umständen solche lebenswichtige Ionen verdrängt; klassische Beispiele hierfür sind die Verdrängung von Kalzium durch Magnesium, von Chlor durch Brom. Als Folgen solcher Verdrängungsvorgänge treten Vergiftungserscheinungen auf (Magnesiumnarkose, Bromwirkung).

Anionen können ebenfalls eigenartige Wirkungen aufweisen, die nicht als allgemeine Salzwirkungen aufzufassen sind. Dies ist beispielsweise der Fall beim Brom-, Jod-, Fluor-, Zyanion.

Bei den Ionen der Schwermetalle treten die physikalischen Salzwirkungen gegen die spezifischen Giftwirkungen der Ionen ganz in den Hintergrund. Sie sind im folgenden kurz besprochen.

Schwermetalle.

Die Salze der Schwermetalle nehmen unter den Salzen eine Sonderstellung ein. Diese beruht wohl in erster Linie auf dem hohen Atomgewicht bzw. dem geringen Atomvolum, wodurch hohe elektropositive Ladung auf kleinen Raum gespeichert wird.

Wenn Metallsalze mit lebendem Gewebe zusammentreffen, entstehen salzartige Metalleiweißverbindungen bzw. -komplexe, und die betroffenen Zellen gehen zugrunde. Die Wirkungsintensität ist in hohem Maße abhängig von den Eigenschaften dieser „Metallalbuminate". Sind diese unlöslich und fest, so entstehen nur oberflächliche Verdichtungen der Gewebe (Adstringierung) und die darunterliegenden Gewebsschichten finden einen Schutz, sind sie aber löslich, so erstreckt sich die Wirkung in die Tiefe.

Weiter entfaltet auch die bei der Bindung des Metalls freiwerdende Säure ihre schädigende Wirkung auf das Gewebe. Die stärkste Ätzung bewirken die am leichtesten dissoziierten Chloride und Nitrate. Quecksilberchlorid ist zum Beispiel sehr stark dissoziiert. Je nach der chemischen Eigenart, der Konzentration, der Löslichkeit der Komplexe, dem Dissoziationsgrad finden sich in der Schwermetallreihe alle Übergänge der Wirkung. Besonders giftig sind Quecksilber- und Bleisalze, zumal bei chronischer Einwirkung. Vermutlich spielen hier noch andere Umstände mit, wie die Löslichkeit in Lipoiden. So sind

Quecksilberchlorid und fettsaure Bleisalze lipoidlöslich. Weiter kommen, wohl durch die Bildung löslicher Komplexverbindungen, auch besonders günstige Vorbedingungen für den weiteren Transport im Organismus in Betracht. Alle Schwermetallsalze sind starke Fermentgifte.

Außer den lokalen Wirkungen treten bei allen resorbierbaren Schwermetallen Allgemeinwirkungen der verschiedensten Art auf. Im Vordergrund stehen bei chronischer Vergiftung die Schädigungen des Nervensystems, der Ausscheidungsorgane (Niere, Dickdarm) und des Stoffwechsels (Organdegenerationen). Besonders empfindlich sind die Kapillaren, die durch Schwermetalle stark geschädigt, erweitert und durchlässig gemacht werden. Ähnlich ist die Wirkung der Arsenverbindungen, deren Wirkung dem Anion der arsenigen Säure zuzuschreiben ist. Auch dieses ist ein typisches „Kapillargift"; außerdem besitzt es wie die meisten Schwermetalle, vor allem Quecksilber, ausgeprägte Protoplasmagiftwirkung (vgl. S. 10).

Nervengifte.

Die vom Methan abgeleiteten „Narkotika der Fettreihe" bilden eine gut charakterisierbare pharmakologische Gruppe. Ihre Wirkung [1] besteht in einer Lähmung der verschiedenen Abschnitte des Zentralnervensystems in der Reihenfolge Großhirn, Rückenmark, Medulla oblongata, die wieder rückgängig zu machen ist, wenn die Konzentration des Narkotikums unter einer bestimmten Schwelle bleibt. Hierher gehören die Inhalationsnarkotika Chloroform und Äther, der Alkohol, die Schlafmittel, also Verbindungen von recht verschiedenartiger Konstitution. Trotzdem ist die Wirkung aller dieser Substanzen qualitativ durchaus von gleicher Art, abgesehen von den Unterschieden, die sich aus der verschiedenen Flüchtigkeit und Löslichkeit ergeben, im wesentlichen also hinsichtlich des Beginns, der Dauer und des Abklingens der Lähmungssymptome. Zur Erklärung dieser gleichsinnigen Wirkungsart hat man die allen Narkotizis eigentümlichen Löslichkeitsverhältnisse, insbesondere die Affinität zu Fetten und Lipoiden herangezogen. Durch ihre Löslichkeit werden sie in allen fettreichen Organen, zu denen auch das Zentralnervensystem gehört, angereichert. Experimentell läßt sich zeigen, daß die Intensität ihrer Wirkung abhängig ist von dem Verhältnis ihrer Löslichkeiten in fettartigen Stoffen und in Wasser, also von der quantitativen Verteilung (Theorie von H. H. Meyer und Overton). Die Hauptbedingung der Wirksamkeit ist nach dieser Anschauung die Fettlöslichkeit. Nach anderen Theorien (S. Loewe) ist die Aufnahme der Narkotika in den Nervenzellen als Folge ihrer Oberflächenenergie (Adsorptionswirkung) aufzufassen. Diese Adsorptionserscheinungen sollen sich nicht nur auf die Lipoide, sondern auch auf die eiweißartigen Bestandteile der Zelle erstrecken.

Jedenfalls kommt den das leichte Eindringen und die hohe Adsorbierbarkeit bedingenden Oberflächenkräften bei der Narkose eine überragende Bedeutung zu. Man kann sich vorstellen, daß die an den Strukturen der Zelle, wo sich die Stoffwechselvorgänge abspielen, haftenden Narkotika die dort wirkenden Fermente verdrängen und dadurch die Zellfunktionen beeinträchtigen. Wenn durch Änderungen der Durchgängigkeit der Zellmembranen und der Grenzflächen im Innern der Zelle infolge der Adsorption der Narkotika der Austausch des Wassers und der Ionen, sowie überhaupt aller wasserlöslichen Stoffe behindert wird, kann eine allgemeine Herabsetzung der von den jeweiligen Ionenkonzentrationen abhängigen Erregungsvorgänge eintreten. Diese Änderungen sind innerhalb gewisser Grenzen reversibel und können nach Ausscheidung des

---

[1] Winterstein, H.: Die Narkose. 2. Aufl. Berlin 1926.

Narkotikums wieder normalen Funktionen Platz machen. Steigt die Konzentration des Narkotikums über den für jede Substanz eigentümlichen Grenzwert an, so entstehen bleibende Schädigungen der Zellkolloide, vor allem Gerinnung von Eiweiß und Verflüssigung der Lipoide, die das Absterben der Zelle nach sich ziehen. Bei dem derzeitigen Stand unserer Kenntnisse läßt sich nicht mit Sicherheit entscheiden, ob die Lösungsaffinitäten oder das Adsorptionsvermögen für das Zustandekommen der Wirkung ausschlaggebend sind. Beide Eigenschaften gehen, wenigstens innerhalb nahe verwandter Reihen der Narkotika, Hand in Hand. Das wesentliche Merkmal ihrer Wirkung ist jedenfalls der entscheidende Einfluß der physikalischen bzw. physikalisch-chemischen Kräfte.

Das Bild der Narkose ist um so reiner, je indifferenter in chemischer Hinsicht die in Betracht kommenden Stoffe sind. Es gibt nun außer den Narkotizis zahllose andere Stoffe, die ebenfalls gleichzeitig fett- und wasserlöslich sind und infolgedessen ähnlichen Verteilungsgesetzen folgen. So werden z. B. Benzol, Anilin, Phenol und viele Stoffe der aromatischen Reihe vorzugsweise von den Nervenzellen gespeichert und entfalten der Narkose mehr oder weniger vergleichbare Wirkungen. Meistens sind aber diese zentrallähmenden Wirkungen gemischt mit anderen Symptomen (Erregungen, Krämpfe), auch mit solchen peripherer Natur, oder sie werden durch andere Erscheinungen verdeckt. Insbesondere ist die Reihenfolge der Lähmung der verschiedenen Abschnitte des Zentralnervensystems eine andere. Bei diesen Nervengiften spielen neben den allgemeinen physikalischen Eigenschaften noch besondere chemische Reaktionen zwischen Gift und Nervenzelle eine Rolle. Auch bei den kompliziert gebauten Alkaloiden, deren freie Basen sowohl Lösungsaffinitäten zu fettartigen Stoffen als auch mehr oder weniger starke Adsorptionsfähigkeit aufweisen, ist es wahrscheinlich, daß chemische Reaktionen mit gewissen Teilen der Nervenzelle eintreten. Den Alkaloiden fehlt die gleichförmige Grundwirkung der Narkotika der Fettreihe. Die Mannigfaltigkeit ihrer Angriffspunkte und die Vielgestaltigkeit der Alkaloidwirkungen lassen auf überaus feine Differenzierungen in den Wechselbeziehungen zwischen Nervenzelle und Gift schließen (vgl. S. 273, spezieller Teil).

Blutgifte.

Blutgifte können den Blutfarbstoff verändern, die Blutbildung beeinflussen oder die fertigen Zellen des Blutes schädigen. Die Blutfarbstoffgifte reagieren mit dem Hämoglobin des Blutes unter Bildung von stabilen Verbindungen, wie Kohlenoxydhämoglobin und Methämoglobin, einer braungefärbten Sauerstoff-Hämoglobinverbindung (vgl. Abb. der Spektren S. 81—85).

Das Kohlenoxyd verhält sich dem Blutfarbstoff gegenüber ganz ähnlich wie Sauerstoff, vermag diesen aber sehr leicht von dem eisenhaltigen Komplex zu verdrängen. Die Reaktionen erfolgen nicht nach einfachen stöchiometrischen Verhältnissen, sondern sind von verwickelten Bedingungen abhängig.

Die Methämoglobinbildung durch Gifte, z. B. Anilin, chlorsaures Kali erfolgt je nach der Art des Blutgiftes und auch der Blutart mit wechselnder Geschwindigkeit, in manchen Fällen nach Art von katalytischen Vorgängen, wobei das Hämoglobin in der Reaktion gleichzeitig als Katalysator beschleunigend mitwirkt (Heubner, Ph. Ellinger). Alle Hämoglobinderivate besitzen den Charakter von sauerstoffübertragenden Peroxydasen, wodurch die Blutgifte selbst verändert werden und neue Zwischenprodukte entstehen können.

Die Giftwirkungen beruhen jedenfalls wie beim Kohlenoxyd auch hier auf der fehlenden Reaktionsfähigkeit des veränderten Hämoglobins in der Blutbahn,

während das unveränderte Hämoglobin durch den Wechsel der Sauerstoff-
bindung am Eisen zu seiner physiologischen Funktion, der Übertragung des
Sauerstoffes vom strömenden Blut auf die Zellen, geeignet bleibt.

Außer unmittelbaren Blutgiftwirkungen kennen wir auch mittelbare[1]. Die
Blutgifte rufen hier zunächst keine erkennbaren Veränderungen des Blutfarbstoffes hervor, sondern wirken durch intermediär gebildete Umwandlungsprodukte. Sie werden erst durch Oxydation oder Reduktion, durch Spaltung, vielfach
auch durch mehrfache Veränderungen, zu Blutgiften. So entstehen z. B. aus
Anilin und seinen Verwandten, wie Antifebrin, Phenylhydrazin, erst durch
Oxydation die wirksamen Produkte, wie Phenylhydroxylamin. Auch bei stick-
stofffreien Blutgiften kommen solche Zwischenprodukte in Betracht, wie z. B.
bei den Aldehyden, die aus einfachen aliphatischen Verbindungen entstehen
können. Phenole gehen in die blutwirksamen Dioxybenzole, in Chinone und
dergleichen über. Auf der anderen Seite entstehen Methämoglobinbildner erst
durch Reduktionsprozesse infolge der Atmungs- und Gärungsvorgänge der
Zellen, z. B. werden aromatische Nitroverbindungen (Nitrobenzole, Pikrinsäure)
zu den giftigen Hydroxylaminen reduziert (W. Lipschitz). Das wirksame
Blutgift wäre also nach dieser Auffassung bei Anilin und Nitrobenzol identisch.

Außer den Blutfarbstoffgiften schädigen zahlreiche Gifte in noch unbekannter
Weise die Bildung der Blutkörperchen, wie Schwermetalle und Arsenik,
wieder andere verändern die Hülle der Erythrozyten durch chemische Reaktionen oder physikalisch-chemische Angriffe auf die Bestandteile der Gerüstsubstanzen, Cholesterin, lipoide Kolloide u. dgl. Zu den letzteren gehören die
„hämolytischen" Gifte, besonders die Gallensäuren und Saponinsubstanzen,
gewisse Pilzgifte.

Eine weitere morphologische Veränderung der roten Blutkörperchen unter
der Einwirkung von Giften besteht im Auftreten von Körnchen, die durch
gewisse Farbstoffe deutlich erkennbar werden. (Basophile Granula.) Sie
kommt u. a. bei der chronischen Bleivergiftung vor und ist hier als Frühsymptom von großer diagnostischer Bedeutung.

Endlich finden sich bei zahlreichen Vergiftungen Verschiebungen im sogenannten „Blutbild", wobei im wesentlichen Zahl und Beschaffenheit der
roten und weißen Blutkörperchen von der Norm abweichen.

Allgemeine Zellgifte.

Während bei der Mehrzahl der Gifte im Vordergrund des Vergiftungsbildes
charakteristische Wirkungen auf bestimmte Organe stehen, kennen wir eine
Reihe von Stoffen, die das Protoplasma aller lebenden Zellen ohne grobe
morphologische, das heißt ohne sofort in die Augen fallende Veränderungen,
abtöten. Hierher gehören also nicht die häufig als „Protoplasmagifte" bezeichneten Ätzmittel, wie z. B. die starken Mineralsäuren, die Alkalien, die
Halogene, gewisse Schwermetallsalze. Auch viele Narkotika der Fettreihe,
wie Chloroform, Chloralhydrat, Alkohol schädigen durch Fällung von Eiweiß
das Protoplasma, ja selbst gewisse Alkaloide, wie Chinin und einige Lokalanästhetika, besitzen derartige Wirkungen. Auch Phenole und Salizylsäure bringen
unter mehr oder weniger deutlichen Ätzwirkungen das Protoplasma zum Absterben. Im Gegensatz zu diesen Giften stehen die Stoffe, deren Wirkung auf
die Zelle zunächst nicht erkennbar ist und erst nach einiger Zeit durch die gestörte
Funktion oder die reaktive Entzündung an der Stelle der primären Schädigung
und ihrer Umgebung zutage tritt. Als reinster Typus solcher Gifte kann das

---

[1] Lipschitz, W.: Über den Mechanismus von Blutgiften. Erg. Physiol. **23 I**, 1 (1924).
Heubner, W.: Arch. f. exper. Path. **72**, 241 (1913).

Arsen gelten, unter den zahlreichen tierischen Giften dieser Gruppe ist das Kantharidin zu nennen, von synthetisch dargestellten Substanzen das im Kriege als Kampfstoff verwendete Dichloräthylsulfid, von Bakteriengiften das Diphtherietoxin. Alle diese Stoffe zeigen nach Einführung in den Organismus das klassische Bild der Kapillarvergiftung. Sie bewirken an sich zunächst keinerlei Reizung oder Entzündung. Diese erst nach einer Latenzzeit auftretenden Erscheinungen sind vielmehr wohl auf die Produkte des durch diese Gifte hervorgerufenen Gewebszerfalles zurückzuführen. Den reinen Zellgiften stehen nahe die entzündungserregenden Gifte, die außer der Zellabtötung noch primäre sensible Reizwirkung entfalten. Zu den letzteren gehören das Senföl und alle schmerzerregenden Hautreizmittel überhaupt, zahlreiche tierische Gifte, wie das Gift der Bienen, Skorpione, vieler Schlangen, weiter die scharfen Pflanzenstoffe, die Nesselgifte, und die tränenerzeugenden Gaskampfstoffe (vgl. S. 248). Den allgemeinen Zellgiften reihen sich auch die im Pflanzenreich weitverbreiteten Saponine bzw. Sapotoxine an, die den Gallensäuren und gewissen tierischen Giften chemisch und pharmakologisch nahestehen. Ihre Wirkung ist aber infolge der schweren Resorbierbarkeit nicht so universell wie bei den leicht resorbierbaren Zellgiften. Bei den Antiseptizis, die ebenfalls intensive Protoplasmawirkungen besitzen, spielen gleichzeitig Ätzwirkungen aller Grade, oft bei gleichzeitiger Lipoidlöslichkeit, eine wesentliche Rolle. Die Wirkungen mancher Zellgifte: Blasenbildung, „Verbrennungen", Stoffwechselveränderungen, erinnern an die Schädigungen durch Licht und strahlende Energie, wie Röntgen- und Radiumstrahlen.

Man darf daraus vielleicht auch den Schluß ziehen, daß die durch alle diese Ursachen ausgelösten Schädigungen auf gleichen oder ähnlichen Grundlagen beruhen.

Vorbedingungen der Giftwirkung.

Die Giftwirkungen lassen sich einteilen in lokale, das heißt örtlich begrenzte und in resorptive Wirkungen. Bei den lokalen Wirkungen beschränken sich die Schädigungen auf die Stelle der unmittelbaren Einwirkung, wie zum Beispiel bei den Verätzungen der Haut, bei der adstringierenden Wirkung der Gerbstoffe auf die Schleimhäute oder bei der Einatmung reizender und nekrotisierender Gase. Gewisse Stoffe, wie Säuren, Alkalien, Schwermetallsalze, zerstören die Zellen am Applikationsort mehr oder weniger oberflächlich, also ohne tiefer in die Gewebe einzudringen. Die resorptiven Wirkungen dagegen treten erst nach dem Übertritt des Giftes in die Blutbahn an Stellen auf, die vom Ort der Einverleibung entfernt liegen. Für die Resorption, d. h. die Aufnahme in den Organismus, ist von grundlegender Bedeutung die Löslichkeit in Wasser, in den Flüssigkeiten des Körpers oder in fettartigen Stoffen. Gänzlich unlösliche Substanzen, wie Kohle, Paraffin, Bariumsulfat, Mineralstaub, sind ungiftig, sie können aber in fein verteiltem Zustand, ähnlich wie die Bakterien bei der Phagozytose, in das Innere von gewissen Zellen aufgenommen werden. Für das Eindringungsvermögen von Giften in die Zellen, die Permeabilität, ist neben der Löslichkeit auch die Adsorption, die Fähigkeit zur Anreicherung an den Zelloberflächen von Wichtigkeit. Außer den bekannten physikalischen Gesetzen der Löslichkeit, Absorption, Diffusion usw. spielt dabei aber auch das spezifische Auswahlvermögen der verschiedenen Zellen eine ausschlaggebende Rolle.

Der Grad der Giftwirkung ist in erster Linie abhängig von der in Reaktion tretenden Menge, bzw. von der Konzentration der zugeführten Gifte. Die wirksame Konzentration im Organismus ergibt sich aus dem Verhältnis der zugeführten zur ausgeschiedenen Giftmenge. Es bestehen aber keineswegs überall so einfache gesetzmäßige Verhältnisse wie bei der Wirkung der Narkotika, wo der im Blute oder im Zentralnervensystem vorhandenen Konzentration eine bestimmte Narkosentiefe entspricht. Infolge der jedem Gift eigentümlichen Verteilung sind die Konzentrationen in den einzelnen Organen unter Umständen ganz verschieden. Für den Ablauf des Vergiftungsvorganges entscheidend ist im wesentlichen die Konzentration des Giftes an den giftempfindlichen „Erfolgsorganen", z. B. im Herzen oder in den lebenswichtigen Zentren des Nervensystems (Atemzentrum usw.), während der übrige im Körper verteilte Rest des Giftes zunächst nur untergeordnete Bedeutung besitzt. Ein Teil geht verloren infolge der Regulationsfähigkeit des Organismus, durch Entgiftungsvorgänge, durch Bindung von Gift an indifferente Zellen, durch die Ausscheidungsprozesse. In der Regel nimmt die Geschwindigkeit des Vergiftungsvorganges viel stärker zu, als der Menge des Giftes entsprechen würde, in erster Linie deswegen, weil die Widerstandsfähigkeit der Zellen mit zunehmender Beladung mit Gift gewöhnlich schnell abnimmt. Die Erscheinungen werden dadurch, daß die Vergiftungsvorgänge keine gleichförmig fortschreitende Prozesse sind, weiter verwickelt.

Wenn Gifte in die chemischen Vorgänge in der Zelle eingreifen, so führen sie dabei zum Teil ähnlich wie Katalysatoren zu Änderung der Reaktionsgeschwindigkeit in gleicher Weise wie dies bei Hydrolysen, Gerinnungsprozessen und vielen chemischen Umsetzungen der Fall ist. Daß die Mengen der zur Auslösung oder Beschleunigung solcher Vorgänge notwendiger Kontaktsubstanzen verschwindend klein sein können, ist aus der Chemie der Fermente und aus der Toxinlehre bekannt. Für das Verständnis vieler rasch verlaufenden Vergiftungsprozesse ist das Vorbild der autokatalytischen Vorgänge sehr einleuchtend. Bei der Autokatalyse[1] entstehen durch die Reaktion selbst Stoffe, die auf den Reaktionsablauf im Sinne einer mehr und mehr zunehmenden oft explosionsartigen Beschleunigung einwirken. Solche während der Reaktion gebildete Stoffe können vom Gift selbst oder aus Körperbestandteilen stammen. Als Katalysatoren wirken die verschiedenartigsten Substanzen, Basen, Säuren, Salze, Spuren von Schwermetallverbindungen, aber auch Kolloide, ja sogar die Lösungsmittel selbst.

Durch Kombination mehrerer Katalysatoren kann die Wirkung außerordentlich gesteigert werden. Umgekehrt können gewisse Stoffe auch als „negative Katalysatoren" die Reaktionen verzögern, wodurch manche durch Gifte ausgelöste Hemmungswirkungen eine Erklärungsmöglichkeit finden. Das klassische Beispiel für solche Giftwirkungen ist die Hemmung der anorganischen Platinkatalysen des Wasserstoffsuperoxyds durch Blausäure, Kohlenoxyd, Schwefelwasserstoff, Phosphor usw. Gegenstücke bilden die Giftwirkungen dieser Stoffe auf die im Blut und Zelle vorkommenden Fermente (Oxydasen, Peroxydasen, Katalasen, Zymase usw.).

Im Wesen der chemischen Gleichgewichte ist es begründet, daß stets zwei entgegengesetzt gerichtete Vorgänge sich gegenseitig die Waage halten und begrenzen. Hierbei sind nicht die absoluten Mengen, sondern die relativen Konzentrationen maßgebend. Ebenso wie nach dem Gesetz der Massenwirkung völlig gleiche Stoffe je nach den Konzentrationsbedingungen entgegengesetzte chemische Reaktionen auslösen können, unterstützen oder hemmen sich in der lebenden Zelle die gleichzeitig aber entgegengesetzt ablaufenden Vorgänge, so daß es u. U. zum Stillstand bzw. zur Umkehr des Reaktionsverlaufes kommen kann. Damit hängt es zusammen, daß viele Gifte in schwächsten

---

[1] Bredig, G.: Die Elemente der chemischen Kinetik in Erg. Physiol. 1 I, 134 (1902). Meyer, H. H. und R. Gottlieb: Exper. Pharmakol. 7. Aufl., 693. Berlin-Wien 1925.

Konzentrationen funktionssteigernd, „erregend" und erst in stärkeren „lähmend" wirken, wie z. B. das klassische Stoffwechselgift Arsen. Dazu kommt noch, daß überhaupt jede Erregung schließlich in Lähmung übergehen kann. Die an einzelnen Zellen, wie Blutkörperchen, Hefezellen, Bakterien oder an „isolierten", d. h. aus dem Zusammenhang mit den übrigen Teilen des Körpers genommenen Organen zu beobachtenden quantitativen Gesetzmäßigkeiten können nicht ohne weiteres auf die höchst verwickelten Vergiftungsvorgänge, die den gesamten Organismus umfassen, übertragen werden. Trotzdem zeigt sich in letzter Linie überall die Abhängigkeit der Wirkungsstärke oder des Endeffektes, z. B. des tödlichen Ausgangs, von der einverleibten gesamten Giftmenge. Diese Beziehungen sind für die Arzneitherapie, wie auch für die praktische Beurteilung der Wirksamkeit giftiger Stoffe von großer Bedeutung.

Alle Angaben über toxische und tödliche („letale") Dosen sind nur mit großer Vorsicht zu beurteilen und zu verwerten. Als toxische Dosen bezeichnet man in der Praxis die Menge, die gefährliche Vergiftungserscheinungen, aber noch keinen tödlichen Ausgang, herbeiführt. Solche Angaben sind für die Praxis als brauchbare Anhaltspunkte aufzufassen, etwa wie die Maximaldosen der Arzneibücher. Experiment und Erfahrung zeigen doch, daß alle diese Werte in weiten Grenzen schwanken können. Die Gründe hierfür sind sehr verschiedener Art. Von seiten des Giftes kommen in Frage die Konzentration, der Verteilungsgrad, die Ausscheidungsgeschwindigkeit, Art und Ort der Einverleibung, endlich die Beschaffenheit des Giftes selbst. Aus den Erfahrungen der Inhalationsnarkose und der Lokalanästhesie wissen wir, daß Lösungen von hoher Konzentration trotz gleicher absoluter Giftmenge weit gefährlicher sind als verdünnte. Arseniklösungen wirken viel schneller und stärker als Arsenik in Substanz, und dieser wieder rascher in Pulverform als in Stücken. Manche Gifte, wie Zyankali, Alkaloide verlieren bei langer Aufbewahrung durch Zersetzungsvorgänge an Wirksamkeit. Auch Beimengungen aller Art können die Resorptionsbedingungen beeinflussen, Kolloide, wie Eiweiß, Schleimsubstanzen, verzögern sie in der Regel, wogegen Alkohol und Fette die Resorption und damit die Wirksamkeit vieler Gifte, z. B. von Nitrobenzol, Phosphor, fördern. Selbst die Temperatur kann hier eine Rolle spielen. Über die Bedeutung der Applikationsstelle für die Giftwirkungen vgl. S. 14. Von seiten des Organismus sind zu nennen die Einflüsse der Konstitution, also individuelle Empfindlichkeit, abnorme Disposition, Gewöhnung, Gesundheitszustand, Ernährungsverhältnisse, Alter, Geschlecht. Besondere Empfänglichkeit gegen Gifte kann in Familien erblich sein (Bluter, Skrofulose, Geisteskrankheiten, Status thymicus). Alkoholiker und Giftsüchtige zeigen erhöhte Toleranz gegen die Stoffe, die dem Gift, an das sie gewöhnt sind, nahe stehen. Heruntergekommene und erschöpfte Personen erliegen leichter den Giftwirkungen als normale, gut ernährte. Kinder und Greise sind empfindlicher als Erwachsene, am bekanntesten ist hier die Gefahr der Opiate. Gewerbliche Vergiftungen sind für Trinker, Jugendliche und Frauen von ernsterer Bedeutung wie für gesunde Arbeiter (Blei!). Frauen reagieren während der Menstruation, Schwangerschaft, Laktation stärker auf Arzneimittel (drastische Abführmittel!) und auf Gifte.

Weiter ist von großer Bedeutung der jeweilige Zustand einzelner Organsysteme. Vom gefüllten Magenkanal aus werden Gifte langsamer resorbiert als vom leeren, Entzündungen der Darmschleimhaut begünstigen die Giftaufnahme. Auch die erkrankte und geschädigte Haut resorbiert Gifte leichter als die gesunde. Eine abnorme Erregbarkeit des Nervensystems tritt bei Einwirkung von vielen Giften ganz besonders auffällig zutage. Unübersehbar ist endlich der Einfluß von bereits bestehenden Erkrankungen auf den Ablauf von Giftwirkungen.

Über Idiosynkrasie, Anaphylaxie, Gewöhnung siehe S. 22, 24 und speziellen Teil, S. 269, 279, 285.

Für den Verlauf von Giftwirkungen ist außer der Giftmenge bzw. der wirksamen Giftkonzentration unter Umständen auch die Dauer der Einwirkung von hoher Bedeutung. Die Annahme, daß in der Regel die Wirkungen der Gifte mit der Dauer ihres Kontaktes mit dem Organismus zunehmen, trifft nicht in allen Fällen zu. Man kann hier verschiedene Vergiftungstypen unterscheiden. So gibt es Giftwirkungen, bei denen der Wirkungsgrad praktisch nur von der Konzentration des einwirkenden Giftes abhängig ist, während die Einwirkungszeit kaum ins Gewicht fällt. Hier ändert sich die Wirkung nicht, auch wenn eine konstante Konzentration längere Zeit hindurch besteht. Bekannte Beispiele hierfür sind die Inhalationsnarkose und die Lokalanästhesie.

Ein weiterer Typus umfaßt die Vergiftungen, bei denen eine konstant bleibende Giftkonzentration bei längerer Einwirkungszeit zu entsprechend stärkeren Graden der Wirkung führt. In solchen Fällen ergibt sich der Wirkungsgrad aus dem Produkt der wirksamen Konzentration und der Zeitdauer der Wirkung. Ähnlich ist auch bei der Wirkung des Lichtes auf eine photographische Platte für den Endeffekt maßgebend das Produkt aus Intensität und Zeit. Nach Heubner[1] kann man demnach zeitlose und zeitgebundene Giftwirkungen unterscheiden. Im einen Fall handelt es sich um die Veränderung eines Zustandes, im anderen um einen Vorgang. Dem zeitlosen Typus der Wirkung der Narkotika stehen gegenüber die Stoffwechselveränderungen durch Gifte, insbesondere die Fermentvergiftungen. Auch bei katalytischen Prozessen ergibt das Produkt aus Konzentration und Zeit den Endeffekt. Wie es scheint, gehören weiter alle Vergiftungen durch die lokal schädigenden Reizgase diesem Typus an (Flury[2]).

Es gibt aber noch eine dritte Art von Vergiftungen. Bei dieser äußert sich die Giftwirkung nur während des Eindringens in die Zelle, solange der Diffusionsprozeß abläuft. Die Ursache der Wirkung liegt hier im Unterschied der Giftkonzentrationen im Organ und in der umgebenden Giftlösung, im Konzentrationsgefälle (Potentialgifte nach Straub[3]).

Von hohem praktischen Interesse sind die Folgezustände nach Vergiftungen. Auch wenn der letzte Rest des Giftes den Körper verlassen hat, hinterbleibt oft noch lange Zeit hindurch ein abnormer durch veränderte Funktionen gekennzeichneter Zustand. Solche Umstimmungen des Organismus sind von chronischen Vergiftungen her bekannt. Heubner hat hierfür in Anlehnung an den von Schoeller[4] gewählten Ausdruck „Eubiose" die Bezeichnung „Allobiose" vorgeschlagen. Eine „Allobiose" besteht natürlich nicht, wenn bei chronischen Vergiftungen das Gift noch im Körper enthalten ist, wie etwa bei der Bleivergiftung, wo man nach Straub einen den Organismus dauernd durchfließenden Strom des Giftes annehmen kann[5].

Die Aufnahmewege der Gifte.

Für die Aufnahme des Giftes in den Organismus kommen verschiedene Wege in Betracht, wie Haut und Schleimhäute, Verdauungskanal, Atemorgane, weiter Auge, Ohr, Mastdarm, Geschlechtsorgane, Blase.

<hr>

[1] Heubner, W.: Verh. dtsch. pharmak. Ges. 1924. Innsbruck, Vortrag.
[2] Flury, F.: Über Reizgase. Z. exper. Med. **13** (1920).
[3] Straub, W.: Pflügers Arch. **98**, 239 (1903).
[4] Schoeller, W.: Naturwiss. **1922**, H. 50, 1078.
[5] Vgl. über diese Verhältnisse die grundlegenden kritischen Auseinandersetzungen von S. Loewe, „Die quantitativen Probleme der Pharmakologie". Erg. d. Physiol. **27** (1928).

1. Die äußeren Bedeckungen. Die menschliche Haut ist gegen die Einwirkung chemischer Stoffe durch ihren Zellaufbau geschützt. Wenn auch die mit Fetten und fettartigen Stoffen getränkten Hornschichten wässerige Lösungen zurückhalten, können solche doch durch die in der Haut enthaltenen Öffnungen, die Kanäle der Haare, die Ausführungsgänge von Schweißdrüsen, wenigstens bis zu einem gewissen Grade, eindringen. Das Durchdringungsvermögen der Gase und Dämpfe durch die Haut ist sehr gering und besitzt praktische Bedeutung nur für die Blausäure, die von der Haut aus tödliche Vergiftungen bewirken kann. Bei Tieren, z. B. Pferden, ist die Aufnahme von Schwefeldioxyd durch die Haut beobachtet worden. Dies kann vorkommen, wenn die Pferde bei der Bekämpfung der Räude in Gaskammern hohen Konzentrationen dieses Gases ausgesetzt werden.

Hingegen werden in organischen Lösungsmitteln und besonders in Fetten und Lipoiden lösliche Stoffe von der Haut aus aufgenommen und in den Kreislauf übergeführt. Dies ist beispielsweise der Fall bei Anilin. Nitrobenzolen, auch bei Chloroform, Äther, Estern u. dgl. Besonders begünstigt wird die Aufnahme bei solchen Giften, die „lipoidlöslich" sind und gleichzeitig die Elemente der Haut angreifen, wie Phenole, Salizylsäure, Jod, entzündungserregende Gifte, Kantharidin u. dgl. Jede Schädigung der Haut begünstigt die Resorption von Giften. Von praktischer Bedeutung ist die Vergiftung von der Haut aus durch die Sprengstoffe der Nitrobenzolreihe, durch Anilin, Phenole, durch Blei und Quecksilber. Letztere werden in Form von fettsauren Salzen aufgenommen. Neuerdings sind auch durch organische Bleiverbindungen Vergiftungen vorgekommen (vgl. S. 152).

Außer der Haut kommen die zugänglichen Schleimhäute für die Resorption von Giften in Betracht. Die Augenbindehaut resorbiert außerordentlich leicht, so daß man z. B. durch Nikotin, Atropin und andere Alkaloide vom Auge aus Vergiftungen hervorrufen kann. Das gleiche gilt von der Schleimhaut der Genitalien, was von größter Wichtigkeit für die Praxis ist (Abortiva, Sublimat, Atropin; vgl. auch Medizinalvergiftungen, Leichenuntersuchung, Hexen).

Die Schleimhäute des Respirations- und Verdauungsapparates werden in den folgenden Abschnitten besprochen.

2. Die Luftwege. Die Schleimhäute der Atemwege sind zur Resorption von Giften ausgezeichnet befähigt. Dies gilt nicht nur für die Lunge selbst, sondern auch für die Auskleidung des Nasenrachenraums, des Kehlkopfes, der Luftröhre und der Bronchien. Wässerige Alkaloidlösungen werden schon in diesen oberen Abschnitten schnell resorbiert. (Asthmabehandlung durch zerstäubte Flüssigkeiten, Schnupfen von Kokain und Heroin.) Die Aufnahme gasförmiger Stoffe ist abhängig von der Löslichkeit, der Absorption und von chemischen Faktoren. Nicht resorbiert werden z. B. diejenigen gasförmigen Gifte, die durch Wasser zerlegt werden, wie das Phosgen und verwandte Reizgase; ihre Wirkung beschränkt sich im wesentlichen auf örtliche Veränderungen. Andererseits werden ähnlich wie Chloroform, Äther, die meisten giftigen Gase und Dämpfe, also z. B. Arsenwasserstoff, Blausäure, Schwefelwasserstoff, Kohlenoxyd, fast momentan von dem respiratorischen Endothel der Lunge aufgenommen; dies wird durch die enorme Größe der resorbierenden Lungenoberfläche, die beim erwachsenen Menschen etwa 90 Quadratmeter beträgt, begünstigt. Die Resorptionsgeschwindigkeit ist abhängig von der Art der eingeatmeten Stoffe und von der Konzentration in der Einatmungsluft.

3. Verdauungskanal. Auch beim Verdauungskanal findet die Resorption von Giften durch alle Schleimhäute statt. Sie beginnt schon an den Lippen und auf der Zunge (lipoidlösliche Gifte, z. B. Nikotin). Das Resorptionsvermögen der einzelnen Abschnitte ist aber stark wechselnd. Die Magenschleimhaut resorbiert im allgemeinen schlecht, wasserlösliche Gifte werden fast gar nicht aufgenommen. Um so besser resorbiert der Dünndarm, wo die Hauptmenge aller Gifte in den Organismus übergeführt wird. Daß auch der Enddarm sehr günstige Resorptionsverhältnisse aufweist, geht aus den therapeutischen Erfahrungen mit Morphin- und Kokain-Suppositorien, Chloralhydratklistieren, mit Digitalisstoffen und neuerdings dem Narkotikum Avertin hervor. Toxikologisch bedeutsam sind die häufig beobachteten Vergiftungen durch Tabaksklistiere, die als Volksmittel gegen Würmer gegeben werden. Bei Einführung von Giften in den Mastdarm ist die Wirkung vielfach besonders intensiv, da der Transport des Giftes nicht durch den Pfortaderkreislauf, also die giftbindende und giftzerstörende „Leberbarriere", sondern durch die Hämorrhoidalvenen direkt in die Vena cava inferior und das Herz erfolgt.

4. Sonstige Einverleibungswege. Die Einspritzung unter die Haut (subkutane Injektion) bringt die Gifte in das Unterhautzellgewebe, von wo sie durch den Blut- und Lymphweg in den Säftestrom gelangen. Die Resorption ist je nach der Natur der Gifte und den sonstigen Bedingungen von verschiedener Dauer, im allgemeinen aber eine schnellere als bei der Einverleibung durch den Mund in den Magendarmkanal. Die Wirkung wird hier auch nicht beeinträchtigt durch das Zusammentreffen mit Speisebrei, Verdauungssäften u. dgl., wobei mancherlei physikalische Bindungen und chemische Änderungen möglich sind. Die Einspritzung in die Muskeln (intramuskuläre Injektion) führt ebenfalls durch die reiche Gefäßversorgung dieser Organe zu schleuniger Resorption. Am schnellsten erfolgt diese aber, wenn die Gifte direkt in die Blutbahn gespritzt werden (intravenöse Injektion). Die genannten Applikationsmethoden kommen vor allem in Betracht bei medizinalen Vergiftungen, sowie bei den Giftsuchten.

Verteilung der Gifte.

Wenn Gifte oder irgendwelche chemische Stoffe überhaupt in den Kreislauf eingeführt werden, so verteilen sie sich nicht gleichmäßig auf alle Organe. Die Verteilung ist nicht nur abhängig von den spezifischen Eigenschaften der chemischen Substanzen, sondern auch von der Menge, der Konzentration und den zeitlichen Umständen der Einverleibung. Dazu kommen noch die mannigfaltigen, durch den jeweiligen Zustand des Körpers und seiner Organe gegebenen Bedingungen. Die Verteilung wird, wie bereits oben auseinandergesetzt wurde, in erster Linie durch die Löslichkeit, die Adsorbierbarkeit, die chemischen Affinitäten der Gifte geregelt. Von grundsätzlicher Bedeutung ist die Löslichkeit in Wasser und in Fetten und fettähnlichen Stoffen, den Lipoiden, bzw. das Verhältnis der Löslichkeiten (Verteilungsquotient). Die Lösungsaffinität zu den letztgenannten Stoffen ist von größter Bedeutung für die Fähigkeit, in Zellen überhaupt einzudringen, ganz besonders in die lipoidreichen Nervenzellen. Dadurch gewinnen die Erkenntnisse über das Verhalten der Narkotika auch allgemeine Bedeutung für die Theorie der Giftwirkungen.

Beim Studium der Verteilungsvorgänge im Organismus begegnen wir einer Erscheinung von grundlegender Bedeutung, der Speicherung. Wir verstehen darunter die Aufnahme und Ansammlung von Giften nicht nur in bestimmten Organen, sondern sogar in einzelnen Zellarten. Dabei können die gespeicherten Stoffe längere Zeit ohne Veränderung ihrer chemischen Natur festgehalten werden, ebenso wie die Funktion der beteiligten Zellen unter Umständen nicht erkennbar verändert wird. Die Beladung von Zellen mit körperfremden Stoffen und Giften führt also nicht notwendigerweise zu Schädigungen lebenswichtiger Vorgänge. Dies gilt besonders für Fälle, wo Zellsysteme von untergeordneter vitaler Bedeutung, wie Fett- und Bindegewebe, Gerüstsubstanzen, Knochen, betroffen werden.

Jedenfalls ist für das Zustandekommen von Giftwirkungen eine mehr oder weniger innige Berührung und damit auch ein gewisser Speicherungsgrad unerläßliche Voraussetzung.

Manche Gifte zeigen die Fähigkeit zur Speicherung in bestimmten Zellen und Organen in ganz besonders eindrucksvoller Weise. Man nennt diese auch elektive Bindung bzw. Wirkung. Als bekannte Beispiele seien hier nur genannt die Bindung der Herzgifte der Digitalisreihe an den Herzmuskel, des Kurare an die Endapparate der motorischen Nerven, des Strychnins und des Tetanustoxins an gewisse für die Übertragung von Reflexen wichtige Rückenmarkszellen, des Morphins an die das Schmerzgefühl vermittelnden Nervenzellen des Großhirns. Die ungemein vielgestaltigen Wirkungen der Alkaloide beruhen darauf, daß je nach der absoluten Menge bzw. der zur Verfügung stehenden Konzentration sich nicht nur einzelne Zellsysteme in wechselndem Maß und in verschiedener Aufeinanderfolge mit dem Gift beladen, sondern unter Umständen auch weitere Zellen betroffen werden können. An der gleichen Stelle wie Kurare greift z. B. auch Nikotin an, außerdem aber noch an allen Umschaltungsstellen und Zwischenstationen im vegetativen Nervensystem. Da die verschiedenen Teile des Nervensystems in ihrer Giftaufnahmefähigkeit und ihrer Giftempfindlichkeit überaus feine Abstufungen aufweisen, entstehen verwickelte Vergiftungsbilder.

Die Frage, wie die elektiven Wirkungen mancher Gifte zustande kommen, ist von einer endgültigen Klärung noch weit entfernt. Jedenfalls handelt es sich hier um eine Zusammenwirkung verschiedener Umstände. Auf Grund der vorliegenden Erfahrungen über die Aufnahme von chemischen Stoffen durch einzelne Zellen, vor allem isolierte Blutkörperchen, muß man annehmen, daß schon die Oberfläche der Zelle, die Plasmahaut, ein weitgehendes Vermögen zur Auswahl besitzt, indem die Grenzschichten der Zellen, ähnlich wie ein Sieb einzelne Ionen und Moleküle durchlassen, andere aber zurückhalten. Der einfachste Beweis für die Richtigkeit dieser Auffassung ist die Tatsache, daß in den Zellen andere Salze enthalten sind, wie in den Körperflüssigkeiten. So wird das Kaliumion in den Zellen gespeichert, während im Blutplasma die Natriumionen überwiegen. Daraus, daß Kokain die afferenten Nervenfasern früher lähmt als die efferenten, läßt sich schließen, daß auch die einzelnen Teile des Nervensystems verschiedene Durchdringbarkeit besitzen. Jedenfalls kommen bei den verschiedenen Körpergeweben mannigfaltige und besondere Fähigkeiten zur Giftaufnahme und Verteilung in Betracht. Diese sind nun aber keineswegs konstant. Die Durchlässigkeit der Zellmembran wird durch chemische Einflüsse aller Art, also auch durch die Einwirkung von Giften, in wechselndem Maß verändert. Daß einzelne Zellen gewisse Gifte besonders stark binden können, und zwar gerade die Zellen, gegen die diese ihre spezifische Wirkung entfalten, ist bei einer Reihe von Giften, z. B. beim Tetanustoxin, experimentell festgestellt. Auch Strychnin wird durch bestimmte Teile des Rückenmarks stärker entgiftet als durch Gewebe aus anderen Teilen des Nervensystems.

Ausscheidung und Ablagerung der Gifte.

Die in den Körper eingeführten chemischen Stoffe erleiden je nach ihren Eigenschaften verschiedene Schicksale. Assimilierbare Substanzen, wie Nahrungsmittel, werden durch Verdauungsprozesse bis zu einem gewissen Grad abgebaut, dem Bestand des Körpers einverleibt und zum Teil verbrannt. Auch bei manchen Giften kann, besonders nach wiederholter Zufuhr, ein an die Verdauungsprozesse erinnernder Abbau in den Körperzellen eintreten. Hierher gehören alle möglichen Substanzen, es sei nur an den Alkohol und die Genußgifte, erinnert. Abbau ist in der Regel gleichbedeutend mit Entgiftung, es gibt aber auch Stoffe, die im Organismus in stärker wirkende Umwandlungsprodukte übergeführt werden. Das Kolchizin geht in ein giftigeres Oxydationsprodukt über, der Methylalkohol wird zu Formaldehyd und Ameisensäure oxydiert, auch viele als Blutgifte bekannte Stoffe werden erst im Organismus in Methämoglobinbildner umgewandelt. Auch beim Salvarsan nimmt man die Entstehung von stärker wirksamen Abbauprodukten im Körper an. Die Unschädlichmachung von Giften durch chemische und physikalische Vorgänge ist im Abschnitt „Entgiftung" zusammenfassend besprochen (vgl. S. 20). Viel umfangreicher als Abbau und Überführung in ungiftige Stoffe sind die dem Organismus zur Verfügung stehenden Schutzmittel der Ausscheidung und Ablagerung der Gifte.

Die Ausscheidung der Gifte erfolgt auf verschiedenen Wegen. Zunächst kommt die Entfernung der noch nicht resorbierten Stoffe durch Erbrechen und durch Entleerung des Darmes in Betracht. Die Ausscheidung bereits resorbierter Gifte wird in der Regel durch Vermittlung von Drüsen bewirkt. Hierbei werden die Gifte entweder unverändert oder in Form von weniger giftigen oder ungiftigen Abbau- und Umwandlungsprodukten in ähnlicher Weise ausgeschieden wie die unbrauchbaren oder schädlichen Produkte des normalen Stoffwechsels. An erster Stelle stehen hier die Nieren, durch welche die Kristalloide, also Salze aller Art, aber auch Schlafmittel, Antipyretika, endlich ätherische Öle und andere flüchtige Stoffe der Methan- und Benzolreihe aus dem Körper entfernt werden. Zu diesem Zwecke werden viele Substanzen erst durch chemische Umformung in „harnfähige" Stoffe übergeführt. Phenole und verwandte Stoffe werden z. B. als ungiftige gepaarte Verbindungen ausgeschieden. Hinsichtlich der Geschwindigkeit dieser Prozesse bestehen große Verschiedenheiten, ebenso wie in der Zeitdauer bis zur Beendigung des Eliminationsvorganges. So verläuft die Ausscheidung von Schwermetallen, z. B. bei Quecksilber, Blei schwieriger und führt häufig zu Schädigungen des Ausscheidungsorgans. Unter Umständen finden sich bei derartigen Vergiftungen, ebenso bei der Arsenikvergiftung, noch nach vielen Monaten Spuren des einverleibten Giftes im Harn. Die Schnelligkeit und Dauer der Ausscheidung hängen auch von der Funktionstüchtigkeit der Nieren ab, unter Umständen ist die verzögerte Ausscheidung von Giften auf Schädigungen dieser Organe zurückzuführen. Auf der anderen Seite lassen sich die Ausscheidungsvorgänge auch durch geeignete Maßnahmen beschleunigen; bekannt ist die Begünstigung der Ausscheidung von Brom durch Zufuhr von Chloriden. Wie Kochsalz wirken auch Jodide und Schwefel bei chronischen Metallvergiftungen ausscheidungsfördernd. Die Behandlung von akuten Vergiftungen durch harntreibende Mittel ist auf solchen Erfahrungen begründet.

Von ähnlicher Bedeutung wie die Nieren sind die zahlreichen Drüsensysteme des Verdauungsapparates. Besonders die Galle spielt als Ausscheidungsorgan für Arsen, Antimon und Schwermetalle, wie Blei, Quecksilber, Kupfer, aber auch für aromatische Substanzen, Terpene, ätherische Öle, Farbstoffe, Narkotika, eine wichtige Rolle. Bei der hohen Bedeutung der Leber als giftspeicherndes und entgiftendes Organ ist dies leicht verständlich. Wie es scheint, befördern alle das parasympathische Nervensystem erregenden Stoffe die Entleerung der Galle, dagegen werden die Bildung und die Sekretion der Galle in der Leber durch spezifische gallentreibende Stoffe, vor allem durch Gallensäuren selbst, angeregt. Die Lieberkühnschen und Brunnerschen Drüsen des Darmes sezernieren nicht nur die Verdauungssäfte, sondern wirken auch als Ausscheidungsorgane für Stoffwechselschlacken und körperfremde Stoffe im weitesten Sinne. Nicht nur alle Schwermetalle, Arsen, Jod, sondern auch Alkaloide und andere pflanzliche Gifte, ja selbst tierische Gifte und Bakterientoxine werden durch diese Drüsen in den Verdauungskanal entleert. Diese Ausscheidungsvorgänge beschränken sich jedoch keineswegs auf bestimmte drüsige Organe. Die Ausscheidung von Giften aus dem Blut- und Säftestrom des Organismus erstreckt sich auf alle Abschnitte des Verdauungskanals. Sie beginnt schon in den Schleim- und Speicheldrüsen der Mundhöhle und endet in den Drüsen des Mastdarmes. Auch der Magen besitzt die Funktion eines Ausscheidungsorganes. Durch das Ineinandergreifen von Resorption, Ausscheidung, Rückresorption usf. kann es zu einem verwickelten Kreislauf der Gifte kommen. Die Anreicherung der Gifte in den Ausscheidungsorganen ist die Ursache von Schädigungen an solchen Stellen. Es sei nur erinnert an die Geschwürsbildungen im Mund, an die Metallsäume am Zahnfleisch, an die Entzündungen und Blutungen im ganzen Verdauungskanal, an die Kapillargiftwirkungen im Dickdarm, die auch bei parenteraler Einverleibung von Giften, bei Einspritzungen, nach Resorption von der Haut aus usw. vorkommen.

Ein weiteres Organ für die Ausscheidung von Giften ist die Lunge. In erster Linie werden hier die flüchtigen Substanzen mit der Ausatmungsluft entfernt, die Inhalationsnarkotika, die ätherischen Öle, Kreosot usw. Durch den charakteristischen Geruch lassen sich manche Vergiftungen erkennen. Nach Einverleibung von Alkohol riecht die Atemluft deutlich nach diesem bzw. nach Aldehyd. Die Ausscheidung von eigenartig riechenden flüchtigen Stoffen auf diesem Weg ist bei manchen Krankheiten diagnostisch verwertbar (Diabetes). Außer den flüchtigen Giften werden durch die Kapillaren und Drüsen des Respirationsapparates aber auch viele andere Stoffe abgeschieden. Im Zusammenhang damit stehen die Lungenkomplikationen bei Vergiftungen, wo es infolge der Giftanreicherung ebenso wie an den übrigen Ausscheidungsorganen zu Schädigungen des Lungengewebes und damit auch zur Herabsetzung seiner Resistenz gegen Infektionen kommt.

Endlich ist noch die Ausscheidung durch die äußere Haut und die Schleimhäute zu berücksichtigen. Besonders kommen hier die Schweißdrüsen in Frage. Bei zahlreichen Giften und Arzneimitteln ist die Ausscheidung auf diesem Wege festgestellt, wie bei Metallen, Jod, Brom, Chlor, Schwefelverbindungen (H_2S!), Salizylsäure. Phenole und andere flüchtige Gifte teilen dem Schweiß ihren eigenartigen Geruch mit. Mit der Ausscheidung hängen die bei Vergiftungen häufig beobachteten Hauterkrankungen, die Arzneiexantheme, die Chlorakne, der Jodschnupfen, die Erscheinungen des Bromismus zusammen. Chronische Schwermetallvergiftungen führen zu eigentümlichen Veränderungen und Färbungen der Haut („Bleikolorit", „Argyrie"). Von hohem praktischen Interesse ist das Verhalten der Haut bei der chronischen Arsenvergiftung. Infolge der typischen Kapillargiftwirkung des Arsens kommt es zu den verschiedenartigsten Krankheitsbildern, zu chronischer Entzündung, Exanthemen, Herpes, Keratosen, Pigmentierungen („Arsenmelanose"). Wie die Hautdrüsen sind auch andere Hautgebilde an den Ausscheidungs- und Speicherungsvorgängen beteiligt. Wichtig für die Beurteilung der zeitlichen Umstände bei Arsenvergiftungen ist besonders das Verhalten der Haare. In diesen Gebilden lagert sich das Arsen erst später ab als in den inneren Organen. Bei akuten Vergiftungen sind die Haare noch frei von Arsen, bei chronischen und nach schweren akuten Vergiftungen findet sich Arsen unter Umständen noch nach Monaten, selbst nach Jahren in den

Haaren, wenn die inneren Organe, wie Leber und Knochen, bereits das Arsen wieder ausgeschieden haben (Heffter [1]).

Wie durch die Schweißdrüsen werden Gifte auch durch die Milchdrüsen ausgeschieden. Dies ist unter anderem nachgewiesen bei Metallen, wie Quecksilber und Blei, bei Arsen, bei Alkaloiden, Salizylverbindungen (Aspirin), Jod und Brom, flüchtigen Stoffen wie ätherischen Ölen, Alkohol, endlich bei zahlreichen Arzneimitteln. Von praktischer Bedeutung ist dieser Ausscheidungsweg wegen der Möglichkeit von Vergiftungen bei Säuglingen, die gegen manche Gifte, wie z. B. Morphin, überaus empfindlich sind.

Bestimmte Gesetzmäßigkeiten hinsichtlich der Ausscheidungswege von Giften bestehen nicht. Die Hauptmenge verläßt im allgemeinen durch die großen Drüsenorgane, Nieren und Darm, den Organismus; es ist aber grundsätzlich damit zu rechnen, daß bei Vergiftungen alle Ausscheidungsorgane, wenn auch in verschiedenem Umfang, in Tätigkeit treten können.

Einige Organe besitzen die ausgeprägte Fähigkeit, Gifte lange Zeit festzuhalten, zu „verankern". Dies ist in besonders hohem Grade der Fall bei der Leber und in den Knochen, aber auch in den Haaren. Durch diese Speicherung bilden sich Depots, die lange Zeit hindurch bestehen bleiben können (Blei, Arsen). Sie stellen bei einigen Giften, wie Fluor und Phosphor (unlösliche Kalksalze!), eine endgültige Entgiftungsform dar. In anderen Fällen bleibt die Wirksamkeit, wenn auch in latenter Form, erhalten. Durch die verschiedenartigsten Umstände, wie Unfälle, Krankheiten, plötzliche Stoffwechseländerungen, kann dann eine Mobilisation von Giftdepots (Blei!) und damit ein Aufflackern der Vergiftungssymptome eintreten. Abgesehen von der klinischen Wichtigkeit können derartige Erscheinungen bei der ärztlichen Begutachtung und Beurteilung von Vergiftungen und ihren Folgezuständen große rechtliche Bedeutung gewinnen.

Entgiftung.

Neben der Ausscheidung körperfremder Substanzen verfügt der Organismus über eine Anzahl von chemischen Mitteln, um eingedrungene Gifte unschädlich zu machen. Ihre praktische Bedeutung darf allerdings nicht überschätzt werden, weil die Abwehrkräfte des Organismus in der Regel bald erschöpft sind. Als eine Entgiftungsreaktion ist schon die Absonderung von Sekreten, z. B. von Speichel und Schleim, bei der Einwirkung von Ätzmitteln auf die Schleimhäute des Verdauungskanals aufzufassen.

Im einzelnen sind folgende Entgiftungsarten zu erwähnen:

Neutralisation. Säuren und Alkalien können bis zu einem gewissen Grade durch Eiweiß, das sowohl freie basische als auch saure Gruppen im Molekül enthält, neutralisiert werden. Die für die Regulierung der Reaktion des Organismus (Wasserstoffionenkonzentration) wichtigen Einrichtungen der Puffersysteme haben auch für Entgiftungsvorgänge große Bedeutung. Außer Eiweiß, das durch seine Amino- und Karboxylgruppen sowohl Säure als auch Alkali zu neutralisieren vermag, stehen dem Organismus zur Verfügung gegen Säurewirkungen die Alkalien, insbesondere Ammoniak und Alkalikarbonat, gegen Alkalien die schwachen Säuren Kohlensäure und Phosphorsäure. Durch diesen Gehalt an disponiblen Basen und Säuren, bzw. Hydroxyl- und Wasserstoffionen, halten Blut und Gewebsflüssigkeiten ihre Reaktion sehr energisch fest. Das gleiche ist in den Zellen selbst der Fall. Als wichtigste Puffersubstanz kommt wohl das Alkalibikarbonat in Betracht. Ein Sonderfall der Entgiftung von Säuren ist die Entstehung von unlöslichen Verbindungen, wie z. B. bei der Entgiftung der Oxalsäure oder der Fluorverbindungen durch Kalzium.

---

[1] Heffter, A.: Vjschr. gerichtl. Med. **49**, 2 (1915).

Oxydation und Reduktion. Der Abbau von Giften durch Oxydation kommt in Frage bei allen leicht oxydierbaren Verbindungen. Sie werden ähnlich wie Eiweiß, Fette, Kohlehydrate verbrannt. Genauer studiert ist dieser Vorgang bei den Stoffen der aliphatischen Reihe, z. B. Alkohole, Aldehyde, Säuren.

Manche organische Säuren werden schwerer angegriffen als Alkohole und Aldehyde. So beruht die hohe Giftigkeit der Oxalsäure zum Teil auf ihrer Beständigkeit gegen Oxydation. Auch Ameisensäure wird schwerer oxydiert als die höheren Fettsäuren. Noch widerstandsfähiger als die Methanderivate sind die aromatischen Verbindungen. Der Benzolring selbst ist schwer angreifbar; hingegen werden viele Benzolverbindungen, und zwar die Derivate mit kohlenstoffhaltigen Seitenketten, wie z. B. Toluol, leicht in die wenig giftige Benzoesäure übergeführt. Anilin wird zu dem weniger giftigen Amidophenol oxydiert, die einwertigen Phenole zu mehrwertigen Phenolderivaten, besonders Dioxybenzolen. Auch anorganische Gifte können durch Oxydation entgiftet werden, wie z. B. Nitrite zu Nitraten, Schwefelwasserstoff zu Sulfat. Wenn kein Sauerstoff mehr zur Verfügung steht, laufen die Spaltungsprozesse und damit gewisse Entgiftungsreaktionen in der Zelle weiter. Außer durch Oxydation können Gifte unter Umständen auch durch Reduktionsprozesse in weniger giftige Produkte übergehen. Dies ist beispielsweise der Fall in der organischen Reihe bei Blutgiften der Benzolreihe (Reduktion zu Aminen, vgl. S. 217). Als Beispiel aus der anorganischen Reihe ist die Überführung von chlorsauren Salzen in die harmlosen Chloride zu nennen.

In anderen Fällen erfolgt die Entgiftung durch chemische Synthesen, wie aus folgenden Beispielen hervorgeht.

1. Methylierung. Manche Stoffe werden durch Einführung der Methylgruppe entgiftet, z. B. Tellurverbindungen. Der Organismus besitzt aber ebenso die Fähigkeit Methylgruppen abzuspalten. Auch solche Entmethylierungen bzw. Desalkylierungen können unter Umständen entgiftend wirken.

2. Azetylierung. Wahrscheinlich kommt auch die Einführung von Säureresten, z. B. des Azetylrestes, als Entgiftung in Betracht. Die experimentellen Unterlagen hierfür sind hier aber noch nicht genügend gesichert.

3. Kuppelungsreaktionen. Durch Kuppelung mit normalen Stoffwechselzwischenprodukten werden viele Gifte unwirksam gemacht, so daß sie ohne Schädigung des Organismus durch die Nieren ausgeschieden werden können. Als „Paarlinge" bei solchen Reaktionen treten vor allem Glykokoll (Aminoessigsäure) und Glykuronsäure, eine der Glykose nahestehende Säure, auf. Glykokoll vereinigt sich mit aromatischen Säuren, wie Benzoesäure, ferner mit Phenolen, Chloral, Terpenen, Kampfer u. dgl. Außerdem verbinden sich die Phenole im Organismus auch mit Schwefelsäure und erscheinen als ungiftige sog. „Ätherschwefelsäuren" im Harn.

4. Entgiftung durch Vermittlung von Schwefel. Eine andere Form der Entgiftung beschränkt sich auf die Blausäure und ihre Derivate der Nitrilreihe. Durch Zufuhr von leicht abspaltbarem Schwefel, z. B. in Form von Thiosulfat, entstehen harmlose Rhodanverbindungen. Bei Blausäurevergiftung wird ein Teil des Giftes als ungiftiges Sulfozyanat (Rhodan) ausgeschieden. Diese Beobachtung führte zu Versuchen, die Blausäurevergiftung durch Zufuhr von Schwefel in verschiedenen Formen (z. B. Natriumthiosulfat intravenös) zu bekämpfen. Eine praktische Bedeutung könnte diese Therapie bei dem raschen Vergiftungsverlauf aber nur dann haben, wenn sie sofort erfolgt. Das gleiche gilt von der Entgiftung von Blausäure durch Traubenzucker und verwandte Stoffe. Hier spielen vielleicht chemische Reaktionen mit der Aldehydgruppe eine Rolle.

Für das Verständnis der Entgiftungsvorgänge kann auch das Verhalten des Schwefels im Eiweiß herangezogen werden. Die an Aminosäuren gebundene Thiolgruppe (Sulfhydryl, SH) geht durch Sauerstoffaufnahme leicht unter Kondensation in die S-S-Form über und wirkt dabei nach Art der echten Fermente als Überträger des Wasserstoffes. Die SH-Gruppen spielen bei den Oxydationsvorgängen in der Zelle eine Rolle und besitzen toxikologische Bedeutung auch deshalb, weil sie gewisse Gifte, wie Blausäure, auch Arsenik, Alkaloide, Farbstoffe usw. bis zu einem gewissen Grad unschädlich machen können (Keeser[1]).

Die theoretischen Möglichkeiten der Entgiftung sind im Hinblick auf die überaus vielseitigen chemischen Leistungen mancher Zellen, besonders der Drüsenzellen, davon in erster Linie der Leberzelle, unübersehbar. Hier sei nur hingewiesen auf Kondensationen, Polymerisationen, Umlagerungen, katalytische Prozesse, Fermentwirkungen, Spaltungsreaktionen (Kohlensäureabspaltung u. dgl.), Amidierung und Desamidierung, Hydrolysen, Esterspaltungen, z. B. bei Kokain, Atropin.

Dazu kommen noch die Entgiftungsvorgänge, die nicht auf spezifischen chemischen Reaktionen beruhen. So können auch rein physikalische bzw. kolloidchemische Veränderungen die Wirkung von Giften abschwächen, z. B. durch Adsorption.

Es sei auch an die Entgiftungsvorgänge erinnert, die durch Dichtung der Gefäße zustande kommen. Dadurch kann die Resorption von Giften gehemmt werden. Am bekanntesten ist die Rolle des Kalziums bei der Regulierung des physiologischen Stoffaustausches. Seine günstige Wirkung bei Entzündungen beruht auf Gefäßdichtung. Ähnlich hemmt auch Magnesiumsulfat die Resorption von Giften durch die Epithelien des Darmkanals. Schließlich sei noch auf die resorptionsverzögernde Wirkung der Kolloide hingewiesen, die auch toxikologisch wichtig ist.

Gewöhnung.

Die Gewöhnung an Gifte ist eine Erscheinung, die nicht nur großes allgemein biologisches Interesse, sondern auch hohe praktische Bedeutung besitzt. Wenn gewisse Gifte längere Zeit hindurch regelmäßig dem Organismus zugeführt werden, ändert sich die Reaktion darauf infolge der Anpassung in qualitativer und besonders in quantitativer Hinsicht. Es werden je nach dem Grad der erworbenen Giftfestigkeit immer höhere Konzentrationen ertragen, wobei die anfänglichen Vergiftungsfolgen abgeschwächt werden, unter Umständen gänzlich ausbleiben können. Die ursprünglich wirksamen Dosen werden allmählich unwirksam. Mit der Gewöhnung im pharmakologischen Sinn darf aber nicht ohne weiteres der Mißbrauch von gewohnheitsmäßig aufgenommenen Giften verwechselt werden[2]. Dieser zur Leidenschaft gewordene, vielfach ebenfalls, aber fälschlich als „Gewöhnung" bezeichnete Giftkonsum betrifft vor allem die Genußgifte (vgl. S. 40).

Es ist eine bekannte Erfahrung, daß man Bakterien an verschiedene Substanzen, die ihrem Nährboden zugesetzt werden, gewöhnen kann. Wichtige Beobachtungen über die Gewöhnung von Protozoen an giftige Farbstoffe und Arsenverbindungen verdanken wir den Untersuchungen Ehrlichs und seiner Schule. Die erworbene Giftimmunität läßt sich bei niederen Lebewesen oft

---

[1] Keeser, E.: Entgiftungsmöglichkeiten im Organismus. Arch. f. exper. Path. **122**, H. 1/2 (1927).
[2] Hildebrandt, F.: „Gewöhnung" an Genuß- und Rauschgifte. Klin. Wschr. **5**, Nr. 38 (1926).

durch Generationen vererben[1]. Daß auch der Mensch sich in hohem Grade an Gifte gewöhnen kann, zeigen die Erfahrungen des täglichen Lebens bei Alkohol und Nikotin. Besonders auffällig ist die Gewöhnung der Arsenikesser an verhältnismäßig große Mengen dieses Giftes. Von hoher medizinischer Bedeutung ist vor allem die Gewöhnung an Morphin und seine Derivate, an Opium, Kokain und verwandte Rauschgifte. Auch der gewohnheitsmäßige Gebrauch von Schlafmitteln, wie Chloralhydrat, Paraldehyd und Veronal in immer steigenden Dosen ist auf die Folgen der Gewöhnung zurückzuführen. Über die Ursachen dieser merkwürdigen Erscheinungen sind wir in einigen Fällen durch sorgfältige Untersuchungen aufgeklärt. An Hunden, denen Faust[2] Morphin in steigenden Mengen einverleibte, so daß sie schließlich das Mehrfache der tödlichen Dosis ertrugen, zeigte sich, daß der an Morphin gewöhnte Organismus im Laufe der Zeit immer weniger Morphin ausschied als der nicht gewöhnte. Während bei akuter Vergiftung nach subkutaner Injektion der größte Teil des verabreichten Giftes im Kote wieder gefunden wurde, nahm bei längerer Gewöhnung das Morphin im Kote immer mehr ab, um schließlich ganz zu verschwinden. Es kommt dabei also zu einer Veränderung der Ausscheidungsverhältnisse, und zwar durch zunehmende Zerstörung des Giftes im Organismus. Nach neueren Untersuchungen von Wachtel[3], Tamura, v. Kauffmann-Asser und Takayanagi sinkt auch die Ausfuhr durch die Nieren ab. Im Zusammenhang damit ist die Beobachtung von Bouma von Interesse, daß Hunde nicht an Kodein gewöhnt werden können und daß bei diesem Alkaloid auch keine Veränderung in den Ausscheidungsverhältnissen festzustellen war. Es ist sehr wahrscheinlich, daß der Unterschied zwischen den beiden sehr nahe verwandten Alkaloiden darauf beruht, daß im Kodein ein Methylierungsprodukt des Morphins vorliegt, das nicht mehr die freie Hydroxylgruppe enthält, die vermutlich den Angriffspunkt für die Spaltung und Zerstörung des Morphins im Organismus darstellt. Auch beim Alkohol dürften ähnliche Änderungen im Stoffwechsel eintreten, wenn der Alkohol gewohnheitsmäßig zugeführt wird. Der Alkohol verschwindet bei den Trinkern schneller aus dem Blut als bei Ungewöhnten.

Man muß annehmen, daß in diesen Fällen die Zellen des Organismus durch die ständige Übung ihre Fähigkeit zur Entgiftung durch chemische Reaktionen steigern können. Die Bilanz zwischen Einfuhr und Ausscheidung ändert sich dann in charakteristischer Weise. In anderen Fällen, wo sich eine solche chemische Umstimmung nicht nachweisen läßt, kann man daran denken, daß die Resorption der Gifte sich allmählich verringert, wie es Cloetta bei lang dauernder Arsenikverabreichung bei Hunden beobachtet hat.

Ein abschließendes Urteil über die Ursachen der Gewöhnung läßt sich aber heute noch nicht fällen. Die gesteigerte Zerstörung scheint nicht die einzige Ursache der Gewöhnung zu sein, es kommen zweifellos auch sonstige Umstimmungen der giftempfindlichen Organe in Betracht. Bei der Gewöhnung an Gifte treten erhebliche Änderungen des Stoffwechsels auf, die bei plötzlichem Entzug des Giftes zu sehr unangenehmen Störungen des Wohlbefindens, den charakteristischen „Abstinenzerscheinungen", führen; unter Umständen kann es dabei auch zu bedrohlichem Kollaps kommen.

Immunität. Die Gewöhnung an Gifte steht in naher Beziehung zu der Erscheinung, daß sich bestimmte Individuen trotz scheinbar gleichen Bedingungen gegen Bakteriengifte widerstandsfähig zeigen, der Immunität. In der Immunitätslehre unterscheidet man zwischen der Immunität gegen die lebenden krankheitserregenden Bakterien (Bakterienimmunität, antiinfektiöse

---

[1] Hausmann. W.: Die Gewöhnung an Gifte. Erg. Physiol. 6, 58 (1907).
[2] Faust, E. St.: Arch. f. exp. Path. 44, 217 (1900).
[3] Wachtel, C.: Biochem. Z. 120, 265 (1921); hier Lit.

Immunität) und der eigentlichen Giftimmunität gegen die von den Bakterien gebildeten Gifte (antitoxische Immunität). Beide Arten von Immunität können bereits natürlich vorhanden, also angeboren sein oder sie sind erst während des Lebens erworben. Nach einem Vorschlag von Buchner bezeichnet man als Immunität besser nur den durch Überstehen einer Infektionskrankheit oder einer künstlichen Infektion erworbenen Zustand. Bei der so erworbenen Giftresistenz entstehen im Organismus Schutzstoffe (Antitoxine), ähnlich wie bei der Bildung von „Antikörpern" nach Einverleibung von körperfremdem Eiweiß, Blutkörperchen, Fermenten usw.[1] Der Vorgang der Bindung von Toxin an Antitoxin erinnert an die weiter oben erwähnten Entgiftungsreaktionen durch Paarung. Auch hier entstehen ungiftige Komplexe. Auf die Theorien über das Wesen der Antitoxine, die man als Reaktionsprodukte der Körperzellen auffaßt, soll hier nicht näher eingegangen werden. Auf der Übertragbarkeit solcher Stoffe in den Organismus erkrankter Menschen zu Heilzwecken beruht bekanntlich die Serumtherapie. Wir wissen ebensowenig etwas Sicheres über die chemische Natur der von den Bakterien produzierten Toxine wie über das Wesen der von ihnen im Organismus gebildeten spezifischen Antitoxine. Wie es scheint, sind sie hochmolekular wie die Eiweißstoffe und die Fermente. Denn auch ungiftiges Eiweiß erzeugt spezifisch reagierende Schutzstoffe im Blut. Für die kolloide Natur der Antitoxine spricht auch das lange Verweilen derselben im Blute des immunisierten Organismus. Nach ihrer geringen Diffusionsgeschwindigkeit muß man annehmen, daß sie sogar noch viel größere Moleküle darstellen als die Toxine selbst. Möglicherweise liegen hier, ebenso wie bei den Gegengifte erzeugenden tierischen Giften und pflanzlichen Toxinen („Phytotoxinen"), Komplexe aus Eiweiß und nicht eiweißartigen Giften vor (vgl. Abschnitt Tierische Gifte, S. 322).

Überempfindlichkeit.

Von Bedeutung für die Wirkung der Gifte sind auch die großen Unterschiede in der Empfindlichkeit einzelner Menschen gegen Gifte. Ebenso wie bei sonstigen Schädigungen, vor allem bei Erkrankungen, spielt auch bei Giftwirkungen die persönliche Veranlagung des Individuums eine ausschlaggebende Rolle. Es gibt Menschen, die auf gewisse Gifte ungewöhnlich stark reagieren. Hierbei handelt es sich häufig um eine angeborene oder wenigstens nicht nachweisbar erworbene Überempfindlichkeit. Am leichtesten verständlich ist diese auffallende Erscheinung bei der Überempfindlichkeit gegen gewisse Nervengifte, wie z. B. Kokain, bei Personen, deren vegetatives Nervensystem eine abnorme Erregbarkeit besitzt. Bis jetzt läßt sich nur so viel sagen, daß die Reaktionsfähigkeit des Organismus gegen Gifte durch eigenartige chemische Konstitutionsunterschiede bedingt sein muß. In einigen Fällen konnte bis jetzt auch die Ursache solcher abnormer Zustände aufgeklärt werden, so ist beispielsweise der Grad der Empfindlichkeit der Gewebe gegen örtliche Reizwirkungen, entzündungserregende Gifte u. dgl., sicherlich zum Teil bedingt durch Störungen im Mineralstoffwechsel. Er kann durch Einverleibung von Kalksalzen zur Norm zurückgebracht werden. Auch die parenterale Zuführung von Eiweißstoffen kann die Disposition des Körpers zu abnormen Reaktionen gegen Gifte, wie auch gegen gewisse an sich harmlose Bestandteile von Nahrungsmitteln zum Verschwinden bringen. Bei der erworbenen Überempfindlichkeit gegen Gifte ist nur die Annahme möglich, daß durch die vorausgegangene Einwirkung des betreffenden Stoffes eine lang dauernde Änderung der Reaktionsfähigkeit des

---

[1] Pick, E. P. und F. Silberstein: Biochemie der Antigene und Antikörper. Handb. d. pathog. Mikroorganismen. 3. Aufl. 2. Bd.

Organismus eingetreten ist, also eine Sensibilisierung oder echte zellulare Überempfindlichkeit, wie sie auch bei den Wirkungen der Bakteriengifte häufig beobachtet wird.

Besondere Formen der Überempfindlichkeit sind die Idiosynkrasie und die Anaphylaxie.

Von Idiosynkrasie spricht man, wenn gewisse Individuen auf chemische Stoffe mit abnorm starken Krankheits- bzw. Vergiftungssymptomen oder auch mit ganz anderen Erscheinungen reagieren als normale Menschen.

Als Anaphylaxie[1] bezeichnet man in der Immunitätslehre die eigentümliche Erscheinung, daß der Organismus bei wiederholter Einwirkung von Reizen verschiedener Art, insbesondere von artfremdem Eiweiß, von bakteriellen, pflanzlichen oder tierischen Giften u. dgl., viel stärker anspricht als bei der ersten Einwirkung. Bei der sog. Serumkrankheit treten Fieber, Hautausschläge, Nierenschädigungen auf, wenn Sera, zum Beispiel Diphtherie- oder Tetanusantitoxin, die bei der ersten Injektion ohne stärkere Reaktion ertragen werden, wiederholt eingespritzt werden. Man nimmt an, daß diese erst nach einer gewissen Latenzzeit auftretenden Erscheinungen von Überempfindlichkeit auf Immunitätsvorgängen beruhen, bei denen eine giftige Substanz, das Anaphylatoxin, entsteht. Durch die wiederholte Einspritzung erfährt der Organismus durch Bildung von Antikörpern eine veränderte Reaktionsfähigkeit, die v. Pirquet als Allergie bezeichnet hat. Sonderfälle von Allergie sind die Anaphylaxie und die Immunität. Zum Unterschied von der angeborenen antitoxischen Immunität, der natürlichen Resistenz gegen Gifte, handelt es sich bei der erworbenen Immunität um Zustände, die sich nicht nur nach dem Überstehen von Infektionskrankheiten, sondern auch infolge von künstlichen Maßnahmen, wie Schutzimpfungen, ausbilden.

Synergismus.

Wenn mehrere Gifte gleichzeitig zur Wirkung kommen, kann eine Verstärkung der Gesamtwirkung auftreten, so daß der Endeffekt gewissermaßen die Summe der Wirkungen der einzelnen Gifte übersteigt (Synergismus, Potenzierung). Darauf beruht die in der Medizin sehr beliebte Kombination verschiedener Arzneimittel, z. B. von narkotischen Alkaloiden, von Schlafmitteln und antipyretischen Mitteln, und die seit alters beliebte Verordnung von Arzneigemischen. Auch beim Zustandekommen mancher Vergiftungen spielen ohne Zweifel vielfach solche Kombinationen von Giftwirkungen eine Rolle. Dies gilt z. B. von den verstärkten Schädigungen der Alkoholiker durch gewerbliche Gifte, wie Blei, Nitrobenzol, Zyanamid und von der Einatmung gemischter Gase. Gleichzeitige Einatmung von Schwefelwasserstoff und Kohlenoxyd führt zu stärkerer Vergiftung, als nach dem Gehalt der Luft an den einzelnen Bestandteilen zu erwarten wäre. In vielen Fällen, aber nicht regelmäßig, liegt die Ursache solcher „potenzierten" Wirkungen darin, daß die verschiedenen Gifte nicht den gleichen Angriffspunkt an der Zelle besitzen und deshalb zu einer stärkeren Schädigung führen (Bürgi). Verstärkte Giftwirkungen sind auch da zu erwarten, wo Gifte sich mit anderen Körperschädigungen, Krankheiten, Erschöpfungszuständen, Hunger, Überanstrengung usw. verbinden.

Antagonismus.

Beim Zusammentreffen mehrerer Gifte kann anderseits auch eine Abschwächung der Wirkungen eintreten. Als Ursache für derartige Minderungen

---

[1] Dieudonné, A. und W. Weichardt: Immunität, Schutzimpfung und Serumtherapie. 9. Aufl. Leipzig 1918. — Rosenthal, W.: Tierische Immunität. Braunschweig 1914.

der Giftwirkung kommen in Frage zunächst chemische Reaktionen, z. B. die gegenseitige Abstumpfung von Säuren und Alkalien, die Bildung von unlöslichen und ungiftigen Niederschlägen, Oxalaten, Sulfiden und Sulfaten, sowie die zahlreichen Entgiftungsvorgänge (vgl. S. 20). Außer dem chemischen Antagonismus können sich Giftwirkungen aber auch aufheben durch funktionelle Gegensätze (organischer Antagonismus). Dies ist der Fall bei der Beeinflussung von toxisch bedingten Lähmungszuständen durch erregende Gifte und umgekehrt, beim Antagonismus von Muskarin-Atropin, von Kalzium-Magnesium. Hier reagieren die einzelnen Stoffe nicht chemisch miteinander, sondern es liegt eine gegensätzliche Wirkung auf den Organismus bzw. auf die von den Substanzen betroffenen gleichen Zellsysteme zugrunde. Auch die Drüsen mit innerer Sekretion stehen zueinander zum Teil in antagonistischer Beziehung. Über das Wesen dieser Vorgänge läßt sich aber bis jetzt noch wenig aussagen, da die chemische Natur der meisten Hormone und ihre Bedeutung noch nicht genügend aufgeklärt sind.

Schließlich spielen auch bei den Immunitätserscheinungen, die ja ebenfalls, wie bereits erwähnt, als Entgiftungsreaktionen aufzufassen sind, antagonistische Vorgänge eine Rolle.

Chemische Konstitution und pharmakologische Wirkung [1].

Die Frage, wieweit die pharmakologischen Wirkungen einer Substanz als Funktionen ihrer chemischen Natur aufgefaßt werden können, ist schon alt und hat auch wegen ihrer hohen Bedeutung für die Auffindung von Arzneimitteln vielfache Bearbeitung erfahren. Auf die zahlreichen Theorien, die heute fast durchweg nur noch historisches Interesse haben, kann hier nicht näher eingegangen werden. Zweifellos bestehen aber zahlreiche Zusammenhänge in dieser Richtung; so ist es sicher, daß der allgemeine Wirkungscharakter vieler Elemente von ihrer Stellung im periodischen System abhängig ist, besonders auffallend ist die Zunahme der Giftwirkung mit steigendem Atomgewicht unter den Schwermetallen. Es ist wohl auch kein Zufall, daß das Uran, als das Metall von höchstem Atomgewicht, auch das giftigste Metall ist. Auch in der Abstufung der Giftigkeit lassen sich gewisse, im System begründete Regelmäßigkeiten erkennen. Immerhin muß man bei der Vorhersage von Giftwirkungen auf Grund chemischer Analogien sehr vorsichtig sein. So bildet beispielsweise unter den wenig giftigen Alkalimetallen das Kalium eine bemerkenswerte Ausnahme durch seine lähmenden Wirkungen. Zwar bestehen bei anorganischen Verbindungen gewisse Gesetzmäßigkeiten. So nimmt die eiweißfällende Kraft einzelner Kationen mit der Wertigkeit zu. Dies sind aber immer nur Wirkungen, die sich an einzelnen Zellen und niederen Organismen zeigen lassen und nur als ganz grobe Protoplasmawirkungen anzusehen sind. Beim Arsen, Antimon, Tellur und Selen ist die Wirkung der Verbindungen mit hoher Valenz schwächer als bei den niederen Stufen. Auch bei den organischen Verbindungen lassen sich Regeln nur in einzelnen Fällen, wie bei homologen Reihen oder bei anderen eng begrenzten chemischen Gruppen, aufstellen.

Besonders charakteristisch ist die Übereinstimmung bei quartären Ammoniumbasen, die fast durchweg die typische Kurarewirkung zeigen. Ihnen schließen sich die Arsen-, Antimon-, Phosphor- und Schwefelverbindungen von analoger chemischer Konstitution an. Chemisch ähnlich konstituierte Gruppen besitzen

---

[1] Oswald, A.: Chemische Konstitution und pharmakologische Wirkung. Berlin 1924. — Fraenkel, S.: Die Arzneimittelsynthese auf Grundlage der Beziehungen zwischen chemischem Aufbau und Wirkung. 5. Aufl. Berlin 1921.

vielfach auch analoge Wirkungen. Darauf beruht zum Teil die Einteilung in pharmakologische Gruppen, wie bei den Narkotizis der Methanreihe, bei der Phenolreihe, den Derivaten des Anilins. Oft finden sich in homologen Reihen grundsätzlich gleiche, aber entsprechend abgestufte Wirkungen. Das Wirkungsbild ist aber durchaus nicht immer vollkommen der Regel entsprechend, so daß sich mancherlei Abweichungen finden. So fällt z. B. bei den Alkoholen der Methylalkohol wegen seiner besonderen Giftwirkung aus der Reihe. Bei den Chlorderivaten der einfachen Kohlenwasserstoffe geht die narkotische Wirkung keineswegs parallel mit der Giftwirkung auf das Blut. Weiter sind Unterschiede bei chemisch durchaus gleichartig gebauten optisch aktiven isomeren Verbindungen zu finden. Die Giftigkeit der vier isomeren Weinsäuren ist beispielsweise verschieden. Auch beim Suprarenin beobachten wir solche Verschiedenheiten; das l-Suprarenin wirkt viel stärker auf den Blutdruck als das d-Suprarenin. Ähnliche Unterschiede der Wirkung bestehen auch bei optisch aktiven Alkaloiden.

Aus allen bisherigen Erfahrungen geht hervor, daß die chemische Formel allein niemals eine Voraussage der pharmakologischen Wirkungen gestattet. Bei letzteren spielen noch die physikalischen Konstanten, insbesondere die Löslichkeitsverhältnisse eine Rolle, die maßgebend sind für die Verteilung der Gifte im Organismus. Dazu kommt noch, daß viele Stoffe nach ihrer Aufnahme in den Organismus chemische Veränderungen erleiden, wodurch die Verhältnisse noch verwickelter werden. Die Wirkung der Gifte ist nicht an bestimmte Elemente gebunden, sondern beruht auf den physikalischen und chemischen Kräften der Moleküle. Hierbei spielt der ungesättigte Charakter der wirksamen Stoffe eine wichtige Rolle. Die doppelte und mehrwertige Bindung der Atome ist ein Ausdruck für einen erhöhten Energiegehalt des Moleküls in physikalischer und chemischer Hinsicht. Ungesättigte Gruppen in Molekül sind also energiereicher und erleichtern auch chemische Reaktionen. So ist beispielsweise die Karbonylgruppe — CO — in vielen organischen Verbindungen unter gewissen Bindungsverhältnissen sehr additions- und reaktionsfähig (Laktone, Aldehyde und Ketone, Kantharidin, Herzgifte, Wurmgifte, Phosgen). Ähnlich wie die CO-Gruppe verhalten sich auch die CN-, $C = C$, NO-Gruppen. Stoffe, die Aldehyd- und Aminogruppen angreifen, sind meist starke Gifte, z. B. Hydroxylamin, Hydrazine, Phenole, Blausäure, Schwefelwasserstoff, Aldehyde. Sie sind auch allgemein durch große Reaktionsfähigkeit ausgezeichnet. Phosphor und Arsen sind als stark ungesättigte Elemente aufzufassen, bei ersteren kommt noch die Lipoidlöslichkeit hinzu, die ein leichtes Eindringen in die Zelle bewirkt. In größeren Molekülen sind häufig verschiedene Atome bzw. Atomgruppierungen vorhanden, von denen die eine für die Verankerung, die anderen für die Wirksamkeit maßgeblich sind. Hier berühren sich toxikologische Fragen mit dem Affinitäts- und Valenzproblem auf das engste. Die atombindende Kraft eines Elementes wird neuerdings nicht allein auf die Valenz im älteren Sinne zurückgeführt, sondern man muß noch die Existenz von weiteren Kräften zum Unterschied von den Hauptvalenzen, „Nebenvalenzen", „Restvalenzen", „Sekundärvalenzen", „Partialvalenzen", zu Hilfe nehmen. Die Atome haben danach, auch wenn sie im Sinne der älteren Valenzlehre gesättigt sind, noch gewisse chemische Affinitäten zur Verfügung. Diese führen zunächst zu einer mehr oder weniger lockeren Bindung des Giftes an die Zelle. An diesen primären Vorgang, sei es Adsorption, lockere Addition oder feste chemische Bindung, kann sich dann sekundär der eigentliche Vergiftungsprozeß, z. B. irreversible Eiweißgerinnung, Hämolyse usw., anreihen.

II. Einteilung der Vergiftungen.

Von

F. Flury-Würzburg.

1. Vergiftungen im täglichen Leben.

Unübersehbar sind die Quellen für Vergiftungen im **Haushalt (ökonomisch-technische Vergiftungen).** Solche kommen zustande durch Verwechslung, Leichtsinn, Gedankenlosigkeit, durch Naschen, üble Scherze, vielfach aber auch ohne Schuld der Beteiligten. Manche Vergiftungen sind schon seit den ältesten Zeiten als häufige Erscheinungen bekannt; andere treten im Laufe der Zeiten nur vorübergehend auf, wie die durch besondere Zeitumstände wie Krieg, Not, Hungerjahre u. dgl. bedingten Vergiftungen. In der Neuzeit häufen sich Vergiftungen durch die zahllosen chemischen Stoffe, die infolge der Fortschritte der Technik im Haushalte eine von Tag zu Tag wachsende Verwendung finden. In den letzten Jahren sind alte, schon in Vergessenheit geratene Gefahren für Gesundheit und Leben durch den Krieg und seine Folgen wieder neu aufgetaucht. Ein Kapitel für sich bilden die vielen schädlichen und minderwertigen Ersatzmittel, auf die wir vorübergehend angewiesen waren.

Die früher häufigen Schädigungen durch **Wohnungseinrichtungen,** wie giftige Tapeten, Möbelstoffe u. dgl., haben an Bedeutung stark eingebüßt, wie überhaupt die früher gefürchteten giftigen Farbstoffe mehr und mehr aus dem täglichen Leben verschwunden sind. Die Schädigungen der Gesundheit durch Kleidungsstücke gehören ebenfalls zu den Seltenheiten. Immerhin kommen sie gelegentlich noch vor, wenn z. B. Arbeitskleidung aus Giftbetrieben in die Wohnräume verbracht und dort aufbewahrt werden. Mehr oder weniger harmlose Gesundheitsschädigungen in Wohn- und Schlafräumen können durch Verwendung ungeeigneter Lacke, Bodenwichsen, durch Schlafen in frisch gefirnißten Zimmern entstehen. Hautentzündungen kommen bei Blumenfreunden vor durch Primeln, Pelargonien und andere hautreizende Zimmerpflanzen.

Die **Nahrungsmittelvergiftungen** durch verdorbene Fleisch- und Wurstwaren, Fische, Schaltiere, Süßspeisen (Vanilleeis), Fleisch- und Gemüsekonserven werden im speziellen Teil ausführlich behandelt. Gelegentlich können auch Gewürze schädlich wirken, so sind Vergiftungsfälle durch stundenlanges Reiben von Meerrettich in Großküchen vorgekommen. Neue, früher nicht gekannte Gefahren bergen die modernen Eisschränke und Kühlanlagen in sich, bei denen verdichtete Gase, wie Ammoniak, schweflige Säure und besonders organische Verbindungen, wie Chlormethyl, Methylbromid u. dgl. zur Kälteerzeugung dienen. Gerade das letztgenannte Präparat hat noch jüngst in Amerika zu tödlichen Vergiftungen in Wohnungen durch Undichtwerden der Eismaschinen geführt.

In der Küche ist ein besonders gefährlicher Stoff die konzentrierte Essigessenz. Bleihaltige Küchengeschirre sind zu beanstanden. Hier ist auch an die häufigen Verwechslungen von Petersilie, Sellerie und ähnlichen Küchenkräutern mit giftigen Pflanzen, z. B. Schierling, an die Gefahren der bitteren Mandeln und Obstkerne, auch blausäurehaltiger ausländischer Bohnen zu erinnern.

Die Gefahren der **Heizung** sind überaus vielgestaltig. Hier wird das giftige Kohlenoxyd ungemein häufig die Ursache von schweren, vielfach tödlichen Vergiftungen durch unzweckmäßig gebaute oder behandelte Heizungsvorrichtungen, wobei auch Badeöfen und Gasöfen eine Rolle spielen. Die Gefahren des Leuchtgases, Generatorgases usw. sind immer noch nicht genügend bekannt; vor allem ist die Tatsache wichtig, daß beim Durchtreten durch Erde und Mauerwerk die riechenden und als Warnungsmittel dienenden Bestandteile zurückgehalten werden, während das völlig geruchlose Kohlenoxyd unbemerkt seine Wirkung entfalten kann. Altbekannt ist die nachteilige Wirkung der Verwendung von Holzkohlen, besonders der damit geheizten Bügeleisen in geschlossenen Räumen. Auch in ungeheizten Räumen kann es zu Kohlenoxydvergiftungen kommen (vgl. Spez. Teil, S. 222).

Das Trinkwasser kann durch schädliche Beimischungen, fast ausschließlich durch Blei, zu Massenerkrankungen führen, die vielfach erst nach langer Zeit erkannt werden.

Durch **Putz- und Reinigungsmittel** können Schädigungen verschiedener Art entstehen. Gefährliche Stoffe dieser Art sind die im Haushalt verwendeten Laugen und Säuren, Salmiakgeist, Benzin und andere Kohlenwasserstoffe, das Kleesalz (oxalsaures Kali), die Fleckenwasser, der Chlorkalk und manche moderne Waschmittel. Sogar ungeeignete Wäschezeichentinten haben zur Vergiftung von Säuglingen geführt (Nitrobenzol). Auch Toiletteartikel sind unter Umständen nicht harmlos, wie viele Haarfärbemittel, die oft sehr fragwürdigen Schönheitsmittel, selbst Zahnpasten in bleihaltigen Tuben, nicht zuletzt das Lysol und verwandte Präparate.

Eine große Gefahrenquelle bilden die im Haushalt vorrätig gehaltenen **Arzneimittel,** weniger der Inhalt einer ordentlich geführten Hausapotheke als die fahrlässig und unzweckmäßig aufbewahrten stark wirkenden Mittel; besonders bedenklich sind schlecht verwahrte Tabletten u. dgl. in Häusern mit Kindern. Auch Haus- und Volksmittel haben hier schon viel Unheil angerichtet (vgl. Medizinalvergiftungen). Hierher gehören auch die Gefahren durch die Ungeziefermittel des Haushaltes, die leichtsinnigerweise oft in Küchenschränken ihren Platz haben, z. B. Phosphorpräparate gegen Ratten, Schweinfurtergrün, Arsenik, Fluorverbindungen gegen Küchenschaben.

Selbst die Verkehrsmittel bringen Gefahren durch Gifte mit sich.

Die Entwicklung des Kraftfahrwesens muß die Aufmerksamkeit mehr und mehr auf die Gefahren der Auspuffgase in Garagen und ähnlichen Räumen richten; in geschlossenen Autos sind Vergiftungen durch Kohlenoxyd aus den Auspuffgasen und aus Heizvorrichtungen vorgekommen. Besondere Gefahren bedingen die sog. Benzin-Verstärker, Zusätze gegen das Klopfen der Motoren (Bleiäthyl, Meta.lkarbonyle). Das Karbid der Fahrradlampen kann Vergiftungen durch Azetylen und seine schädlichen Verunreinigungen bewirken.

Hier sei auch auf die besonderen Fälle hingewiesen, wo in Haushaltungen starke Gifte aufbewahrt werden, z. B. bei Jägern und Forstleuten (Strychnin gegen Raubzeug, Arsenik für die Salzlecken des Wildes, Mittel zur Schädlingsbekämpfung). In landwirtschaftlichen Betrieben finden sich vielfach Gifte, wie Räudemittel, Tinkturen gegen Bremsen und andere Plagegeister des Viehs. Giftgefahren verschiedener Art liegen endlich da vor, wo Familienangehörige Hausindustrie betreiben, z. B. bei der Glaswarenherstellung, durch metallisches Quecksilber und durch Silberlösungen, bei der Anfertigung von Spielwaren durch Lacke, Farben, Beizmittel u. dgl. mehr.

Besondere Vorsicht ist geboten gegenüber den kaum übersehbaren Gefahren, die das Kind in und außer dem Hause bedrohen. Vor der Wißbegierde der Kinder ist kein Gegenstand sicher. Sie naschen von allem und nehmen alles wahllos in den Mund, Spielwaren, Streichhölzer, Früchte und Pflanzenteile, Gegenstände fragwürdigster Art. Beim Spiel im Freien, in Wiese und Wald drohen vielfältige Gefahren durch giftige Pflanzen (Giftbeeren, Tollkirschen,

Maiglöckchen, Goldregen), durch stechende Insekten und andere giftige Tiere. Die vielfältigen Möglichkeiten beim Besuch von Bauplätzen, benachbarten Arbeitsstätten und Fabrikbetrieben können hier nur angedeutet werden. Auch in Schulräumen ereignen sich zuweilen Massenvergiftungen durch fehlerhafte oder veraltete Heizungen; solche Fälle sind wiederholt in Kirchen vorgekommen.

Die bereits erwähnten Notstandsvergiftungen in **Kriegs-** und **Hungerzeiten** sind in den letzten Jahren gehäuft aufgetreten. Es sei nur erinnert an die zahlreichen Vergiftungen durch Pilze und selbstgesammelte Pflanzen zum Ersatz von Salat und Gemüse, an die vielen Massenerkrankungen durch minderwertige und verdorbene Nahrungsmittel, durch Fleisch von kranken Tieren (Trichinen), durch gesundheitsschädliche Backpulver und die oft schwer definierbaren Ersatzstoffe für Nahrungs- und Genußmittel. Hierher gehören auch die Methylalkoholvergiftungen durch verfälschten Branntwein und die Gesundheitsschädigungen durch Tabakersatz. Auch von Schädigungen durch Mutterkorn und pilzhaltiges Brot, durch mit Unkrautsamen und anderen Fremdkörpern verunreinigtes Mehl ist in den Kriegs- und Nachkriegsjahren berichtet worden. Näheres hierüber im speziellen Teil.

Die im Sommer vielfach auftretenden Gesundheitsschädigungen durch Obst- und Wassergenuß, durch unreifes Obst, Gurken, Rettiche, schwer verdauliche Gemüse, ungiftige Pilze gehören nicht zu den Vergiftungen. Hier handelt es sich um Überfüllung des Magens und Darmes mit nicht oder schwer verdaulichen, oft abnorme Gärungen hervorrufenden Nahrungsmitteln, die zu Gärungsdyspepsien, Überdehnung des Magens, Gastroenteritis mit akutem Darmverschluß, Ileus u. dgl. führen.

Für weite Kreise der Bevölkerung sind die Vergiftungen der **Haus- und Nutztiere** von Bedeutung[1].

Hier kommen außer den Giften, die auch für Menschen gefährlich werden können, noch zahlreiche andere Stoffe in Frage. Es seien nur erwähnt die zahlreichen Futterstoffe der Tiere, ihre Verunreinigungen, die Futtersurrogate, die künstlichen Düngermittel, Kalkstickstoff, Ammonsalze, Salpeter, Superphosphat, Ätzkalk, Kalisalze. Die Medizinalvergiftungen bei Tieren betreffen zum Teil andere Mittel als in der Humanmedizin. Sie sind hier auch wegen der Haftpflicht der Tierärzte und der Entschädigungsklagen von praktischer Bedeutung. Wenn auch bei Tieren vielfach andere Heilmittel gegen Seuchen und gegen Parasiten verwendet werden wie bei Menschen, so handelt es sich im großen ganzen doch um analoge Vergiftungserscheinungen. Tiere fressen, besonders bei ungenügender Fütterung, Pflanzen und Pflanzenteile aller Art, wie Herbstzeitlose, Tabakblätter, Kartoffelkraut, keimende Kartoffeln (Solanin!), Steinklee (Kumarin), Akazienrinde (Robinin), unreife Eicheln, Farnkräuter, Lupinen, Schachtelhalm, Giftlattich, Jakobskraut (Senecio), um nur einige Beispiele anzuführen. Weiter sind Leinkuchen, Rizinusschalen, Senfsamen, manche exotische Ölkuchen, Kraftfuttermehle verdächtiger Herkunft, schlechte Melassepräparate und nicht zuletzt durch Pilze und Bakterien verdorbenes Futter häufige Ursachen von Schädigungen.

Das durch den Weltkrieg und seine Nachwirkungen gesteigerte Interesse an der **Bekämpfung von Schädlingen**[1] aller Art hat eine immer zunehmende Verwendung von Giften zu diesem Zwecke zur Folge. Dies gilt vor allem für **Arsenverbindungen** und **Blausäure.** Die erstgenannten werden nicht nur im Wein- und Obstbau in Form von Schweinfurtergrün und verwandten Präparaten, sondern auch in größtem Stil in der Land- und Fortwirtschaft, in den Plantagen der heißen Länder, in der modernsten Art von Flugzeugen aus, in

---

[1] **Fröhner,** E.: Lehrbuch der Toxikologie für Tierärzte. 4. Aufl. Stuttgart 1919.

Form von Kalziumarseniat, Bleiarseniat usw. angewendet. Außerdem werden als Bestäubungs- und Spritzmittel gebraucht Nikotin, Barium- und Kupfersalze, Kresolseife und andere mehr oder weniger gefährliche Stoffe. Blausäure und Zyanverbindungen, blausäurehaltige Gemische mit Reizstoffen, die als Warnungsmittel zugesetzt werden („Zyklon"), finden zunehmende Verwendung bei der Durchgasung von geschlossenen Räumen, von Mühlen, Speichern, Schiffen, Kühlhallen, Wohnräumen und Massenquartieren. Blausäure wird auch im Freien bei der Schädlingsbekämpfung in Zitronen- und Orangenkulturen in großen Mengen verbraucht. Das Chlorpikrin (Trichlornitromethan), das sich als stark wirkendes Mittel zum Abtöten von Schädlingen bewährt hat, ist gleichzeitig ein starkes Gift und ein heftiger Reizstoff für die Schleimhäute.

Hierher gehören weiter die giftigen Beizmittel für Samen und Getreide, die Quecksilber, Kupfer, Arsen, Zyan, Phenol, Formaldehyd und andere stark wirkende Stoffe enthalten.

Schädliche Nagetiere werden durch das Auslegen von Giften aller Art, Phosphorteig, Arsenikalien, Thallium-, Fluor-, Bariumverbindungen, Strychningetreide vernichtet. Neuerdings kommen gegen Feldmäuse, Ratten u. dgl. gasförmige Gifte mehr in Aufnahme, wie z. B. das Horagas, ein aus einer Zündmasse entwickeltes Rauchgemisch, das Kohlenoxyd, Schwefelwasserstoff und Kohlensäure enthält. Das Ausschwefeln ist eine uralte Methode. Gifte aller Art dienen zum Schutz von Sammlungen, Kunstgegenständen, zur Holzimprägnierung[1].

Die Mittel zur „Bodendesinfektion" richten sich gegen Nagetiere, Wurzelschädlinge, Nematoden, Engerlinge, Käfer u. dgl. Es handelt sich hier hauptsächlich um Schwefelkohlenstoff, Phenole und Teerprodukte, Zyanide, Ätzkalk.

Auch die künstlichen Dünger können, wenn sie auch nicht zu den Giften im herkömmlichen Sinne gehören, bei unzweckmäßiger Handhabung und Verwendung zu Schädigungen von Menschen und Vieh führen.

2. Gewerbliche Vergiftungen.

Es gibt heute wohl keinen technischen oder industriellen Betrieb, in dem nicht Gifte irgendwelcher Art, auch unter den normalen Arbeitsbedingungen, die Gesundheit der Arbeiter bedrohen. Jede Feuerstelle kann unter Umständen Kohlenoxyd in die Arbeitsräume abgeben. In ganz besonders hohem Maße bestehen solche Gefahren da, wo Heiz- und Kraftgase im eigenen Betrieb aus Kohle, Holz, Teer, Mineralölen u. dgl. erzeugt werden. Kesselfeuerungen sind häufig Quellen von Kohlenoxydvergiftungen. Hierher gehören auch die Vergiftungen des Eisenbahnpersonals durch Rauch in Tunnels, der Bergleute durch Brandgase in Kohlengruben, die Rauchvergiftungen der Feuerwehr. In neuerer Zeit steigt durch die Zunahme der Verwendung von Motoren aller Art, nicht zuletzt des Kraftfahrwesens, die Gefährdung aller Personen in geschlossenen Räumen durch dieses am weitesten verbreitete und gefährlichste aller Gewerbegifte. Es versteht sich von selbst, daß der Schutz der Arbeiter auch in kleinen Werkstätten und Fabriken eine überaus wichtige Aufgabe ist. Im Vordergrunde stehen gasförmige Gifte, abgesehen vom Kohlenoxyd die Säuredämpfe, die Halogene, der Schwefelwasserstoff, das Ammoniak. Arsenwasserstoff entsteht in Werkstätten, wo arsenhaltige Säuren (Lötwasser usw.) oder technischer

---

[1] Hollrung, M.: Die Mittel zur Bekämpfung der Pflanzenkrankheiten. 3. Aufl. Berlin 1923. — Trappmann, W.: Schädlingsbekämpfung. Leipzig 1927. — Vogt, E.: Die chemischen Pflanzenschutzmittel. Bei Göschen. Berlin 1926. — Zacher, F.: Die Vorrats-, Speicher- und Materialschädlinge und ihre Bekämpfung. Berlin 1927.

Wasserstoff verarbeitet werden. Er ist wegen seiner wenig charakteristischen Eigenschaften und seiner hohen Giftigkeit ein ganz besonders gefürchtetes Fabrikgift. Schwefelwasserstoff bringt Gruben- und Kanalarbeiter in Gefahr, sogar Totengräber sind bei der Arbeit in Grüften durch dieses Gas zu Schaden gekommen.

Unter den Metalloiden spielen die Arsenverbindungen eine große Rolle, nicht nur bei der Verarbeitung arsenhaltiger Erze in den Hüttenbetrieben, sondern wegen der überaus mannigfaltigen Verwendung in der Technik, bei der Bekämpfung von Schädlingen, noch mehr aber auch, weil Arsen als Verunreinigung von Chemikalien leicht Veranlassung zu schleichenden chronischen Vergiftungen geben kann.

Auch die Bedeutung des Phosphors als Gewerbegift darf immer noch nicht unterschätzt werden, trotzdem die früher berüchtigte Vergiftung der Zündholzarbeiter in den meisten Ländern so gut wie verschwunden ist. In allen Kulturländern wurden energische Maßnahmen ergriffen, um die Gefahren nach Möglichkeit herabzudrücken. Abgesehen von der Zündwarenindustrie wird auch heute noch Phosphor in großen Mengen erzeugt. Der Phosphorwasserstoff gehört zu den giftigsten aller bekannten Gase, die Chloride des Phosphors werden zur Chlorierung organischer Verbindungen verwendet.

Unter den Metallen sind Blei und Quecksilber die gefährlichsten Gewerbegifte. Nach den Erfahrungen der Praxis kann auch die Beschäftigung mit metallischem Blei schädliche Wirkungen auslösen; meistens sind es aber staubförmige Bleiverbindungen, die durch Einatmung, durch den Verdauungskanal und, wenn auch in geringem Maße, durch die Haut aufgenommen werden. Durch den Genuß von bleihaltigem Trinkwasser sind häufig Massenvergiftungen vorgekommen. Besonders stark gefährdet durch Blei sind die Bleiweißarbeiter und die Berufe, die mit Bleifarben (Mennige, Bleiweiß, Bleiglätte, Bleichromat) umgehen. Vielfache Verwendung finden bleihaltige Isolatorenkitte und wasserdichte Kitte. Neben den Fabrikarbeitern sind vor allem die Maler und Anstreicher Opfer der chronischen Bleischädigung. Eine solche kann auftreten überall da, wo Blei verarbeitet wird, z. B. in den graphischen Gewerben, in Akkumulatorenfabriken, in Glashütten, Kabelwerken, wenn auch in derartigen Betrieben der Prozentsatz an Erkrankungen verhältnismäßig klein ist. Die Literatur über Bleivergiftung und Bleigefahr ist ungemein groß. Das Zink spielt gewerbehygienisch eine gewisse Rolle, weil beim Schmelzen von Zink und seinen Legierungen Dämpfe auftreten, die das eigentümliche Krankheitsbild des Gießfiebers erzeugen. Es ist wahrscheinlich, daß außer Zink bzw. Zinkoxyd auch andere Metalle, vor allem Kupfer, ähnliche Krankheitserscheinungen nach sich ziehen. Weiter sind zu nennen die Alkalichromate und die Chromsäure. Ihre Einatmung in Form von feinem Staub oder kleinen Tröpfchen führt zu Nekrosen und Geschwürsbildung in den Nasenhöhlen und häufig zur Durchbohrung der knorpeligen Nasenscheidewand. Auch andere Körperstellen, wie die Augenbindehaut und die Haut der Hände, werden durch Chromate verätzt. Chromschädigungen werden, abgesehen von den Chromatfabriken, selbstverständlich auch überall da auftreten können, wo solche Verbindungen verwendet werden, wie in der Gerberei, in der Textilindustrie, bei der Herstellung von Farbmaterial, Kreide, Farbstiften. Die Arbeiter in Vernicklungsbetrieben erkranken häufig an chronischen Hautschädigungen durch die Nickelsalze („Nickelkrätze"). Auch das Mangan kann gelegentlich die Ursache von chronischen Erkrankungen werden, wenn die Arbeiter lange Zeit in Braunsteinmühlen oder bei der Verarbeitung von Mangansalzen beschäftigt sind. Von den selteneren Metallen kommt das Vanadium neuerdings auch als Gewerbegift in Betracht. Die Einatmung des Staubes von Vanadiumverbindungen führt zu Reizungserscheinungen aller Schleimhäute und zu schweren Lungenschädigungen.

Auf die zahllosen organischen Verbindungen, die als Gifte der chemischen Industrie auftreten können, kann hier nicht näher eingegangen werden. Es mögen aber doch einige Chemikalien, soweit sie in manchen Industriezweigen ausgedehntere Verwendung finden, kurz erwähnt werden. Unter den Kohlenwasserstoffen spielen die niedriger siedenden Anteile, wie das Benzin, das Zyklohexan, die ringförmigen Benzol- und Polymethylenverbindungen, Tetralin u. a. als narkotisch wirkende Gifte eine Rolle; sie finden ebenso wie die gechlorten Kohlenwasserstoffe vor allem als Lösungsmittel ungemein große Verwendung. Von letzteren ist das Tetrachloräthan wohl das gefährlichste Lösungsmittel, weil es schwere Leberschädigungen verursacht. Die Hauterkrankungen der Petroleumarbeiter und aller mit verwandten Produkten, auch mit Teer und Pech, beschäftigten Personen werden noch weiter unten erwähnt. Alle Halogenalkyle können bei fortgesetzter Einwirkung chronische Erkrankungen auslösen, besonders gefürchtet sind die Bromverbindungen, vor allem das Methylbromid. Es gehört zur Klasse der hochgiftigen Methylierungsmittel.

Unter den Alkoholen ist der Methylalkohol besonders zu fürchten, weil er auch durch Einatmung zu chronischen Schädigungen Veranlassung geben kann. Seine Verwendung als Lösungsmittel in der Textilindustrie oder bei der Politur von Möbeln und bei der Massenherstellung von lackierten Holzwaren usw. ist demnach bedenklich. Gefährliche Lösungsmittel sind außerdem gewisse Ester, die zur Darstellung von Zaponlack als Ersatz des an sich nicht harmlosen Amylazetats gelegentlich Verwendung finden. Ein wichtiges Fabrikgift ist der Schwefelkohlenstoff, der beim Vulkanisieren von Kautschuk und besonders bei der Kunstseideherstellung eine ständig zunehmende Verwendung findet. Er dient zudem in großen Mengen zur Vertilgung von Schädlingen, z. B. bei der Reblausbekämpfung, und wird auch bei der Darstellung gewisser Kunstseiden gebraucht. Schließlich soll noch das Terpentinöl erwähnt werden, das in sehr verschiedenem Reinheitsgrad und gemischt mit allerlei Ersatzstoffen als Lösungsmittel für Harze u. dgl., sowie zur Herstellung von Lacken, Firnissen und Polituren gebraucht wird. Maler und Anstreicher können in geschlossenen Räumen, in Kesseln u. dgl. dadurch akut erkranken, die dauernde Einatmung der Dämpfe kann chronische Störungen nach sich ziehen. Die Erforschung der „technischen Lösungsmittel" ist eine der dringendsten Aufgaben in der Gewerbehygiene.

Die vorstehend erwähnten Stoffe werden in den verschiedenartigsten Gewerbebetrieben verwendet. Im Verhältnis zu letzteren weist die chemische Industrie im engeren Sinne naturgemäß weitaus die zahlreichsten Gewerbegifte auf. Hier sind besonders erwähnenswert außer den bereits genannten Giften das gefürchtete Phosgen und das Dimethylsulfat, die, eingeatmet, schon in überaus geringen Mengen tödliche Lungenschädigungen bewirken. Ähnlich, wenn auch etwas weniger gefährlich, wirken die halogenhaltigen Ester, Aldehyde, Ketone der Fettreihe, das Tetranitromethan, das Akrolein. Unter den ringförmigen organischen Verbindungen treten die gechlorten und die Nitro-, die Amino-, die Chlornitro-, die Nitroaminoderivate des Benzols in den Vordergrund. Das Anilin ist eines der bekanntesten Blutgifte, ebenso die aromatischen Nitroverbindungen. Letztere werden in der Sprengstoffindustrie in größten Mengen hergestellt und führen vielfach zu Arbeiterschädigungen. Besonders im Kriege sind in Munitionsbetrieben solche Erkrankungen gehäuft aufgetreten. Auch die Chloratsprengstoffe, das Knallquecksilber, die nitrosen Gase haben Veranlassung zu gewerblichen Vergiftungen in Sprengstoffabriken gegeben. Viele Opfer hat in den Kriegsjahren auch in der Heimat die Herstellung der Gaskampfstoffe gefordert.

Im Krieg haben die verschiedenartigsten Umstände zu einem gehäuften Auftreten und zur Entstehung besonders schwerer Formen von gewerblichen Vergiftungen beigetragen, wie z. B. Überanstrengung, ungenügende Ernährung, Beschäftigung von Frauen, Jugendlichen, Schwächlichen, Ungelernten, dann die ungenügende Aufsicht und das Fehlen von Schutzmaßnahmen, Mängel aller Art im Betrieb, nicht zuletzt auch das Fehlen von Ärzten. Auch nach Kriegsende sind Vergiftungen in größerem Umfange beobachtet worden, z. B. in der Abwrackindustrie beim Zerlegen von Schiffen (Bleistaub der Anstrichfarben, Gießfieber, Vergiftungen durch Dämpfe), bei der Entleerung von Sprengmunition und Gasgranaten.

Vergiftungen können überall da auftreten, wo Sprengungen vorgenommen werden, also in Bergwerken, Tunnels, Steinbrüchen. Dafür können auch die Kriegserfahrungen Zeugnis geben; zu Wasser und zu Lande sind zahlreiche Kohlenoxydvergiftungen durch Sprenggase vorgekommen. Auf Kriegsschiffen besteht besondere Gasgefahr beim Abbrennen von Munition durch das dabei in großen Mengen entwickelte Gemisch von Kohlenoxyd und nitrosen Gasen. Alle kohlenstoffhaltigen Sprengstoffe liefern bei der Explosion Kohlenoxyd.

Besondere ärztliche Beachtung verdienen weiter die beruflichen Schädigungen der Haut, vor allem die sog. Gewerbe-Ekzeme[1]. Sie treten wohl in jeder chemischen Fabrik auf. Die Ursachen sind kaum zu überblicken, da u. a. alle Säuren und Alkalien, die meisten Salze, besonders aber die Schwermetallsalze, die organischen Basen, ja selbst Alkaloide solche Ekzeme bewirken können.

In der Industrie des Steinkohlenteers kommen in Betracht der Teer selbst, dann die Derivate des Benzols, vor allem seine Chlor-, Nitro- und Aminoverbindungen, die Aniline, Akridin, Anthrazen usw. Ob die in Kohlenbergwerken, Gasfabriken, bei Koksarbeitern häufig auftretenden Hautschädigungen lediglich auf die Kohle zurückzuführen sind, ist unsicher. Die Kohle selbst soll für die Haut reizlos sein. Dagegen begünstigen Luftfeuchtigkeit, hohe Temperatur, mechanische Hautverletzungen, die häufigen Waschungen mit scharfen Seifen das Auftreten von Ekzemen. Angehörige der Industrie der Baustoffe sind gefährdet durch Zement- und Kalkstaub, ungelöschten Kalk, der Zuckerindustrie durch Zuckerstaub und Sirup, der Salzbetriebe durch die betreffenden Salze. Hieher gehört weiter die unübersehbare Reihe von kleinen Betrieben, in denen Chemikalien verwendet werden, es sei nur an die Photographen, die Vergolder, die Friseure erinnert.

Gefährlich für die Haut sind Terpentin, Harze (Kunstharze!), Ersatzlösungsmittel, Polituren, Lacke und Farbstoffe aller Art, die in den verschiedenartigsten Gewerben, besonders bei Malern und Tünchern, in der Möbelfabrikation, Spielzeugindustrie u. dgl., eine große Rolle spielen. Im Krieg sind die Schädigungen durch Ersatzmittel (Teerprodukte, Pyridin, Phenole, Halogenkohlenwasserstoffe, Benzol) noch durch den Mangel an Seife gefördert worden. Weiter sind zu nennen die Berufe, die mit Pflanzen, Pflanzenteilen und vegetabilischen Produkten zu tun haben, also die Gärtner, Gemüsezüchter, die Händler mit Blumen, Gemüsen, die Bearbeiter von harzreichen, besonders ausländischen Holzarten (Teakholz, Satinholz, Palisanderholz), die Tischler, Furniermacher, Sägearbeiter.

Kürschner, Pelzarbeiter, Färber, Gerber, Leder- und Hutarbeiter können geschädigt werden durch Farbstoffe, Beizen und Gerbemittel, wie Chrom-, Quecksilberverbindungen und Arsenpräparate. Hautschädigung durch ungeeignete Schminken ist bei Schauspielern nicht selten. Auch die medizinischen

---

[1] Rost, G. A.: Dtsch. med. Wschr. 53, 1339 (1927). — Ullmann, K., M. Oppenheim und J. H. Rille: Die Schädigungen der Haut durch Beruf und gewerbliche Arbeit. 3 Bände. Leipzig 1922—1926.

Berufe leiden u. U. an solchen „Gewerbekrankheiten" infolge übermäßiger Benützung von Reinigungs- und Desinfektionsmitteln.

Bekannt sind endlich die Hauterkrankungen durch Wasser und chemische Reinigungsmittel in Wäschereien und verwandten Betrieben, auch im Haushalt.

Die Erkennung der Gewerbeekzeme als solche ist oft schwierig und läßt sich nur durch die genaue Anamnese, insbesondere durch Ermittlungen über die Eigenart der Beschäftigung und über Arbeiten mit besonderen Substanzen sicherstellen. Dies ist der Fall, wenn es sich nicht um chemisch-technische Gifte handelt, z. B. bei Hauterkrankungen durch Pilze, Hefe, tierische Parasiten, Milben u. dgl., wie sie bei Transport- und Lagerarbeitern, im Getreidehandel, in der Nahrungsmittelindustrie, im Gärungsgewerbe, in der Bäckerei, in Mühlen usw. nicht selten vorkommen. Eine wirksame Therapie ist hier nur möglich, wenn die Entstehung aufgeklärt werden kann. Gerade auf dem Gebiete der Ekzeme und toxischen Hauterkrankungen spielen Idiosynkrasien eine wichtige Rolle.

Hautschädigungen können zustande kommen auch durch Stoffe, die mit der Arbeit nur indirekt in Beziehung stehen, wie gelegentliche Verunreinigung durch Schmieröle oder durch Benützung von ungeeigneten Reinigungsmitteln für die Hände.

Die gewerblichen Vergiftungen gehören zu den Berufskrankheiten. Als Berufskrankheiten sind nach Teleky[1] jene Krankheiten anzusehen, die infolge einer mit der Berufsausübung im Zusammenhang stehenden, durch längere Zeit dauernden oder wiederholten Einwirkung in einem bestimmten Berufe oder einer Berufsgruppe mit einer den Durchschnitt der Bevölkerung weit überragenden Häufigkeit vorkommen. Einige Länder, wie die Schweiz und England haben Listen aufgestellt, die alle spezifischen Berufskrankheiten aufzählen, während Deutschland nur die leichter erfaßbaren und abgrenzbaren heraushebt. Zur Erkennung dieser Erkrankungen sind nicht nur klinische Schulung und große Erfahrung auf allgemein medizinischem Gebiet, sondern auch spezielle naturwissenschaftliche und technische Kenntnisse unerläßlich. Besonders schwierig ist die genaue Abgrenzung zwischen den primären unvermeidlichen Einwirkungen von Giften und der als Folge der Giftwirkung früher oder später entstehenden Erkrankung. Als krank ist unter Umständen auch derjenige anzusehen, der noch keine schwereren Erscheinungen aufweist, aber bei Fortsetzung der Arbeit durch weitere Giftaufnahme voraussichtlich ernstlich gefährdet ist. Im Sinne der Krankenversicherung kann aber eine „Arbeitsunfähigkeit" schon dann bestehen, wenn eine Verschlimmerung des Gesundheitszustandes durch weitere Arbeit zu befürchten ist, also beim Bestehen eines Zustandes drohender Erkrankung.

Eine berufliche Erkrankung läßt sich erst dann aufklären, wenn nicht nur das klinische Ergebnis feststeht, sondern auch durch die Ermittlung der Ursachen, des Verlaufes und des Zusammenhanges mit der Beschäftigung ein für die Diagnose genügendes Gesamtbild vorliegt. Durch die Verordnung des deutschen Reichsarbeitsministeriums vom 12. Mai 1925 hat die rechtliche Stellung bestimmter Berufskrankheiten eine Neuregelung erfahren[2]. Danach werden u. a. Erkrankungen durch Blei, Phosphor, Quecksilber, Arsen, Benzol, aromatische Nitro- und Amidoverbindungen, Schwefelkohlenstoff, ferner Erkrankungen

---

[1] Teleky, L.: Im Handbuch der sozialen Hygiene von Gottstein, Schloßmann und Teleky. 2, 26. Berlin 1926.

[2] Teleky, L.: Die Verordnung der Gleichstellung von Berufskrankheiten mit den Unfällen. Klin. Wschr. **1925**, Nr 37, 1782. Vgl. hierüber die zahlreichen Veröffentlichungen von H. Zangger, zusammengestellt in Klin. Wschr. **1926**, Nr 14, 614.

an Hautkrebs durch Ruß, Paraffin, Teer, Anthrazen, Pech u. dgl. wie Unfälle angesehen und entschädigt, wenn sie in Fabriken im Sinne des § 538 der Reichsversicherungsordnung vorkommen, dagegen nicht, wenn sie sich in kleineren Werkstätten, in der Heimindustrie ereignen. Die praktische Durchführung solcher Gesetze stößt auf die größten Schwierigkeiten. Die Ärzte, denen die Anmeldung der Erkrankung obliegt, sind häufig auf dem Gebiete der Vergiftungen überhaupt nicht genügend sachkundig oder verfügen vielfach nicht über die notwendigen technologischen Erfahrungen, andererseits ist der Nachweis des Zusammenhanges der Erkrankung mit den eigenartigen und wechselnden Verhältnissen eines Fabrikbetriebes in vielen Fällen nicht mit der nötigen Bestimmtheit zu erbringen. Auch sonst ist die Gesetzgebung in Deutschland noch wenig befriedigend, weil nur ein ganz geringer Teil der in Betracht kommenden Vergiftungen in die Versicherung einbezogen ist. So fehlen die Vergiftungen durch Kohlenoxyd, Blausäure, Schwefelwasserstoff, die toxischen Hautekzeme, die Stauberkrankungen der Lunge und viele andere, praktisch hochwichtige gewerbliche Schädigungen. Das französische Gesetz kannte bis vor kurzem gar nur zwei „versicherungspflichtige" Gifte, Blei und Quecksilber. Die Durchführung dieser Gesetze stellt an den Arzt hohe Anforderungen und erfordert die sachgemäße und verständige Zusammenarbeit des Arztes mit den übrigen Sachverständigen, insbesondere dem Techniker.

Der praktische Arzt ist durch die Verordnung vom 12. Mai 1925 gezwungen, Berufskrankheiten dem Versicherungsamt unverzüglich anzuzeigen und kann bei verspäteter Anzeige bestraft werden. Diese Anzeige soll kein Gutachten sein. Hierfür sind „geeignete Ärzte" heranzuziehen. Immerhin besteht eine gesetzliche Verpflichtung zur Stellung einer wenigstens vorläufigen Diagnose auf gewerbehygienischem Gebiet.

Im Abschnitt „Diagnose" sind die wichtigsten Hinweise gegeben.

Literatur über gewerbliche Vergiftungen.

Koelsch, in Weyls Handbuch der Hygiene. 7, 3. Teil. Leipzig 1914.
Bachfeld: Die Meldepflicht der Berufskrankheiten. Berlin 1921.
Ewald: Soziale Medizin. Berlin 1914.
Floret: Aufgaben des Fabrikarztes. Zbl. Gewerbehyg. 1913, H. 3.
Gottstein, Schloßmann, Teleky: Handbuch der sozialen Hygiene und Gesundheitsfürsorge. 2. Gewerbehygiene u. Gewerbekrankheiten. Berlin 1926. — Grotjahn-Kaup: Handwörterbuch der sozialen Hygiene (Arbeiterfragen, Berufskrankheiten, Unfälle usw.). Leipzig 1912.
Kaufmann: Unfallmedizin. Stuttgart 1907. — Koelsch: Aufgaben des Gewerbearztes. Z. Versich.wiss. 1912, H. 7.
Lehmann, K. B.: Arbeits- und Gewerbehygiene. Leipzig 1919.
Rambousek: Gewerbliche Vergiftungen. Leipzig 1911.
Sommerfeld: Der Gewerbearzt. Jena 1905.
Teleky-Brezina: Internationale Übersicht über Gewerbekrankheiten. H. 8, 9 u. 10. Berlin 1921 u. 1922.
Vogel, Th.: Handbuch der Hygiene. 8. Leipzig 1914.
Was muß der Arzt von der neuen Verordnung über die Einbeziehung der Berufskrankkeiten in die Unfallversicherung wissen? Herausgegeben von den Fabrikärzten der chemischen Industrie. Berlin: Julius Springer 1925.

Vergiftungen in Laboratorien[1].

Besonders vielfältige Gelegenheit zu Vergiftungen besteht in wissenschaftlichen und technischen Laboratorien. Gewöhnlich liegen hier die Verhältnisse bezüglich der Erkennung einfacher, weil die hier in Frage kommenden Stoffe oft

---

[1] Flury, F.: Verhütung von Laboratoriumsunfällen in Abderhalden, Handbuch der biolog. Arbeitsmethoden. Abt. I, Teil 1. (Lit.).

bekannt oder durch die Vorräte und Arbeitsmethoden des betreffenden Laboratoriums leichter zu ermitteln sind. Es gibt aber auch Fälle, besonders in der wissenschaftlichen Forschung, wo vollkommen neue, in ihren Eigenschaften und Wirkungen unbekannte Gifte auftreten können. Weiter kommen hier unvermeidbare Unfälle durch Explosionen oder andere Zufälle in Betracht, meist aber handelt es sich auch hier um die Folgen von Unvorsichtigkeit, Verwechslungen und Ungeschicklichkeit. Auch in Laboratorien kann es außer plötzlich eintretenden Unfällen durch Gifte zu chronischen Vergiftungen kommen. Am häufigsten handelt es sich um die lang dauernde oder wiederholte Zufuhr von Quecksilber und Arsen, auch von Blei; die Geschichte der Chemie ist reich an Mitteilungen über chronische Vergiftungen von Chemikern, darunter auch hervorragenden Forschern, durch chemische Verbindungen. Abgesehen von den Laboratoriumsvergiftungen dieser Art (Schwefelwasserstoff, Arsenwasserstoff, Phosphorverbindungen, Kakodylverbindungen, Phenylhydrazin, organische Quecksilberderivate, Quecksilberdampf) können auch bei Vorlesungen und beim Unterricht Giftschädigungen eintreten. Ein bekannter Fall betraf eine chronische Arsenvergiftung, die ein Professor der Anatomie durch fortgesetzten Gebrauch von arsenhaltiger farbiger Kreide erlitt. Am häufigsten sind in den Laboratorien Vergiftungen durch flüchtige Stoffe, also Gasvergiftungen, dann durch Verätzungen der Haut und Schleimhäute. Erstere entstehen gewöhnlich, wenn sich beim Bruch von Apparaten oder beim Undichtwerden von Verschlüssen plötzlich Gase in größerer Menge entwickeln. Auch vermeintlich „ungiftige" Substanzen, wie z. B. technischer Wasserstoff, der aus arsenhaltigem Material entwickelt wird, oder Azetylen, das Phosphorwasserstoff und Schwefelwasserstoff enthält, bedingen Gefahren. Die Schwefelwasserstoffvergiftung, besonders leichterer Art, ist in chemischen Laboratorien nicht selten. Beim Arbeiten mit diesem Gase, auch mit Selenwasserstoff, Chlorschwefel, Schwefeldioxyd, Phosgen, Blausäure können Geruchs- und Geschmacksstörungen auftreten, so daß die gefährlichen Gase überhaupt nicht mehr wahrgenommen werden. Durch diese Gewöhnung fällt dann auch die Warnung vor der Gefahr weg. Dagegen ist der Schutz gegen die stechend riechenden oder sonstige Reizwirkungen auf die Schleimhaut entfaltenden Gase und Dämpfe leichter. Die Zahl der sog. Reizgase ist ungemein hoch. Zu ihnen gehören außer den bekannteren anorganischen Stoffen, wie Säuredämpfe, Halogene, Ammoniak, Tausende von organischen Verbindungen, insbesondere Halogenderivate der Aldehyde, Ketone, Ester, Äther, Säuren, die Nitroderivate solcher Halogenverbindungen, organische Arsen-, Antimon-, Blei- und Zinnverbindungen (vgl. S. 248).

Weitaus am gefährlichsten sind die flüchtigen Stoffe, deren Einatmung zunächst ohne erkennbare Symptome oder Warnungszeichen erfolgt. Hierher gehören vor allem Kohlenoxyd, die Dämpfe des metallischen Quecksilbers, das fast geruchlose Dimethylsulfat, das Dichloräthylsulfid, ferner einige metallorganische Verbindungen. Chemisch reiner Arsenwasserstoff und Phosphorwasserstoff sind so gut wie geruchlos.

Weiter sind in Laboratorien Verätzungen und Hautschädigungen durch Gifte häufig. Besonders starke Ätzwirkungen besitzen die Laugen; von Säuren neben konzentrierter Schwefelsäure und Salpetersäure insbesondere die Flußsäure. Auch die Chlorsäuren und die Perchlorsäure wirken ätzend. Sonstige weniger bekannte Ätzmittel sind konzentrierte Wasserstoffsuperoxydlösungen (Perhydrol), ferner die Halogenverbindungen von Arsen, Antimon und Phosphor. Hautentzündungen, unter Umständen auch resorptive Vergiftungen, können außer Anilin und Nitrobenzol die seltener gebrauchten Verwandten dieser Stoffe, z. B. die Diamine, Diazoverbindungen, das Hydroxylamin, das Phenylhydrazin, dann Toluidin, Xylidin und die Halogenderivate dieser Verbindungen, endlich organische Schwefel-, Arsen- und Antimonverbindungen verursachen. Vergiftungen durch den Mund treten in Laboratorien zurück; immerhin kommt es nicht gerade selten beim unvorsichtigen Ansaugen von Giftlösungen, Laugen und Säuren aus Pipetten, Kaliapparaten, Waschflaschen zu mehr oder weniger harmlosen Unfällen. Andere Gelegenheitsursachen sind Verwechslungen, Trinken von photographischen Lösungen, Fahrlässigkeit durch Essen, Trinken, Rauchen bei der Arbeit mit starken Giften. Auch durch.Einatmung von Staub beim Pulverisieren von hochgiftigen Stoffen sind wiederholt Laboratoriumsvergiftungen eingetreten.

3. Medizinalvergiftungen.

Unter medizinalen Vergiftungen versteht man im allgemeinen Vergiftungen durch Arzneimittel. Im strengen Sinne kommen hier nur in Betracht die unbeabsichtigten Schädigungen durch Stoffe, die zu Heilzwecken bestimmt sind. Hierher gehören zunächst die Fälle, bei denen durch Verschulden von Ärzten, Apothekern, Heilgehilfen, Krankenschwestern, Hebammen, also durch Medizinalpersonen überhaupt, Menschen zu Schaden kommen, demnach alle Irrtümer bei Rezepten, Verwechslungen von Arzneien, durch unrichtige Dosierung (Narkose!) und falsche Anwendungsweise. Dabei ist zu beachten, daß die Maximaldosen der Arzneibücher nur Anhaltspunkte sein sollen und daß unter Umständen bei schwachen und besonders empfindlichen Personen Vergiftungen möglich sind, ohne daß jene überschritten werden. Vielfach handelt es sich auch um neue Arzneimittel, deren Dosierung noch nicht zuverlässig bekannt ist, oder bei denen sog. Nebenwirkungen, das heißt unerwünschte Wirkungen, auftreten.

Hier sei auch die viel umstrittene Frage der Euthanasie gestreift. Man versteht darunter die Herbeiführung eines schmerzlosen Todes bei hoffnungslosen Kranken durch den Arzt („Sterbehilfe"). Sie ist unzulässig und strafbar [1].

Eine weitere Gruppe von medizinalen Vergiftungen umfaßt die Fälle, bei denen Laien oder Kurpfuscher gefährliche Mittel anwenden. Am bekanntesten sind die bei der Arbeiterbevölkerung beliebten Beruhigungsmittel für Kinder, wie Mohnköpfe, Mohnsirup, narkotische Tees (Tollkirsche, Bilsenkraut!), Opiumpräparate, vielfach auch Schnaps, weiter die Volksmittel gegen Eingeweidewürmer (Tabakklistiere), die Ungeziefermittel, besonders gegen Läuse, Krätze (Quecksilbersalben, Tabaksaft, Sabadillessig, Nitrobenzol, Karbolsäure u. dgl.).

Ein weites Feld nimmt endlich die irrtümliche oder mißbräuchliche Verwendung von Arzneistoffen als Erregungsmittel der Genitalsphäre (Kantharidin, Solaneen), zur Verhütung von geschlechtlicher Ansteckung (Sublimat, Karbol), von Empfängnis (häufige Todesfälle durch Einführung von Sublimat!), und zu Abtreibungszwecken ein. Die Abortiva und Genußgifte werden im folgenden Abschnitt eingehender besprochen.

Auch die unsachgemäße und unvorsichtige Aufbewahrung von stark wirkenden Arzneimitteln führt häufig zu Vergiftungen, besonders von Kindern. Nicht selten sind auch Vergiftungen durch Abschreckungsmittel, wie Brechweinstein u. dgl. gegen Naschhaftigkeit oder Trunksucht.

Zu den medizinalen Vergiftungen werden gewöhnlich nicht gerechnet die Morde und Selbstmorde durch Arzneimittel. Bei letzteren wurde früher Lysol häufig verwendet, heute sind Schlafmittel, wie Veronal, in Mode (vgl. Statistik, S. 52). Gifte spielten früher in Deutschland auch eine Rolle als Mittel

---

[1] Binding und Hoche: Freigabe der Vernichtung lebensunwerten Lebens. Leipzig 1920. — Ebermayer: Euthanasie, in „Der Schmerz". 1, H. 1, 124 (1928).

zur Befreiung vom Militärdienst. Hierzu wurden meist Herzgifte, wie Digitalis oder große Mengen Kaffee, auch Ätzmittel für Haut, Augen usw. verwendet. In anderen Fällen wurde Blutarmut durch lange Zeit fortgesetzten Essiggenuß hervorgerufen.

Abortiva und Aphrodisiaka.

Ein besonderes Kapitel der Vergiftungen betrifft die Schädigungen der Gesundheit durch Abortiva. Die Verwendung von Abtreibungsmitteln zur Ausstoßung der unreifen Frucht aus dem Mutterleib ist uralt. Fast jedes Volk und jedes Land hatte seine besonderen Mittel und Methoden; eine große Zahl der in den ältesten Zeiten gebrauchten Mittel ist heute noch in Verwendung.

Die alten Inder benützten nach Susrutas für die einzelnen Schwangerschaftsmonate verschiedene Stoffe, fast durchweg Pflanzen. Hippokrates, der in seinen Werken ausführlich über diesen Gegenstand berichtet, bringt eine Zusammenfassung des damaligen Wissens im alten Griechenland und in Kleinasien und nimmt dabei auch zu den ethischen Gesichtspunkten eingehende Stellung. Im Altertum waren solche Methoden vielleicht noch weiter verbreitet als heute, zumal ihre Ausführung nicht durch Gesetze verboten war, im Gegenteil von führenden Männern jener Zeit, wie Plato und Aristoteles, aus sozialen Gründen geradezu gutgeheißen wurde. Hippokrates hat die Abtreibung durch Gifte widerraten, aber nicht verurteilt. Auch das alte Rom kannte die Rechte des keimenden Lebens nicht. Erst die christliche Kirche trat gegen die als Verbrechen und Mord bezeichnete Fruchtabtreibung auf. Der künstliche bzw. kriminelle Abort ist durch alle Geschichtsperioden bis auf den heutigen Tag, wenn auch wohl in wechselndem Umfang Brauch gewesen. Alle Länder, besonders die großen Städte mit ihren schwierigen Existenzbedingungen für die Bevölkerung, sind daran stark beteiligt. Wenn auch aus naheliegenden Gründen keine genauen Zahlen für die Häufigkeit der Fälle gegeben werden können, lassen sich doch aus den zur Anzeige bzw. zur Aburteilung gekommenen Kriminalfällen gewisse Schlüsse ziehen. Es ist in den letzten Jahren durchweg ein Anwachsen der Zahlen festzustellen. Auch nach den Erfahrungen der großen Kliniken, die ein richtigeres Bild und einen tieferen Einblick geben, sind die Zahlen durch die besondere Not unserer Zeit in den letzten Jahren stark angeschwollen. Lewin[1] nimmt allein im Deutschen Reich jährlich 270 000 kriminelle Aborte an, eine Zahl, die von Bumm aber als zu hoch bezeichnet wird. Frankreich soll an der Spitze stehen (für Paris nach Bertillon jährlich 50—70 000, für ganz Frankreich nach Lacassagne 1910 jährlich 400 000 bis 500 000. Aus allen diesen Zahlen geht nicht hervor, wieviel auf Abtreibung durch Gifte entfällt. Jedenfalls geben die Zahlen, auch wenn sie erheblich übertrieben sein sollten, eine eindrucksvolle Vorstellung von dem großen Umfang der Abtreibungen.

Die Ursachen des Fruchttodes durch Gifte bestehen in schweren allgemeinen Schädigungen der Mutter und dadurch auch der Leibesfrucht, die schließlich die Ausstoßung der letzteren bewirken. In Frage kommen Kreislaufstörungen, insbesondere Gefäßschädigungen mit Blutungen, dann zentrale und periphere Erregung des Nerv-Muskelapparates der Gebärmutter, die zu verstärkten Kontraktionen des Uterus, aber auch zu Gefäßkrämpfen und ihren Folgen, insbesondere Ernährungsstörungen des Organs, führen. Jeder starke Blutverlust und jede plötzliche Blutdrucksenkung, alle schwereren Stoffwechselschädigungen und nicht zuletzt Blutgiftwirkungen lösen unter Umständen Abort aus. Dadurch wird es verständlich, daß nicht nur die eigentlichen Uterusmittel,

---

[1] Lewin, L.: Die Fruchtabtreibung durch Gifte und andere Mittel. 3. Aufl. Berlin 1922.

wie z. B. Mutterkorn, sondern fast alle Gifte geeignet sind, bei Schwangeren
die Frucht abzutreiben. So finden wir unter den zu Abtreibungszwecken
benützten Giften Stoffe aus fast allen pharmakologischen Gruppen. Neben
den medizinischen Wehen- bzw. Uterusmitteln vor allem die entzündungserregenden und dadurch Hyperämie erzeugenden Abführmittel, die Drastika,
Gummiharze, Seife, Jalape, Koloquinten, Aloe, dann die ätherischen Öle (Sabina, Petersilie, Thuja, Ruta, römische Kamille, Taxus) und die Gewürze
(Safran, Meerrettich, Senf, Zimt, Wacholder), von Nervengiften vor allem
Nikotin, die Antipyretika, Salizylpräparate, die Chiningruppe, die blutdruck-
senkenden, zentral lähmenden Narkotika (Chloroform, Chloral, Schlafmittel,
Morphin und Opium, selbst Alkohol), alle Blutgifte (Anilin, Nitroverbindungen,
Kohlenoxyd), die klassischen Stoffwechselgifte (Phosphor, Arsen, Antimon)
und die Metalle mit ausgeprägt chronischen Wirkungen (Blei, Quecksilber).
Mechanische Einflüsse sind wohl auch beteiligt bei der Wirkung der Erbrechen,
starkes Niesen, Husten, Koliken erzeugenden Gifte. Zu den „äußerlichen“
Abtreibungsmitteln rechnet man die Reizmittel und Gifte, die in Form von
Scheidenspülungen, Tampons und dergleichen beigebracht werden. Außer
dem kriminellen Abort kommen Frühgeburten vielfach zustande durch Einwirkung von allerlei Gewerbegiften, von Quecksilber, Blei, Nitroverbindungen
usw. (s. Gewerbegifte, S. 31).

Mit dem Geschlechtsleben hängt der alte Aberglaube zusammen, daß
man durch allerlei Zaubermittel Liebesgefühle erwecken, unter Umständen
auch Abneigung gegen bestimmte Personen hervorrufen könne. Solche Vorstellungen über die Wirksamkeit von Liebestränken ziehen sich seit dem
Altertum durch alle Epochen und bestehen noch heute. In der alten Literatur
werden sie erwähnt von Horaz, Juvenal, Seneca, Ovid, Plutarch. Auch im
Mittelalter und besonders in der Renaissance spielten sie eine große Rolle.

Als Bestandteile solcher Aphrodisiaka kommen, abgesehen von ungiftigen
bzw. unwirksamen, zum Teil überaus ekelerregenden Zusätzen, die Rauschgifte, neuerdings vor allem Kokain, dann die Solanazeen Stechapfel, Bilsenkraut, Alraun, sowie entzündungserregende Stoffe, hier besonders tierische Gifte,
wie spanische Fliegen und dergleichen, in Frage. Daß es hierbei durch die psychische Erregung bzw. durch die Hyperämie der Genitalorgane zu einer Er-
weckung der Libido kommen kann, ist nicht zu bezweifeln, andererseits ist
jedoch die Geschichte reich an Mitteilungen über schwere Vergiftungen und
Todesfälle durch solche Mittel. Trotzdem ihre Herstellung und Verwendung
immer wieder, wie schon im alten Rom, unter schwersten Strafandrohungen
verboten wurden, ist ihr Gebrauch bis heute nicht auszurotten gewesen.

Genußgifte.

Unter den Genußmitteln, die zur Erzielung angenehmer Wirkungen auf das
Nervensystem verwendet werden, erfordern die Genußgifte eine besondere
Besprechung. Wie die damit verknüpften Fragen in die Interessen fast jedes
Menschen eingreifen, so haben sie von jeher die Ärzte, Naturwissenschaftler,
Historiker und nicht zuletzt die staatlichen Behörden beschäftigt.

Zu allen Zeiten und wohl bei allen Völkern findet sich das Bedürfnis des
Menschen, durch den Genuß bestimmter Substanzen die Sorgen und Mühen
des täglichen Lebens zu vergessen und dadurch das seelische Wohlgefühl zu
heben. Gemeinsam ist fast allen diesen Giften die lähmende Wirkung auf das
Zentralnervensystem. Sie zeigt aber überaus feine Abstufungen und Schattie-
rungen. In den ersten Stadien der Wirkung führen sie zu angenehmen Empfindungen (Euphorie), zu Sinnestäuschungen aller Art, bald mehr zu Gleich-

gültigkeit, stiller Zufriedenheit und Glücksgefühl, bald zu stärkerer Heiterkeit, zu Erregungs- und Rauschzuständen, schließlich zu Schlaf und narkotischer Lähmung. Das Erholungsstadium ist in der Regel mit Übelsein und katzenjammerartigen Zuständen verbunden. Durch die bei allen Genußgiften beobachtete Gewöhnung entstehen die Giftsuchten, die oft mit dem körperlichen, geistigen und sozialen Ruin des dem Gift verfallenen Opfers enden.

Das älteste und auch am weitesten verbreitete Genußmittel dürfte der Alkohol sein. Wenn er auch rein toxikologisch, wenigstens im Vergleich zu den alkaloidischen Genußgiften, eines der harmlosesten Berauschungsmittel darstellt, ist sein Mißbrauch doch zum verderblichsten aller Kulturschäden geworden. Niemand wird der Bekämpfung des Alkohols die innere Berechtigung absprechen, wenn auch die Agitation in der Abstinenzbewegung nicht allgemein gebilligt werden wird. In diesem Kampfe zeigen sich je nach der persönlichen Einstellung und dem Vorwiegen moralischer, gewerblicher, politischer, medizinischer Interessen die größten Meinungsverschiedenheiten. Die wichtigsten Probleme können hier nur kurz gestreift werden. Die Frage, ob Alkohol unter allen Umständen als Gift zu bezeichnen ist, darf wohl verneint werden. Alkohol ist sogar ein normaler Bestandteil des menschlichen Körpers. Seine Bedeutung als Nahrungsmittel, als welches er zwischen Kohlehydrat und Fett steht, ist problematisch, kann aber unter gewissen Umständen, wie bei Krankheiten und im Alter, nicht geleugnet werden. Alkohol ist zwar nicht notwendig für die Erhaltung des Lebens, trotzdem geht die Forderung nach völliger Enthaltsamkeit für alle Volksteile zu weit. Vom pharmakologischen Standpunkte scheint der Genuß von verdünntem Alkohol in mäßigen Grenzen unbedenklich. Dagegen erscheint die Forderung einer strengeren Gesetzgebung gegen die Trunkenheit und einer Erschwerung des Verbrauchs konzentrierter alkoholischer Genußmittel durchaus berechtigt. Gegen ein vollkommenes Alkoholverbot sprechen die schlimmen Erfahrungen in „trockengelegten" Ländern, in Rußland und den Vereinigten Staaten. Rußland hat das Verbot bereits aufgehoben, Amerika wird voraussichtlich folgen müssen. Soweit bis jetzt erkennbar ist, hat sich dort weder die Moral gehoben, noch sind Verbrechen, Unfälle, auf Alkohol zurückführbare Krankheiten, seltener geworden. Im Gegenteil wird über Zunahme der Kriminalität Jugendlicher, über sehr bedenkliche Auswüchse der Geselligkeit, über die Ausbreitung des Genusses gefährlicher Ersatzmittel, insbesondere der narkotischen Rauschgifte, berichtet. Zu den harmlosen Genußgiften der Alkoholgruppe gehörten Äther, Kölnisches Wasser, Hoffmannstropfen, Benzin usw.

Weit gefährlicher für das Individuum ist das Opium. Auch in wirtschaftlicher Hinsicht schädigt es, ähnlich wie der Alkohol, die dem Opiumgenuß ergebenen Völker auf das schwerste. Der Gesamtverbrauch soll jährlich bis zu 18 Millionen kg betragen. Wie stark der Handel mit Opium die politischen Verhältnisse beeinflussen kann, geht aus der Tatsache hervor, daß England im Jahr 1820 der chinesischen Regierung wegen des Verbotes der Opiumeinfuhr und seiner nachteiligen Folgen für den englischen Handel den Opiumkrieg aufzwang. Daß vor allem die orientalischen Völker und die gelbe Rasse dem Opiumgenuß huldigen, ist sicher kein Zufall. Während der Alkohol durch Wegfall von Hemmungen das Gefühl der Individualität hebt und die Geselligkeit fördert, erzeugen weder Opium noch seine Produkte einen Rausch, sondern lediglich durch Abschwächung unangenehmer Eindrücke eine gesteigerte Behaglichkeit, die in der Einsamkeit gesucht wird, also mehr eine Zurückdrängung der Individualität.

Über den Mißbrauch von Opiumalkaloiden, insbesondere den Morphinismus vgl. S. 279.

Das Kokain ist das schlimmste der Genußgifte und führt schneller zum Ruin als Opium und Morphin. Wie alle Genußmittel hat die Kokapflanze eine interessante Geschichte: Ursprünglich von den Eingeborenen Südamerikas als Geschenk der Götter in höchsten Ehren gehalten, später von den spanischen Eroberern für ihre Zwecke, unter anderem zur Ausnützung der schwer arbeitenden Eingeborenen mißbraucht, wurde sie von Kirchenversammlungen als Blendwerk des Teufels verdammt und durch königliche Manifeste und andere Verbote vergeblich auszurotten versucht. Durch die Kriegszeit und ihre Folgen ist das Kokain zu erneuter Bedeutung gelangt (vgl. S. 284). Mit dem Kokain chemisch und pharmakologisch verwandt sind die wirksamen Bestandteile der Nachtschattengewächse Tollkirsche, Bilsenkraut, Stechapfel, Alraun und ihrer tropischen Vettern. Sie wurden schon im grauen Altertum als Berauschungsmittel, Liebestränke und dergleichen verwendet und stehen noch heute in allen Erdteilen in Gebrauch. Die Indianer in allen Teilen Amerikas, die afrikanischen und australischen Neger, Chinesen, Malaien, Inder, Perser, in Europa vor allem die östlichen Völker, kennen und benützen die Wirkung dieser Pflanzen. Bilsenkraut und dergleichen wurde früher als Verstärkungsmittel des Bieres, auch zu üblen Scherzen und als Volksbelustigungsmittel gebraucht.

Die Verwendung des Fliegenschwammes in Nordosteuropa und im östlichen Asien (Sibirien, Kamtschatka) als Berauschungsmittel läßt vermuten, daß der Pilz dort mehr Alkaloide vom Typus des Atropins enthält als bei uns.

Anschließend erwähnt sei ein Genußmittel der malaiischen Rasse, „Betel": es besteht aus der Betelnuß, dem Samen der Arekapalme, der ein dem Muskarin in der Wirkung nahestehendes Alkaloid, Arekolin enthält, und dem Betelblatt vom Strauche des Betelpfefferstrauches. Beim Kauen regt „Betel" den Appetit an und führt zu angenehmen Empfindungen.

Aus indischem Hanf wird das schon in altindischen Schriften erwähnte orientalische Genußmittel Haschisch bereitet, das zuerst geraucht und geschnupft wurde, jetzt mehr in Form von Tee, Zuckerwerk, Plätzchen, Latwergen genommen wird. Seine Wirkung besteht in der Hervorrufung von Glücksgefühlen aller Art, von köstlichen Träumen, Visionen und Halluzinationen. Auch im Hopfen, der botanisch dem Hanf sehr nahe steht, ist ein leicht betäubendes Harz enthalten, das wohl zum Teil die schläfrig machende Wirkung mancher Biere bedingt. Hierher gehört auch der Absinth (Wermut), dessen ätherisches Öl auf das Nervensystem ähnlich wie die genannten Gifte einwirkt. Die Kawawurzel, aus dem Rauschpfeffer der Südseeinseln, enthält ein narkotisches Harz, das ähnlich wie Kokain lokalanästhetische Wirkung hat. Seine narkotischen Wirkungen erinnern ebenso wie die der arabischen Catha edulis („Kat") an Kokain. Von hohem Interesse für Sinnesphysiologen, Psychopathologen usw. ist der durch den Saft mexikanischer Kakteen (Peyote) hervorgerufene Mezkalinrausch. Die Kakteenalkaloide wirken im Gegensatz zu Alkohol, Morphin und dergleichen nicht lähmend, sondern vorwiegend erregend. Es kommt zu Steigerungen der Sinnesfunktionen und zu zentralen Umstimmungen, Spaltungsphänomenen, Euphorie, außerdem zu vegetativen Symptomen (Schweiß, Speichelsekretion, Herzwirkungen).

Der Tabak wird gewöhnlich, aber mit Unrecht, zu den narkotischen Genußgiften gerechnet. Seine auf das vegetative Nervensystem gerichteten Wirkungen sind vorwiegend peripherer Natur. Er ist neben Alkohol das wichtigste Genußmittel, seine Gefährlichkeit ist indessen verhältnismäßig gering; man braucht nur an das hohe Alter vieler starker Raucher zu denken, auch die Entwöhnung ist viel leichter als bei den narkotischen Giften.

Koffein, das in Form von Kaffee, Tee, Maté, Kolanüssen usw. in enormen Mengen konsumiert wird, ist von allen Genußgiften das harmloseste. Eine Gefahr durch Gewöhnung oder Giftsucht besteht nicht; immerhin kann der Genuß bei gewissen Krankheiten nachteilig wirken. Es wirkt rein anregend, gehört aber ebensowenig wie der Tabak unter die „narkotischen Genuß- mittel".

In der Nachkriegszeit hat die gewaltige Ausbreitung der Giftsuchten oder „Toxikomanien", wie Morphinismus, Kokainismus, den Arzt vor ernste Auf- gaben gestellt. In Betracht kommen außer dem altbekannten Opium und den Alkaloiden Morphin, Kokain neuerdings auch alle Zubereitungen des Opiums, Pantopon und ähnliche Präparate, die Morphinderivate Heroin, Eucodal, Eumecon, weniger Dilaudid und Dicodid. Von den neuen Suchten ist der Heroin- mißbrauch in den Vereinigten Staaten vorübergehend sehr umfangreich gewesen, hat aber durch strenge Maßnahmen stark abgenommen. In Deutschland scheint Eucodal an erster Stelle nach Morphin zu kommen (P. Wolff). Heroin wird wie Kokain geschnupft und führt deshalb sehr schnell die gewünschte Wirkung herbei. Die leichte Anwendungsart (keine Verwendung von Spritzen usw.) ist sicher schuld an der überaus schnellen Verbreitung dieser Gifte, die unter allerlei Decknamen in Vergnügungslokalen zweifelhafter Art, durch nächtlichen Straßenhandel in den Verkehr gelangen. Die Kokainschnupfer setzen sich größtenteils aus jugendlichen Psychopathen, Müßiggängern, Prostituierten und ihrem Anhang, Leuten ohne regelmäßige Arbeit, zusammen.

Zur Verhütung der Giftsuchten kommen in erster Linie folgende Grund- sätze in Betracht:

Die fraglichen Substanzen sollen als Heilmittel nur verordnet werden, wenn sie nicht durch andere ersetzt werden können. Größte Vorsicht bei Verordnung von Morphin und dergleichen gegen Schlaflosigkeit! Strengste Indikations- stellung ist erforderlich. Alkaloide sollen niemals in Substanz verordnet werden. Kokainisten ist die Verordnung von Kokain zu verweigern. Die Rezepte sind vom Arzt regelrecht und jedesmal neu auszustellen. In Apotheken ist sorg- fältig auf Rezeptfälscher zu achten. Für Apotheker und Ärzte bestehen dem- gemäß im deutschen Opiumgesetz strenge Vorschriften. Morphin, Kokain und dergleichen dürfen auch gegen ärztliche Verordnungen nicht abgegeben werden, wenn sie zu Genußzwecken dienen sollen (§ 8 des Opiumgesetzes) (vgl. S. 125).

Zur Bekämpfung der Rauschgifte sind internationale Abmachungen im Gange. Eine Frucht dieser Bemühungen ist das erwähnte Opiumgesetz. Im allgemeinen werden angestrebt Einschränkung der Produktion solcher Gifte auf die als Heilmittel benötigten Mengen, die Unterbindung des ungesetzlichen die ganze Erde umspannenden Schleichhandels durch Erfassung aller Vorräte und durch Kontrolle der Ein- und Ausfuhr, der Verarbeitung und des Handels, endlich die Mitwirkung aller Einzelstaaten bei Ausfüllung der Lücken in der Medizinalgesetzgebung.

Die Verfolgung dieser Ziele stößt naturgemäß auf Widerstände und Schwierig- keiten [1]. Es besteht aber die Hoffnung, daß durch die immer zunehmende Erschwerung des ungesetzlichen Bezugs von Rauschgiften mit der Zeit eine Besserung der heute noch bestehenden, durch Krieg und Umsturz ausgelösten Mißstände eintreten wird. Dabei wird die allmähliche Rückkehr zu normalen Verhältnissen sehr förderlich sein.

---

[1] Literatur über Opiumgesetz und Rauschgifte bei E. Schultze, Münch. med. Wschr. **1928**, Nr 18, 780. — Lewin, L. und Wenzel Goldbaum: Opiumgesetz nebst Inter- nationalem Opiumabkommen. (Kommentar zum Opiumgesetz.) Berlin 1928.

Von hohem Interesse ist die Auswertung einer Rundfrage bei den deutschen Heil- und Pflegeanstalten, psychiatrischen Kliniken und einzelnen Gelehrten und Fachärzten über die Behandlung und Bekämpfung der Alkaloidsuchten von P. Wolff[1]. Bezüglich der Bewertung der Entziehungsmethoden hat sich dabei ergeben, daß sich in zahlreichen Anstalten die plötzliche Entziehung gut bewährt hat. Die Erfahrungen sprechen insbesonders dafür, daß die Abstinenzerscheinungen durchaus nicht immer so stürmisch und lebensbedrohlich sind, als vielfach angenommen wird. Bei sehr heruntergekommenen Morphinisten mit schlechtem Kräftezustand wird Vorsicht empfohlen. Der so oft beschriebene Kollaps kann durch Herzmittel vermieden werden. Als Kontraindikationen sind Erkrankungen des Herzmuskels, Kreislaufschwäche, Lungentuberkulose, chronische Nierenerkrankungen, Pneumonien anzusehen. Viele Anstalten führen die plötzliche Entziehung im Dauerschlaf aus. Dabei werden die Patienten mehrere Tage durch Veronal, Somnifen und andere Schlafmittel über die Qualen der Entziehung hinweg gebracht. Neben den narkotischen Mitteln werden zweckmäßig auch Herzmittel gegeben. Die Hypnotika lassen sich vorteilhaft mit antipyretischen und sedativen Mitteln, wie Brom u. dgl. kombinieren. Betont wird auch der Nutzen geeigneter physikalischer Maßnahmen, z. B. möglichst heißer Dauerbäder von 1—2 Stunden oder sonstiger hydrotherapeutischer Maßnahmen, ferner reichliche Flüssigkeitszufuhr und Überernährung mit Milch und anderen Stärkungsmitteln. Sonstige „Ersatzmittel", wie vor allem Opiate, sind zu verwerfen. Eine recht erhebliche Rolle spielen die Mischsuchten, z. B. der gleichzeitige Gebrauch von Morphium und Kokain oder von Morphium mit Schlafmitteln. Weit verbreitet ist neuerdings auch der Eukodalismus, der nicht leichter bewertet werden darf als der Morphinismus. Die übrigen Opiate, wie Pantopon und dergleichen treten gegen Eukodal stark zurück. Beim Heroinismus, der im Verhältnis zu Amerika in Deutschland wenig verbreitet und auch in Abnahme begriffen ist, ist die Entziehung erheblich schwieriger als bei der Morphinsucht.

Bezüglich der Prognose des Kokainismus lauten die Urteile sehr pessimistisch. Hier sind zahlreiche Rückfälle schon nach kurzer Zeit, großenteils über Alkoholismus und andere Suchten bekannt geworden. Von entscheidender Bedeutung für die Prognose des Morphinismus ist das Verbleiben nach der Entziehung in geschlossener Anstalt. Beim Morphinisten werden 6—8 Monate als notwendig angesehen, da gewöhnlich Nachpsychosen, Selbstmordversuche und dergleichen, eintreten, die erst überwunden werden müssen. Über das Auftreten von Rückfällen fehlen aber bisher ausreichende statistische Unterlagen.

Die beste Therapie der Giftsuchten ist die Prophylaxe. Wer mit Rauschgiften nicht in Berührung kommt, kann ihnen nicht verfallen.

Die bisherigen gesetzlichen Bestimmungen genügen nicht, insbesondere besteht eine Lücke wegen der unsicheren Definition des Begriffes „Großhandel" und der dadurch bedingten widerspruchsvollen Rechtsprechung. Schon der unberechtigte Besitz von Rauschgiften sollte strafbar sein.

Abgesehen von dem Schleichhandel und den unlauteren Quellen des Rauschgifthandels sind auch Ärzte und Apotheker häufig schuld an der Ausbreitung der modernen Seuche. Die „iatrogene" Morphinsucht entsteht in vielen Fällen durch leichtsinnige Verschreibung von Morphin als Schlafmittel, nicht selten kommen Apotheken als Ausgabestellen für den ungesetzlichen Verkehr mit

---

[1] Wolff, P.: Dtsch. med. Wschr. Nr. 1—10 (1928).

Rauschgiften in Frage. Hier ist, ebenso wie bei vielen Privatanstalten, die sich mit „Entziehungskuren" befassen, strengste Kontrolle notwendig.

(Über einzelne Gifte vgl. Speziellen Teil, S. 273.)

Literatur.

Beringer, K.: Der Mezkalinrausch. Berlin 1927. — v. Bibra: Die narkotischen Genußmittel. Nürnberg 1855.

Führner, H.: Solanazeen als Berauschungsmittel. Arch. f. exper. Path. 111, 281 (1926).

Hartwich, C.: Menschliche Genußmittel. Leipzig 1911.

Joel, E. und F. Fraenkel: Der Kokainismus. Berlin 1924.

Lewin, L.: Phantastika. Berlin 1925.

Maier, H. W.: Der Kokainismus. Leipzig 1926.

Straub, W.: Über Genußgifte. Naturwiss. 14, H. 88/89 (1926).

Wolff: P., Die Suchten und ihre Bekämpfung. Apoth. Zeitg. 42, 229ff. (1927).

Schübel, K.: Kawa-Kawa. Arch. f. exper. Path. 102, 250 (1924).

III. Geschichte der Vergiftungen[1].

Von

F. Flury-Würzburg.

Man darf wohl annehmen, daß die Giftkunde bis in die Urgeschichte der Menschheit zurückreicht. Jedenfalls finden sich in den ältesten Überlieferungen Anhaltspunkte dafür, daß mineralische, pflanzliche und tierische Gifte schon in jenen Zeiten bekannt waren. In dem Papyrus Ebers werden bereits Blei und andere Metalle, sowie verschiedene Giftpflanzen, unter anderem Mohn und Bilsenkraut erwähnt. Ein anderer Papyrus im Louvre enthält Angaben über den Pfirsich, der als Strafe angedroht wird. Hier dürften wohl die giftigen blausäurehaltigen Fruchtkerne gemeint sein. Auf eingehendere Giftkenntnisse lassen die etwa tausend Jahre vor Christus entstandenen medizinischen Schriften der Inder schließen. In der Ayur-Veda werden bereits Vorschriften für die Behandlung von Vergiftungen gegeben.

Giftmischerei und Giftmord spielen schon im frühesten Altertum eine Rolle, ebenso fanden Gifte für Gottesurteile und als Strafmittel Verwendung. Auch aus der Bibel ergeben sich Anhaltspunkte über Giftkenntnisse bei den Juden, die vielleicht während der ägyptischen Gefangenschaft erworben oder vermehrt wurden.

Aus dem Morgenlande sehen wir dann die Erfahrungen und Kenntnisse über Gifte über Griechenland und das Römische Reich nach den westlichen Ländern wandern. Die Mythologie dieser Kulturkreise ist überaus reich an Mitteilungen über giftkundige Zauberer und, meist dem weiblichen Geschlechte angehörende, Giftmischer. Bekannte Namen sind Hekate und ihre Töchter Medea und Circe. In der Vorstellung der alten Welt lebten diese Frauen als Begründerinnen eines mit Zauberei und Giften arbeitenden Kultes, dem viele Generationen von Priesterinnen angehört haben, fort. Bei Homer spielen das Pfeilgift des Odysseus aus Ephyre, der betäubende Trank Nepenthes und mancherlei Heil- und Zaubermittel eine Rolle. Auch in der Argonautensage ist vielfach von Giften die Rede. Einige Länder, wie Kolchis und Thessalien, werden von

---

[1] Ausführliche Literatur in den bekannten Toxikologien von Kobert, Kunkel, Lewin. Vgl. auch L. Lewin: Die Gifte in der Weltgeschichte. Berlin 1921.

den alten Dichtern wegen ihres Reichtums an Giften und giftmischenden Hexen hervorgehoben. Allmählich wurden die aus dem Orient stammenden Kenntnisse der im Mittelmeergebiet angesiedelten Völker durch eigene Erfahrungen mit einheimischen Giften vergrößert. Neben Liebestränken und Abtreibungsmitteln mehren sich die Mittel zum Töten durch Gift, sei es zur Vertilgung von Tieren oder von Menschen, durch vergiftete Pfeile oder durch heimlich gereichten Gifttrank.

Einer der größten Kenner von Gift und Gegengift im Altertum war Mithridates. Kleopatra soll Versuche über die Wirkungen von Giften an Menschen angestellt haben. Schon zu jenen Zeiten wurden Tierversuche häufig ausgeführt, vor allem von despotischen Herrschern, wie z. B. Nero und anderen römischen Kaisern. In der unruhigen und wechselvollen römischen Kaiserzeit spielen Giftmischer und Giftmorde eine immer größere Rolle, ja man kann sagen, daß damals schon ein ausgedehnter Schleichhandel mit Giften bestand. In den letzten Jahrhunderten vor Christus und um die Zeit Christi lebende naturwissenschaftliche und medizinische Schriftsteller, wie Celsus, Plinius, Galenus und Dioscorides, haben uns eingehende Mitteilungen über die Gifte jener Epochen und ihre Gegengifte überliefert. Der Sittenverfall, der sich auch in der weit verbreiteten Verwendung von Giften ausdrückte, veranlaßte den Diktator Sulla zum Erlaß eines Gesetzes gegen die Giftmischer (82 v. Chr.); es wurden ihnen schwere Strafen angedroht, den Höherstehenden Verbannung und Enteignung, den Giftmischern aus dem niederen Volke aber der Tod durch wilde Tiere. Die justinianische Gesetzgebung hat den Giftmord als ein schlimmeres Verbrechen als Mord durch andere Gewalten bezeichnet. Von hervorragenden Persönlichkeiten des Altertums sollen den Tod durch Gifte beispielsweise Augustus, Germanicus und Drusus gefunden haben, ebenso sieben oströmische Kaiser. Auch der freiwillige Gifttod war schon im Altertum nichts Seltenes (Kleopatra, Tiberius, Diocletian, Titus, Vespasian, Demosthenes).

Während die Gifte der alten Römer und Griechen wohl überwiegend pflanzlicher Natur waren, wie Schierling (Tod des Sokrates!), Aconit und Nachtschattengewächse, ist in späterer Zeit, vermutlich durch Araber, das Arsenik zu größerer Verwendung gelangt. Etwa von jener Zeit an scheint die Giftkunde durch mehrere Jahrhunderte kaum fortgeschritten zu sein.

Erst im Mittelalter beginnt in der Verwendung von Giften wieder eine neue Epoche, in der sich die allerdings noch immer weitverbreiteten abergläubischen und mystischen Vorstellungen mehr und mehr mit recht guter Sachkenntnis verbinden. Das ist wohl hauptsächlich auf die Ausbreitung alchymistischer Versuche zurückzuführen. Ein trauriges Kapitel der Menschengeschichte umfaßt die Verfolgungen von angeblichen Brunnenvergiftern beim Auftreten von Seuchen, besonders der Pest, die Hunderttausenden von Unschuldigen das Leben gekostet hat. Fast durchweg waren es die Juden, die in den Ländern von Spanien bis nach Polen vom aufgehetzten Volk grausam verfolgt wurden.

In der Renaissance erreicht die Verwendung von Giften einen ähnlichen Höhepunkt, wie in der Blüte- und Verfallzeit des römischen Weltreiches. Auch hier feiert die zu einer wahren Kunst entwickelte Methode des Giftmordes zur Befriedigung von Herrschsucht und Machthunger, von Gewinn- und Genußsucht, von Rachegefühlen gegen Unterdrücker und Nebenbuhler wahrhaft teuflische Triumphe. Fast wurde der Giftmord zu politischen Zwecken als gesetzlich erlaubtes Mittel angesehen. Vielleicht waren es, wie schon im Altertum, orientalische Einflüsse, die nunmehr durch Vermittlung der Kreuzzüge das Abendland überfluteten. Im Morgenland tauchten ebenso wie in anderen

Zentren der europäischen Politik Geheimgesellschaften und Sekten auf, die zu religiösen und sonstigen Zwecken sich in ausgedehntem Maße der Gifte bedienten. Es sei nur an die bekannteste mohammedanische Sekte, den Orden der Assassinen erinnert. In den europäischen Ländern jener Zeit gehörte der Tod durch Gift zu den alltäglichen Ereignissen, und die Geschichte der angesehensten Fürstenhäuser, ja selbst der Päpste, ist reich an Verbrechen dieser Art; so kann es nicht wundernehmen, daß auch manche Päpste und hohe kirchliche Würdenträger einen unnatürlichen Tod durch solche Mittel gefunden haben. Eine traurige Berühmtheit hat in dieser Beziehung das Geschlecht der Borgia erlangt, unter dessen Sprossen namentlich der Papst Alexander VI. und sein Sohn Cesare durch Vergiftungskünste bekannt sind. Giftmorde waren auch an der Tagesordnung in den Häusern der Medici, der Visconti und Sforza, sowie in der Glanzzeit der Republik Venedig, was bei deren engen wechselseitigen Beziehungen zum Orient verständlich ist. Niemand, der in der damaligen Welt etwas besaß oder bedeutete, war sicher vor Giftmischern. Auch noch in der Mitte des 17. Jahrhunderts häufen sich Giftmorde durch geheime Gesellschaften, die Bereitung oder Vermittlung von Giften zu allerlei dunklen Zwecken besorgten. Damals scheinen ausgedehnte Giftbetriebe, die nach Art der Versandgeschäfte organisiert waren, bestanden zu haben. Von ihnen konnte man Gift erhalten, je nach dem vorliegenden Fall, zu schnellem oder langsamem Eintritt des Todes, zur Hervorrufung von unauffälliger Krankheit und lang dauerndem Siechtum. Berüchtigte Giftmischerinnen jener Zeit lebten in Unteritalien und Sizilien, wie die Theophania aus Palermo und ihre Nachahmerinnen; von ihnen stammten die „Aqua Tofana", die „Acquetta di Napoli", über deren Zusammensetzung die unglaublichsten Gerüchte verbreitet wurden (Todesschweiß von Hingerichteten und dergleichen). Nach ihrer Wirkung können sie kaum etwas anderes gewesen sein als farb- und geschmacklose Lösungen von Arsenik. Eine Schülerin der Theophania war auch die sizilianische Wahrsagerin Spara, der viele Vornehme zum Opfer fielen. Die Giftseuche jener Zeitperiode kannte, wie sich denken läßt, keine Landesgrenzen, so daß kaum ein Land nicht wenigstens einige Kapitel solcher Giftchroniken aufzuweisen hätte; insbesondere war es Frankreich, dessen Geschichte von der Zeit der Bourbonen, unter der Herrschaft des Sonnenkönigs, bis in die Revolutionszeit viele Beiträge zu diesem Thema geliefert hat. Neben politischen Beweggründen und der Geldgier spielt Liebesleidenschaft mit allem Zubehör hier eine besonders ausgeprägte Rolle, so daß Liebestränke und Abtreibungsmittel, Gifte zum Gattenmord und zur Beseitigung von Kindern in den Vordergrund treten. Vergeblich wurden zur Eindämmung dieser heute kaum noch zu verstehenden Flut von Massenvergiftungen eigene Gerichtshöfe gebildet, denen die Untersuchung und Aburteilung solcher Verbrechen übertragen wurde (Chambre ardente oder Chambre des poisons 1679). Besondere historische Bedeutung hat die Marquise de Brinvilliers erlangt, die zur Befriedigung ihrer niederen Leidenschaften unter anderen den eigenen Vater, ihre Brüder und den Geliebten vergiftete und 1676 hingerichtet wurde. Manchen Giftmischerinnen dieser Art, wie z. B. der La Voisin, einem Weib aus der niederen Pariser Bevölkerung, wurden Dutzende von Morden und Mordversuchen nachgewiesen. Neben diesen heimlichen Vergiftungen war der Selbstmord ein häufiges Ereignis, vor allem bei Personen, deren Rolle ausgespielt war und die im Gefängnis durch eine Dosis Sublimat oder Arsen dem Tode auf dem Schaffot entgehen wollten. Viele tüchtige Männer sind in jener Zeit, ebenso wie im klassischen Altertume, freiwillig aus dem Leben geschieden. Es wird berichtet, daß solche Persönlichkeiten für alle Fälle Gift bei sich zu tragen pflegten. Daß das schwache Geschlecht in der Weltgeschichte an den Vergiftungen überwiegenden Anteil hat, ist wohl kein Zufall. Immer stehen Frauen im Vordergrunde, schon in den ältesten Mythologien, dann in den großen historischen Perioden des Sittenverfalls; darunter sind neben pathologischen Personen vielfach lüsterne oder habgierige Weiber aus den oberen Volksschichten.

Unübersehbar sind die Formen, in denen das tödliche Gift Anwendung fand, meistens als Zusatz zu Speise und Trank, oft bei festlichen Gastmählern und feierlichen Gelegenheiten; selbst bei kirchlichen Zeremonien in Altarwein und Hostien wurde das tödliche Gift angeblich gereicht. Oft bot sich dazu auch bei der Pflege von Kranken willkommene Gelegenheit; hier gab man Gift in Form von Heilmitteln, Pflastern und Salben, Einläufen und dergleichen. In anderen Fällen hüllte man das Gift in Früchte und Süßigkeiten. Es ist schwer, ja vielfach unmöglich, Wahres und Falsches in den Überlieferungen zu trennen. So wird erzählt, daß Hausgeräte, Kleidungs- und Schmuckstücke, Hemden, Halstücher, Handschuhe, ja selbst Perücken, Jagdhörner, Sattelzeug, Ringe und Nadeln zur Beibringung von Gift dienen mußten. Unter anderem wenig Glaubhaften wird Einatmung von vergifteten Essenzen und Blumendüften, von Rauch aus Fackeln, aus Kräutern, selbst von Altarkerzen, angegeben; auch vergiftete Bücher und Briefe werden erwähnt. Sicherlich ist hier vieles erfunden, man muß aber zugeben, daß Vergiftungen auf solch ungewöhnlichen Wegen nicht unmöglich erscheinen. Die Zahl der bekannten Gifte war schon im Altertum sehr groß. Die Kenntnis der Blausäure als flüchtiges Gift läßt sich bis zu den alten Ägyptern verfolgen. Arsen und Quecksilber spielten bereits in frühen Zeiten eine große Rolle. Vergiftete Kleider sind schon in der klassischen Mythologie (Nessusgewand des Herkules) erwähnt. Dies hängt wohl damit zusammen, daß Erfahrungen über die Wirkung von Nesseltieren, hautreizenden und blasenziehenden Pflanzen sicher uralt sind; es gibt eine große Zahl von Pflanzengiften, die von normaler und besonders von geschädigter Haut aus vergiften können (Akonit, Schierling, Taxus, Oleander). In manchen Fällen können auch die Hauterkrankungen durch Arsenik und Quecksilber und ätzende Metallgifte eine Erklärung liefern.

Der Aberglaube und der Irrwahn früherer Zeiten, insbesondere des Ausganges des 16. und des Beginnes des 17. Jahrhunderts zeigen sich auch in der Verfolgung von Hexen, d. h. weiblichen Personen, die angeblich mit dem Teufel im Bunde standen und den Menschen und ihrem Besitz allerlei Schaden zufügen sollten. Neben den zahllosen unschuldigen Opfern des Hexenglaubens gab es auch zweifelhafte Persönlichkeiten, die, die Unwissenheit des Volkes ausnützend, ihr Unwesen trieben. Dabei wurden allerlei Gifte, Geheimmittel und Zaubertränke benützt. Bei anderen wieder handelte es sich um geistig Minderwertige und mehr oder weniger Unzurechnungsfähige, die weniger aus Eigennutz als vielmehr zur Anregung der Phantasie und zu religiösen und sonstigen Zwecken mit stark wirkenden Giften arbeiteten. Dabei wurden vielfach die sogenannten „Hexensalben" gebraucht, aus Bilsenkraut, Tollkirsche und ähnlichen narkotischen Giftpflanzen hergestellte Salben, mit denen der ganze Leib oder einzelne Körperteile (Dammgegend, Genitalien, After) eingerieben wurden. Die Resorption der Gifte führte zu Rausch- und Erregungszuständen mit Visionen und phantastischen Halluzinationen, dann zu Betäubung und Schlaf. Solche Berauschungsmittel ließen vielleicht die Opfer dieser Sucht den Traum nächtlicher Hexenfahrten mit allem Beiwerk erleben.

Eine derartige Verwendung narkotischer Gifte in Form von Einreibungen in die Haut oder durch Auftragung auf die leicht resorbierenden Schleimhäute geht auf die ältesten Zeiten zurück. Anhaltspunkte hierfür finden sich beispielsweise bei Homer bei der Fahrt der Hera auf den Ida, bei der Verzauberung der Gefährten des Odysseus durch Circe, beim Werwolfglauben der alten Germanen, bei der religiösen Ekstase der altamerikanischen Priester und Medizinmänner. In allen diesen Fällen ist in erster Linie immer wieder an die Solanaceengifte zu denken, die als die primitivsten Genußgifte und als Vorläufer der modernen Rauschgifte Morphin, Kokain usw. anzusehen sind. Sie werden noch heute in allen Erdteilen zu diesem Zweck verwendet, in Europa vor allem in den östlichen Ländern, besonders in Rußland. Der Solanaceenrausch ist weit gefährlicher als der Alkoholrausch, nicht nur weil er sich leicht bis zu Tobsuchtsanfällen steigert, sondern auch wegen der schweren Nachwirkungen auf das Nervensystem [1].

In der Neuzeit sind Giftmorde nicht verschwunden. Sie werden sich wohl ereignen, solange Menschen leben. Auch Massenvergiftungen durch einzelne Giftmischer kommen immer wieder vor. Es sei nur erinnert an die Prozesse gegen die Witwe Ursinus, eine Berliner Geheimrätin (1803), dann an die aus Bayern stammende Zwanzigerin, der im Jahre 1811 nicht weniger als 60—70 versuchte Giftmorde zur Last gelegt wurden, und gegen die Margarete Gottfried aus Bremen (1831), die etwa 40 Morde auf dem Gewissen hatte. Es handelte sich in solchen Fällen wohl um pathologisch veranlagte Persönlichkeiten, denen eine gewisse Freude am Leid und Sterben anderer eigen ist. In Ungarn kamen gehäufte Giftmorde zur Erlangung von Lebensversicherungen noch vor wenigen Jahrzehnten vor.

Eine neue Ära scheint zu beginnen mit dem Falle des Frankfurter Giftmischers Hopf, eines Drogisten (1913), der seine Opfer mit Bakteriengiften zu töten versuchte und bereits mehrere Nachahmer gefunden hat.

Im allgemeinen aber muß festgestellt werden, daß im letzten Jahrhundert die Fälle, bei denen einzelne Personen jahrelang ihr Unwesen als Giftmischer treiben konnten, recht selten geworden sind; dies ist nicht etwa einer Besserung der menschlichen Moral zu verdanken, sondern auf die wachsende naturwissenschaftliche Erkenntnis zurückzuführen, die unter anderem den Nachweis der meisten Gifte leichter gemacht, wenn nicht überhaupt erst ermöglicht hat. Der Siegeszug der modernen Chemie und Medizin hat wichtige praktisch auswertbare Ergebnisse für die Giftkunde gezeitigt. Hier sind zu nennen die Isolierung der Alkaloide mit Morphin als dem ersten dieser Reihe durch Sertürner 1805, der Arsennachweis durch Marsh 1836, die erste Auffindung von resorbiertem Arsen in vergifteten Organen durch Orfila 1839, die Methoden zum Nachweis von Giften durch Fresenius und Babo 1844. Zu diesen Errungenschaften tritt die gesamte Entwicklung der Medizin und der Naturwissenschaften überhaupt, besonders der Pathologie, der Pharmakologie und der Toxikologie als selbständige Disziplinen.

Noch in anderer Richtung hat die Bedeutung der Giftkunde eine ungeahnte Erweiterung und Vermehrung gefunden durch den Ausbau der Technik. Durch die fabrikmäßige Herstellung chemischer Produkte in gewaltigem Umfang und durch die Entstehung zahlreicher neuer, immer mehr anwachsender Handwerks- und Industriezweige kommt der Mensch von heute mit einer unübersehbaren Anzahl von chemischen Stoffen in Berührung, die verhängnisvoll werden können nicht nur für den Arbeiter, der aus dem rohen Naturprodukt das fertige Erzeugnis schafft, sondern unter Umständen auch für jeden Menschen, der die Früchte dieser Arbeit genießt.

---

[1] Fühner, H.: Solanaceen als Berauschungsmittel. Arch. f. exper. Path. **111**, 281 (1926).

Eine kurze Übersicht hierüber findet sich in den vorausgehenden Abschnitten „Vergiftungen im täglichen Leben" und „Gewerbliche Vergiftungen". Ein weiteres Kapitel über die Rolle der Gifte in alter und neuer Zeit betrifft die

Verwendung von Giften im Kriege.

Sie beansprucht nach verschiedenen Gesichtspunkten hohes Interesse. Besonders für den Arzt erwachsen durch die moderne Entwicklung chemischer Kampfmittel neue Aufgaben und Pflichten. Gifte als Mittel zum Töten des Feindes sind schon im Altertum üblich gewesen; darauf deutet schon die fast auf der ganzen Erde verbreitete, selbst heute noch bei einigen primitiven Völkerschaften geübte Verwendung von Pfeilgiften. Ebenso sind Vergiftungen des Trinkwassers seit alters her bekannt. Die erste historisch beglaubigte von Erfolg begleitete Anwendung dieses Kriegsmittels ist in Griechenland zur Zeit Solons, also etwa 600 v. Chr., vorgekommen. Weiter findet sie sich in der Geschichte aller Jahrhunderte, so im alten Griechenland und im Römischen Reiche bei den Kämpfen um Byzanz, dann während der Kreuzzüge im Mittelalter, sogar in der Jetztzeit, in den verschiedenen Kolonialkriegen, vor kurzem noch im Kampf gegen die Rifkabylen. Zu solchen Zwecken ist außer Giften auch die Verseuchung des Wassers durch Leichen und Tierkadaver vielfach gebräuchlich gewesen. Ein praktischer Erfolg kommt wohl bei fließenden Wasserläufen kaum in Frage, dagegen ist der Zusatz von derartigen faulenden Stoffen zu stehenden Gewässern, in Brunnen und Zisternen unter Umständen verderblich. Wie das Wasser, so ist auch die Luft, die der Feind atmen muß, zum Zwecke der Schädigung und Tötung verwendet worden. Schon im peloponnesischen Kriege haben die Spartaner ihre Feinde mit Rauch zu ersticken versucht. Daß auch die kriegskundigen Römer sich auf diesem Gebiete versucht haben, ist nicht zu verwundern. Bei Belagerungen, z. B. in Spanien wurde durch Qualm, Rauch und Asche die Kampfkraft des Feindes gebrochen. Auch das „griechische Feuer" wirkte wahrscheinlich nicht allein durch die Flamme, sondern auch durch den beizenden Qualm, den die angezündeten Brennstoffe, wie Erdöl, Harze, Pech und Schwefel entwickelten. Erstickender Rauch und Stinkstoffe wurden auch im Mittelalter wiederholt in Anwendung gebracht. Besonders im Morgenlande scheinen die Kenntnisse in der Bereitung und Verwendung chemischer Kampfmittel recht gute gewesen zu sein. Bekannt sind die Stinktöpfe der Chinesen. Die wirksamsten Gifte waren Arsenik bzw. Auripigment, angeblich wurden auch Quecksilber und Blei, Antimon und Pflanzengifte benutzt. Solche auch im Nahkampf verwendete giftige Wurfgeschosse und andere Waffen mögen zuweilen wirksam gewesen sein. Auch im Seekrieg wurden Gifte aller Art auf die feindlichen Schiffe geworfen. Darunter spielte staubförmiger ungelöschter Kalk eine Rolle, der, durch den Wind fortgetragen, den Mannschaften durch Reizung der Augen den Gebrauch der Waffen und die Bedienung der Fahrzeuge unmöglich machen sollte. Auch im dreißigjährigen Krieg wurden Sturmfässer und dergleichen, die mit ätzendem Kalkstaub gefüllt waren, verwendet.

Erst die Einführung der Feuerwaffen hat zu einer Vervollkommnung aller dieser Mittel geführt, zumal die Entwicklung der Chemie wirksamere Zusätze ermöglichte als in den früheren Zeiten. Immerhin war der Erfolg von Beschießungen mit vergifteten Kugeln anfänglich ein sehr beschränkter.

Im letzten Weltkriege haben die chemischen Kriegsmittel eine ungeahnte Entwicklung und steigende Massenanwendung erfahren. Die Gründe hierfür liegen einerseits in der Möglichkeit, große Mengen chemischer Stoffe herzustellen, andererseits in der Eigenart des Stellungskrieges, dessen technische Vervollkommnung die Feuerwaffe mehr und mehr unwirksam machen mußte. Von irgendeiner gastechnischen Vorbereitung des Krieges auf deutscher Seite kann keine Rede sein. Erst nachdem auf der Gegenseite wenig wirksame mit Reizgasen gefüllte kleine Geschosse gebraucht wurden, begannen die Deutschen mit der Entwicklung der chemischen Waffe. Der erste Masseneinsatz von Gas erfolgte im April 1915, indem bei Ypern eine mehrere Kilometer lange Wolke von Chlorgas aus Stahlflaschen entwickelt und durch den Wind gegen die feindlichen Linien, hauptsächlich eine französische Kolonialdivision vorgetrieben wurde. Dadurch wurde die Front in einer Breite von 5—8 km durchbrochen bei einem Verlust von 5000 Toten und etwa 15 000 Gaskranken. Die Blasangriffe wurden anfangs mit Chlor, später unter Zusatz von Phosgen und Chlorpikrin in verschiedenen Frontbreiten mit stark wechselndem Erfolg durchgeführt, später aber wieder verlassen, da die Abhängigkeit von der Windrichtung und die umständlichen Vorbereitungen den sicheren Erfolg in Frage stellten.

Im weiteren Verlauf des Krieges ging man dazu über, Artilleriegeschosse mit flüchtigen Gift- und Reizstoffen zu füllen. Der Inhalt dieser Granaten war sehr verschiedenartig und unterlag häufigen Änderungen (vgl. S. 258). Die deutschen Grünkreuzgranaten enthielten z. B. den phosgenartigen Perstoff, gemischt mit Chlorpikrin (Trichlornitromethan), die Gasgeschosse der Franzosen Blausäure mit verschiedenen Zusätzen. Auch stark reizende Arsenverbindungen („Blaukreuz") wurden in großem Umfang verwendet. Von wichtigen Neuerungen im Gaskampf sind die 1917 von den Engländern eingeführten Gaswerfer zu nennen. Hierbei wurden die Gegner durch Minenwerfer mit Phosgengeschossen großen Kalibers überschüttet und durch die Massenwirkung auf begrenzten Geländeabschnitten mit höchsten Gaskonzentrationen überflutet. Durch das wachsende Bedürfnis nach einer zur Abwehr dienenden Gasmunition wurden die Deutschen zur Einführung des Gelbkreuzstoffes veranlaßt. Dieser Stoff, das Dichloräthylsulfid, hat zunächst nur schwache Reizwirkung auf die Schleimhäute und ist durch den Geruch in starker Verdünnung kaum zu erkennen. Sein Dampf bewirkt aber schwere Schädigungen der Augen, der Haut und der Atmungsorgane. Infolge der geringen Flüchtigkeit bleibt der Kampfstoff wochen-, ja selbst monatelang im Gelände und macht die Gebiete unbetretbar. Die englischen Verluste durch Kampfgase werden auf 180 000, die amerikanischen auf 75 000, die französischen auf 190 000, die deutschen auf 78 000 geschätzt. Vermutlich sind diese Zahlen zu niedrig. Die Gesamtzahl der Gasgeschädigten im ganzen Kriege soll 880 000 Mann betragen haben. Demnach war die Verwendung von Gasen die wirksamste Waffe des Weltkrieges.

Vom moralischen Standpunkt aus ist der „chemische Krieg", wie übrigens zu allen Zeiten jede neue Waffe, auf das heftigste bekämpft worden, und den Deutschen ist ungerechterweise seine erste erfolgreiche Anwendung zum schweren Vorwurf gemacht worden. Es ist aber bezeichnend, daß alle Militärstaaten, Großmächte und unbedeutende Länder, Friedensorganisationen zur Bearbeitung und damit wohl auch zur Vorbereitung des Gaskrieges geschaffen und dafür in ihrem Staatshaushalt zum Teil gewaltige Mittel ausgeworfen haben. Es ist deshalb damit zu rechnen, daß trotz des Völkerbundes und aller vertraglichen Abmachungen in zukünftigen Kriegen die chemischen Methoden in noch weiterer Vervollkommnung und Ausdehnung benützt werden. Dabei werden Luftschiffe, Flugzeuge und Kampfwagen zu neuen Methoden der Anwendung führen. Wenn auch die phantasievollen Nachrichten in der Tagespresse über die Schrecken zukünftiger Kriege stark übertrieben sind, erwachsen doch allen Ländern wichtige Aufgaben hinsichtlich des Schutzes und der Abwehr. Bei aller Schrecklichkeit des Gaskrieges hat er gerade auf dem Gebiete des „Gasschutzes" manchen Nutzen gestiftet, indem die Methoden ausgebaut und heute schon zu einer gewissen Vollendung gekommen sind. Die verbesserten

Gasschutzmasken finden in Industrie und Technik eine täglich wachsende Verwendung (vgl. S. 119). Weiter haben die Verfahren zur Schädlingsbekämpfung durch Gase einen gewaltigen Aufschwung erhalten. Nicht zuletzt hat der Gaskampf die Medizin um wertvolle Kenntnisse bereichert.

Literatur zu „Krieg und Gifte“.

Deutsche Veröffentlichungen im „Gasband“ der Z. exper. Med. **13** (1921).
Farrow, E.: Gas Warfare. New York 1920. — Fries und West: Chemical Warfare. New York. London 1921.
Hanslian, R.: Der chemische Krieg. 2. Aufl. Berlin 1927.
Meyer, Jul.: Der Gaskampf. Leipzig 1925.
Vedder: Medical Aspects of chemical Warfare. Baltimore 1925.

IV. Statistik der Vergiftungen.

Von

F. Flury-Würzburg.

Die Statistik befaßt sich mit der Zählung von Erscheinungen und ihrer Zusammenfassung zu Gruppen, um daraus Regelmäßigkeiten abzuleiten. Wie alle statistischen Angaben, so müssen auch die über Vergiftungen mit einer gewissen Vorsicht aufgenommen werden. In der besonderen Eigenart der Gifte und ihren schwer zu umgrenzenden Wirkungen ist es begründet, daß überhaupt nur ein ganz geringer Teil aller wirklich vorkommenden Vergiftungen statistisch erfaßt werden kann. Dies gilt nicht nur von den alltäglichen unzählbaren leichteren Gesundheitsschädigungen durch verdorbene Nahrungsmittel oder Genußgifte, wie Alkohol, Tabak und dergleichen, sondern auch von den medizinischen, den gewerblichen und den kriminellen Vergiftungen. Nur wenn besondere Verhältnisse, wie Todesfälle oder auffallende Begleitumstände vorliegen oder wenn sich rechtliche Folgen irgendwelcher Art daraus ergeben, kommen sie zur öffentlichen Kenntnis. Weiter kommt noch dazu, daß viele, besonders chronisch verlaufende, Vergiftungen überhaupt nicht erkannt oder daß Vergiftungsfälle aus besonderen Gründen verheimlicht werden. Selbst die besten Quellen, die amtliche Statistik des Reiches und der Länder, die Kriminalstatistik usw. sind unvollkommen und wegen der Registrierung zweifelhafter Fälle usw. auch nicht frei von Irrtümern. Immerhin lassen sich aus den verschiedenen Veröffentlichungen doch gewisse Grundlagen für vergleichende Zwecke erhalten. Die Medizinalstatistiken bringen regelmäßig Angaben über Erkrankungen und Todesfälle durch Gifte. Auch die Berichte der großen Krankenhäuser liefern wertvolles Material, ferner geben die staatlichen und privaten Organisationen zum Schutz der Arbeiter mancherlei Einblick in den Umfang gewerblicher Vergiftungen. Reiches Material bietet ferner die wissenschaftliche Literatur der hier in Frage kommenden Gebiete, der Medizin, Chemie, Pharmazie. Auch die Tagespresse gibt wertvolle Auskünfte über die Bedeutung der Gifte für das tägliche Leben, vor allem durch die regelmäßige Berichterstattung über Unfälle und Selbstmorde durch Leuchtgas, über Massenvergiftungen durch Nahrungsmittel, giftige Pilze und dergleichen. Ebenso wie sich gewisse Vergiftungen zu bestimmten Jahreszeiten häufen, treten auch bei außerordentlichen Ereignissen, die mit eingreifenden sozialen, wirtschaftlichen und hygienischen Veränderungen einhergehen, Schwankungen in der Zahl und Art der Vergiftungen auf.

So haben infolge des Krieges manche Vergiftungen vorübergehend ganz erheblich zugenommen. Dies gilt zunächst für Nahrungsmittelvergiftungen durch minderwertiges Fleisch, durch giftige Pilze, durch Ersatzmittel. Ganz besonders aber haben sich Vergiftungen durch die ungeheuere Entwicklung der Kriegsindustrie gehäuft. Bei der Herstellung von Munition sind in allen großen kriegführenden Ländern gehäufte Vergiftungen durch aromatische Nitroverbindungen, besonders Dinitrobenzol, aufgetreten. Statistische Angaben hierüber sind aus begreiflichen Gründen nicht veröffentlicht worden. In eingeweihten Kreisen ist aber bekannt, daß solche gewerbliche Erkrankungen schon infolge der abnormen Verhältnisse zeitweise ganz außerordentlich hohe Ziffern erreicht haben. In einem einzigen großen amerikanischen Munitionsbetrieb sind allein in einem Jahr mehrere tausend Erkrankungsfälle beobachtet worden. In $27^1/_2$ Monaten sollen in dieser Fabrik allein 580 (!) Todesfälle vorgekommen sein (Brezina, a. a. O. S. 200). Im Felde stehen an erster Stelle die Vergiftungen durch Gaskampfstoffe. Es ist wohl nicht zu hoch gegriffen, wenn man unter Einrechnung der leichten Gasvergiftungen diese Fälle auf etwa eine Million schätzt. Die Mortalität der Kampfgasvergiftung ist jedoch verhältnismäßig gering, die Angaben der einzelnen Länder schwanken von 1,7 bis 4,2 %. Auch in der Heimat sind die Opfer bei der Herstellung der chemischen Kampfmittel nicht unbeträchtlich gewesen. Schließlich sind noch die Selbstmorde zu erwähnen, die infolge des Krieges und seiner Nachwirkungen eine starke Zunahme zu verzeichnen haben. Hier handelt es sich überwiegend um Tod durch Leuchtgas. In Berlin sind in der schlimmsten Zeit an manchen Tagen 10 und mehr Selbstmorde dieser Art gemeldet worden.

Von besonderem Interesse sind die Massenvergiftungen. Man versteht darunter eigentlich nur die Vergiftung einer größeren Anzahl von Menschen durch eine gemeinsame Giftquelle. Vielfach wird aber in der Literatur das gehäufte Auftreten von einzelnen Vergiftungsfällen durch das gleiche Gift fälschlich als „Massenvergiftung" bezeichnet, z. B. wenn in einer Stadt viele Vergiftungen durch Leuchtgas zusammentreffen. Auch die gleichzeitige Vergiftung mehrerer Familienmitglieder wird oft unberechtigterweise mit diesem Namen belegt. Sie betreffen meistens Schädigungen durch Nahrungsmittel, am häufigsten verdorbene Fleisch- und Wurstwaren. In Deutschland kommen jährlich etwa 2000 Fälle von solchen Massenvergiftungen zur amtlichen Kenntnis, wobei es sich natürlich um Zehntausende von Einzelerkrankungen handelt (vgl. Hübener, S. 422). Bei diesen Fällen liegen übrigens fast durchweg Infektionen vor, ebenso wie bei den Muschel- und Austernvergiftungen und bei den früher in Rußland zur Osterzeit vielfach beobachteten Fischvergiftungen. Auch die Haffkrankheit, die durch den Genuß von Aalen verbreitet wird, dürfte auf einer Infektion beruhen.

Vergiftungen in größerem Umfang ereignen sich nicht selten in Anstalten mit Massenverpflegung, in Krankenhäusern, Kasernen, Gefängnissen, Erziehungsanstalten, auch durch verdorbene Kartoffeln, Gemüsekonserven, Süßspeisen und dergleichen (vgl. Hübener, S. 425). Zu den Nahrungsmittelvergiftungen größeren Stils gehören auch die Mutterkornvergiftungen früherer Zeiten. Intoxikationen im engeren Sinne sind die Massenvergiftungen durch bleihaltiges Trinkwasser (Bleiröhren), die wiederholt epidemieartig in Großstädten aufgetreten sind und oft Tausende von mehr oder weniger schweren Erkrankungsfällen umfaßten. Derartige Vergiftungen sind in Deutschland 1888 in Dessau und 1898 in Emden vorgekommen. Auch umfangreiche Vergiftungen von Vieh durch Blei sind bekannt, wie bei den Überschwemmungen durch bleihaltige Wasserläufe, durch den Bleibach in der Rheinprovinz oder im Tal des bleihaltigen Flüßchens Innerste bei Hildesheim. Bekannte Massenvergiftungen durch Arsen ereigneten sich beispielsweise in England (Manchester) 1900 und 1901 durch mit arsenhaltigem Stärkezucker hergestelltes Bier, wobei mehrere tausend Menschen erkrankten, ferner wiederholt in Frankreich (1887 Hyères), zuletzt 1922, durch arsenhaltigen Wein. Durch arsenhaltiges Backpulver erkrankten in England im Jahre 1900 mehrere hundert Personen. In Vidin an der Donau wurde 1923 eine etwa 1000 Personen umfassende Vergiftung durch Paprika beobachtet, der mit Mennige, einer roten Bleiverbindung, als Färbungsmittel verfälscht war. Vergiftungen durch Methylalkohol treten ebenfalls meistens gehäuft auf. In den letzten Jahrzehnten sind Hunderte von Methylalkoholvergiftungen vorgekommen, die zum Teil den Charakter von Massenvergiftungen aufwiesen; am bekanntesten sind die 80 Todesfälle bei Insassen eines Berliner Asyls für Obdachlose im Jahre 1911, in Hamburg kamen 10 Todesfälle im Jahre 1923 bei Hafenarbeitern durch eine kleinere Massenvergiftung vor. Gehäufte schwere Vergiftungen mit Todesfolge durch den gewöhnlichen Alkohol, meist anläßlich von Festen, sind nicht selten, durchaus nicht nur in Rußland und anderen osteuropäischen Ländern.

Besondere Arten von gehäuften Vergiftungen sind die „Epidemien" durch massenhaftes Auftreten von Raupen und dergleichen in waldreichen Gegenden, Sommerfrischen, Badeorten, durch Milben und andere giftige Tiere (vgl. Faust, S. 322), ebenso die nach Zehntausenden zählenden Vergiftungen durch Schlangen in Indien, Südamerika und anderen tropischen Ländern. Endlich sei hier noch erinnert an die Vergiftungen bei Katastrophen in Bergwerken und gewerblichen Betrieben (S. 252), aus letzter Zeit an die Hamburger Phosgenkatastrophe, wo infolge der Explosion eines Gastanks 10 Personen den Tod fanden und etwa 200 mehr oder weniger schwer erkrankten (Mai 1928).

Unter den Gewerbegiften stehen an erster Stelle das Kohlenoxyd und das Blei (vgl. spez. Teil, S. 222 u. 143). Von manchen hervorragenden Fachleuten werden alle Statistiken über Kohlenoxydvergiftung als wertlos angesehen. Hier werden die meisten Irrtümer hinsichtlich der Diagnose begangen. Auch das ungemein häufige Auftreten von CO-Vergiftungen im Haus und gewerblichen Betrieben macht eine lückenlose sorgfältige Sammlung des Materials zu statistischen Zwecken völlig unmöglich. In der Regel wird nur über besonders auffallende, schwere oder infolge der Begleitumstände allgemeines Interesse beanspruchende Fälle berichtet. So werden nach Teleky von der Hütten- und Walzwerksgenossenschaft 1920 und 1921 je 14 Todesfälle an Gasvergiftung aufgeführt. In Preußen sind nach der amtlichen Statistik durch Kohlenoxydgas (ohne Leuchtgas) tödlich verunglückt im Jahre 1912: 308, im Jahre 1913: 116 Personen, in den vorhergehenden Jahren etwa 200—300 jährlich. Todesfälle sind also verhältnismäßig selten. Ohne Zweifel ereignen sich aber leichte Vergiftungen durch Kohlenoxyd in den großen, immer mehr kohlenoxydhaltige Gase verwendenden Betrieben außerordentlich häufig. In den Leunawerken Merseburg, wo große Mengen von Wassergas in Generatoranlagen erzeugt werden, kamen in $3^1/_2$ Jahren aktenmäßig 384 Kohlenoxydvergiftungen vor, die durchweg leichter Natur waren. 46 Gasvergiftete waren länger als einen Tag krank, im Durchschnitt bestand 10 Tage Arbeitsunfähigkeit, die meist durch interkurrente Erkrankungen bedingt war (Pfeil[1]).

Im Jahre 1912 wurden in Preußen durch die Gewerbeaufsichtsbeamten 1119 Fälle von Bleikrankheit gemeldet. Die Zahl ist nach K. B. Lehmann viel zu klein. Sicher werden viele Bleierkrankungen in der Krankheitsstatistik unter anderen Rubriken (Gelenk-, Magen-Darmerkrankungen, Gicht usw.)

---

[1] Diskussionsbemerkung zum Vortrag von W. Heubner: Die gewerbliche Kohlenoxydvergiftung. Beih. z. Zbl. Gewerbehyg. 1, H. 4 (1927).

geführt. Andererseits werden die leichten Fälle nicht gezählt; außerdem entgehen durch den ständigen Wechsel der Arbeiter manche Erkrankungen der Registrierung. In England wurden in den Jahren 1900—1909 zusammen etwa 7000 Fälle amtlich gemeldet[1], von 1909—1913 jährlich etwa 500—600 Fälle. In den letzten Jahren ist eine dauernde Abnahme zu erkennen; so wird im Jahre 1918 nur noch über 144 Fälle berichtet. Durchschnittlich kommen in England jährlich etwa 100 Todesfälle durch Blei vor.

Unter den Genußgiften steht der Alkohol an erster Stelle, da wohl ein recht erheblicher Teil der gesamten Bevölkerung unseres Planeten — über 1800 Millionen — alkoholische Getränke zu sich nehmen dürfte. Wenn man annehmen will, daß nur 5% aller Menschen wenigstens gelegentliche Alkoholverbraucher sind, würde sich eine Zahl von etwa 100 Millionen ergeben. Nach Millionen zählen sicher auch die gewohnheitsmäßigen Opium- und Haschischraucher. Dem Tabak dürften mindestens 100 Millionen Menschen ergeben sein.

In Europa und Amerika hat infolge des Krieges nach Statistiken der öffentlichen Krankenhäuser und Privatanstalten der Gebrauch der Rauschgifte[2] erheblich zugenommen. In New York allein sind im Jahre 1921 innerhalb 10 Monate 8000 Fälle von Giftsucht zur ärztlichen Beobachtung gekommen (Dixon). In Philadelphia wurden in einem Krankenhaus im Jahre 1915 136 Morphinisten und Opiumsüchtige, 86 Heroinsüchtige behandelt (Farr). Man hat angenommen, daß der Morphinismus in den deutschen Großstädten um das 5—8fache gestiegen ist; die Kokainsucht dürfte wohl noch stärker zugenommen haben. Wie es aber scheint, ist der Kokainismus, wenigstens in Deutschland, seit den Jahren 1924 und 1925 mehr in Rückgang begriffen (P. Wolff). Etwa ein Drittel aller Giftsüchtigen dürfte auf Medizinalpersonen und Angehörige von Berufen, die mit Giften zu tun haben, entfallen.

Außer den Rauschgiften haben die Morde durch Gift das größte kriminelle Interesse. Die Zahl der Giftmorde nimmt dauernd ab, vermutlich wegen der in immer weitere Kreise dringenden Erkenntnis, daß Gifte mit den modernen wissenschaftlichen Hilfsmitteln heute leichter nachzuweisen sind als früher. Bei Giftmorden steht Arsen nach der Häufigkeit immer noch an der Spitze. Verhältnismäßig häufig sind Giftmordversuche mit Säuren und Laugen. Im Gegensatz dazu steigt die Zahl der Selbstmorde durch Gift fortwährend an. Weitaus am häufigsten wird Leuchtgas verwendet; als neues Modegift ist das Veronal neben anderen Schlafmitteln zu nennen. Lysol ist immer noch im Gebrauch (in Preußen vor dem Krieg jährlich durchschnittlich 200 Fälle), dagegen sind die Selbstmorde durch Phosphor so gut wie verschwunden. Daß die Vergiftungsstatistik in den letzten Jahren durch die mit dem Krieg verbundenen Umwälzungen und Ereignisse außerordentlichen Schwankungen unterworfen war, liegt auf der Hand. Nach amtlichen Statistiken kamen in Preußen 1910: 102, 1911: 199, 1912: 249, 1913: 300 Selbstmorde durch Leuchtgas vor. Nach dem Kriege sind diese Zahlen pro Jahr auf über 1000 angestiegen. Die Höchstzahl wurde im Jahre 1918 mit 1055 erreicht. Dabei sind allerdings auch die Unglücksfälle durch Leuchtgas einbezogen.

In der Geschichte der Vergiftungen begegnen wir öfters der Erscheinung, daß manche Gifte in Vergessenheit geraten und kaum mehr zur Verwendung gelangen, während andere zeitweilig stark in den Vordergrund treten. Hierbei

---

[1] **Legge**, Th. und H. **Goadby**: Bleivergiftung und Bleiaufnahme. Herausgegeben von L. **Teleky**. Berlin 1921. Hier zahlreiche statistische Angaben.

[2] Neuere Literatur bei **Wolff**, P.: Apothekerztg. **42**, Nr 17ff., 229 (1927); **Rost**, E.: In Spez. Path. u. Therap. inn. Krankh. von **Kraus** u. **Brugsch**. Berlin und Wien 1923, **9**. 1. T. 2. Hälfte. S. 1215.

spielen nicht nur Beispiel und Nachahmung, sondern auch technische Umstände eine Rolle. So sehen wir in allen Ländern die Phosphorvergiftungen mit der Einführung der giftfreien Zündhölzer zurückgehen, andererseits die Leuchtgasvergiftungen ständig zunehmen. Von solchen „Modegiften", die besonders für Selbstmordzwecke, früher in größerem Umfange als heute benutzt wurden, sind zu nennen: Phosphor, Schwefelsäure, Oxalsäure, Lysol. In Preußen kamen im Jahre 1912 noch 163 Selbstmorde durch Lysol vor. Frauen bevorzugen im allgemeinen zu Selbstmordzwecken das Gift, von den Männern nur Angehörige der Heilberufe, vor allem die Apotheker. In Hamburg waren in den Jahren 1919—1923 die Selbstmordversuche durch Vergiftung beim weiblichen Geschlecht mehr als zweimal so zahlreich als bei Männern. In Amerika spielte vor dem Kriege das als Ungeziefermittel viel verwendete Schweinfurter Grün (Paris-Green) bei Vergiftungen die Hauptrolle. In England sind, seit Arsen etwas aus der Mode gekommen ist, Opium und seine Derivate mehr in den Vordergrund getreten.

Genaue Zahlen über Tötung durch Gifte lassen sich kaum ermitteln. Die im Reichsjustizministerium und im Statistischen Reichsamt bearbeitete Kriminalstatistik enthält wohl sorgfältige Zusammenstellungen über alle Verbrechen und Vergehen, dagegen sind unter den Verbrechen wider das Leben (Mord, Totschlag) die Vergiftungen nicht besonders angegeben. Nur bei Körperverletzungen sind Vergiftungen als eigene Abschnitte behandelt. 1925 sind beispielsweise unter mehr als 40 000 Personen, die wegen Körperverletzung verurteilt wurden, nur 12 Personen bestraft worden, die Körperverletzung durch Vergiftung herbeiführten. Nach Heffter[1] verteilen sich die Todesfälle durch Gift in Preußen in den letzten Jahren vor dem Kriege wie folgt:

	1910	1911	1912
Verunglückte	616	606	677
Selbstmorde	713	795	857
Mord und Totschlag	14	26	27
Zusammen	1343	1427	1561

Reicheres Material bietet die wissenschaftliche Literatur. Es ist dabei aber zu bedenken, daß hier nur ein ganz kleiner Teil der wirklich vorgekommenen Fälle veröffentlicht wird. Die älteren Statistiken weisen durchweg die allgemein bekannten starken Gifte an der Spitze auf; es fehlen nur die modernen Schlafmittel.

Vergleicht man damit die neuere medizinische und pharmazeutische Literatur, so ergeben sich recht interessante Beobachtungen. Neben den starken Giften, die überall nach ihrer Häufigkeit an der Spitze stehen, wie Arsenik, Zyankali, Blausäure, Morphium und Opium, Quecksilber, Phenole, Strychnin und andere Alkaloide, findet man immer mehr die neuen synthetischen Arzneimittel, darunter vor allem die Schlafmittel und Narkotika, in geringer Anzahl auch Antipyretika, Salizylverbindungen, Wurmmittel und dergleichen. Nach einer Statistik von Kobert verteilen sich die im Laufe von 10 Jahren (1880—1889) in medizinischen Zeitschriften der Weltliteratur veröffentlichten Vergiftungsfälle wie folgt: Blei 273, Nahrungsmittel 200, Arsenik 191, Morphin 184, Phenole 179, Quecksilber 165, Opium 148, Atropin 131, Strychnin 116, Alkohol 115, Kokain 114, Jodoform 76, Akonitin 55, Chloralhydrat 42, Chinin usw. 34, Tabak 34, Jodkali 31, Strammonium 31, dann folgen Brom, Kantharidin, Hyoszin, Cannabis indica, Santonin, Salizylpräparate usw.

---

[1] Heffter, A.: Therapie und Prophylaxe der Vergiftungen. Veröff. Med.verw. Berlin: Schoetz. Zit. nach Faust: Toxikolog. Probleme. 1267.

In einer von Kobert zitierten, 30 Jahre umfassenden Statistik von E. Ludwig in Wien 1910 fand sich unter 388 gerichtlich-chemischen Fällen Arsen in 108, Morphin in 50, Phosphor in 40, Blausäure und Zyankali in 28, Quecksilber in 22, Strychnin in 16 Fällen.

Dazu kommt noch das in dieser Statistik nicht erwähnte Kohlenoxyd, das den Gerichtschemiker wohl seltener beschäftigt als den gerichtlichen Mediziner.

Im Staate New York wurden nach Witthaus im Laufe von 15 Jahren (1879—1893) von Giftmorden und Mordversuchen 21 durch Arsenik, 11 durch Parisergrün, 8 durch Opiate, Strychnin, Zyankali und 2 durch Sublimat verübt.

Von dem im Jahre 1895 in preußischen Krankenhäusern behandelten Fällen von akuten Vergiftungen[1] kamen 110 auf Säuren und Laugen, 110 auf Leuchtgas bzw. CO, 52 auf Alkohol, 29 auf Phosphor, 26 auf Quecksilber, 15 auf Arsen, 12 auf Morphin, 10 auf Opium, 7 auf Blausäure und Zyankali.

250 Mitteilungen über Vergiftungen, die in der Apotheker-Zeitung in den 3 Jahren 1925, 1926 und 1927 mitgeteilt sind, aber keineswegs Schlüsse auf absolute Häufigkeit gestatten, geben folgendes Bild:

	1925	1926	1927	zu-sammen	%
Salzsäure	2	14	10	26	**10,4**
Essigsäure	2	5	2	9	3,6
Schwefelsäure	—	3	—	3	1,2
Karbolsäure	—	—	1	1	0,4
Lysol	16	6	5	27	**10,8**
Kalilauge	—	1	1	2	0,8
Natronlauge	—	2	2	4	1,6
Sublimat und Quecksilber	1	10	7	18	7,2
Arsenik	6	7	9	22	8,1
Blausäure	7	13	9	29	**11,6**
Opium	—	3	2	5	2,0
Morphin	5	12	8	25	**10,0**
Kodein	—	—	1	1	0,4
Kokain	1	2	1	4	1,7
Schlafpulver	—	1	2	3	1,3
Veronal	4	13	14	31	**13,8**
Luminal	—	1	1	2	0,8
Strychnin	1	7	1	9	4,0
Kleesalz	1	2	—	3	1,3
Phosphor	—	—	1	1	0,4
Fleisch	2	11	12	25	10,6
Fisch	—	—	1	1	0,4
Käse	—	1	1	2	0,8

Daraus läßt sich folgende Reihenfolge nach der Häufigkeit der Berichterstattung ermitteln:

> Säuren und Laugen (meist Salzsäure) . . . 17,6%
> Veronal . . . . 13,8 „
> Blausäure . . . . 11,6 „
> Fleisch und Wurst . . . . 11,2 „
> Lysol . . . . 10,8 „
> Morphin . . . . 10,0 „

Leuchtgas fehlt in dieser Zusammenstellung, weil hierüber in der pharmazeutischen Presse nicht regelmäßig berichtet wird.

Daß sich aus der relativen Häufigkeit solcher Mitteilungen doch gewisse Schlüsse ziehen lassen, ergibt sich aus einem Vergleich mit den Statistiken von

---

[1] Heimann, Gg.: Münch. med. Wschr. **1900**, 1653.

gerichtlich-medizinischen, gerichtlich-chemischen Instituten, großen Krankenhäusern und Medizinalbehörden. Zur Ergänzung obiger Zusammenstellung
seien deshalb einige Zahlen angeführt, die dem Material des Wiener gerichtsärztlichen Instituts[1] (Prof. Haberda) aus 40 Jahren (1883—1923) entnommen
sind. Danach hat sich die Zahl der tödlichen Vergiftungen fortwährend gesteigert. Einzelne Gifte, wie Phosphor, sind fast vollständig verschwunden.
Unter den zunehmenden Vergiftungen durch Schlafmittel steht Veronal weitaus
an erster Stelle. Die Kriegs- und Notstandsjahre spiegeln sich in den Zahlen
für Leuchtgas und den Vergiftungen durch Pilze wider.

Wiener Statistik nach Talwik.

	1883 bis 1893	1893 bis 1903	1903 bis 1913	1913 bis 1923	1883 bis 1923 Summe
Tödliche Vergiftungen insgesamt .	60	141	266	481	948
Leuchtgas und CO	7	21	65	203	296
Säuren	3	8	5	11	27
Laugen	17	31	36	27	111
Quecksilber (Sublimat)	1	2	6	11	20
Phosphor	7	33	61	3	104
Arsen	1	8	6	12	27
Giftpilze	—	3	9	32	44
Schlafmittel (meist Veronal) . . .	—	1	8	46	55
Phenole (Lysol)	5	5	11	27	48
Opium und Morphium	4	9	12	21	46
Zyanverbindungen	3	1	12	29	45

Auch aus dem Wiener Material ergibt sich deutlich die in der Neuzeit überall
zu beobachtende ständige Zunahme der zufälligen tödlichen Vergiftungen
und der Gewerbevergiftungen, während die kriminellen Vergiftungen im Abnehmen begriffen sind. Die Verhältnisse sind aber nicht in allen Ländern die
gleichen. Unter 27 tödlichen Arsenvergiftungen waren in Wien nur 2 Giftmorde,
während A. Lesser[2] in Deutschland unter 231 tödlichen Vergiftungen 48 Arsen-
fälle aufzählt, von denen 15 auf Giftmord fallen. In früheren Zeiten stand
Arsenik unter den Giftmorden an erster Stelle, z. B. in Frankreich in den Jahren
1825—1885: von 2169 Giftmorden 836 durch Arsenik.

Faßt man das gewaltige weit zerstreute statistische Material über Vergiftungen zusammen, so ergibt sich, daß dieses trotz aller Unsicherheit und Un-
zulänglichkeit nicht, wie vielfach erklärt wird, ganz wertlos ist. Wenn sich auch
keine absoluten Zahlen erlangen lassen, kann man doch gewisse allgemeine Schlußfolgerungen ziehen. So drängt sich zunächst die unbestreitbare Tatsache auf,
daß die Vergiftungen im allgemeinen in ständiger Zunahme begriffen
sind. Dies gilt zunächst für die unabsichtlichen Vergiftungen im Haushalt
durch verdorbene Nahrungsmittel, durch Kohlendunst und Leuchtgas, durch
Verwechslungen (Säuren und Laugen, Ungeziefermittel, Barium, Fluor, Arsen
usw.), durch Methylalkohol. Aber auch die gewerblichen Vergiftungen im allgemeinen nehmen fortwährend zu. Ganz überragend sind die Schädigungen
durch gasförmige Gifte, vor allem die verschiedenen Formen der Kohlenoxydvergiftung, daneben treten aber auch andere flüchtige Gifte, wie Benzol,
mehr und mehr in den Vordergrund. Auch die Blausäure gewinnt durch die
zunehmende Verwendung in der Schädlingsbekämpfung an praktischer Bedeutung. Gewerbliche Hautschädigungen sind überaus häufig und bilden nach

---

[1] Talwik, S.: Ärztl. Sachverst.ztg. **29**, Nr 19, 201 (1923).
[2] Lesser, A.: Vjschr. gerichtl. Med., III. F. **14—16**.

ärztlichen Angaben in Industriebezirken einen beträchtlichen Anteil, 20—30%, aller Hautfälle. In den Kulturstaaten sind dagegen die Vergiftungen durch einzelne Gewerbegifte, wie Blei und Quecksilber, infolge Verbesserung der Fabrikationsbedingungen, zunehmender Aufklärung und wohl auch schärferer Kontrolle ohne Zweifel in Rückgang begriffen. Phosphor spielt nur noch in wenigen Fabrikbetrieben eine Rolle als Gewerbegift. Im Verhältnis zu den gesamten gewerblichen Schädigungen und Unfällen überhaupt ist der Anteil der Vergiftungen jedoch verhältnismäßig sehr klein.

V. Die Erkennung der Vergiftungen.

A. Die Diagnosestellung bei Vergiftungen.

Von

H. Zangger-Zürich.

1. Prinzipielles.

Die erste Frage ist selbstverständlich: Was deutet auf eine Vergiftung? Was kann unter den vorliegenden Symptomen in Betracht kommen und welche anfänglichen Verwechslungen sind besonders verhängnisvoll?

Die prinzipielle Bedeutung der Diagnostik der Vergiftungsursachen ist besonders auffällig für Therapie und Prophylaxe, weil gerade hier die ätiologisch-kausale und die naturwissenschaftliche Prophylaxe die sicherste und unmittelbar naturwissenschaftlich begründete ist und weil nur die Einstellung auf die Ursache eine zweckmäßige, dem Zeitmoment der Umstände entsprechende Heilhandlung veranlassen kann, wenn eben die Ursache als solche richtig erkannt ist.

Die Hauptpräsumptionen für akute Vergiftungen sind: Plötzliche Erkrankungen bei Gesunden, z. B. nach Genuß von Speisen oder nach Aufenthalt in einem bestimmten Raum: Koma, Bewußtlosigkeit, Kollapszustände ohne andere Erklärung, z. B. während der Nacht, am frühen Morgen, in Hotels, in Transporteinrichtungen wie Eisenbahnen usw. — weil tatsächlich die große Mehrzahl der akuten Vergiftungen sich so bemerkbar macht. Differential-diagnosen müssen hauptsächlich gemacht werden z. B. mit akuten infektiösen Darmstörungen, Appendizitiden, Perforativ-Peritonitis, Inkarzerationen, mit inneren Blutungen, Prodromalstadien von akuten Infektionskrankheiten (die ja direkt zu den Vergiftungen in Parallele stehen). Wichtiger als die Einzel-symptome ist eine in der gleichen Weise gleichzeitig erfolgte Erkrankung mehrerer Personen unter den gleichen äußeren Umständen — akute Erkrankungen meist ohne Fieber, oft mit subnormalen Temperaturen.

Unmittelbar gleichzeitig mit dem ersten begründeten Verdacht auf Vergiftung ist die Kardinalfrage zu entscheiden: Vergiftung durch die Lunge, durch giftige Dämpfe, giftige Gase, giftige Nebel usw., durch die äußere Haut, Kleidung oder Aufnahme durch Magen und Darm, eventuell Klistier, Blasen-, Scheidenspülung, Injektion usw.

Bei Aufnahme durch Mund und Magen haben wir meist als Haupt-symptome: Übelkeit, Erbrechen, Leibschmerzen (Verwechslung mit Koliken), die aber auch bei vielen Vergiftungen durch die Lungen, z. B. CO, vorkommen.

Bei Vergiftungen mit ätzenden technischen Stoffen per os sind vor allem wichtig die lokalen Verätzungen: Mundwinkel, unter der Zunge, an den Gaumenbögen, am Eingang in den Larynx, an den engen Stellen der Speiseröhre hinter dem Ringknorpel (Belege, Auflagen, Nekrosen, intensiv gerötete Stellen). Bei der ersten Untersuchung findet man bei organischen Giften ganz allgemein die Nervensymptome, in erster Linie: pathologische Pupillenreaktion, Störungen im Farbensehen, Amblyopie, Akkommodationslähmungen und gleichzeitig die ebenfalls durch nervöse Zusammenhänge bedingten Veränderungen im Herzschlag und Atmung: schnelle Atmung, oberflächliche Atmung, Aussetzen der Atmung, Cheyne-Stokesscher Typus, Dyspnoe.

Sehr häufig ist der Zustand bei der Ankunft des Arztes schon sehr schwer, so daß wir es schon beim ersten Anblick mit einem Koma, mit einem Kollaps oder doch mit Bewußtseinsstörungen, Verwirrungen oder aber mehr shockähnlichen Mischungen von Erregung und Lähmung zu tun haben als Gesamtbild einer Vergiftung.

Gleichzeitig mit dieser Untersuchung der graduell so verschiedenen Symptome müssen wir unsere Sinne — speziell den Geruch — anstrengen, um in der Umgebung, in der Atmungsluft Orientierung zu finden auf die vorliegende Ursache: Geruch des Diabetikers, des Urämikers, des Opiums, der Methylalkoholvergiftung usw., ebenso dienen zur schnellen Orientierung die Hautfarbe und Reflexe.

Bei unklaren Situationen ist möglichst baldige Untersuchung des Harnes nötig, der bei Vergiftungen den Geruch, die Farbe usw. verändert (Typus: alle Essenzen, Terpentin. Typische morphologische Elemente zeigt Oxalsäurevergiftung; die Eisenchloridreaktion ist bei sehr vielen Vergiftungen merkwürdig orientierend, weist auf Abkömmlinge von Phenol, Salizylsäure, die ja den Menschen relativ leicht zugänglich sind). Näheres im Kapitel „Methoden zum Nachweis von Giften". Abschnitt V.

Gruppierung der Gifte nach der Sicherheit und Schnelligkeit der heute möglichen Diagnosestellung.

Vergiftungen, die (A) leicht zu diagnostizieren sind, die (B) schwerer zu diagnostizieren sind und die (C–F) sehr schwer oder nur unter ganz besonderen Umständen zu diagnostizieren sind. Eine durchgreifende Lösung gibt es nicht.

A. Vergiftungen durch einheitliche Gifte, die relativ leicht deutbare Symptome machen:

Das bekannteste Giftsymptom ist der Strychninkrampf, der auf Berührung oder Anhauchen oder auf Laute vom Zittern in den Krampf mit Opisthotonus übergeht. Nach der Erfahrung muß aber in solchen Fällen, doch besonders wenn die Vergiftung nicht sehr typisch ist, z. B. modifiziert ist durch andere Gifte, sowohl Hysterie, Hystero-Epilepsie, Tetanus, in seltenen Fällen z. B. sogar Lyssa, in der Differentialdiagnose beigezogen werden.

Bei Atropinvergiftung (speziell bei Kindern): Auffällige Pupillenweite, Trockenheit im Halse, Schluckbeschwerden, schlechtes Sehen, Aufregung, oft Hautrötung. Bei Vergiftungen, bei denen charakteristischer Geruch besteht, wird die Diagnose mehr aus dem Geruch als aus den Symptomen gemacht. Dagegen bieten alle Gifte, deren hervorstechende Symptome Bewußtlosigkeit, Bewußtseinsstörungen, Rausch oder Narkose sind, wenn sie die Pupille und die Hautfarbe nicht verändern und keinen besonderen Geruch haben, schon eine schwierige Aufgabe.

B. Vergiftungen durch einheitliche Gifte, die ungleiche und manchmal schwer zu deutende Symptome machen, so die narkotischen Gifte:

Veronal, Dial usw., aber auch Vergiftungen mit Oxalsäure, mit Bariumsalzen, mit Arsenikverbindungen, mit Fluorverbindungen, kurz Gifte, die schwere Darm- und schwere Allgemeinsymptome machen. Hervorstechende, allgemeine nicht besonders charakteristische Symptome werden leicht als Vergiftungen übersehen und auf Infektion bezogen (Brechen, Durchfall usw., alle anderen Symptome betrachtet man als sekundär).

C. Die Giftdiagnose wird auch schwierig bei Substanzen, die zersetzlich sind, die man chemisch nicht mehr nachweisen kann, die durch ihre Giftwirkung in ihrer chemischen Konstitution geändert werden: die vielen Aldehyde (Formalin bis Krotonaldehyd), die schnell wirkenden, reizenden Gasgifte. Die vielen organischen Zwischenprodukte, die im Organismus oxydiert, aufgespalten, gekoppelt werden, bis zu den Gruppen der weniger widerstandsfähigen Alkaloide, deren Nachweis viel schwieriger ist und viel mehr Übung erfordert als z. B. die oben erwähnten Gifte (Koniin, Muskarin, auch Kokain und Gemische usw.).

D. Besondere Schwierigkeiten für die systematische Symptomatologie liegen darin, daß sogar einheitliche Stoffe variable Symptomenbilder erzeugen können, je nach der Zeit der Aufnahme, den Dosen und Dosenfolgen, vor allem aber auch — je nachdem eine Organerkrankung besteht oder Vergiftung chronischer oder akuter Art vorangegangen sind. Ja selbst Gifte wie Arsen (also einheitliche anorganische Körper) können sehr verschiedene Symptome machen, besonders bei Vergiftungen refracta dosi (wie heute häufig bei Giftmord).

Auch der pathologisch-anatomische Befund beim gleichen Gift, selbst Arsen, ist beim tödlichen Ausgang ebenfalls sehr verschieden (überraschend oft geradezu negativ — auch ist eine Verwechslung mit infektiösen Enteritiden auch heute noch häufig, gerade bei Arsenik).

Von 12 Beobachtungen der letzten Jahre war nur eine Diagnose aus den Symptomen vor dem Tod gestellt; 2 durch die behandelnden Ärzte nach dem Tod als wahrscheinlich hingestellt und die übrigen mehr oder weniger durch Verdächtigungen, durch zufällige Sektion usw. zur Kenntnis gekommen. Sobald die Voraussetzungen der Giftwirkung stark schwanken nach Alter, nach toxischer Vergangenheit (Alkoholismus, Nikotin, Blei und vorhergehende Wirkung anderer Gifte) wird die Diagnose sehr schwer.

E. Damit kommen wir zu einem sehr schwierigen Kapitel, der Diagnose von Vergiftungen bei gleichzeitig oder nacheinander abwechselnd wirkenden, verschiedenartigen Giftstoffen.

(Das Tragische ist, daß gerade diese Vergiftungen im Gewerbe sehr häufig sind und daß die chronischen Vergiftungen durch eine einheitliche Substanz bei genauer Untersuchung der Verhältnisse selten geworden sind.)

F. Am schwierigsten wird die Diagnose der Vergiftungsursachen, resp. der letzten Vergiftungsursache bei vorher durch chronische Vergiftungen stark beeinflußten Menschen — wie die Pneumonie bei Alkoholikern[1] anders verläuft, wie die Digitalis anders wirkt, so auch jedes andere Gift: Die Veränderung der Wirkung des Adrenalin nach Ergotin, Histamin, Bleiwirkung usw.

Bei keiner Erkrankung wird uns unsere enge Begrenzung und Befangenheit in variablen äußeren Umständen so sehr bewußt, wie bei den Vergiftungen, in erster Linie infolge der schweren Isolierbarkeit und leichten Zerstörbarkeit der beweisenden Faktoren, die ja in jedem Fall eine nur mit bestimmten neuartigen angepaßten Kniffen und Überlegungen und mit besonderer Einstellung zu umschiffende Klippe bei jeder Untersuchung auf Vergiftung bilden.

---

[1] Die Empfindlichkeit des Alkoholikers auf gewerbliche Gifte ist anderseits derart groß, daß sogar die Industrie heute alles tut, den Alkoholismus zurückzudrängen und nur Abstinente in bestimmte Gebiete zuzulassen, ihnen Milchzulagen zu gewähren usw.

Erst wenn wir wissen, mit wie vielen kleinen einzelnen Schritten die wissenschaftlichen Mittel und Wege gesucht werden müssen, mit denen Toxikologie, Pathologie, Chemie und Physik die materiellen Träger der Vergiftung hervorzuheben und zu isolieren gestatten, und wenn wir dann noch sehen, wie die „Vergiftung des Menschen" nur ein Kettenglied ist in einem sowohl für die Gesellschaft, das Recht, die Technik, den Handel wie die neuen Schutzgesetze wichtigen Gesamtkomplex eines großen Kausalitätenfeldes, dann werden wir uns auch bewußt, welche Anforderungen wir bei anderen Erkrankungen an die Diagnose gar nicht zu stellen brauchen. Durch diese weite Ausdehnung einer kausal erschöpfenden Vergiftungsdiagnose unter Beiziehung der Erkenntnisse der verschiedenen Wissenschaften sehen wir, wie ganz gleichwertige, gleich sichere Feststellungen nebeneinander notwendigerweise erst zu einer wirklichen, tragfähigen Diagnose führen. Es gibt oft Umstände, die uns zwingen, die Weiterführung einer begonnenen Untersuchung aufzugeben, so, wenn die Gifte leicht zerstörbar sind, wenn sie in kleinen Dosen chronisch wirken, und nur allgemeine Schädigungen hinterlassen. Solche Erfahrungen zeigen uns, wie oft wir uns bei vielen Vergiftungsdiagnosen — aber auch bei anderen Krankheiten — mit bloßen Analogieschlüssen, statistischen Überlegungen, Präsumptionen, Vermutungen und Hypothesen und ungleichen Begründungen begnügen. (Wir sehen auch bei der Anwendung dieser Diagnosen auf die Prophylaxe und das Recht, wie unzulänglich viele dieser Diagnosen sind, gegenüber dem, was sichere Erkenntnis bessern und durchsetzen könnte.)

Wir haben uns bis jetzt im wesentlichen auf jene Konstatierungen beschränkt, inwieweit und aus welchen Gründen heute die Vergiftungsdiagnosen unzureichend gemacht werden oder gar die Vergiftungsmöglichkeit übersehen wird. Wir haben gesehen, wie die prinzipiellen Irrtümer entstehen, wie Spontankrankheit und Vergiftung verwechselt werden, dann speziell, daß die einzelnen Symptome vieldeutig sind, daß die Reaktionsformen des menschlichen Organismus nach Zahl und Form beschränkt sind und daß nur bestimmte Reaktionstypen zur klinischen Untersuchung in Betracht kommen. Wir haben dann ferner konstatiert, daß für die Therapie wie für die Feststellung der Zeitpunkt, also eine Zeitfunktion in Betracht kommt, daß die Bedeutung des Zeitverlustes nirgends in der Medizin eindringlicher bewußt wird als bei den Vergiftungen, da er zur Effektlosigkeit der ganz gleichen medizinischen Rettungshandlung zu einer unpassenden, zu einer späteren Zeit führt.

2. Bedeutung der Vergiftungsdiagnose.

Der Gegensatz der Diagnosestellung bei Vergiftungen gegenüber anderen Erkrankungen.

Die Vergiftungsdiagnose hat heute ganz verschiedene Zwecke und damit ganz unvermeidliche Forderungen an die Medizin zu stellen, welche die frühere Zeit nicht kannte: Der Vergiftungsfall hat:

a) unmittelbarste, drängende, therapeutische Forderungen, weil das die ausgesprochenste Erkrankungsform ist, bei der die erfolgreiche, therapeutische Handlung und deren Heilwirkung ausschließlich vom Zeitmoment der durch die Diagnose erst ermöglichten medizinischen Handlung abhängig ist. Eine sogar auf eine vorläufige Diagnose abgestellte Behandlung einer Vergiftung kann im ersten Moment lebensrettend sein — sie kann z. B. auch die Rettungsmannschaft schützen —, wird sie erst nach Minuten oder nach einer halben Stunde gemacht, kann sie therapeutisch wertlos sein.

b) Der Einzelfall hat aber noch weitere — der Therapie gleichwertige — Konsequenzen: 1. einmal für die Kranken selber und die Umgebung, weil meist nur durch die sichere Diagnose das weitere Bestehen einer Gefahr vermieden werden kann, dann aber auch, weil gerade die Vergiftungen bei Kenntnis der Ursache später viel sicherer vermieden werden können; ja sicherer als fast jede andere Gefahr. 2. Eine große Zahl von Vergiftungsfällen hat viel öfter als bei allen anderen Erkrankungsursachen rechtliche Folgen, z. B. auf Grund der Kausalhaftung, der Vorschriften des Strafrechtes, der Unfall- und Fabrikgesetzgebung, der Lebensmittelgesetzgebung. Gerade die Bestimmungen über die Kausalhaftung sind nach dem heutigen Stand der Gesetzgebung bei den Vergiftungen äußerst ungleich und die Anforderungen an die Medizin sind deshalb ungleich. Es ist aber zu beachten, daß die z. B. in den Versicherungsverträgen und Versicherungsgesetzen vorhergesehenen rechtlichen Wirkungen einer kausal nachgewiesenen Vergiftung ganz andere, zum Teil recht verschiedene Grade der Beweissicherheit verlangen als im Zivilrecht, Strafrecht, in der Lebensmittelgesetzgebung, Unfall- und Fabrikgesetzgebung usw.

Der vergiftete Einzelmensch ist aber oft nur ein Glied in einer von Menschen absichtlich bewußt provozierten Kausalkette, die manchmal nicht mehr zu übersehen und zu beherrschen ist.

Schutz der Zukunft, die Diagnose als Grundlage der Prophylaxe. Die Vergiftungen sind zu einem großen Teil voraussehbar, zu einem anderen Teil aber — wie noch bewiesen wird — durch wohl voraussehbare, aber nur psychologisch verständliche Schwierigkeiten sehr schwer — unter Umständen nur mit ganz bestimmten extra zu erwerbenden Mitteln — zu erkennen. In vielen Fällen sind diese Schwierigkeiten so groß, daß die Vergiftungen als solche in ihrem Kausalzusammenhang nur stufenweise und unter Beiziehung der Naturwissenschaft und Technik erkannt werden können.

Die Vergiftungsdiagnose stellt aus verschiedenen Gründen größere Anforderungen als die gewöhnliche Diagnose: Erstens ist in vielen Fällen das Agens vollständig unsichtbar, sodann zeigen sich die Symptome sehr oft erst längere Zeit nach dem entscheidenden Vorgang, in anderen Fällen werden die Giftsymptome aus irgendeinem Grund verdeckt, verändert. Sehr oft wird auch die Diagnose nicht zu Ende gedacht, weil die den Moment charakterisierenden Tatsachen, die in der Kausalzusammenhangserkenntnis weiter führen würden, sich nicht fassen lassen, ausfallen, sich verwischen, in anderen Symptomen untergegangen sind, resp. übertönt werden, oder aber die für die Diagnose so wichtigen Feststellungen werden aus psychologischen Gründen versäumt, weil andere Symptome im Vordergrund stehen und zu anderen Gedanken zwingen, zu leichteren Feststellungen verführen. Es sind also neben den reinen Tatsachen besonders die Relationen, die hier eine Rolle spielen: Notwendigkeit der schnellen Erkennbarkeit; die Variationsbreiten der Krankheitsbilder und ungleiche Übung des diagnostizierenden Mediziners, bedingen eine große Ungleichheit der Auffassungen und damit besondere Schwierigkeiten auch für die einheitliche Erkenntnis und die Gesamtkonstatierung.

Der Sinn der Vergiftungsdiagnose liegt hauptsächlich in der Richtung ihrer praktischen Verwendbarkeit in den ersten Phasen der Vergiftung, einem Zeitmoment, in welchem man therapeutisch mit vollem Erfolg eingreifen kann.

Dem gegenüber müssen die Wirkungslosigkeit und die Gefahren der therapeutischen Eingriffe und der Vorschriften auf Grund von rudimentären Diagnosen, von nicht kontrollierten Analogiediagnosen herausgearbeitet und bewußt gemacht werden. Das drängendste Problem ist, daß man sich Rechenschaft gebe in der Richtung aller derjenigen Schwierigkeiten, die die Stellung der sicheren Diagnose im weiteren Sinn verzögern und hemmen.

3. Das Werden der Vergiftungsdiagnose
und die den Phasen der Vergiftung entsprechenden therapeutischen und prophylaktischen Handlungen.

Zu einer vollständigen, für alle Konsequenzen zureichenden Vergiftungsdiagnose gehen wir durch eine große Reihe von Stadien. Von den verschiedenen möglichen ersten therapeutischen Indikationen bis zur Prophylaxe und den rechtlichen Folgen der Diagnose bei akuten Vergiftungen resp. akuten Symptomen:

1. Der Arzt wird meist erst gerufen, z. B. zum schnellen Eingreifen, wenn sich schon schwere subjektive Symptome bei einem Menschen zeigen,

speziell wenn diese Symptome schnell eintreten und sich steigern (z. B. schnell eintretendes Übelsein, Brechen, Beklemmungen, Atemnot, Schwäche, Schwindel, Bewußtseinsstörungen, Kopfweh, Angst, starke Schmerzen). Das sind die ersten und anfangs die alles übertönenden Symptome. Die Angaben Dritter geben manchmal Anhaltspunkte, manchmal führen sie irre. (Weitere Untersuchungen, wie Blut- und Harnuntersuchungen, werden meist erst später gemacht.)

2. Der Arzt beobachtet automatisch in der ersten Minute die auffälligsten, das Leben bedrohenden Symptome: Atemnot, Puls, Art der Schmerzen, Brechen, Bewußtlosigkeit; dann folgt Hautfarbe, Turgor, Temperatur, Schweiß, Zittern, Reflexe, Harn usw. Dazu äußere Besonderheiten, wie Geruch — bei Zyan, Phosphor, Methylchlorid und flüchtige, organische Chlorverbindungen und Pilzen, Coma diabeticum, auch bei der akuten gelben Leberatrophie, Diphtherie usw.

Nach diesen Feststellungen von Allgemeinsymptomen geht der Arzt in die tieferen Schichten der Lokalisation der Störungen; die Untersuchung der Gruppen von funktionellen Störungen speziell durch Prüfung der Reflexe und der Reaktionsfähigkeit und damit in der Richtung der wahrscheinlich besonders erkrankten Organe usw. Daraus folgt direkt und als Kontrolle der ersten Schlüsse:

3. Die Diagnose der Lokalisation, resp. des erkrankten Organes im Sinne der dem Arzt bekannten pathologisch-anatomischen Erfahrungen über die Grundlagen eines derartigen Symptomenkomplexes (vgl. Kap. V B):

a) Das erkrankte Organ,

b) Art der Erkrankung dieses Organes.

(Das ist die gewöhnliche Diagnose, wie sie von der pathologischen Anatomie kontrolliert und ergänzt wird.) Von da aus folgt nun erst der weitere Schritt vom Organ resp. den darin vermuteten Veränderungen mikroskopischer Größenordnung, um dann auf die schädigenden Moleküle besonderer Art zu schließen, d. h. jene isoliert erkennbaren faßbaren kleinsten Elemente, welche als Summe ganz einheitlicher Giftmoleküle die Gesundheitsstörung als biologische Folge einer Giftwirkung bedingen; allein bedingen oder in Kombination mit anderen Umständen bedingen.

4. Von diesen Überlegungen aus folgt der noch hypothetische Schluß auf die Art der chemischen und physikalisch-chemischen Störungen (eventuell auf Strahlenwirkungen), Schlüsse, die in diesem Stadium naturwissenschaftlich gesprochen erst Vermutungen bedeuten, die erhärtet werden müssen, sie verlangen dann ihrerseits

5. den Nachweis des chemischen Körpers in- und außerhalb des menschlichen Organismus resp. aus diesem ersten Schluß (klinische Diagnose) lassen sich eine Reihe von Fragestellungen an die Chemiker sogar erst ableiten. (Näheres hierüber im Kap. V B.)

6. Auf Grund dieser Überlegungen organisiert der Arzt die Erfassung, Konservierung der verdächtigen Substanzen und die den vermuteten Giften entsprechende Überleitung an die Chemiker oder Institute mit den Fragestellungen. [Zeitpunkt der Entnahme (CO), Technik der Entnahme (C_2H_5OH, CH_3OH), Venenpunktion usw.]

7. Auf Grund der chemischen Analyse folgt dann die Interpretation der Resultate des Chemikers durch den Arzt, auf Grund der Symptome, wie z. B. des zeitlichen Verlaufes der Erkrankung, der vorhandenen, gefundenen, resp. wirkenden Dosis, der Erfahrung über Zerstörbarkeit oder Resistenz des Giftes usw. Größere Klarheit über die Details der Aufgaben ergibt sich am besten aus der Zusammenstellung der Fragen wie sie die Praxis schuf:

Die Verschiedenheit der Fragestellungen je nachdem eine verdächtige Substanz vorliegt oder nicht, d. h. erst erschlossen werden muß.

Die Hauptfragestellungstypen: Unter welchen Umständen können die Diagnosen für Therapie, Prophylaxe und Rechtsfragen ausreichen und alle (wünschbaren) Konsequenzen tragen?

Wenn keine verdächtigen Substanzen vorliegen, stellen sich dem ersten Arzt vor allem folgende Fragen:

a) Liegt Vergiftung vor? Welche Giftgruppen kommen in Betracht?

b) Wo ist das Gift im Moment, wo kann es erreicht werden? Gegengift?

c) Wie ist die Verteilung im Körper jetzt, nach einer bestimmten Zeit?

d) Besteht die vermutete Gefahr weiter, wie z. B. oft bei Vergiftungen durch Gase, bei Verwechslungen, bei falschen Mischungen (Bariumkarbonat statt Bariumsulfat) in Apotheken, Fabriken. Verwechslungen von Parasitenmitteln mit Backpulvern, zu starker Phosphor-Lebertran.

e) Verdächtige Substanzen der Umwelt, des Berufsbereiches. Vgl. k).

f) Welche Symptome zeigen Schwankungen, besonders verteilte Dosen?

g) Sind die vermuteten Gifte leicht nachweisbar und wie?

h) Wie lange sind die vermuteten Gifte nachweisbar und wie?

i) Wo findet man das Gift am ehesten — am reinsten — in größter Konzentration: Erbrochenes, Magendarmkanal, Harn, Blut, Leber, Knochen, Haare, Nägel?

k) Woher stammt wahrscheinlich das vermutete Gift? Wo entsteht das vermutete Gift als Hauptprodukt, als zufälliges Produkt, als Nebenprodukt, Berufe, Industrien, Fälschungen, Verwechslungen?

l) Leithypothesen für die sofortige Prophylaxe?

m) Welches sind die flüchtigen und am leichtesten zerstörbaren Gifte, die hier in Betracht kommen und auf die eine besondere Aufmerksamkeit gelenkt werden muß?

n) Was für Methoden stehen zur Verfügung? Chemische Methoden, physikalisch-chemische Methoden, wie Spektrographie oder nur biologische Methoden, kombinierte Methoden? (Vgl. Kap. V B.)

o) Mit welchen Vorsichtsmaßnahmen muß man die Gifte unter den gegebenen Umständen aufbewahren, Gefahr der Fäulnis, Gefahr der Oxydation (Phosphor, Zyan, Kohlenoxyd, Kokain, Kolchizin). Wie muß man sie schützen resp. konservieren?

p) Sind Anhaltspunkte für ein Verbrechen vorhanden und für die Fahndung: Mord, Mordversuch, Selbstmord, Fahrlässigkeit, Zufall, Verwechslung?

Spezielle Aufgaben bestehen beim Zusammenwirken mehrerer Gifte und Krankheiten mit wenig bekannten Giftstoffen.

Bestehen Versicherungen (Unfall usw.)? Welches sind die Aufgaben betreffend Versicherungen?

Sobald eine verdächtige Substanz gefunden ist, stellt sich die medizinische Diagnostik auf einen ganz neuen Standpunkt, mit einer wesensandern Denkaufgabe für den Arzt, als zu jener Zeit, in welcher die vermutete Ursache nicht in Substanzen faßbar vorlag. Diese neuen Fragestellungen schließen naturgemäß verschiedene Aufgabenserien in sich: Gleichzeitige Kontrolle und Untersuchung auf vermutete andere Gifte, wie der äußeren Beziehungen des gefundenen Giftes. Die Hauptfragen, die unter allen Umständen sich stellen, sind:

1. Kann diese Substanz die vorliegenden Symptome machen, resp. stimmen die Gift-Symptome und pathologisch-anatomischer Befund überein?

2. Welche seltenen, wenig bekannten, variablen, meist übersehenen oder falsch gedeuteten Symptome macht das Gift? (bei unklaren Fällen, bei Kranken usw.).

3. Ist ein Gift durch einen bestimmten Befund schon ausgeschlossen (Pupillen, Geruch, Hautfarbe usw.)?

4. Kann das Gift in dieser Dosis diese Symptome machen? Fragen: wie z. B. was der Chemiker gefunden hat, was er vermutet, was er als fehlend im Fläschchen festgestellt, oder was z. B. auf einem vorliegenden Rezept verordnet wurde, oder was an Gasmenge sich hat entwickeln können?

5. Zu welcher Zeit muß das Gift genommen worden, in den Körper gekommen sein und in welcher Form, damit es zu einer bestimmten Zeit (z. B. während der Beobachtung durch Zeugen) die beobachteten Symptome machte und in einer bestimmten Zeit tötete?

6. Sind konkurrierende Umstände vorhanden, die die Giftwirkungen modifizierten, beschleunigten, hemmten (Löslichkeit, Verdünnung, Vermischung, resp. Mageninhalt — Dispositionen, wie schlechte Ausscheidung — Nieren, Herz, mehrere Gifte, Bakterien, Nahrungsmittelgifte usw.)?

7. Genügt diese Dosis zur Tötung und unter welchen Umständen?

8. Welche Dosen sind im allgemeinen notwendig und waren im speziellen Falle notwendig und waren wirksam, Idiosynkrasie, Angewöhnung?

9. Wie wurde das Gift aufgenommen, schnell, langsam, als Pulver, als Flüssigkeit, als Staub, als Gas, als Dampf mit der Luft? In mehreren Dosen? Unter welchen Umständen? Perkutan?

10. Kann der verdächtige Stoff normalerweise im Körper vorkommen? In welchen Mengen, aus der Nahrung (wie Phosphorsäure, Oxalsäure), als Medikament (Arsenik usw.)?

11. Ist das Gift die Todesursache allein oder in Konkurrenz mit anderen Umständen (Nieren, Herz usw.)?

12. Muß diese Menge unter allen Umständen den Tod zur Folge haben? Unter welchen Umständen erfolgt bei diesen Dosen der Tod nicht (zufällige Verdünnungen oder Bindungen und Einhüllungen, Fällungen, d. h. die z. B. im Magen die Schnelligkeit der Giftwirkung beeinflussenden Umstände?

13. In welchen Mengen kommt das Gift vor, wie lange bleibt es im Körper, wie modifiziert es sich, wie lange ist es nachweisbar?

14. Was für besondere, den Sinnen auffällige Eigenschaften hat diese Substanz? Wie warnt sie, resp. welche ersten Erscheinungen macht sie: Geruch, Geschmack, Verdeckbarkeit des Geruches, des Geschmackes? Und mit diesen Eigenschaften im Zusammenhang die Fragen: Mord, Selbstmord, Fahrlässigkeit usw.?

15. Welche Giftquellen sind nach der heutigen Erfahrung vorhanden, speziell bei kriminellen, zufälligen, gewerblichen Vergiftungen?

Woher kommt das Gift mit größter Wahrscheinlichkeit? (Für die Ärzte ist auch die verschiedenartige Herkunft der Gifte bei Leichen-Exhumation, postmortale Giftimprägnation, zu beachten.)

16. Welchen Weg macht das Gift vom Entstehungsort bis zum Körper? (Nachweis des Weges bis zum Menschen. Gleichzeitig ein Teil der Antwort auf die Frage: Besteht die Gefahr weiter, z. B. giftige Gase in der Luft usw.)? Wie oft kommt diese Art der Vergiftung vor, wie oft wird sie übersehen?

Die Vorstellungskomplexe über die Krankheitsursachen sind einerseits auch bei den Vergifteten selbst in viel breiteren Grenzen schwankend, als man sich vorstellt. Andererseits werden dem Arzt oft alle Umstände über Giftsubstanzen und naturgemäß auch der Verlauf verheimlicht; selbst bei chronisch Vergifteten spielen sehr oft die alle wirklichen Beobachtungen verdeckenden Hypothesen und Verdachtsgründe eine hemmende, irreführende Rolle (und zwar beim Kranken, wie speziell auch bei der gesamten Umgebung). Die Verdachtsäußerungen der Familienangehörigen sind oft noch irreführender, als der Verdacht der Vergifteten selbst. Eine besonders komplizierte Vorstellungswelt drängt sich bei den durch Gifte sich gefährdet Glaubenden verwirrend durcheinander. So entstehen die vielen naturgemäß ganz ungleich begründeten Giftphobien, die bereits in der Zahl der zur Untersuchung kommenden eine ziemlich große Rolle spielen. Diese Phobien verwirren das Giftproblem ihrerseits noch recht stark.

Ein tragischer Grund einer großen Zahl von unzureichenden und falschen Vergiftungsdiagnosen liegt in der Einstellung vieler Ärzte auf diese Diagnosen, viele Ärzte betrachten die Fragen: „Wie kam das Gift in den Körper?, woher kam es?, wer konnte die Vergiftung vermeiden?, wer hat sie absichtlich verschuldet?" entweder gar nicht oder nur aus einer Art persönlicher Neugierde, während eben doch der Arzt in den meisten Fällen infolge seiner naturwissenschaftlichen Bildung der einzige ist, der dieser rechtlich resp. prophylaktisch so entscheidend wichtigen Frage nahe steht (Grundlage der Ätiologie). So ergeben sich die vielen Gründe der Irrtümer in den Vergiftungsdiagnosen.

Wie stellen sich die verschiedenen Arten von Vergiftungen für das psychologische Blickfeld und das Bewußtsein des Mediziners dar? In welchen ganz anderen Formen stellen sie sich dar für den Vergifteten und Gefährdeten und für die Vorstellung der die Vergiftung verschuldenden Menschen? (Irreführung durch Umgebung.)

Diese Unterscheidung ist für das Verständnis der falschen Vergiftungsdiagnose und der zu überwindenden Schwierigkeiten sehr wesentlich.

Der Arzt ist stark auf die Angaben der Anamnese angewiesen in der gesamten Diagnostik. Man darf sich nicht verhehlen, daß die Angaben über die Vergangenheit, den Verlauf oft die Diagnosenstellung entscheidend bestimmen; das gilt für alle Arten von Diagnosestellungen weit mehr als zugegeben wird. Bei den Vergiftungen ist die Anamnese oft sehr getrübt oder gefälscht und mit sehr hypothetischen Vermutungen beladen.

Bei den absichtlichen Vergiftungen und speziell bei den Vergiftungen mit schnell tödlichen Wirkungen sieht der Arzt meist nur die brutalen Symptome oder die Leiche. Bei Mord wie bei Selbstmord durch Gifte tritt die Idee und die Pflicht nach einem Gift zu suchen erst durch zwingende Vermittlung einer Serie von Beobachtungen und Überlegungen ins Bewußtsein, wie durch die Schnelligkeit der Wirkung, durch unklare Symptome (neben den schweren Symptomen, wie Brechen, Bewußtseinsstörungen, Krämpfe), dann durch die äußeren Umstände wie Erbrochenes. Aber die leitende Vorstellung über die Todesursache entsteht auf ganz andere Weise: Trotz der falschen irreführenden Angaben der Anamnese und der oft gefälschten Situation muß sich erst der begründete Verdacht aufdrängen, hier liegen ganz besondere psychologische Aufgaben und Schwierigkeiten.

4. Die Schwierigkeiten der Vergiftungsdiagnose.

Die Schwierigkeiten der Vergiftungsdiagnose werden sogar heute bewußt (und leider häufig) eine Art Entschuldigung für das Verkennen, speziell weil fast alle Krankheiten in irgend einem Moment ein Stadium durchmachen, das wesentlich durch molekular-chemische Verschiebungen im Organismus bedingt ist und auch ganz ähnlich aussehen kann, wie exogene Vergiftung.

Die Frage nach den Gefahren der unzureichenden Diagnostik der Vergiftungen und der Ursachen zahlreicher unerkannter Vergiftungen ist gleichbedeutend mit der Frage nach dem Übersehen und Leugnen der Gefahr durch Ärzte, wie durch die Technik. Welche Methoden stehen dagegen zur sicheren Aufklärung und zur zuverlässigen Feststellung zur Verfügung und werden zu wenig ausgenützt?

Wir alle machen die Erfahrung, daß nur die auffällige Einzelerkrankung mit dem sicheren äußeren Nachweis des Giftes anerkannt wird als Vergiftung. Wir sehen ferner, daß die Ärzte gewohnt sind, wenn sich auf Grund einer chronischen Vergiftung eine Organerkrankung oder eine Infektion einstellt, nur an Infektion zu denken, d. h. in ihren Vorstellungen lebt als einziger aktiver Faktor: die Infektion oder seltener die entsprechende parallele visuelle, pathologisch-anatomische Vorstellung. Die chemischen Erfahrungen sind dabei oft unklar, die Sukzession der technisch chemischen Prozesse nicht in allen Teilen faßbar, die zwingende Logik in den Vorstellungen fehlt damit, ja es bestehen verwirrende Lücken in der Vorstellungsfolge. Die Folge ist: Der Verdacht wird aufgegeben aus einer gewissen Aussichtslosigkeit. Aussichtslosigkeit in der direkten Beweisführung, Aussichtslosigkeit wegen früherem Übersehen der Beweismittel, Aussichtslosigkeit, die anderen zu überzeugen, Mangel an Unterstützung usw. Diese Überlegungen zeigen die Umstände, warum auf Grund der gewohnten Gedankengänge die Vergiftungen übersehen werden müssen; überall da, wo eine Organerkrankung oder eine Infektion Begleiterscheinung oder Folgezustand von Vergiftungen ist — und das ist sehr häufig — da wird nur die Infektion genannt.

Die Folgen sind: der Arzt begeht sehr oft einen schweren Irrtum in der Richtung der Therapie, z. B. er verdeckt evtl. die Giftwirkung durch die Therapie (besonders bei etwas atypischen Fällen oder kombinierten Vergiftungen) — auf alle Fälle arbeitet er nicht für die Prophylaxe und ebensowenig in der Richtung der medizinisch-rechtlichen Forderungen. —

Diese umfassende Aufgabenserie ist jedoch für den Arzt unvermeidlich, da nur der Arzt die Erfahrungen und die Voraussetzungen hat, die Diagnose im Einzelfall bis zur sicheren Feststellung der vergiftenden Substanzen und deren Quellen usw. zu fördern.

Die tragische Bedeutung der Vergiftung für unsere Zeit liegt nun gerade in der Tatsache, daß wir heute schon Erkennungsmittel hätten — dem Stand der heutigen gesamten Wissenschaft und der Technik entsprechend —, daß sie aber traditionell zu wenig herangezogen werden, daß die Ausdehnung der Gefahr furchtbar schnell geht und daß die Gefahren oft durch Interessen oder Notlagen zugedeckt werden — weil man einen bestimmten Erfolg, der klar gesehen und erreichbar ist, vorerst erreichen will, während die Gefahren unbequeme, überraschende, unbeachtete und inkonstante Nebenwirkungen sind, die nicht in einfacher Weise von der Produktion abhängen.

Fassen wir die im menschlichen Organismus als Träger der Krankheit liegenden Umstände, welche die Irrtümer resp. die Verkennung begünstigen, kurz zusammen:

A. Die Beschränktheit der Reaktionsarten und -Breiten. Die ersten Erkrankungsformen sind ganz besonders atypisch. Typisch sind überhaupt die Krankheitsbilder nur in bestimmten Stadien.

B. Die Verteidigung des Organismus gegenüber chemischen Stoffen ist im allgemeinen vielgestaltig und von Individuum zu Individuum verschieden. Bei dem einen überwiegt die Ausscheidung, bei dem anderen die Anlagerung, die Speicherung, bei dritten der Abbau und bei anderen die chemische Koppelung, z. B. bei der gleichen Substanz, wie Phenol. Dann superponieren sich die Funktionsstörungen, die erzeugt werden durch den giftigen Stoff an sich und die Wirkungen durch die Abbauprodukte.

C. Die irrtümlichen Vorstellungen über die Art des Vergiftungsvorganges und die chemischen Reaktionen. Die Erfahrungstatsachen der reinen Chemie gelten im allgemeinen nur für die Reaktionen von in reinen Lösungsmitteln gelösten Stoffen in glattwandigen Gefäßen, wo Zwischenreaktionen, vor allem Absorptionen usw. keine Rolle spielen, wo Gleichgewichte auf Grund der Massenwirkungsgesetze sich schnell einstellen, wo das Endresultat nach kurzer Zeit meßbar, wahrnehmbar ist und wo nebenhergehende Reaktionsprozesse unwahrscheinlich sind und nicht beachtet werden. Der Unterricht basiert sich suggestiv auf diesen klaren, gesetzmäßig bestimmten, eindeutigen Reaktionen der reinen einfachen Lösungen.

Diese Gesetzmäßigkeit gilt nun schon in komplizierten Lösungen nicht mehr, ganz besonders nicht mehr, wenn Kolloide oder irgendwie strukturierte Elemente vorhanden sind. (Also wenn neben oder in den Flüssigkeiten quellungsfähige, aber nicht molekular gelöste, absorbierende [addierende, labile, elektrisch geladene] Substanzen verteilt sind und dort durch das Lösungsmittel ein kompliziertes Lösungssystem bilden, z. B. also die Membranen, Kolloide, Plasmaeiweiß und menschlicher Körpersaft und die labilen endokrinen Stoffe.)

D. Unsere Sinne haben den heutigen chemischen Produkten gegenüber gar nicht die Bedeutung der die Gefahr erkennenden, die Eingänge in den Körper bewachenden Wachtorgane (sie werden so leicht betrogen). So können wir viele Gifte nicht riechen (CO) — viele Substanzen können Ungebildete nicht unterscheiden. Gemischen, z. B. Menthol, Dekahydronaphthalin oder Kampfer, Hexachloräthan und Diamidoazetonitril, also heterogene Stoffe.

Voraussetzungen der Irrtumsmöglichkeiten für berufliche Vergiftungen. Die allgemein wissenschaftliche Erforschung vieler Vergiftungen ist noch jungen Datums, die Verbreitung der Erkenntnis erfolgt langsam, erst in Generationen von Ärzten, zu langsam auch wenn die Entwicklung, die Häufung und Vermehrung der Giftstoffe nicht so überstürzt wäre. Die Aufmerksamkeit der Ärzte ist auf die Organsymptome und die Schmerzen eingestellt, was sich symptomatisch behandeln läßt und was im Vordergrunde der Sorge steht, speziell denkt der Arzt an Infektionen.

Oft ist ihm das Arbeitsmilieu nicht bekannt, er hat nicht die Übersicht über die Produkte (inklusive Zwischen- und Nebenprodukten), das Milieu ist seiner Beurteilung gar nicht ohne weiteres zugänglich, und die Angaben der Arbeiter sind irreführend, weil der Arbeiter Gerüche subjektiv beurteilt, weil er nur den Phantasienamen kennt für die Substanzen, nicht das Wesen der Prozesse, nicht die Gemische, nicht die Spezialarbeiten.

Die äußeren Umstände sind oft für die Diagnose der Ursache erschwerend. Die Untersuchung erfolgt oft verspätet, die Betriebsstörung ist behoben, was aus der Situation zu schließen wäre, wird meist zu spät gefragt; die giftigen Substanzen sind sehr oft zersetzlich, können nicht mehr als solche gefaßt oder nachgewiesen werden.

Zu alle dem kommt, daß für die Diagnose von Vergiftungen die Methodik der ärztlichen Praxis meist nicht ausreicht (speziell daß die Nachweismethoden der giftigen Stoffe oft recht vielgestaltig sind und sehr zielbewußt den Umständen angepaßt werden müssen), auch die Erkenntnis der Krankheitsbilder mangelt oft, da Krankheitsbilder, die Folgen von Giften sind, oft in großen Breiten variieren — sich Spontankrankheiten nähern. Diese Krankheiten kommen zu selten in Kliniken, die Variationen einiger seltener Fälle sind schwierig aufzuklären.

5. Besondere Erschwerungen der Beweisführung.

Die Beeinflussung der giftigen Stoffe vom Entstehungsort bis zum Moment der medizinisch-chemischen, toxikologischen Untersuchung.

1. Als Entstehungsort und Herkunft der Gifte kommen sehr verschiedene Quellen, Handel und Zwischenhandel mit chemischen Produkten, sowie die chemisch-synthetische Industrie, endogen hauptsächlich Bakterien in Betracht.

2. Veränderungsmöglichkeiten vom Entstehungsort zum Menschen. Manche dieser Körper können in der Zeit, bis sie zum menschlichen Körper kommen, auch Veränderungen eingehen, zumal gerade die Gifte häufig auch ganz unsachlich aufbewahrt werden. (Kondensation vieler ungesättigter Produkte, Oxydation, Lichtwirkung, Verunreinigungen und dadurch Absorptionen, Fäulnis.)

3. Veränderungen (vor, während, nach der Aufnahme, aber vor der Wirkung).

Die Aufnahme erfolgt entweder direkt in den Blutkreislauf via Lungen oder Injektion, oder aber perkutan oder durch Verschlucken, durch Magen und Darm.

Die Veränderungen während der Resorption sind:

a) Schon vor der Aufnahme kann das Gift verändert werden durch Lösung, Mischung, Zusätze (z. B. Alkaloide in tanninhaltigem Wein oder Säuren und Basen, Nitrite und labile aromatische Körper; durch langes Stehenlassen an der Luft; Licht verändert viele Stoffe).

b) Im Magen und Darm müssen weiter eine Reihe von Veränderungen des Giftes erfolgen: 1. physikalischer Art auf alle Fälle, auch sehr häufig chemischer Art. Durch Wirkung der Nahrung im Magen, 2. durch Gegengifte, speziell fällende Gegengifte.

c) Kolloidreaktionen und Fermentreaktionen im Magen, sei es durch bakterielle Fermente oder durch Magenpepsin, Salzsäure, später Trypsin; so werden viele Giftstoffe wie Kurare, Schlangengift, aber zum Teil auch einfache Gifte, wie Phenole, entweder ganz oder doch zu einem wesentlichen Teil verändert in ihrer chemischen Eigenart.

4. Veränderungen der Gifte nach der Resorption während der Wirkung und Ausscheidung.

Die Gifte im Blut und im Gewebe: Diese ganze Serie von Veränderungen, bedingt durch die Aufnahme per os, wird umgangen bei Aufnahme durch die Atmung, bei Aufnahme durch Mund- und Nasen-, Mastdarmschleimhaut und vor allem bei subkutaner und endovenöser Injektion. Es bestehen wichtige Differenzen bei der Aufnahme durch Magen, Darm oder durch Atmung und Blut.

Da die Konzentration des Giftes für die Giftwirkung entscheidend ist, kommt es auf alle Fälle wesentlich darauf an, ob das Gift per os oder direkt unter die Haut oder in das Gefäßsystem gelangt, weil die Resorption über den Umweg von Magen und Darm eine große Verlangsamung bedeutet, so daß infolge der ständigen Ausscheidung und Zerstörung des Giftes im Gewebe die wirksame Konzentration im Gewebe und im Blut bei Aufnahme per os bei absolut gleicher aufgenommener Menge viel geringer ist, als bei Injektion ins Blut. So ist die Wirkung von Kalisalzionen, die ja noch relativ leicht resorbiert werden, bei Aufnahme durch den Mund mehr als zehnmal geringer als bei endovenöser Injektion. Die Schwermetalle, die endovenös außerordentlich starke Gefäß- und Nervengifte sind, werden durch den intakten Darm so wenig aufgenommen, daß viele als „ungiftig" betrachtet werden (Kupfer). Viele organische Stoffe, wie Phenol, werden im Magen und Darm etwa zur Hälfte verändert, aber einzelne Bakteriengifte, wie Botulinustoxin, wirken durch den Darm analog giftig wie bei Aufnahme durch Injektion, während andere zerstört werden.

Die Lokalisation der Gifte, die Wege der Veränderungen im Körper: Die Gifte wirken naturgemäß nur in unmittelbarer Nähe der Moleküle. Die chemische Wirkung ist auf alle Fälle nur auf Distanzen von 10^{-7} bis 10^{-8} cm bekannt (nur die strahlenden Elemente, wie Uran- oder radiumähnliche Verbindungen, auch Radiumblei, können auf größere Distanzen schädigend wirken, aber die Schädigungskraft nimmt exponentiell ab mit der Distanz; Aufnahme als Emanation).

Viele Gifte haben eine spezifische physikalische oder chemische Affinität und werden infolgedessen nach diesen Stellen der stärksten Absorption abgelenkt, das Kohlenoxyd zum Blut- und Muskelhämoglobin, die Narkotika und die Dämpfe vieler modernen Lösungsmittel zu Nervensystem und Fetten. Einzelne Alkaloide und Glukoside (Koffein und Morphin) werden zur Hauptsache im Nervensystem, andere, wie Digitalis, in den Reaktionsorganen, also dem Herzen, gespeichert gefunden. Von allem aber wird doch ein sehr großer Teil in den parenchymatösen drüsigen Organen zurückgehalten; sie unterliegen den dort gerade vorherrschenden chemischen Einwirkungen (Oxydation, Reduktion, gelegentlich sogar Methylierungen, Aufspaltungen und Paarungen resp. synthetischen Koppelungen, Leber, Milz, Nieren, Lungen). Vorübergehend werden alle Gifte schon durch diese Lokalisation irgendwie beeinflußt — sonst wären sie keine Gifte. Sie werden physikalisch-chemisch ausgewählt und lokalisiert.

Die Veränderungen der Gifte im Blut und Gewebe: Sehr wenige Gifte gehen durch den Körper unverändert, werden unvollständig verändert in ihrer Gesamtmenge ausgeschieden. Kohlenoxyd wird zur Hauptsache ausgeschieden, wenig oxydiert (Gaglio). Vor allem viele Elemente werden zur Hauptsache unverändert ausgeschieden, wie Arsenik, und auch teilweise organische Arsenikverbindungen; viele werden auch verändert; die Schwermetalle werden infolge ihrer elektrischen Eigenschaften an den Eiweißkolloiden festgehalten. Viele organische Stoffe, ja wahrscheinlich alle komplizierten organischen Gifte werden — je nach der Lokalisation — verschieden beeinflußt, oxydiert, reduziert, gekoppelt, gespalten. Diese Tatsache ist für die Pathologie von grundlegender Bedeutung. Je nach einer vorhergehenden Krankheit, je nach den vorhergehenden Giftwirkungen werden die giftigen organischen Stoffe bald zur Hauptsache in der einen Richtung, bei einer anderen Konstitution in der anderen Richtung verändert. So wird das Phenol nach vorübergehender Phosphorvergiftung und bei entsprechender Lebererkrankung noch zu

Ätherschwefelsäure gekoppelt, währenddem dieselbe Leber, wenn vorher organische Chlorverbindungen, wie Chloroform, eingewirkt haben, diese synthetisierende Funktion verloren hat.

Kurze Übersicht über die chemischen Veränderungen der Giftstoffe (vgl. allg. Teil, S. 20): Die nächstliegenden, einfachsten sind: Oxydationen, Reduktionen; so werden Nitrite zu Nitraten, Sulfite zu Sulfaten. Organische OH-Gruppen werden leicht angegriffen, analog wie beim Abbau der Kohlenhydrate, Anilin wird zu Phenyl-Hydroxylamin oxydiert, Kolchizin zu dem giftigeren Oxykolchizin, Kampfer oder Morphin zu den ganz anderen, aber weniger giftigen Oxyverbindungen.

Schwer oxydiert werden Methylalkohol (viel schwerer als Äthylalkohol), Oxalsäure, Kohlenoxyd und auch Phosphor. Umgekehrt werden Nitrate auch zu Nitriten reduziert (so z. B. Wismutnitrat in Fisteln), aber auch gelegentlich im Darm: Nitritvergiftungen. Durch Vermittlung von Bakterien entstehen ebenfalls Nitrite (Cholera, Grippe?), Chlorate, wie Kaliumchlorat, Kaliumjodat werden zu Kaliumchlorid und -jodid reduziert unter Schädigung der roten Blutkörperchen.

Einzelne Elemente werden methyliert (Selen, vielleicht auch Arsen). Sehr viele organische Stoffe werden gespalten, vor allem die Glukoside werden zum Teil weiter abgebaut, daß sogar keine typischen Reste mehr gefunden werden können.

Hippursäure wird auch zu Benzoesäure und Glykokoll gespalten. Die Koppelungen und Synthesen: Die scheinbar überraschendsten Reaktionen auf giftige Stoffe haben ihre Parallelen im normalen Stoffwechsel, so, wenn Ammoniak und Karbaminsäure zu Harnstoff werden. Endogenes Phenol, Kresol wird im Organismus normal zu Phenolschwefelsäure. Glykokoll, das im Organismus auch als Zwischenprodukt entsteht, wird mit Benzoesäure zu Hippursäure, Salizylsäure zu Salizylursäure kombiniert. Menthol, Kampfer, wahrscheinlich auch Naphthol, werden mit der im Organismus ebenfalls als Zwischenprodukt entstehenden Glukuronsäure gekoppelt. Brombenzol soll mit Schwefelsäure und Zystin eine Doppelverbindung geben. Jodphenol wird zu einem Teil zersetzt, zum Teil mit Schwefelsäure gekoppelt (ebenfalls wie Phenol) und zum Teil mit Glukuronsäure gekoppelt.

Es ergibt sich also, daß die verschiedenen Stoffe auf verschiedene Weise abgebaut werden und daß viele Stoffe auf verschiedenen Wegen abgebaut werden können.

So ergibt sich die Bedeutung des chemischen Abbaus und Umbaus für die Giftwirkung.

Typisches Beispiel für die Bedeutung der Umformungsprodukte und ihre Bedeutung für die Gesamtwirkung z. B. Paraphenylendiamin:

Aus dem Paraphenylendiamin (dem technischen Ursol, ein Haar- und Pelzfärbemittel, selbst Dunkelungsmittel für Rauchfleisch) wird zu einem großen Teil Chinondiimin, das nicht indifferent, aber weniger giftig ist als Paraphenylendiamin, ein neues Gift, das lange Zeit wirken kann.

Die Oxydation bedeutet wie erwähnt für die einen Gifte eine Verminderung der Giftigkeit (Morphium), für andere erhöht die Oxydation die Giftigkeit (so wahrscheinlich bei Salvarsan, Kolchizin). Die Reaktionen des Körpers auf die giftigen Substanzen, besonders körperfremde Substanzen und neue chemische Substanzen, sind nicht teleologisch eingestellt, wie man sich fast durchgehend vorstellt.

Aus vielen Körpern werden durch Oxydation oder durch Abbau andere und oft ebenfalls giftig wirkende Stoffe gebildet. So wird ein Hauptteil des Anilins zu Paraminophenol (Lipschitz, Erich Meyer), wie aus Phenazetin das Paraminophenol wird. Nitrobenzol wird unter bestimmten Umständen reduziert zu Anilin und das Anilin zu Paraminophenol oxydiert und dann gekoppelt und ausgeschieden, so daß je nach der Schnelligkeit des Umformungsprozesses gleichzeitig nebeneinander, von einer Dosis eines einheitlichen Giftkörpers ausgehend, drei und mehr körperfremde toxische Stoffe gleichzeitig wirken mit verschiedenen physikalischen und chemischen Eigenschaften (speziell auch die Hydroxylamingruppe und ähnliche Zwischenprodukte von beiden [NO_2 und NH_2 zu $N{<}^H_{OH}$] scheint sehr giftig).

6. Die metatoxischen Giftwirkungen und deren Bedeutung für Medizin und Recht.

Es gibt viele Gifte, die je nach dem Zeitabstand von der Giftaufnahme ganz verschiedene Symptome zeigen. Es gibt vor allem viele Gifte, die in kleinen Dosen keine schweren Störungen machen, die aber zeitlich langsam verlaufende Veränderungen und Veränderungstendenzen in den Organen auslösen, die dann entweder von sich aus Krankheitssymptome erzeugen oder aber eigenartige bestimmte Krankheitsbereitschaft und Empfindlichkeiten gegenüber anderen Stoffen machen. Diese „metatoxischen" chronischen Wirkungen auf das Nervensystem sind heute etwas untersucht. Die Erkenntnis der metatoxischen Vergiftungen auf andere Organe, wie Leber, Nieren, ist im Anfang und vieles ist nur mit einer bestimmten statistischen Wahrscheinlichkeit mit Vergiftungen in Zusammenhang zu setzen ohne Kenntnis der kausalen Verbindung: Morphinismus, Kokainismus, Heroinismus, Alkoholismus, Veronalismus, Dialismus usw. (Kraepelin).

Beispiel: Benzol. Benzol z. B. als Dampf eingeatmet braucht gar keine Störungen zu machen, Gemische machen sogar in Einzelfällen angenehme Rauschzustände. Die Leute werden aber in Wochen und Monaten blässer, bei einzelnen treten Blutungen auf, speziell bei Frauen unregelmäßige Perioden. Die starke Blutung wird oft symptomatisch behandelt. Würde in einem früheren Stadium das Blutbild untersucht, würde man typische Veränderungen finden: Herabsetzung der weißen Blutkörperchen, speziell der neutrophilen, dann besteht noch ein reversibles Stadium. Wirkt Benzol aber weiter, dann geht nachher die Störung im Knochenmark in ein progressives Stadium über.

Giftwirkungen durch strahlende Elemente, wie sie bei der Verarbeitung der Radiummetalle, aber auch des naturgemäß nicht ganz vom Radium befreiten Uranerzes, bei Verarbeitung der strahlenden Substanzen zu Leuchtsubstanzen vorkommt, Mesothorium mit etwa 15 Jahren Halblebensdauer u. dgl., werden ebenfalls sehr langsam zustande kommen. Sie erzeugen sicher viel umfassendere Störungen in den Plasmafunktionen, als wir heute kennen. Die augenscheinlichste Störung finden sich auch wieder in den empfindlichen Systemen, Knochenmark, Zahl und Art der weißen Blutkörperchen im Blut.

Die organischen Chlorprodukte der modernen Technik sind chemisch sehr vielgestaltig, es sind heute mindestens 30—40 Produkte verschiedener Art in technischer Verwendung. Sie haben alle bei der akuten Vergiftung und speziell im Tierexperiment sehr analoge Symptome: narkotische Wirkung und bei Wiederholung der narkotischen Wirkung sukzessiv Veränderungen in den Ganglienzellen des Nervensystems. Eine große Zahl dieser Stoffe wird von vielen Menschen chronisch eingeatmet. Die akuten Wirkungen sind bei allen gleich: Etwas Kopfweh, Unbehagen, Wiederherstellung und von einer Nachwirkung eines mittleren Alkoholrausches meist nicht zu unterscheiden. Die Nachwirkungen metatoxischer Art sind nun aber sehr häufig im Laufe der Zeit bei wiederholter Aufnahme, aber doch nur bei ganz bestimmten Chlorprodukten, z. B. ist das Tetrachloräthan, das eine Zeitlang durch Trichloräthylen usw. ersetzt zu werden schien, neuerdings wieder, ohne daß es allgemein bekannt ist, in einer der größten modernen Techniken aufgenommen worden, nämlich in vielen Fabriken für Kunstseide als Azetylzelluloselösungsmittel, die in anderen Fabriken mit Schwefelkohlenstoff und anderen Lösungsmitteln kombiniert sind. Die ersten Beobachtungen machte man zur Zeit, als Nitrozellulose-Lacke, z. B. im Krieg für Flugzeuge, mit Tetrachloräthan gelöst wurden. Es traten offenbar mehr Fälle von Leberstörungen mit den langsam sich einschleichenden Folgen der gestörten Leberfunktionen ein, als diagnostiziert wurden; eine große Zahl von Leberatrophien sind zweifellos auf diese Wirkung zurückzuführen. Wenn nun in Fabriken neben diesen Stoffen andere Stoffe, die auch chronische Vergiftungen erzeugen, mitverwendet werden, tritt eine andere Schwierigkeit der Diagnose der Vergiftung ein, nämlich die Schwierigkeit der Verdeckung und Verschiebung der Symptome des einen Giftes durch die Symptome der anderen giftigen technischen Substanzen, die ihrerseits ebenfalls zeitlich langsam verlaufende nicht direkt an eine akute Vergiftung anschließende Symptome auslösen.

In der Kombination der verschiedenen giftig wirkenden Substanzen in einer einzelnen Technik liegt eine große Tragik für die medizinische Feststellung, wie für die Arbeiter und die Technik, weil es außerordentlich schwer ist, die wirklich verursachende, wirkende Substanz herauszufinden und weil die Ärzte, die ja handeln müssen, sich zu diesen Zwecken mit Organdiagnose und symptomatischer Therapie bescheiden müssen.

Die Bedeutung der medizinischen Aufgaben im Gebiete der Vergiftungen ist neben der Kenntnis der chemisch strukturellen Eigentümlichkeit der wirksamen Substanz sehr stark an den Zeitpunkt der Untersuchung oder ganz allgemein an Funktionen der Zeit geknüpft. In jeder Zeitphase und damit in jedem Stadium der Vergiftung kann nur diejenige therapeutische Handlung große Wirkung erreichen, die auf der Beantwortung der Frage sich aufbaut: Wo ist das Gift, wo erreiche ich das Gift jetzt?, welche Andeutungen und Symptome zeigen die Schwere der Vergiftung und die Notwendigkeit der vorauszusehenden Behandlung der gestörten Lebensfunktionen an? In den meisten Fällen kommt der Arzt erst zum akut vergifteten Menschen, wenn die ersten 3 Stadien (der Vergiftung durch den Magen) schon vorüber sind und das vierte: die Organsymptome, die Krankheit, begonnen hat, wo er sich dann aber doch über die Behandlungsmöglichkeiten, die Herabsetzung der zu den Organen gelangenden Giftmengen, auch noch Rechenschaft geben muß (vgl. Abschnitt Therapie), durch Fixierung der Giftmengen, durch Erleichterung der Ausscheidung, Koppelung usw. Neben diesen für das therapeutische Handeln in jedem Zeitstadium wichtigen Erkenntnismöglichkeiten steht gleichberechtigt — und wenn man die Prophylaxe beachtet, vielleicht sogar wichtiger in vielen Fällen — die rechtliche Bedeutung der vollständigen und rechtlich eben zureichenden Diagnose der Vergiftung. Ja, fast alle Vergiftungen, die wir im Anfang nicht erfolgreich erkennen und behandeln können, haben meist **nur noch rechtliche Bedeutung** und damit nur noch rechtlich-medizinischen Sinn, wie eben die Todesfälle heute ausgesprochen rechtlich-medizinische Bedeutung haben, gerade deshalb, weil wir Ärzte mit der Therapie nichts haben erreichen können. Bei denjenigen Vergiftungen, die man sofort nach Setzung der Vergiftung sieht, liegt deshalb die Hauptfunktion gerade in den an die Zeitstadien der Vergiftung angepaßten Zielen der Therapie.

7. Die Folgen der Verkennung der Vergiftungsursachen.

Die Tatsache, daß die Vergiftungen so häufig verkannt werden (80—98%), ist nicht etwa in der praktischen Bedeutungslosigkeit der ganz zu Ende geführten Vergiftungsdiagnose begründet (wie etwa in der praktischen Bedeutungslosigkeit der Differentialdiagnose, resp. der statistischen Analogiediagnose: Bronchitis, Influenza oder ähnliches), sondern die Verkennung der Giftursachen hat recht oft eine Menge systematischer, aber leicht vermeidbarer Unglücksfälle zur Folge (im Gegensatz zur Verkennung vieler anderer Ursachen, z. B. spontan heilender Krankheiten).

1. In erster Linie in bezug auf die **Therapie:** Das Helfen verlangt ganz andere Mittel **vor** und **nach** der Resorption. Das Gift braucht meistens meßbare Zeit zur Resorption. Wenn die Giftursache **bei Zeiten** erkannt wird — und infolgedessen ganz eliminiert wird — ist die direkte absolute Rettung möglich. **Nach** der Resorption des Giftes, wenn bereits ein Krankheitszustand vorliegt, der schon keine rein kausale, sondern sogar nur noch eine symptomatische Behandlung zuläßt (keine Gegengifte mehr), bleibt die richtige Erkennung der Vergiftungsursache doch noch äußerst wichtig, weil nur durch die Erkennung

der Giftursache bestimmte Kontraindikationen klar werden, daß z. B. keine Narkotika bei toxischen Aufregungen gegeben werden sollen.

Wir sahen eine Reihe von Vergiftungsfällen mit Aufregungszuständen, wie sie besonders nach Kohlenoxydvergiftungen und auch nach Kokainvergiftungen häufig beobachtet werden, motorische Aufregung, Verwirrung, wo dann gelegentlich „beruhigende" große Dosen Morphium durch endgültige weitere Lähmung des Atemzentrums äußerst verhängnisvoll wirkten.

In einem Fall von Strychninvergiftung haben Narkotika die ersten Symptome zugedeckt. Die Folge war Verkennung und schneller Tod.

Bei einer CO-Vergiftung wurde durch die Wirkung starker Brechmittel die Diagnose auf CO fallen gelassen resp. der Darmkatarrh in den Vordergrund gestellt.

In einem Fall von Quecksilbervergiftung unterdrückten Narkotika die ersten schweren Intestinalsymptome. (Die Quecksilbervergiftung konnte deshalb erst später diagnostiziert werden. Tod an Nephritis.) Solche tragischen Folgen falscher Vergiftungstherapie sind keine Seltenheiten, es sind sogar häufige Vorkommnisse.

2. In bezug auf die Prophylaxe gibt die Erkennung eines Giftes als Krankheits- und Todesursache dem Mediziner für sich schon die verantwortungsvolle Aufgabe, sofort die drohende Gefahr zu suchen und durch deren Feststellung weitere Erkrankungen und Unglücksfälle zu verhüten. Die Erfahrung zeigt, daß die Verkennung der Giftursache so oft Anlaß wird für spätere Unglücksfälle und daß die Giftursache erst durch spätere auf gleicher Grundlage beruhende Vergiftungen und Todesfälle erkannt wird.

Vor kurzem ist bekannt geworden, daß in einem Hause erst der sechste Todesfall dazu führte, eine Kohlenoxydquelle zu entdecken.

Bei vielen Massenunglücken haben die Ärzte die Aufgabe, die Überlebenden zu behandeln, sowie die Rettungsmannschaft zu schützen auf Grund ihrer Kenntnis der neu entstandenen Gefahren — die meist Giftgefahren sind — und die Rettung gefahrlos zu machen.

3. Die Entdeckung und Erkennung von Vergiftungen durch neue Stoffe gestattet dem Arzt hauptsächlich durch Untersuchung der Arbeiter die drohendsten Gefahren der neuen Zeit zu verfolgen und sich direkt mit der Quelle in Verbindung zu setzen. Wenn die Ärzte nicht dort an Vergiftungsursachen denken, wo die Giftstoffe entstehen, wo sie in Menschenhänden liegen und von Menschen gehandhabt werden und von wo aus diese Stoffe versandt werden, werden wir Ärzte auch in der Welt draußen — weit ab von der Quelle — nie mehr imstande sein, gerade die Vergiftungen durch seltene, neuartige Stoffe (Gemische) zureichend zu diagnostizieren. Sicher werden wir von der Außenwelt aus die Quellen nicht mehr finden, und damit würde die Hauptwirkung unserer Diagnostik, die Prophylaxe, illusorisch.

4. In bezug auf Verkennung von Verbrechen: Die häufige Verkennung von Vergiftungen trägt den Ärzten von seiten der Juristen den Vorwurf ein, daß die Ärzte daran schuld seien, daß Verbrechen schlimmster Art nicht entdeckt werden, denn die Giftmorde werden (wenn die Medizin die diagnostischen Mittel nicht beherrscht) nicht entdeckt auf dem normalen Wege, auf dem sie entdeckt werden sollten und auf demjenigen Wege, den die Gesetzgebung (Medizinal-Gesetzgebung) im Vertrauen auf das medizinische Können geschaffen hat. Es heißt oft: Die Diagnose der Vergiftungsfälle würde bloß zufällig, ganz außerhalb der systematischen medizinischen Beobachtung gemacht oder sie würden entweder zufällig durch Anzeigen entdeckt und dadurch würde eigentlich nachträglich dann bewiesen, daß die Ärzte die Vergiftungen verkannt hätten.

Diese Vorwürfe hört man häufig, weil auf 10 im Laufe der Zeit mit Sicherheit entdeckten Vergiftungen (z. B. unter den sog. außergewöhnlichen Todesfällen) nur 2—3 zur Feststellung und Abklärung durch die Ärzte und durch die ärztliche Untersuchung kamen.

8. Sicherung der klinischen Diagnose durch den Nachweis des Giftes.

Eine große Zahl der als Gifte bekannten Substanzen ist in ihren chemischen Eigenschaften und in ihren biologischen Wirkungen so genau untersucht, daß wir sie schon in geringen Mengen — insofern sie im Körper des Vergifteten vorhanden sind — zum Teil mit sehr großer Sicherheit nachweisen und identifizieren können.

Die Schwierigkeiten der Untersuchungen steigern sich jedoch dann, wenn die im Körper vorhandene Mengen sehr klein sind, wenn das Gift zum Teil schon ausgeschieden ist — durch Harn, Erbrechen, durch Atmung — oder wenn es schon zum Teil verändert, gebunden, resp. zerstört ist durch Fäulnis (viele Alkaloide), durch Oxydation (Phosphor) usw. oder flüchtig ist.

Ganz besonders schwierig oder unmöglich wird der chemische Nachweis bei den vielen labilen Körpern der modernen Technik und natürlich bei den chemisch noch unbekannten Giften, speziell den tierischen Giften (Typus: Schlangengift).

Bei den chronischen Vergiftungen kommt es für die innere Medizin wie auch für die rechtlichen Fragen darauf an, die Ätiologie in der Form eines bestimmten Giftes mit einer bestimmten Giftquelle mit Wahrscheinlichkeit festzustellen: Denn die wesentliche Therapie ist in diesen Fällen: **Vermeidung der Wiedervergiftung.** Eine Anzeige an die Strafpolizeibehörden erfolgt meist erst nach Sicherstellung des ursächlichen Giftes — während umgekehrt die Anmeldungen bei den Unfallversicherungen relativ häufig früh und ohne Spur von Giftnachweis erfolgen. Die gesamte durch Gesetze vorgesehene Prophylaxe kann nur dann durch Vermittlung der Medizin zur Wirkung kommen, wenn die Gifte sicher nachgewiesen werden.

Weil die Hauptbedeutung der Diagnose von Vergiftungen bei den akuten Formen in einer sehr schnellen Diagnose und im schnellen therapeutischen Handeln liegt, werden wir diejenigen Gruppen von Frühsymptomen und Nebenerscheinungen zusammenstellen, welche am zuverlässigsten und am schnellsten in der Mehrzahl der Fälle auf die richtige Diagnose und auf die notwendigen therapeutischen Eingriffe führen.

B. Methoden zum Nachweis von Vergiftungen.

Von

F. Flury-Würzburg.

1. Chemische Methoden.

Der chemische Nachweis von Giften setzt umfassende chemische Kenntnisse und eine gründliche Schulung auf diesem Spezialgebiete voraus. Es ist deshalb durchaus nicht jeder Chemiker ohne weiteres zu solchen Arbeiten befähigt. In der Regel fehlen auch beim praktischen Arzte die notwendigen Voraussetzungen, so daß heute wegen der Vielseitigkeit und Schwierigkeit der chemischen Toxikologie in gerichtlichen Fällen besonders ausgebildete Sachverständige, Gerichtschemiker bezw. Apotheker herangezogen werden. Trotzdem muß auch der Arzt unter Umständen in der Lage sein, wenigstens einfache orientierende chemische Versuche auszuführen, z. B. um die Diagnose zu sichern. Weiter muß er die chemischen Fragen so weit beherrschen, daß eine richtige und zweckmäßige Probenahme von Giften und Organen gewährleistet ist.

Der Arzt kommt als erster Sachverständiger mit den Beweisstücken, vor allem den Leichenteilen, in Berührung und trägt deshalb in erster Linie die Verantwortung für die sachgemäße Auswahl, Verpackung, Konservierung und Beförderung.

Endlich sollte der Arzt, der auch auf Grund der chemischen Befunde ein Urteil abzugeben hat, in der Lage sein, den Ausführungen des chemischen Sachverständigen zu folgen. Aus diesem Grunde sollen hier wenigstens die

Grundzüge der chemischen Methoden dargestellt werden. Für nähere Aufschlüsse muß auf die Spezialliteratur verwiesen werden.

Als Untersuchungsobjekte liegen in der Regel vor Chemikalien, Arzneimittel in unverändertem Zustand, Speisen und Getränke, Magen- und Darminhalt, Erbrochenes, Harn, Kot und endlich Leichenteile, wie Leber, Milz, Magen, Darm, Blut usw. In anderen Fällen handelt es sich um Untersuchung von Gebrauchsgegenständen, um Entnahme von Trinkwasser, Luftproben usw., von Objekten aus der Umgebung der Leiche, wie Kleidungsstücke, Erde, Sargbestandteile.

Die Verpackung und Verwahrung der Proben[1] muß in gut geschlossenen, versiegelten, genau bezeichneten Gefäßen von Glas oder Porzellan erfolgen, wobei die einzelnen Untersuchungsobjekte zu trennen sind. Beim Zusatz von Alkohol und Konservierungsmitteln ist größte Vorsicht geboten, da hierdurch der Erfolg der Untersuchung beeinträchtigt werden kann. Formalin ist unter Umständen erlaubt, Phenole und dergleichen dagegen sind selbstverständlich unzulässig. Das beste Konservierungsmittel für Leichenteile ist flüssige Luft. Es müssen bei den vorbereitenden Handlungen alle Möglichkeiten ins Auge gefaßt werden, die zu Täuschungen Anlaß geben können. Um so mehr gilt dies im späteren Verlauf der Arbeiten. Tongefäße z. B. können Blei enthalten. Eine wichtige Vorbedingung bei gerichtlich-chemischen Untersuchungen ist die absolute Reinheit der chemischen Reagenzien, Geräte und Gefäße.

Die **Grundfragen** an den chemischen Sachverständigen richten sich in den meisten Fällen darauf, ob überhaupt Gifte nachweisbar sind, ob bestimmte Gifte vorliegen, welche Mengen vorhanden sind, in welcher Form das Gift beigebracht wurde. Bei Giftmordversuchen kommen auch Stoffe in Frage, die gemeinhin nicht als Gifte gelten. Für Fragen nach der Wirkung von chemischen Stoffen ist im allgemeinen nur der Arzt zuständig.

Die Auswahl geeigneter Abscheidungsverfahren ist von diesen Fragen abhängig[2]. Besonderer Wert ist hier auf möglichste Schnelligkeit zu legen, zumal wenn der Vergiftete noch am Leben ist und das Ergebnis der Untersuchung für therapeutische Zwecke nutzbar gemacht werden soll oder wenn dadurch weitere Gefahren verhütet werden können.

Die Chemiker stellen in der Regel zunächst mit einem ganz geringen Teil des verfügbaren Materials **Vorproben** an, aus denen sich wichtige, die Arbeiten erleichternde und abkürzende Hinweise ergeben können. Man prüft mit bloßem Auge, mit der Lupe, dem Mikroskop die allgemeine Beschaffenheit, die gleichmäßige Zusammensetzung usw. Ein Blick ins Mikroskop läßt oft geformte Elemente, Giftpartikel mit charakteristischen Merkmalen, Farbe, Glanz, Kristallform, Gewebsstrukturen, Pflanzenteile, Speisereste, Blut, Eiter erkennen. Durch eigentümlichen Geruch sind zahlreiche Naturprodukte und Chemikalien ausgezeichnet, so daß der warenkundige Chemiker oder Apotheker schnell auf den einzuschlagenden Weg gewiesen wird. Auch die Feststellung der Reaktion gibt manchmal schnell wichtige Auskunft über die Natur der fraglichen Gifte (Säuren, Alkalien, Oxydationsmittel, Bleichung von Lackmuspapier durch Chlor, Chlorkalk, Eau de Javelle!). Eine weitere oft schnell orientierende Vorprüfungsmethode ist der biologische Versuch (vgl. S. 86).

---

[1] Hierüber bestehen in allen Ländern gesetzliche Vorschriften (vgl. S. 126).

[2] **Autenrieth, W.:** Nachweis der Gifte auf chemischem Weg. Berlin-Wien 1921. — **Gadamer, J.:** Lehrbuch der chemischen Toxikologie und Anleitung zur Ausmittlung der Gifte. 2. Aufl. Göttingen 1924. — **Dragendorff, G.:** Die gerichtlich-chemische Ermittlung von Giften. Göttingen 1895. — **Sabalitschka, Th.:** Anleitung zum chemischen Nachweis der Gifte. Berlin-Wien 1923. — **Bauer, K. H.:** Analyt. Chemie der Alkaloide. Berlin 1921.

Wenn heterogene Gemische vorliegen, lassen sich durch das verschiedene spezifische Gewicht, durch verschiedene Löslichkeit orientierende Trennungen durchführen, durch Abschlämmen, durch Ausschütteln mit geeigneten Flüssigkeiten von verschiedenem spezifischen Gewicht, Wasser, Alkohol, Chloroform oder mit Flüssigkeitsmischungen. Oft führen schon die in der Analyse üblichen Vorproben (Flammenreaktionen, Phosphorsalzperlen, Glührohrversuche, Metallbeschläge, Schmelzversuche) zu wichtigen Feststellungen.

Bei der großen Vielseitigkeit der in Frage stehenden Objekte kann man die chemische Analyse geradezu als eine hochentwickelte Kunst bezeichnen, die nur auf breitester naturwissenschaftlicher Grundlage erwächst. Kommen doch hier nicht nur die zahllosen Chemikalien der Technik, die Pflanzen- und Tiergifte, die gasförmigen Gifte, sondern oft auch überaus verwickelt zusammengesetzte Gemische von Arzneistoffen, in dauernder Zersetzung begriffene Leichenteile, in Speisereste, Ausscheidungen aller Art eingehüllte Gifte in Frage. Der Gang der Untersuchung wird dadurch erleichtert, daß viele chemische Stoffe durch gemeinsame Gruppenreaktionen erkennbar sind. Hierher gehören z. B. die Metalle (Flammenfärbungen, Schmelzen, Sulfidniederschläge, Bildung von Sublimaten). Bei anderen Giften, wie Blausäure, Jod, Arsen, Phosphor ist das Vorhandensein oder Fehlen durch einfache Proben schnell zu erweisen. Viele Alkaloide geben, wenn sie rein vorliegen, charakteristische Farbenreaktionen. Die Verwandten des Phenols, Kresole, Lysol, Teerpräparate, Salizylverbindungen geben typische Färbungen mit Eisenchlorid.

Vorproben können aber nur in besonders gelagerten Fällen ein abschließendes Urteil ermöglichen. In der Regel ist man gezwungen, das Material in mehrere Teile (mindestens 5 Portionen) zu trennen und mit jedem Anteil einen besonderen Arbeitsgang zu verfolgen. Zur Sicherheit ist dabei stets ein Rest aufzubewahren. In bezug auf die Analyse unterscheidet man 3 große Gruppen von Giften und damit auch 3 Hauptmethoden, nämlich den Nachweis

1. der flüchtigen Stoffe,
2. der Alkaloide und verwandten Stoffe,
3. der Metallgifte.

1. Ein Teil dient zum Nachweis flüchtiger Stoffe. Zu diesem Zwecke unterwirft man das zerkleinerte, mit Weinsäure angesäuerte und nötigenfalls mit Wasser verdünnte oder aufgeschwemmte Material der Destillation. Mit den Wasserdämpfen verflüchtigen sich aus solchen sauren Lösungen zunächst alle organischen Lösungsmittel wie Alkohol, Äther, Chloroform, Azeton, Kohlenwasserstoffe wie Benzol, Benzin, dann die flüchtigen Fettsäuren wie Ameisen-, Essig-, Buttersäure, auch Aldehyde (Formaldehyd).

Wichtige und häufig vorkommende Gifte, die hier isoliert werden, sind Phosphor, Blausäure, Anilin, Phenole, Nitrophenole, sowie die ätherischen Öle. Ein flüchtiges Gift ist auch Schwefelkohlenstoff. Selbst Quecksilberverbindungen können sich mit Wasser etwas verflüchtigen. Meistens sind flüchtige Substanzen schon durch den Geruch zu erkennen. Zu ihrer weiteren Isolierung müssen sie aber noch von allerlei Begleitstoffen abgetrennt werden, wozu die verschiedene Flüchtigkeit, Löslichkeit, Schwere und die besonderen chemischen Eigenschaften eine Handhabe bieten. Phosphor wird z. B. am einfachsten durch die Destillation nach Mitscherlich erkannt, wobei im Dunkeln Leuchterscheinungen auftreten und im Destillat Phosphor in Kügelchen oder in Form von Phosphorsäuren nachweisbar ist. Wichtig ist, daß das Leuchten durch die Anwesenheit einiger Stoffe verhindert werden kann, z. B. Alkohol, Äther, Chloroform, Terpentinöl. Phosphor in Öl läßt sich durch die allmähliche Bildung von dunkelgefärbten Kupferphosphorverbindungen nachweisen, wenn man das Öl mit Kupfersulfatlösung schüttelt.

Blausäure wird durch die Berlinerblaureaktion, die Rhodanreaktion, in Dampf-form auch durch das empfindliche Benzidin-Kupferreagenz erkannt (Blaufärbung).

Wichtig ist neuerdings der Nachweis von Methylalkohol geworden. Die Methoden beruhen auf der Bildung von Formaldehyd und aus diesem ent-stehenden Farbstoffen.

Auch die meisten anderen hierher gehörigen organischen Gifte, mit Aus-nahme der Kohlenwasserstoffe, die durch die physikalischen Konstanten und Eigenschaften, Siedepunkt usw. nachzuweisen sind, geben charakteristische Identitätsreaktionen. Diese sind aber nur dann zuverlässig, wenn die zu prüfen-den Stoffe in reinem Zustand vorliegen.

2. Alkaloide und ähnliche Basen, sowie Glykoside werden in einer zweiten Portion aufgesucht. Dazu wird das Material zerkleinert, mit Alkohol und etwas Weinsäure versetzt und in der Hitze am Rückflußkühler extrahiert. In dem Filtrat sind dann die weinsauren Alkaloide enthalten. Nach dem Ab-dampfen des Alkohols wird der Rückstand verschiedenen umständlichen Reini-gungsprozessen zur Entfernung von Organbestandteilen, Eiweiß, Schleim, Dextrin, Salzen und anderen indifferenten Beimengungen unterworfen, bis schließlich eine rein wässerige Lösung des Alkaloidsalzes bzw. Glykosids vorliegt.

Der weitere Isolierungsprozeß hängt davon ab, ob die Vorproben auf Alka-loide usw. überhaupt schließen lassen. Solche werden in systematischer Weise ausgeführt mit den sog. allgemeinen Alkaloidreagenzien, von denen Phosphormolybdänsäure, Kaliumwismutjodid und Gerbsäure besonders empfind-lich sind. Daneben kommen noch Goldchlorid, Platinchlorid, Sublimat, Jodjodkalium, Pikrinsäure und komplexe Verbindungen, wie Kaliumqueck-silberjodid, Phosphorwolframsäure, usw. in Betracht. Sie gestatten aber nur allgemeine Schlüsse auf die Gegenwart von alkaloidartigen Stoffen überhaupt.

Zur Isolierung müssen die Alkaloidlösungen noch besonders behandelt werden. Dies geschieht am einfachsten durch die Anwendung das Ausschüttelungs-verfahrens nach Stas-Otto, wobei die Basen durch Alkalizusatz aus den wässerigen Lösungen ihrer Salze in Chloroform, Äther oder andere organische Lösungsmittel übergeführt werden. Bei der Charakterisierung der Alkaloide, die meist auf Uhrschälchen unter Verwendung minimaler Substanzmengen erfolgt, müssen Täuschungen durch ähnlich reagierende Fäulnisalkaloide, indifferente in Leichen enthaltene Substanzen und dergleichen vermieden werden. Sehr dienlich zur Vermeidung von oft folgenschweren Irrtümern ist die Kon-trolle des chemischen Nachweises durch physikalische Methoden (vgl. S. 79) und durch biologische Versuche (vgl. S. 86). Neben Alkaloiden isoliert man unter Umständen nach diesem Verfahren zahlreiche sonstige Stoffe (Arznei-mittel). Sie werden am besten getrennt durch Überführung aus saurer Lösung in Chloroform, wodurch sie sich von den meisten Alkaloiden unterscheiden. Hier setzt nun die persönliche Erfahrung und Geschicklichkeit des Unter-suchers ein, wenn die hier in Frage kommenden Substanzen mit Sicherheit identifiziert werden sollen. Es finden sich in diesem Anteil vor allem die Schlaf-mittel, wie Sulfonal, Veronal, die Antipyretika (Antifebrin, Antipyrin, Phenazetin), Aspirin und Verwandte, Purine, Nitrobenzole, Pikrinsäure, Digitalisstoffe, Santonin, Kolchizin, Pikrotoxin, Mutterkornalkaloide, also sehr heterogene Gifte und Arzneimittel. Zu ihrer Erkennung dienen Kristallform, Aussehen, Geschmack, Farbe, Schmelzpunkt und die chemischen Identitäts-reaktionen. Manche dieser Stoffe finden sich zum Teil auch in anderen Frak-tionen, besonders diejenigen ohne ausgeprägt basischen oder sauren Charakter. Einwandfreie Weiterverarbeitung und völlige Isolierung sind nur möglich, wenn alle Hilfsmittel herangezogen werden. Hier kann nur auf die Spezialliteratur (chemische Toxikologien, Arzneibücher) hingewiesen werden.

3. Bei der Untersuchung auf Metallgifte ist das Material zunächst in geeigneter Weise vorzubereiten, weil die chemischen Reaktionen durch die Gegenwart von Verunreinigungen, insbesondere von Eiweiß und anderen kolloidalen Bestandteilen der Organe, des Magen- und Darminhaltes und dergleichen gestört werden. Es bilden sich unter Umständen Metallalbuminate und andere Komplexe, die nicht die Ionenreaktionen der Metalle geben. Die organischen Substanzen müssen vorher durch „Zerstörung", wenigstens bis zu einem gewissen Grade entfernt werden. Dies könnte erreicht werden durch Veraschung, wobei die meisten Metalle hinterbleiben. Sie ist in der Regel nicht anwendbar, weil einige, wie Quecksilber oder Zink, auch Arsen, zu Verlust gehen. Man bevorzugt deshalb die Zerstörung der organischen Beimengungen auf nassem Wege, entweder durch Erhitzen mit starker Salpetersäure nach Orfila, durch ein Gemisch von Salpetersäure mit Kaliumpermanganat nach Denigès oder noch besser durch Chlor, das aus Salzsäure und chlorsaurem Kalium in einem sog. Zerstörungskolben entwickelt wird und in statu nascendi die organischen Stoffe chloriert und oxydiert. Hierbei bleiben gewöhnlich nur Fett, Faserstoffe, Membranen unzerstört zurück, die gesondert verbrannt werden. Diese Verfahren sind nicht ungefährlich, da hierbei heftige Explosionen auftreten können, wenn nicht sachgemäß verfahren wird oder wenn leicht oxydierbare Substanzen, wie z. B. Alkohol, zugegen sind. Die klare filtrierte, von überschüssiger Säure bzw. von Chlor befreite Lösung (im ungelösten Rückstand finden sich ev. AgCl und zum Teil $PbCl_2$) enthält beim letztgenannten Verfahren im wesentlichen die Chlorverbindungen der Metalle; nach den Regeln der anorganischen Analyse wird dann auf die einzelnen Bestandteile gefahndet (Gruppenreaktionen durch Fällungen durch Schwefelwasserstoff, Schwefelammon usw.). Fettreiche Materialien, auch Milch, erfordern die Wahl besonderer Methoden.

Es gibt auch einige Gifte, die nach den soeben besprochenen Analysenmethoden sich nicht nachweisen lassen, wie z. B. das Kohlenoxyd, die Halogene, die Säuren, Alkalien und Salze, wie Oxalate, Chlorate, Fluorverbindungen. Gewöhnlich ergeben sich Anhaltspunkte aus der Anamnese oder Befunde am Vergifteten, wie Verätzungen, die eine spezielle chemische Prüfung nahelegen. Sonst muß immer an solche Gifte gedacht werden, wenn die Untersuchung nach dem gebräuchlichen Gang ohne Ergebnis verlaufen ist. Bei Blutgiften kommen zudem die physikalischen Methoden der Blutuntersuchung in Betracht.

Auf ein weiteres aussichtsreiches, aber noch wenig ausgebautes Gebiet der toxikologischen Analyse, die Anwendung der mikrochemischen Methoden [1], soll hier nur kurz verwiesen werden.

Zum Schlusse sei noch bemerkt, daß der chemische Nachweis bei chronischen Vergiftungen, bei gewerblichen Schädigungen durch Gifte, bei Gasvergiftungen, auch bei Kohlenoxydvergiftung häufig aussichtslos und unmöglich ist.

2. Physikalische Methoden.

Unter den physikalischen Methoden zum Nachweis von Giften [2] kommen hauptsächlich optische und kolorimetrische Verfahren zur Anwendung. Die allgemeinen physikalischen Methoden sind überhaupt bei jeder chemischen Untersuchungstätigkeit dauernd im Gebrauch und lassen sich deswegen nur schwer

[1] Emich, F.: Mikrochem. Praktikum München 1924. — Emich, F.: Lehrbuch der Mikrochemie. 2. Aufl. München 1926. — Behrens-Kley: Mikrochemische Analyse. Leipzig 1915. — Behrens-Kley: Organ. mikrochem. Analyse. 2. Aufl. Leipzig 1922. — Mayrhofer, A.: Mikrochemie der Arzneimittel und Gifte. Wien u. Berlin 1923. — Rosenthaler, L.: Nachweis organischer Verbindungen. Stuttgart 1923. — Donau, J.: Arbeitsmethoden der Mikrochemie. Stuttgart 1913.
[2] Vgl. Sabalitschka, Th.: Nachweis und Bestimmung von Giften auf physikalischem Wege. Handb. der biolog. Arbeitsmethoden von Abderhalden. Abt. 4, T. 7, H. 3 (1922).

getrennt behandeln. Ein Teil der Vorproben ist beispielsweise physikalischer Natur, wie die Prüfung des Aggregatzustandes, der Farbe, des Aussehens, der gleichmäßigen Beschaffenheit, des verschiedenen Gewichtes der Bestandteile in Mischungen, die Betrachtung durch Vergrößerungsmittel, die Flammenfärbungen usw. Jede mikroskopische Prüfung gehört hierher. Sie ist von größter Wichtigkeit bei der Untersuchung von festen Giften, gefärbten Substanzen, z. B. den Verbindungen von Blei, Quecksilber, Chrom, Arsen, Antimon, Kupfer in Speiseresten, Erbrochenem, Magen- und Darminhalt. Färbungen können wichtige Fingerzeige geben bei Vergiftungen durch Farbstoffe, durch Salpetersäure und Nitroderivate, durch giftige Beeren, durch Metalle, Sulfide. Auch die Farbe des Harns ist manchmal auffallend und charakteristisch, so bei Phenolen (dunkel, braun, grün), Pilzvergiftungen (braun), bei Blutgiften (rot, braun). Durch das hohe Gewicht fallen bei der Aufschwemmung besonders die Metallverbindungen (Blei, Quecksilber und dergleichen) auf, während Pflanzenreste meist sehr leicht sind.

Eine neuere Methode ist die Mikrosublimation von Alkaloiden im luftverdünnten Raum, die im Gegensatz zu der früher gebräuchlichen Sublimationsmethode auf die meisten Alkaloide anwendbar ist (Eder) und die Isolierung außerordentlich kleiner Substanzen gestattet, z. B. von $^1/_{100}$ mg Morphin. Zur Erkennung der sublimierten Substanzen dienen der Vergleich mit bekannten bzw. den vermutlich vorhandenen Stoffen, die kristallographische Prüfung und die mikrochemischen Reaktionen.

Die Bestimmung des Brechungsindex kann dazu verwendet werden, um die Identität eines Alkaloides festzustellen. Man benötigt hierzu nur kleinste Mengen der zu prüfenden Stoffe. Zur Bestimmung dient das Polarisationsmikroskop. Beim sog. Einbettungsverfahren sucht man Flüssigkeiten von ähnlichen Brechungsexponenten; beim Einlegen des Kristalls in ein solches Medium werden die Kanten unsichtbar.

Zu den physikalischen Methoden gehört auch die Kolorimetrie. Sie beruht auf dem Vergleich der Intensität von gefärbten Flüssigkeiten und findet Verwendung zum quantitativen Nachweis von sehr kleinen Giftmengen, die durch andere Methoden nicht mehr bestimmbar sind. Deshalb ist auch ihr Anwendungsgebiet in der Toxikologie ein weit ausgebreitetes. Zum Verständnis sei nur ein Beispiel angeführt. Die winzigen Mengen von Schwefelwasserstoff in Abwässern lassen sich recht genau quantitativ bestimmen, wenn man das zu prüfende Wasser mit einer Lösung von Nitroprussidnatrium versetzt. Hierbei entsteht eine violette Färbung der Flüssigkeit. Man vergleicht damit eine Skala von ähnlichen Flüssigkeiten, die aus einer Schwefelwasserstofflösung von genau bekanntem Gehalt unter entsprechenden Bedingungen hergestellt sind, unter der Annahme, daß einer gleichen Farbentiefe auch ein gleicher Gehalt an Schwefelwasserstoff entspricht.

Die Fluoreszenzphänomene sind nach Heller[1] zur Charakterisierung der Alkaloide bei toxikologischen Untersuchungen geeignet. Was für Alkaloide gilt, ist auch für zahlreiche andere Arzneimittel und Gifte anwendbar.

Besonders beim Nachweis von Alkaloiden ist man neuerdings bestrebt, die mikrochemischen und physikalischen Methoden weiter zu entwickeln. Die Farbenreaktionen sind wohl hoch empfindlich, aber bisweilen nicht typisch, wenn unreine Stoffe oder zu geringe Mengen vorliegen. Die mikrochemische Identifizierung hat vor der Farbenreaktion den Vorzug hoher Empfindlichkeit.

---

[1] Heller, Robert: Die Fluoreszenz der Alkaloide und ihre Anwendung bei toxikologischen Untersuchungen. Internat. Z. f. phys. Chem. Biologie 2, 397 (1910). — Fischer, Hans: Diss. Zürich 1925 (Literatur).

Dazu ist zu beachten, daß bei den physikalischen Methoden (Mikroskopie, Brechung, Polarisation usw.) das oft wertvolle Material nicht verloren geht.

Bei einigen Alkaloiden wie Chinin ist die Erscheinung der Fluoreszenz lange bekannt. Fluoreszenzerscheinungen lassen sich leicht beobachten, wenn die Lumineszenz durch ultraviolettes Licht angeregt wird, wobei man als Lichtquelle ein an ultravioletten Strahlen reiches Licht wählt. Durch geeignete Strahlenfilter, die für kurzwellige Strahlen möglichst durchlässig sind, wird der sichtbare Teil des Lichtes durch Absorption beseitigt. Als Strahlenfilter hat sich das Nitrosodimethylanilin in Verbindung mit Kupfersulfat sehr bewährt. Vorzüglich geeignet für praktische Zwecke ist das Lumineszenz-Mikroskop von Lehmann[1].

Wichtig ist, daß die Fluoreszenzerscheinungen in hohem Grade von Verunreinigungen abhängen. Die Fluoreszenzmethode läßt sich auch zur Feststellung von Verfälschungen, Verunreinigungen und sonstigen Beimengungen benützen. Zur Erzielung zuverlässiger Ergebnisse verwendet man mit Vorteil Vergleichspräparate von bekannter Zusammensetzung. Heller hat verschiedene Tabellen aufgestellt, in denen er die relative Intensität der Lumineszenzerscheinungen bei Alkaloiden, bezogen auf die gleiche Lichtquelle, angibt.

Weißes Lumineszenzlicht zeigen, aber in sehr verschiedener Intensität: Akonitin leicht blaustichig, Atropin bläulichweiß, Veratrin bläulichweiß, Kokain weiß mit bläulich-grünem Stich, Pilokarpin matt bläulichweiß, Homatropin weiß, Kolchizin leicht grünlich-weiß, Hyoszyamin weiß mit grünlichem Stich.

Graues Lumineszenzlicht zeigen: Heroin gelblichgrau, Veronal gelblichgrau, Kodein grau, Thebain bläulichgrau, Eucain grau.

Gelbes Lumineszenzlicht: Emetin gelb, Ergotin bräunlichgelb, Pikrotoxin grau-gelblich, Pilokarpin graubräunlich.

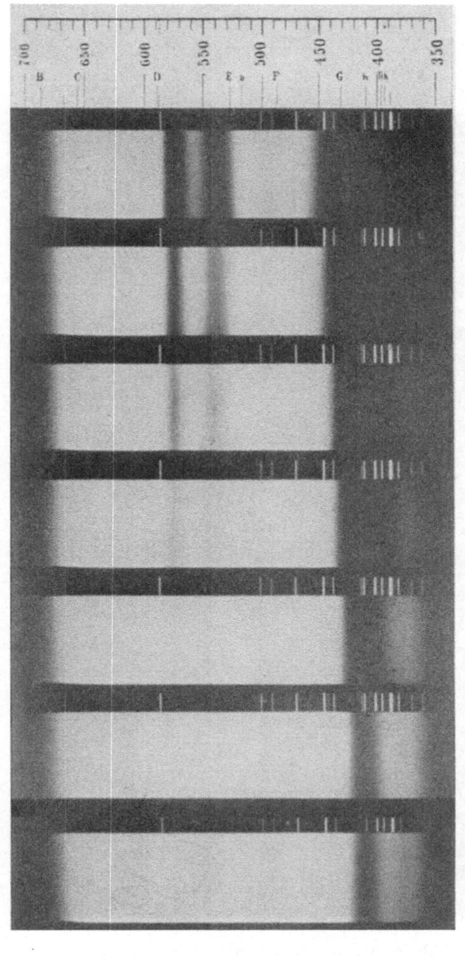

Abb. 1. Oxyhämoglobin: Kaninchenblutlösung. Verschiedene Verdünnungen von 1:70 bis 1:800. Die Wellenlängenskala ist nachträglich aufgedruckt. (Nach Rost, Franz und Heise.)

Grünes Lumineszenzlicht: Narzein hellgrünlich (etwas blaustichig), Narkotin graugrün (etwas blaustichig), Antipyrin graugrün.

Blaues Lumineszenzlicht: Koffein weißblau, Theobromin hellblau, Pyramidon hellblau mit grünlichem Stich, Apomorphin hellblau, Chinin weißbläulich, Strychnin graublau, Morphin hellbläulich mit violettem Stich.

Violettes Lumineszenzlicht (bläulichviolett): Hydrastin, Physostigmin und Papaverin.

Die Methode der Fluoreszenzbestimmung gestattet bei der toxikologischen Analyse innerhalb der bekannten Gruppen, wie sie sich nach ihren Löslichkeits-

---

[1] Lehmann: Das Lumineszenz-Mikroskop. Z. Mikrosk. **30**, 449 (1913).

verhältnissen, z. B. nach dem Verfahren von Stas-Otto ergeben, auf Grund der Fluoreszenz weitere Unterabteilungen zu machen. In vielen Fällen bestehen erhebliche Unterschiede zwischen den freien Basen und ihren Salzen.

Im allgemeinen wird die Stärke des Lumineszenzlichtes durch die Salzbildung vermindert. Als vorzügliches Mittel zur Reinigung ist das von Eder angegebene Verfahren der Mikrosublimation zu empfehlen [1].

Unter den physikalischen Methoden kommt der Spektroskopie bei der Beurteilung des absorptiven Verhaltens der Blutfarbstoffe eine besondere praktische Bedeutung zu [2].

Das Hämoglobin und seine Abkömmlinge sind durch sehr charakteristische Absorptionsspektra ausgezeichnet, die zur Erkennung von Blutveränderungen durch Gifte herangezogen werden. Für den Bedarf des Arztes genügt die qualitative Prüfung der Absorptionsspektra mit einfachen

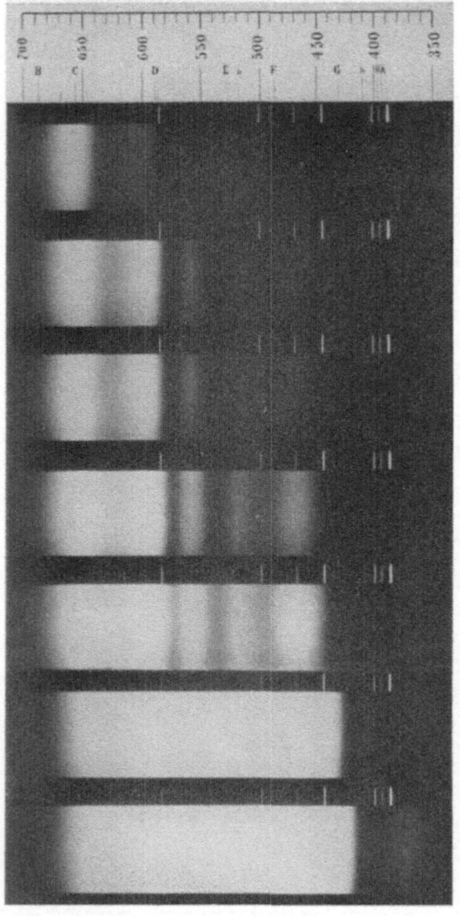

Abb. 2. Methämoglobin (Nitritvergiftung, Hund). Blutverdünnungen von 1:30 bis 1:800. Das Blut enthält außer Methämoglobin noch Oxyhämoglobin.
(Nach Rost, Franz und Heise.)

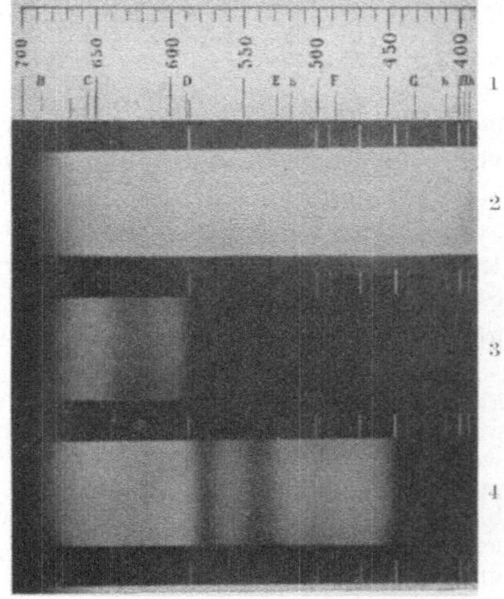

Abb. 3. Methämoglobin (Anilinvergiftung, Katze). 1. Wellenlängenskala. 2. Kontrollaufnahme. 3. Blutverdünnung 1:20. 4. Blutverdünnung 1:40.
(Nach Rost, Franz und Heise.)

Handspektroskopen, die mit Vergleichsprisma und einer Wellenlängenskala zur Orientierung im Spektrum ausgestattet sind. Bei wissenschaftlichen Spezialuntersuchungen bedient man sich großer Spektralapparate mit besonderen

[1] Eder, R.: Über die Mikrosublimation der Alkaloide im luftverdünnten Raum. Vjschr. naturforsch. Ges. Zürich. 57 (1912).
[2] Bürker, W.: In Tigerstedts Handb. der physiol. Methode 2 I, Leipzig 1911. — Heubner, W.: Anwendung der photogr. Methode in der Spektrophotometrie des Blutes in Abderhaldens Handb. der biochem. Arbeitsmethode VI. Berlin-Wien 1912. — Rost E., F. Franz und R. Heise: Photographie der Blutspektra. Arb. ksl. Gesdh.amt 32, H. 2. Berlin 1909.

Einrichtungen, z. B. zur gleichzeitigen Untersuchung mehrerer Lösungen, mit drehbaren Fernrohren, die auf bestimmte Teile des Spektrums einstellbar sind. Zur Fixierung des spektroskopischen Befundes dient die graphische Aufzeichnung der Wellenlängen und der Absorptionsstärken; die objektiven Methoden zur Ortsbestimmung der Streifen beruhen auf der photographischen Aufnahme der Spektren mit mehr oder weniger kostspieligen Apparaten, den Spektrographen.

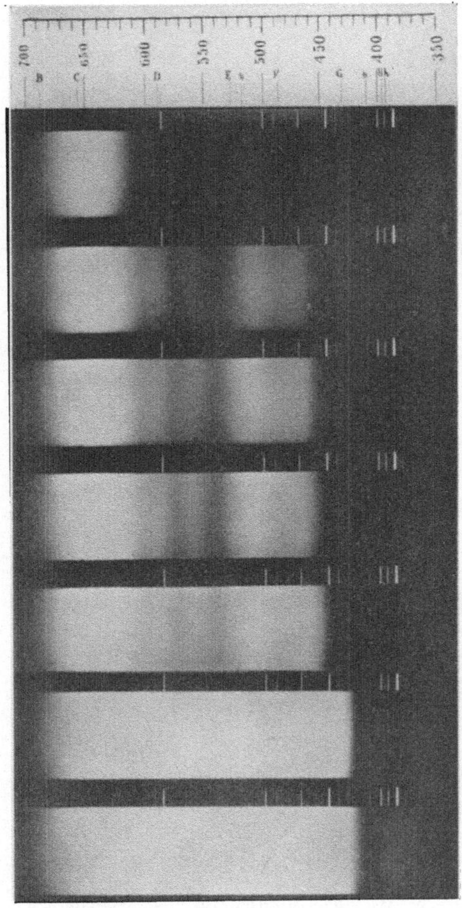

Abb. 4. Methämoglobin, alkalisch.
(Nach Rost, Franz und Heise.)

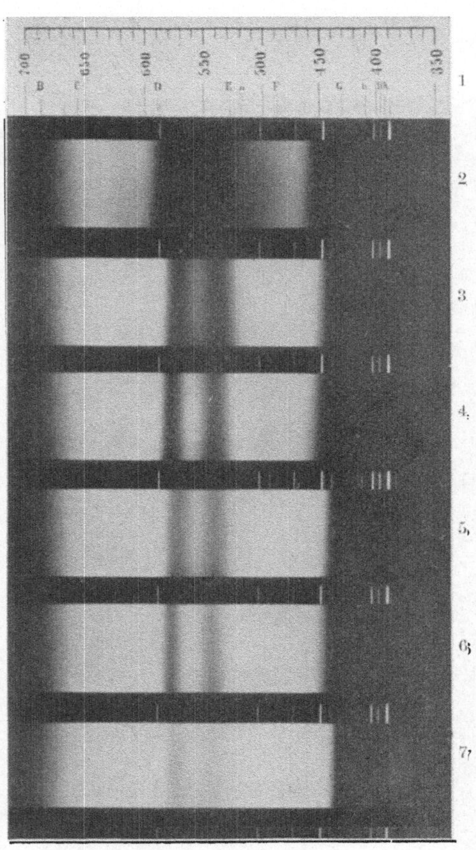

Abb. 5. Kohlenoxydhämoglobin — Oxy-hämoglobin. Hier sind verschiedene Konzentrationen von Lösungen desselben Kaninchenblutes gegenübergestellt, vor und nach Einleitung von Kohlenoxyd. 1. Wellenlängenskala. 2. O-Hämoglobinblut 1:70. 3. CO-Hämoglobinblut 1:70. 4. O-Hb 1:100. 5. CO-Hb 1:100. 6. O-Hb 1:150. 7. CO-Hb 1:150. (Nach Rost, Franz und Heise.)

Die Spektrophotometer bestimmen weniger die Lage der Absorptionsstreifen, als vielmehr die Größe der Absorption des Lichtes im Spektrum. Sie dienen z. B. zur quantitativen Bestimmung von Farbstoffen in Lösungen.

Bei allen Spektraluntersuchungen ist zu beachten, daß für einen Absorptionsstreifen das Absorptionsmaximum besonders charakteristisch ist, während die Breite des Streifens je nach der Konzentration der Farblösung beträchtlich wechseln kann. Die Lage des Maximums ändert sich dagegen bei den verschiedenen Verdünnungen nicht. Zur Erkennung der Blutveränderungen durch Gifte ist Vertrautheit mit den Eigenschaften der normalen Blutfarbstoffe nötig.

Oxyhämoglobin (Abb. 1) gibt die bekannten zwei sehr charakteristischen Absorptionsstreifen zwischen D und E. Wenn man das Blut aber stark verdünnt, erkennt man schließlich nur noch den Streifen bei D. Andererseits vereinigen sich bei starker Konzentration oder Schichtdicke die beiden Streifen zu einem einzigen. Durch besondere Methoden (Abblendung mit violettem Glas, Strahlen-

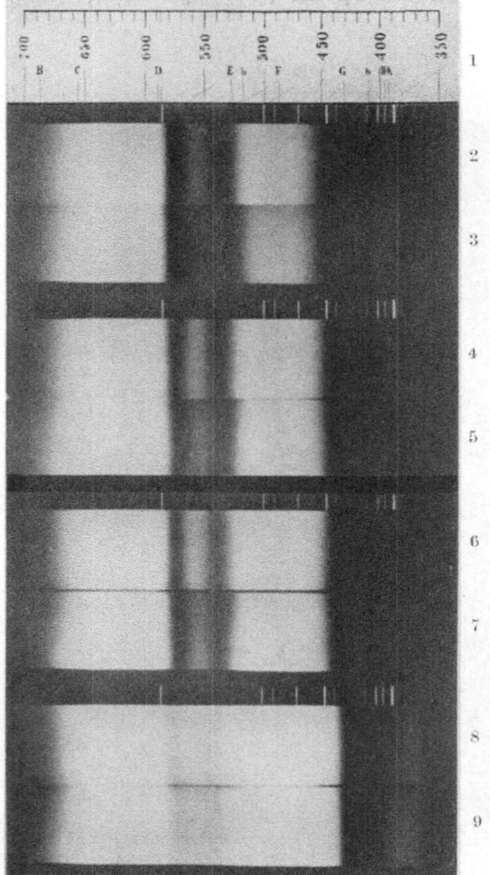

Abb. 6. Kohlenoxydhämoglobin (Leuchtgas-vergiftung, Mensch). Vergleich von CO-Blut mit normalem Menschenblut. 1. Wellenlängenskala. 2. Normales Blut 1 : 100. 3. CO-Blut 1 : 100. 4. Normales Blut 1:150. 5. CO-Blut 1:150. 6. Normales Blut 1:200. 7. CO-Blut 1:200. 8. Normales Blut 1 : 300. 9. CO-Blut 1 : 300. (Nach Rost, Franz und Heise.)

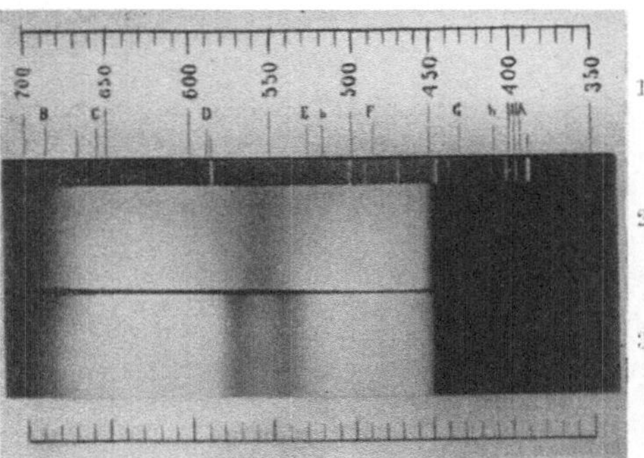

Abb. 7. Kohlenoxydhämoglobin mit Schwe-felammonium versetzt. Verhalten von Leucht-gasblut im Vergleich zu normalem Blut. 1. Wellenlängenskala. 2. Normales Blut 1 : 200 mit Schwefelammonium. 3. Leuchtgasblut 1 : 200 mit Schwefelammonium.

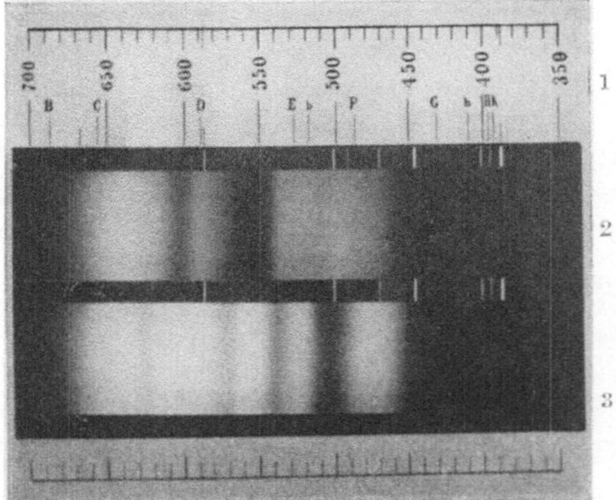

Abb. 8. Hämatoporphyrin. 1. Wellenlängen-skala. 2. Spektrum der schwefelsauren Lösung. 3. Spektrum der alkalischen Lösung (Pyridin). (Nach Rost, Franz und Heise.)

filter, Photographie) läßt sich im normalen Oxyhämoglobinspektrum noch ein sehr charakteristischer Streifen zwischen G und H, also im lichtschwachen violetten Teil des Spektrums nachweisen, der noch in sehr starken Verdünnungen die Erkennung von Blut gestattet.

Der reduzierte Farbstoff Hämoglobin zeigt im Spektrum ein breites Band zwischen D und E und ein zweites Band im Ultraviolett.

Die Spektren des Methämoglobins sind wichtig für den Nachweis vieler Blutgifte, vor allem der nitrosen Gase, der Nitrite, der organischen Nitro- und

Aminoverbindungen (Nitrobenzol, Anilin), des chlorsauren Kaliums, des Arsenwasserstoffs, überhaupt vieler Oxydations- und Reduktionsmittel.

Man unterscheidet neutrales, saures und alkalisches Methämoglobin. Besonders charakteristisch ist bei neutralem Methämoglobin (Abb. 2 und 3) der Absorptionsstreifen bei D, also im Rot. Seine Stellung wechselt etwas je nach dem Methämoglobinbildner. Außerdem finden sich zwei Streifen zwischen D und E, die wohl von Oxyhämoglobin herrühren, und ein weiterer sehr breiter nach dem Blau zu. Durch Zusatz von Säure verschieben sich die Streifen, besonders der Streifen im Rot unwesentlich, der allgemeine Charakter des Bildes ist aber der gleiche wie beim neutralen Methämoglobin. Zu beachten ist, daß das saure Methämoglobin sehr leicht in saures Hämatin mit besonderem Spektrum übergeht. Alkalisches Methämoglobin (Abb. 4) entsteht beim Verdünnen des Blutes durch Sodalösung. Zum Unterschied von dem in starken Konzentrationen braun gefärbten neutralen Methämoglobin ist das alkalische Methämoglobin rot gefärbt. Sein Spektrum enthält drei Streifen im Gelbgrün. Charakteristisch ist der „Vorschlagschatten“, eine Absorption an der Stelle des α-Streifens beim Oxyhämoglobin. Bei entsprechenden Konzentrationen kann das Spektrum des alkalischen Methämoglobins mit dem des Oxyhämoglobins verwechselt werden. Zu beachten ist, daß das Methämoglobinblut sich bei Vergiftung durch Nitrite und nitrose Gase nachträglich weiter zersetzen kann. Bei mehrtägiger Aufbewahrung verschwindet das Methämoglobin und es bildet sich Stickoxydhämoglobin [1].

Das Kohlenoxydhämoglobin (Abb. 5 und 6) liefert ein ganz ähnliches Spektralbild wie das Oxyhämoglobin.

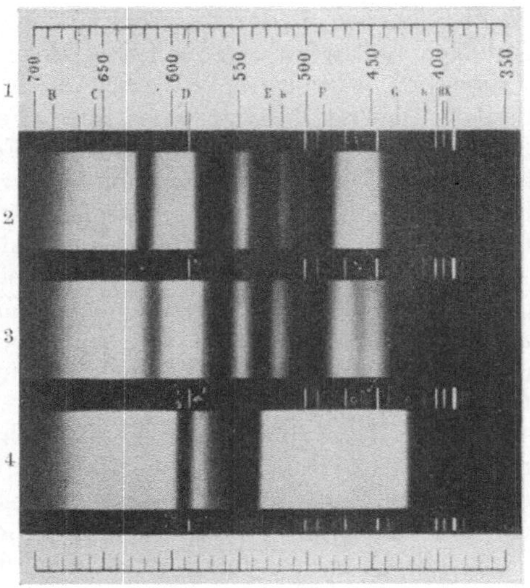

Abb. 9. Hämatoporphyrin. 1. Wellenlängenskala. 2. Kristallisiertes, salzsaures Hämatoporphyrin, in Alkohol gelöst. 3. Hämatoporphyrin, in Ammoniak gelöst. 4. Hämatoporphyrin, in verdünnter Schwefelsäure gelöst. (Nach Rost, Franz und Heise.)

Zum Nachweis wird das Blut in geeigneter Weise verdünnt, so daß etwa 1—2 %ige Verdünnungen von Blut mit Wasser in 1 cm dicker Schicht geprüft werden.

Die beiden Absorptionsstreifen des CO-Hb liegen etwas näher beieinander als bei O-Hb und sind etwas nach dem Violett verschoben. Der wesentliche Unterschied liegt aber darin, daß beim Zusatz von Reduktionsmitteln (gelbes Schwefelammonium) die beiden Streifen nicht verändert werden, während sie beim Oxyhämoglobin sich nach 5—10 Minuten zu einem einzigen Streifen vereinigen bzw. gänzlich ausgelöscht werden. Das aus Oxyhämoglobin entstehende Hämoglobin zeigt nur ein einziges, mehr diffuses breites Absorptionsband (Abb. 7). Die Erkennung von Kohlenoxydhämoglobin ist bei Gegenwart von viel Oxyhämoglobin erschwert. Bei einiger Übung stellt die Spektraluntersuchung die zuverlässigste Prüfungsmethode dar. Sie kann deshalb auch zum Nachweis von Kohlenoxyd in der Luft dienen, indem man die zu prüfende Luft durch eine kleine Menge stark verdünnten Blutes durchleitet oder mit etwas Blut in einer geräumigen Flasche schüttelt.

---

[1] Meier, Rolf: Arch. f. exper. Path. **110**, 264 (1925).

Bei Vergiftung durch das Schlafmittel Sulfonal und seine Verwandten (Trional), auch durch Blei, findet sich im Harn das Hämatoporphyrin, ein Spaltungsprodukt des Blutfarbstoffes (Abb. 8 und 9).

Sonstige Hämoglobinderivate, wie Stickoxydhämoglobin, das ein dem Kohlenoxydhämoglobin sehr ähnliches Spektrum hat, Zyanhämoglobin, Sulfhämoglobin, spielen in der praktischen Toxikologie nur eine sehr untergeordnete Rolle.

3. Botanischer Nachweis[1].

Zum Nachweis von Vergiftungen durch Pflanzen sind neben chemischen Kenntnissen botanische Erfahrungen unerläßlich. In vielen Fällen lassen sich die für den Fall verantwortlichen Giftpflanzen noch am Standort usw. ermitteln. Viel schwieriger ist die Untersuchung von kleinen Resten im Verdauungskanal, im Erbrochenen, in den Ausscheidungen, zumal wenn es sich um Pflanzenpulver handelt. Leicht zu erkennen sind Pilze, Mutterkorn usw. an dem sehr charakteristischen Myzelgewebe. Aber auch die meisten bekannten Giftpflanzen besitzen gewisse, ihnen oder ihrer Familie eigentümliche Gewebselemente, Haare, Oxalatkristalle verschiedener Form, Milchröhren, Drüsen usw. Verhältnismäßig leicht zu erkennen und zu unterscheiden sind die Solanazeenblätter, Tabak, Tollkirsche, Stechapfel, Bilsenkraut durch ihre verschiedenen Oxalatformen. Beim Digitalisblatt fehlen Kristalle vollkommen.

Besonders wichtig ist die botanische („pharmakognostische") Untersuchung dann, wenn chemische Merkmale bei Giftpflanzen fehlen. Dies gilt bei vielen zu Abortivzwecken benutzten Volksmitteln, die oft ätherische Öle enthalten (Nachweis von charakteristischen Öldrüsen). Jeder Arzt sollte die wichtigsten Giftpflanzen und Giftpilze kennen. Eingehendere mikroskopische Untersuchungen dagegen sind den Spezialsachverständigen zu überlassen. Zur erfolgreichen Tätigkeit müssen die mikroskopischen Bilder der im Magendarmkanal und in den Fäzes normalerweise vorkommenden Pflanzenelemente (Zellen von Getreidekörnern, Kartoffeln, Gemüsen, Leguminosen, Samen) genau bekannt sein.

Solche Untersuchungen setzen natürlich auch die Kenntnis der botanischen Untersuchungstechnik (Aufhellungsmethoden usw.) voraus.

4. Pharmakologische Methoden[2].

Unter „pharmakologischem" oder „biologischem" Nachweis von Giften versteht man die Methoden, die sich auf die Feststellung von Giftwirkungen an lebendem Material gründen. Hierbei wird die lebende Zelle gewissermaßen als biologisches Reagenz benützt. Diese Methoden finden mehr und mehr Anwendung in der forensischen Praxis, wenn es sich um den qualitativen Giftnachweis handelt. Außerdem gewinnen sie bei quantitativen Bestimmungen, besonders zur Feststelllung des Wirkungswertes von Giften und Arzneimitteln, stetig wachsende Bedeutung für die Medizin. Besonders vorteilhaft, ja in vielen Fällen unersetzlich ist ihre Anwendung da, wo geeignete chemische Methoden fehlen, entweder wenn die in Frage stehenden Mengen zu klein oder wenn die chemische Zusammensetzung des fraglichen Objektes, z. B. bei Pflanzendrogen, pharmazeutischen Präparaten, tierischen Giften, Hormonen und dergleichen nicht hinreichend oder gar nicht bekannt ist. Sie sollen die chemischen, physikalischen und mikroskopischen Methoden keineswegs ersetzen,

---

[1] Koch, L.: Atlas der mikroskopischen Drogenpulver. Leipzig 1901. — Moeller, J.: Pharmakognostischer Atlas der in Pulverform gebräuchlichen Drogen. Berlin 1892. — Gilg-Brandt: Pharmakognosie. 3. Aufl. Berlin 1922.

[2] Fühner, H.: Nachweis und Bestimmung von Giften auf pharmakologischem Wege in Abderhaldens Handb. d. biolog. Arbeitsmethoden. Abt. 4, T. 7, H. 2. Berlin u. Wien 1922. — Kobert, R.: Lehrbuch der Intoxikationen. 1. Stuttgart 1902.

sondern gewissermaßen eine Ergänzung derselben darstellen und damit zur Sicherung der Ergebnisse beitragen. Im Gegensatz zu den meisten chemischen Proben werden die Substanzen hierbei nicht immer verbraucht oder zerstört, so daß sie unter Umständen wieder gewonnen und weiter verwendet werden können. Die Ergebnisse können zudem vielfach im Bild oder in Kurven festgehalten werden. Ein anderer Vorteil besteht darin, daß bei ihrer Verwendung die zu prüfenden Substanzen meist nicht unbedingt in chemisch reiner Form vorliegen müssen, wodurch viel Mühe und Zeit gespart werden kann. Einige biologische Methoden sind außerdem so empfindlich, daß sie mit überaus geringen Substanzmengen angestellt werden können, bei einigen Alkaloiden, wie Atropin, Skopolamin, Adrenalin, schon mit Zehntausendstel Milligrammen und noch weniger. Auch die Herzgifte der Digitalisreihe und viele Blutgifte sind noch in winzigen Mengen, bei denen die chemische Methode versagt, zu erkennen.

Das Hauptanwendungsgebiet umfaßt den Nachweis von pflanzlichen und tierischen Giften. Bei den anorganischen Stoffen, wie den meisten Metallen, Säuren, Salzen, ist ihre Verwendung im allgemeinen nicht angebracht, weil hier sehr empfindliche chemische Methoden bekannt sind. Auf die zahllosen Einzelheiten dieser Technik, die nur in der Hand des Kundigen zuverlässige Resultate ergibt, kann hier nicht eingegangen werden. Deshalb muß an dieser Stelle eine orientierende Übersicht genügen.

Allgemeine Giftwirkungen lassen sich erkennen schon an Fermenten[1], die hier einschlägigen Verfahren gehören nicht zu den biologischen Reaktionen. Fermentreaktionen spielen jedoch bei allen Giftwirkungen an lebenden Zellen eine große Rolle. Schon die einfachsten Lebewesen, Bakterien, Hefepilze, Schimmelpilze, sind zur Prüfung auf entwicklungshemmende, keimtötende, gärungshemmende Wirkungen verwendbar. Sie dienen zum Nachweis von „Protoplasmagiften" im weitesten Sinne, besonders auch zur Erkennung und Wertbestimmung von Desinfektionsmitteln, Sublimat, Phenolen, Formaldehyd. Je nach dem Zweck wählt man geeignete Testobjekte, die zu Vorproben dienen, wie Diphtherie-, Typhus-, Kolibakterien, Staphylo- und Streptokokken, Milzbrandsporen.

Schimmelpilze, besonders Penicillium brevicaule, die in Reinkulturen auf Brot oder Kartoffeln gezüchtet werden, finden Verwendung zum Arsennachweis (Gosio). Sie bilden bei Gegenwart von Arsenspuren intensiv knoblauchartig riechende Verbindungen. Hierbei ist aber zu beachten, daß auch aus Selen- und Tellurverbindungen ähnlich riechende flüchtige Derivate entstehen können. Antimon dagegen gibt keine Reaktion. Die Methode kann zur Ergänzung des chemischen Befundes dienen, in geeigneten Fällen aber, wenn zahlreiche Objekte auf Arsen geprüft werden müssen, sehr brauchbar sein, nicht zuletzt deshalb, weil irgend eine Vorbereitung des Materials unnötig ist. Man kann die zu prüfenden Objekte, Blut, Harn, Leichenteile, Speisereste, Darminhalt, ohne weiteres den Pilzkulturen zusetzen.

Mit Hilfe von Hefe lassen sich gärungshemmende Stoffe wie Chinin, Sublimat, Zyanverbindungen in geringsten Spuren, ferner Konservierungsmittel (Salizylsäure, Benzoesäure, Ameisensäure, Fluoride) nachweisen. Dabei ist zu beachten, daß viele derartige Gifte in sehr geringen Konzentrationen die Gärung beschleunigen können. Zur automatischen Registrierung des Gärungsverlaufes sind graphische Methoden angegeben worden, die auf der Messung der entwickelten Kohlensäuremenge beruhen.

Auch Zellen von grünen Pflanzen werden gegebenenfalls mit Vorteil verwendet. Bekannt ist die enorme Giftigkeit, die „oligodynamische Wirkung"

---

[1] Oppenheimer, C.: Die Fermente. 5. Aufl. Leipzig 1925.

von manchen Schwermetallen, insbesondere Kupfer, für Algen. Ein weites Gebiet zum Nachweis von winzigen Metallspuren steht hier noch der Bearbeitung offen. Neuerdings hat man durch „phytopharmakologische" Methoden, d. h. durch Versuche an lebenden Pflanzen, Giftstoffe in Fällen nachzuweisen versucht, wo alle anderen Erkennungsmethoden nicht brauchbar sind, z. B. bei Untersuchungen über das noch viel umstrittene Menotoxin, ein im Blut, Schweiß usw. von menstruierenden Frauen angeblich enthaltenes „Gift" oder bei dem „Gift" der perniziösen Anämie (Macht). Man schließt dabei aus der Beeinflussung des Wachstums von Pflanzenkeimen, wie Lupinensamen und dergleichen, aus Schädigungen blühender Pflanzen, auch aus der Wirkung auf die Hefegärung, auf die Gegenwart von besonderen Giften.

Wenn es sich nur darum handelt, allgemein Giftwirkungen festzustellen oder zu vergleichen, z. B. die Konzentrationen von Narkotizis, Protoplasmagiften und dergleichen, lassen sich mit Vorteil kleine Wassertiere, vor allem Infusorien, Paramäzien, Kaulquappen, auch Fische verwenden. Man setzt die zu prüfenden Stoffe in verschiedenen Mengen dem Wasser zu, in dem sich diese Tiere befinden, und beobachtet den Eintritt der Vergiftungserscheinungen oder des Todes.

Sehr brauchbar sind für viele Zwecke die roten Blutkörperchen, die man durch Zentrifugieren und „Waschen" mit isotonischen Salzlösungen vom Serum befreit. Mit diesen prüft man die hämolytische Wirkung, z. B. bei Saponinen, die Agglutination durch gewisse Pflanzengifte, Ricin, Abrin und sonstige Toxalbumine, ferner die Anwesenheit von Gerbsäuren, adstringierenden Metallsalzen und dergleichen. Solche Proben sind überaus empfindlich. Es gibt Saponine, die noch bei Verdünnungen von 1 : 400 000 hämolytisch wirken, wo alle anderen Nachweismethoden versagen. Ricin agglutiniert noch bei 1 : 600 000 Meerschweinchenblut. Für Vorversuche kann man auch mit isotonischen Lösungen verdünntes Blut verwenden. Auch bei der Untersuchung tierischer Gifte sind derartige Methoden mit Vorteil verwendbar (vgl. S. 322). Endlich können gewisse Bakteriengifte auf diese Weise nachgewiesen werden. Zahlreiche Gifte verändern den Blutfarbstoff, z. B. durch Bildung von Methämoglobin, das oft schon durch die braune Färbung erkannt wird, in geringen Mengen aber spektroskopisch nachweisbar ist (vgl. Blutgifte S. 9, 81).

Unter den wirbellosen Tieren eignen sich besonders die Würmer sehr gut zum Nachweis gewisser Muskel- und Nervengifte. Dabei schneidet man aus den Würmern Stücke aus und entfernt den Darm und die Nerven; die erhaltenen „Muskelpräparate" werden in Ringerlösung eingehängt und mit geeigneten Schreibvorrichtungen zur Registrierung der Kontraktionen verbunden. Durch Verwendung von Regenwürmern kann man die Wirkungsstärke von Wurmmitteln prüfen (Straub). Auch Blutegel sind brauchbar, vor allem zum Nachweis von Nikotin, Physostigmin und verwandten Giften. Nikotin bewirkt beispielsweise noch in millionenfacher Verdünnung Kontraktionsbewegungen. Ähnlich, aber etwas schwächer, wirken die Verwandten des Nikotins, z. B. Arekolin, Koniin, Muskarin und Zytisin (das Alkaloid des Goldregens). Das Ergebnis solcher Prüfungen kann in zweifelhaften Fällen zur Entscheidung herangezogen werden. Auch als Vorproben sind diese Methoden sehr brauchbar.

Von niederen Wirbeltieren kommen hauptsächlich Fische und Frösche in Betracht. Versuche an Fischen sind geradezu unersetzlich bei der Prüfung auf Fischgifte, z. B. Pikrotoxin und saponinhaltige, zum Fischfang dienende Pflanzen. Das stärkste bisher bekannte Fischgift Tephrosin wirkt noch in Verdünnungen von 1 : 500 000 hochgiftig. In solchen geringen Mengen sind diese

Gifte mit chemischen Mitteln nicht mehr nachweisbar. Man wählt besonders empfindliche kleine Fische (Plötze) aus und stellt Kontrollversuche unter den gleichen äußeren Bedingungen an. Alle Saponine sind für Fische stark giftig.

Derartige Untersuchungen sind leicht und ohne große Kosten durchführbar. Letzteres gilt besonders für den Frosch. In Deutschland werden hauptsächlich zwei Froscharten hierzu benützt, der Wasserfrosch Rana esculenta und der Grasfrosch Rana temporaria. Ihre Empfindlichkeit gegen Gifte ist qualitativ und quantitativ etwas verschieden. Durch Einspritzung von Giften unter die Haut dieser Tiere lassen sich häufig typische Vergiftungsbilder erhalten, die auf die Anwesenheit bestimmter Giftgruppen schließen lassen. Besonders geeignet sind solche Versuche zur Orientierung über die Gegenwart von Strychnin und anderen zentral erregenden Alkaloiden, von Kolchizin, einem zentral lähmenden Gift, von den die peripheren Nervenendigungen bzw. die Muskeln erregenden Stoffen der Guanidin- und Veratrinreihe, von kurareartigen Giften, von Skeletmuskelgiften, wie Koffein und anderen Purinen. Sehr charakteristisch ist auch die Wirkung der Herzgifte der Digitalisreihe. Nikotin wird am Frosch dadurch erkannt, daß nach Einspritzung minimaler Mengen eigenartige Stellungen auftreten, indem die Hinterbeine über dem Rücken in die Höhe gezogen werden. Kolchizin ist dadurch charakterisiert, daß seine Giftwirkung am Frosch mit steigender Temperatur außerordentlich zunimmt. Man prüft die Wirkung an Fröschen bei Zimmertemperatur und an Kontrolltieren im Thermostaten bei etwa 30°. Veratrin bewirkt am isolierten Froschmuskel außerordentlich charakteristische Zuckungskurven. Bei den Purinderivaten läßt sich die Veränderung der Muskelfasern von Grasfröschen zum Nachweis verwenden. Hierbei treten eigentümliche Kontraktions- und Gerinnungserscheinungen auf.

Die Herzgifte der Digitalisreihe, Akonitin, Muskarin lassen sich am ganzen Frosch mit bloßgelegtem Herzen („gefensterter Frosch") bzw. am herausgeschnittenen mit Ringerlösung gefüllten Froschherzen („isoliertes Herz") leicht erkennen. Die Methode dient auch zur Wertbestimmung der Herzmittel. Die Empfindlichkeit ist bei den verschiedenen Glykosiden nicht gleich. Es genügen aber zum Nachweis minimale Mengen; so ist beispielsweise am isolierten Froschherzen noch 0,0005 mg Digitoxin wirksam. Es führt zu Steigerung der Leistung und schließlich zum charakteristischen Herzstillstand in Systole.

Mannigfache Versuche lassen sich an Warmblütern ausführen. Zur Prüfung auf pupillenerweiternde und pupillenverengende Stoffe verwendet man z. B. das empfindliche Katzenauge. Atropin erweitert noch in Mengen von 0,0002—0,0005 mg deutlich. Skopolamin ist noch empfindlicher, etwa 10 mal so wirksam wie Atropin. Auch an ausgeschnittenen Froschaugen lassen sich solche Gifte prüfen. So wirkt beispielsweise Adrenalin noch in Verdünnung von 1 : 10 000 000 erweiternd.

Zur Prüfung auf lokalanästhetische Wirkung kann man die Hornhaut des Kaninchens benützen, und dadurch z. B. schnell die Gegenwart von Kokain oder ähnlich wirkenden Mitteln feststellen.

Die eingehende Schilderung schwierigerer Tierversuche zum Nachweis von Giften kann an dieser Stelle nicht erfolgen. Näheres hierüber findet sich in der pharmakologischen Spezialliteratur. Es sei nur erwähnt, daß auch die Prüfung auf Geruch und Geschmack, der Nachweis hautreizender Gifte usw. am Menschen zu den biologischen Methoden zu rechnen sind. Charakteristisch ist z. B. bei vielen Giften der bittere Geschmack (Strychnin), die Hervorrufung von Gefühllosigkeit auf der Zunge (Kokain). Solche Versuche am Menschen sind aber nicht immer ungefährlich.

5. Nachweis von Vergiftungen am lebenden Menschen.

In geeigneten Fällen ist die Vergiftungsdiagnose noch während des Lebens zu stellen. Dies kann unter Umständen leicht durchführbar sein, wenn sich aus der Vorgeschichte bestimmte Anhaltspunkte ermitteln lassen oder besonders charakteristische klinische Erscheinungen auftreten. Auf der anderen Seite können sich die größten Schwierigkeiten einstellen, wenn außer dem Krankheitsbild keine Hinweise auf Vergiftung vorliegen. Im allgemeinen werden nur sehr wenige Vergiftungen lediglich aus den Symptomen diagnostiziert. Man muß stets an Vergiftungen denken, wenn bei vorher Gesunden plötzlich heftige Krankheitserscheinungen auftreten oder wenn sich unvermutete Todesfälle ohne vorausgehende Krankheiten ereignen. Zur Klärung tragen oft gleichzeitig bei anderen Menschen, auch bei Haustieren, vorkommende analoge Fälle bei. Besonders häufig handelt es sich hier um Vergiftungen durch Nahrungs- und Genußmittel. Dabei stehen gewöhnlich Erscheinungen von seiten des Verdauungskanals im Vordergrund (vgl. Nahrungsmittelvergiftungen S. 422). Fehlt ein erkennbarer äußerer Anlaß, so kann die Differentialdiagnose unter Umständen unmöglich sein. Alle bei Vergiftungen vorkommenden Symptome können ja auch durch Krankheiten, die mit der Einverleibung von Giften nichts zu tun haben, verursacht werden. Man denke nur an die akut verlaufenden Magendarmerkrankungen, an Ileus, Perforationen, Peritonitis, an Gehirnkrankheiten, Apoplexien, Embolien und dergleichen. Immerhin sind gewisse Erscheinungen bei Vergiftungen häufiger als bei Erkrankungen, z. B. die schweren zentralen Lähmungen durch narkotische Gifte, Schlafmittel und dergleichen. Plötzlich auftretende Senkungen der Temperatur lassen an Kollaps erzeugende Gifte, wie Fiebermittel und Narkotika, denken. Sehr wichtig für die Diagnose vieler Vergiftungen sind die Erscheinungen an den Augen, wie Erweiterung bzw. Verengung der Pupillen (Atropin- bzw. Morphingruppe), Sehstörungen, Farbensehen (Santonin), Amaurosen (Methylalkohol, Filix), Netzhautblutungen (Kapillargifte), auffallende Gerüche (vgl. nächsten Abschnitt), die Beschaffenheit von Erbrochenem und Darmentleerungen (Arsen!). Die Hautfarbe kann charakteristisch verändert sein, fahlgrau (Bleikolorit), zyanotisch bei Methämoglobinbildnern, ikterisch bei Blut- und Stoffwechselgiften. Von motorischen Störungen sind Krämpfe und Tetanus charakteristisch für Krampfgifte bzw. Strychnin. Die Atmungsstörungen sind weniger verwertbar, da fast alle Gifte schließlich zu Lähmung des Atemzentrums führen. Lungenödem kann hervorgerufen werden durch Reizgase, aber auch durch alle Gifte, die den Kreislauf schwer schädigen. Wertvoll kann der eigenartige Geruch der ausgeatmeten Luft für die Diagnosestellung werden, wenn flüchtige Gifte in Frage kommen, wie Narkotika der Alkohol- und Chloroformreihe, aromatische Pflanzenstoffe, ätherische Öle, Phosphor, Arsen usw. Wichtig ist auch die Untersuchung des Mundes (Metallsäume, Stomatitis. Verätzungen) und aller Körperöffnungen. Rußanflüge an den Nasenöffnungen deuten auf Kohlendunst, Gelbfärbung auf nitrose Gase, an den Genitalien hinterlassen sträfliche Eingriffe oder Anwendung von Mitteln zur Verhütung und Unterbrechung der Schwangerschaft vielfach verdächtige Zeichen, z. B. Sublimatverätzungen. Von Wichtigkeit ist auch die Untersuchung des Blutes.

Bei den anamnestischen Erhebungen, die sich auf einen möglichst weiten Kreis von Personen, also nicht nur Angehörige, Hausgenossen, Freunde, sondern unter Umständen auch auf Mitarbeiter und Vorgesetzte erstrecken soll, ist die Aufmerksamkeit auch auf nichtmedizinische Dinge, wie allgemeine Lebensverhältnisse und besondere Umstände zu richten.

An die Untersuchung von Erbrochenem, von Speiseresten und verdächtigem Material aus der Umgebung des Vergifteten, endlich sämtlicher Ausscheidungen muß selbstverständlich gedacht werden.

Am einfachsten liegen die Verhältnisse natürlich, wenn Giftreste in Fläschchen, Schachteln und dergleichen gefunden werden.

6. Pathologisch-anatomische Veränderungen an der Leiche[1].

Schon bei der äußeren Besichtigung ergeben sich unter Umständen Anhaltspunkte, die auf Vergiftungen hinweisen. Wenn der Tod unter Krämpfen im tetanischen Anfall, durch Erstickung oder unter großen Schmerzen erfolgt ist, kann dies im Gesamteindruck und in besonderen Stellungen, Verzerrungen ersichtlich sein. Auch auffallende Gerüche können den richtigen Weg zeigen (Karbol, Lysol, Nitrobenzol, ätherische Öle, Chloroform, Benzin, Ammoniak, flüchtige Säuren usw.), wobei natürlich auch an Medikamente, die während der Erkrankung verabreicht worden sind, gedacht werden muß. Manche Gifte, z. B. Strychnin, beeinflussen die Totenstarre, die hierbei frühzeitig eintritt, hohen Grad erreicht und von auffallend langer Dauer sein kann. Über den Grad der Totenstarre gibt besonders das Verhalten der Finger und der Zehen Aufschluß. Weiter kann bei Vergiftungen die Fäulnis sehr schnell oder verzögert eintreten, bei Vergiftungen durch starke Säuren und durch Antiseptika wird sie meist gehemmt. Rasche Fäulnis zeigt sich nach Phosphor, Bakteriengiften, Mumifikation deutet auf Arsenik. Wichtig ist auch das Aussehen der Haut, das bei Tageslicht zu prüfen ist. Gelbfärbung kommt bei Leberschädigungen und Veränderungen des Blutfarbstoffs vor (Phosphor, Arsen, Anilin, aromatische Nitroverbindungen und dergleichen). Zyanotische Verfärbung ist nicht so charakteristisch; sie kommt bei den eben genannten Giften und bei allen Methämoglobinbildnern vor. Grüne Verfärbungen können, abgesehen von Fäulniserscheinungen mit Schwefelwasserstoffbildung bei Schweinfurtergrün, graue, braune und schwarze Färbungen bei Metallen auftreten. Die Totenflecke sind auffalllend hell oder rosenrot gefärbt nach Vergiftungen durch Benzol, Kohlenoxyd, Leuchtgas und dergleichen, Zyanverbindungen, nitrose Gase, Nitrite. Bei Blutungen in der Haut und den Schleimhäuten ist an Phosphor, Arsen, Kohlenoxyd, Metalle und Gefäßgifte zu denken. Graue oder schwarze Anflüge an den Augen, am Mund und an den Nasenöffnungen finden sich bei Rauchvergiftungen. Bei Vergiftungen durch ätzende Substanzen, wie Säuren und Laugen, Karbolsäure, Lysol, Brom usw. lassen sich an den Lippen und Mundwinkeln, besonders aber in der Mund- und Rachenhöhle die Zeichen der Verätzung erkennen. Je nach Konzentration und Einwirkungszeit sind die Schorfe und Ätzstreifen verschieden gefärbt. Durch Beimischung von Blut werden die anfangs weißen Stellen bräunlich oder rot, konzentrierte Schwefelsäure bewirkt Schwärzung, Salpetersäure, rohe (eisenhaltige) Salzsäure und Chromsäure machen gelbe Schorfe. Der Säureschorf ist in der Regel derb, trocken und oberflächlich, während Alkalien weiche, seifenähnlich und schlüpfrig anzufühlende, oft tiefgehende Ätzung bewirken. Bei längerer Lebensdauer gehen die ursprünglichen Verätzungen in Entzündungen und Nekrosen mit Eiter- und Geschwürsbildung über. Zur Unterscheidung der Verätzungen von Verbrennungen durch Hitze untersucht man die Umgebung der Verletzung auf verkohlte Haare und Hautpartien. Manchmal geben auch chemische Prüfungen von Giftresten aus den Ätzwunden Aufklärung.

Kleine Stichwunden und ähnliche Verletzungen der Haut können auf Einspritzung von Giften deuten. Auch an Schlangenbisse, Insektenstiche ist

---

[1] Vgl. die gesetzlichen Bestimmungen über die Untersuchung von Leichen S. 126.

den Umständen gemäß zu denken. An Haaren und Nägeln können sich bei chronischen Vergiftungen Veränderungen zeigen, Verfärbungen bei Metallvergiftungen, Ernährungsstörungen bei Arsenvergiftungen.

Von Bedeutung ist die Untersuchung der Augen. Das Verhalten der Pupille an der Leiche ist nur mit großer Vorsicht zu verwerten, da die in der Agonie, bei Krämpfen, bei Erstickung, durch Gifte während des Lebens veränderten Pupillen nachträglich beeinflußt sein können. Exophthalmus ist bei Vergiftungen durch Narkotika, durch Krampfgifte, durch sympathikuserregende Stoffe, aber auch bei Erstickung und allgemeiner Ödembildung zu beobachten. Bei Tod in schwerem Kollaps und nach längerer Krankheit, nach starken Blutverlusten und bei Eintrocknung (Arsenik, Sublimat) liegen die Augen tief in den Höhlen. Die Augenbindehaut zeigt bei Vergiftungen oft charakteristische Färbungen. Gelbe Färbung kommt bei allen Leberschädigungen vor (Phosphor, Pilzgifte, Nitroverbindungen), bräunliche Verfärbungen können auf Metalle, Methämoglobinbildner, Antipyretika der Anilinreihe hinweisen, Blutungen lassen an Kapillargifte, Arsenik, Fäulnisstoffe, Schwermetalle denken. Hornhauttrübungen und Verätzungen kommen bei Einwirkung von Reizgasen, Säuredämpfen und anderen Ätzmitteln vor.

Die innere Besichtigung der Leiche macht bei Verdacht von Vergiftungen vom Munde aus gewisse Änderungen für das Verfahren nötig (vgl. S. 127). Bei Verdacht auf Blausäure wird gewöhnlich die Öffnung der Kopfhöhle vorausgeschickt, da hierbei der charakteristische Geruch reiner wahrnehmbar sein soll. Sonst wird mit der Besichtigung der Bauchhöhle begonnen und zunächst ohne weiteren Eingriff die Beschaffenheit der Bauchorgane, die Gefäßfüllung, der Geruch usw. geprüft. Die Speiseröhre wird bei der Sektion der Brusthöhle oberhalb des Zwerchfells unterbunden. Außer den drei Körperhöhlen sind alle natürlichen Öffnungen des Körpers sorgfältig zu untersuchen. Die Prüfung der weiblichen Genitalorgane auf Einführung von Giften, wie Abortiva, antikonzeptionelle Mittel, Aphrodisiaka, ist nicht zu unterlassen. Dem Magen- und Darmkanal kommt als Eingangspforte für Gifte besondere Bedeutung zu. Die Prüfung beginnt an Mund, Zunge, Lippen und schreitet nach unten weiter, wobei auf Verfärbungen, Blutungen, Verätzungen, Geschwüre, Metallsäume (Blei, Quecksilber, Silber, Wismut usw.) zu achten ist. Auch die Färbung der Zähne kann bedeutungsvoll sein. Vor Verwechslung von Vergiftungserscheinungen mit postmortaler Verdauung, Verwesung und Fäulnis müssen sich weniger Erfahrene besonders hüten. Bei der Untersuchung des Darmes unterbindet man auch das Duodenum in seinem oberen Drittel doppelt. Der Magen wird auf einer geeigneten Unterlage ausgebreitet und längs der großen Kurvatur eröffnet. Auch der Dickdarm wird an seinem unteren Ende doppelt unterbunden und zwischen beiden Ligaturen durchschnitten. Der Magen- und Darminhalt ist getrennt aufzufangen. Im oberen Teil des Verdauungskanals ist auf Anzeichen von Verätzungen zu fahnden, die sich bei leerem Magen hauptsächlich in der Fundusgegend, bei vollem Magen dagegen mehr in der Gegend der kleinen Kurvatur finden. Der Inhalt des Verdauungsrohrs ist sofort auf Menge, Farbe, Geruch, Reaktion und auffallende Bestandteile zu prüfen. Gefärbter Inhalt, bröckelige Substanzen, Pflanzenteile und dergleichen sind für die Diagnose von großer Bedeutung. Auffallender Geruch kann nicht nur von Giften, sondern auch von stark riechenden Gegengiften, Arzneimitteln (Analeptika) herrühren. Die Reaktion des Darminhaltes muß an verschiedenen Stellen geprüft werden. Dünndarminhalt kann bei Säurevergiftung sauer reagieren. Auch hier müssen Täuschungen durch postmortale Säurebildung, Erweichungen und Perforationen vermieden werden. Bei Perforationen durch

Gifte und gleichzeitig bestehenden pathologischen Prozessen können verwickelte Verhältnisse geschaffen werden.

In den Nieren kommt es zu Gewebeschädigungen durch die verschiedenartigsten Reizstoffe, Pflanzengifte, Schwermetalle, Chrom, Phosphor, Arsen, ätherische Öle usw., vor allem zu Nierenentzündung, Verfettung, Entstehung von Zylindern. Die Veränderungen sind häufig schon äußerlich an fleckigen Verfärbungen und an der Volumvermehrung der Nieren zu erkennen. Bei chronischen Vergiftungen (Alkohol, Blei, Quecksilber) ist Schrumpfniere häufig. Auch der Harn, der gesondert aufzufangen ist, läßt unter Umständen durch abnormes Aussehen, durch eigentümliche Färbung und Geruch auf Vergiftung schließen. Intensiv gelbe Farbe entsteht durch Pikrinsäure und Gallenfarbstoff, rote Farbe durch Blut, braune durch Methämoglobin, Dunkelfärbung beim Stehen an der Luft deutet auf Phenole und Teerprodukte. Viele flüchtige Gifte teilen dem Harn ihren spezifischen Geruch mit, andere führen zu fremden Gerüchen, wie z. B. Veilchengeruch nach Terpentinöl und verwandten Abortiva, Knoblauchgeruch bei Arsenvergiftung.

Der Leber kommt als Gifte speicherndes und zerstörendes Organ eine bedeutsame Rolle zu. Häufig finden sich Veränderungen von Farbe, Konsistenz und Volum. Viele akute Vergiftungen führen zu Schwellung, chronische nicht selten zu Schrumpfung (Zirrhose, Muskatnußleber). Fettleber findet sich häufig, ebenso Blutungen und Infiltrationen mit Gallenfarbstoff und anderen Pigmenten aus zerfallenen Blutkörperchen. Akute gelbe und rote Leberatrophie kommen bei Stoffwechselgiften, besonders Phosphor, Arsen und Knollenblätterschwamm vor. Sie werden aber gelegentlich bei den verschiedenartigsten Vergiftungen angetroffen, möglicherweise handelt es sich in solchen Fällen um kombinierte Schädigungen.

Unter den Organen der Brusthöhle kann das Herz außer der sehr häufigen braunen Atrophie akute Fettdegeneration bei Vergiftungen durch Phosphor, Arsen und Säuren zeigen, Blutungen im Muskel bei Vergiftungen sind nicht selten. Sie kommen auch bei Erstickung und bei hochgradiger Stauung vor. Kontraktion des linken Ventrikels läßt an Herzgifte, an Koffein, Veratrin oder an Bariumsalze denken.

An der Lunge finden sich nach Einatmung von lokalreizenden Gasen alle Grade der Entzündung, von einfacher Hyperämie bis zu den schwersten bronchopneumonischen Prozessen. Die Verätzungen können je nach der Intensität der Einwirkung und der Natur des Ätzgiftes in verschiedener Stärke auftreten. In schwersten Fällen kommt es zu diphtherischen Belägen und Pseudomembranen in den oberen Atemwegen bzw. zu tödlichem Lungenödem. Lungenödem kann aber auch nach resorptiver Vergiftung durch Gifte der Muskarinreihe, durch alle Herz und Kreislauf schädigenden Substanzen, auch Metalle, Sulfite, Leuchtgas entstehen.

In der Schädelhöhle kommen grobe anatomische Veränderungen durch Gifte kaum vor. Die Differentialdiagnose gegenüber Erkrankungen ist schwierig. Meistens handelt es sich um Gefäßschädigungen, Blutaustritte im Gehirn und seinen Häuten, um Veränderungen der Konsistenz, Erweichung, Ödembildung und veränderten Füllungszustand der Gefäße. Viele Gifte lösen mikroskopisch nachweisbare Schädigungen im Zentralnervensystem aus.

Endlich müssen die Muskeln auf etwaige Veränderungen untersucht werden. Häufig treten bei akuten und chronischen Vergiftungen Blutungen, Verfettung, Degenerationen und Atrophien ein. Es sei nur an die wachsartige Degeneration bei Typhus erinnert.

Chronische Vergiftungen sind im allgemeinen von Krankheiten nicht zu unterscheiden, wenn nicht anamnestische Erhebungen und andere Anhaltspunkte zu Hilfe kommen. Solche Hinweise können bei Morphinisten oder Kokainisten die von den Injektionen herrührenden Stichwunden abgeben; bei Metallvergiftungen finden sich vielfach Veränderungen und Verfärbungen an Haut, Schleimhäuten, Zähnen, Fingernägeln.

Zum Schluß soll noch darauf hingewiesen werden, daß der Sektionsbefund bei Vergiftungen unter Umständen völlig negativ sein kann.

VI. Die Behandlung und Verhütung der Vergiftungen.

A. Gesetzmäßigkeiten: Beziehungen der Diagnose zur Therapie und Prophylaxe der Vergiftungen. (Grundsätzliche Fragen.)

Von

H. Zangger-Zürich.

1. Prinzipielles zur Frage der Gifttherapie und der Giftprophylaxe.

Kein Gebiet der Medizin steht der Naturwissenschaft so nah, wie die Lehre von den Vergiftungen. Als Folge dieser Tatsache verlangt nicht nur die Therapie der Vergiftungen, sondern ganz besonders auch die wissenschaftlich fundierte Prophylaxe der Vergiftungen eine naturwissenschaftlich orientierte Einstellung in Bezug auf die Feststellungstechnik. Gerade durch die Vergiftungserkenntnis wird eine große Zahl der naturwissenschaftlichen Errungenschaften erst recht Eigentum der Medizin; ja erst die ungeheuer mannigfaltigen Beziehungen so vieler chemischer Stoffe und Stoffgemische zu Krankheiten zeigen, wie bedeutungsvoll diese Entwicklung ist.

Allgemeine Charakteristika zu den Besonderheiten der Therapie der Vergiftungen: Die allgemein therapeutischen Gesichtspunkte: Keine Krankheitsgruppe steht mit der Naturwissenschaft durch eine ganz große Serie fast gleich sicher bekannter naturwissenschaftlich feststellbarer Daten in so enger Beziehung wie die Vergiftungen. Bei keiner anderen Krankheitsgruppe ist die erste rettende Therapie derart sicher naturwissenschaftlich bestimmt und in den Gründen vorgeschrieben durch die in einem bestimmten Moment vorliegende Lokalisation der verursachenden Substanzen und steht derart in Abhängigkeit von der Zeitphase resp. dem Stadium der physiologischen Kausalfolge, wie bei den Vergiftungskrankheiten. Die Therapie muß erst auf die besonders lokalisierten Anteile des Giftes abzielen, wie sie dem vorliegenden bestimmten Zeitmoment (nach der Giftaufnahme) entsprechen. Für die im ersten Moment auszuführende zweckmäßige Rettungshandlung genügt oft eine bestimmte erste Stufe der Diagnose [oft sogar die bloße Lokalisation des Giftes nach der Aufnahmestelle wie Magen, Injektionsstelle, Atmung, Applikationsstelle (perkutan), Bißstelle]. Ausführung der Behandlung: vgl. Abschnitt und spezieller Teil.

Die Fragen für den Arzt im ersten Moment: Ist Gift im Magen? Kam es vor ganz kurzer Zeit in den Magen?, Wurde es geatmet? das sind die ersten Hauptfragen; aber auch die Fragenserie: Wie viel Gift ist im Magen, im Darm, an der Injektionsstelle und wieviel ist bereits im Blut und wieviel in den Organen? Auf diese Fragen kann zwar nur approximativ geantwortet werden: Einerseits auf Grund der Kenntnis der physikalischen Verhältnisse: der Mengen, Gemische, der Aufnahmezeit, der Löslichkeit, der Verdünnung und der gleichzeitigen Anwesenheit von die Lösungsfähigkeit dieser Substanzen beeinflussenden Lösungsgenossen (lösend, fällend), oder von Kolloiden und Absorptionssubstanzen, die ja immer vorhanden sind, vor allem aber andererseits aus den auftretenden, sich schon andeutenden Symptomen. Man muß sich jedoch klar sein, daß die Organsymptome bis zu ihrer Entwicklung einer gewissen Zeit bedürfen, daß aber die Giftwirkung oft doch schon endgültig gesetzt ist und das betreffende Symptom ganz sicher droht und daß, wenn man nicht die Symptome resp. die Ursachen dieser Symptome bereits in dem Moment der ersten Andeutung, bevor sie sich ausgebildet haben, bekämpft, man als Therapeut zu spät kommt, weil eben auch unsere Medikamente Zeit brauchen vom Moment der Aufnahme bis zur Entfaltung ihrer Wirkungen. Der Heilungvorgang kann in zwei verschiedenen Richtungen gefördert werden: Unterstützung der Eliminierung bzw. Unschädlichmachung des Giftes und Aufrechterhaltung der Korrelation der Organfunktionen durch Erregung und Hemmung.

Die Vergiftungen und deren Behandlung beruhen durchaus nicht auf einer einfachen Reaktion in einem einfachen chemischen Milieu. Jede vollzogene „Vergiftung" bedeutet einen zu einem bestimmten Teil schon sicher irreversiblen Zustand, der nicht oder nicht vollständig auf dem gleichen Weg behoben werden kann, wie er entstanden ist (z. B. nach den statischen Vorstellungen des Massenwirkungsgesetzes usw.).

Die Grenzen der Therapie, die leitenden Gesichtspunkte der Maßnahmen. Die selbstverständlichen Gesichtspunkte der Therapie sind: die ätiologisch-kausale Therapie, soweit sie eben unter den Bedingungen, resp. überhaupt durchführbar ist, indem sich die therapeutischen Handlungen nicht bloß auf das (vermutete) Gift als chemischen Körper mit seiner bekannten chemischen Reaktionsfähigkeit einstellt, sondern gleichzeitig auch in voller Klarheit dessen verschiedene Verteilung und bereits verursachten „gesetzten" Schädigungen in jenem Moment zur Indikationsstellung erfaßt.

Die Prinzipien: Die mechanische Entfernung der in den Körper gelangten giftigen Substanz — aber immer mit der Einschränkung „soweit es unter den gegebenen Verhältnissen mit den gegebenen Mitteln ohne Schädigung möglich ist". Eine vollständige Entfernung aus dem Magen selbst ganz kurz nach dem Verschlucken ist schon nicht möglich (Verstecken in Taschen, Falten; Wirkung der Kolloide, Schleim usw.); dagegen kann sehr häufig, nach 1—2 Stunden, ja noch später doch noch ein großer Teil entfernt werden; und das ist schon sehr wichtig, weil wir wissen, daß die Gefährlichkeit des aufgenommenen Giftes erst von bestimmten Konzentrationen an sehr stark zunimmt. Da die Ausscheidung und die Zerstörung die gefährliche Konzentration ebenfalls heruntersetzen, wirkt die Entfernung und Bindung von noch nicht resorbiertem Gift stark konzentrationserniedrigend und damit rettend, auch in allen späteren Phasen der Vergiftung, solange überhaupt noch Gift im Magen erreichbar ist.

Die einzelnen therapeutischen Handlungen müssen also unter sich in vielen Fällen ganz wesentlich verschieden und kombiniert sein, je nach der Phase der Vergiftung: In der einen Phase handelt es sich mehr um rein physikalische Einwirkungen auf die noch freien, erreichbaren, kompakten Mengen der giftigen Substanz: wie mechanische Entfernung aus dem Organismus, Zurückdrängung der Konzentration durch Unlöslichmachen (corpora non agunt nisi soluta) oder durch Verdünnung, durch Einhüllung, Absorption, aber auch gelegentlich durch Ersatz der durch Vergiftung selbst entfernten normalen

Bestandteile (speziell von Ionen), ferner durch Beeinflussung des Kolloidzustandes. Speziell Beeinflussung der Übererregung und des Lähmungszustandes, deren physikalisch-chemische Grundlagen wir noch nicht kennen, wohl aber die physiologisch-toxikologischen, die ihre Parallelen in der Beeinflußbarkeit der Kolloide haben (vgl. auch Reizkörpertherapie, Kolloidtherapie usw.).

Bedeutung und Interpretation der Symptome für die zweckmäßige Wahl der therapeutischen Maßnahmen. Es muß ferner beachtet werden, daß sich die Symptome sukzessive auseinander heraus entwickeln, und daß man natürlich diejenigen Vorsymptome, aus denen später lebensbedrohende Störungen entstehen können, in erster Linie beachten muß (Herzschwäche, Atemstörungen, Atemlähmung, Lungenödem, Blutdrucksenkung, Krämpfe, Temperaturerniedrigung, Kollaps, evtl. Shock usw.).

Zu den allgemeinen Voraussetzungen der Vergiftungstherapie gehört auch:

Die Bedeutung der Erkenntnis der Löslichkeit, Permeabilität, wie der Kolloidzustände in Lehre und Behandlung der Vergiftungen (Heterogenität, Verteilungsformen, Fermente, Oberflächenaktivität), das bedeutet oft auch die Frage nach den Ursachen der Giftempfindlichkeit und damit auch die Fragen der Idiosynkrasie, Allergie, Anaphylaxie, Immunität und der chronischen Vergiftungen (Metatoxie).

Die Hauptschutzeinrichtungen im Körper sind die verschiedenen Grenzschichten, die ja alle kolloide Membranen sehr ungleicher aber typischer Zusammensetzung und Struktur sind, die gleichzeitig sowohl den Schutz gegen viele außergewöhnlichen chemischen Einwirkungen, wie auch gewissermaßen die Auswahl aus den zur Verfügung stehenden chemischen Stoffen für den Organismus zu ihren Aufgaben haben.

Sehr wenige Gifte gehen durch die Epidermis der Haut hindurch; die große Mehrzahl sicher nur äußerst langsam, so daß mit Ausnahme weniger Körper (Blausäure, Nitrobenzole, Anilin, metallorganische Verbindungen) durch die Haut keine hohen Konzentrationen im Blut zustande kommen, weil gleichzeitig die relativ schnellere Ausscheidung und Zerstörung konzentrationserniedrigend wirkt. Eine tragische Ausnahme machen allerdings eine überraschend große Zahl der wichtigsten körperfremden, modernen technischen Produkte: Lösungsmittel und fett- und lipoidlösliche Stoffe, wie Zwischenprodukte und viele flüchtigen Stoffe.

Viel durchlässiger sind die Schleimhäute, sowohl die des Magen- und Darmkanals wie speziell auch der Atmungsorgane. (Der Magen ist relativ wenig durchlässig im Verhältnis zum Darm und im Verhältnis zur Lungenschleimhaut.) Durch den Darm wirken jedoch auch viele Substanzen nicht, welche, sobald sie direkt ins Blut oder subkutan injiziert oder durch Bisse beigebracht werden, schwer giftig wirken, weil dieselben Gifte, durch den Darm aufgenommen, äußerst langsam resorbiert werden (infolge der Kolloidmembranen) und deshalb nicht giftig sind (die Mehrzahl der Schwermetallsalze mit kolloiden Hydroxyden), oder weil durch das schnelle Ausscheiden eine zur Vergiftung führende Konzentration im Blut nicht zustande kommt, oder aber, weil die Gifte auf dem langen Weg der Resorption schon verändert, gekoppelt, zerstört werden. So wirken Schlangengift, Kurare und Salvarsan vom Magen aus nicht, wenn keine Verletzungen vorhanden sind, weil sie gespalten, oxydiert, ausgeschieden und zerstört werden. Phenol wird im Magen- und Darmkanal schon zur Hälfte etwa verändert, zur anderen Hälfte normalerweise in der Leber gekoppelt. Fast alle Salze, vor allem die aus mehrwertigen positiven und negativen Ionen zusammengesetzten Salze, werden durch den Darm — mit Ausnahme sehr weniger fettlöslichen komplexbildenden Substanzen — kaum aufgenommen. (Zu diesen Ausnahmen gehören in erster Linie Quecksilberverbindungen.) So wirken sogar Kalisalze erst in 10—100fachen Dosen vom Darm aus entsprechend stark, wie sie bei direkter Injektion in die Venen wirken würden. Die Aufnahmefähigkeit vom äußeren Mastdarm, auch von der Mundschleimhaut aus ist für viele Gifte viel schneller als bei Aufnahme durch den Magen, weil die Leber umgangen wird. Die Resorption von der Blasenschleimhaut, von der Scheide aus ist im allgemeinen langsam, auch die Resorption von der gesunden, nicht schwangeren Gebärmutterschleimhaut aus; überraschend schnell jedoch von der Gebärmutter aus zur Zeit der Schwangerschaft (Gefahr der Sublimatinjektion in den puerperalen Uterus). Die Resorption der Haut steigt stark bei Hautverletzungen, Brandwunden.

Die ungleiche Durchlässigkeit der Membranen bedingt also eine gewissermaßen mechanisch auswählende Immunität bei Darm- und Hautresorption und einen Schutz gegen hohe Konzentration im Blut. (Eindeutig ist die sukzessive Anpassung der Darmschleimhaut an höhere Konzentrationen bei Arsentrioxyd.) Niemand wird je die sich anpassende, sich regenerierende, fein auswählende Funktion der lebenden Membran technisch ersetzen können, weil die Membranen auch weiter noch die Konzentrationsfrage in vieler Hinsicht automatisch regulieren (Donnan — Gleichgewicht usw.). Mit diesen

Funktionen gehen parallel die rein osmotischen (dynamischen) Funktionen. Die Giftresorption und damit die Giftigkeit kann erhöht werden durch Substanzen, welche die Lösungsschnelligkeit und die Durchlässigkeit der Membranen und dadurch die aktive Konzentration zu erhöhen vermögen, z. B. Erhöhung der Resorptionsgeschwindigkeit von Giften, wie Phosphor, Sublimat, Naphthol, Nitrobenzol, Thymol, auch vieler Wurmmittel durch beigemischte Fette, Fettemulsionen, Alkohol, wie es umgekehrt gelingt, durch Verminderung der Löslichkeit und damit Heruntersetzung der Konzentration die Giftwirkung herabzusetzen, einzuschränken.

Man muß immer mehr versuchen, den Vergiftungsmechanismus und die Vergiftungssymptome chemischer Gifte auf Grund der die biologischen Reaktionen tragenden Kolloidstrukturen zu verstehen. (Hier liegt auch der Weg zum Verständnis von Indikation und Kontraindikation der Gegengifte.)

In erster Linie müssen wir die Ionenwirkungen auf Kolloide beachten, die auch physikalisch durch ihre elektrischen Eigentümlichkeiten in ihren Wirkungen weitgehend verstehbar sind: Lösung, Ionisation, fällende, quellende Wirkung, ferner Wirkung auf Diffusionshemmung (Hofmeistersche Reihe!), Beziehungen der elektrischen Ladungen zum Volumen, Wirkungsbereich der Ionen auf die Bewegung und Formung der Kolloidgebilde aller Größen, die Wirkungen der elektrischen Dipole, wie Wasser, und die Bedeutung der Dielektrizitätskonstanten usw. In engerem Zusammenhang damit steht die Wirkung der Mischungen und Zusätze verschiedener Substanzen (gegenseitige Beeinflussung): Lösung, Verteilung, Verdrängung, Ausfällung, osmotische Wirkung der Konzentration usw. Die Bedeutung der Lösungs- und Teilungskoeffizienten, Aviditätskoeffizienten (Bjerrum, Debye, Lewis). Wo elektrische Wirkungen in Betracht kommen, überragen diese eindeutig alle anderen, aber in dem Labyrinth der immer wieder fließenden, neu sich einstellenden Gleichgewichte, das wir eben als Leben kennen und vor uns haben, wirken sicher auch andere Umstände mit.

Beispiel: Die Salzwirkungen: Die Wirkung des einfachen Salzes muß heute zum Verständnis der Vergiftungen in eine ganze Reihe von Unterabteilungen zerlegt werden: 1. Die Löslichkeit; 2. die elektrischen Ladungen; 3. die Wirkung auf die Lösungsmittel (z. B. Orientierung der Dipole, Kontraktion oder Aussalzung usw.); 4. die Konzentration, der sich daraus ergebende osmotische (thermodynamische) Druck, indem alle isoliert beweglichen Ionen eine gleichartige, einheitliche thermodynamische Grundeigenschaft haben, deren Summe der osmotische Druck — parallel der Temperatur — bedingt.

Die Ionen sind aber ungleich beweglich, und die einzelnen Arten können vor allem die lebendigen Membranen nur ganz ungleich schnell passieren, so daß in einem getrennten System von Lösungen durch eine Membran auf den beiden Seiten der Trennungswand sich kaum je, sicher äußerst langsam, die ganz gleichen Verhältnisse herstellen, wie auf der anderen, zumal wenn es sich um sehr verschiedene Ionen handelt. Jedes Ion hat an und für sich rein elektrisch bedingte Wirkungen auf die Kolloide: verfestigend oder lösend; auch die aktiven Oberflächen irgendwie beeinflussend, ebenso wie die mechanische Feinstruktur; daneben wirken die Ionen (neben dem osmotischen Druck) sicher auch durch das entsprechende Volumen auf das gesamte Gleichgewicht der vorhandenen elektrischen Verhältnisse, d. h. der anderen Ionen, wie der geladenen Kolloide, so daß jede Aufnahme von Salzen auch eine mehr oder weniger schnell sich anschließende Veränderung des Kolloidsystems bedingen muß. Brüske Verschiebungen dieses Systems sind nun sicher ein Hauptteil der Wirkung bei Vergiftungen durch Salze (elektrische + osmotische Wirkung, Fällung, Verflüssigung und entsprechende Funktionsstörung).

Daß bei den Vergiftungen die Lösungsgesetze, die Funktionen der Konzentrationen, des osmotischen Druckes, der Diffusion, die Verteilungsgesetze, die

Absorptionsgesetze, die Additionswirkungen, die Wirkungen der Grenzflächen resp. der Phasengrenzen, die Empfindlichkeit des Kolloidzustandes; die Wirkungen der elektrischen Ladungen, der Ionen, ferner die Auflösungen, die Quellung, die Fällung, die Abscheidung der Kolloide eine Rolle spielen, ist ganz selbstverständlich. Irrtümer entstehen jedoch durch die einfache Übertragung der Gesetze der reinen Lösungen auf die komplizierten Kolloidzustände der lebenden Materie, deren Kolloidzustand eben Träger der Funktion ist und deren gegenseitiges Gleichgewicht Voraussetzung der harmonischen Zusammenwirkung der Lebensfunktionen bedeutet, welche nach Giftwirkungen wieder hergestellt werden müssen.

Wie bei allen Kolloiden ist die Vergangenheit und der momentane Zustand des Organismus für Art und Grad der Ansprechbarkeit von Bedeutung (Vagotonus, Sympathikotonus, innere Sekretion). So wird die Wirkung von Secale cornutum, Histamin durch vorausgehende Adrenalinwirkung in ihrem Wesen verändert und umgekehrt, ebenso wie Ionenwirkungen auch durch vorherige Anwesenheit anderer Ionen gehemmt oder gefördert werden können (K, Ca, Mg-Ca). Doch ist sehr häufig die Art der Wirkung, die in solchen besonderen Kombinationen zutage tritt, im Spezialfall nicht vorauszusehen. Im allgemeinen besitzt der nicht chronisch Kranke im Organismus ein ungeheuer, stark ausgleichendes Puffersystem, durch welches z. B. für die Erhaltung der Wasserstoffionenkonzentration gesorgt wird; Ammoniak, Kalzium, Schwefelsäure, Phosphorsäure usw. können neu produziert oder aus den Organen mobilisiert werden. Diese sekundäre Mobilisation aus festen und kolloiden Formen, als „Reaktion gegen Gifte" (resp. auf „durch Gifte bewirkte Gleichgewichtsstörungen") ist bis heute wenig anschaulich faßbar.

2. Die Diagnose und die Frage der Gegengifte.

Die Erkennung der Gifte im menschlichen Körper ist in drei verschiedenen Richtungen wichtig:

1. In der Richtung der Therapie, die Rettungshandlungen, die der zeitlichen Phase der Vergiftung entsprechen müssen, und die je nach Zeitmoment wesensverschieden sind und von verschiedenen Graden der Erkenntnis geleitet werden. Für die therapeutische Handlung ist schon die einfache Erkenntnis: „ein Gift, irgendein Gift seit wenigen Minuten im Magen", für wichtige Rettungshandlungen eine zureichende Erkenntnis.

2. Die Bedeutung der Diagnose für die Prophylaxe wird durch ein halbes Dutzend kausal überzeugender Untersuchungen von Einzelfällen viel stärker gefördert als durch die beste naturwissenschaftliche Theorie. Die Technik und die Interessenten lehnen heute die Theorie zuweilen ab, aber die Tatsachen von Todesfällen und schweren Erkrankungen mit gut untersuchten Kausalzusammenhängen werden nicht mehr abgelehnt. So ist es unsere Pflicht zu fragen, gerade mit Rücksicht auf die medizinische Prophylaxe: Wie weit muß die Untersuchung über den Kausalzusammenhang getrieben werden. Wir müssen in den einzelnen Fällen mit Rücksicht auf die Prophylaxe die höchst erreichbare Stufe des Beweisverfahrens erreichen, wenn möglich den Nachweis des Giftes nach Art, Menge, Quelle, Herkunft, Zeit der Aufnahme.

3. Die Diagnosen von Vergiftungen haben heute fast ausnahmslos eine rechtliche Bedeutung, weil es überhaupt kaum eine Vergiftung gibt, die nicht rechtlich irgendwie bedeutsam wäre; z. B. auch bei rechtlich an sich wenig wichtigen Selbstmorden, wie die Frage nach der Beschaffung des Giftes und Übertretung der Giftverordnungen. Rechtlich bedeutsam sind aber hauptsächlich die absichtlichen Vergiftungen im Strafrecht. Giftmord und Giftmordversuch sind und bleiben die allerschwersten Verbrechen mit allen

Eigentümilchkeiten des Bösartigen, Hinterlistigen, Raffinierten, und das Übersehen der Giftverbrechen ist nach allen Erfahrungen sehr häufig, eben weil die Vergiftungen hauptsächlich als Krankheiten betrachtet und nicht als Vergiftung erkannt werden.

Wegen der starken Zunahme ist eine weitere Gruppe von Vergiftungen für das Recht wichtig: Die zufälligen akuten Vergiftungen, die ebenfalls heute als Übertretungen von Gesetzen eine Rolle spielen und vor allem in der Haftpflicht, in der Privatunfallversicherung und Arbeiterunfallversicherung, oft auch noch nach anderen Richtungen (Gesetzesübertretungen wegen Fälschung, unerlaubten Ersatzprodukten usw.). Eine weitere Untergruppe der rechtlich wichtigen Vergiftungen umfaßt die chronischen Vergiftungen im Gewerbe, im Sinn des „professionellen Risikos". Diese Vergiftungen sind in erster Linie wichtig, weil sie rechtlich Entschädigungsanspruch haben und den Unfällen gleichgestellt sind [in Deutschland seit Oktober 1925 6 Gifte, in Frankreich Blei und Quecksilber (seit 1919), in der Schweiz (seit 1887) eine sehr große Zahl gewerblicher Gifte und die meisten Staaten tendieren dahin, Krankheitszustände, die von technischen Substanzen herrühren, irgendwie zu entschädigen und verlangen deshalb Diagnose und Beweis des Kausalzusammenhanges, sie verlangen Zusammenarbeit von Mediziner und Chemiker]. Die Rechtszwecke werden im allgemeinen nur dann in vollem Umfang erreicht, wenn eine überzeugende lückenlose Kausalkette vorliegt. Im Recht gibt es mit wenigen Ausnahmen nur ein Alles oder Nichts, währenddem bei der Therapie die verschiedenen Erkenntnisstufen schon zweckmäßige rettende Handlungen erlauben.

a) Die verschiedenen Stufen der Diagnose und der therapeutischen Handlungen.

Da die therapeutische Handlung vom Zeitmoment abhängt oder anders ausgedrückt, vom Ort, wo die giftigen Substanzen im Moment zu erreichen sind oder wirken, ist die Erkenntnis, wo das Gift im gegebenen Zeitmoment am besten zu erreichen ist, das Entscheidende; es ist nicht nötig, eine möglichst umfassende kausale Diagnose sofort zu erzwingen, die immer mit Zeitverlusten einhergeht. Die Praxis muß die schnellst erreichbaren zur Handlung ausreichenden Stufen zu erreichen suchen. Wenn der Arzt im Moment weiß, es ist etwas getrunken worden vor einigen Minuten, das wahrscheinlich giftig ist, dann weiß er: die Masse ist im Magen vorhanden, noch nicht verteilt, kann als Ganzes zur Hauptsache entfernt werden. In einer halben bis einer Stunde ist das nicht mehr möglich, dann ist die Vergiftung in ein anderes Stadium übergetreten, weil ein Teil des Giftes im Darm, im Blut, vielleicht schon in den Organen ist. Wenn wir nur vermutungsweise wissen, es kann sich um Quecksilberverbindungen, Arsen, Phosphor, Zyan oder Alkaloide handeln, aber wir wissen nicht um was es sich handelt, so werden wir keine Gegengifte geben, aber die Entfernung aus dem Magen werden wir mit den uns zugänglichen Mitteln anstreben. Die Zeit, die man verlieren würde in diesem Moment für eine „bessere" Diagnose, könnte nicht mehr eingeholt werden, weil nie mehr die Großzahl der Moleküle mit einer einzigen mechanischen Handlung erreicht werden kann. Wir stellen fest, im Anfang ist die Diagnose: „Lokalisation eines Giftes als kompakte Masse an einer bestimmten Stelle für einen bestimmten Zeitmoment" das wichtigste, sei es Magen, sei es Injektionsstelle. Die Erkenntnis der chemischen Eigenart des giftigen Stoffes wird jedoch oft im Laufe der nächsten Minuten wichtig und auch erreichbar, vor allem meistens sehr gefördert gerade durch die Handlung, die das Gift zur Hauptsache aus dem Körper entfernt.

Beispiel: Wir werden gerufen, und eine Tochter sagt uns, sie habe den Eindruck, es sei ihr ein Unglück passiert. Sie hätte in Abwesenheit der Mutter einen Kuchen gemacht mit einem Backpulver und wahrscheinlich eine Verwechslung begangen, ob das nun Sauerkleesalz ist (als weißes Putzpulver), oder Arsenoxyd (als Rattengift oder als Mastmittel und Medikament für Pferde) oder ein unschuldiges Pulver? Im Moment ist die Erreichung von Erbrechen oder Magenspülung bei den verschiedenen Personen, die dieses Material genossen haben, notwendig.

In diesem Moment haben wir noch die Möglichkeit einer fast vollständigen Entfernung des Giftes und damit eine Unterdrückung der gesamten Vergiftungsfolgen. Diese tatsächlichen Erfahrungen gelten für die meisten schweren Gifte, sei es nun Arsen, Phosphor, Quecksilber, die als Flüssigkeiten oder feste Körper in den Magen kommen. Wenn zwischen Aufnahme und Besuch des Arztes schon längere Zeit vergangen ist, d. h. eine Verteilung der Gifte im Körper bereits erfolgt ist, indem ein Teil aus dem Magen in den Darm oder ins Blut gekommen ist, dann kommen gleichzeitig neben der Entfernung aus dem Magen noch andere medizinische Maßnahmen gegen die Vergiftung in Betracht. Gegenüber dem Teil des Giftes, der schon im Darm, sind wir ziemlich ohnmächtig, weil er ja unseren Mitteln, die wir geben, vorauseilt. Wir werden den noch im Magen liegenden Teil aus dem Magen entfernen; ein Teil bleibt im Magen, ein Teil ist im Darm und hat schon Vergiftung bewirkt. Wir werden aber das Material im Darm nach Möglichkeit unschädlich zu machen versuchen mit den verschiedenen uns zugänglichen Mitteln. Einmal werden wir es einzuhüllen oder zu fällen versuchen, um die Resorptionsschnelligkeit herabzusetzen. Wir werden es aus dem Darm durch Abführmittel zu entfernen suchen, die Resorption vermindern durch Salzlösungen, die auch schnelle Entleerung erzeugen. Wenn wir das Gift genauer kennen, werden wir es nach seinen chemischen Eigenschaften unlöslich zu machen suchen, für die meisten Gifte wirkt Absorptionskohle fällend. Die Gegengifte haben nur gegen den Teil des Giftes einen Sinn, den wir nicht mehr aus dem Körper entfernen können. Das entleerte Material gibt uns häufig die Möglichkeit, das Gift nach Geruch (Zyan, Phosphor, Lysol) nach Aussehen (Arsenverbindungen), gelegentlich auch Sublimat (nach der Kennfarbe), zu erkennen und damit die Diagnose so weit zu sichern, daß wir auf eine bestimmte Substanz, die noch im Darm erreicht werden kann, abzielen können. Wir werden bei Arsen Magnesium und Eisenhydroxyd und deren Kombinationen verabreichen, die sehr schwer lösliche Arsenverbindungen geben, die nicht mehr resorbiert und deshalb aus dem Darm durch die Abführmittel schnell entleert werden können. Bei Phosphor werden wir zu der Magenspülung z. B. $1\,^0/_{00}$ Kupfersulfatlösung verwenden oder vielleicht auch zuerst eingeben. Das wirkt als Brechmittel und gibt mit Phosphor ebenfalls schwer lösliche Komplexverbindungen.

Wir werden bei allen Gegengiften nach Gruppengesichtspunkten handeln müssen: Substanzen, die als Gegengifte sehr leicht in allen Haushaltungen gegenwärtig sind und Substanzen, die eine Präparation verlangen und nur in den Apotheken erhältlich sind: Quecksilbersublimat, das in erster Linie Verbindungen eingeht mit organischem Eiweiß und deshalb starke lokale Reizungen erzeugt, wird dadurch gebunden, daß man ihm große aktive Oberflächen von fein verteiltem Eiereiweiß zur Verfügung stellt, das ja sofort zugänglich ist (mehrere Eiereiweiß schnell mit dem mehrfachen Wasser feinst verteilt zerschlagen. Es sind mir Fälle bekannt, wo durch sofortiges Eingeben großer Mengen solcher Suspensionen 1 g Quecksilbersublimat fast ohne Symptome ungiftig gemacht werden konnte. Bei Quecksilber und Zyan wird auch Natriumthiosulfat empfohlen. Es ist sehr wenig giftig, wenn es zugänglich ist, kann es auch sofort in den Magen gegeben

werden. Bei durch Bariumsalze Vergifteten wird man das Barium durch irgendein Sulfat in unlösliches Bariumsulfat verwandeln. Oxalsäure und Fluorverbindungen werden durch lösliche Kalziumverbindungen unlöslich gefällt.
Viel weniger wirksam sind die Fällungsversuche und Oxydationsversuche gegenüber Alkaloiden. Die besten Fällungsmittel dürfen wegen ihrer eigenen
Giftigkeit nicht als Fällungsgegenmittel gegeben werden. So bleibt nur tannin-
haltiges Material und Kohle; auch Kaliumpermanganat ist ja schon in relativ
kleinen Dosen schädigend.

Bis jetzt standen wir Vergiftungskranken gegenüber in Zeitmomenten und
Phasen der Vergiftung, in welchen der Mensch resp. dessen Organe vom Gift noch
nicht gefaßt worden, also noch weitgehend gesund waren, wo aber giftige
Substanzen in größeren Mengen in seinem Körper sind, die, wenn sie nicht entfernt werden, zwangsläufig und sukzessive schädigend in Blut und Organe übergehen. Wenn wir also erst in einem größeren Zeitabstand von der Giftaufnahme
zum Erkrankten kommen, müssen wir voraussetzen, daß das Gift noch zu einem
(kleinen) Teil im Magen, z. T. im Darm, zum anderen Teil aber schon wirksam in Blut und Organen ist. In diesem Stadium werden wir die Menge, die
noch zur Resorption zur Verfügung steht, mit dem Mittel der Magenspülungen
und fällenden Gegengifte möglichst auch noch heruntersetzen. Gegen Gifte
im Blut können wir die Mehrzahl der Gegengifte gar nicht mehr anwenden, weil
das Blut ein sehr empfindliches System ist. Die Zahl der erlaubten ins Blut
zu spritzenden Gegengifte ist außerordentlich beschränkt, und die mystischen
Vorstellungen über die Gegengiftwirkungen in diesem Stadium der Vergiftung
bilden oft ein Verhängnis. Der Arzt muß sich gerade in diesem Stadium schnell
überlegen, wo das Gegengift wirksam sein, an welcher Stelle es noch wirken
kann und wo es nicht schadet. (Im Blut können wir ohne große Gefahren
Barium durch Injektion von Sulfaten unlöslich machen, Oxal- und Fluorverbindungen durch isotonische Kalziumchloridlösungen, die in Intervallen von
$^1/_4$ Stunde mindestens die Herabsetzung der aktiven Konzentration des giftigen
Ions erreichen. Natriumthiosulfatlösungen werden bei Zyanvergiftungen und
Queksilbervergiftungen angegeben: Umwandlung des Zyan in Rhodanate und
wenig giftige Quecksilberverbindungen. Bei diesen schweren Vergiftungen ist
es sicher erlaubt, auch noch nicht so sichere und unschädliche Mittel — wie
z. B. Kalziumchlorid gegenüber Oxalsäure — anzuwenden, sogar direkt in die
Blutbahn.)

Das Unglück für den Arzt und den Patienten besteht meistens darin, daß
der Arzt erst in einem vierten Stadium der Vergiftung gerufen wird, wo bereits
schwere Symptome von seiten der Organe anzeigen, daß schwer vergiftende
Mengen von Gift bereits Nervensystem und Organe erreicht haben und daß
wahrscheinlich hinter diesen Mengen noch höhere Konzentrationen im Blut
und im Magen stehen. In diesem Zustand muß naturgemäß versucht werden,
die zu Resorption noch weiter zur Verfügung stehenden Giftdepots möglichst
unschädlich zu machen (durch Magenspülungen, evtl. Gegengifte). Aber man
muß gleichzeitig wissen, daß eine zur Vergiftung genügende Menge resorbiert ist und im Blut und in den Organzellen wirkt, daß die Vergiftung
gesetzt ist und daß also bereits auch Symptome bekämpft werden müssen.
Es besteht häufig die mystische Ansicht, daß in den Büchern als Gegengift
vorgeschlagene Substanzen das gesamte Vergiftungsbild beeinflussen. Das ist
falsch. Die Gegengifte wirken nach naturwissenschaftlichen Gesetzen fällend
oder verändernd auf die von ihnen erreichbaren Giftmoleküle. In diesem
vierten Stadium sind also die Aufgaben sehr verschiedenartig: Entfernung der
noch vorhandenen Giftmengen aus Magen und Darm, Fixierung in Magen und
Darm und vielleicht Blut, so weit das ohne Schädigung möglich ist und

symptomatische Behandlung der Vergiftungskrankheit: einmal in der Richtung der schon bestehenden oder vom Gift noch zu erwartenden Störung der vitalen Funktionen und Beschleunigung der Ausscheidung, d. h. Verminderung der Konzentration.

In diesem vierten Stadium ist die Erhaltung des Lebens durch Beeinflussung der einzelnen Organe in den Vordergrund getreten. Schematische Verordnung von Gegengiften und dann den Kranken dem Schicksal zu überlassen, ist unverantwortlich. Ich sah Arsenvergiftungen, wo am zehnten Tag das ausfällende Antidot gegen Arsen in den Magen gegeben wurde und wo der Arzt die Überzeugung hatte, daß nichts anderes zu tun sei. Der Arzt kommt bei Alkaloidvergiftungen in der Regel im vierten Stadium, weil erst die Organsymptome die Vergiftung verraten. Die Alkaloide sind organische Substanzen, die z. T. im Organismus zerstört, z. T. ausgeschieden werden. Hier kommt die Frage, was können wir als Ärzte tun, wenn ein Alkaloid sich durch bestimmte Symptome verrät: an Pupillen, Bewußtsein, Puls? Von eigentlichen Gegengiften ist bei diesen Fällen nicht viel zu erwarten (man ist z. B. auch zurückgekommen von größeren Gaben Atropin bei Morphium). Heute steht man auf dem Standpunkt, daß die auch die Atmung anregenden Herzmittel in den meisten Fällen bei diesen Vergiftungen wirksamer sind: Lobelin, Cardiazol, Coramin, Hexeton, Koffein, Kampfer usw.

Eine ganz andere Reihe von Aufgaben bieten die Vergiftungen durch die gasförmigen Gifte, giftige Dämpfe und Nebel, die im Verhältnis zu den Vergiftungen durch den Magen, an die man meistens allein denkt, an Zahl ungeheuer zunehmen und bereits das 3—4fache der Vergiftungen durch den Magen erreicht haben.

Wir müssen heute beachten, daß sehr viele und sehr häufig vorkommende giftige Substanzen, wie Kohlenoxyd, Leuchtgas, Generatorgas, viele Industriegase, Rauchgas in die Atmungsluft des Menschen kommen können, daß ferner auch nitrose Gase, Arsenwasserstoff, Phosphorwasserstoff viel häufiger sind, als man glaubt, und daß es vor allem eine große Zahl von Substanzen gibt, die sowohl als Flüssigkeit durch den Magen, perkutan, als auch wegen der leichten Verdunstung durch die Atmung aufgenommen werden können, und zwar in sehr großen Mengen: Benzol, flüchtige aromatische Nitroverbindungen, Chlornitrokörper, Anilin, auch Alkohole, Aldehyde, Äther, Ester und deren Halogenverbindungen, ebenso viele moderne metallorganische Verbindungen. Flüchtig sind ferner viele Zwischenprodukte der Technik, wie die Methylierungsmittel usw., Kohlenoxydvergiftungen werden sehr häufig übersehen oder falsch gedeutet, z. B. wird Apoplexie angenommen und der Kranke wird im CO-haltigen Zimmer gelassen; oder der Arzt wird nicht orientiert über Bewußtseinsstörungen usw. Er trifft Menschen mit großer Übelkeit, Brechen. Dann werden weiter Brechmittel gegeben. In einem Fall schickte man in die Apotheke mit Angabe der Symptome. Der Mann bekommt Brechweinstein in großen Mengen. Er bricht; es geht ihm im allgemeinen schlechter. Der Arzt findet eine schwere Gastroenteritis. Man sagt dem Arzt nichts vom Brechmittel, die Leute wissen auch nicht, was der Kranke bekommen hat. Es folgen schwere Gehirnstörungen, Störungen der Mimik; die Anamnese ergibt alle Anzeichen einer schweren technischen CO-Vergiftung.

Häufig werden auch Vergiftungen durch nitrose Gase übersehen, besonders im Stadium, wo noch therapeutisch etwas erreicht werden könnte, verwechselt z. T. mit Spontanerkrankungen, Bronchitiden, z. T. mit CO. Das drohende Lungenödem mit der Bluteindickung und Herzschwäche kann in manchen Fällen durch Ruhe, Wärmezufuhr, beruhigende Inhalation, Herzmittel und $10—20\%$ Traubenzuckerlösung, $20—100$ ccm wiederholt endovenös als hypertonisch wirkendes

Mittel gehemmt werden, und evtl. subkutane Kalziumchlorid-Injektionen, welche nach Erfahrungen von Friedrich v. Müller die Entstehung des Ödems hemmen, was nach allgemeinen Kolloidgesichtspunkten durchaus verständlich ist.

Im Zusammenhang mit diesen naturgemäß beschränkten Angaben über die therapeutischen Möglichkeiten und die Diagnose bei akuten Vergiftungen sind vor allem hier einige verhängnisvolle falsche häufige Therapieformen zu erwähnen, die allgemein bewußt gemacht werden müssen.

b) Häufige falsche Therapieformen.

Wir sehen recht oft, daß bei Vergiftungen ohne Diagnose der Ursache eine große Dose eines Medikamentes gegeben wird, welches die unangenehmen Symptome zudeckt. So sind Narkotika bei Schmerzen, Erbrechen, Aufregungen nach Vergiftungen (ohne daß es sich um schwere Krämpfe oder verlorene Fälle handelt) nur mit aller Vorsicht zu geben, vor allem nicht, ohne daß man sich Rechenschaft gegeben hat über die Kombinationswirkung des Medikaments mit dem evtl. Gift selber. Die folgenden Fälle werden zeigen, daß bloß symptomatische Therapie bei Vergiftungen ein großes Verhängnis sein kann.

Ein Arzt gibt in der ersten halben Stunde nach versehentlicher Quecksilbersublimataufnahme große Dosen Narkotika. Die vergiftete Frau wäre bei näherer Befragung und Analyse der Situation damals sicher noch zu retten gewesen mit Magenspülungen, absorbierenden Substanzen usw. Sie ging nach 14 Tagen an einer sekundären Quecksilbernephritis zugrunde.

In einem anderen Fall gab der Apotheker bei Niedergeschlagenheit nach Kokain einem Bekannten Opium. Es folgte Atemlähmung, das Atemzentrum ließ sich nicht mehr beleben.

Ein Mädchen, das von einem Mitreisenden offenbar Bonbons mit Kokain bekommen hatte, wurde wegen Aufregung in ein Spital gebracht. Der Spitalassistent will sofort handeln. Gibt eine große Dosis Morphium, nach einer halben Stunde Tod durch Atemlähmung. Bei Aufregung nach CO-Vergiftung, besonders wenn sich die Patienten verteidigen, sich wehren, spucken, ist der Arzt geneigt, große Dosen Morphium zu geben, dann treten neue Bewußtseinsstörungen ein, Schluckbeschwerden mit Neigung zum Verschlucken, und ein schwerer Verlauf ist häufig.

Die Erfassung der Vergiftungsphase in einem bestimmten Zeitmoment ist bei allen Vergiftungen durch Magen und Darm sehr wichtig, wenn auch verschieden wichtig.

Eine Entleerung eines noch großen weiter wirkenden Giftdepots ist aber bei gasförmigen Giften nicht möglich. Das Gift ist im ganzen Körper verteilt oder hat meistens die Hauptsache der Wirkungen schon gesetzt. Dagegen ist die Entfernung aus dem gifthaltigen Milieu im ersten Zeitmoment sehr wichtig. Ich habe Fälle gesehen, wo solchen Gasvergifteten (unter Belassung im gifthaltigen Zimmer) irgendein Pulver gegeben worden ist; der Kranke war am folgenden Tag tot infolge weiter wirkender Gase.

Aber auch bei diesen Erkrankungen — wie z. B. durch CO, oder nitrose Gase — ist das Stadium der Erkrankung für die Eingriffe mindestens eben so sehr entscheidend, wie bei jeder anderen Krankheit, es darf nicht ein schematisches Gegengift zu irgendeiner Zeit gegeben werden. Bei CO-Vergiftung ist die Erhaltung der Atmung, künstliche Atmung, die Anregung der Atmung, die Erhöhung der Reizbarkeit des Atemzentrums, z. B. durch Lobelininjektion heute das naheliegende. Die Vermeidung von Verschlucken, die Vermeidung von Hinstürzen beim Wiedererlangen des Bewußtseins sind ebenso wichtig, wie irgend andere medizinische Behandlungen, weil diese Gefahren bei diesen Vergiftungen mit großer Regelmäßigkeit vorausgesehen werden können, also vermieden werden müssen. Beispiel: Ein Mann kommt aus einer Fabrik zu einem Arzt mit der Angabe, er fühle sich unwohl, er habe mit Substanzen zu tun gehabt, die Gase abgeben (Gelbbrennen). Der Arzt hört das Wort „Gas", macht trotz gutem Aufnahmestatus, trotz Mangel an Bewußtlosigkeit und Bewußtseinsstörungen, trotz ausschließlichen Symptomen von seiten der Lungen, Lungenreizungen, Lungenblähungen, die Diagnose: CO-Vergiftung. Der Mann stirbt in der Nacht an Lungenödem durch die nitrosen Gase. Der Arzt gab ihm aber die Versicherung, bei einer Gasvergiftung sei das Schlimmste vorbei.

c) Die Anwendung dieser Erfahrungen auf die Frage der Gegengifttherapie.

Die Voraussetzungen der gut charakterisierten therapeutischen Einzelhandlungen; die klar faßbaren Voraussetzungen der Behandlung der Vergiftungen durch die Gegengifte (unter Beachtung der flüchtigen Gifte und Nebel) als Grundlage der Therapie.

a) Erledigung einiger falschen Voraussetzungen in den heutigen Vorstellungen:

Die Vorstellungen über die Gegengifte sind z. T. stark bedingt durch Analogieschlüsse auf Grund ganz verschiedener Vorgänge, speziell die Analogie mit einfachen chemischen und physikalisch-chemischen Gesetzen auf Grund von Versuchen in reinen Lösungen mit glattwandigen Gefäßen; anderseits besteht ein fast mystischer, unberechtigter „Glaube an alle Arten Gegengifte". Die Folge ist, daß fast zu jedem beliebigen Zeitmoment, d. h. in jeder Phase einer Vergiftungskrankheit, „Gegengift" verabreicht wird „und man sich dabei beruhigt und zuwartet", auch dann, wenn das betreffende Gegengift im Anwendungsmomente schon nicht mehr wirken kann, weil jene Wirkung des Giftes, zufolge der die Anwendung eines (ablenkenden) Gegengiftes chemisch überhaupt angestrebt werden könnte, schon längst erledigte Tatsache ist. Das gilt ganz besonders für die Vergiftungen durch giftige Gase und Dämpfe. Wie verhängnisvoll das mangelnde Verständnis organischer Vorgänge und der formale Glaube an Gegengifte ist, wird hauptsächlich durch die Tatsache bewiesen, daß sogar viele Tage nach der Giftaufnahme (in einzelnen Fällen 10 und mehr Tage noch) erst Magenspülungen gemacht werden, resp. chemische oder physikalische fällende Gegengifte (Antidotum arsenici) verabreicht werden, daß sogar bei Gasvergiftungen mit Erbrechen recht oft Magenspülungen gemacht und Gegengifte in den Magen gegeben werden, indem man irgend eine durch Gegengift zu behandelnde Giftaufnahme in den Magen aus ganz vieldeutigen Beobachtungen geradezu supponiert. So bedingt das Erbrechen bei Vergiftungen durch gasförmige Gifte oft ganze Serien von schädlichen medizinischen Anordnungen und Handlungen.

Zur richtigen Behandlung gehört die sichere Diagnose der Lokalisation des ursächlichen Giftes und dann 1. der Versuch mechanischer Entfernung, 2. chemischer Bindungen und Adsorptionen, solange einige Aussicht auf Wirkung besteht; wichtig ist 3. vor allem meist die Präventivbehandlung der unbedingt an solche Giftaufnahme sich anschließenden Symptome und 4. Erhaltung des Lebens, Forderung, alle die Heilung in späteren Stadien erst bedingenden Vorgänge zu fördern; also Begünstigung der Ausscheidung, evtl. Zersetzung (Oxydation, Koppelung), Erhaltung und Schonung der Herzkraft, rationelle Bekämpfung der Symptome (z. B. sofort nach der Einwirkung von giftigen reizenden Gasen Ruhe, Wärme, Maßnahmen gegen das Lungenödem, vgl. Phosgen usw., S. 239, 248). Die Behandlung wird sofort fehlerhaft, sobald im richtigen Zeitmoment nicht das Richtige — das für den Zeitmoment Richtige — getan wird, auch wenn die ganz gleiche Behandlung in einem anderen Zeitmoment rettend gewesen wäre.

b) Die praktischen Folgen und die praktisch wichtigen Prinzipien der Therapie der Vergiftungen. Trotzdem nur ein einheitlicher chemischer Stoff als Vergiftungsursache in Betracht kommt, ist also absolut an der Tatsache festzuhalten, daß immer nur durch Zusammenwirken vieler Mittel das Ziel der Vergiftungsheilung und des Schutzes erreicht werden kann.

Unter der lähmenden Wirkung des mystischen Glaubens an die sichere Wirkung aller Arten von Gegengiften, die irgend einmal gegeben wurden, werden folgende sehr wichtige Tatsachen meist übersehen:

a) Die Vergiftung ist die Gesamtreaktion eines menschlichen Körpers gegenüber dem Gift.

b) Die eine Einzelreaktion — wie der Pupillenzustand z. B. — ist vital vollständig indifferent, währenddem eine andere Reaktion (wie kleiner Puls, Blutdrucksenkung) ein lebensgefährliches Symptom bedeutet.

c) Die Reaktionsstärke und die Gefährlichkeit des Giftes, was auch die Ursache sein mag, die Symptome, die sofortiges Eingreifen verlangen, nehmen nicht gleichzeitig mit Zunahme der Konzentration parallel additiv zu (z. B. die Dosis oder die Konzentration der Gasgifte in der Luft). Die Giftwirkung nimmt von einem Punkt an exponentiell und damit katastrophal zu.

d) Die Gifte (wie auch die Gegengifte) werden durch die in ihrer Nähe vor sich gehenden Lebensfunktionen: Oxydationen, Reduktionen, Spaltungen, Synthesen, Adsorptionen usw. mitbeeinflußt. Die dem chemischen Körper, resp. dem Element eigene Kraft wirkt entsprechend ihrer Menge, aber die Vorgänge im Körper sind dieser Wirkung gegenüber äußerst vielgestaltig, an verschiedenen Stellen verschieden. Alle chemisch komplizierten Gifte haben vielgestaltige Schicksale, bald wird die Hauptsache fast ausschließlich in den Seitenketten verändert. Die einen Gifte werden oxydiert, die anderen reduziert, bald durch Leber, Nieren oder Magen, andere methyliert oder sonst verändert (wie gespalten, gekoppelt), und die Abbauprodukte: die Veränderungsprodukte sind manchmal giftiger als die eingeführten Produkte (oxydiertes Kolchizin, Salvarsan).

e) Die giftigen Stoffe, wie deren Abbauprodukte, sind häufig vom ersten Moment an (selbst bei der Aufnahme im Magen oder Dickdarm) unlösbar mit den lebendigen kolloiden Substanzen verbunden (durch elektrische Kräfte, Adsorptionskräfte, Lösungskräfte) und können nicht mehr einfach mechanisch als Ganzes entfernt werden. Es ist schon von dem ersten Moment an eine bestimmte Störung im lebendigen Kolloidprozeß gesetzt, die via „Kolloidprozeß" heilend ablaufen muß; was im gegebenen Zeitmoment noch nicht fest verankert ist, können wir durch die Gegengifte im eigentlichen Sinne neutralisieren. Die schon bewirkten Störungen müssen anders behandelt werden, sie können nicht durch ein im chemischen Sinne auf das Giftmolekül als Reaktionsmittel abgestimmtes Gegengift kausal gebessert werden. Sehr heterogene im tiefsten Wesen verschiedene Gifte können analoge Symptome machen und durch analoge Störungen das Leben gefährden. Die lebensbedrohenden Einzelsymptome müssen dann behandelt werden, allerdings mit Rücksicht auf die durch das Gift herabgesetzte Empfindlichkeit.

f) Der Begriff des Gegengiftes ist uneinheitlich. Gegengift wird genannt:

1. Ein Brechmittel, also ein Mittel, von dem man hofft, daß es alles Gift durch Brechen entferne.

2. Als Gegengifte werden Serien von Substanzen bezeichnet, von denen Ionen mit einem anderen giftigen Ion unlösliche komplexe Salze geben: Bariumsulfat $(Ba^{++}) + (SO_4^{--})$; Umsetzungen wie $HCN + Na_2S_2O_3$ in Rhodanate; dann die elektropositiven Kolloide gegenüber negativen Kolloiden und kolloide Adsorptionen überhaupt (Antidotum arsenici), Bolus alba, geschlagenes Eiweiß, Tierkohle. Hier erinnert man sich dann wieder an eine

physikalische Besonderheit dieser Vorgänge, weil elektrische Vorgänge und reine Oberflächenvorgänge und Adhäsionsvorgänge miteinander gemischt sind. Eine ganz andere Form, aber doch eine rein chemisch kausale Gegenwirkung ist folgende: Chemische Körper können auch kausal wirken, wenn ein durch ein Gift gebundener für das Leben nötiger Stoff durch diese Zuführung des Gegengiftes ersetzt werden kann: Typus: Kalzium gegen Oxalsäurevergiftung und Fluorvergiftung; währenddem Kalzium gegen Kaliumvergiftung eine anders geartete Wirkung hat auf das Ionengleichgewicht mit den Kolloiden. Ähnlich ist offenbar die Gegenwirkung von Kalzium gegen Kokainwirkungen, wie z. B. Kalzium als Herzmittel zusammen mit anderen Herzmitteln verwendet wird.

3. Die dritte Gruppe von Gegengiften hat in Beziehung auf die chemische Art der Giftsubstanz ganz anderen Charakter. Sie sind nicht auf die Gifte in ihrer chemischen Eigentümlichkeit abgestimmt, sondern auf die pharmakologisch-toxikologisch durch die Gifte provozierten Funktionsstörungen (ausgehend von der theoretischen Kenntnis, daß das eine Gift z. B. erregend auf den Sympathikus und lähmend auf den Vagus wirken kann, daß man als Gegengift ein „Gift" betrachtet, das auf den Sympathikus hemmend und auf den Vagus erregend wirkt).

Diese funktionellen Gegengiftwirkungen (Typus Atropin-Morphium) sind in der letzten Zeit durch Praktiker viel angefochten worden.

Bei der einfachen leichten Muskarinvergiftung durch Fliegenschwämme (und drohender Atemlähmung) wirkt allerdings Atropin überraschend zweckmäßig.

Wenn das Herz oder die Atmung unter dem Gift leidet oder wenn ein Lungenödem droht, dann ist die Behandlung dieser Erscheinungen geboten, meist wie bei den anderen Erkrankungen ohne spezielle Therapie, allerdings mit ganz besonderer Rücksicht auf die vorgängige Giftwirkung, die diese therapeutische Wirkung von Mitteln prinzipiell verändern kann (Adrenalin, Secacornin). Bei der großen Mehrzahl der herzlähmenden Gifte, speziell der indirekt das Herz lähmenden Gifte, ist das Koffein, neben den neuen Herzmitteln, wie Cardiazol usw., das am schnellsten wirkende (bei Kollaps; endovenöse Infusionen mit Zusätzen von Traubenzucker; Stimulantien für die Ausscheidung; Digitalispräparate zur schnellen Wirkung nur intravenös). Für Kampfer ist die Indikation gegeben, wenn die Symptome noch nicht drohend sind, weil die Wirkung doch relativ langsam eintritt.

Unspezifische Gegengifttherapie (Adsorption).

Betont werden muß, daß die Giftdiagnose zum chemischen Eingriffe meist ätiologisch nicht sicher genug ist — mit Ausnahme der wenigen Fälle, wo ein Geständnis vorliegt und der verwendete Stoff eindeutig erkannt wird. Vor allem kommen sehr häufig verschiedene Giftstoffe gleichzeitig in Betracht und das in Frage kommende Gegengift ist oft nicht unschädlich. Bei dieser Situation ist es deshalb wichtig, daß eine unspezifische Fixation vieler giftigen Substanzen durch unschädliche Mittel erstrebt wird, wie neuerdings z. B. besondere Arten von Tier- und Pflanzenkohlen (Wiechowski). Übrigens sind viele scheinbar chemisch-spezifische Gegengifte zur Hauptsache kolloide Absorptionsmittel. Die unschädlichsten Absorbentien sind Kohle und frisch geschlagenes, fein verteiltes Eiweiß und evtl. Bolus alba. (Selbstverständlich sind elektronegative Kolloide nur gegenüber positiven Giften, positiven Kolloiden oder Ionen wirksam und umgekehrt, genau so wie Säuren nur gegen Basen und umgekehrt.)

Beachtenswert ist, daß viele Gifte in den gewöhnlichen Lösungen sich leicht absorbieren lassen, daß aber viele von ihnen durch andere Stoffe wieder aus den absorbierenden Grenzflächen verdrängt werden. Es ist also falsch, auch nach

Anwendung der nach den drei oben erwähnten Methoden gegebenen therapeutischen Maßnahmen, sich zu beruhigen und anzunehmen, daß nun das Gift „endgültig gebunden" sei, selbst wenn diese Schutzhandlungen unmittelbar nach der Vergiftung vorgenommen werden konnten. — Es bestehen immer noch Gefahren und damit Aufgaben.

Gegengifte im Darm. Gift-Gegengift-Kombination. Das Gift, das den Magen bereits verlassen hat, muß also im Darm gefaßt werden, oder schwer resorbierbar gemacht werden (etwa als Fällung), auf alle Fälle möglichst schnell aus dem Darm entfernt werden. Die Verhinderung der Resorption und die schnelle Entleerung muß natürlich durch Mittel erfolgen, welche die Wirkung der Gegengifte resp. der giftbindenden Funktionen nicht stören und die die Resorption aller Substanzen möglichst hintanhalten, am besten durch Salze mit zweiwertigen (schwer resorbierbaren) Ionen in konzentrierten Formen, damit der Diffusionsstrom eher einwärts in die Därme und nicht in der Richtung der Gewebe geht, z. B. 20%ige Magnesiumsulfatlösung; auch Substanzen, welche die Oberflächenspannung nicht verändern und die kolloiden Giftverbindungen nicht angreifen. Solche starken Salzlösungen mit schlecht diffundierenden Ionen haben folgende Funktionen:

1. Sie halten den Darminhalt flüssig; das Gift wird verdünnt, der Wasserstrom geht gegen das Darmlumen.

2. Es befördert auch die Gegenmittel schnell unverändert in die tieferen Darmabschnitte, wohin das Gift vorausgeeilt ist. Es befördert auch die oft sekundär in den Darm ausgeschiedenen Gifte (Morphin, Metalle), die sonst wieder weiter resorbiert würden, nach außen.

3. Es entleert als indifferente Masse alle Verbindungen der giftigen Substanz möglichst schnell nach außen und bewirkt so, daß die Verbindungen nicht gelöst und resorbiert werden, so daß dadurch die Giftkonzentration im Blut auf einem Minimum zurückgehalten wird. Soweit gehen die medizinischen Handlungen zur Verhinderung der Resorption ins Blut.

Nach der Resorption ins Blut bestehen auch noch drei Aufgabenreihen:

1. Bei einzelnen Stoffen kann auch im Blut kausale Therapie getrieben werden, aber nur in sehr seltenen Fällen (vgl. S. 108).

2. Die Behandlung der durch die Anwesenheit des Giftes im Blut erzeugten Symptome, speziell der Störungen in den lebenswichtigen Funktionen.

3. Ein neuer therapeutischer Zweig sucht die Empfindlichkeit des Organismus auf die vorliegenden Gifte herabzusetzen (analog wie durch Antitoxininjektion bei Infektionskrankheiten der infizierte Kranke zum nichtkranken „bloßen Bazillenträger" gemacht wird, so versucht man analog die Empfindlichkeit der Organe gegenüber dem erkannten Gift durch Einführung bestimmter Substanzen herabzusetzen (Starkenstein und Wiechowski). Eine ganze Serie von heute nicht klaren, aber günstigen Wirkungen bei Infektionen und Intoxikationen durch Kalzium, Chinin, Jod usw. werden auf analoge Wirkungen zurückgeführt.

Das Vermeiden anaphylaktischer Shockfolgen durch feine Kolloide — Kolloide, Metalle (Suspensionen, $BaSO_4$) usw. der französischen Schule gehört in das gleiche Gebiet.

Es besteht begründete Aussicht, daß die Kolloidforschung in der nächsten Zeit wissenschaftlich experimentell begründete Wege zeigen wird, viele Giftwirkungen besser zu verstehen und dann auch die Bremsung der Giftwirkung auf den Kolloidzustand besser zu beherrschen, wie es heute auch klar ist, daß die gleichen Kolloidgebilde in ganz verschieden empfindlichen Zuständen vorliegen können. Es ist klar, daß die Kolloidzustände die Träger der Funktionen sind, damit die Träger einer erhöhten Empfindlichkeit, wie der verminderten Empfindlichkeit, der Lähmung. Allgemeine Erfahrungen zeigen, daß die Erregungen viel leichter zu beeinflussen sind als die Lähmungen.

Das klinische Intoxikationsbild wird vor allem durch die Reaktionsfähigkeit der Körperzellen bestimmt. Die eine Art der Reizmittel, z. B. kolloide Metalle oder Kochsalzlösung, führt zu wirksamen Abspaltungen, die vom physiologisch gesteigerten Zellzerfall bis zur Bildung stark wirksamer toxischer Eiweißabbauprodukte variieren können[1][2].

---

[1] H. Lüdke: Untersuchungen über Reizkörpertherapie und über die kritische Entfieberung. Dtsch. med. Wschr. 1922, Nr. 46, 337.

[2] Widal, Fernand, Pierre Abrami et Etienne Brissaud: Presse méd. 1921, Nr. 19, 181—87.

3. Rationelle Therapie auf Grund chemischer und toxikologischer Kenntnis.

Die allgemein therapeutischen Gesichtspunkte und die Grenzen der Therapie werden für den Spezialfall umfaßt von der Frage der Aufnahme, der Aufnahmestellen, Depots, der Abhängigkeit von der Verteilung der Giftmoleküle zu einem bestimmten Zeitmoment der möglichen Rettungshandlungen, also:

Die Frage der Lokalisation der Gifte: Die kompakten Massen vor der Resorption im Magen, im Darm, Injektionsstellen.

Die gelösten Massen im Blut, Gewebe, in den Organen, die daraus sich ergebenden Gesichtspunkte für die Frage der Gegengifte (die Frage der Veränderung giftiger Stoffe vom Entstehungsort an, in der Außenwelt wie im menschlichen Körper, durch den menschlichen Körper, wie durch die chemischen Stoffe, kann nur an einzelnen Stellen angedeutet werden).

Die Wirkung der meisten giftigen Substanzen ist eine komplizierte. Eine spezifische Gegengiftwirkung glauben wir in den biologisch entstehenden Antitoxinen gegen bakterielle und tierische Gifte zu kennen, sobald einmal das Gift im Blute kreist.

Die Behandlung der Vergiftungen vgl. nächsten Abschnitt.

1. Der rationellste und wirksamste Weg ist die Entfernung des Giftes.

2. Da die rationelle vollständige Entfernung aus dem Körper meist unmöglich ist, versucht man den zweiten Weg mit dem ersten zu kombinieren, indem man die z. B. noch im Magen und Darm im unresorbierten Zustand vorhandenen Anteile durch chemische Umsetzung unschädlich zu machen versucht.

3. Bei ganz wenigen Giften können wir nach der Resorption durch andere Substanzen ihre so wie so nur vorübergehende Wirkung vermindern dadurch, daß wir Substanzen einführen, die die Gegenfunktionen anregen, z. B. Atropin bei Morphiumvergiftung.

4. In der Mehrzahl der Fälle besteht die Behandlung in der Bekämpfung bedrohlicher Symptome.

B. Methoden zur Behandlung von Vergiftungen.

Von

F. Flury-Würzburg.

Bei der Behandlung von akuten Vergiftungen ist rasches und verständiges Handeln der wichtigste Grundsatz. Die Methoden richten sich nach dem jeweils vorliegenden Fall und können entweder kausal oder symptomatisch sein.

Bei der **kausalen** Behandlung ist die wichtigste Maßnahme die Entfernung des Giftes aus dem Körper. Sie hat nur dann einen Zweck, wenn seit der Einverleibung noch keine allzulange Zeit verstrichen ist, also wenn man annehmen darf, daß im Körper noch Gift vorhanden ist. Man vergesse nicht, daß der Eintritt von Giften in den Körper, außer durch den Mund, die Atemwege, durch die Haut, unter Umständen auch durch das Ohr, das Auge, die Genitalorgane, die Blase, den Mastdarm erfolgen kann.

Am günstigsten liegen die Verhältnisse, wenn das Gift noch im Verdauungskanal, vor allem im Magen, enthalten ist. Die Entleerung des Magens erfolgt durch Erbrechen oder durch Magenspülung. Erbrechen läßt sich herbeiführen durch Einbringung des Fingers in den Schlund, durch Kitzeln des Gaumens und Rachens mit einer Feder, durch Pressen des Leibes, durch Massieren der Magengegend bei vorgebeugtem Körper, durch Trinken von lauwarmem Wasser, dem Fette, Butter, Seife, Salz zugesetzt werden können. Außer diesen Hausmitteln kommen die medizinischen Brechmittel in Betracht. Schnell und sicher wirkt Apomorphin, subkutan etwa 5—10 mg in 1%iger Lösung. Die innerliche Anwendung von Brechmitteln ist nicht unbedenklich. Am besten sind noch 1% ige Lösungen von Zinksulfat oder Kupfersulfat, kaffeelöffelweise einzugeben, also in einzelnen Dosen von etwa 0,1 g. Brechweinstein ist am wenigsten zu empfehlen. Es ist zu beachten, daß Brechmittel bei Vergiftungen durch Narkotika und bei Bewußtlosen gewöhnlich unwirksam, auch wegen der Erstickungs- und Aspirationsgefahren zu verwerfen sind. Auch beim Verschlucken von Ätzmitteln sollen wegen der Gefahr der Zerreißung der Magenwandung keine Brechmittel gegeben werden. Sie sind hier auch meistens unnötig, weil ätzende Gifte in der Regel von selbst brechenerregend wirken. Während des Erbrechens wird bei Bewußtlosen der Kopf seitlich gelagert. Am sichersten ist die Entleerung mit dem Magenschlauch oder der Schlundsonde, die mit einem $1^1/_2$ m langen Schlauch zum Aushebern verbunden wird. Zweckmäßig werden die Spülungen mit lauwarmem Wasser, dem man Tee, Kaffee, Milch oder chemische Gegenmittel zusetzt, ausgeführt. Bei Verätzungen durch Säuren, Laugen, Metallsalze ist Vorsicht geboten. Der Magenschlauch wird mit Wasser gefüllt und mit einem Trichter oder Irrigator verbunden. Durch Einlegen eines Korkes zwischen die Backenzähne kann man die Abklemmung oder das Durchbeißen des Gummischlauches verhüten. Zusatz von etwas Wasserstoffsuperoxyd (3%) zur Spülflüssigkeit erleichtert die Aufschwemmung des Giftes im Magen. Die beim Spülen erhaltenen Flüssigkeiten sind für nachträgliche chemische Untersuchungen aufzuheben. In geeigneten Fällen kann man versuchen, den Übertritt von Giften aus dem Magen in den Darm durch Injektion von Morphin zu verzögern (Magnus, von den Velden). Dadurch wird der Pylorus abgesperrt und die Peristaltik des Magens gehemmt. Auch Adrenalin verzögert die Resorption von Giften aus dem Magen.

Auch aus dem Darm kann unter Umständen noch ein Teil des Giftes entfernt werden. Von Abführmitteln sind besonders zu empfehlen die Sulfate, Bittersalz oder Glaubersalz, 20—30 g in viel Wasser gelöst, auch weil sie die Resorption der Gifte vom Darm aus vermindern; ferner Rizinusöl, das eßlöffelweise gegeben wird. Die langsam wirkenden „Dickdarmmittel" wie Rhabarber, Sennesblätter, sind weniger geeignet, ebenso Abführmittel in Pillen- oder Tablettenform. Unter Umständen können auch subkutan injizierbare Abführmittel brauchbar sein (Peristaltin usw.). Außer den Abführmitteln sind hohe Einläufe oft nützlich. Zur Entfernung von bereits resorbierten Giften sind die natürlichen Ausscheidungsvorgänge durch Diuretika und schweißtreibende Mittel zu unterstützen.

Weitere Maßnahmen richten sich darauf, das in den Magen gelangte Gift am tieferen Eindringen in den Organismus zu verhindern und die Resorption zu verlangsamen. Von physikalischen Mitteln stehen hier zur Verfügung die Adsorptionsmittel, vor allem die Kohle (Carbo medicinalis, Kohlegranulat, Toxodesmin, Carboserin; 20—30—50 g in wässeriger Aufschwemmung). Sie binden zahlreiche Gifte, Bakterientoxine, tierische Gifte, Alkaloide, Glykoside, Pilzgifte. Kohle ist das beste Adsorptionsmittel für Gifte. Weniger wirksam sind weißer Ton (Bolus alba), Aluminiumpräparate, Magnesia usta. Frisch gefälltes Eisenhydroxyd gibt man bei Arsen und Zyan. Außer den genannten pulverförmigen Mitteln kommen weiter als Stoffe von großer Oberflächenwirkung die Kolloide in Betracht.

Eiweiß in jeder Form, also auch Milch, Milcheiweiß, Gelatine, bindet Schwermetallsalze, Säuren, Halogene und andere Ätzgifte. Bei fettlöslichen Giften, wie Phosphor, Anilin, Nitrobenzol vermeidet man Milch, Fette und Öle. Ihre Anwendung ist aber weniger bedenklich, wenn sie durch Magenspülung u. dgl. schnell wieder entfernt werden können. Weiter kommen alle Kolloide als einhüllende und resorptionsverzögernde Mittel in Betracht, Schleimsuppen, Mehl, Stärke, Gelees, Gummi arabicum, Pflanzenschleime. Endlich sind als Gegenmittel die Gerbstoffe (Kaffee, Tee, Rotwein!) zu erwähnen, durch welche viele Metallsalze, Alkaloide und Glykoside in schwer lösliche, mehr oder weniger ungiftige Komplexe übergeführt werden. Die gleichzeitige Darreichung von Eiweiß und Gerbsäure ist selbstverständlich unsinnig. Auch Kohle ist als Adsorptionsmittel am besten allein zu geben, niemals gleichzeitig mit Eiweiß u. dgl., auch nicht mit anderen Gegengiften zusammen, weil sonst ihre Wirkung aufgehoben wird. Auch an Mageninhalt wird Kohle adsorbiert. Dagegen ist die Kombination mit Magnesiumsulfat als Abführmittel zweckmäßig.

Zur chemischen Entgiftung der noch nicht resorbierten Gifte sind viele Mittel angegeben worden. Wenn auch ihr Erfolg oft unsicher ist, so wird man sie doch in allen geeigneten Fällen versuchen müssen. Sie haben natürlich nur einen Zweck, wenn sie noch unverändertes oder nicht resorbiertes Gift antreffen. Meistens handelt es sich um gegenseitige Neutralisation von Säuren und Basen, um Oxydationsmittel, die leicht oxydierbare Gifte zerstören oder um Stoffe, die mit den Giften unlösliche und ungiftige Niederschläge bilden.

Voraussetzung für einen Erfolg dieser Therapie ist also eine genaue Diagnose hinsichtlich der chemischen Natur des Giftes, aber auch der in Frage kommenden Mengen und der sonstigen Umstände der Einverleibung, nicht zuletzt der Zeitfaktoren.

Das beste Neutralisationsmittel bei Säurevergiftung ist die gebrannte Magnesia, Magnesia usta. Nur im Notfalle kommen andere Alkalien in Frage, Kreide, Soda, Natriumbikarbonat, auch Seife. Die Karbonate sind wegen der Entwicklung von Kohlensäure und der Aufblähung des Magens bei Verätzungen zu widerraten. Gänzlich unzulässig sind, auch in verdünnten Lösungen, Alkalihydroxyde und Ammoniak. Ein gutes Neutralisationsmittel für Säuren ist der Zuckerkalk, der durch Auflösen von 1 Teil gebranntem Kalk und mindestens 2 Teilen Rohrzucker in möglichst viel Wasser frisch hergestellt wird.

Bei Vergiftungen durch Alkalien, Ätzlaugen, „Seifenstein" und dergleichen gibt man sehr verdünnten Essig, Zitronensaft, sauren Wein, bzw. Lösungen von Weinsäure, Zitronensäure, wohl auch Benzoesäure (Heubner).

Außer der Verwendung von chemischen Neutralisationsmitteln ist die soeben erwähnte Darreichung von einhüllenden Mitteln, Kolloiden, bei jeder Vergiftung durch ätzende Stoffe, Säuren, Alkalien, auch durch Schwermetallsalze von großem praktischen Wert. Metallsalze geben mit Eiweiß mehr oder weniger unlösliche Verbindungen. Man verabreicht deshalb mit Vorteil Milch, mit Wasser verrührtes rohes Hühnereiweiß, Pflanzeneiweiß, Schleimsuppen, leimartige Stoffe, Gelatine, im Notfall auch Fruchtgelees. Viele Metallsalze geben ferner mit Gerbsäure (Tannin, Acid. tannicum) schwerlösliche, nicht resorbierbare und kaum giftige Komplexe. Dadurch lassen sich unter Umständen Schwermetallverbindungen im Magen durch Tanninlösungen (1—3%ig), gerbstoffhaltige Tees, Nußblätter, Heidelbeeren, Abkochungen von allerlei Wurzeln, Hölzern, Rinden usw. entgiften. Auch gebrannte Magnesia ist ein Fällungsmittel für lösliche Schwermetallsalze; sie bildet schwer- oder unlösliche Metallhydroxyde. Neuerdings ist bei Vergiftungen durch Blei, Quecksilber, Arsen usw. das kaum giftige Natriumthiosulfat per os, subkutan und intravenös empfohlen worden. Man gibt es grammweise, bei Einspritzung in 5%iger Lösung.

Auch bei Vergiftungen durch Alkaloide kann die Zufuhr von Gerbsäure nützlich sein, weil viele dieser Gifte ebenso wie gewisse Schwermetalle kaum lösliche ungiftige Tannate bilden. Die übrigen allgemeinen Fällungsmittel der Alkaloide, wie z. B. Jodlösung, sind weniger empfehlenswert. Dagegen sind die oben genannten physikalischen Adsorptionsmittel, vor allem die Kohle und Spezialkohlenpräparate des Handels, auch Magnesia, bei der Behandlung der Alkaloidvergiftungen zuweilen von höchstem Nutzen. Auf alle Fälle ist aber dann noch anzustreben, daß die durch Fällung, Komplexbildung, Adsorption entstehenden Produkte aus Gift und Gegenmittel sobald wie möglich aus dem Verdauungskanal entfernt werden, weil infolge der Verdauungsprozesse, der Bakterienwirkung usw. nachträgliche, unter Umständen verhängnisvolle Zersetzungen unter Rückbildung der giftigen Alkaloide im Bereich der Möglichkeit liegen.

Sind die Gifte bereits in den Blut- und Säftestrom des Körpers übergetreten, d. h. zur Resorption gekommen, so muß versucht werden, ihre bereits von selbst erfolgende Ausscheidung durch geeignete Hilfsmittel zu unterstützen. Hierher gehört vor allem die Anregung der Nierentätigkeit und der Schweißdrüsen. Von besonderer Wichtigkeit ist der Aderlaß, durch den ein neuer Ausscheidungsweg eröffnet und wenigstens ein Teil des Giftes, theoretisch höchstens $^1/_{10}$, aus dem Blut entfernt werden kann. Die günstige Wirkung beschränkt sich aber nicht nur auf die Entziehung einer größeren Menge gifthaltigen Blutes, sondern erklärt sich auch durch den kräftigen Nachstrom von Flüssigkeit aus den Körpergeweben in das Gefäßsystem, durch die Anregung zur Neubildung von Blut und vielleicht auch durch die reaktiven Änderungen des gestörten Gesamtstoffwechsels. Man entnimmt wenigstens 300 ccm bis etwa 600 ccm Blut, je nach der körperlichen Verfassung des Vergifteten.

Ein weiteres Unterstützungsmittel der Giftausscheidung ist die Zufuhr von Flüssigkeit, durch die der Wasserhaushalt vorübergehend beeinflußt, die Durchblutung und der Lymphstrom in den Körpergeweben gesteigert und die Ausschwemmung körperfremder Substanzen gefördert werden kann. Sie läßt sich durchführen entweder durch Darreichung von heißen Teeaufgüssen aller Art (Species diureticae!), wo dies aber nicht zweckmäßig oder möglich ist (Verätzung), durch Magenspülung, durch Tropfklistiere (Dauereinläufe) mit Wasser oder physiologischer Kochsalzlösung oder noch vorteilhafter durch subkutane Infusionen von körperwarmen, sterilen, physiologischen Salzlösungen (Ringer, Normosal und dgl.). Zu letzterem Zwecke werden an verschiedenen Körperstellen mit lockerem Unterhautzellgewebe, z. B. an beiden Oberschenkeln, Infusionen von etwa einem Liter, auch mehr, gemacht. Auch intravenöse Injektion von isotonischen Salzlösungen, letztere zweckmäßig im Anschluß an den Aderlaß, sind nützlich. Da viele Gifte, besonders Alkaloide und Schwermetalle, nach erfolgter Resorption wieder in den Magendarmkanal ausgeschieden werden, können Magenspülung und Darmentleerung auch noch in späteren Stadien der Vergiftung vorteilhaft sein.

Auch bei Vergiftungen durch gewisse Gase und Dämpfe kommt die Ausscheidung des Giftes aus dem Körper in Betracht. Bei der Behandlung der Kohlenoxydvergiftung durch Einatmung von Sauerstoff handelt es sich z. B. ebenfalls um eine Förderung der Ausscheidung. In diesem Spezialfall wird das im Blute enthaltene Gift durch einen sehr hohen Überschuß von

Sauerstoff aus seiner festen Bindung an Hämoglobin ausgetrieben. Die Ausscheidung des Kohlenoxyds kann beschleunigt werden, wenn dem Sauerstoff ein Zusatz von Kohlensäure (5—10%) beigemischt wird. Die Kohlensäure wirkt dabei erregend auf die Atmung.

Über die Technik des Verfahrens vgl. symptomatische Behandlung S. 113.

Schließlich ist noch daran zu denken, die sekretorischen bzw. exkretorischen Funktionen der Nieren, des Magendarmkanals, der Hautschweißdrüsen durch spezifische Mittel oder durch allgemeine Reize anzuregen. Hinsichtlich der Nieren wird man die Diuretika, vor allem der Purinreihe (auch als Suppositorien!), beim Verdauungskanal die Hyperämie erzeugenden Stoffe, wie Alkoholika, Saponine, vielleicht auch drastische Abführmittel (Vorsicht!), zur Steigerung der Schweißsekretion das Pilokarpin ins Auge fassen. Vor der Anwendung solcher Mittel wird der Arzt aber stets prüfen müssen, ob die zu erwartenden, oft unsicheren Erfolge das Risiko rechtfertigen, das mit der Zufuhr von stark wirkenden Arzneimitteln bei Vergiftungen stets verbunden ist. Das gleiche gilt auch von den „Gegengiften", deren Wirkung auf einem funktionellen Antagonismus beruht (Beispiele Muscarin-Atropin; Atropin-Morphin; vgl. auch S. 25 und 273).

Außer der kausalen Therapie, durch die man die Vergiftungsursache zu bekämpfen versucht, ist den Vergiftungserscheinungen ernste Beachtung zu widmen. Die **symptomatische** Behandlung hat sich in erster Linie auf die lebenswichtigen Funktionen zu erstrecken, nämlich Atmung, Herztätigkeit und Kreislauf, Erhaltung der Körpertemperatur. Daneben sind oft therapeutische Maßnahmen zu treffen gegen lebensbedrohende allgemeine Lähmungszustände, hochgradige Erregungen, unter Umständen auch gegen Schmerzen und Krämpfe.

Zur Erregung des Atemzentrums stehen außer den reflektorischen Mitteln Hautreize, wie kalte Übergießungen im warmen Bade, abwechselnde Auflegung von Eisstücken und heißen Tüchern auf die Brust, oder Abreiben damit, weiter auch eine große Reihe von Arzneimitteln zur Verfügung. Nur mit Vorsicht zu gebrauchen sind Atropin, Lobelin, Strychnin und ähnliche Mittel, weil sie unter Umständen durch Überdosierung oder durch Kombination mit der Wirkung des in Frage stehenden Giftes zu verstärkten Lähmungserscheinungen führen können. Bei richtiger Indikation und rationeller Dosierung sind sie aber unter Umständen von Nutzen. Atropin kann bei schwerer Lähmung und Erstickungserscheinungen, hoher Atemnot in hohen Dosen unter Überschreitung der Maximaldosen gegeben werden (1 mg alle viertel oder halben Stunden). Lobelin injiziert man wiederholt in Mengen von 3—5 mg. Seine Wirkung ist sehr kräftig, aber von kurzer Dauer. Vorzuziehen sind die neuen Ersatzmittel des Kampfers. Cardiazol wird in Ampullen zu je 0,1 g oder in 10%iger Lösung verwendet. Coramin in Ampullen zu 0,25 g oder in 25%iger Lösung, Hexeton in Ampullen (1%) zu 0,01 g intravenös, oder in 10%iger Lösung, von der jeweils 2 ccm intramuskulär injiziert werden. Man dosiert nach der Wirkung und wiederholt die Einspritzungen nach Ermessen mehrere Male. Weiter kommen Koffein und Kampferöl in Betracht, ersteres auch in Form von starkem Kaffee oder Tee.

Die medikamentöse Therapie wird am zweckmäßigsten ergänzt durch Zufuhr von Sauerstoff und durch künstliche Atmung.

In allen Fällen, wo eine Lebensgefahr durch Ersticken vorliegt, wie bei jeder dauernden Erschwerung der Atmung, bei herabgesetzter Erregbarkeit des Atemzentrums, insbesondere bei vielen Gasvergiftungen, bei Vergiftung durch narkotische Alkaloide, durch Schlafmittel, kommt der Inhalation von Sauerstoff höchste Bedeutung als lebensrettende Maßnahme zu. Wichtig ist hierbei, daß möglichst reiner Sauerstoff, also nicht nur eine besonders sauerstoffreiche Luft, zur Einatmung kommt. Zu diesem Zweck muß der Sauerstoff unverdünnt unter einem leichten Überdruck zugeführt werden. Die im Kriege am besten bewährten Sauerstoffbehandlungsgeräte bestehen aus einer mit komprimiertem Sauerstoff gefüllten Stahlflasche („Bombe"), einem Vorratsmesser, einer Vorrichtung zur feineren Regulierung des Sauerstoffstroms (Reduzierventil), einem Reservebeutel (Sparbeutel), der bei jeder Einatmung entleert wird, einem Schlauch und einer Einatmungsmaske (Trichter). Letztere muß dicht am Gesicht anliegen, damit bei der Einatmung keine Luft angesaugt werden kann. Die gewöhnlich 1500 Liter enthaltenden Bomben sind in wenigen Stunden erschöpft. Zum Ersatz der künstlichen Atmung sind zahlreiche Geräte konstruiert worden, die darauf beruhen, daß Sauerstoff bei der Einatmung in die Lunge eingepreßt wird. Sie werden entweder mit der Hand bedient oder arbeiten automatisch („Pulmotoren" und dergleichen, Hersteller: Draeger-Werke in Lübeck, Fabrik „Westphalia" in Gelsenkirchen u. a.).

Eine andere Methode der Sauerstoffzufuhr besteht in der Insufflation. Dabei wird der Sauerstoff nicht rhythmisch mit der Atmung, sondern ununterbrochen direkt in die Lunge eingeblasen. Man verwendet dazu eine Sauerstoffflasche, die mit einem Reduzierventil, einem Schlauch und einem besonderen Intubationsrohr oder auch einem weichen Katheter mittlerer Dicke verbunden wird. Letztere werden vorsichtig unter Kontrolle des linken Zeigefingers durch den Kehlkopf bis zur Gabelung der Luftröhre eingeführt. Nach vorsichtiger Öffnung des Ventils strömt der Sauerstoff in die Lunge ein. Die Einblasung kann ohne Gefahr stundenlang fortgesetzt werden.

Die Zufuhr von Sauerstoff ist von besonderer Bedeutung in den Fällen, wo die künstliche Atmung unzulässig ist, z. B. beim Lungenödem infolge von Gasvergiftungen.

Für die künstliche Atmung sind zahlreiche mehr oder weniger brauchbare Methoden angegeben worden. Die künstliche Atmung nach Silvester-Brosch ist besonders zu empfehlen: Der Vergiftete liegt auf dem Rücken, unter die Schultern, wird ein Polster geschoben. Der Retter, der sich am Kopfende befindet, erfaßt mit seinen Händen die Arme des Vergifteten unterhalb des Ellbogens und führt sie seitlich neben dem Kopf nach oben und hinten. Zur Ausatmung werden dann die nach hinten geführten Arme gegen den Brustkorb geführt und der Ellbogen gegen die Mitte des Brustkorbes angepreßt. In der Minute 8—10 Atemzüge. Das Zurücksinken der Zunge wird dadurch verhindert, daß der Kopf des Vergifteten stark zur Seite gedreht wird. Künstliche Atmung muß nötigenfalls stundenlang fortgesetzt werden.

Die Kreislaufschädigungen durch Gifte betreffen das Herz, das Gefäßzentrum und die peripheren Gefäße. Bei Herzschwäche, auch zur Vorbeugung, sind Koffein, Kampfer und seine wasserlöslichen Ersatzmittel, auch Adrenalin die Mittel der Wahl. Digitalispräparate, Strophanthin usw. haben bei akuten Vergiftungen nur Erfolg bei intravenöser, intramuskulärer und manchmal auch subkutaner Anwendung. Zur Erregung des Gefäßzentrums dienen die zentral erregenden Herzmittel, vor allem das Koffein, die Mittel der Kampfergruppe, das Strychnin. Besonders brauchbar haben sich die modernen Präparate Cardiazol, Coramin, Hexeton erwiesen. Wenn die zentral angreifenden Mittel versagen, kann das Adrenalin (Suprarenin) eine vortreffliche Ergänzung der Therapie darstellen. Es ist auch ein brauchbares Mittel, um periphere Gefäßlähmungen durch Nitrite, Kapillargifte zu bekämpfen. Ein Nachteil ist nur die vorübergehende Wirkung, weshalb die Injektionen häufig wiederholt werden müssen. Adrenalin ist auch ein sehr wertvoller Zusatz bei der Infusion von Salzlösungen (5—10 Tropfen der Lösung 1:1000 auf ein Liter Flüssigkeit, jedenfalls in der Regel nicht mehr als 1 mg Adrenalin). Hypophysenpräparate wirken ähnlich wie Adrenalin, sind aber von längerer Wirkungsdauer. Sie sind als gefäßverengende Mittel zur Hebung des gesunkenen Blutdrucks, auch bei Kollaps durch Vergiftung sehr brauchbar. Insbesonders sind in solchen Fällen Kombinationen von Herz- und Gefäßmitteln angezeigt. Neuerdings wird auch Traubenzucker als Zusatz zu den Salzlösungen empfohlen (bis 100—125 g auf 500 ccm). Bezüglich der Anwendung von Arzneimitteln bei Vergiftungen vgl. S. 112.

Viele zentral lähmende Gifte setzen (als Teilerscheinung der zentralen Lähmung), durch periphere Gefäßerweiterung, auch durch Herabsetzung der Stoffwechselvorgänge die Körpertemperatur herab. Damit ist, im Verein mit sonstigen Giftwirkungen, oft eine Gefährdung des Lebens verbunden. Zufuhr von Wärme in jeder Form, durch geheizte Räume, Decken, Bettruhe, Wärmflaschen, gewärmte Kissen, Ziegel, Sandsäcke, elektrische Heizvorrichtungen, nicht zuletzt warme Dauerbäder, ist deshalb in allen Fällen, wo Abkühlung besteht oder bedrohliche Temperatursenkungen zu befürchten sind, anzustreben. Abreibungen und Hautreizmittel können diese Maßnahmen nicht ersetzen, sie haben höchstens Wert als Mittel zur reflektorischen Anregung von Atmung und Kreislauf.

Neben diesen lebensrettenden therapeutischen Verfahren hat die Linderung von Schmerzen nur mehr oder weniger untergeordnete Bedeutung. Sie muß sich nach den Ursachen richten. Vielfach wirkt bereits Wärmezufuhr schmerzstillend. Außer Morphin, das nur bei strenger Indikationsstellung (Gefahr der Atemlähmung!) und in entsprechender, möglichst geringer Dosis gegeben werden darf, stehen die nur wenig harmloseren Opiumpräparate und ihre Ersatzmittel, nicht zuletzt die Fiebernarkotika der Antipyrinreihe, Aspirin, die Kombinationspräparate der Veramongruppe zur Verfügung. Gegen Kolikschmerzen leisten Atropin, Belladonna, Papaverin unter Umständen brauchbare Dienste. In manchen Fällen können Hypnotika und Lokalanästhetika angezeigt sein. Die durch Einführung neuer „Gifte" entstehenden Gefahren erfordern aber stets sorgfältige Prüfung.

Die Behandlung von Krämpfen durch Arzneimittel ist im allgemeinen überflüssig. Krämpfe sind im allgemeinen keineswegs unmittelbar lebensbedrohende Symptome, sondern oft nur unwesentliche Teilerscheinungen des gesamten Vergiftungsbildes. Da alle krampferregenden Gifte in höheren Dosen oder nach einem vorübergehenden Stadium der Erregung lähmend wirken, ist die Bekämpfung der Krampfzustände durch narkotische Mittel nicht nur unsicher, sondern stets auch ein gewagtes Unternehmen. Am harmlosesten erscheint die leichte Äthernarkose (Heubner). Immerhin lassen sich Gründe anführen, die solche Maßnahmen rechtfertigen, wie Schonung der Kräfte des Vergifteten, Verhütung von Verletzungen während der Anfälle, Beruhigung der Umgebung, Herabsetzung der Erstickungsgefahr. Auf letztere wird gewöhnlich besonderer Nachdruck gelegt, es ist aber kaum anzunehmen, daß der zuweilen während der Krampfanfälle eintretende Atemstillstand stets lediglich eine Folge der Krämpfe ist. Es dürfte sich hierbei häufig um eine endgültige Lähmung des Atemzentrums, die mit Erstickungskrämpfen einhergeht, handeln. Zur Beseitigung der Krämpfe kann übrigens auch die Zufuhr von Wärme dienen. Wegen der Gefahren, die den Vergifteten bei Krämpfen durch Verletzungen usw. bedrohen, ist dauernde sorgfältige Bewachung durch kräftige Wärter dringend geboten. In geeigneten Fällen kann die Verwendung von krampflösenden Mitteln, wie Papaverin, angezeigt sein, um Magen- und Darmkrämpfe zu beseitigen, durch die den Gegengiften, besonders der Kohle, der Weg in die tieferen Abschnitte des Darmrohres versperrt wird.

Bei Vergiftungen, die durch Einspritzung unter die Haut erfolgt sind, kann man versuchen, durch Auflegung von Eis, durch Adrenalininjektion, bei Einspritzung des Giftes in die Extremitäten durch Abbinden die Resorption zu verzögern. Unter Umständen können auch chemische Gegenmittel zur Zerstörung des Giftes wirksam sein, wie Oxydationsmittel bei Schlangenbissen (vgl. tierische Gifte, S. 322). Über günstige Erfolge in solchen Fällen durch chirurgische Eingriffe, Inzisionen, Schröpfen, Saugmethoden (Saugglocke) ist wiederholt berichtet worden. Ja selbst Ausschneiden und Ausbrennen der betreffenden Gewebe unter Narkose oder lokaler Anästhesie hat schon zum Ziel geführt.

Die Aufbringung von Giften auf die Haut kann entweder zu lokalen Gewebszerstörungen oder zu resorptiver Vergiftung führen. Örtliche Schädigungen werden ausgelöst vor allem durch Säuren, Laugen, Metallsalze, organische entzündungserregende Gifte. Bei sofortiger Behandlung sind Lösungs-, Verdünnungs- und Neutralisationsmittel nützlich. Spülung mit großen Wassermengen, Waschung mit verdünnten Alkalien, Soda, Bikarbonat, Seife, Auftragen von Zinkoxyd, Magnesia und dergleichen sind die nächstliegenden Mittel bei Säureverätzungen, während verdünnter Essig, Weinsäure, Zitronensäure, Zitronensaft bei Alkalien in Betracht kommen. Organische lipoidlösliche Gifte, z. B. die neuen metallorganischen Verbindungen, die Metallkarbonyle lassen sich durch Behandeln mit Lösungsmitteln (Benzin, Tetrachlorkohlenstoff, Alkohol, Äther) noch manchmal, wenigstens zum Teil, aus der Haut entfernen. Die Resorption organischer Basen, wie Anilin, von der Haut aus kann durch Überführung in die schlechter resorbierbaren Salze verzögert werden (Waschen mit sehr verdünnter Salzsäure). Unter Umständen lassen sich oxydierbare organische Gift- und Reizstoffe durch Oxydationsmittel wie Chlorkalk, Hypochlorite, Kaliumpermanganat, Chloramin, Dakinsche Lösung, auf der Haut unschädlich machen.

Zur Behandlung von Vergiftungen sind von verschiedenen Autoren Anleitungen und Vorschläge von besonderen Instrumentarien zum Gebrauch bei Vergiftungen, wie Entgiftungskasten, Gegengiftkasten und ähnliche Geräte, gegeben worden. Meistens wird hier des Guten zuviel getan. Es dürfte genügen, wenn für solche Fälle ein Sauerstoffgerät, eine Badeeinrichtung, die Geräte zur Magenspülung, vielleicht auch zur Tracheotomie und zur Infusion zur Verfügung stehen. Die wichtigsten Arzneimittel sind einige Liter steriler physiologischer Salzlösung, Kohle, Magnesia usta, Natriumsulfat, Apomorphin, Natriumthiosulfat, endlich einige Herzmittel und Exzitantien, dazu die nötigen Spritzen (nach W. Heubner).

Über Gegenmittel der einzelnen Gifte vgl. speziellen Teil.

Spätwirkungen und Nachkrankheiten.

Nur die wenigsten akuten Vergiftungen führen in kurzer Zeit zu vollkommener Wiederherstellung. Deshalb muß sich die Aufmerksamkeit des Arztes auch auf die Folgezustände richten, die sich den sofort auftretenden Vergiftungserscheinungen anschließen können. Insbesondere muß er sich davor hüten, Vergiftete zu früh aus der Behandlung zu entlassen.

Es gibt eine Anzahl von Giften, deren volle Wirkung sich erst nach Stunden, selbst Tagen voll entwickelt. Eine Inkubations- oder Latenzzeit ist häufig zu beobachten bei Einatmung von Reizgasen, wie Phosgen, nitrosen Gasen und verwandten flüchtigen Reizstoffen. Hier kommt es nach dem Abklingen der ersten Reizerscheinungen zu einer langsamen Bildung von Lungenödem, das erst nach mehreren Stunden, in denen der Vergiftete völlig beschwerdefrei sein

kann, zu schwerster Atemnot und zu Erstickungserscheinungen führt. Weitere
Beispiele mit Latenzzeit sind die Vergiftungen durch Phosphor und den
Knollenblätterschwamm, durch organische Bromverbindungen (Brommethyl,
Bromäthyl). Auch bei gewissen Alkaloiden kommen „Nachschübe" mit plötzlichem Koma usw. vor, z. B. bei Morphin. Ferner ist die Vergiftung durch
Herbstzeitlose (Kolchizin) charakterisiert durch die mehrstündige Inkubationszeit der Erscheinungen. Beim Kolchizin handelt es sich um die Bildung eines
giftigen Oxydationsproduktes im Organismus. Weiter werden bei Vergiftungen
durch Schwermetalle, besonders Quecksilber, häufig nachträgliche Verschlimmerungen des Vergiftungsbildes, sog. „Rezidive", beobachtet. An eine einmalige
Zufuhr von Blei kann sich eine chronische Vergiftung anschließen. Diese Erscheinungen erklären sich wohl am einfachsten durch die allmähliche Ausbildung schwerer Organschädigungen, Kapillarvergiftungen, Nierenschädigungen,
Degenerationen, in manchen Fällen durch Mobilisierung von Depots, vielleicht
auch durch wiederholte Resorption nach Ausscheidung der Gifte in den
Magendarmkanal.

Jeder Vergiftete bedarf auch nach Ablauf der bedrohlichen Symptome
einer ärztlichen Kontrolle, insbesondere einer längeren Schonung und auf-
merksamer Pflege. Viele akute Vergiftungen führen zu langdauerndem Siechtum.
So können sich an eine Kohlenoxydvergiftung die verschiedenartigsten Nerven-
krankheiten, an Vergiftungen durch Säuren und Laugen schwere Verdauungsstörungen, Narben- und Strikturbildungen, an Metallvergiftungen langwierige
Nierenerkrankungen anschließen. Die Erholung nach Vergiftungen durch
Arsenik, Schwermetalle, Blutgifte, Bakterientoxine (gewisse Nahrungsmittelvergiftungen) erfolgt gewöhnlich überaus langsam.

Behandlung chronischer Vergiftungen.

Die chronischen Vergiftungen entstehen in der Regel durch wiederholte
Einverleibung von chemischen Stoffen, wobei die Vergiftungserscheinungen
meist nicht sofort auftreten, sondern sich ganz allmählich entwickeln. Solche
schleichenden Vergiftungen verlaufen unter dem Bild der verschiedenartigsten
Erkrankungen und werden vielfach nicht in ihrem Wesen erkannt, wenn nicht
durch äußere Umstände, wie besonders bei den gewerblichen Vergiftungen, die
Diagnose erleichtert wird. Der erste Grundsatz bei der Behandlung chronischer
Vergiftungen ist die Ausschaltung der Ursache, die zur Schädigung führt. Sie
wird bei der Arbeit mit Giften gewöhnlich leicht erreicht durch Entfernung
aus der gefährlichen Umgebung oder durch Wechsel der Beschäftigung. Sie kann
dagegen auf größte Schwierigkeiten stoßen, wenn die Entziehung von Genußgiften in Frage kommt. Therapeutisch steht die Ausscheidung des Giftes aus
dem Körper an wichtigster Stelle. Wie dies im einzelnen Fall am zweckmäßigsten geschieht, bleibt dem ärztlichen Ermessen überlassen. Hier können
nur die allgemeinen Richtlinien angedeutet werden. Zur Begünstigung der
Giftausscheidung muß der Stoffwechsel angeregt oder umgestimmt werden.
Dies erreicht man am besten durch reichliche Zufuhr von Wasser und Salzen,
durch gute Ernährung, durch geeignete körperliche Beschäftigung. Es kommen
also in Betracht die verschiedenen Trink-, Bade-, Schwitzkuren, längerer Aufenthalt in Bädern, Wechsel des Klimas und der Höhenlage. Unterstützen
kann man solche physikalische und diätetische Maßnahmen durch medikamentöse Mittel, vor allem durch Jod und Schwefel, denen seit alters her gute Wirkungen bei chronischen Vergiftungen nachgesagt werden. Sie lassen sich auch
zweckmäßig mit Badekuren verbinden, wenn man die geeigneten Kurorte
wählt. Ähnlich wie Jod und Schwefel dürften sich auch noch andere Heilmittel,

die eine Umstimmung und Anregung der geschädigten Körperfunktionen bewirken, nützlich erweisen. Es sei hier nur an die unspezifische Reiztherapie und verwandte Heilmethoden erinnert.

C. Die Mittel zur Verhütung der Vergiftungen.

Von

F. Flury-Würzburg.

Die Gefährdung durch Gifte ist so überaus mannigfaltig, daß der Mensch fast täglich dadurch zu Schaden kommen kann. Es liegt in der Natur vieler Vergiftungen, daß sie überhaupt unvermeidbar sind. In welcher Weise Eltern, Lehrer und sonstige verantwortliche Personen an der Abwendung der Gefahren durch Gifte mitarbeiten müssen, kann hier nicht im einzelnen erörtert werden. Jedenfalls müssen schon im Elternhaus und in der Schule Unterweisungen und Warnungen der Kinder stattfinden, so daß jeder Mensch so früh wie möglich mit den durch Vergiftung drohenden Gefahren, z. B. durch Giftpilze, giftige Pflanzen vertraut wird. Von diesen Aufgaben fällt dem Arzte als Berater in Haus und Schule ein wichtiger Anteil zu (Hausapotheken! Bereitstellung von Gegenmitteln, z. B. Kohle!). Auf die vielen Gefahren, die schon im alltäglichen Leben den Menschen bedrohen, ist im Abschnitt Vergiftungen im Haushalt S. 28 hingewiesen. Besonders gefährlich ist die Aufbewahrung von Säuren usw. in Bierflaschen, von starken Giften in der Küche, endlich von Giftvorräten in Papiertüten ohne Bezeichnung. Die gesundheitlichen Verhältnisse in Stadt und Land sollen nicht allein durch die Behörden, Amtsärzte usw. überwacht werden; hier ist die Mitarbeit aller Sachkundigen, in erster Linie der Ärzte, unentbehrlich. Die Verhütung von Vergiftungen gehört zu den wichtigsten Pflichten des ärztlichen Berufes! Medizinale Vergiftungen werden am sichersten verhütet durch sorgfältige Einhaltung der Regeln und Vorschriften über Arzneiverordnung, Signierung gefährlicher Stoffe, Abgabe von Giften aus der Apotheke usw. Stark wirkende Arzneimittel dürfen nur in geringen Mengen verordnet werden. Vgl. auch Opiumgesetz S. 125.

Viel leichter ist es, allgemeine Schutzmaßnahmen da zu treffen, wo Gifte nicht in unabsehbarer Vielgestaltigkeit den einzelnen bedrohen, sondern Schädigungen bestimmter Art den Menschen dauernd gefährden. Dies ist der Fall bei einer großen Anzahl von Berufen, wo gewerbliche Vergiftungen möglich sind und den Schutz der Arbeiter erforderlich machen. In diesem Kampfe gegen die Schädigungen durch Gewerbegifte muß der Arzt, sei es als Praktiker, Wissenschaftler oder Beamter, die staatlichen Behörden, die Leiter der Betriebe und die Arbeiter selbst mit allen seinen Kräften unterstützen. Hierbei muß er mancherlei, meist auf Unkenntnis der Verhältnisse beruhende Widerstände überwinden und sein Wissen in den Dienst der Aufklärung und des Fortschrittes stellen. Zum Schutz der Arbeiter sind gesetzliche Vorschriften und soziale Organisationen keineswegs ausreichend, sondern es muß jeder und insbesondere auch der Arbeiter selbst mitarbeiten. Der beste Schutz wäre die Ausschaltung aller giftigen Stoffe aus Gewerbebetrieben. Dies ist aber ein unerreichbares Ziel. Deshalb sollten sich die Bestrebungen wenigstens darauf richten, diesem Ideal so nahe als möglich zu kommen. Ein Beispiel hierfür ist der Ersatz des Phosphors in der Zündwarenindustrie durch harmlosere Stoffe. Ebenso erfolgreich war der Ersatz des Quecksilbers durch Silber in der Spiegelfabrikation.

Es muß also grundsätzlich angestrebt werden, gefährliche Arbeitsmethoden durch gesundheitlich einwandfreie zu ersetzen. Eine weitere Forderung betrifft die Wegschaffung von giftigen Stoffen, die erst im Arbeitsprozeß entstehen. Hier kommen vor allem in Frage die schädlichen Staubarten, die giftigen Gase und Dämpfe. Weiter ist es von Wichtigkeit, die Berührung mit schädlichen Substanzen auf ein Mindestmaß zu beschränken. Diese Forderung ist im allgemeinen durch den Ersatz der Handarbeit durch technische Vorrichtungen erfüllbar. Ein besonderes Augenmerk muß auf sämtliche, auch die nebensächlichsten Abschnitte des Arbeitsganges und die allgemeinen Einrichtungen des Betriebes und nicht zuletzt auf die Beschaffenheit aller Betriebsräume gerichtet werden. Reinlichkeit ist die erste Forderung. Sie muß sich erstrecken auf die Lüftung der Räume, die Reinhaltung des Bodens und aller Arbeitsgeräte, die rechtzeitige Entfernung von giftigem Staub und sonstigen Werkstoffen. Dazu kommen die Anforderungen in bezug auf die persönliche Reinlichkeitspflege. Die Berührung mit schädlichen Stoffen kann, je nach den Arbeitsbedingungen, mehr oder weniger eingeschränkt werden durch das Tragen von besonderen Schutzkleidern, von Atemschützern, Respiratoren, Masken, durch das Verbot, während der Arbeit zu essen, zu trinken, zu rauchen usw., durch die Verpflichtung zur körperlichen Reinigung durch Waschen oder Baden am Ende der Arbeitszeit. Nicht zu vergessen ist dabei, daß auch eine zweckmäßige Lebensweise des Arbeiters, insbesondere eine vernunftgemäße Ernährung, einen gewissen Schutz gegen Giftschädigungen, vor allem gegen chronische Gewerbevergiftungen darstellt. Der größte Feind des Arbeiters in Giftbetrieben ist der Alkohol. Von hoher Bedeutung sind auch die richtige Auslese der Arbeiter für die einzelnen Betriebe, die Verkürzung der Arbeitsperioden und geeigneter Wechsel zwischen ungefährlicher und gefährlicher Arbeit. Besonders gefährdeten Arbeitern ist mehr Zeit zur Erholung zu geben. Der allgemeine Gesundheitszustand der Arbeiter ist nicht nur durch deren Vorgesetzte, sondern auch durch den Arzt, dauernd zu überwachen. Die ärztliche Untersuchung muß beim Eintritt in den gefährlichen Betrieb und des weiteren in bestimmten Zwischenräumen erfolgen. Hierüber bestehen, wenigstens für gewisse Gewerbe, vor allem Bleibetriebe, Malerwerkstätten und dergleichen, gesetzliche Vorschriften, die auch die Führung von besonderen Kontrollbüchern verlangen. Die Anzeigepflicht bei Vergiftungsfällen ist ein wirksames Mittel zur Abstellung von Mißständen. Die Arbeiter sind weiter in geeigneter Weise zu belehren. Sehr brauchbar für diese Zwecke sind die unter Mitwirkung von Behörden und Fabrikärzten herausgegebenen Merkblätter[1]. Solche Merkblätter müssen Antwort auf die Fragen geben: Was ist giftig? Wie kommt ein Gift in den Körper? Wie zeigt sich eine Vergiftung? Was soll der Arbeiter zum Schutz gegen Gifte tun? usw. Wenn die Arbeiter aber nicht selbst an allen diesen Maßnahmen ernstlich teilnehmen und verständig mitwirken, wird der Erfolg stets fraglich bleiben. Der Arbeiter muß von dem Bewußtsein durchdrungen werden, daß seine Gesundheit abhängig ist von der gewissenhaften Befolgung der Vorschriften. Gegen Gleichgültigkeit und Widerstand hilft hier unter Umständen nur rücksichtsloser Zwang. Die beste Unterstützung finden Arbeitgeber und Ärzte hier häufig durch die Arbeiterorganisationen selbst.

Auch für die Ärzte sind sehr brauchbare Merkblätter über berufliche Vergiftungen und Schädigungen durch chemische Stoffe aufgestellt worden. Die von den Fabrikärzten der deutschen chemischen Industrie veröffentlichten

---

[1] Merkblätter des Reichsgesundheitsamtes. — Ärztliche Merkblätter über berufliche Vergiftungen. 2. Aufl. Berlin 1925. — Lewin: Allgem. Belehrungsblatt für Giftarbeiter. Berlin bei Heymann.

Merkblätter werden von der Deutschen Gesellschaft für Gewerbehygiene in Frankfurt a. M. herausgegeben.

Neben den allgemeinen Grundsätzen zur Verhütung gewerblicher Vergiftungen kommen bei einzelnen Betrieben (und Berufsgenossenschaften) noch besondere Schutzeinrichtungen in Betracht. Die verschiedenen Zweige der chemischen Industrie haben hierfür besondere Betriebsvorschriften erlassen, durch welche die Bedienung von Kammern, Säuretürmen, Behältern, Tankwagen, Röstöfen, Zerkleinerungsapparaten, Mühlen, Trockenvorrichtungen usw. sorgfältig geregelt ist. Besonders zahlreich sind die Vorschriften in den Betrieben mit Bleigefahr. Über die Vielseitigkeit der Verwendung von Blei vgl. S. 143f.

Zur Verhütung von Verätzungen bei der Arbeit dienen die verschiedenen Schutzmittel, wie sie die Chemiker im Laboratorium verwenden; gegen Dämpfe und verspritzende Stoffe schützt man sich durch das Arbeiten hinter Glaswänden, unter Abzügen, Kapellen, an Absaugevorrichtungen. In Fabriken und Laboratorien werden besonders konstruierte Abrauchapparate, die gegen Säurespritzer und dergleichen schützen, gebraucht. Dieselben beruhen auf der Ableitung der Säuredämpfe und auf der Einschaltung von Schutzwänden. Zum Ansaugen von ätzenden und giftigen Flüssigkeiten dienen besondere Sicherheitspipetten, zum Abfüllen die Gift- oder Säureheber und ähnliche Vorrichtungen, die jedem Chemiker bekannt sind. Dem Schutz der Augen dienen geeignete Brillen. Der Augenschutz ist bei allen gefährlichen Arbeiten, Schmelzpunktbestimmungen, Schmelzprozessen, besonders bei der Arbeit mit Reizgasen und Ätzmitteln notwendig. Ausgezeichnete Gasschutzbrillen liefert neuerdings die Auer-Gesellschaft in Berlin. Im Notfalle kann das Schließen oder Zukneifen des einen Auges dienlich sein, z. B. bei Unglücksfällen durch ätzende Dämpfe. Zum Schutz der Haut werden besondere Schutzkleider, Handschuhe und dergleichen getragen.

Gasvergiftungen im Laboratorium werden durch Arbeiten in besonderen Räumen mit Abzügen (Stinkräume), oder noch besser im Freien, vermieden. Entweichende Giftgase können unter Umständen auch durch Absorption oder durch Verbrennung unschädlich gemacht werden. Es gibt besonders konstruierte Giftbrenner, die giftige Gase zugleich mit dem ausströmenden Leuchtgas verbrennen. Notbehelfe gegen Säuredämpfe und dergleichen sind feuchte Tücher, Watte, Schwämme, die mit geeigneten Substanzen als Absorptionsmittel getränkt sind. Endlich kommen die bereits genannten Respiratoren und Atemschützer, wie sie in der chemischen Industrie gebräuchlich sind, in Betracht. Die besten Schutzmittel dieser Art sind die in der Nachkriegszeit noch weiter vervollkommneten Atemschützer und Industriegasmasken (Hersteller: Auer-Gesellschaft, Berlin O 17). Schließlich muß noch darauf hingewiesen werden, daß auch die Bereitstellung von Gegengiftkästen, Sauerstoffapparaten usw. zur Verhütung von Vergiftungsfolgen, insbesondere bei Katastrophen, dient.

Eine besondere Aufmerksamkeit der Fabrikärzte, Bahnärzte, Minenärzte und bei der Ausdehnung der chemischen Industrie einer sehr großen Zahl der praktischen Ärzte im allgemeinen fordern in bezug auf Vergiftungsgefahren die außergewöhnlichen, durch technische Einrichtungen bedingten katastrophalen Ereignisse (Explosionen), weil durch die Katastrophen meistens besondere Gifte entstehen (Explosionsgase, Zerreißung von Gasleitungen, von Kältemaschinen, sekundäre Reaktionen von Chemikalien aus zerschlagenen Gefäßen: Salpetersäure, Nitrosegase, undichte Behälter [Phosgenvergiftungen in Hamburg], Zelluloidverpuffung). Die in den Katastrophenherden Überlebenden sind durch giftige Gase gefährdet und die ganze Rettung ist nur möglich, wenn der Schutz gegen Giftgase systematisch durchgeführt wird, vor allem Schutz der Rettungsmannschaft durch Filtermasken, Sauerstoffapparate. Die Sauerstoffapparate schützen gegen jede Art von Vergiftung durch die Atmungsluft der Umgebung, sie schützen insbesondere die Rettungsmannschaft vollständig gegen Kohlenoxyd. Aber diese Sauerstoffapparate sind schwer, ihre Handhabung muß sehr sorgfältig eingeübt sein. Die Sauerstoffbombe wie die Kaliapparate müssen auf ihren Inhalt kontrolliert werden, sonst treten, besonders bei längerer Dauer der Rettungsarbeit, Unglücksfälle ein. Die Filtermasken sind nur auf bestimmte Stoffe wie Blausäure, Reizgase, eingestellt. Sie reichen bei sehr großen Giftmengen in der Luft unter Umständen nicht aus. Oft sind die speziell abgestimmten Gasmasken und Filtereinsätze gar nicht vorrätig (Phosgenkatastrophe in Hamburg).

Literatur.

Lehr- und Handbücher der Gewerbehygiene vgl. S. 36.

Egli, K.: Unfälle beim chemischen Arbeiten. Zürich 1902 u. 1903. — Egli, K. und Rüst: Unfälle beim chemischen Arbeiten. Zürich, Leipzig und Stuttgart 1925.

Flury, F.: Verhütung von Laboratoriumsunfällen in Abderhaldens Handb. d. biolog. Arbeitsmethoden. Abt. 1, T. 1.

Heubner, W.: Handb. d. ges. Therapie von Guleke, Penzoldt und Stintzing. 1. 6. Aufl. Jena 1926.

Schübel, K.: Ebenda. 1.

VII. Gesetzliche Vorschriften.

Von

F. Flury-Würzburg.

Fabrikbetriebe und Gewerbe.

Die gewerbehygienische Gesetzgebung hat zum Ziel die Bekämpfung der Berufsschädigungen. Eine staatliche Gewerbeaufsicht besteht in den Kulturstaaten fast allgemein, in Deutschland durch die Schaffung der Fabrik- und Gewerbeinspektoren (1878). Diese Aufsichtsbeamten sollen durch wohlwollende Vermittelung zwischen Arbeitgebern und Arbeitnehmern und durch sachverständige Beratung zum Arbeiterschutz beitragen. In Preußen sind seit 1921 Gewerbeärzte staatlich angestellt.

In der deutschen Gewerbeordnung sind allgemeine Vorschriften für Einrichtung und Betrieb gewerblicher Unternehmungen enthalten (§ 120). Außerdem sind zahlreiche Verordnungen betreffend gesundheitsschädliche Betriebe durch den Bundesrat, durch Polizei- und Verwaltungsbehörden erlassen worden, von denen hier nur die wichtigsten genannt seien: Betreffend Methylalkohol 15. März 1912, blei- und zinkhaltige Gegenstände 25. Juni 1887. Akkumulatorenbetriebe 6. Mai 1898, Chromsäure und dergleichen 16. Mai 1907, Bleifarben 26. Mai 1903, Bleiwerkstätten 16. Juni 1905, Maler, Anstreicher usw. 27. Juni 1905, Thomasschlacke 17. Dezember 1909, Gummiwaren (Vulkanisierung) 1. März 1902, Zinkhütten 8. Dezember 1909.

Außerdem bestehen gesetzliche Vorschriften über die Beschäftigung von Frauen und jugendlichen Arbeitern in gewerblichen Anlagen verschiedener Art. Im allgemeinen ist die Arbeit solcher Personen in Giftbetrieben verboten.

Die Arbeit in der Hausindustrie ist seit 20. Dezember 1911 gesetzlich geregelt, wodurch wenigstens die schlimmsten Mißstände auf diesem Gebiete

eingeschränkt worden sind. Hier seien auch die Vorschriften der Berufsgenossenschaften der chemischen Industrie und anderer Industriezweige
genannt.

Die wichtige Verordnung vom 12. Mai 1925 über die Versicherung von
Berufskrankheiten ist bereits im Abschnitt „Gewerbliche Vergiftungen",
S. 31 besprochen. Vgl. hierzu H. Zangger, Allgemeine Erfahrungen über
die versicherungsmedizinische Behandlung der gewerblichen Vergiftungen. Klin.
Wochenschr. 5, Nr 14, 612 (1926) [1].

Gifthandel.

Sehr wichtig ist, daß der Großhandel mit Giften im allgemeinen gesetzlichen Bestimmungen nicht unterliegt. Da der Begriff des Großhandels aber
schwer festzulegen ist, besteht hier eine bedauerliche Rechtsunsicherheit.

Abgesehen hiervon ist der Handel mit Giften seit den ältesten Zeiten
staatlicher Aufsicht und beschränkenden Vorschriften unterstellt.

Wichtige Bestimmungen hierüber finden sich in folgenden Gesetzen:

1. Reichsgewerbeordnung. § 34 betrifft die Genehmigung zum Handel mit
Giften, § 53 die Zurücknahme der Approbationen, § 147 Strafbestimmungen.

Allgemeine Verordnungen zum Zweck der Erschwerung des Bezugs von
Giften durch Unbefugte sind enthalten in den Bundesratsbeschlüssen
vom 29. November 1894, vom 17. Mai 1901 und vom 1. Februar 1906 [2].

2. Landesgewerbeordnungen. Nähere Vorschriften der verschiedenen Landesgewerbeordnungen befassen sich mit der Feilhaltung von Giften, dem
Gewerbe der Kammerjäger, der Prüfung von Gifthändlern usw. durch den
Kreisarzt, die Zuständigkeit für die Erteilung der Genehmigungen, der Anzeigepflicht für Groß- und Kleinhandel mit Giften und der Versagung der Genehmigung bei Unzuverlässigkeit und Verstößen gegen die Vorschriften.

3. Polizeiverordnungen. Die Polizeiverordnungen über den Handel mit
Giften, z. B. die preußische Verordnung vom 22. Februar 1906, enthalten Ver-
zeichnisse der im Sinne der Bestimmungen als Gifte aufzufassenden Drogen
und Chemikalien, ferner ausführliche Vorschriften über Aufbewahrung der
Gifte, die Bezeichnung durch Aufschriften, die Beschaffenheit der Gefäße,
Giftschränke und Giftkammern, sodann über die Abgabe der Gifte, die Eintragung der Verkäufe in die Giftbücher, über die Abgabe von Erlaubnis-
scheinen zum Erwerb von Giften zu erlaubten gewerblichen, wirtschaftlichen,
wissenschaftlichen und künstlerischen Zwecken an Private. An Kinder unter
14 Jahren dürfen Gifte nicht ausgehändigt werden. Es ist verboten, Gifte in
Trink- oder Kochgefäßen oder in solchen Flaschen oder Krügen abzugeben,
bei denen die Gefahr von Verwechslungen des Inhalts mit Nahrungs- und
Genußmitteln besteht.

Schädlingsbekämpfung.

Besondere Vorschriften betreffen giftige Ungeziefermittel; letztere
müssen in geeigneten Verpackungen, die eine Belehrung über die mit einem

---

[1] Die deutschen und österreichischen Verordnungen zur Bekämpfung der Bleigefahr
sind vollständig zusammengestellt bei Legge-Goadby. — Anhang von Else Blänsdorf,
S. 313. Hier auch die Bleimerkblätter. — Internationale Übersicht über Gewerbekrankheiten nach den Berichten der Gewerbeinspektionen der Kulturländer über d. Jahr
1913 von L. Teleky u. E. Brezina. Berlin 1921. — Beyer, A.: Die ärztliche Gewerbeaufsicht nebst den Jahresberichten der Gewerbemedizinalräte 1921—1924. Berlin 1926.

[2] Sommerfeld, H.: Die reichsgesetzlichen Bestimmungen betreffend den Handel
mit Drogen und Giften. Berlin und Leipzig 1926. — Wehmer: Medizinalgesetze, Berlin
1901. — Vorschriften über den Handel mit Giften. Berlin: Julius Springer 1925.

unvorsichtigen Gebrauch verknüpften Gefahren enthalten, abgegeben werden. Arsenhaltige Ungeziefermittel, mit Ausnahme von Fliegenpapier, müssen mit grüner Farbe, strychninhaltige Ungeziefermittel dauerhaft dunkelrot gefärbt sein.

Der Gewerbebetrieb der Kammerjäger ist ebenfalls durch eine Reihe von Bestimmungen, wenn auch noch lange nicht in wünschenswerter Weise, geregelt.

Wichtige Bestimmungen befassen sich mit der Schädlingsbekämpfung durch hochgiftige Stoffe. Die Verordnung über die Schädlingsbekämpfung vom 29. Januar 1919 regelt die Verwendung von Giften zu genannten Zwecken; in den dazu ergangenen Ausführungsbestimmungen vom 22. August 1927 wird der Gebrauch von Blausäure und ähnlich wirkenden flüchtigen Zyanverbindungen nur bestimmten Behörden und wissenschaftlichen Anstalten, sowie den mit der Handhabung dieser Stoffe vollkommen vertrauten Firmen und Erwerbsgesellschaften gestattet. Der Gebrauch von Blausäure zur Durchgasung von Wohngebäuden ist verboten, sofern die Gebäude nicht vorher von Menschen geräumt sind. Die Arbeiten dürfen nur von bestimmten, dazu ausgebildeten Personen vorgenommen werden.

Ebenso ist der Handel mit giftigen Pflanzenschutzmitteln in allen Staaten durch Polizeiverordnungen geregelt. Der preußischen Verordnung vom 14. August 1924 und vom 8. September 1925 sind im folgenden Jahre die übrigen Bundesstaaten gefolgt. Ähnlich wie bei den Giften sind die einzelnen Mittel in besonderen Listen zusammengestellt. Auch die Vorschriften über den Vertrieb, die Aufbewahrung, Zubereitung, Abgabe decken sich weitgehend mit den entsprechenden Vorschriften über Gifte. Der Bezug erfolgt in gleicher Weise durch behördliche Erlaubnisscheine unter Eintragung in das Giftbuch usw.

Giftige Farben.

Das Reichsgesetz, betreffend die Verwendung gesundheitsschädlicher Farben bei der Herstellung von Nahrungsmitteln, Genußmitteln und Gebrauchsgegenständen, vom 5. Juli 1887 verbietet Farben und Zubereitungen, welche Antimon, Arsen, Barium, Blei, Quecksilber usw. enthalten, auch zur Herstellung von kosmetischen Mitteln, Haarfarben und dergleichen, von Farben dieser Art für Kinder, zum Anstrich von Spielzeug, von Wohnungen.

Vorschriften für Zeichenmaterial fehlen.

Lebensmittel.

Von toxikologischer Bedeutung sind auch einige Bestimmungen des deutschen Lebensmittelgesetzes vom 5. Juli 1927, das an Stelle des bisherigen Nahrungsmittelgesetzes vom 14. Mai 1879 erlassen worden ist.

Lebensmittelgesetz vom 5. Juli 1927 (1. Oktober 1927). In dem Gesetz werden außer Nahrungs- und Genußmitteln auch die Bedarfsgegenstände behandelt. Darunter fallen Koch- und Eßgeschirre, kosmetische Mittel, Bekleidungsgegenstände, Spielwaren, Tapeten, Beleuchtungsmittel, wie Petroleum und dergleichen. Es ist verboten, Lebensmittel derart zu gewinnen, herzustellen, zuzubereiten, zu verpacken, aufzubewahren oder zu befördern, daß ihr Genuß die menschliche Gesundheit zu schädigen geeignet ist. Auch die Anbietung, Feilhaltung und der Verkauf von gesundheitsschädlichen Lebensmitteln sind strafbar. Das gleiche gilt für die Bedarfsgegenstände. Auch in dem Verkauf lebenden kranken Viehes kann der Vertrieb von gesundheitsgefährlichen Lebensmitteln gesehen werden. Als Strafen werden Geldstrafen und Gefängnis angedroht, bei schwerer Körperverletzung oder Tod von Menschen Zuchthausstrafen bis zu 10 Jahren.

Ein Kommentar hierzu ist das Werk „Lebensmittelgesetz" von Holthöfer und Juckenack, Berlin 1927.

Dem Arzneibuch in seiner Anlage ähnlich ist das Deutsche Lebensmittelbuch von V. Gerlach. 3. Auflage, Heidelberg 1922. Es enthält die Grundlagen für die Beurteilung der Nahrungsmittel und eine Sammlung aller einschlägigen Gesetze und Verordnungen.

Das Österreichische Lebensmittelbuch. 2. Auflage. Berlin 1926.

Gesetz betr. die Schlachtvieh- und Fleischbeschau vom 3. Juni 1900, vgl. Spez. Teil „Bakterielle Nahrungsmittelvergiftungen" von Hübener, Kap. Prophylaxe der Fleischvergiftungen.

Medizinalgesetzgebung.

Hierher gehören die zahlreichen gesetzlichen Bestimmungen, die die ärztliche Tätigkeit betreffen, u. a. über Verordnung von Arzneimitteln, Haltung von Hand- und Hausapotheken, ferner die Vorschriften für die Tierärzte, Zahnärzte und sonstige Medizinalpersonen.

Die Medizinalgesetzgebung des Reiches und der Länder ist in den einzelnen Bänden des Reichsmedizinalkalenders für Deutschland zusammengestellt, z. B. 1928, 2. Teil, Leipzig 1927. Dort finden sich die wichtigsten Gesetze und Verordnungen, auch gerichtliche Entscheidungen des betr. Jahres.

Zusammenfassende Werke:

Handbücherei für Staatsmedizin. Berlin bei Heymann.
  Im Erscheinen begriffen. Einschlägig sind vor allem die bereits erschienenen Bändchen:
I. Bd. Solbrig - Frickhinger, Organisation des öffentlichen Gesundheitswesens. 1927.
IV. Bd. Solbrig, Liedke und Lemke, Apothekenwesen, Verkehr mit Arzneimitteln und Giften außerhalb der Apotheken. 1927.
V., VI. Bd. Solbrig, Bundt, Zoeppritz, Ärztliches Hilfspersonal (Hebammen, Pflegepersonen, Heilgehilfen, Zahntechniker, Desinfektoren). 1928.
  Kramer, Kurpfuschertum. (Gesetzl. Bestimmungen.)
VII., VIII. Bd. Rimpau, Rapmund, Sannemann, Bundt, Infektionskrankheiten (einschließlich Desinfektion). 1928.
XII. Bd. Stephani, Schulhygiene; Gersbach, Der Medizinalbeamte und die Pflege der Leibesübungen; Neumann, Gewerbehygiene. (Konzessionierung gewerblicher Anlagen, Gewerbeaufsicht, Arbeiterschutz, Unfallversicherung, erste Hilfeleistung in gewerblichen Betrieben.) 1927.
XIV., XV. Bd. Gebhardt, Sozialversicherung; Martineck, Reichsversorgungswesen; Gottstein, Medizinische Statistik. Wichtig vor allem die Ausdehnung der Unfallversicherung auf bestimmte gewerbliche Berufskrankheiten. Reichsver. v. 12. 5. 1925! S. 93. (Vgl. Lehrbuch S. 35.) 1928.
Wehmer, Medizinalgesetze. Berlin 1901.
J. Keidel, Die Handhabung der Medizinalpolizei in Bayern. 2 Bde. Ansbach 1926.
  Enthält Auszüge aus der Reichsgewerbeordnung, dem Strafgesetzbuch, dem Polizeistrafgesetzbuch und alle einschlägigen Verordnungen (z. B. Leichenschau, Abgabe starkwirkender Arzneien, Dienst der Hebammen, Zahntechniker, Bader, Geheimmittel, Kurpfuscher, Handel und Verkehr mit Giften).
H. Herbatschek, Gesetzeskunde für Ärzte, 94 Seiten. Berlin 1927.
K. Meixner, Die gerichtliche Tätigkeit des praktischen Arztes. 14 Seiten (H. 75 der Wiener Fortbildungskurse). 1926.
K. Opitz, Rechte und Pflichten der Ärzte und Zahnärzte. Auf Grund amtlichen Materials bearbeitet. 144 Seiten. Berlin 1926.
L. Hoche und R. Hoche, Ärztliches Rechtsbuch. Hamburg 1906. Enthält u. a. Kapitel über die Tätigkeit des Arztes im Rahmen der Gesetzgebung, in der Fürsorge, als Sachverständiger usw.
O. Rapmund und E. Dietrich, Ärztliche Rechts- und Gesetzeskunde. 2. Aufl. 2 Bde. Leipzig 1913. Aus dem Inhalt: u. a.: Rechte und Pflichten des Arztes, Straf- und zivilrechtliche Verantwortung, Leichenschau, Feuerbestattung, Heilanstalten, Gesetz- und Versicherungswesen, Sachverständigentätigkeit, Hilfspersonal, Verkehr mit Arzneimitteln und Giften.

Apothekenwesen [1].

Im Verkehr mit Giften kommt den Apotheken eine große Bedeutung zu. Ihre Aufgabe besteht in erster Linie darin, der Bevölkerung die Arzneimittel in zuverlässiger Beschaffenheit abzugeben. Ein großer Teil des Handels mit Giften geht infolgedessen durch die Apotheke, weshalb ihr Betrieb durch zahlreiche Verordnungen auf das genaueste geregelt und unter staatliche Aufsicht gestellt ist. Außer den selbständigen Apotheken existieren kleinere Zweigniederlassungen und die auf besonderen Bedarf zugeschnittenen Hausapotheken der Landärzte und Tierärzte, die Apotheken der Krankenhäuser und Strafanstalten, die Militär- und Schiffsapotheken. In diesen Betrieben arbeiten, wenn auch im allgemeinen unter sachverständiger Aufsicht, vielfach Hilfskräfte mit geringerer Vorbildung. Dieser Umstand verdient bezüglich der mit dem Apothekenwesen verbundenen Gefahren Beachtung.

Zu den wichtigsten Bestimmungen und Vorschriften über den Apothekenbetrieb gehören die Pharmakopöen oder Arzneibücher, für das Deutsche Reich zur Zeit das Deutsche Arzneibuch, VI. Ausgabe 1927. Die Arzneibücher enthalten wichtige Vorschriften über Beschaffenheit und Prüfung der Arzneimittel, ihre Aufbewahrung und Bezeichnung, sowie die Höchstgaben für die stärker wirkenden Mittel (Maximaldosen). Nach der Wirkung unterscheidet man indifferente Stoffe, dann stärker wirkende und deshalb besonders bezeichnete, getrennt aufzubewahrende Mittel (Separanda) und schließlich die Gifte im engeren Sinne (Venena).

Weiter sind hier von wichtigeren Gesetzen und Verordnungen zu nennen: Die kaiserliche Verordnung über Feilhaltung von Arzneimitteln vom 22. Oktober 1901 mit verschiedenen Ergänzungen. In diesen werden die Arzneimittel aufgezählt, die nur in Apotheken feilgehalten und abgegeben werden dürfen. Von besonderer Bedeutung für Vergiftungen und die Bekämpfung von Giftsuchten sind die Bestimmungen über die wiederholte Abgabe von Kokain, Morphium, Schlafmitteln und verwandten Arzneimitteln.

Außerdem sind in den einzelnen Ländern besondere Betriebsordnungen für die Apotheken erlassen. Es gibt eine Reihe von Arzneimitteln und Giften, die auch außerhalb der Apotheken gehandelt werden dürfen. Hierher gehören die Vorschriften in folgenden Gesetzen:

Reichsgewerbeordnung. Wichtige Paragraphen betreffen das Verbot von Gewerbebetrieben, die das Leben und die Gesundheit von Menschen gefährden, das Verbot des Ankaufs oder Feilbietens von Giften und dergleichen im Umherziehen, die Anzeigepflicht des Handels mit Giften.

Strafgesetzbuch. Strafbestimmungen für Zubereitung, Feilhaltung, Verkauf von Giften ohne polizeiliche Erlaubnis (§§ 229, 230, 324, 367).

Geheimmittel.

Zur Bekämpfung der Geheimmittel sind zahlreiche Verordnungen erlassen, die hier nicht im einzelnen aufgeführt werden können. Der wesentliche Inhalt dieser in einzelnen Städten und Ländern erlassenen Polizeiverordnungen ist 1. das Verbot der öffentlichen Anpreisung und 2. die Aufstellung von besonderen Geheimmittellisten. Diese unbequemen Vorschriften werden von der Geheimmittelindustrie natürlich auf verschiedenen Wegen zu umgehen versucht. Die Geheimmittel enthalten oft stark wirkende Stoffe, die nicht „deklariert" werden.

---

[1] Kunz-Krause: Die reichsgesetzliche Regelung des Verkehrs mit Arzneimitteln. Dresden u. Leipzig 1927. — Solbrig O., A. Liedke, R. Lemke: Apothekenwesen. Berlin 1927. — Urban, E.: Apothekengesetze. 6. Aufl. Berlin 1927. — Böttger H. und E. Urban: Die preuß. Apothekengesetze. Berlin 1913.

Trotz der Schwierigkeit der Rechtslage auf diesem Gebiet ist es doch gelungen, die schlimmsten Auswüchse zu unterdrücken.

Opiumgesetz.

Das Opiumgesetz wurde auf Grund des internationalen Opiumabkommens vom 23. Januar 1912 erlassen. Dieses befaßt sich mit Opium, Morphin, Kokain, Heroin und ihren Zubereitungen. Im Reichsgesetz vom 21. März 1924 und den Ausführungsbestimmungen hierzu vom 5. Juni 1924 werden Einfuhr und Ausfuhr, Herstellung, Verarbeitung, sowie der Verkehr mit den genannten Mitteln der Aufsicht durch das Reichsgesundheitsamt unterstellt. Die Erlaubnis wird von den Zentralbehörden gegeben; für die Apotheken sind einige einschränkende Bestimmungen erlassen. Die Rezepte müssen in den Apotheken zurückbehalten werden, die verbrauchten Mengen sind besonders nachzuweisen. Die Abgabe erfolgt gegen besondere Bezugscheine. Durch das Abkommen soll der Gebrauch zu Genußzwecken verhindert werden. Wichtig ist, daß der Erwerb und die Abgabe zu solchen Zwecken auch nicht auf Grund ärztlicher Verordnungen erlaubt ist. Die Apotheker können sich in solchen Fällen strafbar machen (§ 8). Auch der Arzt ist strafbar, wenn er Rezepte wissentlich zu Genußzwecken und nicht zu Heilzwecken ausstellt.

Hebammen.

Hebammen werden im Sinne des Gesetzes als zuverlässige Personen angesehen und bedürfen deshalb zum Bezuge von Desinfektionsmitteln und von Sublimatpastillen keines Erlaubnisscheines.

Zahntechniker.

Die Verhältnisse der Zahntechniker sind nicht durchweg klar geregelt. Sie dürfen aber die in der eigentlichen Zahntechnik gebräuchlichen Chemikalien beziehen. Die ordnungsgemäß ausgebildeten Zahntechniker können also unter Umständen auch Kokain, Arsen und dergleichen verwenden. Hierüber liegen aber widersprechende Gerichtsentscheidungen vor.

Abtreibungsmittel. Sonstige Gifte.

Deutsches Strafgesetzbuch. Bestrafung der Abtreibung der Leibesfrucht, der Mitwirkung dabei gegen Entgelt (Lohnabtreibung). Auch der Versuch mit untauglichen Mitteln ist strafbar, §§ 218—220 (Österreichisches Strafgesetzbuch, § 145 ff.).

Einzelne Erlasse verbieten die Abgabe von **Zyankali an Gastwirte** usw. zur Reinigung von Tafelsilber, die Verwendung von Kokkelskörnern und anderen Mitteln zur **Betäubung von Fischen.**

Vorschriften über die Leichenschau [1].

Die meisten Staaten haben Verordnungen erlassen über die Vornahme der Leichenschau, über die Beerdigung und damit zusammenhängende ärztliche Pflichten. Wichtig ist bezüglich der Vergiftungen die Meldepflicht bei gewaltsamen Todesarten, speziell bei Tötung durch Vergiftung. Zweck der Leichenschau ist u. a., die Verheimlichung von durch strafbare Handlungen herbeigeführten Todesarten zu hindern. (Strafgesetzbuch für das Deutsche Reich § 367, Bayr. Min.-Bekanntm. v. 20. Nov. 1885.)

---

[1] Haberda, A.: Die Totenbeschau. 12 Seiten. 1924. H. 24 der Wiener Fortbildungskurse.

Vorschriften über das Verfahren der Gerichtsärzte bei den gerichtlichen Untersuchungen menschlicher Leichen.

Über die Einzelheiten des Sektionsverfahrens sind in allen Staaten Vorschriften erlassen, die häufigem Wechsel unterliegen, weil die Bestimmungen der Entwicklung und dem Stande der Wissenschaft angepaßt werden müssen. So sind z. B. in Preußen die Vorschriften vom 4. Januar 1905 umgearbeitet worden durch den Erlaß des Ministeriums für Volkswohlfahrt vom 31. Mai 1922. In den allgemeinen Bestimmungen dieses Erlasses werden die gerichtlichen Leichenöffnungen von zwei Ärzten, unter denen sich ein Gerichtsarzt befinden muß, im Beisein eines Richters vorgenommen. Die Leichenöffnungen sollen so schnell wie möglich nach dem sicher festgestellten Tod erfolgen. Finden sie aber vor Ablauf von 12 Stunden nach dem Tode statt, so müssen die besonderen Gründe und die Art der Feststellung des Todes vermerkt werden. Leichenöffnungen dürfen wegen vorhandener Fäulnis nicht abgelehnt werden, weil unter Umständen Vergiftungen noch festgestellt werden können. Auch bei der Wiederausgrabung von Leichen wird auf die Möglichkeit des Nachweises von Vergiftungen hingewiesen. Bei Verdacht einer Vergiftung ist dann das Mittelstück der unteren Seite des Sarges herauszunehmen und aufzubewahren. Von der unterhalb desselben gelegenen Erde sowie zur Kontrolle auch von dem gewachsenen Boden der Seitenwände des Grabes oder in einiger Entfernung von demselben sind Proben in einem reinen Glas- oder Porzellangefäß zur chemischen Untersuchung mitzunehmen. Außer den Sektionsinstrumenten müssen auch einige Geräte zu chemischen Untersuchungen bei der Leichenöffnung zur Stelle sein (Lupe, blaues und rotes Lackmuspapier, wenn möglich ein Taschenspektroskop mit zwei Untersuchungsgefäßen, einige Reagenzgläser); zur Konservierung der Organe soll eine Flasche mit Fixierungsflüssigkeit, am besten $10\,^0/_0$ Formalinlösung mit einem Zusatz von Müllerscher Flüssigkeit vorhanden sein. Diese Lösung darf nicht mit den Flüssigkeiten für die chemische Untersuchung verwechselt werden, weil in solchen Fixierungsflüssigkeiten giftige Stoffe enthalten sind. Daß gut durch Glas- oder Korkstopfen verschließbare reine Glas- und Porzellangefäße zur Aufbewahrung von Leichenteilen vorhanden sein müssen, ist selbstverständlich.

Aus den Vorschriften über die Einzelheiten des Verfahrens bei der Leichenöffnung ist folgendes hervorzuheben: In erster Linie ist überall der Zweck der Leichenuntersuchung im Auge zu behalten. Die technischen Vorschriften sollen nur als allgemeiner Leitfaden betrachtet werden, von dem je nach der Eigentümlichkeit des Falles auch abgewichen werden kann. Als Hauptregel, von der Ausnahmen nicht zulässig sind, muß aber folgendes gelten: Entweder muß die Herausnahme der Organsysteme (Kreislauf-, Atmungs-, Harn- und Geschlechtsorgane usw.) unter Wahrung der natürlichen Zusammenhänge erfolgen, oder, wenn die Organe, was für viele Fälle vorzuziehen ist, einzeln herausgenommen werden, darf die Herausnahme erst erfolgen, nachdem die natürlichen Zusammenhänge genau präpariert sind und festgestellt ist, daß keine Abweichungen von der Norm vorliegen.

Bei der Beurteilung der Leichenöffnung ist mit besonderer Sorgfalt eine Unterscheidung zwischen krankhaften und Leichenveränderungen vorzunehmen. Wesentliche Abänderungen von Einzelvorschriften müssen begründet werden.

Die Untersuchung der Leichen zerfällt in zwei Hauptteile, die äußere Besichtigung und in die innere Besichtigung (Sektion). Bei Verdacht auf Vergiftungen ist unter anderem besonders zu achten auf Muskelstarre, Hautfarbe, Totenflecke, bei Erguß von Flüssigkeit aus Mund oder Nase ist deren Farbe, Geruch und Reaktion anzugeben. Weiter ist zu prüfen, ob sich Spuren von

Einspritzungen unter die Haut finden. In solchen Fällen sind die betreffenden Stellen einzuschneiden, etwa vorhandene Flüssigkeitsreste zu sammeln und für eine chemische Untersuchung aufzubewahren.

Bei der inneren Besichtigung der Leiche werden die drei Haupthöhlen des Körpers in bekannter Weise eröffnet und nach genauer Vorschrift geprüft. Besondere Bestimmungen richten sich auf Vergiftungsfälle (§ 21).

§ 21.

Vergiftungsfälle.

Bei Verdacht einer Vergiftung vom Munde aus ist die innere Besichtigung der Bauchhöhle mit ganz besonderer Sorgfalt vorzunehmen, sie kann sogar der Eröffnung und Besichtigung der Kopfhöhle vorausgeschickt werden, wenn nicht ein bestimmter Verdacht auf Vergiftung mit Blausäure oder deren Salzen vorliegt. Dann ist die Eröffnung der Kopfhöhle zuerst vorzunehmen, weil bei ihr der charakteristische Geruch in größerer Reinheit hervortritt. In der Bauchhöhle ist vor jedem weiteren Eingriff die äußere Beschaffenheit der Baucheingeweide, ihre Lage und Ausdehnung, die Füllung der Gefäße und der Geruch zu ermitteln. Hier wie bei anderen wichtigen Organen ist stets festzustellen, ob auch die kleineren Verzweigungen der Schlag- und Blutadern oder nur Stämme und Stämmchen bis zu einer gewissen Größe gefüllt sind, und ob die Ausdehnung der Gefäßlichtung eine beträchtliche ist oder nicht.

Besonders genau ist der Magen zu besichtigen und festzustellen, ob dessen Wand unversehrt ist oder ob sie zu zerreißen droht oder gar schon zerrissen ist. Im ersten Falle findet die Sektion der Brusthöhle in der üblichen Weise statt. Das aus dem Herzen sowie aus den großen Gefäßen in möglichst großer Menge entnommene Blut wird in ein reines Gefäß (A) gebracht. Bei auffallender und vom Gewöhnlichen abweichender Färbung des Blutes ist sogleich eine spektroskopische Untersuchung vorzunehmen. Endlich werden die Halsorgane freigemacht, jedoch nicht durchtrennt; die Speiseröhre aber wird, um ein Ausfließen des Mageninhalts zu verhindern, oberhalb des Zwerchfells unterbunden.

Dann werden in der allgemein üblichen Weise Niere und Milz untersucht. Nach Ablösung und Zurücklegung des Querdarms und doppelter Unterbindung des Zwölffingerdarms im oberen Drittel wird dieser zwischen beiden Unterbindungen durchschnitten und der Magen im Zusammenhange mit den Halsorganen unter Durchtrennung der Aorta oberhalb des Zwerchfells, sowie das Zwerchfell selbst herausgenommen. Magen und Halsteile werden auf einer passenden Unterlage ausgebreitet, der Magen an der großen Krümmung bis in die Speiseröhre und diese in ihrem ganzen Verlauf durchtrennt. Es wird jetzt der Inhalt des Magens nach Menge, Farbe, Zusammensetzung, Reaktion und Geruch bestimmt und in ein zweites Gefäß (B) gegeben, und nunmehr die Schleimhaut von Zunge, Rachen, Speiseröhre und Magen auf Dicke, Farbe, Oberfläche und Zusammenhang untersucht. Bei dieser Untersuchung ist sowohl dem Zustande der Blutgefäße als auch dem Gefüge der Schleimhaut selbst besondere Aufmerksamkeit zuzuwenden, namentlich ist festzustellen, ob das vorhandene Blut in Gefäßen enthalten oder aus den Gefäßen ausgetreten ist, ob es frisch oder durch Fäulnis oder Erweichung verändert und in diesem Zustande in benachbarte Gewebe eingedrungen ist. Ist Blut ausgetreten, so ist festzustellen, ob es auf der Oberfläche oder im Gewebe liegt, ob es geronnen ist oder nicht. Endlich ist besondere Sorgfalt zu verwenden auf die Untersuchung des Zusammenhangs der Oberfläche, namentlich darauf, ob Substanzverluste, Abschürfungen, Geschwüre vorhanden sind. Die Frage, ob gewisse Veränderungen möglicherweise durch den natürlichen Gang der Zersetzung nach dem Tode, namentlich unter Einwirkung gärenden Mageninhalts, zustande gekommen sind, ist stets im Auge zu behalten. Ergibt die Betrachtung mit bloßem Auge, daß die Magenschleimhaut durch besondere Trübung und Schwellung ausgezeichnet ist, so ist jedesmal, und zwar möglichst bald, eine mikroskopische Untersuchung der Schleimhaut, namentlich mit Bezug auf das Verhalten der Labdrüsen zu veranstalten. Im Mageninhalt gefundene verdächtige Körper, z. B. Bruchstücke von Blättern oder anderen Pflanzenteilen oder Reste von tierischer Nahrung, sind mikroskopisch zu untersuchen. Ungelöste amorphe oder kristallinische Teilchen chemischer Verbindungen sind nach Möglichkeit zu sammeln und für die chemische Untersuchung zu verwahren.

Nachdem nun noch die übrigen Halsorgane in der erforderlichen Weise untersucht und dann abgetrennt worden sind, werden der Magen- und die Speiseröhre in das Gefäß (B) zu dem Mageninhalt gelegt.

Hat sich bei der äußeren Betrachtung der Bauchhöhle ergeben, daß die Magenwand sehr erweicht ist, so daß sie zu zerreißen droht, so ist der Inhalt des Magens und des Zwölffingerdarms aus einem Einschnitt an der großen Krümmung aufzufangen und in gleicher Weise zu untersuchen und zu verwahren; es wird dann der Zwölffingerdarm ebenfalls in seinem oberen Drittel unterbunden, und danach mit der Sektion fortgefahren wie in den oben erwähnten, die Regel bildenden Fällen.

Ist der Mageninhalt infolge Durchlöcherung des Magens ganz oder zum Teil schon in die Bauchhöhle geflossen, so ist er aus dieser und dem Magen alsbald sorgfältig auszuschöpfen, in der angegebenen Weise zu untersuchen, worauf die Unterbindung des Zwölffingerdarmes und die weitere Sektion in der eben geschilderten Weise erfolgt.

Danach werden Dünndarm und Dickdarm an ihrem unteren Ende doppelt unterbunden. Nach Durchschneidung zwischen beiden Fäden werden zunächst Zwölffingerdarm und Dünndarm herausgenommen. Die Därme werden gleichfalls auf einer passenden Unterlage ausgebreitet, aufgeschnitten und untersucht. Sie kommen dann samt Inhalt in das Gefäß C. In derselben Weise verfährt man mit dem Dickdarm, der nebst Inhalt in das Gefäß D gebracht wird.

Dann folgt die Untersuchung der Nieren, die in ein besonderes Gefäß (E) zu geben sind, nachdem erforderlichenfalls von ihnen, ebenso wie von anderen Organen, Stücke zur sofortigen oder späteren mikroskopischen Untersuchung zurückbehalten worden sind. Falls Verdacht auf eine nach dem Tode erfolgte Gifteinfuhr vorliegt, sind linke und rechte Niere in besonderen Gefäßen E_1 und E_2 aufzubewahren. Weiter folgt die Untersuchung der Beckenorgane. Etwa vorhandener Harn ist sorgfältig mittels Katheters in ein besonderes Gefäß (F) zu entleeren. In ein ferneres Gefäß (G) bringt man die Leber mit der Gallenblase. Das Gehirn wird nur bei Vergiftungen durch narkotische Gifte (Alkohol, Benzol, Chloralhydrat, Morphium und andere), gleichgültig, wie sie beigebracht worden sind, entnommen und in einem besonderen Gefäß (H) verwahrt.

Bei Verdacht auf Vergiftung durch Arsenik sind vom Haupthaar mindestens 5 Gramm abzuschneiden und ein etwa handtellergroßes Stück Haut von der Brust oder Bauchgegend abzutrennen. Beides wird in ein Gefäß (J) gelegt.

Liegt der Verdacht auf Kohlenoxydvergiftung vor, so bedarf es nur der Zurückbehaltung des Blutes, dessen Untersuchung die Gerichtsärzte selbst vorzunehmen haben. Bei Versicherten ist wegen der konkurrierenden Todesursachen stets die Sektion zu machen.

Jedes der genannten Gefäße wird verschlossen, versiegelt und inhaltsgemäß bezeichnet.

Die Unterlage, auf welcher die Organe bei Verdacht auf Vergiftung aufgeschnitten werden, muß nach der Durchforschung eines jeden einzelnen sorgfältig gereinigt werden; jedes Organ ist nach seiner Betrachtung sofort in das betreffende Glas zu legen, so daß eine Berührung mit anderen Teilen ausgeschlossen ist. Die Organe dürfen im Waschgefäß nicht abgespült werden; überhaupt ist es für die Zwecke der chemischen Analyse vorteilhaft, die Anwendung von Wasser bei der Sektion möglichst zu beschränken.

§ 22.

Bei Verdacht einer Erkrankung durch Trichinen hat sich die mikroskopische Untersuchung zunächst mit dem Inhalt des Magens und des oberen Dünndarms zu beschäftigen, jedoch ist zugleich ein Teil der Muskulatur (Zwerchfell, Hals- und Brustmuskeln) zur weiteren Prüfung zurückzulegen.

Bei Vergiftungen durch Bakterien (Bac. enterit. Gärtner, Paratyphus, Bac. botulin. usw.) sind Proben zur bakteriologischen Untersuchung in sterilen Gefäßen zu entnehmen.

Besteht der Verdacht auf Botulismus, so sind Teile vom Gehirn, Brücke und verlängertem Mark und ferner Rückenmark zur mikroskopischen Untersuchung möglichst sofort einzulegen, und zwar jedenfalls mehrere kleine Scheiben in absoluten Alkohol.

Sachgemäße Probenahme und Verpackung der Leichenteile sind für die spätere Untersuchung von größter Bedeutung. Als Muster für die hier zu beachtenden Gesichtspunkte können die folgenden in Bayern gültigen Vorschriften dienen.

Bekanntmachung des Staatsministeriums der Justiz und des Innern vom 12. 4. 1923 über das Verfahren der Ärzte bei der gerichtlichen Untersuchung von Leichen.

I. Richtlinien für die Einsendung von Leichenteilen und anderen Untersuchungsgegenständen zur anatomischen, serologischen oder mikroskopischen Untersuchung.

A. Für die anatomische Untersuchung: Die zur Begutachtung und Untersuchung bestimmten Leichenteile sind sofort nach der Sektion einzusenden, entweder frisch oder locker eingehüllt in mit schwacher Formalinlösung (1 Teil Formalin, 9 Teile Wasser) leicht getränkter Gaze, Leinwand usw., gegebenenfalls noch mit etwas Billrothbatist umwickelt und in ein kleines Holzkästchen verpackt. Stärkere Formalinlösung ist zu vermeiden, da die Gewebe sonst für Präparation zu hart werden. Keinesfalls dürfen ganze Organe oder Organsysteme (z. B. die weiblichen Genitalien oder der ganze Magen, Darmteile usw.) in eine enghalsiges Glas gestopft und mit Formalin übergossen werden, da schon binnen kurzer Zeit durch die Härtung eine Entnahme, Präparation und die Wiederherstellung der ursprünglichen Lage und Gestalt unmöglich würde. Hautstückchen sollen zur Begutachtung (Nahschuß, Pulvereinsprengung, Ein- oder Ausschuß, Fremdkörpereinpressung in Wunden usw.) entweder ganz frisch auf Pappdeckel angedrückt oder noch von einem schwach mit Formalinlösung getränkten Gazestückchen umhüllt, aber ja nicht zusammengerollt, eingesandt werden. Knochen, Schädel und Schädeldächer, wenn möglich vollständige Objekte und nicht nur ausgesägte Teile, werden zur Präparation und Begutachtung (Verlauf und Ausdehnung von Verletzungen, Art des verletzenden Werkzeugs usw.) am besten frisch eingesandt, d. h. ohne vorherige Berührung mit Formalin, da dann die Mazeration am besten gelingt.

B. Für die Blutuntersuchung: Die Gegenstände, besonders Kleider und Wäsche mit frischen oder zum Teil ausgewaschenen Blutspuren müssen vor der Versendung vollkommen — aber nicht im direkten Sonnenlicht — getrocknet werden, da sonst Fäulnis und Schimmelbildung in den zusammengepackten Gegenständen entstehen und den Blutnachweis sehr beeinträchtigen. Kein Formalin beifügen!

C. Für die mikroskopische Untersuchung:

1. Für Spermauntersuchung (Notzucht, Lustmord usw.) werden am besten Sekret vom Scheidengewölbe, Zervix und Uterushöhle auf drei getrennte Leinwandläppchen angewischt oder Ausstriche auf mehreren Objektträgern hergestellt und vollkommen trocken eingeschickt. Es soll nicht der ganze, uneröffnet aus der Leiche entnommene Genitalapparat eingesandt werden, da die Spermien durch Fäulnis zerfallen können.

2. Für die Haaruntersuchungen sind die vorgefundenen Haare nicht mit der Pinzette, sondern vorsichtig mit den Fingern abzunehmen und in mehrfach gefaltetem Papier bezeichnet (Fundstelle, Zahl der Haare) einzusenden. Dazu sind stets auch Vergleichshaare von der Leiche (Proben von Vorder- und Mittelkopf, Schläfengegend, gegebenenfalls auch, wenn in Betracht kommend, Augenbrauen, Wimpern, Bart- und Schamhaare) gesondert bezeichnet, beizufügen.

3. Bei Vergiftungen und Vergiftungsverdacht sollen stets — auch soweit möglich bei exhumierten Leichen — neben den für die chemische Untersuchung bestimmten Organen[1] auch sofort bei der Sektion kleinere Organstücke (Leber, Nieren, Herzmuskel, Gehirn, sowie aus den gegebenenfalls verätzten Teilen: Rachenhöhle, Speiseröhre, Magen- und Darmteile) entnommen und in schwache Formalinlösung in nicht zu kleinen Gläschen (im großen Giftkasten vorhanden!) eingelegt werden zwecks mikroskopischer Untersuchung zur notwendigen Ergänzung des chemischen Giftnachweises. Die zur chemischen Untersuchung entnommenen großen Organstücke sind dagegen stets ohne Formalinzusatz in die großen Giftkastengläser einzulegen und direkt an die gerichtlich-chemische Untersuchungsstelle einzusenden.

4. Sind sonst im Anschluß an Sektionen mikroskopische Untersuchungen von krankhaft veränderten Organen (Hautstellen, Herzmuskel, Lungen, Leber, Nieren, Gehirn usw.) erwünscht oder notwendig, so gilt auch hierfür das unter Nr. 3 Gesagte (Fixierung nicht zu großer Stückchen in Formalinlösung, 1 Teil Formalin + 9 Teile Wasser). Für mikroskopische Untersuchung der Lungen Neugeborener auf Atmung und Einatmung von Fruchtwasser, Kindspech oder Ertränkungsflüssigkeit sollen Stückchen aus mehreren Lappen eingesandt werden, um ein Urteil über die Ausbreitung der Fremdkörper- oder Flüssigkeitseinatmung zu ermöglichen.

D. Für die spektroskopische Untersuchung (Kohlenoxydtod) genügt eine kleine Blutmenge in einem aber bis zum Kork gefülltem Gläschen, in zweifelhaften Fällen mehrere derartige Blutproben von verschiedenen Stellen der Leiche.

II. Richtlinien für die Einsendung von Leichenteilen und anderen Untersuchungsgegenständen zur gerichtlich-chemischen Untersuchung.

...... 2. Handelt es sich um Leichenteile oder andere schnell verderbende Gegenstände, z. B. Speisen, Erbrochenes, Harn, Blut usw. oder besteht der Verdacht auf Blausäure- oder Zyankaliumvergiftung, so sind sie mit einem Begleitschreiben, aus dem die näheren Umstände ersichtlich sind, sofort unmittelbar auf kürzestem Weg und als dringendes Paket bzw. als Eisenbahnexpreßgut an die betreffende Untersuchungsstelle einzusenden.

3. Für die Einsendung von Leichenteilen sollen die bei den Gerichten vorrätigen Transportkästen (sog. Giftkästen) verwendet werden; fehlt ein derartiger Giftkasten, so werden am besten neue, ungebrauchte Konservengläser mit Glasdeckel, z. B. sog. Weckgläser benützt. Alle Gefäße sind vorher mit

---

[1] Nicht bloß kleinere Organstücke, sondern ganze Organe. Verf.

frischem Leitungs- oder Brunnenwasser gut auszuwaschen. Damit Verunreinigungen vermieden werden, sollen die Gläser nicht mit einem Tuch trocken gerieben, können vielmehr naß benützt werden. Wenn Konservengläser verwendet werden, so sind sie gut in Papier einzuwickeln, fest zu verschließen und sorgfältig mit Sägespänen oder Holzwolle usw. in eine Kiste einzupacken.

4. Die für die chemische Untersuchung bestimmten Leichenteile sind ohne Zusatz einer Konservierungsflüssigkeit zu übersenden, da der Zusatz eines Konservierungsmittels, wie z. B. Alkohol oder Formalin, den Giftnachweis sehr erschweren oder z. B. den Nachweis von Methylalkohol und Alkohol überhaupt völlig vereiteln kann! Hingegen sollen die zur mikroskopischen Untersuchung eingesandten Organstückchen mit Formalin konserviert werden[1].

5. Die Gläser sind, besonders beim Versenden von Magen- und Darminhalt, nur bis zu $2/3$ zu füllen.

6. Der Inhalt der Gläser ist auf einem Aufklebeschild zu vermerken, gegebenenfalls unter Hinweis auf Krankengeschichte oder auf das Sektionsprotokoll.

7. Blut ist in einer Flasche zu übersenden, die bis an den Hals gefüllt sein soll; dies gilt insbesondere für Blausäure- und Kohlenoxydvergiftungen (spektroskopischer und chemischer Nachweis).

8. Einzelgläser mit Flüssigkeiten usw. sind mit einem guten Kork zu verschließen, eventuell zu verschnüren, mit Papier zu überbinden und in sog. Wellpapier oder Holzwolle eingewickelt in ein Holzkistchen oder eine starke Pappschachtel zu verpacken.

9. Bei der Einsendung verschiedenartiger Untersuchungsgegenstände ist jeder einzeln für sich einzupacken und genau zu bezeichnen. Außerdem ist gesondert ein Verzeichnis über Zahl und Bezeichnung der Untersuchungsgegenstände beizulegen.

10. Bei Untersuchungsgegenständen sollen die amtlichen Vermerke (Siegelmarken usw.) so angebracht werden, daß dadurch der Aufdruck und die Aufschrift auf den Untersuchungsgegenständen nicht überdeckt oder sonst unleserlich werden kann.

11. Beim Vorliegen eines Verdachtes der Arsenvergiftung müssen bei Ausgrabungen von Leichen Proben der Erde über und unter dem Sarge sowie von geeigneten anderen Stellen des Friedhofes im Gewicht von je etwa zwei Kilogramm entnommen und miteingesandt werden. Jede Probe soll für sich in ein kleines Kistchen, z. B. Zigarrenkistchen, eingepackt werden.

Es empfiehlt sich, den gerichtlich-chemischen Sachverständigen bei Ausgrabung von Vergiftungsleichen zuzuziehen, damit er die Entnahme von Leichenteilen, Kleiderresten, Sargteilen, Sargschmuck, Erde usw. selbst sachgemäß vornehmen kann.

12. Es empfiehlt sich, den gerichtlich-chemischen Sachverständigen auch bei Haussuchungen nach Giften und in ähnlichen Fällen beizuziehen.

III. Richtlinien für die Einsendung zur bakteriologischen Untersuchung. Sollen Organe, Organteile oder Flüssigkeiten (Blut, Darminhalt, sowie Speisen) bakteriologisch untersucht werden, z. B. in Fällen von Fleisch-, Fisch- oder

---

[1] Da die chemischen Untersuchungen auf Gifte, speziell auf die vielen modernen organischen Stoffe durch andere chemische Körper, welche als Gegengifte, Stimulantien den Vergifteten gegeben worden sind oder durch die Zusätze zum Untersuchungsmaterial erschwert werden, unter Umständen sogar ganz anders geführt werden müssen, ist es notwendig, daß die sezierenden Ärzte und die Ärzte, die Erbrochenes usw. einschicken, hinzufügen, was für Medikamente, Gegengifte, Stimulantien der Vergiftete von ihnen, von den Angehörigen, evtl. von anderen Ärzten bekommen hat. Ebenso ist besonders anzugeben, welche Konservierungsmittel zu dem Untersuchungsmaterial zugesetzt worden sind. (Kühle Aufbewahrung, schneller Transport! Verf.)

Wurstvergiftung, von Typhus, Sepsis, Milzbrand usw., so sind sie ohne jeden Zusatz (von Formalin, Alkohol usw.) so rasch als möglich in Eispackung unmittelbar an die zuständige Behörde zu senden. Stammt das Material von einer Leichenöffnung, so sollen auch in diesem Falle gesondert kleine Organstückchen — wie unter I. C. 3. angegeben — in schwacher ($10^0/_0$iger) Formalinlösung zur ergänzenden mikroskopischen Untersuchung beigefügt werden.

Feuerbestattung.

Über die Feuerbestattung von Leichen sind eingehende staatliche Vorschriften erlassen. Mit Rücksicht auf Vergiftungen sind von Wichtigkeit die Bestimmungen, nach denen die Genehmigung zur Einäscherung unter anderem von einer amtsärztlichen Bescheinigung über die Todesursache abhängig gemacht wird, daß ferner die Asche einer jeden Leiche möglichst rein und vollständig gewonnen und eine Vermengung mit anderen Stoffen oder eine Verwechslung tunlichst vermieden werden muß. Die Aschenreste müssen in besonderen amtlich zu verschließenden Behältern beigesetzt werden (Preußisches Gesetz vom 14. September 1911. Bekanntmachung des Bayerischen Staatsministeriums des Innern vom 11. März 1920 und 12. Januar 1923, oberpolizeiliche Vorschriften vom 11. März 1920). Die Leichenasche kann aus dem verwendeten Verbrennungsgas bzw. den Kohlen Arsen aufnehmen!

Gutachten[1].
Form und Inhalt.

Das ärztliche Gutachten über eine Vergiftung hat den Zweck, den Gerichten sachlich und unparteiisch die nötigen Unterlagen für die Findung der Wahrheit zu liefern. Auch die Abgabe von unbeeidigten wissentlich falschen Gutachten wird schwer bestraft. Das gilt natürlich auch von bewußt falschen Schlüssen und von der wissentlichen Verschweigung wichtiger Tatsachen und Beobachtungen. Der Arzt ist für alle Folgen eines falschen Gutachtens, auch in zivilrechtlicher Hinsicht, haftbar.

Das oberste Gesetz ist demnach in jedem Falle die vollkommene Objektivität zur Ermittlung der Wahrheit. Wohlwollen, Mitleid oder ähnliche Gesichtspunkte dürfen bei Abfassung von Gutachten, auch bei fahrlässigen Vergiftungen, bei Schadenersatzfragen, bei Versorgungsansprüchen keine Rolle spielen.

Eine weitere sehr zu beherzigende Regel ist, daß sich das Urteil nur auf die Gebiete, auf denen der Gutachter wirklich sachverständig ist, beschränkt. Ebenso wie es unzulässig ist, daß der Gerichtschemiker über medizinische Dinge urteilt, darf auch der Arzt die Grenzen seines Wissensbereiches nicht überschreiten. Bei der zunehmenden Aufteilung der Wissenschaft ist es gar nicht mehr möglich, daß der Arzt alle Einzelheiten der chemischen oder gar der naturwissenschaftlichen Methodik beherrscht.

Ebenso muß sich der ärztliche Sachverständige hüten, in die Befugnisse des Staatsanwaltes oder des Richters einzugreifen und zu rechtlichen Fragen irgendwelcher Art Stellung zu nehmen. Auch Kritiken anderer Gutachten sind am besten zu unterlassen, wenn sie nicht aus rein sachlichen Gründen erforderlich sind.

In Vergiftungsfragen können die Ärzte es aber oft nicht vermeiden, auf bestimmte Gefahren und auf gewisse vom Laien und vom Richter nicht voraussehbare Folgen aufmerksam zu machen. Diese Notwendigkeit ist besonders

---

[1] Hofmann, R. v.: Lehrb. d. gerichtl. Medizin. 11. Aufl. von A. Haberda. S. 21. Berlin-Wien 1927. — Lewin, L.: Obergutachten über Unfallvergiftungen. Leipzig 1912. — Reichardt, M.: Einführung in die Unfall- und Invaliditätsbegutachtung. Jena 1921. — Becker, L.: Ärztl. Sachverständigentätigkeit. Berlin 1900.

zu betonen, weil heute immer mehr Chemiker über die biologische Wirksamkeit und Bedeutung chemischer Stoffe sich äußern und auch in rechtlich-medizinischen Dingen, über Gesetzgebung nach oft einseitigen Gesichtspunkten urteilen.

Die ärztlichen Gutachten sind für die Richter, Geschworenen usw. nicht bindend, sondern lediglich als Beweismittel anzusehen.

Jedes Gutachten muß ferner als Urkunde auch bezüglich der äußeren Form gewissen Forderungen entsprechen. Alle Angaben über Daten, zeitliche Verhältnisse, Personalien müssen auf das sorgfältigste gemacht werden. Die Ausdrucksweise muß dem Leser angepaßt sein und soll möglichst wenig dem Nichtmediziner unverständliche Fachausdrücke enthalten. Eine weitere Forderung betrifft den Umfang des Gutachtens. Alle überflüssigen und belanglosen Dinge sind wegzulassen, insbesondere auch im Interesse möglichster Kürze unnötige Wiederholungen. Ein Gutachten soll klar, kurz, daneben aber gut verständlich und ausreichend begründet sein.

Der Aufbau eines wissenschaftlichen Gutachtens setzt sich in der Regel aus verschiedenen scharf zu gliedernden Teilen zusammen, die vom Gegenstand des Gutachtens abhängig sind. Meistens dürfte es sich um die Beantwortung bestimmter Fragen handeln, etwa z. B.: Kommt überhaupt eine Vergiftung in Frage? (Erkrankung? Beides?) Welches Gift? Mehrere Gifte oder andere schädliche Faktoren? Kommt das bei der chemischen Analyse gefundene Gift in Betracht? Besondere Umstände? (Einnehmen von Arzneimitteln? Hinreichende Mengen? Zeit der Vergiftung? Art der Einverleibung? Vortäuschung einer Vergiftung?) Liegt ein chemisch nicht nachweisbares Gift vor? Klinische Erscheinungen? Sektionsbefund? Autointoxikation? Nahrungsmittelvergiftung?

Der erste Teil des Gutachtens enthält nach den einleitenden Angaben über den Gegenstand (Zweck des Gutachtens, auftraggebende Behörde, Zeit der Vergiftung bzw. der Untersuchung, Namen und sonstige Personalangaben über den Vergifteten) den Tatsachenbestand. Hierher gehören Mitteilungen über die Vorgeschichte, bisherige objektive Feststellungen über den Vorgang der Vergiftung, den Verlauf, die klinischen Erscheinungen, eventuell Sektionsbefund, bereits vorliegende Untersuchungen, dann Aussagen von Zeugen oder des Vergifteten selbst, auch aktenmäßige Unterlagen für den Vergiftungsfall. Besonders bei Vergiftungen und Vergiftungsverdacht ist es notwendig, im 1. Teil („Materialsammlung") die Quellen der Angaben und Hypothesen hervorzuheben, die oft von Interessen bestimmt sind. Da für den Beweis des Kausalzusammenhangs der Nachweis der Herkunft des Giftes absolut notwendig ist, ist diesen Gesichtspunkten besondere Aufmerksamkeit zu widmen.

Daran schließt sich in der Regel der Bericht über das Ergebnis der eigenen Beobachtungen und Untersuchungen des Sachverständigen. Hier wird es sich gewöhnlich um die Schilderung selbst beobachteter Vergiftungserscheinungen, des äußeren Leichenbefundes, der Sektionsergebnisse, der verschiedenen angewandten Methoden zum Nachweis von Giften handeln. Weiter kommt auch eine genaue Erforschung aller Umstände vom ärztlichen Standpunkt in Frage, die irgendwie für den Fall von Bedeutung sein können (Krankheiten, Einnehmen von Medikamenten, gewerbliche Vergiftungen usw.). Bei Gutachten über Vergiftungen ist scharf zu trennen, was aus besonderen Auskunftsquellen stammt, was man selber beobachtet hat und was naturwissenschaftlich festgestellt ist. In einem besonderen Abschnitt („repertum", „arbitrium", Zusammenfassung) ist auf Grund dieser Feststellungen die Übereinstimmung der naturwissenschaftlichen Ergebnisse (Chemie, Symptomatologie, Zeitangaben) hervorzuheben, und schließlich sind die Widersprüche kritisch zu beurteilen. Auf

Grund dieser Ermittlungen ist der Vergiftungsfall nach allen Seiten wissenschaftlich zu würdigen. Bei der kritischen Darstellung müssen die toxikologischen Gesichtspunkte in erster Linie stehen, hierbei können auch negative Feststellungen von Wert sein.

Schließlich folgt unter nochmaliger Zusammenfassung der wichtigsten Punkte die Schlußbeurteilung, gewöhnlich in Form einer klaren Stellungnahme zu den eingangs erwähnten gerichtlichen Fragen. Jedes Gutachten muß als Urkunde mit Ort, Datum und einer deutlichen Namensunterschrift versehen sein.

Fast alle sicher nachgewiesenen Vergiftungsfälle haben nicht nur nach einem, sondern nach mehreren Gesetzen Rechtsfolgen: Strafrecht, Haftung, Polizeistrafen (nach Polizeirecht, Lebensmittelgesetzgebung, Giftgesetzgebung usw.). Regelmäßig wirkt die sichere Feststellung von Einzelfällen auch weiter hinaus (de lege ferenda, für die Prophylaxe).

Staatliche Vorschriften über Gutachten.

Über die Abfassung von Protokollen über Leichenöffnungen und Gutachten bestehen staatliche Vorschriften. So enthalten z. B. die preußischen Vorschriften über das Verfahren der Gerichtsärzte bei den gerichtlichen Untersuchungen menschlicher Leichen vom 21. Mai 1922 folgende auch bei anderen Aufgaben ähnlicher Natur beachtenswerte Hinweise: Der sachliche Befund muß deutlich bestimmt und auch dem Nichtarzt verständlich angegeben werden. Namentlich bei der Bezeichnung einzelner Beobachtungen sind fremde Kunstausdrücke, soweit es unbeschadet der Deutlichkeit möglich ist, zu vermeiden. Das Ergebnis der Untersuchung ist in besonderen, mit Zahlen zu bezeichnenden Absätzen niederzulegen. Befunde sind genau zu beschreiben und nicht mit allgemeinen Ausdrücken, wie z. B. „normal, gesund, entzündet, Wunde, Geschwür" wiederzugeben. Die Bezeichnungen „stark, mäßig, ziemlich, wenig, viel, blutreich, blutarm" sind zu vermeiden, wenn bestimmte Maße und Zahlen gegeben werden können. Bei begründeten Gutachten der Gerichtsärzte gelten folgende Regeln: Das Gutachten wird unter Fernhaltung unnützer Formalien mit einer gedrängten, aber genauen Geschichtserzählung des Falles, unter Umständen unter Bezugnahme auf die Akten (Angabe der Aktenblätter!) begonnen. Protokolle, z. B. über Leichenöffnungen, werden nur insoweit, als für die Beurteilung zur Sache wesentlich ist, wörtlich aufgenommen. Die Fassung des begründeten Gutachtens muß bündig und deutlich sein, und die Begründung muß so entwickelt werden, daß sie auch für den Nichtarzt verständlich ist.

Spezieller Teil.

I. Die anorganischen Gifte.

Von

H. Zangger-Zürich.

Übersicht.

Die Besonderheiten der anorganischen Stoffe spez. die Fragen der Ionenwirkungen. — Die anorganisch substituierten organischen Produkte.

    A. Die **metallischen** Gifte inkl. die einfachen metallorganischen Verbindungen. — **Schwermetalle** und **Verwandte.**

    B. Die Gifte der **Metalloidgruppe** und **Salze.**

       1. Ätzgifte, Säuren, Alkalien.

       2. Salze und einfache anorganische Verbindungen.

Einleitung.

Von allen anorganischen Stoffen haben nur einige wenige als Vergiftungsursachen eine große praktische Bedeutung. Die wichtigsten sind als Typen der schwersten Gifte schon seit dem Altertum bekannt.

Die Technik hat während des Krieges und nach dem Kriege infolge des Zwanges zur Anpassung und infolge von Rohstoffmangel und Konkurrenz die Zahl — und vor allem die Menge — der als Gifte in Betracht kommenden chemischen Substanzen im Laufe der letzten zehn Jahre ungeheuer verschoben. Eine große Zahl der Erfahrungen während des Krieges, speziell auch Erfahrungen über giftige flüchtige Produkte, sind auch heute noch Geheimnis einzelner Staaten. So kann hier nur das Prinzipielle, soweit uns die Grundlagen gegeben waren, angeführt werden und soweit technische Bedeutung zu erwarten und Vergiftungen schon vorliegen.

Als allgemeine Ursache von akuten Vergiftungen kommen in Betracht sowohl verbrecherische Absicht wie Mord, Mordversuch — hauptsächlich durch Arsen und Quecksilberverbindungen (aber auch gelegentlich Kohlenoxyd und Zyanverbindungen) —, wie auch zufällige Vergiftungsvorkommnisse, als Unglücksfälle, deren Häufigkeit zunimmt, speziell als chronische und gewerbliche Vergiftungen infolge der Ausdehnung der Industrie durch Blei, Quecksilber und Arsenik wie auch durch CO und andere giftige Gase. In der Neuzeit sind allerdings eine Reihe weiterer anorganischer Verbindungen und Elemente als Vergiftungsursachen hinzugekommen, nachdem sie speziell von der Technik in größerem Umfange eingeführt worden waren. Ich erwähne den Phosphor, die Zyanverbindungen, viele Schwefelverbindungen, speziell die flüchtigen CS_2, HS_2, AsH_3, PH_3, dann Barium-, Mangan-, Thallium-, Kadmium- und Fluorverbindungen.

Einige der längst bekannten Gifte haben immer wieder zeitweise infolge bestimmter technischer Entwicklungstendenzen und Produktionsweisen eine sehr große Rolle gespielt.

Das CO ist zum Beispiel als zufällige und absichtliche Vergiftungsursache stark in den Vordergrund getreten, weil gerade in den gemäßigten Zonen der Erde die billigen Heizeinrichtungen in den Handel kamen, weil die Wärmeausnützung ohne Beobachtung der Gefahrmöglichkeit gesteigert wurde, weil ferner gleichzeitig eine große Zahl CO-haltiger Gase in die Technik und in den gewöhnlichen Haushalt eingeführt wurde, dadurch, daß sie in Röhrensystemen sowohl in der Industrie wie in Wohnräumen automatisch verteilt werden konnten (Leuchtgas, Generatorgas, Sauggas, Dawsongas, Mischgas usw.).

Die anorganischen Gifte sind in den letzten Dezennien auch unter sich toxikologisch sehr differenziert und pharmakologisch interessant geworden. Die praktische Wichtigkeit der einzelnen Stoffe als Vergiftungsursachen ist jedoch äußerst ungleich, auch wenn sie sich chemisch und theoretisch sehr nahe stehen. Es werden hier nur die für den praktischen Mediziner wichtigen und häufigen exogenen Vergiftungsursachen der letzten Jahrzehnte eingehend besprochen.

Die anorganischen Gifte sind in ihren Wirkungsmechanismen nicht nur unter sich, sondern auch gegenüber den organischen Stoffen oft prinzipiell verschieden. Die neuesten Untersuchungen in der Pharmakologie, der physikalischen Chemie, speziell der Kolloide, haben einige Einsicht gebracht. Hierüber können hier nur wenige, für das Verständnis der Vergiftungen wichtige Gesichtspunkte angeführt werden (vgl. allgemeiner Teil).

Die physikalisch-chemische Seite ist fast bei allen recht kompliziert, wie die Ionenwirkungen; mindestens ist ein so durchgreifend wichtiges Prinzip, wie es die Lipoidlöslichkeit für die organischen Stoffe zu sein scheint, hier noch nicht gefunden siehe diese S. 8.

Am leichtesten verständlich ist die Giftwirkung derjenigen Stoffe, die chemisch sehr aktiv sind, die sich leicht einlagern, umsetzen oder Additionsverbindungen liefern oder die ungesättigt sind und sich anlagern (Adsorptionsverbindungen bilden).

Hauptsächlich lokale Wirkungen (typische Abtötung, Verschorfung, in erster Linie Verätzungen im Magen und Mund) haben die starken mineralischen und anorganisch substituierten organischen Säuren sowie anorganisch substituierte Phenole usw. und die Alkalien (Laugen). Analoge Wirkungen, d. h. Zerstörung, Abtötung von lebenden Zellen, haben die sehr stark wasserentziehenden Substanzen (physikalisch ausgedrückt: Flüssigkeiten, die als konzentrierte Lösungen wirken und Wasser sehr gewaltsam anziehen). Die Vorgänge sind: Auflösung, Fällung resp. Erstarrung der Strukturen (Plasma und Membranen), Zerreißung der Zellen und osmotische Wirkungen.

Die physikalische Wirkung des osmotischen Druckes (der bekanntlich bedingt ist bei gegebenen Temperaturen durch die Summe der in der Raumeinheit gelösten, frei beweglichen Moleküle) kommt nur in wenigen Spezialfällen durch Wasserentziehung und Reizung als eine akut schädigende lokale Wirkung in Betracht.

Die große Mehrzahl der anorganischen Substanzen besteht im Gegensatz zu den meisten organischen, aus zwei ganz differenten Bestandteilen, dem Kation und dem Anion, die den Zustand des Protoplasmas durch ihre Anwesenheit modifizieren. Die Kationen, hauptsächlich die mehrwertigen Schwermetalle, haben die Eigenschaften, langsam verfestigend, eventuell in großen Dosen fällend auf Kolloide zu wirken; die Anionen wirken lösend, quellend, verflüssigend, und zwar die einwertigen im allgemeinen bedeutend mehr als die zweiwertigen, so die Nitrate, Chloride, Bromide, Jodide bedeutend mehr als die Sulfate. Da giftige Ionen unter Umständen die normal anwesenden Ionen verdrängen und ersetzen, je nach ihrer Diffusibilität, kann die Wirkung kompliziert werden.

Über die spezielle Ionenwirkung ist wohl als Wesentlichstes zu sagen, daß von einem im Organismus schon normalerweise gelöst vorhandenen Ion erst hohe Konzentrationen die Funktionen stören und als Gift wirken, während chemisch ganz nahe verwandte Ionen, wenn sie im Organismus nicht vorhanden sind (gelöst als Ionen), schon in sehr geringen Mengen giftig wirken (Barium gegenüber Magnesium und Kalzium) insofern gut lösliche Salze vorliegen oder entstehen oder andere verdrängt oder ausgefällt werden.

Mit den Ionenwirkungen in engem Konnex steht die ungleiche Giftigkeit der verschiedenen Valenzstufen: Des allgemeinen Interesses wegen sei z. B. erwähnt, daß das fünffach abgesättigte Antimon auffällig wenig giftig ist, während das dreifach (organisch) gesättigte giftig ist und dem Arsen nahe verwandt wirkt. Vielleicht gehört in dieselbe Gruppe die differente Giftigkeit der Nitrate und der Nitrite usw.

Die anorganischen Verbindungen können natürlich ferner durch ihre chemische Umsetzung und Ablagerung, wie auch katalytisch und antikatalytisch wirken, indem sie die Prozesse beschleunigen oder hemmen.

Bei den anorganischen Vergiftungen können wir also unterscheiden zwischen Wirkungen der Elemente, wie bei Quecksilber, Blei, Arsen, und den Wirkungen der Salze, bei denen eine Kombination der verschiedenen Ionenwirkungen das Resultat bestimmt; doch kann natürlich ein Ion die spezifisch giftigen Eigenschaften bestimmen, wie bei Zyankali, Säuren, Alkalien usw. Die Wirkung nach der Resorption, die allgemeine Wirkung, ist meist überwiegend von jenem Anteil bedingt, der schneller wirkt.

In der Gruppierung wurde auf die praktischen Bedürfnisse, speziell Differentialdiagnose, Rücksicht genommen.

A. Metallische Gifte (inkl. die einfachen metallorganischen Verbindungen), Schwermetalle und Verwandte.

1. Quecksilber und Quecksilber-Verbindungen.

a) Akute Vergiftung.

Die akuten Vergiftungen sind meistens Folgen löslicher Quecksilbersalze mit Lokal- und Allgemeinwirkungen und Störungen der Sekretion. Die Wirkungen des Quecksilbers als Element sind für die Wirkung auf die Sekretionsorgane und für die Störungen im Nervensystem (speziell bei chronischer Quecksilberaufnahme, bei Schmierkur und gewerblicher Quecksilbervergiftung) charakteristisch.

Seltener erfolgt die Aufnahme von akut vergiftenden Mengen durch schnelle Verdampfung von Quecksilber und dessen Salzen auf erhitzten Gegenständen, beim Vergolden oder bei Explosionen von Knallquecksilber in geschlossenen Räumen oder durch die flüchtigen, sehr giftigen, organischen Quecksilberverbindungen; auch durch die sogenannten Pharaoschlangen (Quecksilberrhodanat) können akute Vergiftungen erfolgen.

Die hauptsächlichsten akuten Vergiftungen werden erzeugt durch Sublimat $HgCl_2$, Kalomel $HgCl$, Quecksilberzyanid und Oxyzyanid, seltener durch andere lösliche und ionisierte Quecksilberverbindungen, auch durch kolloidales Quecksilber. Akute Vergiftungen erfolgen meist durch Mund und Magen oder durch Spülungen. (Die Lösung der weniger leicht löslichen Oxydverbindungen erfolgt durch Vermittlung des Natriumchlorides.)

α) Lösliche Quecksilbersalze, speziell Sublimat.

Als Quelle des Giftes lassen sich heute in der weitaus größten Zahl der Fälle Vorräte zu medizinischen Zwecken nachweisen. Häufig wird Sublimat zu Zwecken des Selbstmordes eingenommen, besonders von medizinischem Hilfspersonal und auffällig häufig von jungen Mädchen. (Verwechslungen von Lösungen sind des herben Geschmackes wegen seltener.)

Andere Aufnahmewege von Sublimat sind regelmäßig medizinischer Art: Die subkutane Injektion, die Scheiden- und Uterusspülung, besonders in dem gefäßreichen puerperalen Uterus, und bei der Wundspülung (heute seltener geworden).

Symptome. Beim Genuß von Sublimat per os sind in erster Linie der metallische Geschmack und Leibschmerzen charakteristisch; dann folgen die akuten reaktiven Symptome von seiten des Magens und Darmes, oft Erbrechen, Durchfälle, je nach den Dosen in einigen Stunden, selten erst in zwei, drei Tagen. Auch bei sehr kleinen Dosen treten die allgemeinen Wirkungen: Schneller Puls mit Herzschwäche, oft Wadenkrämpfe, starkes Krankheitsgefühl, Hinfälligkeit, ängstliche Aufregung ein, Symptome, welche noch komplizierter werden dadurch, daß das Sublimat in den Dickdarm ausgeschieden wird und dabei starke, blutige Infiltration der Schleimhaut bedingt, mit Abstoßen der Schleimhaut, kleinen Blutungen, starkem Tenesmus; ferner Störungen der Nierensekretion bis zur vollständigen Anurie mit den entsprechenden schweren Folgezuständen. Der erste Harn ist oft nur leicht eiweißhaltig, es folgen dann sehr konzentrierte, sehr eiweißhaltige Harne mit granulierten Zylindern, oft Nierenepithelien und Blut. Fast gleichzeitig tritt mit großer Regelmäßigkeit Speichelfluß ein. Die Stomatitis kann ihrerseits zu einer schweren lokalen Erkrankung werden, indem sich an die Schwellung des Zahnfleisches oberflächliche, manchmal tiefere, oft grau belegte Geschwürsbildungen an Zahnfleisch und Wange anschließen mit gleichzeitiger Schwellung der Zunge und Schwellungen im Gaumen.

Das Quecksilber kann auch als Blutgift hämolytisch wirken, Blutkörperzerfall und Thrombosierung zur Folge haben.

Das Krankheitsbild enthält mit großer Regelmäßigkeit — ob das Sublimat durch Mund und Magen oder durch Scheide-, Uterus- oder Blasenspülungen, durch Wundresorption oder durch Injektion in den Körper aufgenommen wird — typische allgemeine Symptome, die nach Auffälligkeit und nach der häufigsten Reihenfolge des Auftretens aufgeführt werden: Speichelfluß, Tenesmus mit blutigem Stuhl, Abnahme der Harnmengen mit zunehmendem Eiweißgehalt, Schwächegefühl, häufig sind Wadenkrämpfe. Die Krankheitsdauer bei tödlichen Dosen ist selten nur wenige Stunden — meist 6—10 Tage. Der Tod tritt ein unter Herzschwäche, Angstgefühl — hauptsächlich mitbedingt durch die Nierenschädigung. Schwere Symptome treten gelegentlich nach Uterusspülungen schon nach wenigen Minuten ein, wie sehr starke Leibschmerzen mit Angstzuständen, sehr frequentem Puls.

Bei fast allen Substanzen, die Quecksilber enthalten, wird das Krankheitsbild vom Quecksilber beherrscht, doch kann beobachtet werden, daß große Dosen von Zyan-Quecksilberverbindungen vom Magen aus sehr schnell tödlich wirken können, indem durch starke Säuren im Magensaft flüchtige Zyanverbindungen frei werden, die so schnell wirken, daß das Quecksilber gar nicht in dieser Zeit resorbiert werden kann.

Die Diagnose der Quecksilbervergiftung. Wenn keine äußeren Anhaltspunkte vorliegen, werden trotz der häufig typischen Symptome die Quecksilbervergiftungen verkannt, wenn nicht der Patient oder die Umgebung Angaben macht. Bei Aufnahme durch den Mund — wenn nicht mit viel Schleim vermischt — stellt sich ein kratzendes zusammenziehendes Gefühl, metallischer Geschmack ein. Je nach dem Füllungszustand des Magens treten nach 5—10 Minuten bis nach einer halben Stunde furchtbare Leibschmerzen ein mit Brechen — nach einigen Stunden meist starker Durchfall von starken Krämpfen begleitet [1]; bei größeren Dosen sehr bald starkes Angstgefühl, Herzschwäche, die aber wieder zurückgehen kann. Der blutige Stuhl, die Stomatitis, der veränderte Harn treten meist erst in den folgenden Tagen auf — selten vor dem dritten bis vierten Tag — also erst lange Zeit nachdem eine kausale Therapie schon nicht mehr möglich ist. (Wenn auch das akute Auftreten schwerer intestinaler Symptome häufig an eine Vergiftung denken läßt, wird der Arzt leicht irregeführt, weil die akuten Sublimatvergiftungen in der Mehrzahl Selbstmordversuche speziell bei jüngeren Mädchen betreffen, die den Selbstmord verheimlichen wollen.) Die intestinalen Symptome können aber vollständig verdeckt werden, wenn — wie heute so häufig — schnell ein Beruhigungsmittel genommen wird, wie Opium oder ein verwandtes Präparat (vgl. Anmerkung).

---

[1] Injektionen und Genuß von Opiaten bei Leibschmerzen haben in zwei mir bekannten Fällen die Diagnose auf Quecksilbervergiftung unmöglich gemacht, so wurde zur nützlichen Zeit keine kausale Therapie, wie Magenspülung, eingeleitet.

Die Diagnose der Quecksilbervergiftung nach Uterusspülungen, Blasenspülungen mit Sublimatlösung wurde in einzelnen Fällen eigener Beobachtung auch nicht gemacht oder zu spät gemacht (Geschwüre im Mund und Rachen).

Nach der Injektion in einen puerperalen Uterus tritt meist schon nach wenig Stunden furchtbarer Leibschmerz ein, der sich nach oben ausdehnt (solche Fälle sind mehrfach als Perforationsperitonitis operiert worden).

(Bei Injektion von Quecksilberpräparaten ist man heute allerdings meist derart auf die Quecksilbervergiftungen eingestellt, daß man nur mit sehr kleinen Dosen beginnt, um, falls Quecksilbersymptome beobachtet werden, sofort auszusetzen.)

Die verschiedene Empfindlichkeit der Menschen und die Dosen. Die Menschen sind ungeheuer ungleich auf Quecksilberverbindungen empfindlich. Diese Tatsache ist Grund vieler Vergiftungen und Grund häufiger Rechtsansprüche wegen Fahrlässigkeit von Ärzten und Apothekern. Die Dosen, die Grund zu Vergiftungen sind, sind außerordentlich verschieden groß. Immer wieder beobachtet man, daß Nierenkranke außerordentlich empfindlich sind. Eine ganze Reihe — auch eigener Beobachtungen — beweisen, daß weniger als 0,1 g Quecksilber zu tödlichen Vergiftungen bei scheinbar gesunden Personen führen kann bei empfindlichen Nieren. Ein Todesfall erfolgte sogar nach 0,02 g Quecksilbersalicylat, währenddem in vielen Fällen 0,5 g — ja in einzelnen Fällen mehrere Gramme Sublimat nicht tödlich wirkten, teils wegen geringer Empfindlichkeit, teils wegen kolloider Bindungen an Eiweißstoffe im Magen usw. Das ja viel weniger lösliche Kalomel (HgCl) hat in einzelnen Fällen auch schon bei 0,1 g tödlich gewirkt, während doch Dosen bis 0,5 g bei den meisten Erwachsenen per os keine Resorptivsymptome machen, sondern starken Durchfall erzeugen. Es ist besonders erwähnenswert, daß ganz ausgesprochene Quecksilbervergiftungen schon nach einmaliger Anwendung von Quecksilberpräzipitatsalben beobachtet worden sind. Da solche Präparate im Handel sind, von denen die Zusammensetzung nicht angegeben ist, wird die Quelle solcher Vergiftungen nicht selten recht lange übersehen.

Die **Prognose** ist bei schweren Quecksilbervergiftungen, wo bereits starke Reduktion der Harnmengen eingetreten ist, mit starkem Tenesmus und Stomatitis, auch wenn die Herzaktion tagelang noch sehr gut ist, doch mit sehr großer Regelmäßigkeit schlecht, indem der Tod bei den meisten Kranken doch im Laufe der ersten 5—10 Tage eintritt — oft aber auch erst nach 2—3 Wochen. In seltenen Fällen — bei großen Dosen und größerer Empfindlichkeit — tritt der Tod schon nach wenigen Stunden ein.

Die Sektion ergibt bei tödlichem Ausgang nach mehreren Tagen in erster Linie kleine herdförmige Nekrosen mit Verkalkungen in der Niere, dazu blutige Infiltration und oberflächliche Schleimhautnekrose, hauptsächlich in der Dickdarmschleimhaut — meist auch in der unteren Dünndarmschleimhaut.

Die Therapie. Die Therapie richtet sich in erster Linie nach der Aufnahmeweise. Bei akuter Sublimatvergiftung per os ist naturgemäß eine künstliche Entleerung des Magens möglichst schnell anzustreben; inzwischen sind große Mengen frischer — mit Wasser geschlagener — Eier oder Milch zu reichen, da Sublimat mit diesen Stoffen wenig lösliche Niederschläge gibt. Es sind Fälle von Aufnahme von 10 g Sublimat bekannt, die ohne sehr schwere Symptome geheilt werden konnten, wenn sofort nachher in wenigen Minuten größere Mengen Eiweiß gegeben werden konnten. Ist lange Zeit verstrichen zwischen der Aufnahme des Giftes und der Magenentleerung und treten allgemeine Symptome ein, sind diese Symptome zu behandeln: Milchdiät, Hebung der Herzaktion, evtl. endovenöse oder subkutane Zufuhr von Traubenzuckerlösung, neuerdings wird mehrmals 0,1 g Natriumthiosulfat endovenös empfohlen.

(Nach mehreren Stunden ist eine Magenspülung unter Umständen bei sehr starker Druckempfindlichkeit wegen Perforativgefahr nicht mehr ratsam.)

Bei therapeutischen Injektionen schlecht löslicher Quecksilberverbindungen, also mit Kalomel und Quecksilbersalizylat — ist eine operative Entleerung des Quecksilberdepots — solange keine Nephritis eingetreten ist — geboten. Die meisten Fälle, bei denen die Nephritis schon eingetreten ist, sind aber verloren.

Die Prophylaxe der akuten Vergiftungen. Sublimat und alle Quecksilberverbindungen sollen gut verschlossen und bezeichnet werden, damit sie nicht in die Hände von Kindern und Unerfahrenen kommen, vor allem sind eine Reihe von Vergiftungen erfolgt, weil Sublimatlösungen im Haushalt in Bierflaschen aufbewahrt wurden (auch als Parasitenmittel).

Im allgemeinen hat die Giftigkeit des Sublimats in allen Ländern zu einer starken gesetzlichen Einschränkung des Gebrauches — speziell auch in der Hand des Laien — geführt, so daß aus diesem Grund die akuten Sublimatvergiftungen, hauptsächlich auch die schrecklichen Selbstmorde, zurückgegangen sind.

Viele Menschen unserer Zeit kennen ihre Idiosynkrasien und können dem Arzt Angaben machen, ob sie auf Sublimat stark empfindlich sind (Stomatitis, Exantheme bei geringen Sublimatmengen). In solchen Fällen ist natürlich die Anwendung von Quecksilberpräparaten möglichst zu vermeiden. Bei Auftreten von Quecksilbererscheinungen bei der Schmierkur — speziell Darm- und Nierenerscheinungen — ist eine Unterbrechung der Kur notwendig. Vorsicht bei Blasenspülungen und Retentionen usw. Auf die Gefahren der zufällig entstehenden flüchtigen organischen Quecksilberverbindungen, wie z. B. Quecksilbermethyl, Quecksilberäthyl ist besonders in den Fabriken zu achten, welche Quecksilber als Katalyte zu organischen Reaktionen verwenden.

β) Flüchtige organische Quecksilberverbindungen.

Die flüchtigen organischen Quecksilberverbindungen (Quecksilberdimethyl, Diäthyl usw.) sind sehr stark wirkende Gifte; die Nerven- und Herzwirkungen treten oft sofort auf; der Verlauf ist meist sehr schwer bei größeren Dosen, bei kleineren Dosen sind die Nachwirkungen auf das Nervensystem (Medulla) oft erst nach Wochen und Monaten in der schweren Prostration von verschiedener Dauer erkennbar. (Diese Verbindungen sind schwierig durch Schutzmaske zu absorbieren.)

Die Quelle flüchtiger organischer Quecksilberverbindungen verschiedener Art ist heute hauptsächlich die künstliche Aldehyd- resp. Alkohol- und Essigsäureproduktion aus Azetylen, indem dort ganz verschiedenartige Nebenreaktionen auftreten, da aus dem Sauerstoffüberträger (Quecksilberoxyd) organische und zum Teil flüchtige Verbindungen entstehen.

b) Die chronische Quecksilbervergiftung.

Sie ist meist eine gewerbliche Vergiftung.

Wenn das Quecksilber über Monate und Jahre täglich in sehr kleinen Mengen (mmg) aufgenommen wird, tritt bei einem relativ großen Prozentsatz ein ganz typisches Krankheitsbild auf, das in erster Linie das Nervensystem betrifft. Da die Erkrankung bei der Mehrzahl im Laufe der ersten Monate eintritt, muß der Arzt die frischen Arbeiter in solchen Betrieben kontrollieren.

Die Arbeiter zeigen sehr häufig, bevor eine ernstliche Erkrankung beobachtet werden kann, im Harn Quecksilber. Da dieser Quecksilbernachweis einfach ist, werden heute bereits in vielen großen Fabriken, die mit Quecksilber arbeiten, periodische Untersuchungen der Arbeiter auf Quecksilberausscheidung systematisch durchgeführt.

Vorkommen. Da Kußmaul u. a. die größte Zahl von Erkrankungsfällen in der Spiegelbelegerei (Fürth, Venedig) beobachten konnten, findet sich heute auch in den modernen Büchern diese Angabe. Diese Spiegelbelegerei ist seit Jahrzehnten nahezu vollständig verdrängt und spielt bei der Quecksilbererkrankung keine große Rolle mehr. Die meisten Erkrankungen finden sich heute bei den Arbeitern an den Schmelzöfen der Bergwerke (Monte Amiata in Italien, im Ural), ferner in den Bergwerken Istriens und Spaniens und in den Hutfabriken (Sekretage). Das Quecksilber erzeugt relativ häufig Vergiftungen in einigen neuartigen Industrien: Bei Arbeit mit Quecksilber-Luftpumpen, speziell zur Erzeugung luftleerer Räume für die Herstellung elektrischer Lampen, Vakuum-Industrie, Röntgenröhren, Photographie (Verstärker), Barometer- und Thermometerindustrie usw., als Katalysator in der chemischen Industrie, als Amalgamierungsmittel (in der Goldindustrie), in der Alkali-Chlorindustrie (bei dem sog. Amalgamverfahren), neuerdings auch wieder bei Feuervergolden, beim Sublimatisieren von Sammlungen (Herbarien z. B.), bei Holzimprägnation mit Sublimat. Hg- und Cu-Amalgamherstellung (Zahnärzte und Hilfspersonal). Chemische und physikalische Laboratorien (Prof. Stock). Fälle von Fleischmann.

Eine große Zahl von Quecksilbergefahren werden erst die nächsten Jahre zeigen, bei dem starken Ausbau der Vakuumtechnik, der vielgestaltigen Quecksilberpumpen usw.

Das Feuervergolden war eine Zeitlang die Hauptursache in den verschiedensten Städten, es wurde nach und nach ersetzt durch die Galvanoplastik und kommt heute wieder wegen der Dauerhaftigkeit bei Schmuckgegenständen und Wetterfahnen in Aufschwung.

Neuerdings wird Sublimatbeizung der Weizensaat usw. eingeführt. So gebeiztes Saatgut kann unter Mahlgut kommen, trotz Verbot.

Quecksilber ist nicht selten ein mitwirkender Bestandteil bei kombinierten Vergiftungen mit CO, Pb, CS_2 (Kustoden, Abwärter).

Andere Vergiftungen, die man mit Quecksilbervergiftungen zusammen beobachten kann, sind Aldehydwirkungen bei der Essigsäure- und Alkoholsynthese, und zwar speziell auch Krotonaldehyd.

Symptome. Die ersten Symptome sind recht variabel. Bei vielen Kranken tritt zuerst eine Stomatitis auf, die Zähne werden wackelig. Es entstehen Geschwüre am Zahnfleisch. Bei anderen zeigen sich gleichzeitig Verdauungsstörungen und eine psychische Erregbarkeit (Erethismus mercurialis). Die Arbeiter werden aufgeregt, wenn sie spüren, daß ihnen jemand zusieht. In diesem Stadium treten nachts manchmal grobe, stoßweise, schmerzlose Muskelzuckungen auf. Bei einem Teil der Arbeiter schwindet diese Schreckhaftigkeit sehr bald, bei der Mehrzahl gesellt sich zu diesen Symptomen ein sehr feinschlägiger, sehr hartnäckiger Tremor der Hände sowie der Muskeln in der Umgebung des Mundes beim Beginn einer Unterhaltung. In einzelnen Fällen nimmt das Zittern typisch intentionellen Charakter an (bleibt oft jahrelang nach Verlassen der Hg-Arbeit).

Neben den speziell charakteristischen nervösen Symptomen treten auch Ernährungsstörungen und Blässe auf, sowie Störungen der Blase und des Mastdarmes.

Die Kranken kommen in ganz verschiedenen Stadien in die Hände der Ärzte — meist erst, wenn Verdauungsstörungen eintreten, selten bei Beginn des Zitterns oder bei leichter Schreckhaftigkeit, auch heute noch relativ selten, wenn Speichelfluß und Stomatitis beginnt.

Die Kranken werden fast regelmäßig fahl; es zeigen sich Verdauungsstörungen der verschiedensten Art. In diesen Stadien kommen heute die Arbeiter meist zum Arzt. Die ungeheuer schweren Krankheitsbilder, die Kußmaul beschreibt, kommen kaum mehr zur Beobachtung. Die statistischen Erhebungen ergeben, daß der Prozentsatz der dauernden psychischen Störungen kein großer sein kann, währenddem der Tremor z. B. oft jahrzehntelang, auch nach Änderung der Arbeit, in seinen ziemlich charakteristischen Formen bleibt.

Die Untersuchungen der letzten 2 Jahre (angeregt durch eine Publikation von Stock 1926) zeigen, daß bei empfindlichen Menschen schon sehr kleine Mengen von Quecksilber ($^1/_{10}$—$^1/_{200}$ mg im Tag) ausgesprochene subjektive Störungen erzeugen können, Müdigkeit, Gedächtnisschwäche, in einzelnen Fällen Ohrensausen. An diese Symptome schließen sich erst nachher Stomatitis, Verdauungsstörungen, Ikterus an. In einer ganzen Reihe von Fällen gingen diese Symptome im Laufe von Monaten zurück (z. B. nach Entfernung der Kupferamalgamfüllungen in Zähnen), und zwar ganz parallel dem Rückgang der Quecksilberausscheidung im Harn (Nachweis bis $^1/_{10000}$ mg).

In relativ vielen Fällen bestand gleichzeitig eine Lymphozytose (bis zu 40—50 $^0/_0$). Bei der starken Verbreitung von Quecksilberverbindungen ist es heute Pflicht bei den eben erwähnten allgemeinen Symptomen einer bestehenden Lymphozytose Quecksilber im Harn zu suchen und nach einer Quecksilberquelle sich zu erkundigen (Fleischmann, Schilling).

Die **Diagnose** muß in vielen Fällen gerade vom praktischen Arzt ohne jede Anamnese gestellt werden, da Quecksilbervergiftungen oft dem Arbeiter unbekannt sind, wie ich wiederholt beobachten konnte. Auf chronische Quecksilbervergiftung weisen in erster Linie Stomatitis, Speichelfluß, neu auftretende

schmerzlose Zuckungen, besonders ein sehr feinschlägiger Tremor und unmotivierte Durchfälle hin.

Der Tremor zeigt sich gerade bei Nichtalkoholikern als Frühsymptom von
Quecksilbervergiftung — oft mit äußerst schnellem, feinem Zittern, gelegentlich
mit Bevorzugung einer Bewegungsebene. Das Zittern wird meist zu Beginn
einer zielbewußten Zweckbewegung stark gesteigert.

Als ein weiteres Frühsymptom werden gelegentlich beobachtet: Unkoordi-
nierte Zuckungen ohne Schmerzen, ebenso kleine Flexionsbewegungen. Diese
Bewegungsformen scheinen häufiger aufzutreten, wenn organische Quecksilberverbindungen im Spiele sind. Recht auffällig und charakteristisch sind zitternde,
zuckende Bewegungen des Mundes bei Verlegenheit, speziell zu Beginn des
Sprechens; das kann zu Stottern führen.

Wenn die stoßweisen Bewegungen die Beine betreffen und häufiger werden,
wird der Gang stoßweise ataktisch. In Einzelfällen werden die Zuckungen
derart langsam, daß das Krankheitsbild der Tetanie gleicht, doch stellt sich
bei diesen Zuständen bald Muskelschwäche ein, keine Atrophie und keine Ent-
artungsreaktion im Gegensatz zu Blei. Die Sehnenreflexe sind meist erhöht,
die Hautreflexe normal. Sensitive Störungen und Schluckstörungen fehlen
fast immer.

Die Schulsymptome der chronischen Quecksilbervergiftung sind gerade so selten im
Verhältnis zu der Zahl der Quecksilberschädigungen, wie die typischen Radialislähmungen
und typische Koliken, gegenüber der gesamten Zahl der tatsächlichen durch Blei erfolgenden Schädigungen der verschiedenen Altersstufen.

Die Gedankengänge und Beobachtungen, die zur Diagnose führen, sind bei
den Quecksilbervergiftungen sehr verschieden. Nervöse Symptome wie: Zittern,
Stomatitis, Verdauungsstörungen, speziell unmotivierte Durchfälle weisen auf
Quecksilbervergiftungen. Da die Quecksilberverbindungen aber häufig keine
typischen Symptome von seiten des Nervensystems erzeugen, sondern da zuerst
Abmagerung und Verdauungsstörungen in den Vordergrund treten, ist bei allen
zweifelhaften Diagnosen und in frischen Fällen der Nachweis von Quecksilber im
Harn notwendig, das oft sogar noch nach Monaten nach Verlassen der Arbeit
gefunden werden kann (langsame Ausscheidung des fixierten Quecksilbers).

Bei Arbeitern in Quecksilberbetrieben leitet natürlich die Anamnese, doch ist die
Betriebsart, die Quecksilber verwendet, nicht immer bekannt: Bekannt ist z. B. die
Sekretage (mit Hg-Nitrat) in der Pelzschneiderei-Beizerei, das Schneiden und Bearbeiten
von gebeizten Pelzen und Haaren bei Kürschnern, Hutmachern. Ebenso sind die Umstände
aufdringlich, wenn Vergiftungen eintreten in kleinen Schießständen mit Knallquecksilber-
kapseln.

Die chronische Quecksilbervergiftung wird sich immer und immer wieder in neuen
Industrien geltend machen: Vakuumindustrie, Quecksilber als Katalysator. Das Quecksilber wird umfassend verwendet in der elektrischen Industrie, z. B. bei Gleichrichtern
und zu offenen Abdichtungen, aber auch als Regulatorgrundlage bei Heizungsöfen.

Prognose und Therapie der chronischen Quecksilbervergiftung. In den
meisten Fällen ist eine Heilung nur durch eine zeitweise, oder unter Umständen
sogar durch eine dauernde Entfernung aus dem Quecksilberbetriebe möglich.
Es ist jedoch zu beachten, daß es Individuen gibt, die, wenn keine schweren
Ernährungsstörungen vorhanden sind, sondern nur eine bestimmte Erregbarkeit, Ängstlichkeit, sich gewissermaßen angewöhnen und später nicht mehr
erkranken.

Man tut gut, bei den periodischen Untersuchungen alle Arbeiter, die Quecksilber im Urin haben, vorübergehend — damit die Ausscheidung zu Ende gehen
kann — vom Quecksilberbetrieb wegzunehmen für 8—14 Tage. In erster Linie
sind gute Ernährung, Bewegung resp. Arbeit im Freien, warme Bäder (speziell
auch Schwefelthermen) empfehlenswert. Innerlich wird heute als Hauptmittel

Jodkali und Jodnatrium in steigenden Dosen verordnet, bis etwa 2 g. Wichtiger ist aber, daß Arbeiter, die mit Quecksilber zu tun haben, Milch trinken, keinen Alkohol zu sich nehmen, die Kleider zu Beginn und nach der Arbeit wechseln und daß der Körper beim Verlassen der Arbeit abgeseift (Schwefelseifen) wird, damit nicht das Quecksilber von der 8 stündigen Arbeitsschicht 16 Stunden auf dem Körper liegen bleibt und in der Form von fettsauren Verbindungen die Haut durchdringt und zu Haus an der Bettwäsche sich abstreicht.

Ist viel Quecksilber im Boden oder in Unebenheiten verschwunden, ist natürlich eine Sanierung solcher Räume notwendig durch glatte Anstriche, dichte glatte Böden mit Sammelrinnen für das Quecksilber usw., die nicht amalgamieren sollen.

Nachweis von Quecksilber vgl. Stock und Heller: Quecksilbernachweis. Leipzig: Thieme 1926.

2. Blei und Bleiverbindungen.

a) Die akute Bleivergiftung.

Die akuten Bleivergiftungen infolge einer einmaligen Aufnahme von größeren Mengen von Bleiverbindungen sind sehr selten. Naturgemäß haben nur die löslichen Verbindungen, z. B. Bleiazetat, Chlorid, lokale Wirkung. Sie wirken etwas ätzend auf die Magenschleimhaut und führen zu Magenschmerzen analog wie bei leichteren Vergiftungen mit ätzenden Substanzen.

Eine Aufnahme von Dosen von 20—30 g hat häufig gar keine andere Wirkung als eine Verdauungsstörung, jedoch ist sicher beobachtet, daß nach vielen Monaten nach einer einmaligen Aufnahme von Bleiverbindungen, wie z. B. auch nach Schrotschüssen, eine chronische Vergiftung durch Blei eintreten kann, sogar tödlich verlaufende Vergiftungen.

Die Schrotschüsse scheinen deshalb häufiger zu Vergiftungen zu führen, weil viele Schrote aus Natriumblei bestehen, das relativ viel leichter löslich ist als reines Blei.

Die neueste Ursache akuter Bleivergiftungen ist Bleitetraäthyl, als Benzinverstärker in Amerika eingeführt.

Die Beobachtungen, daß bei chronischen Bleivergiftungen leicht Aborte eintreten, hat hier und da Schwangere veranlaßt, die — ja leicht zugänglichen — Bleipräparate zum Zweck der Provokation des Abortes zu nehnen.

Die **Therapie** besteht in erster Linie in Magenspülung, eventuell Brechen und Anregung von Darmentleerung zur schnellen Entfernung des Giftes. Bitterwasser [1], Fol. Sennae, Rizinusöl; reizende Drastika werden besser vermieden.

Wenn die Bleisubstanzen längere Zeit im Körper verblieben, so wird man zur Vermeidung der Nachwirkungen des Bleies nach Abheilung der akuten Darmsymptome eine leichte Kur mit Jodsalzen anordnen oder Natriumthiosulfat bis 1 g pro Tag.

Prophylaktisch läßt sich nur durch Aufklärung und eindeutige Bezeichnung etwas tun, da die Bleiverbindungen, besonders in der Technik, leicht zugänglich sind und bleiben.

b) Die chronische Bleivergiftung.

Die chronische Bleivergiftung ist (neben CO-Vergiftung) überhaupt die hauptsächlichste gewerbliche Vergiftung in allen Kulturstaaten; sie verlangt deshalb vom praktischen, speziell diagnostischen und prophylaktischen

---

[1] Die schwefelsauren Alkalien verwandeln das gelöste Blei gleichzeitig in das schlecht lösliche Bleisulfat und wirken abführend. Statt Bitterwässer kann man auch schwefelsaures Natrium, 2—4mal je einen Teelöffel in einem halben Glas Wasser gelöst, im Verlauf von einigen Stunden geben.

Gesichtspunkte aus die größte Aufmerksamkeit der Ärzte, besonders deshalb, weil die Vergiftungsgelegenheiten einmal äußerst vielgestaltig sind, dann weil die giftige Substanz oft nicht erkennbar, verdeckt ist und selbst dem damit Beschäftigten vollständig unbekannt ist. Die Erscheinungsform der Bleipräparate variiert im Laufe der Zeit sehr stark, indem vorübergehend Bleiprodukte auftauchen und wieder verschwinden. Es waren schon vor dem Krieg etwa 150 verschiedene Industrien dauernd oder zeitweise mit der Verwendung oder Herstellung von bleihaltigen Produkten beschäftigt, oder verwendeten sie unbekannterweise in irgendeinem Nebenzweig, wo dann Bleivergiftungen nach und nach auftraten und sehr häufig zu spät erkannt wurden. Die Verkennung der Bleivergiftungen in solchen Industrien hat den Hauptgrund darin, daß die von Blei verursachten Krankheitsformen in einer großen Breite variieren, nach Disposition, nach Alter und vor allem — und das wird immer übersehen — weil mit dem Blei zusammen sehr häufig in der gleichen Industrie noch andere giftig wirkende und die giftige Wirkung erhöhende Substanzen technisch verwendet werden. Abarten des Krankheitsbildes werden auch erzeugt durch Alkoholismus und konstitutionelle Erkrankungen und besonders Syphilis.

Der Beruf ist die Hauptquelle der größten Zahl der Bleivergiftungen. Vor allem Berufe, bei denen Bleistaub eingeatmet wird, speziell auch kolloides Blei. Die Bleierkrankungen außer den Berufen gehen fast ausnahmslos auf technische Bleiprodukte zurück (die durch spezifische Schwere erkennbar sind).

Chronische Bleivergiftungen im Berufe. In folgenden Berufen sind die Bleivergiftungen zum Teil seit langem bekannt: Maler [1], Lackierer, Schriftgießer, Setzer, Spengler, Verzinner, Schrotgießer, Feilenhauer, Töpfer, Glasierer. Von den neueren Techniken liefern hauptsächlich folgende Berufsabteilungen Bleivergiftungen: Die Akkumulatorenfabriken, die elektrische Industrie — Verzinnen, Verbleien, Fabrikation von bleihaltigen Kitten, einzelnen Isolatorenmassen, wasserdichtem Material, Fabrikation von Bleikabelmänteln, Gießen von Bleimischungen moderner Zusammensetzung — Natriumblei, Lagermetalle, die Bleilöter in der modernen chemischen Säureindustrie, die hauptsächlich Bleiröhren, verbleite Gefäße verwendet usw.; die Papierindustrie und Kautschukindustrie, Wachstuchindustrie, Linoleumindustrie, bleihaltige Leinöle, Textilindustrie, Beschwerungsmittel, Strohhutfabrikation, Verwendung bleihaltiger Farben, Wrackarbeiter, Bleioxyd als Bleichungsmittel (Beschwerungsmittel). In der Textiltechnik, speziell Stickerei, wird immer wieder gelegentlich Bleiweiß als eine Art Puder verwendet. Verwendung des Bleies in Toilettenmitteln, speziell Haarfärbemitteln und Schminken (Bleituben). In verschiedenen Ländern Verwendung von kleinen Bleigewichten, z. B. in den Jacquardwebereien. Verwendung von bleihaltigen Putzmaterialien, Bronzieren der verschiedensten Metallgegenstände, bleihaltige

---

[1] Die Aufnahme von Blei erfolgt in erster Linie bei allen staubentwickelnden Arbeiten mit Bleiweiß und vielen oft mit Bleiweiß gemischten Substanzen (auch Zinkweiß). So beim Anreiben der Farbpulver mit Öl und beim trockenen Abkratzen alter bleihaltiger Anstriche. Auch das Malerleinöl ist heute oft bleihaltig bis zu mehreren Prozenten. Häufig sind am Arbeitsplatz keine Waschgelegenheiten oder die Arbeiter sind zu bequem oder werden nicht dazu angehalten, vor dem Essen Hände und Mund zu reinigen. So gelangen die Bleibestandteile an die Speisen und in den Magen. Auch beim Rauchen erfolgt ähnliches. Der im Rachen abgefangene Bleistaub wird verschluckt. An den Kleidern tragen die Arbeiter Bleistaub nach Hause. So werden auch dort Gelegenheiten für Bleiaufnahmen geschaffen. (Ob auch Blei durch die Haut eindringt, in größeren Mengen, ist nicht sichergestellt. Lehmann fand, daß fettsaure Bleiverbindungen im Experiment durch die Haut dringen; da im Schweiß Fettsäure vorhanden ist, also fettsaure Verbindungen auf der Haut entstehen, wird der Durchtritt von Blei durch die Haut auch beim Menschen wahrscheinlich.)

Farben für Holz: Bleichromat zur Färbung von Maßstäben, Spazierstöcken, Schirmstöcken usw.

Das Anstreichergewerbe von heute hat jedoch noch eine Reihe von Intoxikationsgefahren außer den Gefahren des Bleiweißes. Es schleichen sich z. B. immer wieder Farben ein, die Arsenik enthalten. Man vergißt sehr häufig, daß das Lösungsmittel nicht mehr allein Leinöl und Terpentinöl ist, sondern daß in großen Mengen andere flüchtige Stoffe als Verdünnungs- und Suspensionsmittel von Farben und Lacken verwendet werden. Bei einer einfachen fraktionierten Destillation sehr vieler technischer Terpentinöle findet man 10—20% Destillat vom Siedepunkt 60—80°, daneben existieren eine große Zahl von Terpentinölersatzmitteln unter Phantasienamen, welche in großen Mengen Benzin, Benzol und ähnliche Produkte enthalten, auch Azeton, Methylalkohol, kurz die billigen, unreinen, Fette und Harze lösenden technischen Lösungsmittel (neuerdings viele organische Chlorverbindungen und Verwendung künstlicher Harze).

Wenn man beachtet, wie sehr der Alkoholgenuß die Bleierkrankung begünstigt und den Symptomenkomplex modifizieren kann, wird man diese erwähnten, überaus häufigen und sich immer mehr verbreitenden Einwirkungen in Berücksichtigung ziehen müssen.

Die früher häufigen Berufsvergiftungen im Buchdruckereigewerbe sind stark zurückgegangen, seit die Staubabsaugung aus den Setzerkasten besteht und die Lettern nicht mehr regelmäßig in den Mund genommen werden. Bei gut konstruierten Setzmaschinen, ebenso bei der Linotype, wo die gesetzte Linie abgegossen wird, werden Bleivergiftungen selten angegeben. Dagegen kommen gewerbliche Vergiftungen mit bleihaltigen Bestandteilen häufiger vor beim Putzen, Bronzieren, Abschleifen der Lettern.

Von modernen Betrieben haben Bleierkrankungen geliefert: Die Akkumulatorenindustrie, speziell die Formierung der Bleiplatten von Hand, das Verzinnen und Verbleien in der elektrischen Industrie, Arbeiten mit Mennigkitten, z. B. bei Isolatoren, wasserdichten Dächern, Schiffen usw., Verwendung von bleihaltigen Glasuren in der Töpferei, wieder neu aufgekommen während des Krieges, Verwendung von staubenden bleihaltigen Glasuren in Spezialfabrikationen, wie bei gewissen Glasperlen.

Bleierkrankungen wurden ferner beobachtet bei Feilenhauereien und Walzwerken, bei Verwendung von Blei, bleihaltigen Legierungen: Gießen von Schroten, Kugeln. Beim Bleigießen gehen mit der steigenden Luft Bleioxyde mit; reines Blei gibt unter 800 bis 1000° kein Blei an die Luft ab, dagegen unreines Blei (Lewin). Häufig ist heute die Verwendung von bleihaltigen Dichtungsmitteln aller Art, auch als Beschwerungsmittel in der Papier- und Kautschukindustrie, speziell bei Gummischuhen, Reifen. Ferner sind viele Wachstuche bleihaltig usw.

Blei wird analog wie Mangan oft in großen Mengen zu Leinöl zugesetzt als Oxydations-, d. h. in dem Fall als Trocknungsmittel. Da die moderne Technik die Beschleunigung der Prozesse auf das Maximum treibt, sind diese Zusätze bei Lacken, Sikkativen und natürlich auch in der Linoleumtechnik gebräuchlich.

Bleivergiftungen außerhalb des Berufes. Bleischädigungen außerhalb der Berufsarbeit sind relativ häufig, werden aber meist übersehen. Solche Vergiftungsgelegenheiten sind: Verwendung von Bleisalzen als sogenannte Schönungs- und Fällungsmittel, wie sie hier und da wieder in der Weinindustrie verwendet werden; die in den Lehrbüchern häufig erwähnte Gefahr, daß Blei durch das Ausgießen der Lücken in den Mühlsteinen in das Mehl kommt, ist heute wohl ausgeschlossen. Dagegen sind Vergiftungen mit Mehl durch Zusätze von Bleiweiß bekannt geworden. Destillation von Alkohol in Pb-Röhren (Amerika). Ebenso, wenn auch seltener, kam Verwendung von bleihaltigen Farben in der Konfiserie vor, Verwendung von Schrot als Putzmittel für Flaschen usw. oder stark bleihaltige Küchengeräte.

Stark bleihaltige Glasuren an Küchengeräten geben, wenn sie längere Zeit mit sauren Nahrungsmitteln in Berührung sind, Blei ab (Vergiftung von Kindern in den letzten Jahren, als Sauerkrautgefäße verwendete Emailgefäße).

Bleivergiftungen können auch zustande kommen durch Lösung von im Körper zurückgebliebenen Schroten nach Schrotschüssen (besonders von Bleinatrium), ferner durch Wasserleitungen aus Bleiröhren, speziell wenn weiches Wasser darin länger liegen bleibt.

Seltenere Bleivergiftungen können erfolgen durch Schnupfen von bleihaltigem Tabak aus bleiernen Dosen. (Solche Fälle beweisen die große Multiformität der Gefahr.) Ebenso selten, aber für die Vielgestaltigkeit charakteristisch, ist eine chronische Bleivergiftung durch Darstellung und Handhabung von aus Blei gemachten kleinen Fetischen, Amuletten.

Vergiftungsgelegenheiten bei Kindern sind recht versteckt und unübersichtlich. Die Einzelfälle werden meist übersehen und erst bei schweren Rezidiven oder bei Erkrankungen von Geschwistern usw. diagnostiziert (vgl. atypische Symptome bei Kindern).

Früher kamen viel leichte Vergiftungen durch Spielsachen zustande, da sowohl reines metallisches Blei, wie vor allem bleihaltige Farben in der Spielsachenindustrie sehr verbreitet waren (Vogel) und es scheint, daß neuerdings wieder zunehmend bleihaltige Spielgegenstände in den Handel kommen. Persönlich bekannt sind mir Fälle von Vergiftungen durch alte bleihaltige Eßgeräte, Trinkgeschirre, durch wochenlanges Spiel mit Blei (Gießen von Kugeln, Gravieren usw.); Spielen in einem Magazin mit Bleiweiß, das die Kinder verpackten, sich anbliesen usw.; Belecken von bleiweißbestrichenen Kinderbettstellen, die nicht lackiert waren.

Allgemein zu beachten ist die Möglichkeit von Bleivergiftungen bei Kindern, wenn die Eltern einen Beruf treiben, in dem Bleibestandteile, speziell Bleistaub, vorkommen, hauptsächlich bei der Heimarbeit (Chyzer, Turner u. a.). Bemerkenswert ist ferner, daß Arbeiter ihren Kindern zum Spiel Bleibleche, Drahtstücke mitbringen, Geräte mit Bleifarben anstreichen.

Wirkungsweise. Alle chronischen anorganischen Vergiftungen haben die viel zu wenig beachtete Eigentümlichkeit, daß die Symptome stark variieren, so daß kein einheitliches Krankheitsbild aufgestellt werden kann; vor allem sind die ersten Symptome sehr variabel. Eine schnelle Diagnose und damit Vermeidung der weiteren Vergiftung ist aber gerade hier entscheidend, und zwar nicht nur therapeutisch, sondern ist oft auch von rechtlicher Bedeutung. Weil aber die Ätiologie häufig verdeckt ist, so daß sie auch dem Arbeiter nicht erkennbar, und da die Anamnese auf falsche Fährten führt, wird die objektive Untersuchung in diesen Kapiteln eingehender als gewöhnlich besprochen werden. Die Gründe der ungleichen Symptome sind im Prinzip folgende: Einmal sind die Jugendlichen und die älteren Personen mit Organschädigungen ganz ungleich empfindlich und zeigen regelmäßig andere Erscheinungen als die erwachsenen Männer von 20 bis 40 Jahren. Ferner schwanken die Wirkungen je nach der Aufnahme sehr stark, indem die ersten Dosen schon Funktionsstörungen verschiedenster Art gemacht haben können, wenn weitere Einwirkungen erfolgen. Ferner sind die Ausscheidungskräfte gegenüber vielen anorganischen Substanzen recht ungleich und die Giftempfindlichkeit wird durch Alkoholmißbrauch, andere Gifte, kombinierte Vergiftungen, schlechte Ernährung, Konstitutionskrankheiten erhöht (Krankheitsbereitschaft). Auf tiefliegende Störungen im Chemismus deutet das relativ frühzeitige Auftreten von Hämatoporphyrin im Harn (Sternberg u. a.) (vgl. Sulfonalvergiftung). Über die Häufigkeit und die Bedeutung dieser Erscheinung ist heute kaum ein abschließendes Urteil möglich, ebensowenig über die Bedeutung der Läsion der Drüsen (Parotis). Die Nebennieren sind oft vergrößert (Cesa Bianchi, Pezzola). Straub, Erlenmeyer haben experimentell gefunden, daß bei Resorption von Blei aus Depot, 0,00004 mg pro Stunde auf 1 kg Körpergewicht, Katzen in 60 Tagen an Bulbärparalyse eingehen, die manchmal morphologisch feststellbare Veränderungen bietet. Das Blei wurde in den Fällen nicht retiniert, wirkte also im Vorbeigehen.

Symptome. Die Symptome der chronischen Bleivergiftung sind von Fall zu Fall variabel. Sie setzen sich aus drei Hauptkategorien zusammen.

1. **Anwesenheit des normalerweise körperfremden Bleies in den Schleimhäuten** (Bleisaum = schiefergraue Verfärbung [1]) des Zahnfleisches in einem schmalen Saum, hauptsächlich um die Schneidezähne und eventuell grauen Flecken in der Wangenschleimhaut.

„Bleikolorit" ist schon Krankheitszeichen.

Blei im Blut zirkulierend (das als Bleichromat nachgewiesen werden kann, unter Umständen in wenigen Tropfen Blut).

---

[1] Nicht zu verwechseln mit den schwarzen Wismut- oder Kupfersäumen gleicher Topographie, ebenfalls ein schmaler Saum, der wie ein Kragen die Schneidezähne umgibt, oder dem schwarzen Zahnstein an den Zahnhälsen der Kranken.

Blei in den Sekreten (im Harn meist nur in sehr geringen Mengen. Die Hauptsache wird, wie bei allen Schwermetallen durch die Darmschleimhaut der unteren Darmabschnitte ausgeschieden).

Erwähnenswert ist auch, daß im Eiter relativ viel Blei enthalten ist und daß Bleidepots auch nach vielen Jahren durch Krankheiten und starke Jodwirkung wieder mobilisiert werden können (T. Oliver).

2. Die zweite Gruppe umfaßt die Störungen des Wohlbefindens und der Arbeitsfähigkeit: Verdauungsstörungen, Appetitlosigkeit bis zur schweren Kolik oft mit eingezogenem Leib, seltener Brechen und Durchfälle; Störungen von seiten des Nervensystems, wie ziemlich frühes, nicht sehr gleichmäßiges Zittern der Finger.

Bei Erwachsenen zeigen sich meist rein motorische Lähmungen der vom N. radialis versorgten Muskeln. Intakt bleibt die Supinatorengruppe.

Bei Kindern treten die Nervenstörungen meist zuerst in den Beinen auf und sind oft mit Schmerzen verbunden.

Schwere Veränderungen im Zentralnervensystem folgen meist erst in späteren Stadien oder bei den heute sehr seltenen brutalen Vergiftungen bei sehr schädlicher Arbeit. Frühzeitig treten noch Anämien auf bis zur schweren Kachexie und entsprechendem Gefühl der Müdigkeit. Der Blutdruck ist in vielen Fällen in den Anfangsstadien nur vorübergehend leicht erhöht, in späteren Stadien, und z. Z. der Koliken, hauptsächlich bei Nierenläsionen, dauernd.

3. Mikroskopische, anatomische, morphologische Veränderungen:

a) Transitorische. Das Auftreten von sog. basophilen Granulationen in einzelnen roten Blutkörperchen (vgl. Blutkrankheiten), die auch bei anderen, mit Blutregeneration einhergehenden Krankheiten auftreten (Phenylhydrazin-, Paraphenylendiamin- und Benzolderivatvergiftungen, Anämien und bei Blutverlusten usw.).

Zur Frage der Veränderung der roten Blutkörperchen: Basophile Granulationen und Polychromasie kommen häufig vor bei Malaria, bei Kachexien, Blutkrankheiten, wiederholten Blutungen im Darm, auch bei Abortblutungen wie bei Vergiftungen mit Paraphenylendiamin und anderen Anilinderivaten; diese Tatsache ist bei dem starken Wechsel der Zusammensetzung vieler Produkte sehr zu beachten. Polychromasie und basophile Granulationen hängen eng miteinander zusammen (Brückner).

Die systematische Verfolgung der Blutveränderungen bei Bleikranken in den verschiedensten Ländern zeigte in den letzten Jahren, daß auch das Vorkommen dieser Blutveränderungen früher stark überschätzt wurde, so daß man heute in höchstens 10% der Bleikranken eine größere Menge (über 1000) pro Million Blutkörperchen angibt, in etwa $20—30\%$ etwa 300. (Die Angaben sind sehr verschieden. Lehmann: 250 pro Million. 100 pro Million soll in der Mehrzahl beobachtet werden können [Schmidt]). Gerade bei schweren Fällen mit chronischen Veränderungen der Organe sind in späterer Zeit die basophilen Körnelungen in roten Blutzellen selten — mangelnde Regeneration.

Auch bei Gesunden finden sich etwa in 2% bis 300 gekörnte Erythrozyten pro Million (Schmidt). Naegeli fand dagegen bei den frischen schweren Fällen mit Koliken und Anämie etwa 90% stark positiv, sehr wenige Fälle negativ oder in 10 000 nur ein bis zwei basophile Zellen, in atypischen leichten Fällen mit nur wenigen und wenig ausgesprochenen Symptomen fand er nur etwa in 10% in jedem Gesichtsfeld eine basophile Zelle, in etwa 60% nur eine bis mehrere Zellen auf etwa 10 000 rote Blutkörperchen, etwa 30% ganz negativ. Bei großer Bleiaufnahme kann die Zahl der basophilen Blutkörperchen nach 12—36 Stunden für wenige Tage stark ansteigen.

In Anfangsstadien kann (speziell bei jungen Mädchen, die in kurzer Zeit ziemlich viel Blei aufgenommen haben) eine starke Lymphozytose und Leukozytosereaktion im Liquor cerebrospinalis beobachtet werden (Mosny), doch schwindet diese Reaktion bald.

b) Die bleibenden anatomischen Veränderungen und die Lokalisation des Bleies betreffen speziell Blutgefäße, Nieren und Gelenke.

Das Blei wird in der Hauptsache ausgeschieden, kleine Mengen werden zurückgehalten.

Bleidepots finden sich in der Leber, aber auch im Gehirn; in schweren Fällen bis zur auffälligen Grauverfärbung des Gehirns; ebenso findet man Bleidepots in den Haaren.

Charakteristik und Übersicht über die einzelnen häufigen typischen und schweren Symptome. Bleikolik ist das am längsten bekannte und meist früh eintretende Symptom einer chronischen Bleivergiftung. In typischen Fällen ist der Leib eingezogen, mäßig kräftiger Druck wirkt im Gegensatz zu den gewöhnlichen oder entzündlichen Zuständen eher erleichternd. Diese Beobachtung spricht stark für eine Bleikolik; dabei besteht meist hartnäckige Verstopfung, der Puls fühlt sich oft hart an, der Blutdruck ist dabei hier und da etwas erhöht, manchmal aber erniedrigt. Die Anfälle von Kolik wiederholen sich in ziemlich ungleichen Intervallen und schwinden bei Behandlung und eintretender Darmbewegung meist in wenigen Tagen.

Als zweites typisches Symptom ist ein ziemlich gleichmäßiger feinschlägiger Tremor der Finger zu erwähnen, bei ausgestreckten Händen und gespreizten Fingern (nach Kuppermann und Naegeli ist häufig bei Rechtshändigkeit, resp. Linkshändigkeit das Zittern einseitig stärker ausgesprochen und dann charakteristisch), selten ist Zittern der Füße, des Kopfes, choreatische Bewegung und Koordinationsstörung.

Als weiteres typisches Symptom von seiten des Nervensystems ist die sog. Bleilähmung des Radialisgebietes beider Hände zu betrachten. Auch hier tritt häufig die Erscheinung zuerst in der stärker angestrengten Hand auf. Sie ist charakterisiert durch das Intaktbleiben der Supinatoren und der Daumenmuskeln und der Interossei. Oft findet man als Früh- und Spätsymptom Streckerschwäche (Teleky).

Die Hand kann also im Handgelenk nicht aktiv resp. nicht mit Kraft gestreckt werden. Die Lähmung ist eine rein motorische; Sensibilitätsstörungen, wie Schmerzen, sind manchmal in geringem Grad anfangs vorhanden, fehlen aber doch in den meisten Fällen. E.A.R. ist anfangs häufig zu konstatieren. Diese Symptome sind oft begleitet von einer Schwellung des Handrückens.

In seltenen Fällen, speziell bei jugendlichen Personen, sind die Unterschenkelmuskeln im Peroneusgebiet betroffen: hier sind die Schmerzen häufige Begleiterscheinungen, und die Atrophien treten ebenfalls schneller ein. Der Eintritt der Symptome ist oft so schnell, daß an eine Poliomyelitis anterior gedacht wird. (Dagegen spricht natürlich die Symmetrie und die vollständige Fieberlosigkeit gerade im Anfange der Krankheit und das häufige Freibleiben des M. tibialis ant. bei Bleivergiftung.)

Andere Lähmungen sind recht selten: beobachtet sind Augenmuskellähmungen, Stimmbandlähmungen.

Immer frei bleiben Blase und Mastdarm.

Ausgedehnte nervöse Störungen mit peripheren Lähmungen der verschiedensten Art leiten über zu dem heute relativ seltenen Krankheitsbild des Encephalopathia saturnina, einhergehend in bestimmten Fällen mit schweren Depressionszuständen, Aufregungszuständen mit Verkennung der Umgebung, doch sind diese Kranken nie so urteilsschwach wie Paralytiker.

In anderen Fällen treten mehr motorische Krampfzustände in den Vordergrund, Epilepsia saturnina. Die Kranken gehen meist in einer Folge schwerer Anfälle zugrunde. Neuerdings wird akute Erkrankung nach Arbeit mit Pb $(C_2H_5)_4$ beobachtet mit schweren Symptomen (Henderson).

Eine Gruppe von weiteren Störungen sind auf die früh eintretenden Arterienveränderungen zurückzuführen: In erster Linie die häufigen Nierenerkrankungen, Augenstörungen, Gelenkerkrankungen (speziell Unterschenkel, Fußgelenk, Arthropathien, Myopathien).

Man kann häufig schon bei sonst gesunden kräftigen Arbeitern von 20 bis 25 Jahren ohne Blutdruckerhöhung und ohne manifeste Nierenerkrankung eine auffällige Härte der Gefäße finden. Die Gefäße fühlen sich an wie mittelharte Kautschukschläuche, die unter dem Finger rollen und ausweichen. Die Gefäßwände absorbieren Blei, sind öfters bleihaltig (Spiro).

Die Amblyopia saturnina hat recht oft ihre Ursachen in Gefäßstörungen, kann auch Begleiterscheinung sein einer Nierenerkrankung oder der psychischen Veränderungen infolge des Bleies, eventuell von vorübergehenden meningealen Störungen begleitet, die oben erwähnt wurden.

Die Bleigicht. Gichtische Erscheinungen sind entschieden häufig bei Bleikranken, hauptsächlich bei Männern. Ihr Zusammenhang mit Stoffwechselstörungen und Sekretionsstörungen ist nicht geklärt, ebensowenig die häufig ausgesprochenen Anämien (die Blässe ist oft eine Folge der Kontraktion der Hautgefäße und entspricht nicht immer einem geringen Hämoglobingehalt des Blutes).

Nierenerkrankungen als Folge von Bleiwirkungen sind sehr häufig. Akute Nierenreizungen mit Eiweiß- und Zylinderausscheidung begleiten oft die Koliken, auch in den frühesten Stadien. Bei angeborenen Nierenstörungen, z. B. Zystenniere, ist das Leben bald gefährdet. Die große Mehrzahl der Bleikranken zeigt später alle Symptome der sog. Schrumpfniere, die in den meisten Fällen nicht von anderen Schrumpfnieren zu unterscheiden ist.

In seltenen Fällen tritt eine beidseitige harte Schwellung der Parotis, selten der Hoden, auf.

Die **vergleichende Pathologie** gibt uns auch hier einiges Verständnis für die große Variation des Krankheitsbildes (Trousseau, Chyzer, Haarstick, Broemstrup, eigene Beobachtung). Zufällige Vergiftungen durch Nahrung von Wiesen, über die Abwässer von Bleibergwerken und Pochwerken flossen, zeigen, daß das Pferd in erster Linie Lähmungen des Nervus laryngeus inferior bekommt (sog. Pfeiferdampf); Ernährungsstörungen, Darmstörungen wurden nicht beobachtet.

Dagegen traten bei Wiederkäuern Steifheit in den Gliedern, speziell Hinterbeinen, Zittern, Zuckungen, Erregung, sensible Störungen, in erster Linie stellenweise Anästhesien, ausgesprochene Sehstörung mit weiten Pupillen, Appetitmangel, Salivation, Kaukrämpfe, Obstipation, verlangsamter Puls als häufige Krankheitserscheinungen auf.

Bei Heimarbeitern, hauptsächlich in der Töpferei, erwiesen sich die kleinen Vögel als außerordentlich auf Blei empfindlich, Katzen zeigten die Zeichen von Darmkoliken; Experimente beim Hund ergaben das Auftreten von Bleisaum, ausgesprochene Anämie, Poikilozytose, Aphonie, Anästhesie, selten Albuminurie und Verdauungsstörungen; Knochen und Nieren besonders waren bleireich, während Straub bei chronischen Vergiftungen von Katzen aus einem Bleidepot im Körper, in den Organen nur sehr wenig Blei fand [vgl. $Pb(C_2H_5)_4$ Seite 152, 260.]

Diagnose. Die große Mehrzahl der Erkrankten zeigen überhaupt nur einzelne wenige Symptome und die Diagnose muß durch die Blutuntersuchung, Nachweis von Blei oder auch durch Untersuchung des Milieus und der Arbeitsweise festgestellt werden. Die häufigsten Symptome sind Bleikolorit, Koliken, Zittern, Anämien und basophile Granulationen. (Bleisaum, sogar Blei im Harn kann ohne Störung der Arbeitsfähigkeit vorkommen, spricht aber natürlich für Bleivergiftung, wenn andere Symptome vorliegen.) In den Spätstadien mit Organveränderungen fehlen häufig diese erwähnten, für die Frühdiagnose wichtigen Symptome.

Bei der Diagnose der durch Blei ausschließlich bedingten oder mindestens durch Blei mitbedingten Krankheiten sind nach den neuesten Erfahrungen folgende Gruppen auseinanderzuhalten:

1. Bleikrankheiten mit **mehreren typischen** Symptomen, wie Bleikolik, Radialislähmung, Zittern, basophile Granulation der roten Blutkörperchen, Hämatoporphyrin im Harn, Bleisaum; es existieren aber auch eine Reihe von Krankheitsbildern, die nach den Erfahrungen in Bleibetrieben ebenfalls von Blei bedingt sind, wie ausgesprochene Appetitlosigkeit und Anämie ohne Fieber, oder parallel der Bleiaufnahme sukzessiv eintretende starke Ermüdbarkeit und Schwäche oder Steifigkeit in den Gliedern, Zittern, Kopfschmerzen (Symptome, wie sie besonders bei Gebildeten, z. B. Chemikern, zur Beobachtung kommen nach längeren Bleieinwirkungen.)

2. Von den typischen Bleikrankheitsbildern stark abweichende Initialsymptome und Verlaufsarten finden sich fast regelmäßig vor bei Bleiwirkungen ausgesetzten Kindern und jugendlichen Arbeiterinnen in der Zeit der Entwicklungsjahre. Kinder zeigen sehr häufig, ja meist, keine Koliken, dagegen ein Heer anderer Verdauungsstörungen, ferner sind die Nervensymptome nicht in den Streckmuskeln der Hand zu suchen, sondern in der Mehrzahl in den Beinen, und zwar werden meist gleichzeitig motorische, trophische und sensorische Störungen beobachtet.

Die Erfahrung lehrt, daß die meisten Bleivergiftungen bei Kindern übersehen werden, und daß die diagnostizierten Fälle bis heute meist erst nach Eintreten chronischer Schädigungen, nach Rezidiven und multiplen Erkrankungen diagnostiziert worden sind. Die Giftgefahr ist in diesen Fällen gar nicht evident und wird nur bei genauer Analyse des Milieus überhaupt entdeckt.

Analog verhält es sich bei Bleierkrankungen jugendlicher Arbeiterinnen, die oft nur zeitweise, aber dann über viele Monate mit einem bleihaltigen Spezialartikel zu tun haben, der zu Vergiftungen führt.

3. Sicher ist, daß Blei eine mitkonkurrierende Ursache bei einer relativ großen Zahl von atypischen Erkrankungen, die durch andere schädigende Momente plötzlich ausgelöst werden. So sieht man Fälle von traumatischen Lähmungen mit dem Charakter der Bleilähmung. Hier und da brechen Koliken usw. nach Exzessen aus. Alle Gutachter auf diesem Gebiete betonen immer und immer wieder, daß alle Intoxikationen, natürlich speziell der Alkoholismus, aber auch viele gewerbliche Gifte, die Toleranz des Bleies ungeheuer herabsetzen und damit den Ausbruch einer toxisch bedingten Krankheit beschleunigen.

Die Diagnose dieser kombinierten Vergiftung gehört in vielen Fällen zu dem Schwierigsten, was die innere Medizin kennt.

Auf eigenartige Bleierkrankungen bei Kindern haben hauptsächlich Putnam, Dufour, Labastide, Oliver, Variot, Echerich 1903, Zappert 1904, Teleky 1906, Mauthner 1906, Bernhard, Niemann, Chyzer 1908, Turner-Jefferies 1909, Zangger 1910, Hirsch 1910, Meillère, Balthazard 1913 u. a. hingewiesen.

Ätiologisch kamen bei Kindern ganz verschiedene, oft recht versteckte Bleiquellen in Betracht, es kamen Fälle in den verschiedensten Bevölkerungsklassen vor.

Natürlich in erster Linie in der Heimarbeit mit Blei, wie bei der Töpferei, dann als Folge bleihaltiger Eßgeschirre, auch heute noch durch bleihaltiges Spielzeug; sogar in rein landwirtschaftlichen Gegenden sah ich Vergiftungen durch lange dauerndes Spiel mit Schroten, Bleikugeln, durch Schmelzen, Gießen, Verbrennen von Bleiabfällen, Bleigravieren, durch Anstriche, verbleite Geländer, Terrassen, Spiel mit Farbpulvern.

Fast alle diese Vergiftungen hängen unmittelbar mit den Industrien zusammen, weil in den meisten Fällen das Blei durch den Vater aus der Fabrik heimgebracht wurde, oder weil Farben verwendet wurden, deren Herkunft nicht bekannt war, und die ohne Lacke aufgetragen wurden usw.

Die Differentialdiagnose. Verwechslungen mit anderen Krankheiten sind schon bei relativ typischen Bleivergiftungen möglich und umgekehrt wird die Diagnose einer Bleierkrankung bei ganz anderer Ätiologie nicht selten gestellt. Verwechselt worden sind in erster Linie Gallensteinkolik, Nierensteinkolik und Blinddarmentzündung, auch Perforativperitonitis im Beginn und recht oft luetische Manifestationen (akute Bleierkrankungen können auch positiven Wassermann geben).

Verwechslungen dieser Art sind um so eher möglich, weil es Bleierkrankungen gibt, die, wie schon erwähnt, nicht dem Schulbild folgen. Vor allem ist die Verteilung der Kolikschmerzen im Leib recht ungleich, der Leib ist in manchen Fällen nicht eingezogen und auf Druck leicht empfindlich, die Hautberührung kann schmerzen, ebenso wird nicht selten Schmerzhaftigkeit angegeben bei Anfassen einer Hautpartie des Bauches ohne Druck in die Tiefe.

Die Differentialdiagnose ist bedeutend schwerer bei atypischen Erkrankungen. Wo Blei infolge der beruflichen Tätigkeit in Betracht kommen kann, sollte man es gewissenhaft ausschließen, weil die letzten Jahre gezeigt haben, daß Dauerschädigungen und schwerere Dauerzustände sich ganz besonders häufig an Intoxikationen mit atypischem Krankheitsbild anschließen.

Zu den schweren Frühsymptomen gehören — speziell bei jugendlichen Arbeiterinnen — starker Kopfschmerz, Arthralgien, Myalgien, ausgesprochene, schnell eintretende Anämien, oft mit Parästhesien in den Gliedmaßen, früh eintretende Albuminurie und Blutdruckerhöhung.

Wenn man Gelegenheit hat, solche Fälle über Jahre zu verfolgen, wird man häufig mit Schrecken konstatieren, wie schlecht sich diese jungen Leute erholt haben.

Unter dieser Gruppe finden sich diejenigen, die oft sehr früh Zeichen der Bleiniere, der Bleigicht zeigen, mit früher Blutdruckerhöhung, kombiniert mit nervösen Symptomen.

Daß eine relativ große Zahl der atypischen Bleierkrankungen bei jugendlichen Personen auftritt, zwingt diese Krankheitsbilder hervorzuheben, besonders, weil sie in den Lehrbüchern der inneren Medizin meist gar nicht erwähnt werden. Die relative Häufigkeit dieser Fälle wurde hauptsächlich denjenigen Ärzten bewußt, die neben anderen Industrien spezifische Bleiindustrien mit einer großen Zahl jugendlicher Arbeiterinnen in ihrem Beobachtungsgebiet haben.

Über die **Dosen,** die zu chronischen Intoxikationen führen, ist naturgemäß wenig Genaues bekannt: Bald werden zufällig in wenigen Minuten größere Mengen durch die Atmung in Form von Staub aufgenommen oder auch durch mit bleihaltigem Staub verunreinigte Nahrung. Andererseits ist die Toleranz und Ausscheidungskraft des Organismus sehr verschieden und die Empfindlichkeit wird durch momentane Zustände, wie Verdauungsstörungen, Traumen, Intoxikationen aller Art stark erhöht. So scheinen die Kinder im Durchschnitt größere Dosen ohne schwere Erkrankung zu ertragen, als schon irgendwie geschädigte Erwachsene. Durchschnittliche tägliche Aufnahme von 10—20 Milligramm scheinen in wenigen Monaten bei der Großzahl von empfindlichen Individuen zu schweren Störungen zu führen.

Prognose. Eine vollständige Wiederherstellung ist im allgemeinen nur zu Beginn der Vergiftung möglich, deshalb ist die Stellung der ätiologischen Diagnose und die Feststellung der Herkunft des Giftes für das Schicksal des Falles oft entscheidend.

Die Koliken und Verdauungsstörungen bleiben meist am schnellsten aus, die Lähmungen lassen oft für Jahre eine Schwäche zurück und können wieder auftreten nach irgendwelchen schwereren Traumen und Krankheiten ohne Bleiaufnahme. Überhaupt ist zu beachten, daß die Bleidepots im Organismus jahrelang bleiben können, und daß durch eine Mobilisation des Bleies wieder neue Krankheitserscheinungen, wenn auch selten, nach Jahren noch ausbrechen können (Oliver u. a.).

Gefäßerkrankungen und die interstitiellen Veränderungen in den Nieren trüben die Dauerprognose stark, speziell in bezug auf die Erwerbsfähigkeit und deren Dauer, weil die Prozesse häufig trotz Behandlung vorwärtsschreiten.

Eine ungünstige Prognose, selbst nach kurzer Arbeitszeit, gaben diejenigen Fälle, bei denen schon im Frühstadium eine der folgenden Symptomkombinationen vorkommen: Sehr starker Kopfschmerz mit Arthralgien, Myalgien; atypische Lähmungen mit starker Anämie und Ikterus; Albuminurie und Blutdruckerhöhung, hauptsächlich, wenn Kardialgien und harte Gefäßwände gleichzeitig bestehen.

In manchen Fällen, hauptsächlich bei Gießarbeit, kommen noch andere Gifte mit in Betracht, in erster Linie CO, dann auch Arsen, Antimon usw. (vgl. kombinierte Vergiftungen S. 25, 219).

Therapie. Neben Vermeidung von weiterer Bleiaufnahme ist gute Ernährung, Jodkali in Dosen von 2—5 g pro Tag angezeigt, und zwar über längere Zeit. Gute Dienste leisten auch warme Bäder, Schwefelbäder. Die Koliken werden am besten mit Opium oder Morphium innerlich behandelt. (His empfiehlt Tinct. opii 2,5, Kal. brom. 10,0 auf 200, zweistündlich ein Eßlöffel.) Auch Opium mit Belladonna kombiniert wirkt günstig. Keine Drastika.

Gegen die Verstopfung empfehlen sich nach Abklingen der Kolik Bitterwasser und vor allem gekochte Früchte.

Intravenöse und subkutane Injektionen von Natriumthiosulfat, z. B. 0,1 g alle 3—4 Tage über Wochen wird bei subakuten Zuständen empfohlen; manche Autoren haben keinen Erfolg gesehen.

Es werden auch neuerdings Salzbäder unter gleichzeitiger Verwendung von galvanischem Strom, evtl. unterbrochenem Gleichstrom, empfohlen, Zellenbad: Handbad: negativer Pol, Fußbad: positiver Pol, in Strömen bis 20 Milliampères.

Im übrigen ist symptomatische Therapie angezeigt: bei leichten Koliken feuchte heiße Überschläge, in bezug auf Lähmungen wie bei Krankheiten der peripheren Nerven, ebenso Arteriosklerose, Nephritis usw.

Prophylaktisch ist reichlicher Milchgenuß sehr wirksam. (In manchen Fabriken wurden vor dem Krieg mit großem Erfolg Schleimsuppen, Milch und nahrhafte billige Kantine verabreicht.)

Bleitetraäthyl, Bleimethyl sind schon sehr lange als sehr schwere Nervengifte bekannt, die, in größeren Dosen eingeatmet, sehr schnell zum Tode führen. Es wird neuerdings als Zusatz zu Autobenzin verwendet, ist flüchtig, wirkt auch überraschend schnell durch die gesunde Haut hindurch.

3. Zink.

Das Metall kann sich in geringen Mengen in Essigsäure usw., neutralen und Chloride enthaltenden Flüssigkeiten lösen. Vergiftungen sind dadurch nicht bekannt, hingegen wird eine Krankheit als Zinkfieber oder Gießfieber beschrieben, die hauptsächlich bei Messinggießereien beobachtet wurde (starkes Unwohlsein, Fieber, katarrhalische Zustände, Brechen mit Niedergeschlagenheit) von etwa 24—48 Stunden ohne Nachwirkungen.

Vergiftungen durch Zinksalze, speziell Zinkchlorid, Zinksulfat kamen durch Verwechslungen zustande, hauptsächlich von Zinkchloridlösungen (das auch in großen Mengen im Lötwasser enthalten ist), ferner durch Verwechslung von Zinksalzen mit Backpulver, Abführmitteln, Konservierungssalzen.

Symptome: In größeren Dosen Magen- und Darmreizung.

Allgemeine Wirkungen sind äußerst selten, da es sehr wenig resorbiert wird. Die Wirkung ist abhängig von der Menge und sehr stark von der Konzentration.

Chronische Zinkvergiftungen werden angegeben nach langem äußeren Gebrauch von Zinkoxyd (Verdauungsstörungen, die den Bleiwirkungen sehr ähnlich sind).

Bei Verdacht auf gewerbliche Vergiftungen ist vor allem zu beachten, daß das Zink sehr häufig Blei enthält (z. B. bei der Verzinkerei, in der elektrischen Industrie) und sehr häufig auch Arsenik.

4. Zinn.

Zinnäthyl, Zinnmethyl sind weniger giftig als die entsprechenden Bleiverbindungen, sie erzeugen bei geringen Konzentrationen rasende Kopfschmerzen und greifen bei chronischer Einwirkung das Nervensystem, vor allem die Sehnerven an — Neuroretinitis optica.

5. Thallium.

Thallium wurde medizinisch bei Phthisikern gegeben. Es scheint schon in Dosen von 0,5 g schwere Verdauungsstörungen, Nephritis, sehr schmerzhafte neuritische Lähmungen und starken Haarausfall zu erzeugen. Es wird neuerdings stärker in der Technik verwendet. Auch kriminelle Vergiftungen mit tödlichem Ausgang sind bekannt geworden. [Mäusegift. Thalliumvergiftung zu Mordzwecken sind die letzten Jahre öfter aufgedeckt worden, ähnlich wie Bleivergiftungen zum Zwecke des Mordes (Kipper). Viele experimentelle Untersuchungen (Buschke).]

6. Chrom und Chromsäure.

Die chromsauren Salze, speziell das doppelchromsaure Kalium, aber auch das Bleichromat, haben vielseitige Verwendung in der Färberei, Bleicherei, Druckerei als Beizen, in der Gerberei, speziell der Schnellgerberei, als Farbmittel für Holzgegenstände (Maßstäbe, Stöcke), ferner in der Zündholzindustrie, auch gelegentlich bei der Essigsäureerzeugung nach bestimmten Verfahren.

Die Vergiftungen erfolgen selten absichtlich (Selbstmord, Abortivversuch). Am häufigsten und wichtigsten sind die gewerblichen chronischen Vergiftungen durch Chromsäureverbindungen [Herstellung der Chromverbindungen (Lehmann)].

Die **akute Vergiftung** erfolgt schon durch sehr kleine Dosen. 0,5 bis 1 g Chromsäure bewirken tödliche Vergiftung. Die Symptome: Reizung, Gelbfärbung von Mund, Rachen, Magen (bis zur Bildung orangegelber Schorfe), akute Nephritis, meistens mit Blut im Harn und häufige Entzündungen in den unteren Darmabschnitten.

Die **Diagnose** kann am schnellsten aus den frisch orangegelben Verfärbungen im Mund gestellt werden. (Die Schorfe von Salpetersäure, Pikrinsäure sind heller gelblich gefärbt), dazu gesellen sich Brechen, Durchfälle, wenig Blut enthaltender Urin. — Das Erbrochene ist meist nicht mehr gelb, sondern durch Umsetzungen grün.

Die **Therapie:** schnelle Entfernung durch Brechen, Magenspülung; im Notfalle Kreide, Kalk der Wände, frisch gefälltes Eisenoxyd, Magnesia usta (bei Chromsäure keine Alkalien!).

Die **Prognose** ist wegen der Nephritis dubiös, da die akute Reizung in eine chronische, diffus interstitielle Erkrankung übergehen kann.

Die **chronische Chromvergiftung** setzt sich aus einer Oberflächenreizung (Geschwürsbildungen) an der Stelle der Einwirkung und den selteneren schweren Allgemeinwirkungen zusammen. Der Staub von Chromverbindungen reizt in erster Linie die Nasenschleimhaut, ziemlich häufig sind in den unteren Abschnitten des Nasenseptums Geschwüre zu sehen bis zur Durchlöcherung (analoge Prozesse sieht man übrigens auch durch Arsentrioxyd beim Erzrösten usw.). Die Geschwüre sind meist kleiner als die gleich lokalisierten luetischen. Weitere Reizungen finden sich im hinteren Nasen-Rachenraum, auch im Mund. Chronische Nephritis soll bei Chromarbeitern prozentual häufiger beobachtet werden als bei anderen Arbeitern.

Die **Diagnose** der Ursache der Allgemeinerscheinungen erfolgt meist durch die lokalen Reizsymptome und die Anamnese, oder Verfärbung erregt den Verdacht.

Prognose und **Therapie.** Die Prozesse verlaufen meist sehr langsam, die Chrom-Nephritis hat wenig Tendenz zur Heilung, doch kann bei Vermeidung von Reizmitteln und Alkohol und Genuß von Milch die Arbeitsfähigkeit meistens lange erhalten bleiben. Nach Lehmann haben die Verbesserungen der Industrie usw. die chronischen Chromerkrankungen auf die Nasengeschwüre und seltene Hautgeschwüre reduziert.

Nachweis in der Magenschleimhaut: mit $H_2SO_4 + H_2O_2$ (Blaufärbung).

7. Uran.

Die allgemeinen Uranwirkungen sind denen des Chroms analog, Uran ist nach der hohen Atomnummer (Kernladung) ein besonders schweres Gift. Die neuzeitliche starke Steigerung der Uranproduktion wird voraussichtlich mehr gewerbliche Erkrankungen bringen (Beziehungen zum Radium). Letztes Jahr wurden von Amerika und Belgien Fälle gemeldet (Reste von strahlendes Material enthaltendem Uran.)

8. Kupfer.

Die Kupfersalze werden sehr schlecht resorbiert; die Wirkung beschränkt sich deshalb meist auf eine lokale Reizung im Magendarmkanal. Eine reine chronische gewerbliche Kupfervergiftung mit allgemeinen Symptomen ist nicht bekannt. Als Vergiftungsgelegenheit kommt in erster Linie der früher sehr berüchtigte Grünspan in Frage (fettsaure und hauptsächlich essigsaure Kupfer-verbindungen in schlecht verzinnten Kupferpfannen; doch handelt es sich in den allermeisten Fällen, wenn Grünspan als Vergiftungsursache angegeben wird, um falsche Interpretationen bei eigentlichen Fleisch- und Fischvergiftungen auf bakterieller Grundlage).

Die Verwendung von Kupfer zur Erhaltung der grünen Gemüsefarbe der konservierten Gemüse ist heute in den meisten Staaten in bestimmten Grenzen gesetzlich erlaubt; da sich im grünen Gemüse ziemlich unlösliche Verbindungen bilden, wirkt das Kupfer nicht und wird nicht resorbiert. Nicht grüne Nahrungs-mittel fixieren das Kupfer nicht fest.

Kupfervitriol und Kupfersulfat wurde gelegentlich aus Versehen und sehr selten zu Selbstmordzwecken genossen.

Akute **Kupfervergiftungen.** Lösliche Kupfersalze bewirken Brennen, Brechen, Schmerzen im Magen, blutige Durchfälle.

Wird die Magen-Darmschleimhaut stark verändert, erfolgt doch auch eine Resorption des Kupfers (welches durch die unveränderte Schleimhaut nicht aufgenommen wird): ausgesprochene starke Müdigkeit, Kältegefühl, Beschleu-nigung der Herzaktion, Schwindel, sogar Konvulsionen, Koma, Tod folgen im Lauf des ersten Tages. Daneben die typischen Schwermetallwirkungen: Nierenreizung, Blutungen in den Dickdarm. Es soll auch zu solchen akuten Erscheinungen kommen bei Einatmung von kupferhaltigem Staub, so bei der Bearbeitung von Kupfergegenständen mit Metallbürsten. (Mitwirken anderer Metalle.)

Bei diesen Fällen kommen zu den oben erwähnten Symptomen Schmerzen auf der Brust, Husten (die Arbeiter zeigen einen hier und da mit grünlichen Partikelchen versetzten Auswurf).

Die chronischen Einwirkungen sind kaum gefährlich, wenn die Dosen nie so groß werden, daß die oben erwähnten lokalen Reizungen entstehen.

9. Wismut.

Wismut in Form von basischem salpetersaurem Salz (Bismutum subnitricum, Magisterium Bismuti) kommt fast nur als Medikament in Betracht, ist in Dosen bis zu 8—10 g fast immer unschädlich, gab aber in einzelnen Fällen zu aus-gesprochenen, an Schwermetallsalze erinnernden Vergiftungen Anlaß, sowohl bei Genuß per os, wie auch namentlich durch Ausstopfung von Abszeßhöhlen und Fistelgängen; viel höhere Dosen werden zu Röntgenaufnahmen zusammen mit Kartoffelbrei meist ohne Schädigung verwendet (vgl. Barium), doch wird das Nitrat heute meist durch Karbonat ersetzt, weil man Nitritsymptome (vgl. S. 169) beobachtet hat.

Symptome und **Diagnose.** In erster Linie bei den Giftwirkungen. Starke Symptome von seiten des Dickdarmes, Durchfall, Tenesmus, Stomatitis, öfter mit schwarzer Umränderung der Schneidezähne am Zahnfleisch (in der Form analog dem Bleisaum). Schwere Nephritis.

Da die Wirkung und die toxische Dosis äußerst ungleich, da ferner häufig knoblauch-artiger Geruch der Atmungsluft angegeben wird und wir wissen, daß Wismut schwer von Arsenik und Tellur zu reinigen ist, so ist in dieser Richtung auch an eine Inkonstanz der Präparate zu denken, ferner an eine Reduktion des weniger giftigen Nitrates zu den giftigeren Nitriten. Neuerdings sind Hunderte von therapeutischen Präparaten ein-geführt worden.

Vergiftungssymptome verschiedener Art durch anorganische und organische Wismut-salze sind bei intravenöser Syphilistherapie in letzter Zeit immer häufiger beobachtet worden.

10. Osmium.

Bis jetzt kam als toxische Substanz die sog. Osmiumsäure, das Osmiumtetroxyd, in Betracht, bei dessen Darstellung und Verwendung als Beize und Fixierungsmittel, früher auch für Glühlampenfäden.

Es wird selten zu Injektionen bei hartnäckigen Neuralgien verwendet.

Da es verdampft, reizt es die Atmungsorgane und die Augen. Die Reizzustände sind sehr hartnäckig (chronische Hyperämie, meist wenig Sekretion). Genossen wirkt es wie ein Schwermetallsalz. Da es sich sehr schnell zersetzt, ist eine Medikation von zweifelhaftem Wert.

11. Arsen und Arsenverbindungen[1].

a) Akute Arsenvergiftung.

Das Gift wird meist als arsenige Säure, resp. Arsentrioxyd, als Arsensäure, als Arsen in Substanz oder als Arsenkupferverbindungen in Farben aufgenommen oder aber in den medizinalen Lösungen (Liquor Kal. ars. Fowleri $= 1^0/_0$ Kal. ars., seltener die Pearsonsche Lösung), und zwar: in neuerdings wieder zunehmender Zahl zu verbrecherischen Zwecken (Mord, Mordversuch). Recht häufig sind Vergiftungen durch Verwechslung, Verwendung arsenhaltiger Substanzen zu Nahrungsmitteln und zum Zwecke des Selbstmordes, da das Gift ungeheuer leicht zugänglich ist (Rattengift, Farben usw. [2]).

Symptome der akuten Arsenvergiftung. Die akuten Arsenwirkungen sind durch eine starke Erweiterung, resp. Lähmung der Kapillaren, hauptsächlich der Darmschleimhaut, charakterisiert, mit meist kleinen Blutungen. Auch die übrigen Schleimhäute sind oft in einem Reizzustand. Die typischsten Erscheinungen sind Brechen, Durchfälle (sog. Reiswasserstühle, wie bei Cholera) mit starkem Tenesmus.

Werden z. B. mehrere Gramm arsenige Säure As_2O_3 in feiner pulverförmiger Verteilung genossen, wie oft zu Selbstmordzwecken, dann treten in wenig Stunden zu den Erscheinungen des schwersten Darmkatarrhs eine ausgesprochene motorische Schwäche, Schwindel, starke Hinfälligkeit, manchmal kurz vor dem Tod vollständige Lähmung.

In solchen akuten Fällen, die meist in wenigen Stunden akut tödlich verlaufen, findet man im Erbrochenen oft weiße harte Krümel (Arsentrioxyd), auch grüne Farbstoffe, hier und da riecht der Atem etwas nach Knoblauch.

Wird sog. Arsenikpulver, Rattengift, mit wenig Flüssigkeit genommen, so kann das Material sich zu einer festen Masse ballen und die Wirkung ist relativ langsam. Ich sah einen Fall, wo bei der Sektion über 300 g arsenige Säure in einem festen Klumpen gefunden wurden, bei dem die ersten schweren Symptome erst nach mehreren Stunden eintraten.

Die meisten Arsenikvergiftungen (Morde), hauptsächlich die heute wieder häufiger werdenden kriminellen Arsenvergiftungen, werden durch relativ geringe Dosen bewirkt, die nicht selten wiederholt gegeben werden[2].

Wenn diese Art Vergiftungen einzelne Personen trifft, wird regelmäßig die Diagnose „Darmkatarrh" gemacht und die Vergiftung übersehen. (Durch zufällige Umstände habe ich in wenig Jahren drei solcher Fälle durch nachträgliche Untersuchung nachweisen können. Keiner der Ärzte hatte während des Lebens an Vergiftung gedacht.) Viele subakute Vergiftungen mit Arsenik sind

---

[1] Die Arsengruppe wird hier besprochen, weil sie toxikologisch den Schwermetallen nahesteht.

[2] Für Giftmord ist das Arsenik (die arsenige Säure) deshalb das Prädilektionsmittel, weil es geruchlos und geschmacklos ist und leicht in der Nahrung in krankmachenden und tödlichen Dosen beigebracht werden kann. Ferner sind Arsenpräparate heute die zugänglichsten Gifte, sei es als Rattengift, neuerdings gegen Pflanzenschädlinge und als arsenhaltige Farbpulver, wie Schweinfurtergrün und Scheelesgrün. — Die modernen aus Amerika eingeführten schwerlöslichen fünfwertigen Kalzium- und Bleiverbindungen sind weniger giftig.

zufällige Folgen von Verwechslungen, z. B. Verwechslung von arseniger Säure mit sog. Backpulver, Salz usw. Sie haben dann meist Erkrankungen von mehreren Personen zur Folge; diese Tatsache legt naturgemäß den Gedanken an Vergiftung nahe.

Bei diesen subakuten Fällen gehen auf Opium die Darmerscheinungen und Schmerzen etwas zurück, treten aber tagelang immer wieder auf. Der Tod erfolgt meist unter zunehmender Herzschwäche. Hier und da zeigen sich Leberschwellung, Ikterus, die mit der Herzschwäche oft parallel gehen und darauf bezogen werden, statt auf Arsenik.

Die **Diagnose** am Lebenden ist in erster Linie möglich durch Untersuchung des Erbrochenen (grüne Farbbestandteile, weiße, harte unlösliche Bröckel). (Hat man einmal Verdacht, wird man das Erbrochene, evtl. Magenspülwasser und Harn und Stuhl auf Arsenik untersuchen, siehe Sektion.) Aber in kriminellen Fällen wird natürlich das Erbrochene weggeschüttet. Klinisch auffällig ist manchmal der Tenesmus, der schon in den ersten Stunden einsetzen kann. Die Schleimhautreizungen sind leider nicht charakteristisch, sie wechseln sehr stark, und ein verdächtiger knoblauchähnlicher Geruch ist nicht sehr häufig.

An der Leiche finden sich keine äußeren Symptome, außer etwa kleine hyperämische Flecken. Sie faulen manchmal recht langsam. Der ganze Darm und der Magen zeigen stärkste Erweiterung der Gefäße, das Darmepithel fehlt in großer Ausdehnung, es flattern kleine abgehobene Schleimhautfetzen an meist nur leicht ulzerierten Stellen herum. (Im Gegensatz zur Wirkung der eigentlichen Ätzgiftwirkungen auf den Magen und die oberen Darmpartien ist bei Arsenik die Wirkung fast über den ganzen Magen-Darmkanal verteilt und nirgends sehr tiefgreifend.) In den tieferen Falten der Magenschleimhaut findet man oft noch die verdächtigen Farbbestandteile und weißen Körnchen, die man in erster Linie zur Untersuchung aufhebt. Häufig finden sich bei akutem Verlauf kleine Blutungen im Perikard, auch im Endokard, seltener in der Pleura und nur bei jüngeren Individuen. Bei subakut tödlich verlaufenden Fällen kann man eine Vergrößerung, Verfettung der Leber, hier und da mit Blutungen, und eine Verfettung des Herzens beobachten.

Es muß jedoch noch für die in etwa 6 bis 12 Tagen verlaufenden Fälle speziell erwähnt werden, daß der Sektionsbefund im Darm sehr gering und wenig typisch sein kann, resp. ganz fehlen kann — speziell in Fällen mit wiederholten kleinen Dosen.

Für die sichere Diagnose mit ihren rechtlichen Konsequenzen ist der Nachweis von Arsenik im Magen- und Darminhalt und evtl. in verschiedenen Organen, wie Leber, Nieren, Milz, Blut, Knochen, Haaren, Nägeln notwendig, und auch mit großer Sicherheit quantitativ zu führen, selbst bei sehr langsam verlaufenden Fällen und lange, fast unbeschränkte Zeit nach dem Tode (speziell in den Beckenknochen, Wirbeln usw.).

Der Nachweis erfolgt am einfachsten im Marshschen Apparat, indem durch sicher arsenfreie Säure und Zink Wasserstoff entwickelt wird, der aus den gelösten Arsenikverbindungen Arsenwasserstoff erzeugt, AsH_3, welcher als Gas mit dem Wasserstoff entweicht. Dieser Arsenwasserstoff wird durch Erhitzung zersetzt und der Arsenik schlägt sich als leicht braungrauer glänzender Niederschlag fest. (Bei quantitativen Bestimmungen in an einer Stelle gekühlten Glasröhren.) Zum qualitativen Nachweis wird das Gas an einer feinen Spitze der Glasröhre angezündet und in den obersten Teil der Flamme am besten eine kalte Porzellanschale resp. Scherben gehalten, auf welche sich der Arsenikspiegel niederschlägt.

Man beachte folgende Vorsichtsmaßregeln:

I. Es muß konstatiert werden, sowie der Verdacht laut wird, ob die betreffende Person in der letzten Zeit irgend eine arsenikhaltige Medizin eingenommen hat und was für Nahrung. (Grenzen des normalen Arsenikgehaltes.)

II. Wer das Erbrochene weggeschüttet hat, was eventuell dabei beobachtet wurde, wie oft erbrochen wurde, in welchen Intervallen?

III. Der Mageninhalt, der Magendarmkanal, große Stücke von Leber, Niere, eventuell Herz und Milz, Haare sind in gut gereinigten Geschirren aufzubewahren, zu versiegeln usw.

Bei Exhumationen sind Beckenwirbel und auch Erde der Umgebung wegen eventuellen Arsengehaltes und Beigaben zur Leiche (wie künstliche Blumen) ebenfalls aufzuheben (Zustand des Sarges usw. angeben).

IV. Wenn nicht makroskopisch isolierbare verdächtige Teile vorliegen, die man direkt auf Arsenik untersuchen kann, muß das organische Gewebe durch Säuren und Oxydationsmittel, wie Chlorate und Säuren, zerstört werden, da der Arsenik fest an kolloidalem Material haftet und durch Wasserstoff nicht herausgelöst wird.

V. Der Wasserstoffapparat muß erst längere Zeit laufen (damit keine explosiven Wasserstoffluftgemische mehr im Apparat sind). Dann untersucht man auf Arsenfreiheit der Reagenzien und erst wenn man z. B. nach einer halben Stunde keine Spur eines Niederschlages beobachtet, gibt man langsam die vorbereitete, verdächtige Lösung zu.

Wenn es sich nur um qualitativen Nachweis handelt, kann man die Entwicklung des knoblauchartigen Geruches durch Pilze, speziell Penicillium brevicaule u. a. verwenden. Man macht mit dem zerkleinerten oder gelösten Untersuchungsmaterial, wie z. B. von verdächtigen grünen Tapeten, Stoffen, Pulvern und Brotkrümeln oder Kartoffeln oder Agar einen Brei, neutralisiert und sterilisiert, impft die erkaltete Masse mit den Pilzen, verschließt gut. Im Brutschrank beginnt sich, entsprechend dem Wachstum, schon nach 10 bis 12 Stunden der Knoblauchgeruch zu entwickeln und erreicht meistens ein Maximum nach mehreren Tagen. Diese Methode ist zur Orientierung bei Verdacht auf chronische Arsenikvergiftung im täglichen Leben äußerst brauchbar.

Therapie. Das Rationellste ist sofortiges Erregen von Brechen oder man macht wiederholte Magenspülung unter leichter Bewegung. Antidotum arsenici gibt man sobald es erhältlich, oder an dessen Stelle Magnesia usta mit Wasser, das ja oft in Familien vorrätig, am besten als dünner Brei, löffelweise: zuerst alle 5 Minuten, nachher in größeren Intervallen. Die dadurch entstehenden leichten Leibschmerzen und Durchfälle entfernen in den Darm gelangtes Gift.

(Eisenvitriol mit überschüssiger Magnesia usta ergibt das eigentliche Antidotum arsenici.)

Die **Prognose** ist fast immer ernst, wenn nicht sofort eingeschritten werden konnte. Der Tod kann in wenigen Stunden unter den schwersten Magendarmerscheinungen erfolgen, bei geringen Dosen erst nach mehreren Tagen, mehr unter dem Bilde der allgemeinen Schwäche und Herzschwäche. Die Erholung ist immer recht langsam. Bei einem großen Prozentsatz der von den akuten Zuständen Geheilten treten im Verlauf der folgenden Monate äußerst schmerzhafte neuritische Erscheinungen auf, mit Lähmungen, Atrophien, speziell der Hände und Unterschenkel (vgl. chronische Arsenikvergiftungen).

b) Chronische Arsenvergiftung.

Quellen. Arsenik kommt als begleitendes verunreinigendes Metalloid in sehr vielen Erzen, speziell Schwefelerzen, vor; Arsenoxyd findet sich deshalb in vielen Flugstaubarten der Hütten (Zink, Silber, Blei, Wismut, auch Nickel, Kobalt, Eisen). Die Verwendung des Arseniks ist eine ziemlich vielgestaltige, neuerdings werden Bleiarseniate in großen Mengen, speziell in Amerika, in den Tropen gegen Pflanzenschädlinge verwendet und auch mit starker Anstrengung in Europa einzuführen versucht (große Versuche 1926).

In der Feuerwerkerei und der Markenfabrikation, bei der Fabrikation von Zeichenutensilien, wie Zeichenkreiden, sind Arsenik und Arsenikverbindungen immer noch in Gebrauch und viele Farben bekommen eine größere Brillanz und Echtheit durch Arsenzusatz, so daß Verbotbestimmungen in dieser Hinsicht immer wieder umgangen werden (hauptsächlich für den Export).

Arsenikverbindungen werden auch neuerdings als Katalysatoren in der Technik verwendet.

Relativ selten kommen heute Vergiftungen zustande in der Anilin- und Farbenfabrikation, in der Druckerei, beim Konservieren von Fellen, in der Kürschnerei, Gerberei, in zoologischen Museen, trotzdem relativ viel Arsenik (als Arsenikseife) verwendet wird; ebenso durch arsenhaltige gefärbte Papiere, künstliche Blumen, Grabkränze usw.

Seltenere Ursachen subakuter und chronischer Vergiftung kommen infolge der starken Verbreitung des Arseniks zufällig vor und werden häufig oder meistens übersehen. Es wird z. B. Arsenik mit Mehl verwechselt oder gelangt zufällig in Salz. Ganz unabsehbar scheinen mir die Folgen der großen Anwendung von arsenikhaltigen Präparaten zum Schutz der Pflanzen gegen Ungeziefer. Einerseits sind Fälle beschrieben, wo aus arsenikhaltigem Boden und von Flugstaub bedeckten Früchten ziemlich akute Arsenikvergiftungen auftraten. Andererseits wird angegeben, daß Tiere, die Futter von arsenikhaltigem Boden bekommen, sehr häufig stark arsenhaltig sind, auch im Fleisch. Wenn auch die arsenige Säure im Boden wahrscheinlich zur Hauptsache an die Bodenkolloide gebunden wird, kann sie doch in das Grundwasser gelangen und in die Brunnen, wie in den Fällen von Reichenstein (Schlesien). Tschirch hat experimentell festgestellt, daß Arsen bei hoher Sättigung das Bodenkolloid leicht wieder verläßt. Ähnliche Situationen könnten sich in ebenen Geländen mit wenig Wasserfluß auch anderwärts ereignen. Natürlich können Verwechslungen von arsenikhaltigen Farben mit unschädlichen Farben zu Vergiftungen führen, speziell in der Zuckerbäckerei (mit farbigem Zuckerzeug). Seltene Vergiftungen kamen zustande durch Schwefeln der Fässer mit arsenikhaltigem Schwefel oder Zusatz von arsenikhaltigem Zucker. In Südfrankreich wurde eine Vergiftungsepidemie durch arsenikhaltigen Wein beobachtet. Der Arsenik kam dadurch in den Wein, daß arsenik- oder arsenhaltiger Gips oder arsenikhaltige Bordeaubrühe zur Bestreuung der Reben gegen Ungeziefer verwendet worden war. Wenn arsenhaltige Schwefelsäure für die Nahrungsmitteltechnik verwendet wird, ist es klar, daß Arsenik in die Nahrungsmittel gelangen kann. So entstand eine große Epidemie durch arsenikhaltiges Bier in England, indem Stärke mit Schwefelsäure von hohem Arsenikgehalt hydrolysiert worden war. Andere durch Säurewirkung hergestellte Substanzen, wie z. B. Glyzerin, können arsenik- haltig sein; da Glyzerin zu Likören zugesetzt wird, ist auch dadurch eine Zufuhr von Arsenik möglich. Arsenikhaltige Produkte wurden auch als Putzzeug verwendet und tauchen hier und da auch heute wieder auf, besonders für metallische Gegenstände. Dadurch kann natürlich auch Arsenik in die Nahrungsmittel kommen. Inwiefern arsenik- haltige Schwefelsäure den Arsengehalt vieler Papiere bedingt, ist heute nicht genau untersucht; sicher enthalten aber recht viele Papiere kleinere oder größere Mengen Arsenik.

Neuerdings scheinen auch Arsenverbindungen in die Bleiweißersatzprodukte zu gelangen (Livingston). Arsen und Antimon scheinen auch heute noch nicht selten zur Emaille- fabrikation verwendet zu werden.

Die häufigsten Ursachen von Arsenikvergiftungen waren die letzte Zeit arsenhaltige Tapeten, grün überzogene Polstermöbel und Draperien und massenhaftes Legen von sog. Maus- und Rattengiften, z. B. hinter Getäfel in bewohnten Räumen (ich sah in einem Fall, daß bis 500 g Arsentrioxyd verwendet worden war).

Die chronische medizinische Arsenikvergiftung ist viel häufiger als man gewöhn- lich annimmt. Das Symptomenbild ist auch hier nicht einheitlich. Am typischsten sind starke Kopfschmerzen, Gefühl von Pelzigsein in den Beinen, Händen, mit später auf- tretenden lanzinierenden Schmerzen, die sehr heftig werden können; seltener sind Zuckungen, Schwächezustände oder Lähmungserscheinungen, die anfangs schlaff sind, aber Kontrak- turen weichen können. Diese typischen Erscheinungen werden regelmäßig begleitet von unmotivierten Verdauungsstörungen (Erbrechen, Verstopfung, abwechselnd mit Durchfall), meist ohne ausgesprochene Schmerzsymptome. Relativ häufig sind diese Erscheinungen begleitet von Bronchialkatarrh, Heiserkeit, Braunverfärbungen der Haut, manchmal mehr allgemein, manchmal herdförmige Hauteruptionen verschiedener uncharakteristi- scher Art.

Die Empfindlichkeit der verschiedenen Menschen auf chronische Arsenwirkung ist sicher eine sehr verschiedene, das sieht man bei Arsenarbeitern in den Hütten, ebenso wie bei den ökonomischen und medizinalen Arseneinwirkungen. Arsen wird als Medikament heute wohl am häufigsten genommen, neben den Nervina und Narkotika, oft mehrere Jahre.

Plötzliche starke Steigerung oder Verminderung der Dosen oder Ent- zug bringen analoge Allgemeinsymptome zum Ausbruch (vgl. Arsenesser in Steiermark).

Symptome und Diagnose. Die typischsten Erscheinungen, die fast regel- mäßig erst den Gedanken auf Arsenikvergiftung bringen, sind Erkrankungen von seiten des Nervensystems: Starke Kopfschmerzen, speziell starker frontaler Kopfschmerz, Parästhesien, Gefühl des Pelzigseins, Kribbeln, Ameisenlaufen an den Händen, lanzinierende Schmerzen in Armen und Beinen, hauptsächlich Druckempfindlichkeit der Nerven, Schwäche der Extensoren (also analog der Alkohol- und Absinth-Neuritis). Die Sehnenreflexe fehlen sehr oft (im Gegen- satz zu Hg). Sehr bald folgen Atrophien, manchmal mit Kontrakturen.

Für chronische Arsenwirkung sprechen vor allem auch das Auftreten von dunkeln Flecken in der Haut, Haarausfall, trophische Störungen im Nagel- wachstum und Geschwürsbildungen, pustulöse, ulzeröse mit indurierten Rändern, die luetischen Geschwüren sehr ähnlich sind. (Diese Symptome scheinen am deutlichsten ausgeprägt bei Aufnahme von Arsenik in kurzer Zeit: Je langsamer die Aufnahme, desto diffuser und, unbestimmter die Störungen. Solche Fälle können manchmal mit sehr geringen Schmerzen verlaufen, es treten etwa in einzelnen Muskeln der Hände und im Peroneusgebiet Schwäche und Atrophien ein.)

Die übrigen Symptome: Verdauungsstörungen, Neigungen zu Katarrhen sind ganz uncharakteristisch. Sehr selten sind schwere psychische Symptome mit sukzessiver Verblödung, Attacken von Bewußtlosigkeit.

Therapie. Symptomatisch.

Organische Arsenverbindungen werden heute nur medizinisch verabreicht. Ihre Darstellung und der Handel sind so gut kontrolliert, daß gewerbliche und zufällige Vergiftungen bis jetzt nicht beobachtet wurden. Die Arsenwirkung wird durch die Absättigung der Valenzen mit großen organischen Radikalen gemildert und vor allem die Lokalisation im Organismus durch die Veränderung der Löslichkeit weitgehend modifiziert. Die Arsenwirkung kommt natürlich dann zustande, wenn der organische Anteil angegriffen und abgebaut wird. Über die Grenzen dieser Abbaufähigkeit sind wir noch nicht genügend orientiert.

Ihre Giftigkeit scheint wesentlich bedingt durch die von Individuum zu Individuum schwankende Zersetzung. Die Einhüllung des Arseniks in aliphatische, speziell aber die Verbindung mit aromatischen Radikalen zwingt der Substanz infolge ihrer Lösungseigenschaften eine bestimmte eigenartige Lokalisation auf. Alle organischen Arsenverbindungen, Kakodyl, Atoxyl, Arsacetin, Arsenophenylglyzin, das Salvarsan, Neosalvarsan verursachen nicht die schnell eintretenden Arsenwirkungen. Die den Injektionen folgenden variablen Reaktionen sind Übelsein, Brechen, Durchfälle, etwas Fieber, jedoch sind schwere Symptome (Neigung zu Blutungen im Zentralnervensystem) in einzelnen Fällen beobachtet worden, die vielleicht auf eine persönliche Eigentümlichkeit oder Zersetzung der organischen Anteile oder gestandenes oxydiertes Salvarsan zurückzuführen sind. Es treten öfters schwere Störungen erst nach einer Reihe von Injektionen auf, im Anschluß an eine kleine Injektion (Idiosynkrasie).

Die Sehstörungen mit Atrophie des Sehnerven erscheinen auch bei einmaligen größeren Dosen.

(Besonders beachtenswert ist, daß im Zwischenhandel nach dem Krieg mit Bleiverbindungen gefälschtes Salvarsan kursierte.)

12. Arsenwasserstoff.
(Vgl. auch giftige und reizende Gase S. 219.)

Arsenwasserstoff ist ein sehr giftiges Gas. Die Vergiftungen nehmen in der letzten Zeit zu (Glaister 120 Fälle, Gerbis): Einerseits, weil viele Metalle durch Arsen häufig verunreinigt sind, wie Zink, Silber, Blei, Wismut, Kupfer, aus denen es als Arsenwasserstoff frei gemacht wird; auch technische Säuren, die ja gerade zur Wasserstoffentwicklung aus Metallen verwendet werden, sind nicht selten mit Arsenik verunreinigt, hauptsächlich die Schwefelsäure. Auch Vergiftungen erfolgten in Lagerräumen, Schiffsräumen, durch Entwicklung von AsH_3 und PH_3 aus Ferrosilizium (unter 70% Gehalt). AsH_3 entsteht aus Acetylen in variablen Mengen. Akkumulatoren (Unterseeboote) entwickelten giftige Mengen AsH_3. Es kann auch im Wasserstoff-Luftgebläse bei Wirkung auf arsenhaltige Metalle bei Überschuß von Wasserstoff entstehen. Zersetzt sich leicht.

Dubitzki fand Arsenwasserstoff 10—20 mal giftiger als Kohlenoxyd, Giftigkeitsgrenze $0,01\%_{00}$.

Symptome. Bei Aufnahme von größeren Dosen treten schnell Kopfschmerz, Kältegefühl, starke Oppression, Nausea und Ängstlichkeit ein, nach wenigen Stunden schon Schmerz im Epigastrium oder das Gefühl von Hohlsein in der Lebergegend, sodann Hämoglobinurie, weil Blutkörperchen zerfallen, später öfter Ikterus. Methämoglobinbildung.

Bei häufiger Arsenwasserstoffaufnahme in kleinen Dosen, resp. geringen Konzentrationen beobachtete ich Anämie, stark eingenommenen Kopf, Druckempfindlichkeit der Leber, Appetitlosigkeit, die sich bei Arbeitswechsel in beiden Fällen in wenigen Wochen besserte.

Therapie nur symptomatisch. — Entfernung aus dem Milieu.

Prophylaxe. Für Wasserstoffherstellung sollten möglichst arsenfreie Substanzen verwendet werden. Ventilation der Lagerräume von Ferrosilizium (trockene Lagerung schützt vor Entwicklung des Giftes), Vermeidung von arsenhaltigen Akkumulatorensäuren.

Sektion. Bei akuten Einwirkungen größerer Mengen, wie in den Ferrosilizium-Fällen, zeigt die Sektion braunschwarzes Blut, analoge Verfärbungen zeigen Leber und Milz, ebenso die Lungen. Es wird eine schmutziggraue Verfärbung der weißen und grauen Hirnsubstanz angegeben.

Ob die Haffkrankheit eine Vergiftung durch flüchtige Arsenverbindungen ist, ist stark zu bezweifeln. — Alle Nachweisversuche in der Luft schlugen fehl.

13. Antimon Sb.

Die akuten Antimon-Vergiftungen kommen fast ausschließlich durch Brechweinstein zustande (zu große Dosen, über 0,05, Verwechslungen, Attrapen und Schabernack), Verwendung von Antimonverbindungen in der Feuerwerkerei, als Stahlbeize, selten mehr bei der Emailledarstellung, neuerdings als Beize für Kunstseidefärbung. (Ich habe solche Vergiftungen beobachtet.) Vgl. Mitteilungen aus Amerika (Hamilton).

Symptome. Brechen, Enteritis, Kältegefühl, Schwächegefühl, Krämpfe, Schweiße. Puls klein, langsam, Gefühl des Druckes auf der Brust. Wenn kein Brechen erfolgt, können schon Dosen von etwa 1—2 g töten.

Giftig sind hauptsächlich die dreiwertigen Antimonsalze, die fünfwertigen sind weniger giftig (Brunner, Cloetta). Antimontriphenyl ist jedoch wenig giftig, wirkt sehr langsam (Kaufmann). Antimontrioxyd ist ebenfalls wenig giftig (Flury).

Die chronische Antimonvergiftung ist meist kombiniert mit Arsenikvergiftung, z. B. in der Schriftgießerei, Emailfabrik, Glasurenfabrik, auch in Beizen.

Auch der Antimonwasserstoff SbH_3 hat giftige Wirkung (Egli).

Symptome. Hauptsächlich Verdauungsstörungen und allgemeine und psychische depressive Wirkung treten in den Vordergrund, weniger die peripheren Nervensymptome als bei Arsenik. Neuerdings wird eine ausgesprochene Eosinophilie als Begleiterscheinung angegeben (Zabel und Schrumpf). In einem eigenen Fall war das Symptom nicht ausgesprochen, dagegen Atemnot, Schluckbeschwerden, Husten, kleine Geschwüre im Mund (halb chronischer Fall).

Therapie und **Prognose** (vgl. Arsenik).

14. Phosphor (gelber Phosphor).

Die Phosphorvergiftungen, die früher recht häufig waren, gehören heute zu den größten Seltenheiten (infolge des internationalen Verbotes der Zündhölzchenfabrikation mit gelbem Phosphor. Leider ist der rote Phosphor auch nicht immer vollständig frei von gelbem Phosphor).

Vergiftungsgelegenheiten sind heute noch vor allem phosphorhaltige Rattengifte und die medizinalen Phosphoremulsionen, hauptsächlich wenn nicht umgeschüttelt resp. durchgeschüttelt wird, oder Stammlösungen verwechselt werden, ferner die Phosphordarstellung.

Schwere Vergiftungen erfolgen schon in Dosen von unter 0,1 g.

Die **Symptome** sind ganz abhängig vom Mageninhalt. So können große Mengen relativ langsame, erst in vielen Stunden einsetzende Vergiftungen erzeugen, meistens folgt jedoch in wenig Stunden starkes Aufstoßen (knoblauchartiger Geruch), Brechen, oft nur geringe Darmschmerzen, in den folgenden Tagen erscheinen bei wechselndem Befinden Leberschmerzen, Schwellungsgefühl, Ikterus; Gallenfarbstoffe, Eiweiß, Zylinder, Blut im Harn. Neigung zu Blutungen im Darm, in den Genitalien (Phosphor wurde deshalb häufig als Abortivum verwendet). Kleiner weicher Puls.

Bei **akuten Vergiftungen** zeigen sich sehr frühe Störungen des Bewußtseins und Neigung zu Somnolenz.

Die **Diagnose** ist sicher zu stellen durch den ausgesprochenen knoblauchähnlichen Geruch (vgl. Arsen), das Leuchten des frisch Gebrochenen im Dunkeln, hauptsächlich beim Umschütten (vgl. Nachweis).

Die akute Phosphorvergiftung hat zwei sehr wesensverschiedene Stadien: Die akute Wirkung auf den Magen und Darm, dann eine Ruhepause oft von einigen Tagen ohne beunruhigende Symptome, aber Niedergeschlagenheit, Müdigkeit, dann Auftreten von Ikterus, Eiweiß, Blut, Gallenfarbstoffen im Harn, Blutungen, alles bei schwächster Herzaktion. Im späteren Stadium stehen außerdem geschwollene Leber, Neigung zu Blutungen, Somnolenz im Vordergrund. Gegen akute gelbe Leberatrophie sind meistens die Umstände und der oft lange bestehende Geruch differentialdiagnostisch entscheidend.

Die **Diagnose der Phosphorvergiftung an der Leiche.** Da der Tod meist erst nach etwa 5 bis 12 Tagen eintritt, finden sich typische Organveränderungen, ikterische Verfärbungen, Verfettung von Herz, Niere und hauptsächlich der Leber, die bei späterem Tod oft auffällig weich und verkleinert ist. Fast konstant finden sich kleinere, oft in Gruppen angeordnete Blutungen in der Pleura, im Herzen, nicht selten in Leber, Nieren, den weiblichen Genitalien; im Magen und Darm sind sie ungleich verteilt. Der Magen- und Darminhalt hat den charakteristischen Geruch, er wird am besten zur eventuellen chemischen Untersuchung in gut verschließbaren Gefäßen aufgehoben, mit möglichst wenig Luft, damit sich der Phosphor nicht zu der auch in normaler Weise im Körper vorkommenden Phosphorsäure oxydieren kann. Der Nachweis erfolgt am einfachsten, indem ein in Silbernitrat getränktes Papier in unmittelbare Nähe gebracht wird (Schwärzung), oder mittels einer sichereren Methode, indem man das Material kocht und die Dämpfe in einem Glasrohr im Dunkeln sich kondensieren läßt; es entsteht bei Anwesenheit von Phosphor ein 0,5 bis 1 ccm breiter, im Dunkeln phosphoreszierender Ring im Kondensationsrohr. Zu eventuellen gerichtlichen Untersuchungen muß das Material sehr schnell, entsprechend etikettiert und versiegelt, dem Untersuchungsinstitut zugestellt werden.

Da die häufig verwendeten Medikamente den Ausfall gerade der Oxydationsreaktion durch den Luftsauerstoff modifizieren oder aufheben, soll die angewandte Therapie dem Untersuchungsamt angegeben werden, so wirken in erster Linie Jod, Terpentinöl, auch Alkohol antikatalytisch, so daß der Phosphoreszenzring nicht entsteht — auch bei Anwesenheit von reinem unverbranntem Phosphor.

Therapie. Brechen durch $CuSO_4$, das auch Phosphor bindet; häufig wiederholte Magenspülung. Da der Phosphor oft zum Teil sehr lange im Magen bleibt und an den Wänden klebt, kann der Rest dadurch etwas entgiftet werden, daß man ihn durch Kalium hypermanganicum-Zusatz zum Spülwasser (etwa $1^0/_{00}$) zu oxydieren sucht.

Da Phosphor in Fetten gelöst und damit fein verteilt und schneller resorbierbar wird, dürfen keine Fette und fettähnlichen Substanzen gegeben werden, auch keine Milch.

Seit jeher wird altes, nicht rektifiziertes Terpentinöl als eine Art Gegengift gegeben, bis zu mehreren Gramm p. d. in den ersten Tagen. Man nahm früher eine Oxydation des Phosphors an. Wahrscheinlicher ist die Entstehung einer weniger löslichen Verbindung (s. o.).

Nach dem zweiten Tag sind speziell die Herzfunktion und bedrohliche anderweitige Symptome systematisch zu behandeln.

Die **Prognose** ist, auch bei subjektiv gutem Befinden, erst nach etwa acht Tagen sicher.

Die **chronische Phosphorvergiftung** ist heute eine große Seltenheit. Sie entsteht hauptsächlich bei der Arbeit mit gelbem Phosphor bei kariösen Zähnen.

Die Symptome beschränken sich zuerst auf periostitische Erscheinungen in der Umgebung der Zähne, die sich weiter ausdehnen bis zu Fistelbildungen, periostalen Wucherungen mit sekundären, nekrotischen und Abstoßungsprozessen an Unter- und Oberkiefer; begleitet sind diese Prozesse meist allgemein von Ernährungsstörungen und Anämien.

Der **Phosphorwasserstoff** ist ein sehr starkes Gift, analog dem Arsenwasserstoff. Er kommt nach der Erfahrung meistens mit Arsenwasserstoff zusammen vor, so daß die

Vergiftungsbilder meist gemischte sind (vgl. Arsenwasserstoff S. 159), Ferrosilizium, Karbid, resp. technisches Azetylen.

Symptome. Bei großen Dosen schnelle Betäubung, unsicherer Gang, Zuckung der Extremitäten unter Pupillenerweiterung. Bei kleinen Dosen Bronchitis (z. B. Karbid resp. Azetylen von P-haltigen Kohlen und Kalk; Lagerung von karbidhaltigem Kalkstickstoff).

Sektion. Lungen und Trachea sind hyperämisch mit Blutungen, ebenso Verfettung der Organe. Bei ganz akuten Fällen treten auch Lungenödem und Pleuritis auf. Im Blut werden sehr kleine, stark lichtbrechende Körnchen als häufiger Befund angesehen.

Phosphortrichlorid. Schon Bruchteile eines Milligramm pro Liter verdampftes Phosphortrichlorid erzeugen Hustenreiz, Niesen, Speichelfluß, sehr bald starke Unruhe mit Dyspnoe mit gestörtem spastischen unregelmäßigen Atmen.

Nach dem Tod findet man starke Entzündung der gesamten Respirationsschleimhäute bis zu Nekrosen, Ekchymosen, Hepatisation in den Lungen, auch Pleuritis (analog Phosgen — und andere Lungengifte). (Vgl. gasförmige Gifte S. 219.)

15. Bor.

Borsäure, (auch **Borax**) wurde und wird heute noch, wenn auch unerlaubterweise, häufig als Konservierungsmittel verwendet, speziell als Bestandteil von sog. Konservesalzen (R o s t).

Weitere Vergiftungsgelegenheiten: Genuß von Borsäurelösungen infolge von Verwechslung, auch als Abortivum.

Die **Symptome.** Schon etwa 1 g pro dosi erzeugt Darmerscheinungen und Nierenreizung. Größere Einzeldosen, aber auch wiederholte kleine Dosen, erzeugen Schwächezustände mit kleinem unregelmäßigem Puls und Neigung zu Blutungen.

Die **Diagnose** könnte wahrscheinlich häufiger gestellt werden, wenn man den Harn auf Bor untersuchen würde. Grünfärbung der Flamme (analog wie Barium), wenn man den mit Salpeter und Soda kurz geglühten Harnrückstand in die Flamme hält oder z. B. mit Alkohol mischt und anzündet, verrät die Gegenwart dieses Elementes.

16. Mangan.

Akute Manganvergiftung scheint praktisch wenig wichtig.

Die chronische Manganvergiftung wurde beobachtet in Braunsteinmühlen, beim Darstellen, Trocknen, Pulverisieren, Packen von Manganverbindungen, Kaliumpermanganat usw. — Herstellung von Trockenelementen.

Ich sah einen Fall in einer Lackfabrik, wo Mangan mit größter Wahrscheinlichkeit einen Anteil am Krankheitsbild hatte, weil der Betreffende ungeheuer unvorsichtig mit fein pulverisiertem Braunstein umging, den er in ganz verschiedenen Mengen zu Lacken, Sikkativen, Leinöl als Trocknungs- resp. Oxydationsmittel zusetzen mußte.

Die **Diagnose** wurde fast immer nur bei gehäuften Fällen gemacht. Neben Verdauungsstörungen treten in erster Linie Sensibilitätsstörungen mit Kribbeln in den Beinen, Schwindelgefühl, auch Zittern, Sprechstörungen (E m d e n), psychische Labilität, Angstzustände, Herabsetzung der Intelligenz, Gangstörungen auf (J a k s c h).

Therapie. Symptomatisch (Wechseln der Arbeit).

17. Kobalt, Kobalterze.

Ihre Verwendung ist heute sehr groß in der Blaufarbenindustrie. Nur in den Bergwerken von Schneeberg sind schon längere Zeit in einem merkwürdig hohen Prozentsatz als sekundäre ungeklärte Folgen der Kobalterzeinwirkung (Arsenkobaltverbindungen) Lungentumoren lymphosarkomatöser Art aufgetreten (Hessen, Arnstein). Diese Erkrankungen stehen unter der deutschen Verordnung vom 12. Mai 1925 über die Gleichstellung einiger Berufskrankheiten mit Unfällen (Schneeberger Lungenkrebs).

Auch die seltenen Erden dürften als Gifte in bestimmten Fabriken Bedeutung bekommen.

B. Metalloide und Salze.

1. Die Ätzgifte.

Die mineralischen Säuren und Alkalien.

Alle diese Gifte haben die Eigentümlichkeit, in kurzer Zeit die Zellen, mit denen sie in höherer Konzentration in Berührung kommen, abzutöten: Physikalisch durch Koagulation, Wasserentzug, durch Auflösung und meist auch chemisch durch Umsetzungen und Bildung von Additionsprodukten mit dem Zelleiweiß. Sekundär treten dann sowohl Störungen durch Resorption dieser Substanzen auf, nachdem die schützenden Epithelien zerstört sind, als auch die Folgezustände der verätzten Schleimhäute im allgemeinen.

Wir sprechen von Vergiftungen, wenn diese Substanzen per os aufgenommen werden. Sie kommen alle in erster Linie als Selbstmordmittel in Betracht und als Mordmittel bei Kindern und Geschwächten. (Die Unterscheidung der verschiedenen Verätzungsursachen ist manchmal gerichtlich von großer Bedeutung.)

a) **Vergiftungen durch ätzende starke Säuren**
(in Konzentrationen von etwa 3—5% an):

In erster Linie stehen die starken Mineralsäuren, **Salzsäure** (Lötwasser), **Salpetersäure** (rauchende Salpetersäure, Scheidewasser usw.), **Schwefelsäure** (Vitriolöl). Verwandte lokale Wirkungen haben die mehrfach **anorganisch substituierten organischen Säuren**, speziell die **Trichloressigsäure**, während die reinen organischen Säuren und die einfach substituierten mehr allgemeine (Herz-) Wirkungen zeigen, als lokale Ätzwirkungen (da sie in konzentrierter Form selten zu Vergiftungszwecken verwendet werden).

Die aromatischen Säuren und die Phenole machen in konzentrierter Form ebenfalls weiche Ätzschorfe in Mund und Hals, doch überwiegt infolge der schnellen Resorption dieser Substanzen die allgemeine speziell narkotische Wirkung im akuten Vergiftungsbild. Dies gilt für Karbolsäure, Phenol (Acid. carbol. liquefact. = 90% Phenol) und Salizylsäure, die beide auch technisch eine sehr große Rolle spielen. Hierher gehören auch die Kresole und deren Mischungen mit Seifen: Lysol und seine Verwandten, siehe S. 197 Verätzung der Schleimhäute.

Die Verwendung (**Schwefelsäure** H_2SO_4, **Salpetersäure** HNO_3, **Salzsäure** HCl). Ihre Verwendung ist eine außerordentlich vielseitige, sowohl in der Technik als auch in der Hauswirtschaft (hauptsächlich als Putzmittel) und in sehr vielen kleinen Handwerken.

Sie sind in großen Mengen und in konzentrierter Form erhältlich. Sie sind auch als schwere Gifte bekannt und werden hauptsächlich zu Selbstmordzwecken und als Abortivum in der Arbeiterbevölkerung verwendet, seltener zu Mord (nur etwa bei Schlafenden, Betrunkenen, Kindern, da die momentane Wirkung auf die Mundorgane warnt).

Die zufälligen Vergiftungen erfolgen meist durch Verwechslungen, hauptsächlich durch Kinder, aber auch Erwachsene, speziell nachts, wenn im Haushalt solche Säuren, z. B. in Bierflaschen, aufbewahrt werden.

Bei Genuß per os, also bei den eigentlichen Vergiftungen durch diese Säuren, ist die unmittelbare Wirkung sehr von der Konzentration abhängig. Konzentriertere Säure macht schon lokal und im ersten Moment starke Reizwirkungen. Auf der Mundschleimhaut entsteht, wenn die Säure nicht einem Liegenden direkt in den Rachen geschüttet wurde, hauptsächlich unter der

Zunge weißliche Verfärbung (bei Salpetersäure gelblich). Der Reiz im Rachen ist häufig so stark, daß es zu reflektorischen Inspirationen und Husten kommt; Kehlkopf und Bronchialschleimhäute sind auf diese Säuren sehr empfindlich (Glottisödem).

Symptome. Kommen nur wenig Kubikzentimeter ganz konzentrierte Säure in den leeren Magen, so treten sehr schnell schwere Symptome ein: Nekrosen bis zur Perforation (speziell bei Schwefelsäure), Würgen, Brechen von schwärzlichen (Hämatin), blutigen, schleimigen Massen.

Bei Genuß größerer Mengen verdünnter Säuren tritt ebenfalls Brennen und Würgen im Hals und im Magen auf (die Zeit bis zum Auftreten der Symptome ist jedoch ziemlich variabel). Die gebrochenen Massen werden meist sukzessive schwärzer oder blutig.

Bei der Mehrzahl der Vergifteten stellt sich sehr bald eine große Unruhe ein: Angst, zumal wenn Atemnot sich zeigt. Andere seltene Fälle werden motorisch erregt, der Puls wird in den ersten Stunden schon frequenter.

Als Resorptionserscheinung müssen die schweren Symptome von seiten des Nervensystems aufgefaßt werden, wie Krämpfe, starke Pupillenerweiterung, Ohnmachten, motorische Schwäche. In einzelnen Fällen bleibt das Bewußtsein sehr lange erhalten.

Die **Diagnose der Säurevergiftungen.** Wenn die Anamnese und eine verdächtige Substanz fehlen (wie bei Verbrechen), sind in erster Linie Schorfe und scharfbegrenzte Verfärbungen in den Mundwinkeln zu beachten, als Folge von herunterfließender Säure (die auch Anhaltspunkte geben können für die Lagerung im Moment des Eingießens der konzentrierten Säure in den Mund), ebenso Flecken auf der Wäsche, den Kleidern und in der Umgebung. Das Erbrochene ist meist kaffeesatzartig dunkel. Hat man die verdächtige Flüssigkeit, so beobachtet man, ob Säuren etwa auf Kalkstein, Kreide oder Metall Gasblasen (Kohlensäure, Wasserstoff) entwickeln.

Die Symptome selbst variieren sehr stark: große Empfindlichkeit des Leibes, Brechen resp. Würgen lassen oft an Ileus und Perforationsprozesse denken, die ja auch speziell bei Schwefelsäurevergiftung vorkommen.

Zur Sicherung der **Diagnose** der verursachenden Säure und deren wahrscheinlichen Konzentration und Herkunft aus den Ätzwirkungen sind folgende Eigentümlichkeiten zu beachten [1]:

Die konzentrierte Schwefelsäure, die rohe und rauchende Schwefelsäure, das Vitriolöl, die sog. englische Schwefelsäure machen anfangs helle, später dunkelbraun bis schwarz werdende Schorfe auf der Haut, weniger auf den Schleimhäuten.

Die verdünnte Schwefelsäure (unter 20%) ätzt die Haut meist sehr wenig, wenn sie nicht sehr lange liegen bleibt und eintrocknet; die Symptome von seiten der Magenschleimhaut sind bis zu etwa $2-3\%$ hinunter charakteristisch durch die früh eintretende braunschwarze Färbung (Hämatin) des Mageninhalts. Schwefelsäure über 70% macht in Wäsche, in weniger als einer Stunde, regelmäßig Löcher.

Die rauchende Salpetersäure, die salpetrige Säure enthält, macht auf der Haut immer und auf der Schleimhaut anfangs gelbe Schorfe, gelbe Verfärbung der Plattenepithelienbeläge von der Farbe der Xanthoproteinreaktion, im Magen tritt auch sehr bald (durch Hämatin) eine schwarze Verfärbung ein, aber lange nicht so ausgesprochen, wie bei Schwefelsäure; der

---

[1] Die ätzenden und nekrotisierenden Wirkungen auf der Haut und an den Augen durch konzentrierte Alkalien und Säuren und ihre charakteristischen Schorfe liegen außerhalb des engeren Gebietes der Vergiftungen; nur organische Stoffe können bei intakter Haut so stark resorbiert werden, daß die typischen allgemeinen Vergiftungssymptome auftreten.

gelbliche Ton ist fast immer sichtbar; die Flecken auf Wäsche sind deutlich gelb, gelbe Flecken an den Fingernägeln usw.

Die Dämpfe der Salpetersäure, der salpetrigen Säure vgl. nitrose Gase (S. 241), entstehen aus Salpetersäure, z. B. beim Mischen mit Salzsäure (Königswasser), bei allen Reduktionsprozessen durch organische Stoffe, Metalle, beim Nitrierverfahren, besonders bei Betriebsstörungen, auch beim „Gelbbrennen".

Die Salzsäure (im Handel etwa 30—40%), mit Zinkchlorid gemischt als Lötwasser. Auf der intakten Haut entstehen für gewöhnlich keine Schorfe, dagegen auf den Schleimhäuten (meist weißliche membranöse Schorfe, die schon mit diphtherischen Membranen, Aphthen, Soor verwechselt worden sind). Das Salzsäuregas ist sehr flüchtig, kann auch zu akuten Inhalationswirkungen, Bronchitis usw. führen (vgl. auch Chlor, Phosgen, S. 248).

Die **Therapie** ist bei allen Mineralsäurevergiftungen identisch. Neutralisierung der Säure, weil durch die Neutralisation ungiftige Produkte entstehen. Da jedoch der Magen, speziell bei längerer Schwefelsäurewirkung, perforieren kann, sind, wenn möglich, Karbonate zu vermeiden, um keine Dehnung des Magens durch Kohlensäure zu veranlassen. Also sind in erster Linie angezeigt Präparate, wie Magnesia usta in Aufschwemmung, und erst in zweiter Linie, wenn solche nicht sofort zugänglich, Kreide, Soda, Mauerkalk; bis Gegenmittel zur Stelle, gibt man evtl. geschlagenes Eiweiß, das die Säuren ebenfalls, wenn auch nicht so kräftig, absorbiert.

Symptomatische Behandlung der Folgezustände. Bei starkem Würgen und Husten, Schmerzen von seiten des Kehlkopfes, verordnet man Eisstückchen, Eiskravatte, evtl. Pinseln mit Anästhetika. Bei Anurie, Fieber Wasserklysmen, anfangs nichts per os.

Die große Mehrzahl der Säurevergiftungen bewirkt im Verlauf der Abheilung irgendwelche funktionelle Schwierigkeiten infolge der Narbenkontrakturen, da alle Verbrennungswunden durch Säuren durch unangenehm stark sich zusammenziehende Narbenbildungen ausgezeichnet sind, deren Wirkung von der Lokalisation abhängt. (Auf der Haut wie in Speiseröhre und Magen.)

Die **Prognose** ist, besonders bei konzentrierteren Säuren, recht unsicher. Der Tod kann sehr akut, shockähnlich, erfolgen, oder im Verlauf der ersten 24 Stunden mit Herzschwäche, Krämpfen, Koma; oder infolge von Perforationen ins Peritoneum oder Mediastinum. Nach der Statistik sterben zwischen 30 und 50%. Dazu kommen die Nachkrankheiten, wie Stenosen, Nephritis, Verdauungsstörungen.

Die **Sektion** zeigt folglich recht verschiedene Befunde; typisch sind nur die Ätzschorfe und die Verfärbung im Magen. Schwefelsäure kann leicht als Bariumsulfat nachgewiesen werden (vgl. Fettsäurevergiftungen, S. 193).

b) Die Laugen.

Von den Alkalien, Erdalkalien usw. kommen als Vergiftungsursachen hauptsächlich die eigentlichen Alkaliwirkungen (die Wirkungen der OH-Ionen) in Betracht, und zwar Kalilauge, Natronlauge, Kalkwasser, gelöschter Kalk als lokal wirkende Ätzgifte, während durch resorptive Wirkung der Kationen in bezug auf schwere Vergiftung nur Kalium und Barium eine Rolle spielen (vgl. S. 170, 171).

Die Wirkung der Ätzalkalien (Natronlauge, Kalilauge, Ammoniak) ist ebenfalls eine Abtötung der Zellen durch Zerstörung der Struktur. Es entsteht anfangs regelmäßig ein milchigweißer, ziemlich weicher Schorf auf der Schleimhaut, der sich später, wie jedes abgestorbene Gewebe, durch Imprägnation verfärben kann. Schwächer als die Ätzalkalien wirken die löslichen kohlensauren Alkalien: Soda, Pottasche, ferner alkalische Seifen. Besonders gefährlich sind heiße Laugen.

Symptome. Im Mund meist keine oder geringe Nachwirkung, dagegen starke Verätzung im Magen und im Ösophagus mit späterer Geschwürsbildung, und

infolge davon starke Leibschmerzen, Entzündungen und sekundäre Allgemeinsymptome. (Von den Alkalien hat das Kalium eine allgemeine Giftwirkung
auf das Herz. Ammoniak wirkt erregend, evtl. als Krampfgift.)

Infolge der Flüchtigkeit haben wir bei Ammoniak zwei Formen von Vergiftungen,
die seltenere durch Verschlucken mit Ätzwirkung auf den Magen mit Herzstörungen, und
die relativ viel häufigere durch Ammoniakgase als Beimischung zur Respirationsluft.
Akute Vergiftungen erfolgen speziell beim Platzen von Ballons oder Röhren, z. B. bei
Ammoniak-Kältemaschinen. Die Symptome sind im wesentlichen Reizung des Halses,
der Bronchien, Hustenanfälle, darauf folgendes Lungenödem, seltener Glottisödem und
bronchopneumonische Prozesse (vgl. giftige und reizende Gase, S. 339, 248). Plötzlicher
Tod ist selten.

Kalziumkarbid wirkt auf Schleimhaut, wie Augen, stark ätzend (Perforationen).

2. Salze und einfache anorganische Verbindungen.

a) Halogene und Halogenverbindungen.

1. Fluor (Flußsäure, Fluorwasserstoffsäure HFl, Kaliumfluorid KFl).

Die Fluoride haben in großen Dosen im allgemeinen eine starke Wirkung auf das Nervensystem, speziell das Mittelhirn, die Medulla und auf das Herz. Es kommen fast nur zufällige
Vergiftungen in Betracht durch Verwendung von Fluoriden unter Phantasienamen zur
Ungeziefer- und Schädlingsbekämpfung und zu Konservierungszwecken, auch von
Nahrungsmitteln, trotz aller Verbote. Die Anwendung der Flußsäure zu Glasätzung ist
heute fast verlassen, und damit die Gelegenheit zu akuten und vor allem chronischen Vergiftungen selten geworden.

Es kommen deshalb nur chronische Wirkungen in Betracht; schon bei wenig Milligrammen pro Kubikmeter in der Luft über längere Zeit wiederholt, sind Magenstörungen,
nervöse Störungen angegeben. Bösartig sind komplizierte organische Fluorverbindungen.

2. Chlor.

Chlor ist das im Organismus am meisten vorkommende Säureradikal (NaCl), als Ion
ist es ungiftig, seine Giftwirkung ist an die anderen Formen seines Auftretens gebunden:
als Chlorgas, als Salzsäure, als Chlorate, Hypochlorite, Eau de Javelle, Chlorkalk und
in seinen zahlreichen organischen Bindungen.

Die akuten Vergiftungen sind heute meist gewerblicher Art. Das Chlorgas riecht
zwar schon bei $0{,}001^0/_{00}$, die Vergiftungen erfolgen durch zufällige massige Einwirkung
z. B. aus Bomben, in Bleichereien usw., in den Chlorkammern bei der Kochsalzelektrolyse,
bei der Chlorkalkdarstellung.

Symptome. Tränen, Schnupfen, Husten, besonders bei Ungewohnten. Bei längerer
Atmung ziehende Schmerzen unter dem Sternum, Brustbeklemmung. In Konzentrationen
von $0{,}1—1^0/_{00}$ erfolgt momentan starke Atemnot und Atembehinderung (reflektorisch).
Es sind ganz akute Todesfälle beobachtet worden, wenn einige Atemzüge hochkonzen-
trierter Chlorgase geatmet wurden.

Bei häufigen Einwirkungen in geringen Konzentrationen, etwa $0{,}01^0/_{00}$ findet man
häufig Bronchitis und andere Reizungszustände der Respirationsorgane.

Chlorakne. Hauptsächlich in Fabriken mit Kochsalzelektrolyse, Natronlauge- und
Chlorkalkdarstellung wurde eine ausgesprochene Talgdrüsenerkrankung mit Komedonen
und Aknebildungen beobachtet, die Jaquet mehr auf Reizung durch verstaubtes Alkali
bezieht, als auf Chlor. Vielleicht ist hier auch der Teerkitt zum Abdichten der Apparate
mitbeteiligt (Chlorverbindungen vgl. Chlorate, Kali chloricum S. 169, Phosgen S. 239
organische, aromatische Chlorverbindungen S. 200, 248).

3. Brom.

Häufige Verwechslungen durch Ärzte machen es notwendig, hier zu betonen, daß je
nach Art der chemischen Bindung drei grundverschiedene Krankheitsbilder von Brom
und Bromverbindungen sich ableiten: I. Das elementare Brom ist eine braune, schwere
Flüssigkeit, die leicht braune, stark ätzende, die Respirationsschleimhaut stark reizende
Dämpfe abgibt und ein Krankheitsbild erzeugt, das sehr ähnlich ist wie bei Chlorgas, Salzsäuregas, Nitrosengas, Phosgen, Thiophosgen, auch Dimethylsulfat usw. II. Bromsalze, Bromkalium, Bromnatrium, Bromammonium liefern Bromionen und erzeugen den

sog. Bromismus bei Bromkuren mit der Verlangsamung der geistigen Funktionen, Herabsetzung der Reflexe, Hemmung der Motilität. III. Bromäthyl, Brommethyl, die organischen Bromverbindungen im allgemeinen machen akute schwere nervöse Störungen mit sehr variabeln Nachkrankheiten, und zwar fast ausschließlich in organisch-chemischen Fabriken und Laboratorien. Neuerdings auch zu Feuerlöschapparaten und zu Kältemaschinen verwendet. Sie sind flüchtig, können also eingeatmet werden, oder können auch zufällig genossen werden, z. B. in methylalkoholischen Lösungen. Dabei ist zu beachten, daß das Brommethyl im allgemeinen viel schwerere Störungen erzeugt als das Bromäthyl; schnell eintretende schwere Symptome (Schwindel, Kopfweh, Lungenreizung) bei Allylbromid.

α) Brom.

Das reine Brom, eine dunkelbraune Flüssigkeit, entwickelt einen sehr stark reizenden Dampf, der die Ursache von Vergiftungen werden kann.

Als Flüssigkeit wirkt es ätzend, macht gelbe, bald schwindende Flecken. Innerlich genossen wirkt er analog wie die starken Säuren.

β) Die Bromsalze, Bromide, der Bromismus.

Akute Vergiftungen sind sehr selten und nur sehr große Dosen sind tödlich. Dagegen sind einzelne Menschen schon auf wenige Gramme, wenn sie über längere Zeit genossen werden, sehr empfindlich. Die Bromsalze werden relativ leicht resorbiert und schwer ausgeschieden. Sie kumulieren ihre Wirkung im Organismus, indem sie das Chlor dauernd in steigendem Maße verdrängen.

Symptome. In erster Linie treten eine Abstumpfung und Indolenz und Herabsetzung der Reflexe ein, Schlafsucht, in einzelnen Fällen motorische Schwäche, sehr häufig begleitet von Reizungen des Darmes und der Respirationsschleimhäute (analog wie bei Jod).

Bei längerer Einwirkung treten Störungen des Gedächtnisses und der Intelligenz, vor allem Mangel an jeder Impulsivität ein, meist begleitet von Störungen der Ernährung und von Impotenz.

In ganz seltenen Fällen folgen Lähmungen, Zittern, zeitweise Erregungszustände. (Natürlich ist zu beachten, daß neben Brom z. B. bei KBr eine Kaliumwirkung, S. 170, eintreten kann.)

Die **Therapie** besteht im wesentlichen in einem Ersatz des Broms durch das Chlor (Kochsalzzufuhr) und guter Ernährung.

Brommethylvergiftung S. 206.

4. Jod. (Jodsalze, Jodismus.)

α) Jod.

Metallisch glänzende, graue Kristalle, die schon bei gewöhnlicher Temperatur reizende Dämpfe abgeben. Als Jodtinktur, 10% in Alkohol gelöst, oder Lugolsche Lösung (Jod mit Jodkali zusammen gelöst) im Gebrauche.

Vergiftungsgelegenheiten. Selten Verwechslungen und medizinische Applikationen, speziell Injektionen. Neuerdings werden Jodfettverbindungen zur Wirbelsäulediagnostik, resp. als Röntgenkontrast verwendet.

Symptome. Akute Vergiftungen erfolgen durch Trinken oder Eingießen von Jodtinktur. Braunfärbung des Mundes bei hochkonzentrierten Lösungen, sogar Verätzung, Schmerzen im Magen, Brechen, starke Nierenreizung, psychische Erregung, aber klares Bewußtsein.

Viele schwerere Zustände kommen bei Injektion von Jodlösung, hauptsächlich in gefäßhaltige Tumoren, zustande; ganz akute Kollapszustände, sehr schlechter Puls, Schüttelfröste, nicht selten mit tödlichem Ausgang.

Jodpinselungen können, besonders bei auf Jod empfindlichen Menschen, die Symptome des Jodismus annehmen (Jodidiosynkrasien).

Lipojodininjektionen zu Röntgenaufnahmen in den Wirbelkanal haben bis jetzt keine Vergiftungen erzeugt.

Therapie. Alkalien bei Vergiftung per os, sonst symptomatisch.

β) Jodsalze (Jodkalium, Jodnatrium, KJ, NaJ).

Vergiftungen sind fast ausschließlich medikamentöse. Die Empfindlichkeit ist ungeheuer ungleich. Es können schon Dosen von 0,5—1 g Kopfschmerzen, Schlaflosigkeit, Unruhe, schlechten Puls, Zittern und Angstzustände verursachen, meist mit Neigung zu Depressionen. Diese Idiosynkrasie ist jedoch nicht konstant beim gleichen Individuum (Lewins Auffassung ist, daß intermediär die Schilddrüse eine große Rolle spiele, also akuter Thyreoidismus).

In anderen Fällen können wochenlang mehrere Gramm pro Tag ohne schwere Störungen genommen werden.

Symptome. In der Mehrzahl treten bei längerem Gebrauch Schnupfen, Neigung zu Katarrhen, Speichelfluß auf. Kompliziert werden diese Erscheinungen bei den einen Individuen mit Körpergewichtsabnahme, blassem Aussehen, Müdigkeit, in anderen Fällen mehr mit Exanthemen und Neigung zu Fieber, Herzbeschleunigung oder mit den oben erwähnten nervösen Symptomen (Jodismus).

Therapie. Gute Ernährung und symptomatische Therapie. Aussetzen des Jod.

(Die organischen Jodverbindungen, die auch durch das Element Jod wirken, dürfen nicht sofort als Ersatz gegeben werden.)

Jodkali. Von speziellen Anwendungsformen der Jodsalze, die auf Grund der Idiosynkrasie schwere Zustände und Todesfälle zur Folge haben können, kommt heute wohl in erster Linie die Anfüllung des Nierenbeckens mit 20—30%-iger Jodkalilösung in Betracht; sehr stark osmotisch wirksam (Resorption und Wiederausscheidung durch die Nieren erschwert die Kontrolle der wirksamen Mengen). Große Jodkalidosen und Jodkalidurchtränkung von Aktinomykosegewebe haben bis jetzt selten derart schwere Folgen gehabt.

Jodoform. Das Jodoform hat zwei Wirkungsweisen: Die Jodoformwirkung als Molekül und die Jodwirkung. Die lokale Applikationswirkung von Jodoform auf die Haut und die Wunde bei empfindlichen Menschen bewirkt: Starke Schwellung, Rötung, Blasenbildung, massenhafte Sekretion, begleitet von Hautjucken, Brennen. Die innere Wirkung ist bei einer Reihe von anderen empfindlichen Menschen: Schlaflosigkeit, Erregung, maniakalische Zustände, Angst. Es steht nicht fest, daß die auf Jodoform so außerordentlich reagierenden Menschen auch auf andere Gifte so atypisch reagieren (vgl. S. 208).

b) Schweflige Säure und deren Salze. Natrium und Kalium sulfurosum.

$$SO_2, \ H_2SO_3.$$

Die schweflige Säure resp. das Schwefeldioxyd entsteht in Dampfform bei Verbrennung von Schwefel, natürlich zusammen mit evtl. den Schwefel häufig verunreinigenden anderen Verbindungen (wie Arsen).

Vergiftungsgelegenheiten. Akute Vergiftungen erfolgen in ganz kurzer Zeit bei etwa $1^o/_{oo}$iger schwefliger Säure der Atmungsluft.

Symptome. Ganz akute Bronchitis mit schnell eintretenden Bewußtseinsstörungen, Methämoglobinbildung. Schon $^1/_{100}{}^o/_0$ macht starken Hustenreiz, Konjunktivitis und bei chronischer Einwirkung bronchitische Zustände.

Die Sektion zeigt ungeheuer stark gerötete Trachea und Lungen, das Schleimhautepithel ist an einzelnen Stellen leicht abhebbar, mit Blutungen durchsetzt, natürlich besteht starkes Ödem, blutig verfärbt mit Emphysem.

Die Salze werden immer noch häufig mit Borsäure zusammen als Konservierungsmittel gebraucht, unter sehr verschiedenartigen Phantasienamen. Ferner kommen sie in den Wein durch das sog. Einbrennen oder Schwefeln von Fässern. Gewerblich werden die Salze verwendet in Bleichereien, hauptsächlich wo Chlor stark schädigt (Wolle, Seide, Schwämme), in Strohhutfabriken, in der Holzstoffabrikation.

Fleischwaren, auch zur Erhaltung der Farbe, aber auch Obst, Gemüse werden mit diesen Substanzen behandelt.

Symptome. Schon wenige Milligramm erzeugen Leibschmerzen. Größere Mengen bewirken starke Darmstörungen, Kopfschmerzen, überhaupt depressive Symptome von seiten des Nervensystems und des Herzens, auch Veränderung des Blutfarbstoffes (Methämoglobin), ferner Nephritis, Neigungen zu Blutungen — sie sollen auch gelegentlich abortiv wirken.

c) Die salpetrigsauren Salze, die Nitrite. Kalium und Natrium nitrosum.
KNO_2 und $NaNO_2$.

Diese Vergiftungen haben seltener medizinalen Ursprung (infolge von zu großen Dosen oder Verwechslung), häufiger sind sie Folgen von Verwechslung mit Kochsalz in der Industrie, speziell Färberei, **zumal diese Substanzen unter dem Namen Salz gehen und genau wie Kochsalz aussehen.** — Auch Verwechslungen mit Salpeter als Zusatz zu Fleisch als Konservierungsmittel kommen vor.

Im Organismus können Nitrite entstehen aus Nitraten (vgl. Bismut. subnitr. Vergiftungen). Durch bestimmte Bakterien, z. B. diejenigen der Cholera (vielleicht auch bei Grippe), entstehen Nitrite.

Symptome. Bei größeren Dosen (ein bis mehrere Gramm) treten Unruhe, Herzklopfen, Beklemmung, klopfender Puls im Kopf und Schweiß auf, infolge Gefäßlähmung; bei schwereren Vergiftungen: Schwindel, Unmöglichkeit zu gehen, Sehstörungen.

Besonders wiederholte Dosen erzeugen Methämoglobinbildung und entsprechend zyanotisches Aussehen.

Diagnose. Eine Vergiftung liegt in den meisten Fällen bei dem schnellen Eintreten der Symptome, wie Kongestion zum Kopf und schnell eintretender Herzstörung sehr nah. Die Anamnese führt dann meist rasch auf das Gift.

Neben Nitriten kommt natürlich Amylnitrit, S. 189, 210, Nitroglyzerin, Nitrozucker usw. in Frage, hauptsächlich bei Kindern, da die letzterwähnten Präparate süßlich schmecken.

Bismut. subnitricum kann Intoxikationen erzeugen durch Reduktion des Nitrats zu Nitrit (vgl. S. 154); Herabsetzung des Blutdruckes, sehr schlechtes Befinden, Übelkeit usw. sind die Folgen.

d) Kaliumchlorat, Kali chloricum, chlorsaures Kali. $KClO_3$.

Es ist ein exquisites Blutgift, dessen Wirkungsmechanismus nicht klar ist. Es löst die roten Blutkörperchen, das Hämoglobin tritt ins Serum, es wird dunkel, schokoladenfarbig (Methämoglobin). Daran schließen sich die schweren allgemeinen Störungen, Atemnot, schwere Übelkeiten, Nephritis, Oligurie bis zur Urämie in schweren Fällen.

Bei großen Dosen oder konzentrierten Lösungen treten anfangs Reizsymptome von seiten des Darmkanals in den Vordergrund, Brechen, Durchfälle, denen sich in wenig Stunden die schweren allgemeinen Symptome anschließen.

Bei stark verdünnten Lösungen können die Magendarmsymptome sehr gering sein.

Vergiftungsgelegenheiten. Die meisten bekannten und eigenen Beobachtungen beruhen auf falsch verstandenen medizinischen Anweisungen, indem chlorsaures Kali, statt zum Gurgeln, intern genommen wurde. Das chlorsaure Kali wird heute kaum noch innerlich verordnet (früher viel häufiger).

Da die toxischen **Dosen** im allgemeinen ziemlich groß, sind die schweren Vergiftungen nicht häufig (sicher tödlich etwa von 12—15 g an, in einzelnen Fällen töteten aber schon 5—10 g. Bei Kindern, Nierenkranken und stark Fiebernden können schon Dosen von 1—2 g ausgesprochene Vergiftungssymptome erzeugen).

Symptome und Diagnose. Schon 1—2 Stunden nach Genuß von großen Dosen stellt sich eine sehr auffällige blaugrüne Färbung der Lippen und speziell der Stirnhaut und Nasenflügel ein, wie schwerer Ikterus. Dabei ist anfangs das Befinden mit Ausnahme der Leibschmerzen und Brechen nicht sehr gestört.

Neben diesen typischen Symptomen ist eine braune Färbung des Harnes, stark zunehmender Ikterus für die Diagnose und Prognose entscheidend. Chlorkalium ist im Harn übrigens nachweisbar.

Therapie und Prognose. Erregung von Brechen und starken Durchfällen ist Hauptaufgabe, wenn nicht schon Kollaps droht, oder schon mehr als vier, fünf Stunden seit der Aufnahme vergangen sind. Angezeigt sind Steigerung der Diurese, Herzmittel, bei kräftigen Personen größerer Aderlaß. Solange die Diurese einigermaßen gut bleibt, ist die Prognose nicht letal und die Ausheilung kann merkwürdig schnell und ohne Nachwirkungen erfolgen.

Tritt länger dauernde Anurie ein, so folgt der Tod infolge von Urämie, meistens im Lauf von wenigen Tagen, auch wenn z. B. die Hautfarbe wieder besser wird.

Bei der **Sektion** zeigt sich auffällig bräunlicher Ton des Blutes recht verschiedenen Grades, die Meningen sind manchmal grünlich braun, die Gefäße der drüsigen Organe sind stark mit verfärbtem Blut gefüllt, Trübung der Niere mit Hämoglobinablagerung usw. Die Zeichen der Magendarmreizung sind oft bei der Sektion kaum mehr zu finden.

e) Kalisalpeter. KNO_3.

Sehr große Verwendung in der chemischen Industrie und zu Sprengstoffen (wird immer mehr durch synthetischen Ammonsalpeter ersetzt, auch als Dünger), auch zur Konservierung des Fleisches, zwecks Erhaltung der Farbe.

Vergiftungsgelegenheiten. Akute Vergiftungen mit Dosen über 10 bis 20 g in konzentrierter Lösung erfolgen durch Verwechslungen mit Abführsalzen. Verwendung von Schießpulver als Medikament.

Symptome. Konzentrierte Lösungen bewirken in erster Linie Magenschmerzen, Brechen, Durchfall, auch starke Harnsekretion, Nierenreizung. Bei Dosen von etwa 20 g kann man schwere Vergiftungen beobachten (Lewin) mit schweren Störungen von seiten des Nervensystems und des Herzens. Diese Wirkungen setzen sich wahrscheinlich aus der Kaliwirkung, der Nitratwirkung und aus im Körper neu entstandenem Nitrit in den Gesamtwirkungen zusammen.

f) Kalium.

Die Giftwirkung des Kaliums kommt hauptsächlich bei protrahierter Medikation mit Kalisalzen, KJ, KBr usw. vor. Die motorischen Nerven werden anfangs gereizt; in großen Dosen wirkt es lähmend auf das Mittelhirn und das Herz. Es erhöht die Diurese und bedingt starke Chlorausscheidungen. Die Symptome schwinden meist beim Ersatz des Kaliums durch Natrium. Genuß von Kalisalpeter durch Verwechslung mit bitterem Glaubersalz, als Abortivum und Konservierungsmittel für Fleisch ist die häufigste Vergiftungsursache. Vgl. Kalisalpeter (e).

g) Ammonium.

Ammoniumverbindungen haben alle eine stark erregende Wirkung auf das Zentralnervensystem, führen bei großen Dosen unter Krampfzuständen zum Tod. (Analoge Wirkungen haben auch viele einfachen Substitutionsprodukte.)

h) Barium.

Akute Vergiftungen erfolgten hauptsächlich bei Verwechslungen von löslichen Bariumsalzen mit dem unlöslichen Bariumsulfat zu röntgenologischen Magendarmuntersuchungen und bei Verwendung löslicher Bariumsalze zu Fälschungszwecken, Zucker, Mehl usw. Verwechslung des Bariumkarbonat als neues Parasitenmittel mit Backpulver. Technisches Bariumsulfat, das meistens in verschiedenen Prozentsätzen Bariumkarbonat enthält, wird als Beschwerungsmittel und Farbpulver sehr häufig gebraucht (Bleiweißersatz). Verwendung von Bariumkarbonat als Maus- und Rattengift, häufiger gegen Pflanzenparasiten (Rübenkulturen). Bariumoxyd scheint neuerdings in der Strohhutindustrie stellenweise verwendet zu werden und evtl. auch chronische Vergiftungen zu erzeugen.

Symptome der akuten Vergiftung sind in erster Linie Brechen, sehr bald Durchfälle, starkes Unbehagen in der Herzgegend. (Ob Blutdruckerhöhung beim Menschen wie beim Tier auftritt, ist bis jetzt nicht festgestellt.) Nach wenig Stunden treten Schluckbeschwerden, Krämpfe und Lähmungen, speziell in den Beinen auf. Das Bewußtsein bleibt meistens intakt, dagegen treten nicht selten Störungen in den Sinnesorganen auf, Ohrengeräusche, Verminderung der Sehkraft. Schwere tödliche Vergiftungen können durch wenige Gramme erfolgen.

Die **Diagnose** und **Differentialdiagnose** ist ohne Anamnese sehr schwierig, weil in den einen Fällen die Lähmungen, in den anderen Fällen die schweren intestinalen Symptome, in weiteren Fällen Herzbeklemmung, Verlangsamung des Pulses oder Beschleunigung des Pulses längere Zeit im Vordergrund der schweren Erscheinungen stehen, neben den uncharakteristischen Symptomen Angst, Durstgefühl, Dyspnoe. Das schnelle Eintreten eines von diesen Symptomen muß den Verdacht auf Barium nahelegen, besonders wenn die Herzerscheinungen früh auftreten. Die Sicherstellung der Diagnose erfolgt durch Nachweis von Barium. Im salzsauren Filtrat des Erbrochenen oder im Filtrat von einer Aufschwemmung der verdächtigen Substanz fällt Schwefelsäure und jedes lösliche schwefelsaure Salz einen weißen Niederschlag, auch die Grünfärbung der Flamme durch Barium ist charakteristisch.

(Zum Schutz gegen Verwechslung von reinem Bariumsulfat mit unreinem, resp. mit löslichen Bariumsalzen vermischten Präparat ist eine leicht salzsaure Aufschwemmung der Präparate zu filtrieren; fällt im klaren Filtrat durch eine Sulfatlösung ein weißer Niederschlag aus, so ist das Bariumsulfat unrein, resp. giftig.)

Der Tod erfolgt meist durch Herzlähmung.

(Bei der Sektion von akut Vergifteten findet man nicht selten Blutungen in den verschiedensten Organen, vor allem in den serösen Häuten.)

Therapie. Schon bei Verdacht auf Bariumvergiftung sind Lösungen von irgendwelchen Sulfaten (wie sie die meisten abführenden Salze enthalten) angezeigt. Wenn Vergiftungen durch andere Herzgifte nicht ausgeschlossen sind, wird man sich mit Koffein, Cardiazol und Kampfer behelfen.

Bei chronischen Bariumvergiftungen wurden Pulsirregularitäten, Atemnot, Verdauungsstörungen und allgemeine Schwäche beobachtet. (Bei einem eigenen Fall: Hoher Blutdruck ohne Nephritis und Lues, bei zunehmender Schwäche, sehr wechselndem Appetit, starkem Durst, Blutungen im Magen und kurz darauf Apoplexie ohne Lueszeichen bei 33 Jahren.)

II. Die organischen Gifte.

Von

H. Zangger-Zürich.

Übersicht.

1. Verbindungen, die nur Kohlenstoff und Wasserstoff enthalten.
   Die aliphatische oder Fettreihe (Methan, Äthylen, Amylen, Benzin,
   Ligroin, Petroleum, Paraffin und Schmieröl, Vaseline und Paraffine).
   Die aromatische Reihe oder Benzolreihe (Benzol, Toluol, Xylol).
2. Alkohole, Ester, Äther, Aldehyde, Ketone und Säuren der aliphatischen
   Reihe.
3. Aromatische Alkohole, Ester, Säuren.
4. Substitutionsprodukte der aliphatischen Reihe, Halogenverbindungen,
   Amine, Nitrokörper.
5. Substitutionsprodukte der aromatischen Reihe, Nitrokörper, Amidokörper, Halogenverbindungen.

1. Die reinen Kohlenwasserstoffe[1].

Verbindungen, die nur Kohlenstoff und Wasserstoff enthalten.

Alle diese Stoffe haben das Gemeinsame, daß sie im Organismus gar nicht
oder sehr wenig verändert werden, keine chemischen Verbindungen eingehen
(evtl. Anlagerung der ungesättigten Körper) und in derselben Form, in welcher
sie aufgenommen worden sind, wieder den Körper verlassen. Ihre Wirkung
ist also eine rein physikalisch-chemische, indem die Moleküle durch ihre Anwesenheit den physikalischen Zustand von Körperbestandteilen und damit
die Funktionen ändern. Infolge ihrer ausgesprochenen Fettlöslichkeit werden
sie hauptsächlich in die Fettbestandteile der Blutkörperchen und das Nervensystem aufgenommen und wirken als indifferente Narkotika mit relativ geringen
Nachwirkungen. Viele haben Wirkungen auf die Grenzflächen, ändern den
Stoffaustausch.

Die aromatischen Stoffe sind nicht so indifferent, wie die Substanzen der
sog. Paraffinreihe: sie haben längere Nachwirkungen, werden aber auch im
Körper zum Teil angegriffen und nähern sich so etwas den später zu be-
sprechenden ungesättigten Verbindungen.

Diese beiden Gruppen werden hier zusammen besprochen, weil bei sehr vielen Untersuchungen die Paraffinsubstanzen aus dem Petroleum (Ligroin, Petroläther, Benzin) mit
den physikalisch ähnlichen aromatischen Substanzen: Benzol, Toluol, Xylol verwechselt
werden und gemischt vorkommen, vor allem aber, weil viele Vergiftungen akuter und
chronischer Art durch Mischungen dieser Substanzen, wie sie in der Technik oft und
immer mehr verwendet werden, entstehen. Typus: Solventnaphtha. Lösungsmittel.
Terpentinersatz, Autotriebmittel.

Die aliphatische Reihe. Die ersten Angehörigen (das Methan, das Äthan,
das Äthylen, das Azetylen) sind Gase und haben in den vorkommenden Konzentrationen keine schweren toxischen Wirkungen, insofern es sich um reine
Stoffe handelt. Die Substanzen von zwei bis drei Kohlenstoffen an aufwärts
haben deutlich narkotische Wirkung, verursachen Rauschgefühl, Schwindel
mit nachträglichen Kopfschmerzen und Depressionszuständen.

---

[1] Vgl. den Abschnitt: Die gasförmigen Gifte, S. 219.

Von fünf Kohlenstoffen an (Amylen) sind diese Stoffe bei gewöhnlicher Temperatur im flüssigen Zustand (Benzin, Petroleum, Petroläther, Ligroin, Paraffinöle, Paraffinum liquidum, Vaseline. Die Vaseline bildet den Übergang zu den festen Paraffinen.)

Mit dem flüssigen Zustand treten die narkotischen Wirkungen stark in den Vordergrund, gleichzeitig machen sich bei einigen lokale Reizwirkungen am Ort des Eintrittes in den Körper geltend. (Schleimhaut der Respirationsorgane und des Magen-Darmkanals und bei chronischen Wirkungen auch auf der äußeren Haut, Paraffinkrebs.) (Deutsche Verordnung vom 12. Mai 1925.) (Vgl. S. 35.)

Diese akuten Wirkungen treten zurück und damit die Giftigkeit, sobald die Flüchtigkeit geringer wird, sie ist gleich Null bei den reinen Vaselinen und Paraffinen.

In der technischen Praxis werden zwar zu einzelnen Zwecken reine einheitliche Substanzen verwendet. Die große Menge dieser unter einem Namen gehenden Substanzen sind jedoch Gemische und enthalten fast ausnahmslos mindestens Verunreinigungen durch verwandte Stoffe, aber auch durch aromatische, sogar oft stickstoffhaltige Stoffe; denn die Hauptmenge dieser organischen Flüssigkeiten wird zu Verbrennungs- und Extraktionszwecken, zur Lösung oder Verdünnung von Harzen, Fetten, Kautschuk usw. und als Terpentinölersatzprodukt verwendet, wo nur die physikalisch-chemische Eigenschaft verwendet wird, so daß Beimischungen von Verwandten diese technisch wichtigen Eigenschaften nicht wesentlich vermindern. Die Zusammensetzung vieler solcher Flüssigkeiten wechselt je nach der Marktlage.

Diese Substanzen finden sich gemischt in der Natur vor, in den sog. Petrolquellen, und zwar je nach der Quelle in verschiedenem Verhältnis. Die russischen Quellen enthalten eine relativ große Menge aromatischer Substanzen im Vergleich zu den amerikanischen. Die Trennung dieser Substanzen erfolgt durch fraktionierte Destillation in die Anteile verschiedener Flüchtigkeit, resp. verschiedenen Siedepunktes, weil durch diese Eigenschaften die technische Verwendbarkeit bedingt ist. Wir haben es also in der großen Mehrzahl der Fälle von akuten absichtlichen oder zufälligen chronischen Vergiftungen durch derartige Substanzen mit der Wirkung solcher Gemische zu tun.

Alle die Vergiftungen mit diesen Produkten und speziell deren Gemischen nehmen sehr stark zu, und zwar parallel der ungeheuren Steigerung des Konsums, speziell als Ersatzprodukte.

Die Vergiftungsgelegenheiten durch Kohlenwasserstoffe. Die wichtigsten gasförmigen Kohlenwasserstoffe, gesättigte wie ungesättigte (Methan, Äthan, Äthylen, Azetylen sind die praktisch wichtigen) spielen heute als reine Substanzen eine sehr geringe Rolle als Vergiftungsursachen. Das Azetylen ist jedoch häufig verunreinigt mit Phosphorwasserstoff, Kohlenoxyd evtl. Arsenwasserstoff, Selenwasserstoff, Schwefelwasserstoff und Spuren von Ammoniak (s. d.).

a) Vergiftungen mit flüssigen, aber flüchtigen Kohlenwasserstoffen.

α) Amylen.

Das Amylen, 2-Isoamylen, wurde früher als Inhalations-Narkotikum verwendet. Es reizt sehr stark die Schleimhäute, erzeugt einen starken Aufregungszustand und starke Nachwirkungen, viel Erbrechen, Neigung zu Ohnmacht, Schwindel, auch Hämoglobinurie. Da es nicht mehr verwendet wird, sind auch die technischen Vergiftungen außerordentliche Seltenheiten.

Um so häufiger sind die Vergiftungsgelegenheiten mit

β) Benzin und seinen Verwandten.

1. Hauptsächlich kommen Vergiftungen durch Einatmung verdampften Benzins, das in ungeheuren Quantitäten technisch verwendet wird, vor.

Die Vergiftungen schwerer Art ereignen sich bei der Reinigung von großen Behältern, die nicht genügend gelüftet worden sind, dann vor allem in Fabriken, die heißes Benzin zu Reinigungs- und Extraktionszwecken verwenden.

Unter solchen Umständen gehen beim Abdecken von Gefäßen und bei Undichtwerden von geschlossenen Apparaturen große Mengen Benzindämpfe in die Luft und werden eingeatmet.

2. Benzinähnliche Flüssigkeiten werden nicht so selten aus Versehen oder zufällig genossen: zum Beispiel infolge Verwechslung von Flaschen — Aufbewahrung von Benzin in Bierflaschen — auch in einzelnen Fällen zum Zweck des Selbstmordes, Aborteinleitung usw.

3. Akute Vergiftungen durch Aufnahme durch die Haut allein kommen kaum vor.

Weitere Gefahren: in seltenen Fällen bewirkt die erste Vergiftung Gleichgewichtsstörungen, Bewußtseinsstörungen, und so können Arbeiter in den Benzinkessel fallen.

Diagnose der akuten Vergiftung. Der Geruch aus Mund und Nase, oder die Angaben über die Arbeit sind bei diesen flüchtigen Substanzen meist sofort vollkommen leitend für die Diagnose.

Symptome. Bei akuten Vergiftungen treten hauptsächlich Lähmungssymptome von seiten des Nervensystems in den Vordergrund: Schwindel, Kopfschmerzen, aber auch angenehme rauschartige Zustände; häufig sind Herzklopfen, Schwächezustände, Zittern, Zyanose, bei Inhalation auch Hustenreiz.

Genuß von mehr als 20 g oder Inhalation analoger Mengen in wenigen Minuten bewirkt sehr schnelle Bewußtlosigkeit, Muskelstarre oder Krämpfe und Zittern, bläuliche Verfärbung, kleinen, unter Umständen unregelmäßigen Puls, Erniedrigung der Haut- und Innentemperatur; das Pupillenverhalten ist nicht charakteristisch.

Nach Genuß von benzinähnlichen Substanzen von 20 g (bis 50 g) kommen zu diesen erwähnten Symptomen die subjektiven Lokalsymptome hinzu: ein brennendes Gefühl in Hals, Brust, den Armen, sofort, und sobald die Bewußtseinsstörungen zurückgegangen sind. Bei tödlichem Ausgang findet man kleine Blutaustritte, blutigen Inhalt im Magen und oberen Darm, bei starken Inhalationen auch in den Lungen.

Als Nachkrankheiten sind Reizungen der Nieren zu beachten und nach Inhalationsvergiftungen akut entzündliche Zustände in den Lungen.

Die chronischen Vergiftungen durch benzinähnliche Produkte sind zur Hauptsache Inhalationsvergiftungen, kombiniert mit Aufnahme durch die Haut.

Die Allgemeinerscheinungen psychischer Art sind Schweregefühl im Kopf, Neigung zu Angst- und Depressionszuständen, Schwere in den Gliedern, Zittern, Gefühl „der fremden Hand", wenn die Vergifteten sich selber anfassen.

Symptome an peripheren Nerven treten meist an denjenigen Gliedmaßen auf, die mit Benzin am intensivsten in Berührung kommen: Druckempfindlichkeit der Nerven.

Die rauschähnlichen, angenehmen Sensationen im Beginn der akuten Inhalationsvergiftungen verführen hier und da Arbeiter und Kinder dazu, Benzininhalationen als gewohnheitsmäßigen Genuß zu verwenden. (Benzinsucht.)

γ) Vergiftungen durch Benzol.

Das Benzol, obwohl wesensdifferent vom Benzin, wird doch selbst von den medizinischen Begutachtern häufig als identisch betrachtet; es kommt hauptsächlich im Teer, aber auch in den russischen Benzinen vor und seit dem Krieg in sehr vielen Lösungsmitteln. Seine technisch wichtigen physikalischen Eigenschaften sind außerordentlich ähnlich dem Benzin. Es hat aber ausgesprochenere Lösungseigenschaften und ist deshalb für bestimmte Substanzen der pharmazeutisch-chemischen, der Kautschuk- und Farbenindustrie als Lösungs- und Kristallisationsmittel sehr verbreitet.

Ferner ist es Ausgangsmaterial für viele pharmazeutische Produkte, Farben und Sprengstoffe, speziell wenn Phenol fehlt.

Die akute Wirkung ist dem Benzin analog; es wirkt aber zerstörend auf die weißen und auch auf die roten Blutkörperchen. Bei akuten tödlichen Vergiftungen bestehen meist kleine Blutungen. Die Hautfarbe an tödlich Vergifteten ist oft auffällig rot (Differentialdiagnose CO).

Chronische Benzolvergiftungen. Gegen chronische Benzoleinwirkung sind jugendliche Personen, Anämische und Herzkranke besonders empfindlich. Die Zahl der Leukozyten sinkt, bei weiterer Einwirkung auch die Zahl der roten Blutkörperchen. In einzelnen Fällen tritt auch nach Aussetzen der Arbeit keine Besserung ein. Die unter der Einwirkung der Benzoldämpfe hervorgerufenen Blutveränderungen bleiben in den meisten Fällen, machen oft noch weiter Fortschritte bis zum Exitus. (Deutsche Verordnung vom 12. Mai 1925.)

(In dieser Dauerwirkung besteht auch die Gefahr der therapeutischen Anwendung bei Leukämie).

Die Gefahren der gewerblichen chronischen Vergiftungen liegen weniger in den Großbetrieben, in denen große Mengen verwendet werden, da dort das teuere Material schon aus technischen Gründen in gut verschlossenen Apparaten gehalten wird. Zur Einatmung von Benzoldämpfen gibt in erster Linie Veranlassung, daß viele Stoffe sich außerordentlich gut in Benzol lösen, deren Lösungen heute häufig zu Anstrichen, speziell von kleinen Metallteilen, Geflechten verwendet werden, wobei das Benzol verdunstet, und zwar bei dem genauen Zusehen bei der Arbeit, in unmittelbarer Nähe der Atmungsöffnung, so daß der Dampf eingeatmet wird. — Diese Gefahr ist besonders ausgesprochen beim Spritzverfahren.

(Benzol wird heute auch häufig als Verdünnungsmittel des teureren Terpentinöls angewendet und ist wie Benzin Bestandteil mancher Terpentinersatzmittel. Amerika brauchte 1913 3 Millionen Gallonen, 1926 schon 75 Millionen Gallonen.)

b) Vergiftungen durch wenig flüchtige flüssige Kohlenwasserstoffe.

Vergiftungen durch wenig flüchtige Kohlenwasserstoffe sind (außer manchen Dauersymptomen) im wesentlichen bedingt durch Verunreinigungen mit flüchtigen Bestandteilen und Oxydationsprodukten. Giftig wirken in erster Linie die Rohöle (Rohpetroleum, Masut). Ihre Wirkungen sind naturgemäß analog den Giftwirkungen der Kohlenwasserstoffe. Doch enthalten die Rohöle noch Schwefel- und Stickstoffverbindungen, die die Giftigkeit erhöhen resp. besondere Giftwirkungen bedingen (speziell amerikanische Quellen).

Vergiftungsgelegenheiten und Dosen. Gutgereinigtes Petrol, wie es heute als solches im Handel ist, ist sehr wenig giftig. Mehrere hundert Gramm, innerlich genommen, sind meist ohne sehr schwere Folgen.

Absichtliche Verwendung als Abortmittel, oder auch zu Klistieren scheint heute ganz aus der Mode zu sein.

Als Ursache gewerblicher Vergiftungen kommen die Arbeiten in geschlossenen Behältern in Betracht.

In einer Zeit, die geradezu charakterisiert ist durch die Schaffung billiger technischer Substitutions- und Ersatzprodukte, welche dann so häufig speziell in unintelligenten Händen zu Fälschungen mit Phantasienamen (Markenschutz) ausarten, ist es naheliegend, daß die billigen Erdöle und Erdölprodukte da und dort physikalisch ähnliche Stoffe, also speziell Fette, ersetzen sollen.

So wurden Schmieröle und gereinigte Maschinenöle als Fettersatz zu Kochzwecken verwendet (Dunbar), als Zusatz zu Butter und als sog. Patentbrotöl. Durch Emulgierung mit billigen organischen Kolloiden wurden butterähnliche und Butterersatzprodukte zu schaffen versucht und diese Frage taucht in technischen Kreisen immer wieder auf. (Oft rechnet man noch ausschließlich mit den unglücklich einseitigen Kalorienwerten — die in der Nahrungsphysiologie vor etwa 20 Jahren eine ausschließliche Rolle spielten, und dabei wird der Schwerpunkt der verfehlten Auffassung: die Unverbrennbarkeit im Organismus und die Nebenwirkungen in Form von Gesundheitsschädigungen außer acht gelassen, wie so oft in der Technik der Ersatzprodukte, die die Kriegsnot in so erschreckender Ausdehnung schuf.

Diagnose und Symptome. Je reiner (also je weniger flüchtige Substanzen enthaltend) das Petrol, Vaselin, Paraffinöl sind, desto weniger ausgesprochen sind die nervösen Symptome wie Schwindel, Bewußtseinsstörungen, Koma; ausgesprochen hingegen sind noch die intestinalen Symptome, Brechen (selten Blutbrechen mit Magenschmerzen, gelegentlich auch blutige Stühle). Reinstes Paraffinöl wird als Darmmittel bei Verstopfung verwendet.

Selbstredend kommen bei vielen Produkten ganz verschiedene Reinigungsmittel, Bleichungsmittel in Verwendung. Diese Substanzen können ihrerseits Schädigungen erzeugen sowohl bei der Bearbeitung, als auch wenn sie in den fertigen Produkten zurückbleiben (Schwefelsäure, Chromate, Chlorverbindungen usw.). Doch sind das verschwindend kleine Mengen, welche in den Fertigprodukten zurückbleiben; ob sie chronisch schädigende Wirkung haben, weiß man nicht.

Die **festen Paraffine**, die zu kosmetisch-plastischen Zwecken injiziert werden, sind als solche ungiftig, und nachfolgende Störungen sind im wesentlichen auf Embolien zu beziehen, also auf mechanische Wirkungen, ebenso Injektion mit Paraffinölen — die aber speziell bei medullären Embolien mit Vergiftungen verwechselt werden.

Die Ursachen der **Hauterkrankungen**, speziell des sog. Paraffinkrebses, die als Folge sehr langer Beschäftigung mit Rohparaffinen bekannt sind, sind in ihrer Wirkungsweise weniger geklärt als Teer. (Verordnung vom 12. Mai 1925.)

Pathologische Befunde. Am auffälligsten sind wohl die Reizungen und Rötungen im Darmkanal als Folge der lokalen Einwirkung. Selten Blutungen in anderen Organen.

Therapie. Entfernung durch Spülungen, Emulgierung mit Eiweißlösungen bei akuten Wirkungen im Darm; sonst symptomatisch.

2. Alkohole, Äther, Ester, organische Säuren der Fettreihe.

a) Die Alkohole.

Bei dieser Gruppe tritt zu dem Kohlenwasserstoffkomplex Sauerstoff in der Form der OH-Gruppe hinzu.

Diese sog. Hydroxylgruppe bedingt eine Reihe neuer chemischer und physikalischer Eigentümlichkeiten, die den Vergiftungsmechanismus und die Art der Vergiftung in typischer Weise modifizieren. Zu der Fettlöslichkeit tritt eine äußerst ausgesprochene Veränderung der Oberflächenspannung des Wassers und der wässerigen Lösungen, die mit dem Molekulargewicht (soweit die Stoffe überhaupt im Wasser löslich sind) schnell zunimmt. Chemisch bedingt die OH-Gruppe die Reaktionsfähigkeit mit Körperbestandteilen, ganz besonders aber die Verbrennbarkeit im Organismus (Oxydation wie Reduktion) und die Verwendung durch Abbau, Koppelung und zur Wärmeerzeugung.

Die Giftigkeit der Alkohole für die verschiedensten Lebewesen nimmt ungefähr in derselben Progression zu, wie die herabsetzende Wirkung auf die Oberflächenspannung des Wassers (Czapek, Höber, Traube).

Die primären Alkohole sind weniger giftig als die sekundären und tertiären.

Die zu technischen und Genußzwecken verwendeten Alkohole sind selten rein; gewisse Verunreinigungen und Zusätze sind jedenfalls mindestens ebenso gefährlich wie die Alkoholwirkungen an und für sich (Liköressenzen usw.).

Verunreinigungen der technischen Alkohole sind niedere, vor allem aber auch kohlenstoffreichere Homologe, wie das Fuselöl, daneben aber auch Aldehyde und Ketone, Ester von Fettsäuren usw.

Künstliche Zusätze von Verunreinigungen: Denaturierung von Spiritus durch einige Prozente Methylalkohol, etwa $^1/_2\,^0/_0$ Pyridin, Azeton, je nach dem Land und den Verwendungszwecken verschieden, Zusätze von Geruchsessenzen, Bukettessenzen, erregenden und narkotisierenden ätherischen Ölen; vgl. Methyl- und Äthylalkohol. Bei der Alkoholdestillation sollen je nach dem Ausgangsmaterial gleichzeitig eine Reihe ungesättigter Verbindungen entstehen, ferner Azetaldehyd und ähnliche Aldehyde, Furfurol; manchmal werden verunreinigte alkoholische Lösungsmittel ohne Vorsichtsmaßregeln verkauft, welche in der Technik nicht mehr gebraucht werden können. Alle diese Substanzen modifizieren die physiologische Wirkung der Handelsprodukte.

α) Der Methylalkohol. CH_3OH. Holzgeist.

Verwendung und Vergiftungsgelegenheiten. Die Verwendung des Methylalkohols und des sog. Holzgeistes ist eine viel ausgedehntere als man gewöhnlich annimmt, da er oft unter dem Titel Alkohol geht.

Durch die Alkoholsteuern hat überall die Methylalkoholindustrie mächtig an Ausdehnung gewonnen.

Der unreine Methylalkohol (hauptsächlich azetonhaltig) wird schon lange in vielen Industrien verwendet: als Lösungsmittel für Farben, Lacke, Firnisse, in der Holzindustrie als Beizeträger, als Putzmittel (Drechsler, Tischler, Bleistiftfabrikation), in der Färberei (speziell Seidenfärberei, Hutfärberei usw.). Genuß von denaturiertem Alkohol ist häufig (Denaturierung von Spiritus mit Methylalkohol).

Reiner Methylalkohol wird heute häufig als Lösungsmittel in der pharmazeutischen Industrie gebraucht, als Extraktionsmittel für Pflanzenessenzen, die zur Darstellung von Likören, Aperitifs verwendet werden oder zu Haarwassern, Toilettenartikeln; sogar eine Reihe innerer Mittel enthalten unerlaubterweise als Lösungsvehikel Methylalkohol (Spezialitäten).

Ferner wird der Methylalkohol als technisches Lösungsmittel benützt und oft nachher mit allen Verunreinigungen verkauft zu technischen Zwecken (Lacklösungsmittel, Beizlösungsmittel), oft ungereinigt wieder zu Genußalkohol zugesetzt. Methylalkohol ist deshalb häufig unrein. Er wird auch auf sehr verschiedene Arten hergestellt und hat deshalb ganz verschiedene Beimengungen. Diese Verunreinigungen sind bei der Beurteilung der toxikologischen Wirkung im Einzelfalle sehr zu beachten, aber ebenso ist Methylalkohol häufiger Begleitkörper. So enthält gegorenes Pflanzenmaterial relativ viel bis heute fast unbeachteten Methylalkohol, ebenso Sulfitalkohol, er kommt in sehr vielen Fälschungen und Fassonlikören vor. Methylalkohol wird heute auch synthetisch gewonnen, analog wie Äthylalkohol und deshalb sind die Mengen geradezu unbegrenzt, wenn die Darstellung sich lohnt — hauptsächlich durch Reduktionsprozesse von CO aus Wassergas über Formaldehyd usw. parallel mit dem synthetischen Ammoniak. (Der reine Methylalkohol siedet bei 67^0.)

Veranlaßt durch die Besteuerung des Äthylalkohols werden immer höhere Prozentsätze Methylalkohol in schlechten Schnäpsen, aber auch in Likören verwendet, wie die Vergiftungsepidemien in Ungarn, Rußland und Berlin beweisen. In Amerika soll eine große Zahl der stark alkoholischen Schmuggelgetränke große Mengen Methylalkohol enthalten.

Die ungleiche Giftigkeit des Methylalkohols und die sprunghaft und relativ selten auftretenden eigenartigen Epidemien können aber ihren Grund auch darin haben, daß sehr verschiedenartig verunreinigter Methylalkohol verkauft wird, der in wechselnden

Mengen schädliche Produkte enthält [z. B. der bei Formaldehyddarstellung nicht verbrauchte Methylalkohol mit zum Teil ungesättigten Kondensationsprodukten oder aber Methylalkohol, der irgendwelche giftige Substanzen enthält und der in der pharmazeutischen Technik nicht mehr verwendet werden kann, der aber z. B. zur Denaturierung von Brennspiritus vollständig geeignet wäre. Durch die Darstellung des Holzgeistes kommen ungesättigte Produkte der Destillation in relativ großen Mengen mit (Allylalkohol, Azeton usw.), andererseits wird der Methylalkohol von chemischen Fabriken als Lösungsmittel gebraucht und nicht selten verunreinigt verkauft, zumal wenn flüchtige, nicht durch Destillation leicht abzutrennende Substanzen darin gelöst sind; da Methylalkohol zur Denaturierung, Lösung von Farben und Lacken usw. durch diese geringen Verunreinigungen nicht beeinträchtigt wird, scheint darin keine Gefahr zu liegen, diese zeigt sich erst bei Verwendung zu Fälschungen von Genußmitteln].

Die Vergiftung kommt bei Methylalkohol, der sehr flüchtig ist, in den verschiedenen Gewerben auch durch Inhalation zustande. Nicht selten wurde Methylalkohol von Arbeitern auch genossen oder zu ihren Getränken zugeschüttet. Eine Aufnahme durch die Haut ist sicher. Bei den Vergiftungen in den Holzgewerben handelt es sich immer um unreinen Methylalkohol, der Azeton und flüchtige Destillationsprodukte enthält.

Die Menschen sind außerordentlich ungleich gegen Methylalkohol empfindlich. Die Differenzen der Empfindlichkeit von Mensch zu Mensch sind entschieden größer als gegen den gewöhnlichen Äthylalkohol.

Die akute Methylalkoholvergiftung. Der Methylalkohol wirkt viel weniger berauschend als Äthylalkohol, aber seine Wirkung ist sehr lange dauernd. Es gibt z. B. kaum ein erfrischtes Erwachen nach 15 Stunden Schlaf nach einem Rausch, der z. T. durch Methylalkohol bedingt war. Sehr häufig bestehen als Nachwirkungen starke Müdigkeit, Unbehagen, Bedrücktsein, Schmerzen in den Gliedern, in relativ vielen Fällen beobachtet man dieses Unbehagen und ein etwas zyanotisches Aussehen mehrere Tage. Viele Menschen brechen nach dem Genuß von Methylalkohol. Wichtig sind die nicht seltenen Augensymptome: Erweiterung der Pupillen, mit auffällig verlangsamter Reaktion, Flimmern vor den Augen.

Die intestinale Wirkung und die Wirkung auf die Organe und Herz sind häufig viel stärker und vor allem immer viel länger anhaltend als bei gewöhnlichem Alkohol.

Die eigentlichen schweren Vergiftungssymptome treten in einzelnen Fällen nach Stunden, manchmal erst nach mehreren Tagen ein. Einzelne Vergiftete fallen sogar plötzlich hin, es treten Krämpfe auf; die Vergifteten können sehr schnell zugrunde gehen. Wieder andere zeigen die oben erwähnten Erscheinungen protrahiert, zyanotisch blasses Aussehen, Klagen über Nebelsehen, Schlechtsehen, weite starre Pupillen, Schmerzen im Leib, auch in den Gliedern und leichtere und schwerere Dyspnoeformen: auch an diesen Zustand schließen sich häufig Verschlimmerungen an mit Tod. Es können auch einzelne Erscheinungen sich verschlimmern, z. B. die Symptome von seiten der Augen mit Besserungen, Verschlechterungen, entweder ohne typischen Befund anfangs oder erweiterte Venen mit später folgender Atrophie und Abblassung der Sehnerven, Pupillenerweiterung, auch Degeneration der Ganglienzellen und der Retinaenden.

Anmerkung: Die überraschend schweren Vergiftungserscheinungen nach Methylalkoholaufnahme im Verhältnis zu Äthylalkoholvergiftung hat eine Reihe von Gründen, ebenso die oft spät eintretenden schweren Erscheinungen, die wir heute erst zum Teil kennen:

1. Wird der Methylalkohol viel schwerer angegriffen und oxydiert als der Äthylalkohol und auch langsam ausgeschieden. Wenn gleiche Mengen Äthyl- und Methylalkohol genossen werden, bleibt der Methylalkohol 5—10mal länger im Körper unverändert, deshalb wirken vor allem wiederholte Gaben im Laufe einer Woche als Summation.

2. Ferner sind die ersten Abbauprodukte für den Organismus sicher auch nicht indifferent; was vom Methylalkohol oxydiert wird, geht naturgemäß über Formaldehyd später in Ameisensäure über.

3. Wir müssen auch die noch ungeklärten Tatsachen beachten, daß auf einzelne Menschen Methylverbindungen und Methylgruppen ganz auffällig unvorhersehbar ungleichartig giftig sind: Brommethyl im Verhältnis zu Bromäthyl (Spaltung in Methylalkohol und HBr).

Es ist also wahrscheinlich, daß die Spätvergiftungen zum Teil metatoxische Folgen resp. Kettenfolgen sind, die noch nicht in allen Einzelheiten erklärt werden können.

Die Symptome der akuten Vergiftungen, die bei einzelnen Menschen schon bei Dosen von 5—10 g ausgesprochen sein können, sind inkonstant; das wichtigste Symptom ist der Geruch der Atmungsluft, ferner Sehstörungen; auch bei sehr schweren Fällen sind Pupillar- und Kornealreflex meist erhalten. Innerlich genommen, treten oft Leibschmerzen auf, nach den neuesten Beobachtungen oft erst nach vielen Stunden (bis 24 und mehr), Brechneigung, sehr häufig Schwindel, intensive Kopfschmerzen, vor allem Schmerzen in den Augen und die für Methylalkohol fast charakteristischen Sehstörungen (die sich in ähnlicher Intensität als Frühsymptom eigentlich nur bei Schwefelkohlenstoff und Nitrokörpern wiederfinden, s. dort). Alle anderen Symptome, wie Kältegefühl, Atembeschwerden, Kollapszustände und Delirien sind nicht charakteristisch; noch relativ häufig treten nach zufälligen Methylalkoholvergiftungen Herzschwächen, Harnbeschwerden auf (wahrscheinlich infolge der Zersetzungsprodukte des Methylalkohols, speziell Formaldehyd und Ameisensäure).

Diagnose. Nach Genuß oder Aufnahme durch die Atmung, (Holzbeizen) tritt meist erst im Laufe weniger Stunden starkes Krankheitsgefühl auf, weite Pupillen (sogar Pupillenstarre), Akkommodationsstörungen, dann schlechter Puls, Leibschmerzen mit Verstopfung. Es ist also bei diesen Symptomen, die schon ziemlich spezifisch erscheinen und schon eine genauere Untersuchung voraussetzen, klar, daß sowohl an Methylvergiftung evtl. unreinen Methylalkohol, aber ebenso sehr an Atropin, Daturavergiftung, als auch an Vergiftung durch Botulismustoxine gedacht werden muß, auch postdiphtherische Zustände, ohne daß Diphtherie vorher beobachtet worden ist und Akonitinvergiftungen müssen in Betracht gezogen werden bei diesem Zustandsbild. Leichtere Methylalkoholvergiftungen mit unsicherem Gehen, Schmerzen im Leib, Nebelsehen, leichter Zyanose über eine Woche werden gelegentlich erst nachträglich nach der Ursache diagnostiziert, wenn sich solche Zustände bei anderen wiederholen.

Bei Verdacht müssen vor allem ganz verschiedene, wesensdifferente Aufnahmequellen und Wege in Betracht gezogen werden, weil man sonst unberechtigterweise Methylalkohol ausschließt. Für die ganz akute Vergiftung kommt fast ausschließlich Trinken methylalkoholhaltiger Getränke in Betracht (Schnäpse, billigere und teurere). Auch wurden Vergiftungen von einer Anzahl von Menschen durch Rotwein mit Methylalkohol beobachtet. Bei empfindlichen Menschen, bei denen schon 5—20 g toxische Zustände erzeugen, sehen wir bei Verwendung von methylalkoholhaltigen Lacken, Firnissen, Holzbeizen nicht sehr charakteristische, aber mit dem Aufhören dieser Arbeit in wenig Tagen schwindende Symptome, manchmal allerdings bereits Erscheinungen von seiten der Augen, Pupillen. Da durch die technische Herstellung von Methylalkohol dieser Alkohol relativ billig wird, so daß er als Lösungsmittel zu den verschiedensten Zwecken verwendet werden kann und auch als Fälschungsmittel von Äthylalkohol, ist zu beachten, daß dieser Alkohol ebenfalls durch die Haut durchgeht. Die Dosen, die zu Vergiftungen führen, sind bei den einzelnen Menschen recht verschieden. Es wurden Krämpfe und Tod nach einem Eßlöffel voll beobachtet, währenddem andere Menschen ohne auffällige schwere Schädigung über Monate täglich 30—50 ccm Methylalkohol zu sich nehmen konnten. Die Zahl der auf Methylalkohol fast spezifisch empfindlichen Menschen ist sehr groß, besonders bei wiederholter Aufnahme entsteht eine Art Sensibilisierung, Idiosynkrasie (Beobachtungen bei Soldaten während des Krieges). Sogar bei einem Teelöffel voll Methylalkohol wurde eine anschließende Sehstörung mit Sehnervatrophie beobachtet. Doch sind die Nachwirkungen neuritischer und degenerativer Natur nicht etwa auf die Augen beschränkt. Bei Handwerkern, die mehrere Tage große Mengen von schlechtem Methylalkohol in Beizen brauchten, sah ich Nebelsehen, erweiterte Augengefäße, daneben hämorrhagische Zystitiden in zwei Fällen.

Die chronischen Vergiftungen sind bei Methylalkohol außerordentlich wichtig, weil der Methylalkohol sehr ausgesprochen und sehr bald chronische Schädigungen erzeugt, vor allem Augenstörungen, in einzelnen Fällen auch verschiedenartige Nervenstörungen (lokale und allgemeine Neuritis).

Die akuten wie die chronischen Methylalkoholwirkungen bedingen eine lange Erholungszeit und lassen in relativ vielen Fällen lange anhaltende Sehstörungen zurück, wie Skotome, Neuritis retrobulbaris usw.

Bei gewohnheitsmäßiger Inhalation treten Reizungen der Respirationsschleimhäute auf, Neigung zu Bronchitis und akuten Lungenerkrankungen, in seltenen Fällen Neigung zu Lungenödem.

Daneben bestehen drückende Schmerzen im Kopf, manchmal Ohrensausen, Zittern. Über die chronischen Veränderungen in psychischer Hinsicht ist wenig bekannt.

Es wird darauf hingewiesen, daß der Ameisensäurenachweis im Harn zur Stützung der Diagnose verwendet werden könne.

Bei der Berliner Epidemie ist in erster Linie die oft lange dauernde Inkubation bis zum Auftreten der sehr starken Leibschmerzen betont worden, während die Sehstörungen, die anderweitig beobachtet wurden, relativ selten waren. Die nervösen Symptome: Schwindel, Ohrensausen, Zittern, intensive Kopfschmerzen, scheinen hauptsächlich bei wiederholten Aufnahmen beobachtet zu werden. Dagegen ist Reizung der Bronchien auch nach den Sektionsbefunden recht häufig.

Sektionsbefund. Starke Zyanose des Kopfes häufig: meist zeigt sich starke Hyperämie der Gehirnhäute; doch scheinen Blutaustritte selten (Brücke, Gehirn, Augen). Das Blut ist überwiegend flüssig. Im Magen und Darm sind die oberen Abschnitte auch nach einigen Tagen noch leicht gereizt, mit Schleim belegt, mit seltenen oberflächlichen Blutungen. Die Gedärme sind oft maximal kontrahiert. Schleimige Sekretion in die Lungen, Reizung der Blase (Straßmann) sind regelmäßige Befunde.

Der Methylalkohol ist zersetzlich, diffundiert sehr leicht. Sein Zersetzungsprodukt, die Ameisensäure, konnte in Gehirn und Leber nachgewiesen werden. In einer Reihe von Fällen fand man auch nach Tagen auffälligerweise noch Methylalkohol selbst im Magen.

Zur **Differentialdiagnose gegen Botulismus** scheinen demnach die Sehstörungen bei Intaktbleiben der Augenmotilität nach allen Richtungen klinisch sehr wichtig, vielleicht auch der Nachweis von Ameisensäureverbindungen im Harn.

Prophylaxe ist selbstverständlich.

Therapie symptomatisch nach erfolgter Magenentleerung.

Wir kennen gegen Methylalkohol keine Gegengifte. Die symptomatische Behandlung besteht meist, besonders bei Dyspnoe und Herzstörungen in Koffeinzufuhr, das überraschend gut wirkt, Aderlaß bei Dyspnoe, Ruhe, Wärmezufuhr, Steigerung der Diurese; da der Methylalkohol solange im Blut bleibt, empfiehlt man starke Aderlässe mit nachfolgender Ringerlösung- oder Kochsalzinfusion und innerliche Eingabe von Alkali, bei schnell eintretenden Bewußtseinsstörungen auch Lumbalpunktion. Es werden bei schweren Fällen mit bedrohenden Symptomen kleine Mengen von Adrenalin subkutan empfohlen.

β) Der Äthylalkohol, der gewöhnliche Alkohol. C_2H_5OH.

Vorkommen und Vergiftungsgelegenheiten. Der Umstand, daß für etwa 100—150 Milliarden Alkohol in den Kulturländern von Europa, Amerika und Australien pro Jahr produziert wird, gibt die beste Vorstellung von der Wichtigkeit dieser Konsumartikel. Als Genußmittel kommt der Alkohol sozusagen nie rein zur Verwendung. Die meisten alkoholischen Getränke enthalten infolge ihrer Zubereitung noch andere Reizstoffe, speziell flüchtige Säuren, Ester, wie die Weine, Bitterstoffe und Harze, wie die Biere; Fuselöle, wie die gewöhnlichen Schnäpse, Essenzen für Liköre.

Der am besten rentierende Teil der Alkoholindustrie besteht in der Beimischung bestimmter Substanzen zu Alkohol. So arbeitet z. B. die Industrie der Liköre, der Aperitifs usw. (Zusätze von ätherischen Ölen, resp. alkoholischen Pflanzenextrakten, wie Thymian, Mentha, Rosmarin usw., Anethol, aber auch von giftigen Stoffen, wie Aloe und sogar Pikrotoxin, Strychnin, Methylester der Salizylsäure, Nitrobenzol für bestimmte künstliche Branntweine, Kirschwasseressenzen; vgl. auch Methylalkohol).

Neben diesen Mitteln kommen natürlich sog. Schönungsmittel in Betracht, wie Farbstoffe, Klärungsmittel (wie Bleizucker u. a.), Konservierungsmittel, die sehr häufig — nicht regelmäßig, sondern nur zum Export oder zu bestimmten Zwecken, z. B. gefährdeten oder verdorbenen Mengen — zugegeben werden [1].

Eine toxikologisch in unserer Zeit wichtige Form des Alkohols ist der — durch Zusatz von Methylalkohol, Azeton, Pyridin — denaturierte Alkohol.

Weniger bekannt sind die Gelegenheiten zu Vergiftungen in der Technik. Auch reine Alkoholdämpfe bedingen bei wochen- und jahrelanger Einwirkung ausgesprochene Störungen, die hauptsächlich durch die Verwendung der reinen Alkohole bei der Fabrikation von rauchlosem Pulver bekannt geworden sind. Reiner Alkohol wird noch verwendet in der pharmazeutischen Industrie und der Industrie feiner Parfüms, zum Reinigen in der Hochvakuum-Industrie.

Die Mehrzahl der gewerblichen Vergiftungen erfolgt entschieden durch verunreinigte denaturierte Alkohole, wo dann der Methylalkohol und die Fuselöle resp. ungesättigte Körper einen Hauptanteil an der Vergiftung haben.

Neben den individuellen Differenzen in der Empfindlichkeit ist besonders zu beachten, daß eine große Zahl — speziell gewerblicher — Vergiftungen die Alkoholempfindlichkeit außerordentlich erhöhen, so Quecksilber, Blei, wahrscheinlich auch Antimon und Arsen, sicher auch Schwefelkohlenstoff, Anilin, Nitrobenzol usw. Umgekehrt disponiert chronischer Alkoholgenuß zu Erkrankungen durch diese gewerblichen Gifte, überraschend akute Erkrankungen durch gewerbliche Gifte schließen sich oft an Alkoholgenuß an.

Bei der künstlichen Herstellung von Alkohol über Azetylen, Azetaldehyd können die Begleitkörper des Azetylen (wie PH_3, AsH_3) giftig werden, ferner der Katalysator und dessen Verbindungen (Quecksilber) und flüchtige höhere ungesättigte Aldehyde (Krotonaldehyd), die heute zu Lösungsmittelzusätzen gewonnen werden.

Akute tödliche Vergiftungen durch Alkohol. Recht empfindlich sind Kinder auf konzentrierte Alkohole. 100—200 g Schnaps sind für Kinder unter 5 bis 6 Jahren schon gefährlich. Tödliche Vergiftungen von Erwachsenen erfolgten auch nach eigenen Beobachtungen bei Genuß von $^3/_4$ Liter bis 1 Liter Branntwein, $^3/_4$ Liter denaturiertem Spiritus (Selbstmord, Trinkwetten) mit einem Alkoholgehalt im Blut nach dem Tode von $5-8\,^0/_{00}$, ja einmal $10\,^0/_{00}$.

---

[1] Ältere Literatur vgl. Zangger: Erg. inn. Med. 5.

Sehr erwähnenswert erscheint mir, daß chronische Alkoholvergiftungen auf eine andere Weise viel häufiger zu tödlichem Ausgang führen, nämlich dadurch, daß die Alkoholvergiftung Grund des Erfrierungstodes wird, einerseits infolge Unempfindlichkeit, Schlaffheit, eventuell Koordinationsstörungen, andererseits infolge der starken Erweiterung der Hautgefäße und Störung der Wärmeregulation.

Symptome und Diagnose. Die lokalen Alkoholwirkungen auf den Schleimhäuten sind lokal reizend. Die Allgemeinwirkung besteht anfangs in einer Erhöhung der Pulsfrequenz, Erweiterung der Gefäße, Vertiefung der Atmungsgröße, denen sich gleichzeitig eine Neigung zu psychomotorischen Erregungen anschließt: der beginnende Rausch.

Die psychischen und nervösen Störungen als Folgen der akuten Alkoholintoxikationen sind durchaus nicht bei allen Menschen gleich. Der Durchschnitt der Menschen reagiert bekanntlich mit einer größeren Freiheit, erhöhtem Selbstgefühl, das sich Luft macht in Bewegungen, Kraftprahlereien oder Singen, häufiges stoßweises unmotiviertes Lachen usw. Bei Wirkungen größerer Mengen treten die individuellen Differenzen schon sehr stark in den Vordergrund; gerade bei den Menschen, die unter Alkoholwirkung zu Fröhlichkeit neigen, treten Koordinationsstörungen auf, speziell beim Heben und Sicherheben.

Bei gebildeten, disziplinierten Menschen bleibt die Sicherheit der Bewegung viel länger erhalten. Allgemein werden die anerzogenen Rücksichten und die sog. Hemmungen gelockert; zusammen mit der motorischen Erregtheit kommt es zu rücksichtslosen Handlungen, wie Gewalttätigkeiten, Körperverletzungen, leichtsinnigen oder brutalen Handlungen in sexueller Beziehung. Bei noch größeren Dosen tritt die motorische Lähmung, Störung der Empfindung bis zur Bewußtlosigkeit ein.

Neben dem Rausch des normalen Menschen ist für jeden Arzt die Kenntnis des pathologischen Rausches wichtig, weil derartige Individuen gefährlich sind, sobald sie Alkohol zu sich nehmen. Der typische pathologische Rausch unterscheidet sich von der oben geschilderten gewöhnlichen akuten Intoxikation dadurch, daß er oft bei relativ geringen Dosen ohne Vorzeichen schnell unvermittelt eintritt, daß die Zeichen der Verkennung der Umgebung bei normaler präziser Motilität auftreten. Die Kraft und die Koordinationssicherheit macht diesen Zustand zu einem gefährlichen, da die Individuen auf die verkannte Umgebung reagieren (Totschlag-, Sittlichkeitsverbrechen usw.). Zum typischen pathologischen Rausch gehört, daß ausgedehnte Erinnerungslücken aus der Zeit des Rausches und der Rauschhandlungen bestehen. (Pathologische Rauschzustände mit triebhaften motorischen Handlungen werden bei disponierten Menschen auch durch andere Stoffe (Gifte) ausgelöst (vgl. Kokain, Schwefelkohlenstoff, sogar Benzin).

Im typischen pathologischen Rausch sind also die psychischen Vorgänge ausgesprochen gestört, während die motorischen erhalten bleiben. Prädispositionen zu solchen psychischen Störungen werden naturgemäß in erster Linie geschaffen durch vorhergehende psychische Erregungen, Ärger usw., sexuelle Exzesse, Ermüdung, Überanstrengung. Die äußere Erscheinung variiert.

Plötzlich aufgenommene größere Mengen Alkohol führen schnell zu Bewußtseinsstörungen und motorischen Lähmungen, zu Verminderung des Blutdruckes bei schnellem Puls. (Diese schweren Trunkenheitsformen können durch akute Herzschädigungen und Lähmung des Nervensystems zum Tode führen. Es kann Lungenödem auftreten, oder die Betroffenen ersticken an Erbrochenem, erfrieren auch außerordentlich leicht.)

Die unmittelbaren Nachwirkungen (Übelsein, Kopfschmerzen, Erbrechen) können bei schon vorher lädierten Organen sehr vielgestaltig und schwer sein.

Nach akuten Alkoholvergiftungen treten nicht selten Zeichen einer vorübergehenden Nephritis auf, Zylinder und Leukozyten im Harn, sowie Glykosurie.

Akute Alkoholwirkungen bei Kindern sind sehr oft verhängnisvoll. Bei Kindern treten manchmal Krämpfe auf. Einzelne Kinder sind ungeheuer alkoholempfindlich.

Die Empfindlichkeit gegen den Alkohol ist nicht nur beim Gehirn, sondern auch bei den verschiedenen Organen ungleich. Auch der einzelne Mensch selbst wechselt im Lauf der Zeit seine Alkoholempfindlichkeit stark. So scheint Alkohol im Fieber leichter ertragen zu werden als in gesundem Zustand (auch im Gebirge und an der See).

Die chronischen Vergiftungen. Die allgemeinen Organ- und Gefäßschädigungen stehen hier im Vordergrund. Es besteht eine allgemeine Neigung zu Gefäßerweiterungen (kleine Blutungen, Acne rosacea, Eiterungen), häufig besteht Magenkatarrh mit Vomitus matutinus. Bekannt sind die Arteriosklerose und Leberzirrhose und Erkrankungen des Herzmuskels. Der Puls wird kleiner, unregelmäßig, häufig sind auch Störungen der Niere und chronische Nephritis als Folgezustände zu beobachten. Die Libido sexualis wird speziell in psychischer Richtung anfangs erhöht, während die Potenz zuerst stark schwankt und nachher zurückgeht.

Viel charakteristischer als die rein körperlichen Symptome sind die Störungen des Nervensystems: feinschlägiges Zittern, speziell der ausgestreckten Finger und der Zunge, das nach Alkoholgenuß zurückgeht, ist das wertvollste körperliche Symptom. Daneben gehen einher allgemeine Schwächezustände und motorische Störungen einzelner Gebiete, speziell Neuritis und Lähmungen des Peroneus bis zur allgemeinen Polyneuritis. (Es ist hier jedoch hervorzuheben, daß diese schweren Formen peripherer Störungen geradezu ausnahmslos als Folgen von aromatischen Zusätzen, also von Likören, Aperitifs eintreten.)

Die äußerst schmerzhafte sog. Alkoholneuritis, die hauptsächlich den Nervus peroneus betrifft (Steppergang), kommt mit folgenden Krankheiten in Differentialdiagnose: mit allen schmerzhaften Neuritiden auf Grund von Diabetes und Infektionskrankheiten, speziell mit der Arsenneuritis, selten und meistens nur bei jugendlichen Personen mit schmerzhaften Bleineuritiden, Schwefelkohlenstoffneuritis. Die Alkoholneuritis und die Arsenneuritis zeigen eine konstante, sehr starke Schmerzhaftigkeit, die anfallsweise und auf Druck stärker werden. Für Alkohol spricht die Lokalisation in den Beinen, für Genuß von Likören, speziell Absinth, die große Empfindlichkeit auf Kitzeln an den Fußsohlen. Die Arsenneuritiden neigen stärker zu Kontraktionen und Atrophien.

Von charakteristischen Störungen der Sinnesorgane kommen Sehstörungen in Betracht, die charakterisiert sind durch zentrale Farbenskotome, hauptsächlich für grün, und objektiv feststellbare Abblassung der temporalen Seite der Papilla nervi optici im Augenspiegelbild. (Vgl. Tabak.)

Bei chronischen Trinkern kommen Störungen in allen Sinnesorganen vor, die hauptsächlich den Charakter frühseniler Störungen zeigen.

Veränderungen des Charakters und die akut auftretenden psychischen Störungen auf Grund des chronischen Alkoholismus. Diese Veränderungen sind hauptsächlich wegen ihrer zivilrechtlichen und strafrechtlichen Konsequenzen für jeden Arzt wichtig, weil die Frühdiagnose eine Reihe von präventiv wirkenden Maßnahmen ermöglicht.

Der Charakter des chronischen Alkoholikers verändert sich im Sinne des rücksichtslosen Egoismus gegen die Familie in auffälliger Weise, während in der Öffentlichkeit mit Rücksichten, Opferwilligkeit, Gerechtigkeitsgefühl geprahlt wird. Die schlimmsten Ausbrüche kehren sich im wesentlichen gegen die Familie, bis zu Brutalitäten, daneben zeigen sich Vernachlässigungen in jeder Hinsicht bis zu Unterschlagung fremden Geldes usw.

Aus dem Charakter der chronischen Alkoholwirkung und der Verminderung der sexuellen Potenz zusammen mit Neigung zu Brutalitäten und widerwärtigen Zumutungen entwickelt sich die Tendenz zum Eifersuchtswahn, der sehr zu beachten ist, da er, bei der großen Rücksichtslosigkeit gegenüber den Eigenen zu schweren Familienverbrechen führen kann. Bei ausgesprochenen Zeichen von Eifersuchtswahn ist eine Sicherung, meist Internierung, eventuell mit Polizeigewalt durch jeden Arzt indiziert.

Neben den konstanten, sich immer betätigenden Charakterveränderungen schafft der chronische Alkoholismus Dispositionen für akute Psychosen ganz bestimmter Form und Dignität, die recht häufig durch Krankheit (Infektion und Trauma oder andere Vergiftungen) ausgelöst werden, in erster Linie das Delirium tremens.

Das **Delirium tremens** ist charakterisiert durch Desorientierung in Ort und Zeit, sowie durch Verkennung der Umgebung mit massenhaften Halluzinationen von sich bewegenden — meist kleinen — beängstigenden, verfolgenden massenhaften Lebewesen (Mäuse, Ratten, Käfer; aber auch Polizei, persönliche Feinde). Diese Halluzinationen sind meist auf visuelle Dinge beschränkt, und notwendige Begleiterscheinungen werden nicht gleichzeitig halluziniert, z. B. sieht der Delirant einen Feind in sein Zimmer herunterspringen, hört ihn aber nicht. Dieser Umstand scheint das angsterregende Moment in diesen Halluzinationen noch ganz wesentlich zu steigern. In ruhigen Momenten kommen Beschäftigungsvorstellungen und Fadenziehen, aus der Luft ziehen usw. mehr in den Vordergrund.

Dieser ängstliche, motorisch erregte Zustand bedingt Gefährlichkeit für den Kranken und andere. Der fieberkranke oder verwundete Delirant macht Fluchtversuche, reißt Verbände ab, verteidigt sich gegen den vermeintlichen Feind, so kann es zu Selbstbeschädigungen, Selbstmord, Mord kommen, wenn der behandelnde Arzt die Gefährlichkeit resp. einen akuten Ausbruch des Delirium tremens nicht voraussieht. Oft ist das Delirium nur zur Zeit des Ausbruches gefährlich, weil die Krankheit später so schädigend auf den Organismus wirkt, daß der Kranke nicht mehr die Kraft hat, auf die Angstvorstellungen wirksam zu reagieren.

Frühdiagnose des drohenden Deliriums. Bei Verdacht auf chronischen Alkoholismus, bei Unruhe in der Nacht, Anzeichen von Verkennung der Umgebung besteht schon beim noch latenten Delirium eine sehr große Suggestibilität, die zur Diagnose verwendet werden muß: wenn der Arzt plötzlich auf den Boden zeigt und mit erschreckter Miene tut, als ob er Käfer zertrete und fragt: was sind denn das für Käfer? und mit dem Fuß suggestiv erregt die Bewegung des Zertretens lange hastig ausführt, macht der beginnende Delirant häufig die Bewegung mit. Der Arzt kann auch durch leichtes Pressen auf die geschlossenen Augen ähnliche Gesichtsbilder auslösen.

Dieser Kunstgriff ist von großer Bedeutung, da der praktische Arzt nicht die Zeit hat, die Symptome abzuwarten, die in der Nacht Ursache eines durch Frühdiagnose vermeidbaren Unglücks werden können. Der Deliriumkranke ist in den meisten Fällen „weckbar", d. h. durch Suggestionen etwas zu leiten, und bei lautem Anfahren und Wiederholung eher einer Behandlung durch die Ernährung zugänglich als bei anderen Psychosen ähnlicher Schwere. Die somatischen Erscheinungen beim Delirium tremens verlangen besondere Aufmerksamkeit, weil sie das Schicksal des Kranken bedingen, kleiner, fliegender Puls, drohende Herzschwäche, häufig Albuminurie und Glykosurie. Daraus ergibt sich die **spezielle Therapie** des Delirium tremens: Bewachung, Diurese mit guter Ernährung; flüssige Diät, speziell Milch, die dem Bedürfnis, Flüssigkeit zu schlucken, noch entgegenkommt und bei gestörter Magenverdauung doch resorbiert wird. Im Privathaus sind meist Beruhigungsmittel nicht zu umgehen: Chloralhydrat 3—4 g, jedoch nicht bei Herzschwäche. Von Opiaten scheint

Pantopon am zweckentsprechendsten, Somnifen, Paraldehyd (3—5 g gelöst in viel Flüssigkeit). Narkotika sind meist nur für die Nacht nötig. Der Ausgang des Delirium tremens ist in der Mehrzahl der Fälle nach 6—10 Tagen kritisch. Die früher sehr häufigen Todesfälle, bis über 20 %, sind bei unkomplizierten Fällen stark zurückgegangen, seitdem zielbewußt Milchdiät angewendet wird.

Der Tod tritt meist unter Erscheinungen der Herzschwäche ein. Selten geht das Delirium in eine protrahierte chronische Wahnsinnsform über mit Halluzinationen der verschiedenen Sinne und Angstzuständen (in der Mehrzahl der Fälle auf Grund einer psychopathischen Konstitution oder einer Form der Frühverblödung).

Andere Alkoholpsychosen sind selten; Alkoholepilepsie, Alkoholparalyse haben praktische Bedeutung, weil die Behandlung große Erfolge zeitigt, resp. Heilung bringen kann.

Beide Krankheiten lassen sich häufig bei einer einmaligen Untersuchung nicht von genuiner Epilepsie und progressiver Paralyse unterscheiden, haben aber gute Prognose, sobald nur der Alkohol dauernd vermieden wird.

Für Alkoholepilepsie sprechen lange dauernder Alkoholgenuß, hauptsächlich von Aperitifs, die häufig krampferregende Substanzen enthalten, feinschlägiges Zittern, für Alkohol charakteristische visuelle Halluzinationen und Eifersuchtsvorstellungen.

Für Alkoholparalyse sprechen dieselben Symptome. Es scheint nicht unwichtig, daß der gewöhnliche Paralytiker selten über Kopfschmerzen klagt, während die Alkoholparalyse häufig von Kopfschmerzen begleitet ist. Die Urteilsfähigkeit ist meist nicht so extrem gestört wie bei der gewöhnlichen Paralyse.

Wenn irgendwelche Zeichen von überstandener Syphilis vorhanden sind, ist natürlich eine progressive Paralyse nicht auszuschließen, denn häufig wird der Ausbruch einer solchen durch Alkohol provoziert.

Die Korsakowsche Krankheit, eine symptomatisch nahe Verwandte der Alkoholparalyse, ist häufig verursacht durch Alkohol zusammen mit einer Infektion: vollständige Unorientiertheit, Unmöglichkeit, die Erfahrungen zu registrieren, Ausfüllen der Gedächtnislücken durch Konfabulation, kombiniert mit den Zeichen der Neuritis.

Die Therapie der akuten Alkoholvergiftungen. In erster Linie: Magenentleerung, Magenspülung, evtl. Wärmezufuhr bei Neigung zum Sinken der Innentemperatur, Vermeidung der Aspirationsgefahr (Kaffee, Hautreize).

Bei Neigung zu Lungenödem und sehr weiten Gefäßen: Aderlaß, Senfpapier usw. — Herzmittel: Cardiazol, Hexeton u. dgl.

Wir fanden bei Todesfällen durch Alkoholgenuß 6—10 %$_{00}$ Alkohol im Gehirn.

Der Rausch beginnt bei etwa 2 %$_{00}$ die Handlung zu beeinflussen, 2—2,5 % stören meist die Motilität. Bei Unfällen ist heute die Feststellung der Alkoholkonzentration im kritischen Moment im Blut sehr wichtig. Wir müssen z. B. bei allen Autounfällen sofort das Blut entnehmen und untersuchen. Chemische und physikalische kombinierte Methodik.

Die Therapie der chronischen Alkoholkrankheiten. In allen akuten Zuständen (als Folge des chronischen Alkoholismus) ist eine sofortige vollständige Entziehung des Alkohols unter Ersatz durch nährstoffreiche Flüssigkeiten, in erster Linie Milch, geboten, wenn die Ernährung einigermaßen gut ist und ebenso der Blutdruck, genügen diese Maßnahmen.

Fast regelmäßig sind die oben erwähnten alkoholischen Organkrankheiten bei der Leitung der Therapie stark zu berücksichtigen, so die schlechte Ernährung, Magenstörungen, die Sekretionsstörungen, Nephritis, Herzschwäche.

(Die Spezialbehandlung einzelner akuter Zustände auf Grund der chronischen Wirkung, vgl. Delirium tremens usw.)

γ) Höhere Alkohole.

Mit der Zunahme der CH_2-Gruppen, also mit der Vergrößerung des Molekulargewichtes nimmt die giftige Wirkung der Alkohole zu, solange das Molekül nicht über 6 Kohlenstoffatome enthält.

Alle diese Alkohole bewirken Herzstörungen, Gefäßstörungen (akute Lähmungen der Gefäße), dann Kopfschmerzen, Bewußtseinsstörungen, Beengungsgefühle. Die Reaktion ist individuell stark verschieden. Nach der Erfahrung in der Technik treten häufig Erregungen, speziell Jaktationen, auf mit Depressions- und Müdigkeitsgefühl gegen Abend, Zustände wie sie z. B. auch bei Schwefelkohlenstoff angegeben werden. Alle diese Stoffe sind flüchtig und können durch Inhalation und per os in den Körper gelangen (vgl. Gasförmige Gifte, Seite 219). Die Gefäße der Aufnahmestellen werden stark erweitert, sie haben also lokale Reizwirkungen.

Vorkommen und Vergiftungsgelegenheiten. Von den höheren Alkoholen ist speziell der Amylalkohol (Isoamylalkohol) ein Hauptbestandteil des Fuselöls (der höher siedenden Fraktionen bei der Destillation von Kartoffelspiritus). Er wird als Lösungsmittel in der pharmazeutischen und chemischen Industrie verwendet (Darstellung von Fruchtäthern und Salpetrigsäureamylester) und ist ein ausgezeichnetes Extraktionsmittel für viele Alkaloide (vgl. Ester).

Symptome und Diagnose. Wie erwähnt, treten Herzklopfen, Gefäßstörungen, Kopfschmerzen, Erbrechen, Schwindel usw., und zwar schon bei sehr geringen Mengen ein (intern genommen bei 0,5 g nach Lewin). Die Diagnose läßt sich wohl nur auf Grund des Geruches und der Angaben sicher machen.

Die chronischen Wirkungen treten relativ schnell ein, sicher schneller als bei Äthylalkohol. Zu den erwähnten akuten Symptomen gesellen sich Verdauungsstörungen, wie Erbrechen und Durchfälle, also kein typisches Krankheitsbild (vgl. Schwefelkohlenstoff).

Zu den Amylalkoholen gehört auch das Amylenhydrat, ein tertiärer Alkohol, der als Schlafmittel früher verwendet wurde. Die Wirkung ist sehr lange anhaltend, bedingt schwere Schlafzustände, Erweiterung der Gefäße, kleinen, weichen, langsamen Puls und sehr langsames Erwachen.

Der einzige hier in Betracht kommende ungesättigte Alkohol dieser Reihe, der Allylalkohol (C_3H_5OH), wirkt infolge seines ungesättigten Charakters weniger narkotisch als sehr stark reizend. Er bedingt zum Teil die Reizwirkungen des rohen Holzgeistes, in welchem er in kleinen Mengen enthalten ist.

δ) Glyzerin.

Vom Magen aus sind selbst große Mengen Glyzerin unschädlich. In dem leeren Darm (Klysma) bewirkt das Glyzerin Wasserentzug und damit Reizung. Sehr große Dosen, etwa 100 g und darüber, erzeugen Erbrechen und Kopfschmerz. Unangenehmere Wirkungen beobachtet man bei Injektionen unter die Haut: es wird schnell eintretendes Fieber, Schüttelfrost, sogar Auflösung von roten Blutkörperchen, Hämoglobinurie, auch akute Nierenreizung angegeben.

Neuerdings wird Glyzerin gelegentlich von Hebammen und Berufsabtreibern zur Einleitung des künstlichen Abortes verwendet. In solchen Fällen wurden analoge Beobachtungen gemacht. Ganz andere Wirkungen haben die Nitroderivate (Salpetersäureester) des Glyzerins, das Nitroglyzerin, vgl. Kap. Nitrokörper.

b) Die Äther und Ester.

a) Die Äther.

b) Die Verbindungen der Alkohole mit organischen Säuren.

c) Die Verbindungen der Alkohole mit anorganischen Säuren, Schwefelsäure, Salpetersäure, Halogenwasserstoffsäuren.

Die Ester haben die Eigentümlichkeit, daß sie meist viel flüchtiger sind als die Alkohole und Säuren, aus denen sie sich zusammensetzen.

Die Gründe physikalischer Art für die Wirksamkeit sind nicht bekannt, sind jedoch wohl in der Größe assoziierter Molekularkomplexe und der Wirkung auf die Oberflächenspannung zu suchen[1]. Konzentrierung an Grenzflächen.

An solche flüchtigen Stoffe muß man bei vielen gewerblichen Intoxikationen denken. Man läßt sich im allgemeinen zu leicht verleiten, die Vergiftung auf ein in großen Mengen vorhandenes einheitliches Lösungsmittel zurückzuführen, ohne daß man daran denkt, wie häufig solche esterartigen Nebenprodukte, die in methyl- und äthylalkoholischen Lösungen entstehen können, die wahre Ursache sind.

a) Der Äthyläther, Schwefeläther, gewöhnlicher Äther. $(C_2H_5)_2O$.

Der Äthyläther ist viel flüchtiger als der Alkohol, er siedet schon bei 37 Grad.

Vorkommen, Verwendung und Vergiftungsgelegenheiten. Die Flüchtigkeit des Äthers stellt die Vergiftung durch Inhalation in erste Linie, doch wird Äther ziemlich häufig als Zusatz zu bestimmten erregenden alkoholischen Getränken verwendet, als Zusatz von Schnäpsen speziell in Rußland und Irland.

In gefährlichen resp. schädlichen Konzentrationen treten die Ätherdämpfe in der Technik heute selten mehr auf, da schon aus ökonomischen Gründen für die Ätherdestillation und Extraktion mit Äther geschlossene Apparate verwendet werden. In diesen Betrieben gelangt Äther nur in die Luft bei Betriebsstörungen und beim Einfüllen und bei Entleerung, dann evtl. beim Polieren und Trocknen von Zellulosegegenständen (doch wird heute meist das billigere Azeton und sog. Speziallösungsmittel verwendet), vor allem kommen Ätherdämpfe in den Trocknungsräumen vieler Kunstseidefabriken vor; er wird auch verwendet in der Glasschleiferei.

Die Hauptverwendung des Äthers ist heute eine medizinische, zur Inhalationsnarkose, zur Lösung von Kollodium[2] und Herstellung bestimmter Schießpulver.

Symptome der akuten und chronischen Wirkungen. Zusammenstellung der Vorteile und Gefahren der Äthernarkose gegenüber anderen Narkotika. Die Bevorzugung des Äthers gegenüber Chloroform ist darin begründet, daß der Äther die Respiration eher tiefer macht, den Blutdruck erhöht, und das Schlagvolumen nicht vermindert, sondern eher vergrößert; eine Gefäßlähmung tritt nicht ein. Der Äther wirkt also auf die vital wichtigen Prozesse entweder erregend oder mindestens nicht unmittelbar lähmend.

Gegenüber dem Chloroform wirkt er bei einer kürzeren Einwirkungszeit von einigen Stunden nicht dauernd schädigend auf das Herz und die parenchymatösen Organe, speziell die Nieren und die roten Blutkörperchen, während

---

[1] So ist auch die etwas überraschende Tatsache verständlich, daß der komplizierte Anthranilsäureäthylester in Quantitäten in die Luft geht, die langsam zu psychischen Störungen führen sollen.

Es sind eine Reihe solcher Ester im Gebrauch als Medikamente, von denen die Grundkomponente z. B. stickstoffhaltig ist, in denen die Alkohol- oder Säuregruppen durch einen Methyl- oder Äthylkomplex verbessert sind, die ihrerseits die große Flüchtigkeit und die Fettlöslichkeit und damit die Durchdringungsfähigkeit der Gewebe bewirken.

[2] Eine der Hauptgefahren des Äthers, auf die man zur Zeit des Studiums viel zu wenig aufmerksam gemacht hat, ist die Explosionsgefahr. Diese Gefahr besteht natürlich in den modernen Spitälern mit elektrischer Beleuchtung nicht, sie ist aber für den Arzt sofort vorhanden, speziell in der Landpraxis, im Moment, wo er nachts bei offenem Licht eine Äthernarkose, eine Kollodiumapplikation oder eine Ätherabwaschung macht. Diese Gefahr ist begründet in dem niederen Siedepunkt und der großen Flüchtigkeit. Die Dämpfe sind schwer und sinken zu Boden und so sind denn auch die meisten Explosionen dann erfolgt, wenn in irgendeiner kritischen Situation ein Licht auf den Boden gestellt wurde (Haftpflicht der Ärzte).

das Chloroform wahrscheinlich infolge seiner Anlagerungstendenz bekanntlich alle diese unangenehmen Nebenwirkungen hat. Die geringere Gefährlichkeit für die Narkose liegt natürlich darin, daß die Differenz der Narkosekonzentration und der tödlichen Konzentration eine viel größere ist als bei Chloroform.

Die Nachteile und die sich daraus ergebenden Komplikationen sind wesentlich in der Reizwirkung an der Eintrittsstelle in den Körper zu suchen, also bei den Narkosen in der Reizwirkung auf die Lungen und evtl. daran sich anschließenden Entzündungsprozessen. Die Nachwirkungen nach der Äthernarkose sind, ausgenommen die Reizwirkungen auf die Lungen, viel geringere als bei Chloroform. (Bier gibt an, daß Ätherinjektion gegen Ätherpneumonie schütze.)

Äther ändert die Blutalkaleszenz und den Eiweißumsatz nicht.

Todesfälle als Folge der Ätherwirkung sind selten[1].

Innerlich genommen, bedingt Äther Brennen in Mund und Magen, bald folgen Rötung des Gesichtes, erregtere Herzschläge, größeres Wohlbefinden. Dosen von einem Eßlöffel bedingen bei nicht gewohnten Personen einen Erregungszustand (der nicht dem Gefühl des Rausches entspricht), der in eine Lähmung und schlafartigen Zustand übergeht. Nach dem Erwachen bestehen Kopfschmerzen, oft deprimierte Stimmung.

Die Ätheromanie, die Äthersucht. Diese einleitende Erregung und das vorübergehende Wohlbefinden und Kraftgefühl verleiten nicht selten Menschen, Äther als Genußmittel und Erregungsmittel zu verwenden wie Alkohol, zumal seine Wirkung schneller ist, bei kleinen Dosen eintritt und sich oft eine geringere Nachwirkung zeigt. Die Wirkungen sind verschieden je nach der Aufnahmeart: durch den Mund aufgenommen, bewirkt er hauptsächlich von seiten des Darmkanals katarrhalische Erscheinungen, analog wie bei Trinkern; bei langer Inhalation Reizzustände der Lungen.

Auf psychischer und nervöser Seite zeigen sich schneller als nach Alkoholwirkung chronische Störungen, wie allgemeine Schwäche, Energielosigkeit, Reizbarkeit, Schlaflosigkeit, Unruhe, depressive Anwandlungen, Rücksichtslosigkeit gegenüber den Angehörigen und eine ganze Reihe von Charaktereigentümlichkeiten, die dem chronischen Alkoholismus sonst zukommen. An körperlichen Symptomen fallen sehr häufig weite Gefäße auf, doch ist dies nicht konstant, es gibt auch ausgesprochen blasse Äthersüchtige. Sehr bald scheint auch das Herz zu leiden, es tritt eine leichtere Ermüdbarkeit des Herzens bei großen Anstrengungen ein und das Herz erholt sich schlechter.

Auch die Störungen der Organe, wie Niere, Leber, Gefäßsystem mit den sich daranschließenden allgemeinen Störungen sind analog wie beim chronischen Alkoholismus. Doch muß hier hervorgehoben werden, daß eine große Zahl der Erscheinungen oft auf gleichzeitige andere Schädlichkeiten, speziell auf andere Gifte, zurückgeführt werden muß.

Die Verwendung des Äthers als Genußmittel ist eine sehr verbreitete und hat sich gleichzeitig mit dem Genuß des Methylalkohols überall da mehr oder weniger eingebürgert, wo die Besteuerung des Äthylalkohols eine sehr hohe wurde und der gewohnheitsmäßige Branntweingenuß verbreitet war. Nach dem Konsum und den allgemeinen Angaben scheint Äthergenuß hauptsächlich in Rußland und Irland verbreitet zu sein, aber auch in Österreich und Ungarn scheint er häufig rein oder als Zusatz zu Schnäpsen genossen zu werden; als Ersatz für Kokain habe ich ihn nie getroffen.

---

[1] Todesfälle in der Narkose durch Äther sind beobachtet schon bei den ersten Atemzügen, wie auch bei den anderen Inhalationsnarkotika als eine Folge der Shockwirkung, „mort par inhibition" der Franzosen; natürlich auch bei zu großen Mengen, die in zu kurzer Zeit gegeben werden. Meistens ist Atemstillstand das erste schlimme Zeichen, wenn nicht die Pupillen beobachtet werden. Daneben kann selbstredend die Narkose den Tod mitbedingen, wenn andere Ursachen mit wirksam sind.

β) Essigäther. $CH_3COOC_2H_5$. Äthylazetat.

Vorkommen und Verwendung. In sehr geringen Mengen kommt dieser Ester und seine Homologen als Bukettstoff im Wein vor. Auch künstlich hergestellt wird zu diesem Zweck verwendet, ebenso in der Konditorei als Geruchsessenz, speziell für gefärbte Naschartikel für Kinder, Limonadenessenzen, Konfitüren usw.

Technisch ist er als Lösungsmittel für Kollodium und ähnliche Stoffe im Gebrauch (aber weniger als sein Verwandter, der Essigsäureamylester).

Symptome. Als Ursache akuter Vergiftungen ist dieser Ester kaum bekannt, er wirkt in geringen Dosen wie Äther anregend, reizt den Magen und stört sicher bei vielen, speziell bei Kindern, schon in geringen Dosen die Magensekretion für längere Zeit.

Größere Dosen, schon 1—2 g, haben sehr unangenehme Nachwirkungen in starkem Unbehagen in der Magengegend, drückendem widerwärtigen Gefühl im Hinterkopf.

Diagnose. Eine Diagnose ist nur mit Hilfe der Anamnese resp. des Geruches zu stellen.

γ) Amylazetat.

Wie der Amylalkohol wirkt dieser höhere Ester schon in geringen Dosen.

Sein **Vorkommen** und seine **Verwendung** nimmt stark zu mit der Verwendung der Nitrozellulose als Klebemittel und Lack (speziell für Metallteile, Hüte usw. Zaponlack).

Symptome. Die jugendlichen Arbeiterinnen, die sich hauptsächlich noch am guten ätherartigen (esterartigen) Geruch freuen, leiden in der ersten Zeit an Müdigkeits- und Abspannungsgefühl gegen Abend, einzelne an Ohrensausen, ausgesprochener Appetitlosigkeit, Magendrücken, doch sind mir dauernde Störungen bei der gegenwärtigen Verwendungsart nicht bekannt geworden (bei guter Ventilation).

δ) Sonstige Ester.

(Vgl. auch Salpetersäureester usw. S. 209.)

Von allen Estern anorganischer Säuren mit organischen Alkoholen haben in erster Linie Nitroglyzerin (Dynamit), Nitrozucker, Amylnitrit, Amylnitrat gefährlichere Wirkung. Dimethylsulfat zerstört sogar die Lungen.

Türkisch-Rotoel und andere schwefelsaure Ester der Fettsäuren, ferner Äthylschwefelsäure, Monomethylschwefelsäure sind wenig flüchtig und kommen als technische Vergiftungsursache aus diesem Grund nicht in Betracht.

Als Ester von Alkoholen sind auch die **Fette** zu betrachten. Vergiftungen durch Fette und Fettsubstitutions- und Ersatzprodukte können verschiedene Gründe haben:

1. Zersetzung der Fette, Ranzigwerden der Fette und damit Gehalt an reizenden Fettsäuren. Die Zersetzungen gehen vor sich unter Mitzersetzung der immer in Spuren vorhandenen Eiweißkörper, so daß auch noch die daraus entstehenden Produkte mitwirken.

2. Durch Zusätze von Konservierungsmitteln und Farben zu Nahrungsfetten; heute werden nur selten akut stark giftig wirkende Stoffe verwendet, sondern meist Borax, Salizylsäure, gelegentlich aber auch Fluorsalze, dann Farben wie Safranin. (Als Fettfarbemittel sind viel zu viel Farben erlaubt.)

Es ist auch schon die Idee geäußert worden, Nahrungsfette, die das Kochen nicht vertragen, statt unter Kältewirkung unter Wirkung von Blausäuredämpfen zu transportieren; dies wäre eine neue Gefahr, da die Blausäure lange absorbiert bleibt, sich auch polymerisiert und schwerer verdampft.

Wie sich die durch die neuen Reduktionsmethoden (z. B. Nickelkatalyse) aus Ölen usw. entstehenden festen Fette auf lange Zeit physiologisch verhalten, ist noch unbekannt.

Akute Störungen werden nicht beobachtet; Fettersatzfragen spielen eine große Rolle (Vitaminfrage). Zerstörung des Vitamins durch Härtung usw.

3. Zusätze fremdartiger pflanzlicher Fettsubstanzen zur Kunstspeisefettbereitung. Bei Verwendung stark ungesättigter Fette (Marattifett), treten Vergiftungssymptome auf, resp. Reizsymptome vom Magen und Darm aus, sicher auch Schädigung der Leber.

Margarinevergiftungen. Die neue Technik sucht einerseits für industrielle Zwecke, andererseits für die Nahrungsmittel die verschiedenartigsten Glyzerin-Fettsäure-Verbindungen zweckentsprechend zu verändern und zu verbinden.

Die Variationsmöglichkeit der Fettsäuren ist eine äußerst große, besonders wenn man die ungesättigten Fettsäuren berücksichtigt. Eine Reihe von Fettsäuren, speziell solche pflanzlicher Abkunft, reizen, wie erwähnt, hauptsächlich die Magenschleimhaut und erzeugen Erbrechen und vergiftungsähnliche Symptome in Dosen von wenigen Gramm. Daß dabei kleine Mengen stickstoffhaltiger Verunreinigungen eine Rolle spielen können, ist klar. — Dieser Umstand erklärt auch die Verschiedenheit der Erscheinungen.

(Margarinevergiftungen in Norddeutschland durch Zusatz von Marattifett von Hydnokarpus.)

Diese Vergiftungen verlaufen im allgemeinen gutartig und ziemlich schnell im Gegensatz zu den Nahrungsmittelvergiftungen auf Grund von Paratyphus und ähnlichen Bazilleninfektionen.

c) Aldehyde und Ketone.

Durch den doppelt an Kohlenstoff gebundenen Sauerstoff bekommen die Aldehyde und Ketone ihre große Reaktionsfähigkeit, und zwar eine solche von der Größenordnung, daß sie im Organismus wie oft auch an den Eintrittsstellen in den Organismus schnell in Reaktion mit den Geweben treten. Je kürzer die Kohlenstoffkette, um so intensiver ist die chemische Reizwirkung. Bei höheren Kohlenstoffketten, auch bei Aldehyden und besonders bei den Ketonen tritt diese Eigenschaft gegenüber der neurotropen Wirkung stark in den Hintergrund.

α) Formaldehyd [1].

H·CHO (im Handel als 35—40% Lösung, genannt Formalin.)

Vorkommen und Verwendung. Die Darstellung des Formalins im großen (durch Überleiten eines Gemisches aus Luft und Methylalkohol über glühendes Kupfer) ist eine moderne Industrie [1]. Es wird hauptsächlich verwendet als Konservierungsmittel, speziell für anatomische Präparate, als Desinfektionsmittel im großen Maßstab für Zimmer, Bahnwagen und als unerlaubtes, schädliches Konservierungsmittel für eiweißhaltige Substanzen wie Milch (unglücklicherweise von Behring empfohlen) und Wurstwaren. In der Technik wird Formalin immer mehr verwendet: in der Farben- und Arzneimittelindustrie, der Gerberei, der Industrie der plastischen Massen (Galalith = Formaldehyd + Kasein, Bakelit = Phenole + Formaldehyd usw., als Zelluloid- und Elfenbeinersatz).

Die Vergiftungen erfolgen durch Formalingase — da sich der Formaldehyd aus dem Wasser leicht verflüchtigt —, ebenso auch bei Formalingasanwendungen; in der Landwirtschaft als Samenbeizmittel usw. wie z. B. bei Zimmerdesinfektion. In einzelnen Fällen erfolgten bei Verwechslung einer formalinhaltigen Flasche Vergiftungen durch Genuß.

Die meisten, aber häufig nicht diagnostizierten und nicht bewiesenen Schädigungen erfolgen sicher durch Verwendung von Formalin als Konservierungsmittel. Doch sind das im wesentlichen indirekte Giftwirkungen, weil das Formalin schon in Lösungen von 1:1000 bis 1:10000 die Resorptionsfähigkeit

---

[1] Bei der Darstellung des Formaldehydes, vor allem bei längerem Stehen der Lösung, setzt sich eine weiße, flockige Masse ab, die ein Kondensationsprodukt aus 3 Molekülen Formaldehyd darstellt, Paraformaldehyd.

der Eiweißkörper sehr stark reduziert. Bei höheren Konzentrationen, die bis zum Genuß nicht vollständig mit den vorhandenen Eiweißkörpern in Reaktion getreten sind, kann dann noch direkt der freie Formaldehyd schädlich wirken. Er soll auch die Gefäße lädieren durch chemische Einwirkung.

Symptome und Diagnose. Formaldehyd wirkt in sehr geringen Konzentrationen reizend auf die Konjunktiva der Augen. Die einzelnen Menschen sind sehr ungleich empfindlich. Bei etwas größeren Konzentrationen in der Luft treten Hustenreiz, Beengungsgefühl in der Brust auf, Schweregefühl im Kopf, speziell Druck in den Schläfen; auch an diese Symptome scheint man sich relativ leicht zu gewöhnen. Formaldehydekzeme an Gesicht und Händen.

Interner Genuß von größeren Mengen bewirkt Brennen im Rachen, im Hals Würgkrämpfe, Kupierung der Atmung, Husten, starke ängstliche Erregung, Magenschmerzen, Brechen, Störung des Bewußtseins bis zum Koma. (Dosen von etwa 10—15—30 g.)

Auch schon bei Genuß von geringeren Dosen bleiben starke enteritische Symptome zurück, vor allem werden auch Reizungen der Nieren und Herzstörungen angegeben.

Über die Schädigung von Säuglingen durch die mit Formalin konservierte Milch: Verminderung der Resorption, Entzündung der Darmschleimhaut, liegen eine Reihe von Beobachtungen vor.

Eine große Zahl von Formaldehyd-Additionsprodukten (Urotropin, Formamint usw.) erzeugen bei empfindlichen Personen hauptsächlich nach längerem Gebrauch Nierenreizungen und speziell bei Kindern Appetitlosigkeit, Kopfschmerzen.

β) Azetaldehyd.

Azetaldehyd, CH_3CHO, ist äußerst leicht flüchtig, siedet schon bei 21^0.

Vorkommen und Vergiftungsgelegenheiten. Da er ein Zwischenprodukt bei der Oxydation des Alkohols zu Essig ist, tritt er häufig in derartigen Betrieben auf, findet sich ferner im Rohspiritus und im jungen Wein. Auch in der Farbenfabrikation findet er Verwendung. Herstellung von Brennstoff (β).

Die chronischen Einwirkungen erfolgen hauptsächlich in den Schnellessigfabriken durch Verdampfen des Aldehyds. Neuerdings als Zwischenprodukt der Alkohol- und Essigsäuresynthese. Die meisten Einwirkungen auf den menschlichen Organismus kommen durch Paraldehyd zustande, welcher als Narkotikum verwendet wird, wirkt narkotisch und fiebererregend.

Zu drei Molekülen kondensiert, entsteht aus dem Azetaldehyd der Paraldehyd.

Paraldehyd über längere Zeit genommen, bewirkt sehr bald chronische Zustände, sowohl körperlicher, als auch psychischer Art, indem er alle Organe anzugreifen imstande ist.

Symptome und Diagnose. Bei akuten Vergiftungen durch Paraldehyd, die etwa infolge von Verwechslungen sich ereignen können, ist die Diagnose hauptsächlich durch den Geruch möglich. Häufig tritt etwas Brennen im Hals und Magendrücken auf und sehr bald erfolgen Erweiterungen der Gefäße und der Pupille sowie Schlaf. Die Nachwirkungen sind nach einmaligem Genuß medizinaler Dosen sehr gering. Größere Dosen bis 20 oder 30 g bringen komatöse Zustände, unter Umständen Herzschwäche, Atembeschwerden, Erwachen nach 12—24 Stunden mit länger dauernder Übelkeit und manchmal Druck in der Herzgegend; erst Dosen über 50—100 g bedingten nach den bekannten Fällen den Tod.

Wichtiger sind die chronischen Vergiftungen, hauptsächlich nach internem Gebrauch, die heute, nachdem die Gefahren der schnellen Angewöhnung allgemeiner bekannt sind, seltener geworden sein dürften. Bei innerem Gebrauch über längere Zeit entstehen regelmäßig infolge des chemisch aktiven Charakters Magen- und Darmstörungen, Appetitstörungen, Appetitlosigkeit abwechselnd mit Hungergefühl und daran anschließend Ernährungsstörungen, Sinken des Hämoglobingehaltes, schlechte graue Hautfarbe, allgemeine Schwäche, häufig Albuminurie, Druckgefühl in der Herzgegend, unregelmäßige Herzaktion. Nach längerem Gebrauch stellen sich äußerst unangenehme psychische Nachwirkungen oder besser gesagt Abstinenzwirkungen, wie Schlaflosigkeit, Aufregungszustände mit mehr oder weniger Angstgefühlen und ausgesprochene Schwächezustände ein.

Auch akute ängstliche Halluzinationszustände, Zittern, analog wie bei chronischer Alkoholwirkung kamen zur Beobachtung.

Therapie. Gegen die akuten Vergiftungen sind natürlich Magenspülungen und Analeptika angezeigt; bei chronischen Vergiftungen bietet langsamer Entzug bei stark forcierter Ernährung die beste Aussicht (vgl. Kap. Vergiftungen durch Schlafmittel, S. 269).

γ) Akrolein.

Akrolein, $CH_2 = CHCHO$, ist dem Azetaldehyd verwandt, aber noch weiter ungesättigt und deshalb von äußerst unangenehmer akuter Wirkung infolge der großen Reaktionsfähigkeit.

Vorkommen und Vergiftungsgelegenheiten. Das Akrolein entsteht bei starker Erhitzung von Glyzerin und daher auch aus fettartigen Substanzen. (Schwefelsäureverseifung, Firnissiedereien, auch bei der Linoleum- und Wachstuchfabrikation.) Entsteht auch bei unvorsichtigem Rösten des Kaffees!

Es riecht so äußerst widerwärtig und reizt so stark die Augen und Nase und Rachenschleimhäute, daß es nicht innerlich genommen wird. Zudem ist es rein sehr schwer darzustellen und nur teuer im Handel zu erhalten. Es neigt zu Kondensationsprodukten. Das Akrolein ist einer der organischen Stoffe, der als Ursache von gewerblichen Erkrankungen längst bekannt ist (Fettindustrie usw., aber regelmäßig mit Begleitkörpern zusammen zur Wirkung kommt).

Symptome. Reizung der Augen und Luftwege.

δ) Ketone.

Das **Azeton,** CH_3COCH_3, verdampft relativ leicht; es siedet bei 56 Grad.

Vorkommen und Vergiftungsgelegenheiten. Das Azeton kommt selten rein zur Verwendung. Durch die Besteuerung des Alkohols hat es aber eine relativ große Verwendung zum Denaturieren; in erster Linie wird es in der Technik der Nitrozellulösen und der Kunstseide (und Zelluloid) benützt, aber auch sonst als Lösungs-, Fällungs- und Fixierungsmittel.

Unter dem Namen Azetonöl ist während des Krieges ein Azetonersatz in den Handel gekommen (zur Lösung von Zelluloid) aus Azeton, Methylalkohol, Tetrachlorkohlenstoff, Nitrobenzol, in welchem durch Umsetzung sehr giftiger Produkte entstanden, wie Chlorazeton, oder giftige chlorierte Oxydationsprodukte anderer Art; ein typisches Beispiel!

(Bekanntlich tritt das Azeton häufig im Stoffwechsel auf, bei Fieber, Diabetes und manchen Vergiftungen.)

Symptome und Diagnose. Bei den vorkommenden Vergiftungen und bei Azetongehalt des Blutes riecht die Ausatmungsluft nach Azeton, resp. wie gärende Früchte.

Das Azeton wirkt sehr wenig narkotisch, etwa wie der Methylalkohol oder Alkohol. Seine chemische Aggressivität ist nicht sehr ausgesprochen, immerhin kommen in den Räumen mit viel Azeton in der Atmosphäre (Trocknung von Zelluloidgegenständen, Polieren usw.) Krankheitserscheinungen zustande, in erster Linie Reizung des Halses und der Bronchien, dann aber Kopfschmerzen und Schwere im Kopf, schlechte Erholung in der Nacht und schwere Träume.

Von weiteren Ketonen kommen noch in Betracht das Phenyl-Methyl-Keton, Azetophenon, das als Narkotikum Hypnon im Handel ist; innerlich genommen, reizt es die Schleimhäute des Magens und wirkt stark narkotisch.

Auch alle anderen Ketone haben diese Eigenschaften, aber sie werden alle weder technisch noch medizinisch ausgedehnter verwendet. Diesbezügliche Gefahren bestehen deshalb vorläufig heute nicht (giftig wirken aber die meisten Stoffe, die neben den OH-Gruppen Chlor enthalten, vgl. Reizgase, S. 248).

Blausäure (Cyanwasserstoff) vgl. Gasförmige Gifte, S. 237.

d) Fettsäuren (vgl. auch Fette).

Die freien Fettsäuren sind alle in größeren Dosen giftig, vor allem reizen sie lokal. Die niedrigen Fettsäuren, die resorbiert werden, wirken auch ausgesprochen lähmend auf Herz, Atmungszentrum und allgemein das Nervensystem, in ganz geringen Dosen sind sie erregend. Besonders empfindlich auf Fettsäuren und Fettsäure-Derivate sind die Kinder.

Die höheren Fettsäuren wirken nur lokal. Im allgemeinen werden die Säuren von der Haut und den Schleimhäuten weniger leicht resorbiert als die entsprechenden Aldehyde und Alkohole.

Die Salze der höheren Fettsäuren sind die Seifen, die weniger resorbiert werden als die Fettsäuren.

α) Ameisensäure.

Die Ameisensäure ist flüchtig, Siedepunkt 100⁰.

Vorkommen und Verwendung. Die Ameisensäure ist ein Oxydationsprodukt des Formaldehyds und entsteht in geringer Menge bei der Darstellung desselben. Sie wird heute wenig mehr zur Konservierung von Fruchtsäften verwendet[1]; dagegen neuerdings in verschiedenen Industrien (Textilindustrie) als Essigsäureersatz. Die Ameisensäure wirkt auch als Abbauprodukt bei der Methylalkoholvergiftung.

Seltener wird die Ameisensäure als Anregungsmittel bei den verschiedensten Krankheiten verwendet, und zwar zur subkutanen Injektion. Es erfolgen heftige, lange dauernde Schmerzen.

Symptome. Reizung der Nasenschleimhaut bei der Inhalation, Brennen auf der äußeren Haut, hauptsächlich bei kleinen Wunden. Auf das Nervensystem scheint die Flüssigkeit in kleinen Dosen erregend zu wirken. Vergiftungen sind kaum bekannt.

β) Essigsäure.

Die Essigsäure ist außerordentlich verbreitet infolge der Essiggärung des Alkohols. Sie ist hauptsächlich zu besprechen in der Form des Essigs, der eine Lösung von Essigsäure 2—5⁰/₀ und Spuren von Essigäther ist, und weiter als Essigessenz, die 80—90⁰/₀ Essigsäure enthält. (Neue massenhafte Herstellungsverfahren ausgehend von Azetylen, mit Quecksilber als Sauerstoffüberträger.)

---

[1] Unter den Phantasienamen Fruktol, Alacet, Verderol (1—2⁰/₀) zur Konservierung von nur wenig eiweißhaltigen Flüssigkeiten, wie Trinksäften usw., ebenfalls auch heute noch im Gebrauch unter recht verschiedenen Namen und in Gemischen.

Verwendung und Vergiftungsgelegenheiten. Der gewöhnliche Essig kann zu Verdauungsstörung, Magenschmerzen, Leibschmerzen, Koliken und Durchfällen führen. Gewohnheitsmäßiges Trinken von Essig bewirkt Abmagerung und Anämie, führt höchstwahrscheinlich in einzelnen Fällen zu Störungen in der Herztätigkeit sowie Verlangsamung der Herztätigkeit und der Atmung. Viel häufiger und gefährlicher sind die Vergiftungen mit Essigessenz, also konzentrierter Essigsäure.

Konzentrierte Essigsäure wirkt verätzend auf die Schleimhäute, sie dringt auch durch die äußere Haut hindurch. Die Vergiftungen sind deshalb häufig, weil Essigessenz in sehr vielen Haushaltungen vorrätig ist, so daß sie zu Verwechslungen, böswilligen Streichen und Wetten, selbst zu Mord, speziell bei Kindern, verwendet wird und viele Verwechslungen.

Bis heute selten beobachtet ist die Verwendung von Essigessenz in den schwangeren Uterus injiziert. Tod unter schnellem Bewußtseinsverlust bei etwa 60—80 g nach eigener Beobachtung.

Die Essigsäure kann auch in großen Mengen in die Luft gelangen, in Industrien, wo Azetate als Beizen und als Lösungsmittelzusätze verwendet werden, die hauptsächlich bei der Trocknung, beim „warmen Druck" auftreten, in Druckereien, Färbereien, auch in Linoleumfabriken. Darstellung von Azetylzellulose.

Essigsäureanhydrid wirkt analog wie Essigsäure, aber in viel stärkerem Grade, z. B. auch auf das zentrale Nervensystem.

Die Anwendung ist sehr verbreitet: Azetylierung in der pharmazeutischen Industrie, Darstellung der Azetylzellulose, neuerdings Kunstseide, Lacke.

Symptome und Diagnose. In erster Linie leitet der Geruch zur Diagnose. Sofort nach dem Genuß treten starke Reizerscheinungen auf, intensive Leibschmerzen, Blutbrechen, Herzschwäche, Bewußtseinsstörungen, nachher schwere Gastroenteritis, ähnlich wie z. B. bei Oxalsäure, oxalsauren Salzen und Arsen, Kolchizin, Pilzen usw. Es wird darauf aufmerksam gemacht, daß zur Differentialdiagnose die Alkalinität des Harns verwendet werden könne.

Salze der Essigsäure, speziell das Kaliumazetat, wirken bekanntlich diuretisch.

γ) Höhere Fettsäuren, substituierte Säuren.

Die **höheren Fettsäuren** sind wenig flüchtig, haben einen sehr widerwärtigen Geschmack, kommen als Vergiftungsursache kaum in Frage, wohl aber als Ursache gewerblicher Hautkrankheiten.

Die Alkalisalze dieser Fettsäuren, die **Seifen,** haben stark ätzende Wirkung. Nach der Resorption wirken sie hauptsächlich lähmend auf Herz und Atemzentrum. Wahrscheinlich wirken sie auch, speziell die ölsauren Seifen, hämolytisch auf die roten Blutkörperchen.

Bei subkutaner Beibringung haben alle Salze der Fettsäuren eine lähmende Wirkung auf das Nervensystem.

Die **Mono-, Di-** und **Trichloressigsäuren** wirken viel stärker ätzend, besonders die Trichloressigsäure. Diese wird schwer resorbiert, während die Mono- und Dichloressigsäure stark lähmend auf das Nervensystem wirken. Die chlorierten Ester wirken stark reizend (vgl. Reizgase, S. 248).

δ) Die mehrwertigen Fettsäuren.

1. Die Oxalsäure.

Die Oxalsäure, das saure Kaliumsalz der Oxalsäure und das neutrale Kaliumoxalat haben analoge Wirkungen. (Kleesäure, Zuckersäure, Kleesalz.)

In dieser Säure häufen sich eine ganze Reihe von Eigenschaften, die der Wirkung der Oxalsäure usw. in bezug auf die Giftigkeit eine besondere Rolle verleihen [1]. Die Giftigkeit ist schon sehr lange und allgemein bekannt, so daß die absichtlichen Vergiftungen eine größere Rolle spielen, ferner ist der süßlich-saure Geschmack nicht unangenehm und verleitet speziell Kinder zum Genuß oxalsäurehaltiger Pflanzen.

Vorkommen und Verwendung, Vergiftungsgelegenheiten. Oxalate kommen in einer Reihe von Pflanzen vor, in erster Linie im Sauerampfer (Rumex acetosella), auch in Rhabarberarten, besonders am Rand der jungen Blätter usw. Die Oxalate werden vor allem in der Farbenindustrie verwendet, auch als Farbbeizen, in der Bleicherei, in Reinigungsanstalten, im Haushalt zum Entfernen von Flecken; vielerorts werden Oxalate zum Putzen der Metallgegenstände verwendet. (Verwechslung mit Abführmitteln!) Die Dosen, die schon schwere Symptome machen, sind variabel — 1,0 bis mehrere Gramm.

Die Oxalsäure kann wahrscheinlich auch in tödlichen Dosen durch die Haut aufgenommen werden.

Symptome und Diagnose. Das Krankheitsbild variiert ziemlich stark. In erster Linie ist die Anamnese zu berücksichtigen. Im Vordergrund des Krankheitsbildes stehen anfangs die Magenschmerzen, Brechen schwärzlicher Massen, sehr schnell folgt die Resorptionswirkung, die sich in einer Verlangsamung des Herzschlages bei schlechtem, kaum fühlbarem Puls geltend macht, Atemnot, in einzelnen Fällen treten Krämpfe auf, Schmerzen und Anästhesien in den Gliedern mit Kopfschmerz. Bei größeren Dosen folgen Zittern, Krämpfe, Schweiß, Angstgefühl, die Reflexe sind manchmal erhöht. Der Tod kann bei großen Dosen (10 g) unter diesen Symptomen recht schnell eintreten, oft in wenigen Minuten.

Bei weniger schweren Vergiftungen machen sich bald Organläsionen geltend, im Vordergrund stehen Niere und Magendarmkanal. In der Nierengegend treten fast regelmäßig Schmerzen auf, man findet viel oxalsauren Kalk im Harn („Briefkuvert-Kristalle"), mit Eiweiß, Zylindern und oft Blutkörperchen. Schmerzen in der Blase und beim Urinieren. Die Harnmenge geht fast in allen Fällen anfangs stark zurück, gleichzeitig treten oft starke Ödeme auf, auch bei Kindern. Blutige Durchfälle, Nasenbluten usw. sind häufig.

Für akute Oxalsäurevergiftung spricht das rasche Eintreten schwerer Symptome: sehr schlechter, langsamer Puls mit Leibschmerzen und Schmerzen in der Nierengegend und vor allem die Oxalate im Harn. (Pilzvergiftungen können in Differentialdiagnose kommen, wohl selten technische Produkte, ätzende Salze, lösliche Salze des Barium usw.)

Nachkrankheiten der akuten Vergiftung sind sehr häufig. In erster Linie bleiben die Magendarmsymptome lange bestehen; im Gegensatz zu den Mineralsäuren usw. bestehen im Rachen und Kehlkopf keine Verätzungen und es folgen daher keine Narbenkontrakturen und Stenosen.

Die Nephritis kann sehr schnell wieder zurückgehen; in anderen Fällen bleibt Anurie bestehen oder eine chronische Nephritis folgt nach. Die Störungen von seiten des Nervensystems halten in einzelnen Fällen (wie es scheint speziell in gewerblichen Fällen) längere Zeit in der Form von erhöhten Reflexen

---

[1] Die Oxalsäure zeigt die Eigenschaften der Fettsäuren in gesteigerter Form, lokal stark reizend zu wirken und das Herz akut stark zu schädigen, ebenso die Nieren. Eine weitere Wirkung, die bei den Fettsäuren sonst wenig zur Geltung kommt, liegt darin, daß sie einen im Körper nur in geringer Menge in gelöster Form vorliegenden wichtigen Salzbestandteil, das Kalzium, an sich reißt und dasselbe aus dem Ionengleichgewicht ausschaltet, weil das Kalziumoxalat in den Körpersäften fast vollständig unlöslich ist. Damit treten neue Vergiftungsfaktoren auf, der Kalziummangel, der seinerseits eine Reihe schwerer Störungen macht, speziell die Ungerinnbarkeit des Blutes bedingt und die Kontraktionsfähigkeit der Muskeln und des Herzens ändert. Je nachdem der eine oder andere der Wirkungsfaktoren in den Vordergrund tritt, variiert das Vergiftungsbild. Deshalb besteht häufig eine Unsicherheit in der Diagnose. Die Herzwirkung ist auch auffällig bei Oxalylchlorid.

an bei allgemeiner Schwäche, schmerzhaften, schwerbeweglichen Muskeln mit anfallsweisen Verschlimmerungen. Bei solchen Fällen können auf Besserungen Verschlimmerungen folgen, die nachträglich zum Tod führen.

Oxalylchlorid wirkt auch stark auf das Herz.

Therapie. Kreide ist erlaubt, weil die Magenwand durch das gasförmige CO_2 nicht zerreißbar, wie bei starken Säuren, auch Zufuhr von Kalkwasser (Kalzium in gelöster Form), Eiweiß, Milch.

Die chronischen Vergiftungen mit Oxalsäure und oxalsauren Salzen. Subakute und chronische Vergiftungen in Gewerben, in denen mit bloßen Händen in Oxalsäure gearbeitet wird, sind wahrscheinlich häufiger als sie diagnostiziert werden, da entweder die Nierenstörungen in den Vordergrund treten oder mehr neurasthenische und Herzstörungen. In Fällen, in welchen die Anamnese Anhaltspunkte wegen Verwendung von Oxalsäure gibt (Bleichereien, Strohhutfabriken, Fleckwäscherei, Tintenlöschmittelfabriken, bestimmte photographische Prozeduren) wird man auf Oxalsäure im Harn untersuchen.

Chronische Vergiftungen durch Oxalsäure enthaltende Nahrungsmittel, Sauerampfer, Spargel, saure Früchte, junger Rhabarber usw., machen sehr unbestimmte Symptome: Gefühl der Abgeschlagenheit, Reizbarkeit, anfallsweise Nierenschmerzen und Tenesmus. Es gelingt in manchen Fällen durch mikroskopische Untersuchung des Harns, die Patienten auf übermäßigen Spargel- und Rhabarbergenuß usw. aufmerksam zu machen.

2. Die Weinsäure.

Vorkommen, Verwendung und Vergiftungsgelegenheiten. Die Weinsäure ist im Handel und wird neben vielfacher technischer Anwendung zu Reinigungs- und Färbezwecken, zur Bereitung künstlichen Weines verwendet. Die Vergiftungen erfolgen fast regelmäßig durch Verwechslung. Häufige Verunreinigung durch Blei!

Symptome und Diagnose. Da die Substanz vollständig im Organismus verbrannt wird, ist die Diagnose nur auf Grund der Anamnese und der Symptome zu stellen. Wie bei allen Säuren, treten in erster Linie die Magendarmsymptome: Erbrechen und Durchfall in den Vordergrund. Schwere Symptome treten schon nach 10 g auf. Nachher folgen Resorptionserscheinungen, schwacher Puls, Störungen des Bewußtseins.

Beim Weinstein, einer zur Hälfte mit Kalium gesättigten Weinsäure, sind die Wirkungen sehr ähnlich.

Beim sog. Seignettesalz, dem Kalium-Natrium-Tartrat, treten die schweren Störungen allgemeiner Art etwas zurück. Es erfolgen bei größeren Dosen, z. B. 20 g und mehr, starkes Erbrechen und Herzsymptome, ausgesprochen schwacher Puls. In ziemlich hohen Dosen von etwa 10—15 g wurde es früher als Abführmittel verwendet.

3. Die Zitronensäure.

Vorkommen, Vergiftungsgelegenheiten. Die Zitronensäure wird heute hauptsächlich als Genußmittel verwendet und kommt in großen Mengen durch die Zitronen in den menschlichen Körper. Auch für Fleckenreinigung, Tintenlöschkombinationen und in der Färberei wird sie viel angewendet.

Vergiftungen sind speziell bei kleinen Kindern beobachtet; nach 1—2 Zitronen kann schlechter Puls auftreten und Bewußtlosigkeit (ätherische Öle?). In einem Falle trat nach etwa 25 g trotz reichlichem Erbrechen der Tod ein; die Zitronensäure wurde als Abortivum genommen.

Symptome und Diagnose. Die Symptome sind Erbrechen, eventuell Magendarmblutungen (Herabsetzung der Gerinnbarkeit des Blutes). Die Diagnosen sind bis heute fast ausschließlich auf Grund der Anamnesen gemacht worden.

3. Die Alkohole, Ester, Säuren der aromatischen Reihe.

Die Besonderheiten der aromatischen Substanzen sind bei diesen Stoffgruppen noch ausgesprochener als die Differenzen der aliphatischen und aromatischen Kohlenwasserstoffe, und zwar in der Richtung, daß die aromatischen Stoffe, soweit sie löslich sind, viel stärkere Gifte sind.

a) Die Phenole[1].

α) Die Karbolsäure.

Mono-Oxybenzol oder Hydroxybenzol oder Karbolsäure ist der Hauptvertreter der Phenole.

Vorkommen, Verwendung, Vergiftungsgelegenheiten. Die Karbolsäure kommt im Steinkohlenteer vor, aus welchem sie gewonnen wird (Rohkarbol). Die Karbolsäure wird in zwei Richtungen verwendet, früher sehr viel, jetzt weniger als Desinfektionsmittel in der Medizin, und heute vor allem in der chemischen Industrie als Ausgangspunkt vieler aromatischer Substanzen, hauptsächlich der Salizylsäure, die in ungeheuren Mengen technisch und pharmazeutisch verwendet wird, Verwendung zu Sprengstoffen.

Dieses Rohkarbol wird weiter, hauptsächlich durch Destillation, bis zum reinen kristallisierbaren Phenol gereinigt, das farblose Kristalle gibt. Diese wandeln sich durch Wasseranziehung in eine beim Stehen sich rötlich färbende Flüssigkeit um. Auch synthetisch wird viel Phenol hergestellt aus Benzol, besonders während des Krieges.

Das medizinisch häufig verwendete Acidum carbolicum liquefactum ist kristallisierte Karbolsäure in wenig Wasser gelöst.

Die medizinischen Anwendungsformen: in kaltem Wasser, d. h. in gewöhnlichem Leitungswasser, ist die Karbolsäure zu 4—5 % löslich. Größere Mengen lösen sich nicht. Die konzentrierte Karbolsäure schwimmt in öligen Tröpfchen in der Flüssigkeit, setzt sich zu Boden als Öl und kann verätzend wirken. Für die Laien ist die Karbolsäure als das Karbolwasser der Pharmakopoe zugänglich. Dieses enthält je nach dem Land 1—3 % Karbolsäure. Diese Karbolwasser, ebenso das Karbolöl, kommen zum Glück außer Gebrauch, sie haben zu vielen Vergiftungen (speziell bei Kindern) und auch lokalen Nekrosen Veranlassung gegeben bei Überschlägen auf Wunden.

Der Karbolspray der früheren Zeit ist wohl ganz verlassen.

Konzentrierte Lösungen, hauptsächlich von Rohkarbol und Rohkresol, werden heute zur Desinfektion von Sputum, Wäsche, Ställen usw. verwendet und können bei äußerem Gebrauch zu Vergiftungen Veranlassung geben. (Stalldesinfektion mit Karbol sollte unterlassen werden, da die Milch Karbolgeruch annimmt und auch durch die Milch Karbol ausgeschieden wird.) Das Rohkresol oder Rohkarbol wird in konzentrierter Form zur Imprägnation von Holzbestandteilen, wie Eisenbahnschwellen, Pfählen, Telegraphenstangen verwendet. Karbolineum hat sehr verschiedene Zusammensetzung.

Die häufigsten Vergiftungen erfolgen durch Unkenntnis und Fahrlässigkeit, die bei der allgemeinen Verbreitung des Karbols seit etwa 1880 zu vielen Vergiftungen Veranlassung gaben; so durch Verwechslungen, indem Karbolwasser oder konzentrierte Karbolsäure in Trinkgefäßen oder Bierflaschen aufbewahrt wurde und von Kindern genossen werden konnten. In einzelnen Fällen haben Mütter kleinen Kindern aus Unkenntnis Karbol zu trinken gegeben, in anderen Fällen zur Tötung des Kindes. Gefährlich ist die Verwendung zu Klistieren. Häufig wurde nicht beachtet (und gerade in der letzten Zeit scheint die Kenntnis abhanden gekommen zu sein), daß die Karbolsäure durch die Haut sehr leicht resorbiert wird, so daß keine großen, sog. feuchten Karbolverbände angelegt werden sollten; vor allem bringt ein solcher Verband die Gefahr der Karbolnekrose, wie sich wieder im Balkankrieg gezeigt hat.

In der Technik kommen Karbolvergiftungen durch Inhalation heute selten mehr vor, weil die Technik Vorsorge trifft, daß das teure Produkt nicht in großen Mengen in die Luft geht.

Vergiftungen durch Handhabung von Rohkarbolen und Rohkresolen sind häufiger, machen aber hauptsächlich nur Symptome an den Händen, wie Gefühl von Eingeschlafensein, Gefühlsstörungen und Ekzeme.

---

[1] Alle Phenole und Kresole mit wenigen Ausnahmen, wie Thymol u. dgl. sind starke Gifte. Sie wirken in konzentrierter Form auf die Schleimhäute ätzend und resorbiert hauptsächlich auf das Nervensystem lähmend.

Symptome und Diagnose. Die Diagnose wird in vielen Fällen durch den Geruch der Ausatmungsluft sichergestellt werden können.

Innerlich genommen, macht Karbolsäure ein brennendes Gefühl im Rachen, Brennen im Magen, nach wenigen Minuten steigert sich die Übelkeit zu Unruhe, zu Schwindel mit schlechtem Puls. Bei Dosen von etwa 10—15 g an, bei Kindern schon bei Bruchteilen von Grammen, kommt es zu Bewußtlosigkeit, Sinken der Temperatur, oft zu Krämpfen mit tödlichem Ausgang in wenigen Stunden.

Tritt der Tod nicht ein, so beobachtet man sehr häufig Nachkrankheiten: ausgesprochene Schwäche, Gefühl der geistigen Lähmung, manchmal Neigung zu Temperaturschwankungen, außerdem als direkte Folge Reizungen der Nieren mit Albuminurie, Hämaturie, Reizungen der Blase.

Die Symptome bei geringen Dosen und bei der Inhalation sind Schwächegefühl, Schwindel, Ohrensausen, Neigung zu Schweiß, selten Aufregungszustände.

Wirkungen auf der Haut: von der Haut aus treten durch Resorption dieselben allgemeinen Wirkungen ein, dazu kommt anfangs leichtes Brennen, dann Gefühlloswerden mit dem Gefühl der dicken Haut, der pelzigen Haut usw. Dann schließen sich Weißwerden und Absterben der Oberhaut an, je nach der Disposition starke seröse Sekretion, Blasenbildungen, ekzemähnliche Eruptionen, sogar tiefgehende Gangrän. Speziell sind diese Giftwirkungen der Karbolsäure beobachtet worden an Fingern, Zehen, Ohren und Genitalien bei laienhafter Anwendung, die oft aus Scham nicht zugegeben wird [1].

Für die Karbolvergiftung ist das schnelle Einsetzen von Bewußtseinsstörungen charakteristisch, das analog schnell ist etwa dem bei Oxalsäure und bei Zyanvergiftungen (Zyankali) in geringen Dosen.

Da das Karbol im Harn ausgeschieden wird, ist es bei Fällen mit Aufnahme von geringen Mengen, auch wo der Geruch nicht aufdringlich ist und der Tod nicht schnell erfolgt, sehr bald im Urin nachzuweisen (Eisenchloridreaktion und als Bromverbindung), „Karbolharn". In der Hauptsache wird das Karbol als Schwefelsäureester und in Form von Oxydationsprodukten des Phenols ausgeschieden, die sich an der Luft durch Oxydation schwarz färben. Wenn man diese Eigentümlichkeit nicht berücksichtigt, kann man die akute Vergiftung natürlich mit anderen Vergiftungen verwechseln, die Ätzwirkungen und Bewußtseinsstörungen machen, aber auch mit Urämie, diabetischem Koma, sogar mit einem epileptischen Anfall.

Chronische Vergiftung ist selten. Bei chronischer Aufnahme durch die Haut und durch die Atmungsorgane kommt es vor allem zu eingenommenem Kopf, Müdigkeit, unmotiviertem Brechen, Schlaflosigkeit, Abmagerung, häufig begleitet von Gefühlsstörungen. Diesem Symptomenkomplex scheinen eine Reihe Chirurgen der Listerschen Zeit erlegen zu sein, und ein ähnliches Bild ist, wenn auch selten, in Karbolfabriken beobachtet worden.

Die chronische wie die akute Vergiftung schädigen die parenchymatösen Organe und zwar nicht nur die Nieren, sondern auch Leber und Herz.

Therapie. Bei akuten Karbolvergiftungen ist Anwendung der Magenspülung geboten (Brechmittel wirken bei Eintritt der Nekrose nicht mehr). Empfohlen wird Magnesia usta, evtl. Kalkwasser und Zuckerkalk (S. 110) Ferner Eiweiß, Schleime, Stimulantien (evtl. per Klysma), künstliche Atmung. Schutz vor Wärmeverlust bei sinkender Körpertemperatur.

β) Die Methylphenole, Kresole, Saprole, Lysole usw.

Die Kresole werden weniger leicht resorbiert und haben jedoch auf Bakterien infolge der Methylierung eine eher stärkere Wirkung als das Phenol. Das Ortho- und das Parakresol sind kristallisierbar, das Metakresol ist flüssig und giftiger.

---

[1] Das Gegenstück hat man Gelegenheit bei auf Unfall versicherten Patienten zu beobachten, die neuerdings neben anderen Säuren auch die Karbolsäure dazu verwenden, um die Heilung einer Wunde schmerzlos zu verschleppen.

Vorkommen und Verwendung, Vergiftungsgelegenheiten. Die Kresole kommen hauptsächlich im Rohkarbol vor. Das Handelsrohkresol ist heute fast frei von Karbol, während es früher sehr viel Karbol enthielt. (Verwendung vgl. Phenol.) Eine ganze Reihe von Desinfektionsmitteln (Kreolin, Saprol, Lysol) sind Kombinationen von Rohkresol mit anderen Kohlenwasserstoffen, Seifen usw. und werden wie die Kresole verwendet. Als Vergiftungen kommen fast nur Selbstmorde vor und recht selten medizinische Vergiftungen.

In den meisten Fällen von Vergiftungen waren die Symptome vollständig analog der Karbolsäurevergiftung. In vielen Fällen wurde auch Karbolsäure im Harn nachgewiesen.

Die **Diagnose** wird wie bei Karbol nach dem Geruch und den schnell eintretenden Bewußtseinsstörungen, Kollaps, Temperaturerniedrigung und evtl. Eisenchloridreaktion im Harn gemacht werden müssen. Dunkel gefärbter Harn, besonders nach längerem Stehen.

Lysol. Ein Kresolprodukt, das toxikologisch eine Rolle spielt, ist das **Lysol**, das durch sein Renommee eine Art Modegift geworden ist.

Lysol und lysolähnliche Präparate, Kreolin, Saprol, Solveol, Solutol, Trikresol, die in einer sehr großen Zahl in den Handel gekommen sind, charakterisieren sich chemisch und toxikologisch dadurch, daß sie zur Hauptsache aus Rohkresolen bestehen, denen zur Erzielung der Wasserlöslichkeit Seifen, speziell ungesättigte Seifen, und Alkalien beigemischt werden, so daß es sich um eine gleichzeitige Giftwirkung stark alkalischer Seifenlösungen und Kresole handelt.

Die **Vergiftungsgelegenheiten** sind ganz analog wie beim Karbol, nur daß eben hier konzentrierte Lösungen im Handverkauf sind oder waren. Verwendung der konzentrierten Flüssigkeit zu Verbänden, zu Abwaschungen, auch als Abortivum, Verwechslungen mit Likören usw. wurden Vergiftungsursachen; oft als Selbstmordmittel verwendet.

Symptome und Diagnose. Die Symptome sind kombiniert aus der Wirkung der Alkalien, der Seifen, der Kresole und des Phenols. In erster Linie treten auf: die Reizsymptome von seiten des Halses, Magens, Brechen brauner, blutiger Massen, intensive Leibschmerzen und Bewußtseinsstörung, fliegender Puls, seltener Krämpfe, starke Schmerzen im Hals bei intensiver Rötung, manchmal mit weichen schmierigen Belegen. (Bei Kindern, denen Lysol zwangsweise gegeben wurde, auch in den Mundwinkeln und unter der Zunge.) Starke Herabsetzung der Temperatur.

Ortho-, Meta- und Parakresol haben verschiedene Schicksale im Körper und infolgedessen verschiedene Wirkungen. Das Ortho- und das Parakresol werden oxydiert und als Ätherschwefelsäure oder Paraoxybenzoesäure ausgeschieden, mit Schwefelsäure oder Glykuronsäure gepaart. Das Metakresol scheint direkt an Schwefelsäure oder Glykuronsäure gebunden ausgeschieden zu werden.

Bei der langsamen Resorption der Kresole kommt die Lähmungswirkung langsam zustande; dagegen beobachtet man eine ausgesprochene Exzitation. Der Tod erfolgt unter den Erscheinungen der Herzschwäche und Lähmung.

Weitere Symptome sind: Herabsetzung der Temperatur, die Nierentätigkeit wird stärker lädiert, der Harn ist dunkel, enthält Eiweiß, Blut, Blutfarbstoff; ferner tritt Degeneration der Leberzellen auf.

Die Läsionen der Organe, speziell von Darm und Nieren, sind viel ausgesprochener als nach Karbol, ebenso ist die Wundheilung eine äußerst schlechte, wenn größere Konzentrationen länger eingewirkt haben.

Die häufigen Vergiftungen, speziell Selbstmorde, haben ihren wesentlichen Grund darin, daß Lysol im Handverkauf in konzentrierter Form erlaubt war, daß die Hebammen ferner vielerorts Lysol abgeben, welches dann bei Gelegenheit verwendet wird.

Therapie vgl. Karbol. — Zu beachten ist evtl. Glottisödem (Eiskrawatte, wie bei starken Säurewirkungen).

γ) Mehrwertige Phenole.

Pyrogallol, Trioxybenzol wirkt nach der Resorption (hauptsächlich auch von der Haut aus) auflösend auf die roten Blutkörperchen und bildet Methämoglobin, analog in der Wirkung wie Kaliumchlorat und Nitrobenzol. Blutspektra S. 81 f. Der Ester mit Essigsäure ist bedeutend weniger giftig.

Die Dioxybenzole. Das giftigste ist das Paradioxybenzol, das Hydrochinon. Es steht in der Wirkung dem Pyrogallol nahe. Bedeutend weniger giftig sind die Meta- und Orthodioxybenzole — Resorzin, Brenzkatechin.

Einfache Methylierung des Brenzkatechin gibt Guajakol, das narkotisch wirkt und Magenreizungen verursacht.

b) Salizylsäure.

Orthooxybenzoesäure oder Salizylsäure hat in großen Dosen narkotische Wirkung, macht Ohrensausen und bei Dosen von etwa 10 Gramm an hier und da Dyspnoe, Somnolenz und vorübergehende Albuminurie, selten Hämaturie. Salizylsäure bildet kein Methämoglobin. Salizylsäure, weniger das Natriumsalz, machen oft in Dosen von mehreren Gramm starke, ziemlich andauernde, hartnäckige Magenstörungen, weniger die Äther und Ester, Salol, Diplosal, Aspirin usw. Alle diese Substanzen werden sehr schnell im Harn ausgeschieden. Nachweis durch die Eisenchloridreaktion. (Verwendung als Konservierungsmittel für organische Substanzen.)

4. Substitutionsprodukte der Fettreihe.

a) Chlorverbindungen der Fettreihe.

Alle Chlorsubstitutionsprodukte der aliphatischen Körper wirken, insofern sie resorbiert werden, narkotisch und haben eine ausgesprochene Wirkung auf das Herz. Das wichtigste ist das Chloroform, dann folgt der Tetrachlorkohlenstoff (mit sehr vielseitiger technischer Anwendung), Tetrachloräthan, Trichloräthylen und Dichloräthylen, alle neuerdings als Lösungsmittel in der Technik in ausgedehnter Verwendung, hauptsächlich zum Ersatz der explosiblen resp. leicht brennbaren Stoffe, wie Benzin, Benzol, Schwefelkohlenstoff.

Diese Substanzen können in erster Linie Ursache von gewerblichen Vergiftungen werden (leicht verdunstende Lösungsmittel), deren Dämpfe mit der Atmungsluft eingeatmet werden.

Flüchtige organische Halogenverbindungen (vgl. S. 219, 248).

Die Zahl der flüchtigen Halogenverbindungen, die alle zusammen körperfremd und nicht indifferent sind, die vor allem das Nervensystem schädigen können, weil die Chlorverbindungen sich leicht anlagern, in den Lipoiden sich lösen, langsam ausgeschieden werden, ist heute in der Technik außerordentlich groß und die Verwendung wird ungeheuer vielseitig. Es ist in keinem Buch auch nur die Hälfte der Verwendungen erwähnt. Neben den bekannten Stoffen wie Chloroform, Bromäthyl, Brommethyl, Dichloräthan, die in der Toxikologie eine Rolle spielen und als nicht indifferente Stoffe bekannt sind, stehen die vielen gefährlicheren aus der Medizin ausgeschiedenen Verbindungen wie Tetrachlorkohlenstoff, Tetrachloräthan, Trichloräthylen, Hexachloräthan, Chlormethyl, Jod- und Brommethyl. Dann die mehr zufälligen Substitutionsprodukte, wie Chlorhydrine, Chlorazeton, Chlorketone, chlorierte Alkohole, die neuerdings auch zu bestimmten Lösungszwecken in den Handel kommen, die neben der narkotischen Wirkung schwere Protoplasmaschädigungen erzeugen (beim Experiment chronische degenerative Prozesse schon bei kurzen Einwirkungen, selbst bei einmaligen Einwirkungen). Alle diese Stoffe sind flüchtig, werden auch durch die Atmung aufgenommen und die meisten wirken auch perkutan. Alle diese Stoffe haben, ob sie Chlor-, Brom- oder Jodsubstitutionsprodukte sind, gemeinsame Eigenschaften, sie wirken narkotisch bei schneller Aufnahme großer Mengen, sie machen deshalb beim Tierexperiment in der akuten Vergiftung ähnliche Symptome, während sie bei chronischen und wiederholten Einwirkungen ziemlich verschiedene Symptome erzeugen. Die Jodmethyl-, Chlormethyl-, Brommethylvergiftungen machen vor allem Blutungen in den Lungen, Blutungen in den Organen, bei wiederholten Einwirkungen degenerative Prozesse im zentralen Nervensystem, Chromatolyse, und alle erzeugen Neigung zu Bronchitis und pneumonischen Prozessen. Auch hier zeigt sich, daß die Methylverbindungen im allgemeinen viel giftiger sind und viel länger dauernde Krankheitserscheinungen erzeugen (auch schlechter zerstört und ausgeschieden werden), vor allem Störungen von seiten des Nervensystems mit verschiedenartigen Degenerationen der Ganglienzellen.

Bis jetzt erscheinen die Methylverbindungen nach der Erfahrung der Technik besonders unangenehm, sind von relativ geringer narkotischer Wirkung, erzeugen Rausch und Aufregung bei Einatmen von Dämpfen, die meist mit anderen Stoffen gemischt sind, mit sehr starken chronischen Nachwirkungen: Sehstörungen bis Blutungen im Augenhintergrund, Störungen im Gang, im Gleichgewicht, Schwindelgefühl und merkwürdig oft Polyneuritiden. Einzelne dieser Stoffe werden heute noch therapeutisch verwendet, z. B. Tetrachlorkohlenstoff gelegentlich zu Wurmkuren. Bei größeren Dosen treten schwere Störungen ein. Dann wird immer wieder versucht, die guten Lösungseigenschaften auch für den Haushalt und die Toilettenmittel zu verwenden: schwere Erkrankungen bei Verwendung von Haarwaschmitteln, die große Mengen solcher Stoffe enthalten. Sie wurden auch als Insekten- und Läusemittel verwendet mit entsprechenden Gefahren. Tetrachlorkohlenstoff ist schon längere Zeit in Feuerlöschapparaten verwendet, weil er sehr schwer entzündbare Dämpfe gibt, welche die Luft von dem Brandherd verdrängen und damit löschen, ebenso Brommethyl. In Fabriken und chemischen Laboratorien, in denen Natrium und Kalium vorhanden sind, können durch Tetrachlorkohlenstoff-Feuerlöschapparate schwere Explosionen provoziert werden. Für die Klinik und die gerichtliche Medizin ist es wichtig, daß alle diese Stoffe einen Gruppennachweis haben, nämlich den Nachweis des organisch gebundenen Chlors, Jods, Broms. Da es sich öfter um große Mengen handelt, die eingeatmet worden sind, ist der Nachweis beim Erkrankten in der Atemluft und beim Toten möglich im Blut, im Gehirn. Die organischen Chlorprodukte sind flüchtig. Der Nachweis kann dadurch geschehen, daß mit Wasserstoff unter Erhitzung diese flüchtigen Chlorprodukte ausgetrieben werden. Dieses Gasgemisch wird über ein erhitztes Kupfernetz geleitet und das Gas entzündet. Chlor mit Kupfer färbt die Flamme, die sonst ungefärbt ist, charakteristisch bläulich-grün (Halogenkupfer).

α) Chloroform.

Verwendung und Vergiftungsgelegenheiten. Die Verwendung des Chloroforms ist heute eine fast ausschließlich medizinische. In erster Linie zur

Inhalationsnarkose, früher und zum Teil auch heute noch als Wurmmittel, heute mehr ersetzt durch Tetrachlorkohlenstoff, ferner als Bestandteil von sog. schmerzstillenden Linimenten, als sterilisierender Zusatz und relativ häufig als Lösungsmittel bei medizinisch-chemischen Untersuchungen und in der pharmazeutischen Technik.

Gewerbliche Vergiftungen werden in erster Linie beobachtet bei der Darstellung, bei Reinigungsverfahren und dem Abfüllen von Chloroform. Absichtliche verbrecherische Vergiftungen betreffen in erster Linie Kinder, resp. weniger kräftige Personen, die sich nicht wehren können. Natürlich sind auch Fälle vorgekommen, bei denen durch Überredung (sei es bei bestehenden Schmerzen oder bloß kuriositätshalber) verbrecherische Narkosen ausgeführt werden konnten.

Die gerichtlichen Verfahren haben ergeben, daß die Mehrzahl der zu Beraubungszwecken vorgegebenen Chloroformierungen auf Simulation beruhten. Selbstmord mit Chloroform durch Inhalation und innerlichen Genuß waren früher viel häufiger als jetzt. Oft kam natürlich Erstickung zur Chloroformwirkung, wenn die betreffenden auf dem Gesicht lagen, erbrachen usw. Nicht selten wurden Chloroform und Chloroformöle aus Verwechslung an Stelle von Likören usw. getrunken [1].

Symptome und Diagnose. Das Chloroform wirkt bei der Inhalation und im Magen lokal reizend.

Im Magen bewirkt es Schmerzen, Brechen, seltener verätzt es die Mundschleimhaut, so daß das Epithel weißlich, milchig erscheint. Wird nicht gebrochen, so treten die allgemeinen Wirkungen schnell auf:

Zuerst folgt ein Stadium mit motorischer Erregung, das oft sehr kurz ist, dann folgen als allgemeine Erscheinungen Somnolenz bei schlechtem, kleinem Puls, Erniedrigung des Blutdruckes, ausgesprochen weite Pupillen.

Die Dosis, die zu diesen Wirkungen führt, ist recht verschieden. Von 5—10 g an kann man schon schwere Symptome beobachten.

Die Diagnose kann meistens auf Grund des Geruches der Atmungsluft gemacht werden. Selbstmordversuche, Doppelselbstmorde, aber auch Simulationen kommen vor.

Die Nachkrankheiten. In erster Linie bestehen ausgesprochene Magenstörungen, oft Blutbrechen (Gefahr der Aspiration beim Erwachen), blutige Stühle, Druck und Schmerzen in der Lebergegend, fast regelmäßig leichter Ikterus, hier und da schwerer Ikterus, Störungen in der Herzaktion, Glykosurie; vasomotorische Störungen bleiben nach anhaltender innerer Vergiftung bestehen. Bei Zusammenwirkung mehrerer aufeinander folgender Narkosen bei Lues, Alkoholismus und anderen Giften wird auch akute gelbe Leberatrophie beobachtet.

Das Chloroform bildet nach neueren Untersuchungen Additionsprodukte mit den Eiweißkörpern, vermindert die Oxydation und erhöht den Eiweißumsatz, ist also in bezug auf die Organwirkungen entschieden viel schädlicher als der Äther.

Vergiftungen durch Inhalation. Der Haupttypus ist die medizinische Vergiftung durch Narkose (Ausführung der Narkose s. Lehrbücher der Chirurgie [2]).

Im ersten Stadium, d. h. bei den ersten Atemzügen wird ein süßlicher Geschmack im Munde verspürt. Viele haben das Gefühl der Erstickung; der Atem wird angehalten. In diesem Stadium kann es zu plötzlichem Chloroformshocktod kommen. Der Puls wird durch die Erregung beschleunigt, es treten

---

[1] Das Chloroform wird meistens wieder durch die Lunge ausgeschieden und nur zum Teil verbrannt. Es hat große physikalisch-chemische Affinitäten zu den roten Blutkörperchen, die es stark schädigt. Es verläßt den Organismus auch sehr langsam.

[2] Reizwirkungen des Chloroforms auf die Haut — z. B. bei Verschütten von Chloroform und längerer Einwirkung unter feuchter Narkosemaske — sind in Form von Rötung, Krustenbildung, sogar von Blasen beobachtet worden.

oft Brechbewegungen auf, hier und da schüttelndes Zittern, eigenartige Sensation der Sinne und Gedankenflucht.

Bei Kindern und gebärenden Frauen geht dieses Stadium unmittelbar in einen ruhigen Schlaf über. Bei Männern, speziell Alkoholikern, tritt ein Erregungsstadium auf, das sehr verschiedenen Charakter haben kann. Die Pupillen werden eng, das Gesicht rötet sich, die Erregung macht sich geltend in vielem Sprechen, Ausgelassenheit, aber auch in ängstlichen Erregungen und Krämpfen, seltener sind Muskelstarre und rein tonische Krämpfe. Dann folgt das Stadium der Narkose mit Erschlaffung der Muskeln, Schwinden der Reflexe, Blässe, gleichmäßiger, langsamer Respiration und weichem Puls. In diesem Stadium ist die Konzentration des Chloroforms im Blut der tödlichen Konzentration recht nahe. Es kann zu plötzlichem Herzstillstand kommen, speziell bei Herzkranken und Nervösen oder bei Auftreten anderer starker Reize wie Nervendurchschneidungen. Todesfälle während des Erwachens oder längere Zeit nach dem Erwachen kommen ebenfalls vor, hauptsächlich wurden sie nach wiederholten Narkosen innerhalb kurzer Zeit beobachtet. Die Gefahren der Chloroformnarkose sind besonders groß bei Herz-, Gefäß- und auch bei Nierenerkrankungen. Gefährlich ist durch Licht zersetztes und unreines Chloroform, da die anderen Chlorprodukte zum Teil stark reizend wirken oder sehr giftig sind (Phosgen usw.).

Therapie. Frische Luft. Koffein, Kampfer. Vorsicht bei Erbrechen wegen Aspiration.

β) Methylchlorid (Chlormethyl). CH_3Cl.

Methylchlorid ist ein Gas von eigentümlich süßlichem Geruch (Siedepunkt — 23,7°). Heute findet es medizinisch keine Verwendung mehr außer zur Gefrieranästhesie als Methäthyl, das ein Gemisch von Methyl- und Äthylchlorid darstellt. Dafür kommt es um so ausgedehnter in Industrie und Technik vor: es ist ein häufig angewandtes Methylierungsmittel und wird neuerdings in großen Mengen (hundert Kilogramm und mehr) als kälteerzeugende Substanz in Gefriermaschinen benutzt. In der letzteren Verwendungsart liegt ohne Zweifel eine Gefahr für die Zukunft: die Ausbreitung der Kältemaschinen nimmt zu, ihr kompendiöser Bau gestattet ihre Unterbringung in schlecht ventilierbaren Kellerwinkeln, baupolizeiliche Vorschriften für Kältemaschinen bestehen im allgemeinen nicht. Eine Zunahme der Vergiftungen bei der Montage, bei Reparaturen von Kältemaschinen, bei Rohrbruch usw. ist deshalb zu erwarten.

Vergiftungssymptome. Kopfweh, Müdigkeit, Schlafsucht, Übelkeit als Initialerscheinungen, die bei Aufhören der Giftwirkung gewöhnlich rasch schwinden. Bei längerem Aufenthalt in der Giftatmosphäre stellen sich bald Schwindel, rauschartige Zustände, Apathie, Eßunlust, Sehstörungen ein, ferner dauernde Schlafsucht, unsicherer, schwankender Gang, Schwäche in den Beinen, die tagelang anhalten kann. Vor dem Tod (in einem Fall selbst beobachtet): klonische Krämpfe, Koma.

Kein typischer Sektionsbefund. Bei experimentellen chronischen Tiervergiftungen findet man pathologisch-anatomisch schwere Bronchitiden, Lungenblutungen mit sekundär pneumonischen Prozessen, Degeneration der Vorderhornzellen, vorwiegend im Lendenmark. Leberatrophie konnte nicht beobachtet werden.

Nachweis: Auffangen der Exspirationsluft in hochprozentigem Alkohol, in welchem sich Methylchlorid löst (1:35). Nachweis in der alkoholischen Lösung: Durchleiten eines Wasserstoffstromes über erhitztes Kupfernetz, Bildung von Halogenkupfer in der Flamme, Entzünden des Wasserstoffes (grüne bis bläulichgrüne Flammenfärbung) bei Einbringen eines frisch ausgeglühten Kupferdrahtnetzes. Gleicher Nachweis im Blut und im frischen Sektionsmaterial. (Genereller Nachweis flüchtiger Halogenverbindungen.)

Halogenderivate von Homologen des Äthans, Äthylens, Azetylens.

Äthylenchlorid: $C_2H_4Cl_2$, Siedepunkt 84,9°.

Tetrachloräthan: $C_2H_2Cl_4$, technisch aus Chlor und Azetylen (hergestellt mit Antimonchlorid als Katalysator. Siedepunkt 147°).

Trichloräthylen: C_2HCl_3. Siedepunkt 88°.

Perchloräthan: C_2Cl_6: Hexachloräthan. Entsteht im elektrischen Lichtbogen direkt aus C und Cl. Parasitenmittel. Zur Fälschung resp. Erzeugung von Kampfergeruch — wie Dekahydronaphthalin für Mentholgeruch.

Äthylenbromid: $C_2H_4Br_2$, farblose Flüssigkeit von angenehmem Geruch. Siedepunkt 131°. Schmelzpunkt 10°.

Trimethylenbromid (Dibrompropan): $CH_2Br . CH_2 . CH_2Br$. Siedepunkt 165°, hochjodierte Produkte als Flüssigkeiten mit hohem spezifischen Gewicht.

Praktisch wichtig sind heute nur die Substitutionsprodukte des Methans und des Äthans. Höhere Glieder kommen für Vergiftungen selten in Frage. Die Dämpfe verschiedener dieser Verbindungen sind spezifisch schwerer als die Luft, sammeln sich also in Fabrikräumen auf dem Boden an. Diese Tatsache ist wichtig für die Prophylaxe und eventuell für den Nachweis (Materialentnahme an tiefliegenden Stellen).

γ) Tetrachlorkohlenstoff. CCl_4
(vgl. Chloroform S. 201, Schwefelkohlenstoff S. 246).

Verwendung und Vergiftungsgelegenheiten. Die Anwendung des Tetrachlorkohlenstoffes hat sich in den letzten 20 Jahren ungemein verbreitet; er wird in den Gebieten, in denen es möglich ist, immer mehr die feuergefährlichen Extraktions- und Lösungsmittel verdrängen. Er eignet sich auch zu Seifenkombinationen mit wasserlöslichen Lösungsmitteln, z. B. Tetrapol usw., ferner bildet er die Grundlage für Kesselsteinschutzmittel, wird also in geschlossenen Räumen verwendet, wo er die Atmosphäre sättigen kann; ebenso ist er Bestandteil vieler anderer Patentprodukte. Tetrachlorkohlenstoff wird trotz seiner Giftigkeit auch heute noch als Wurmmittel verwendet, ebenso gelegentlich als Konservierungsmittel für Pilze. Er ist ein bekanntes Feuerlöschmittel. In chemischen Fabriken, Lagerräumen, in denen Alkalien als Elemente vorliegen, ist die Verwendung sehr explosionsgefährlich. CCl_4 wirkt am isolierten Froschherzen 5 mal so stark schädigend wie $CHCl_3$, 10 mal so hämolysierend, nur $1^1/_2$ mal so narkotisch.

Die Vergiftung erfolgt meistens durch Inhalation in gewerblichen Betrieben, die heißen Tetrachlorkohlenstoff verwenden, und in geschlossenen Räumen.

Die Aufnahme durch die Haut ist nicht genauer untersucht. Sicher reizt Tetrachlorkohlenstoff die Haut.

Symptome und Diagnose. Die Diagnose kann bei bewußtlos Gefundenen aus dem Arbeitsmilieu und dem Geruch der Atmungsluft festgestellt werden. Bei Inhalation tritt zuerst Hustenreiz, dann benommener Kopf, Brechneigung, kleiner Puls auf. Die Nachwirkungen sind ausgesprochen. Es handelt sich meist auch nicht um ganz reine Produkte, wie Lösungsmittel für Zelluloid-Flugzeuglacke. Längere Einwirkung schädigt die Augen (Schwellung des Sehnerven, Nebelsehen).

δ) Trichloräthylen, Tetrachloräthan, Dichloräthylen
(unter Phantasienamen im Handel: Vitran, Trielin usw.).

Sie haben ganz ähnliche Verwendungsgebiete wie der Tetrachlorkohlenstoff und ähnliche Wirkung (Fettextraktionen, Kleiderputzmittel, Glasschleiferei, neuerdings in vielen Gemischen, die als Farb-Lacklösungsmittel verwendet werden, wohl der große Teil des Konsumes).

Sie spielten bis vor kurzem kaum eine Rolle als Ursache von gefährlichen Vergiftungen. In letzter Zeit sollen schwere Ikterusformen beobachtet worden sein, speziell bei der Darstellung und Verwendung als Lacklösungsmittel.

Bei längerer Einwirkung allgemeine Übelkeit, Eßunlust, Erbrechen, Verstopfung. Gelbsucht, Todesfälle infolge Leberatrophie, auch im Tierversuch zu erzeugen (Versuche von Willcox und Spilsbury). Besonders viele Erkrankungen mit zahlreichen Todesfällen (akute gelbe Leberatrophie) traten in England auf. Infolge seiner Gefährlichkeit ist das Tetrachloräthan in vielen Staaten verboten worden, da es durch andere, harmlose Körper ersetzt werden kann.

Tierversuche: Lehmann: Arch. f. Hyg. **74** (1911).

Therapie wie bei Chloroform.

ε) Methylenbichlorid, Äthylenchlorid, Äthylchlorid.

Sie werden, im Gegensatz zu diesen eben erwähnten, wegen ihrer Flüchtigkeit und stark narkotischen Wirkung als Zusatz zu Äther verwendet. Sie haben aber die Gefahren des Chloroforms, ebenso das Trichloräthylen und Tetrachloräthylen (die auch als Zusatz zum Äther verwendet wurden).

Dichlorhydrin und Trichlorhydrin, die Glyzerinchloride, sind als Lösungsmittel zum Teil in chemischem Gebrauch. (Zur Lösung von Harzen, Lacken, Zelluloid, Zellulose.) Sie haben ausgesprochen narkotische Wirkung, wenn auch weniger als die flüchtigen eben behandelten Produkte. Schädigung des Herzens und des Nervensystems ist bekannt (aber noch nicht genau untersucht).

ζ) Chloralhydrat. $CCl_3-COH+H_2O$ oder besser $CCl_3CH(OH)_2$.

Das Chloralhydrat hat nur medizinische und toxikologische Bedeutung.

Vorkommen und Vergiftungsgelegenheiten. Das Chloralhydrat wurde früher in sehr ausgedehnter Weise als Narkotikum verwendet. Wie auf die erwähnten Chlorprodukte, sind die Menschen auch auf Chloralhydrat recht ungleich empfindlich. Es wird hauptsächlich verwendet bei deliriösen Zuständen, wenn das Herz gesund ist, aber auch bei Schlaflosigkeit (da es sehr schnell Eintritt des Schlafes bewirkt und weil bei vielen Menschen nach dem Erwachen vollständiges Wohlbefinden besteht).

Da das Chloralhydrat ungleich wirkt, wird es zu kriminellen Vergiftungen wenig in Anspruch genommen, jedoch etwa zu Selbstmord, allein oder in Kombination mit anderen Mitteln. Auch Verwechslungen sind beobachtet worden.

Subkutane Injektion macht stärkste Schmerzen.

Symptome und Diagnose. Die Diagnose ist schwer zu stellen. Bei vielen Menschen tritt bei größeren Gaben eine Reizwirkung von seiten des Magens auf, dann folgt ziemlich schnell die Narkose, oft ohne Erregungsstadien, in anderen Fällen ist die Erregung sehr stark ausgesprochen.

Der Tod tritt in der Narkose durch Herzlähmung ein. Bei geschwächten und Herzkranken kann der Tod schon nach Gaben von 5 g an eintreten. Zur Diagnose ist oft notwendig, das Erbrochene mit Kalilauge zu kochen und im Destillat Chloroform nachzuweisen. Das Chloralhydrat kann auch mit Äther ausgeschüttelt werden.

Nebenwirkungen. Nachkrankheiten. Bei Disponierten können bei kleineren Dosen die Erregungszustände stark in den Vordergrund treten: Rötung des Gesichtes, erregte Angstzustände, Herzpalpationen, in einzelnen Fällen in der Folge trophische Störungen der Haut; in anderen Fällen ist das hervortretende, beunruhigende Symptom: Atemnot, Herzschwäche, allgemeine Schwäche während und nach der Wirkung. In einzelnen Fällen tritt wie bei einer ganzen Reihe organischer Chlorprodukte Ikterus als Nebenwirkung auf.

Die **chronischen Chloralvergiftungen** haben allgemeine Störungen (auch nach dem Entzug) zur Folge. In erster Linie sind allgemeine Erscheinungen wie trophische Störungen der verschiedensten Art, gelbes, verfallenes Aussehen, Herzklopfen, Angst, sogar Neigung zu plötzlichem Herztod beobachtet, Albuminurie ist häufig; bei jahrelangem Gebrauch regelmäßig Zeichen von seiten des Nervensystems wie allgemeine Energielosigkeit, depressive Zustände, melancholische Anfälle, Schlaflosigkeit; die Reflexe sind meist gesteigert. Erregungszustände brechen hauptsächlich in der ersten Zeit des Entzuges aus und können bedrohlich werden wegen deliriöser Erregung und Herzschwäche. Doch kann man Fälle beobachten, bei denen selbst nach 8—10 g täglichem Gebrauch über 10—20 Jahre keine schweren Störungen eintreten.

Die moderne pharmazeutische Technik hat eine große Reihe von analogen Präparaten in den Handel gebracht.

In vielen dieser Präparate ist im Namen keineswegs ersichtlich, daß es sich um organische **chlorierte** Produkte handelt, die alle für das Herz gefährlich sind, wie Dormiol, Hypnal, Isopral. (Vgl. Schlafmittel, S. 269.)

b) Bromverbindungen der Fettreihe.

α) Methylbromid (Brommethyl).

Methylbromid, CH_3Br, ist bei Zimmertemperatur ein Gas von auffällig ätherähnlichem Geruch; sein Siedepunkt liegt bei 4,5°. Medizinisch findet es keine Anwendung. In der chemischen Industrie wird es, ähnlich dem Methylchlorid, als Methylierungsmittel gebraucht, hauptsächlich bei der Synthese von Pyrazol- und Anilinderivaten (Antipyrin, Antifebrin usw.). Vergiftungen werden beobachtet bei Maschinendefekten (Autoklaven), bei Rohrbrüchen usw.

(In einer Reihe von Fällen wurde anfänglich ein Lösungsmittel beschuldigt, wie Methylalkohol, Benzin, welche evtl. an den Störungen mitbeteiligt waren.)

Vergiftungssymptome: anfänglich Kopfschmerzen, Müdigkeit, Schwindel, Erbrechen, Doppelsehen ist häufig. Es handelt sich meistens um schnell eintretendes Unwohlsein, Schwäche, unsicheren Gang, Orientierungsstörungen, Krampfanfälle, Zittern, Ohnmacht. Die Nachwirkungen sind meistens viel länger als beim Bromäthyl. Neuritische Symptome wurden in der letzten Zeit öfter beobachtet, bei schweren Vergiftungen sogar bleibende Verminderung der Sehschärfe und organische Symptome.

Nach einem relativ freien Intervall treten dann schwerere Symptome auf: Zuckungen, Kontraktionen einzelner Muskelgruppen (Kiefersperre), klonische Krämpfe des ganzen Körpers, oft in Anfällen, Doppeltsehen, Netzhautblutungen, Sensibilitätsstörungen, weite starre Pupillen. Oft Delirien, Tobsuchtsanfälle, welche die Einweisung des Vergifteten in eine Anstalt nötig machen. Das Zustandsbild ähnelt dann manchmal einer Psychose mit organischem Symptomenkomplex.

Das freie Intervall (Latenzstadium) zwischen Vergiftung und Ausbruch der schwereren Symptome ist geradezu typisch. Im freien Intervall kann der Vergiftete (nach Aufhören der Gifteinwirkung) stunden- bis tagelang weiterarbeiten. Zur Erklärung dieser Erscheinung drängt sich die Annahme eines „Zwischenprozesses" auf (metatoxische Prozesse). Jaquet dachte an irreparable Vorgänge im Zentralnervensystem.

Die Rekonvaleszenz geht langsam. Noch nach Monaten und Jahren können unsicherer Gang, Breitspurigkeit, Störung der Koordination, Hyperreflexie beobachtet werden. Klagen über Müdigkeit, Reizbarkeit, Vergeßlichkeit, Heißhunger.

Der Sektionsbefund zeigt nichts Typisches. Degeneration von Ganglienzellen.

Nachweis: Siehe Methylchlorid.

Das **Bromäthyl** wird in der chemischen Technik und als Narkotikum verwendet: so zu kurz dauernden Narkosen, speziell in der Zahnheilkunde. Es wird bekanntlich auf einmal die gesamte zur Narkose nötige Menge, bis etwa 10 g, auf die Maske aufgegossen und dann unter relativ festem Andrücken die gesamte Menge in etwa 1 Minute zur Einatmung gebracht. Die Narkose tritt meistens innerhalb dieser Zeit ein und dauert nur wenige Minuten; die Menschen erwachen schnell und vollständig.

Viele Menschen sind refraktär gegen Bromäthyl und werden nur erregt. Die Gefahren und die Nachwehen sind analog wie beim Chloroform. Es wird relativ lange zurückbehalten. Als Folgen chronischer Wirkungen sind Neuritiden bei Arbeitern der chemischen Technik beobachtet worden.

β) Äthylenbromid.

Das Äthylenbromid ist dem Äthylenchlorid verwandt. Es reizt sehr stark bei der Einatmung, es erzeugt ein Gefühl der Niedergeschlagenheit, Schwächezustände mit ängstlichen Erregungen und führt nicht zur Narkose.

Verwechslungen mit Bromäthyl haben zu schweren Vergiftungen und Todesfällen geführt.

Es ist durch seinen knoblauchähnlichen reizenden Geruch charakterisiert.

Die Nachkrankheiten sind sehr ausgesprochen. In erster Linie stehen lokale Reizerscheinungen von seiten der Respirationsorgane, schlechte Erholungsfähigkeit, häufig länger dauernde Herzstörungen.

(Besonders stark reizend wirken die ungesättigten Br-Verbindungen, z. B. Allylbromid usw., auf Konjunktiva und Respirationsorgane.)

γ) Bromoform. $CHBr_3$.

Verwendung und Vergiftungsgelegenheiten. Für Bromoform ist die medizinische Anwendung als Keuchhustenmittel Veranlassung von Vergiftungen bei zu großen Dosen und Verwechslung.

Es sind auch Fälle bekannt geworden, in welchen wahrscheinlich das Bromoform in Emulsion genommen wurde, so daß die Möglichkeit besteht, daß in einzelnen Dosen mehr Bromoform war als in anderen, wegen Abscheidung oder Auftrieb der Emulsion bei der Differenz des spezifischen Gewichtes.

Absichtliche Vergiftungen sind mir nicht bekannt.

Symptome und Diagnose. Die Diagnose leitend ist der Bromoformgeruch. Schon medizinische Dosen können schwere Symptome machen. Größere Dosen bedingen brennende Schmerzen im Hals, Magen, schnell eintretendes Unsicherheitsgefühl, auch Erregungen und Narkose, evtl. bei großen Dosen Tod durch Aussetzen der Respiration oder Herzstillstand.

Als Nachkrankheit ist auch Bromismus zu nennen.

Therapie. Symptomatisch.

c) Jodverbindungen der Fettreihe.

α) Jodmethyl, Jodäthyl, Äthylenjodid.

Jodmethyl ist ein technisches Produkt, das zu Methylierungszwecken verwendet wird [1]. Vergiftungen erfolgen fast ausschließlich durch Inhalation.

---

[1] Es soll hier darauf hingewiesen werden, daß auch andere methylhaltige Substanzen, die zur Methylierung verwendet werden, wie Dimethylsulfat und Diazomethan, sehr giftige und sehr reaktionsfähige, stark lokal reizende, bzw. entzündungserregende und das Nervensystem schädigende flüchtige Körper sind.

Es treten meistens Erregungszustände ein, gleichzeitig mit starkem Unwohlsein, Schwindel.

Die Diagnose kann nur aus der Anamnese gemacht werden.

Weniger intensiv wirkt **Jodäthyl.** Dagegen wirkt **Äthylenjodid** analog dem Äthylenbromid ausgesprochen giftig, bedingt Erregungszustände mit lange anhaltendem Schwäche- und Oppressionsgefühl.

β) Jodoform[1].

Im Gegensatz zu den bis jetzt besprochenen organischen Jodverbindungen hat das Jodoform eine auschließlich medizinische Verwendung. Es ist trotz seiner großen Unlöslichkeit in Wasser ein starkes Gift, da die Serumbestandteile dasselbe langsam lösen. Vergiftungsursachen sind fast ausschließlich medizinische Anwendungen, in einzelnen Fällen Verwechslung, ganz selten wird es verwendet zum Selbstmord.

Symptome und Diagnose. Jodoform macht bei empfindlichen Menschen zwei voneinander unabhängige Symptomenreihen, 1. die Symptome von seiten der Applikationsstelle, speziell entzündete Haut und Hautwunden, 2. Symptome der nervösen Zentralorgane. Die beiden Symptomenreihen scheinen vollständig unabhängig voneinander zu sein. Intern genommen wird es selten.

Anwendung auf Haut und Wunden. Auf entzündete Haut (sogar ohne Epitheldefekt) wirkt Jodoform bei empfindlichen Menschen stark entzündungserregend, es treten in leichten Fällen lokale Schwellungen und Rötungen auf, die in schweren Fällen um sich greifen, hauptsächlich tritt dunkelrote Färbung auf, ferner harte, zu Blutung neigende Ödeme, Papeln und Bläschen an der Haut, unter Umständen mit äußerst starker, seröser Absonderung.

Neben dieser unmittelbaren Wirkung können durch die Resorption auch allgemeine Erscheinungen an der Haut auftreten: so nicht selten Rötungen. lokale Schwellungen, seltener ausgebreitete bläschenförmige Ausschläge. Meist sind diese Erscheinungsformen gemischt. Diese Ausschläge sind oft mit Fieber begleitet und zeigen alle starke Empfindlichkeit und Jucken.

Die schweren inneren Symptome treten meist auf durch Injektion von Jodoform, Jodoformöl, Jodoformäther, Jodoformglyzerin in Wundhöhlen usw., aber auch bei Resorption durch die Haut.

Auch hier werden von einzelnen Menschen ungeheuer große Dosen vertragen (einige 100 g), andere reagieren schon auf wenige Gramm mit schweren Symptomen. Der Beginn ist meistens Mattigkeit, Neigung zu depressiver Stimmung. Die motorischen Störungen sind häufig recht wenig ausgesprochen. Die depressiven Stimmungen und Angstzustände nehmen zu. Es treten auch ängstliche Delirien unbestimmten Charakters auf. Das Verhängnisvolle daran ist die motorische Erregung bei starker Ängstlichkeit. Es kommt zu Fluchtversuchen mit Verkennung der Umgebung, zu Verletzungen, zu stark depressiven Anwandlungen und Krankheitsgefühl, begleitet von vollständiger Schlaflosigkeit. Gleichzeitig und auch im Nachstadium tritt Zittern auf, starke Erhöhung der Pulszahl, Fieber, leichter Ikterus, Hautjucken.

Das akute Stadium dauert meist mehrere Tage, kann aber auch in wenigen Stunden ablaufen.

Depressive Zustände dauern meistens längere Zeit an. Selbstmordversuche sind in Betracht zu ziehen, ebenso die Erregbarkeit und Schwäche des Herzens.

Die einen oder anderen Symptome können im Jodoformkrankheitsbild in den Vordergrund treten, so daß Jodoformwirkung recht verschiedene Bilder annehmen kann. Hohes Fieber, hohe Pulszahlen, Schüttelfröste lassen häufig an eine Infektion denken, doch deuten schnell eintretende psychische Symptome,

---

[1] Vgl. auch anorganische Jodverbindungen, S. 168.

speziell die ängstliche Erregung auf eine toxische Komponente hin, die unter Umständen zuerst im chronischen Alkoholismus gesucht wird.

Komatöse Zustände mit Krämpfen, Nackenstarre und Albuminurie lassen in anderen Fällen an Meningitis denken.

Zum Glück ist der Jodoformgeruch so durchdringend, daß er auch bei subkutan injiziertem Jodoform häufig auffällt, auch treten die Symptome doch meist in den ersten Tagen nach der Jodoformapplikation auf, so daß aus dem Grund der zeitlichen Zusammenhänge eigentlich die Jodoformvergiftungen sehr selten übersehen werden können.

Die chronischen Vergiftungen zeigen hauptsächlich Depressionszustände, Abmagerung, Appetitlosigkeit, ganz außerordentlich auffällig sind jedoch die Verdauungsstörungen, die bei jeder chronischen Einwirkung des Jodoforms sich zeigen.

Bei einzelnen Kranken treten sehr starke Durchfälle auf, Brechen, leichter Ikterus, Sehstörungen, Nebelsehen; in leichteren Fällen nur eine starke Müdigkeit und Schweregefühl.

Diese Symptome zeigen, daß das Jodoform eine andere Wirkung hat als das in Salz- oder Ionenform in den Körper gebrachte Jod. Schnupfen, Jodasthma usw., Jodakne treten selten auf. Daß aber Jod frei wird, beweist die große Empfindlichkeit, z. B. der Konjunktiva, auf Kalomel bei Jodoformwirkung.

Das organisch gebundene Jod, z. B. im Jodol, Jodpyrrol, macht als Streupulver oder zu Injektionen verwendet ganz ähnliche Symptome, ebenso einige weitere jodhaltige organische Verbindungen, während das Airol eher die Symptome des eigentlichen Jodismus erzeugt (vgl. Jod).

Therapie. Entfernung des Jodoforms und Erhöhung der Diurese sind indiziert, sonst symptomatisch.

d) Salpetersäure- und Salpetrigsäureester der aliphatischen Reihe.

Alle Salpetersäureester und Nitrokörper sind Gifte. Toxikologisch kommen wesentlich in Betracht das Nitroglyzerin (Dynamit), das Äthylnitrit, das Amylnitrit, Amylnitrat und die Nitrozucker.

α) Das Nitroglyzerin (Sprengöl).

Eine süßliche Flüssigkeit, früher im Handel gemischt mit Kieselgur usw., heute fast ausschließlich gemischt mit Nitrozellulose und aromatischen Nitrokörpern (zu Sprenggelatine).

Verwendung und Vergiftungsgelegenheiten. Die Verwendung ist heute eine rein technische, medizinal wird es nur etwa noch von Asthmatikern genommen.

Gewerbliche Vergiftungen. Das Nitroglyzerin verdampft, kann also zum Teil per inhalationem, aber auch in geringen Mengen durch die Haut aufgenommen werden, z. B. bei der Mischung mit anderen Materialien bei der Verpackung.

Vergiftungen kamen auch schon zustande durch Verwechslung. Mordversuche und Morde durch Beimischen in Liköre und in Nahrungsmittel sind bekannt. Wegen seines unangenehmen süßlichen Geschmackes und Kratzgefühles im Hals ist es zu solchen Zwecken natürlich nicht besonders geeignet.

Symptome und Diagnose. Schon sehr geringe Quantitäten, einige Tropfen und noch weniger machen unangenehme Symptome: Lokalwirkungen, kratzendes Gefühl in Hals und Speiseröhre, Schwindel, Gefühl von benommenem Kopf. Bei größeren Dosen kommt eine ungleich starke Empfindlichkeit zur Geltung, neben Schmerzen und Reizung im Hals und Magen treten schwere nervöse Symptome auf, beginnend mit Schwergefühl im Kopf und Körper, Gefühl der absoluten Kraftlosigkeit, kalter Schweiß, Gefühl der Kälte. Bei den meisten Fällen ist Lichtscheu beobachtet worden.

Die tödliche Dose ist nicht anzugeben. Es können 10—20 g wohl schwere Störungen machen, aber da häufig Brechen und Durchfall eintritt, kommt nur ein geringer Teil zur Resorption. Der Tod tritt meistens im Koma ein, nach einigen Stunden bis (10) Tagen.

Nachkrankheiten. Magendarmstörungen sind die Regel, ebenfalls körperliche Schwäche. Länger dauernde Einwirkungen führen zu einer chronischen Vergiftung, die hauptsächlich charakterisiert ist durch Schwäche und Anämie sowie Nierenstörungen.

Die Verwendung des Dynamits zu Sprengzwecken führt gewöhnlich nicht zu Vergiftungen mit Nitroglyzerin selbst, sondern dessen Zersetzung bei der Explosion bildet, je nach dem Druck und der Temperatur, verschiedenartige Sprenggase. Bei guter Detonation unter hohem Druck entstehen außer Stickstoff, Kohlensäure und Wasser speziell bei Sprenggelatinen große Mengen Kohlenoxyd, die bei der Einatmung folgende Symptome machen: meistens starke Kopfschmerzen, Übelkeit, Brechen, kleiner Puls, Ohnmacht, selten Tod. In freie Luft gebracht, erwachen die Arbeiter meistens schnell, fühlen sich aber sehr müde und haben oft einige Stunden sehr quälende Kopfschmerzen (vgl. Kapitel Kohlenoxyd, S. 222). Bei schlechter Detonation, speziell bei gefrorenem Dynamit, sog. Auskochern, treten sog. Nitrogase (Stickoxyde) in großen Mengen auf, die in erster Linie stark reizend wirken und Husten auslösen. Da kohlenoxydhaltige Gase beigemischt sind, kommen die oben erwähnten Symptome hinzu. Es ist zu beachten, daß die Nitrogase die Eigentümlichkeit haben, daß schwere Lungenerscheinungen, Lungenödeme, nach vielen Stunden sich erst zeigen, wenn die anderen Symptome geschwunden sind, besonders nach intensiven Anstrengungen (vgl. ferner Kapitel „Nitrose Gase", S. 241). In den Sprenggasen kommt eventuell auch verdampftes Nitroglyzerin zur Einatmung.

Die Sprengstoffe der heutigen Zeit sind fast nie mehr reines Nitroglyzerin; die aromatischen Nitrokörper treten stark in den Vordergrund.

Therapie. Symptomatisch. Stimulantien, evtl. künstliche Atmung. Aderlaß.

β) Amylnitrit. $C_5H_{11}NO_2$.

Das Amylnitrit hat fast nur medizinische Bedeutung.

Vergiftungsgelegenheiten. Die Vergiftungen erfolgen meistens durch Inhalation zu therapeutischen Zwecken, seltener bei der Darstellung oder infolge Verwechslung durch innerlichen Genuß.

Symptome und Diagnose. Bei Inhalation erfolgt schnelle Rötung des Gesichtes, Pulsationsgefühl im Kopf. Bei größeren Dosen, auch bei Inhalation, tritt ein Gefühl der Verwirrung, Schwindel, motorische Unsicherheit und Schwäche auf, häufig mit Gelbsehen, mit starker Verminderung des Blutdruckes, sehr weicher Puls und Ohnmachtsgefühl.

Die akuten Inhalationswirkungen sind sehr vorübergehender Art. Die Erholung erfolgt in wenigen Minuten.

Bei innerlichem Genuß von etwa 5 g an treten vor allem Reizungen von seiten des Magens und Husten stark in den Vordergrund, nachher folgen Schwäche, Verwirrung, Bewußtseinsverlust; der tödliche Ausgang ist selten. Die Nachkrankheiten sind mehr Folgen der lokalen Reizwirkung, als spezifische zentrale Störungen, aber manchmal bleibt wochenlang Kopfweh, Schwindelgefühl.

γ) Nitrozucker.

Nitrozucker wurden früher als Sprengstoffe verwendet, sind aber wegen Explosionsgefährlichkeit heute fast verlassen.

Die Vergiftungserscheinungen sind analog den Wirkungen des Nitroglyzerins.

δ) Nitrozellulose.

Sie ist eine der Hauptkomponenten der Sprenggelatine; ferner wird sie verwendet zu Kollodium, künstlicher Seide usw. Sie ist hoch kolloid und diffundiert nicht und macht deshalb keine allgemeinen Wirkungen, ist aber brandgefährlich. (Bei Verpuffen ohne Luftzufuhr entstehen Kohlenoxyd, nitrose Gase, Zyan.)

e) Sulfate, Sulfoverbindungen, Sulfide.

α) Dimethylsulfat. $(CH_3)_2SO_4$.

Technisches Methylierungsmittel, das leicht verdunstet und sich im Organismus zersetzt.

Vergiftungsgelegenheiten. Dimethylsulfat ist geruchlos. Bei der bekannten großen Giftigkeit, der starken Schädigung der Atmungsorgane und der Augen, arbeitet die chemische Technik sehr vorsichtig damit. Die gewerblichen Vergiftungen entstehen meistens infolge von Unglücksfällen (Bruch von Gefäßen usw.).

Symptome und Diagnose. Zunächst gar keine Reizerscheinungen. Erst später Hustenreiz, schnell eintretende Beengung mit Schmerzen in der Brust, die sich sukzessive steigern zu schweren Lungensymptomen, Lungenödem, Atemnot, Bluthusten. Es kommt gar nicht zu zentralen Störungen, da das Dimethylsulfat sich zur Hauptsache lokal zersetzt und sehr schwere Störungen mit Folgezuständen macht, zerfallende Pneumonien diffuser Art. Von Allgemeinerscheinungen treten Blutzerfall mit Ikterus wie gelegentlich Nephritis dazu.

Die Diagnose ergibt sich aus der Arbeitsweise; die Symptome treten erst nach einer gewissen Latenzzeit auf. Die bekannten Fälle verliefen fast ausnahmslos schwer.

Die **Therapie** ist symptomatisch (vgl. Phosgen und Reizgase, S. 248). Eine spezifische Therapie gibt es nicht.

β) Sulfonal, Trional, Tetronal

sind rein medizinische Präparate, in denen Methyl- und Äthylgruppen in das mit 2 $SO_2C_2H_5$-Gruppen substituierte Methan eingeführt sind. Vgl. Cloetta, Schlafmittel, S. 269.

αα) Sulfonal.

Tödliche Vergiftungen sind sehr selten, da erst sehr große Dosen zum Tode führen, 20—30 g. Zu leichteren Vergiftungen kommt es einerseits durch Verwechslung, andererseits bei Selbstmordversuchen; wichtiger ist die chronische Vergiftung, die Abschwächung der Alkaleszenz des Blutes und Hämatoporphyrinurie, (Spektrum Abb. 8 u. 9, S. 84 u. 85) erzeugt.

Symptome und Diagnose. Schlafsucht, leichtere oder schwerere Müdigkeit, selten Brechen oder Verdauungsstörungen. Es gibt jedoch Menschen, die auch auf kleine Dosen mit unangenehmen Symptomen reagieren, wie Anfällen von Herzschwäche und Atemnot, ferner Schwindelgefühl mit sehr ausgesprochener Muskelschwäche verschiedener Muskelgebiete. Es können sich erregte Angstzustände anschließen. Bei größeren Dosen von 10 und mehr Grammen können sich die Symptome steigern und gefahrdrohend werden, besonders die Atemnot, Herzschwäche und Störung der Nierensekretion.

Nachkrankheiten sind nicht sehr ausgesprochen, außer in seltenen Fällen Anurie und chronische Verstopfung. Herzschwäche.

Chronischer Gebrauch hat zwei Hauptgefahren.

1. Die kumulative Wirkung und
2. dauernde Störungen, so daß der Begriff des Sulfonalismus geprägt worden ist.

Dieser Zustand besteht aus nervösen Störungen, die den Grad fast vollständiger psychischer Lähmung erreichen können. Schlechte Koordination im Gehen und in der Sprache, Unbesinnlichkeit bis zu vollständigem temporären Gedächtnisschwund. Seltener sind motorische Störungen peripherer Art, speziell isolierte Neuritiden (wohl mitbedingt durch die Stoffwechselstörungen, Azidose, Hämatoporphyrinurie, Urobilinurie).

$\beta\beta$) Trional, Tetronal.

Das Trional und Tetronal geben im wesentlichen identische Störungen, bei denen jedoch die psychomotorische Störung zwar gleichzeitig, aber stärker ausgesprochen ist.

γ) Senföle. Allylsenföl [1].

Das Senföl enthält die Allylverbindung des (Iso)-Sulfozyans, der entsprechende Thioharnstoff ist das Thiosinamin.

Vergiftungsgelegenheiten. Die Senföle können bei der Darstellung Vergiftungen machen, in erster Linie Reizung der Atmungsorgane und der Augen, speziell durch Verspritzen. Senföl durchdringt die Haut, reizt die Haut sehr stark bis zu Blasen- und Geschwürsbildung. Nach der Resorption entsteht eine Verlangsamung der Herzaktion, der Atmung, Nierenreizung. In großen Dosen wirkt es narkotisch. Reizung der Blase und Nieren.

(Bei Thiosinamininjektion wurde Fieber, Schwächezustand mit Aufregungen und Angst beobachtet.)

Schwefelwasserstoff vgl. S. 244. Schwefelkohlenstoff vgl. S. 246.

5. Die einfachen Nitro- und Amidoverbindungen der aromatischen Reihe mit Einschluß der Diamine und der chlorierten Nitro- und Amidokörper [2].

Die Herstellung und Weiterverarbeitung dieser Stoffe war bis vor kurzem auf die Industrie beschränkt: Chemische Industrie inkl. Sprengstoff-, Parfümerie- und Seifenindustrie. Aromatische Amine werden ferner verwendet zur Herstellung photographischer Artikel und zum Färben von Haaren und Pelzen. Die weitaus größte Menge der aromatischen Basen wird in der chemischen Großindustrie erzeugt und auch verwendet; besonders in der Farbindustrie, wo Vergiftungen mit diesem Körper hauptsächlich beobachtet werden. In den letzten Jahren ist auch eine große Zahl zufälliger und verbrecherischer Vergiftungen erfolgt, indem große Mengen dieser Substanzen (speziell auch die Gemische und die unreinen Rückstände) in den Zwischenhandel kamen zur Verwendung als billige Ersatzmittel. So sind während des Krieges Anilinrückstände als Schmiermittel für Maschinen, als Fettersatz beim Einfetten von Schuhen und Lederbestandteilen (Kindervergiftungen durch eingefettete Schuhe) und vor allem als Zusatz zu Lösungs- und Putzmitteln der verschiedensten Art gebraucht worden. Ganz große Verbreitung außerhalb der Fabriken haben die Nitrokörper gewonnen: das Nitrobenzol, das sog. Mirbanöl wird seit über 60 Jahren schon von der Groß-Seifenfabrikation als billiges Parfümmittel verwendet. Der Konsum und der Vertrieb dieser Substanzen ist im Zwischenhandel und in Kleinbetrieben sehr ausgedehnt. In erster Linie in der Waschpulver- und Putzmittelfabrikation; Nitrobenzol findet sich aber auch in Lederlacken, in Wichsen und in Haarmitteln; sogar als Essenzen kommen alkoholische Lösungen dieses Körpers gelegentlich unter Phantasienamen oder durch Reisende in Privathände (Kirschwasseressenz, Bittermandelessenz für Marzipanfabrikation

---

[1] Nicht zu verwechseln mit sog. Senfgas $S(CH_2-CH_2-Cl)_2$. Vgl. auch „Ätherische Öle", S. 315 und „Reizgase", S. 248.

[2] Durchgesehen von Herrn Dr. Brückner vom Reichsgesundheitsamt, früher Badische Anilin- und Sodafabrik Ludwigshafen.

und in den Konfiserien). Die Anwesenheit solcher Stoffe wurde fast immer festgestellt auf Grund von tödlichen Vergiftungen, die durch Verwechslung der Flaschen oder durch neugierigen Genuß erfolgt sind. Das Nitrobenzol hat neuerdings dadurch, daß es als Abortivmittel aufkam, eine Reihe schwerster tödlicher Vergiftungen erzeugt. Die Chlorsubstitutionsprodukte, speziell das Nitrochlorbenzol, Amidochlorbenzol (s. d.) haben ähnliche Wirkung. Diese wie das Dinitrobenzol sind feste aber sehr flüchtige und leicht verstaubende Substanzen, welche die intakte Haut durchdringen. Dinitrobenzol hat beim offenen Mahlen und Schaufeln oft schwerste Vergiftungen erzeugt, neuerdings auch in der Sprengstoffindustrie (Kölsch u. a.). Alle diese Stoffe haben gemeinsame gefährliche Eigenschaften: sie sind alle, auch die festen, relativ flüchtig und verstauben leicht, so daß sie mit der Atmungsluft durch Mund und Nase unwillkürlich aufgenommen werden. Vor allem werden sie durch die intakte Haut resorbiert, hauptsächlich infolge ihrer großen Fettlöslichkeit. Die Chlorsubstitutionsprodukte reizen gleichzeitig die Haut (Dinitrochlorbenzol) und treten zum Teil schneller durch als die einfachen Nitro- und Amidokörper. Es bestehen drei Aufnahmewege:

1. Der wichtigste, welcher auch die Mehrzahl der akuten und chronischen gewerblichen Vergiftungen durch diese Stoffe verursacht: die Aufnahme der verdampfenden und verstaubenden Substanzen durch die Atmungsorgane.

2. Aufnahme durch die Haut; speziell die festen Chlorprodukte, welche die Kleider imprägnieren, werden auf der Haut gelöst und resorbiert. In den meisten Fällen sind beide Aufnahmewege wirksam. Gelegentlich steht beim Verschütten von Lösungen hauptsächlich Resorption durch die Haut im Vordergrund; namentlich wenn ein größerer Teil des Körpers, z. B. ein Bein mit Nitro- und Amidokörpern oder ihren Chlorsubstitutionsprodukten, durch die Kleider hindurch benetzt wird, entstehen, wenn nicht bald gründliche Reinigung (sofortige Entfernung der Kleider) erfolgt, oft schwerste Resorptivvergiftungen.

3. Auch die Aufnahme durch den Mund nimmt zu: einmal erfolgt sie in geringen Mengen durch Genuß von Konfiserien (Marzipan usw.), dann als absichtliches Vergiftungsmittel zu Abortiv- und Selbstmordzwecken und gelegentlich durch ins Gesichtspritzen aus Apparaturen bei Undichtigkeiten, wobei die Substanzen in die Nase oder in den Mund gelangen; dann aus Versehen durch Verwechslungen infolge fahrlässigen Aufbewahrens solcher Stoffe in Flaschen, die für Genußmittel bestimmt sind.

Die Empfindlichkeit der einzelnen Menschen ist verschieden und erfährt durch häufige Aufnahme und durch gleichzeitige Wirkung anderer gewerblicher Gifte, vor allem auch durch Alkohol eine Steigerung. Nach Nitrobenzol- und Anilinaufnahme kann die Vergiftung noch einige Stunden nach Verlassen der Arbeit durch Alkoholgenuß infolge sehr komplizierter physikalisch-chemischer Wirkung akut ausgelöst werden. Schlecht ernährte jugendliche Personen und Frauen sind besonders empfindlich.

Gegen diese Gifte gibt es keine Immunität, auch keine Gewöhnung daran. Es besteht im Gegenteil nach Vergiftung fast regelmäßig eine erhöhte Empfindlichkeit, so daß ein Teil der einmal schwer Erkrankten bei Wiederaufnahme der Arbeit rezidiv wird.

Die Mehrzahl dieser Stoffe sind exquisite Blutgifte. Bei akuter Einwirkung entsteht Methämoglobin, das nicht selten mit Blut zusammen im Harn erscheint, Spektra, vgl. S. 82, 83; bei Nitrobenzol tritt häufig nach längerer Einwirkung kleiner Dosen bei gelegentlich erhöhter Aufnahme plötzlich die akute Vergiftung mit Methämoglobinbildung ein. Die Beobachtung des Blutbildes ist bei latent chronischen Formen außerordentlich wichtig. Poikilozytose, Degenerationserscheinungen der Erythrozyten und herabgesetzter Hämoglobingehalt deuten auf chronische Vergiftungen mit Organschädigung hin. Alle diese Symptome sind bedingt durch den Einfluß der Amido-(NH_2) und Nitro-(NO_2) Seitenketten am Benzolkern. Das Benzol selbst hat wohl Wirkungen auf das Knochenmark und auf das Blutbild (Verminderung der Leukozyten), veranlaßt aber ebenso wie Chlor- und Brombenzol keine Methämoglobinbildung. Es scheint, daß durch katalytische Oxydation die Hydroxylaminformation ($<\!\!\supset\!\!>$-NHOH) im Körper erfolgt, die die Blutgiftigkeit erhöht. Bei akuten Einwirkungen, hauptsächlich durch plötzliche Resorption per os, durch direktes Verschlucken oder durch Hineinfallen in solche Lösungen (Resorption durch die Haut und Aspiration) treten die für den Benzolkern charakteristischen Symptome von seiten des Nervensystems in den Vordergrund. Beachtenswert ist, daß speziell der Staub von aromatischen Basen mit fester Konsistenz in den Haaren (Bart) haften bleibt und (von den Haaren aus durch die Haut) beim Trinken verschluckt werden kann.

Alle diese Körper haben bei gewöhnlicher Temperatur auffallend hohe Dampfdrucke, verdunsten also leicht und erlangen besonders in wässerigen Lösungen bei Gegenwart von gelösten Elektrolyten noch höheren Flüchtigkeitsgrad als ihrer Konzentration und ihrer jeweiligen Temperatur entspricht. Die physikalisch-chemischen Eigenschaften, ihre hohe Resorptionsfähigkeit durch Magen und Darmkanal in Gemeinschaft mit ihrer Lipoidlöslichkeit verursachen sehr schnell Wirkungen auf das Zentralnervensystem. Sie verursachen bei rascher Einverleibung und Resorption akut auftretende Verwirrung und sehr schnell Koma. Derartige Bedingungen sind gegeben bei Genuß von Anilin und Nitrobenzol durch Verwechslung: so z. B. nach Genuß von geringer Menge von Nitrobenzol, das in Flaschen, die für Genußzwecke bestimmt sind, aufbewahrt war. Auffällig akut tritt Koma auch dann ein, wenn große Körperoberflächen mit diesen Substanzen — hauptsächlich warm — überschüttet werden. Gelegentlich tritt die erregende Wirkung auf das Nervensystem stark hervor; Verwirrung, Jaktationszustände (analog wie auch bei Benzol, Schwefelkohlenstoff oder Kohlenoxyd in einzelnen Fällen).

Zur Gruppe dieser Körper gehören Mono- und Dinitrobenzol, Anilin, Nitranilin, Nitrochlorbenzol und eine Reihe anderer, ähnlich konstituierter Körper, die, soweit heute klinische Untersuchungen bestehen, recht analoge Symptomenbilder erzeugen. Die Trinitrokörper sind weniger giftig. Es bestehen noch Widersprüche in den klinischen Beobachtungen. Bei substituierten aromatischen Nitro- und Amidokörpern hängt die Giftigkeit im wesentlichen von der Art und der Stellung der Substituenten ab. Längere Seitenketten und Karboxylgruppen setzen die Giftigkeit stark herab. (Anthranilsäure ist akut auffällig wenig giftig, wegen Verschiebung des Verhältnisses von Wasser- und Lipoidlöslichkeit.)

a) Aromatische Amidoverbindungen des Benzols.

α) Monamine. (Typus: Anilin.)

α) Akuter Anilinismus. Bei der akuten Anilinvergiftung besteht stets eine bläuliche Verfärbung der Lippen, der Nase, der Ohren und des Zahnfleisches, die manchmal als Zyanose im klinischen Sinne aufgefaßt wird; anfangs meistens ganz ohne subjektive Symptome. Häufig wird der Befallene erst durch Mitteilung seiner Arbeitskollegen auf die Blaufärbung aufmerksam gemacht. Bei einzelnen tritt in diesem Stadium eine Art Erregung, Fröhlichkeit ein, so daß sie die Vergiftung und die drohende Gefahr offenbar nicht merken (Anilinpips). Dann folgt schwere Beweglichkeit, Müdigkeit, Schwindel, Kopfschmerz, leichte Atembeengung, oft mit beschleunigtem Puls. Bei mittelschweren Vergiftungen beobachtet man unsicheren Gang, Verwirrung und Krämpfe. Manchmal finden sich Harndrang mit Reizung der Blase und Harnröhre, bzw. toxische Blutungen aus der Blase, unter Umständen mit nachfolgender hämorrhagischer Zystitis. Die psychischen Wirkungen, Erregung oder Verwirrung, treten gegenüber den anderen Vergiftungsfolgen bei der Mehrzahl der Fälle zurück.

Bei Aufnahme reichlicher Mengen der methämoglobinbildenden Körper tritt neben zunehmender Methämoglobinämie, vgl. Blutspektra, S. 82, 83, die Nervenwirkung stärker hervor. Die Kranken leiden dann an Durstgefühl bei Appetitmangel (Milch trinken sie gerne), häufig Erbrechen, Parästhesien wie Ameisenkribbeln, tonisch-klonische Krämpfe, und Bewußtlosigkeit und Koma. Toxische Hämaturie, gelegentlich Strangurie, der Puls ist ungleichmäßig, sehr wechselnd, besonders bei Herzkranken und Vasomotorikern große Neigung zu Rezidiven.

Aufnahme und Ausscheidung: In der Technik erfolgt die Aufnahme meistens durch Einatmung und durch Resorption durch die Haut, gelegentlich durch Verschlucken. Die Ausscheidung erfolgt zum Teil in den Darmkanal (auch das Eingeatmete), dagegen wird wenig durch die Atmung ausgeschieden im Gegensatz zu Benzol, Benzin oder Äther. Das Anilin wird im Organismus in Parastellung hydroxyliert und an Schwefelsäure gebunden hauptsächlich als para-amidophenolätherschwefelsaures Salz ausgeschieden. Zwischenstadien sind Phenylhydroxylaminverbindungen und Paraaminophenol, vielleicht treten auch chinoide Zwischenprodukte auf, die alle biologisch nicht indifferent sind.

Prognose und Therapie: Wenn bei akuten Vergiftungen nicht schnell Bewußtseinsstörungen und Koma eintreten, ist die Prognose gut. Wiederherstellung erfolgt in einigen Tagen bis Wochen; im allgemeinen schneller als bei entsprechend schwerer Vergiftung durch Nitrokörper. Das Herz reagiert bei diesen Zuständen meist besser auf wiederholte Gaben von Koffein, als auf Kampfer. Alkoholgenuß verschlimmert den Vergiftungszustand, erhöht die Disposition und kann latente Vergiftungszustände zum Ausbruch bringen. Bei schweren Vergiftungen Aderlaß mit nachfolgender Injektion von Ringerlösung, Bei leichteren Vergiftungen Sauerstoffinhalation.

β) Chronische Anilinvergiftungen werden nur in den Betrieben richtig erkannt: zunehmendes blasses Aussehen oder Blässe des Gesichtes mit bläulicher Verfärbung und, wenn gleichzeitig ein akuter Schub erfolgt ist, Appetitlosigkeit, Abmagerung und Schwächezustände, gelegentlich mit Blutdruckerhöhung, regelmäßig Herabsetzung des Hämoglobingehaltes, selten Degenerationserscheinungen im Blute, häufig Verlangsamung des Pulses, gelegentlich lange dauernde Herzerregbarkeit. Der Urin ist gewöhnlich frei von Eiweiß. Manchmal werden Muskelschmerzen angegeben, analog wie z. B. bei Schwefelkohlenstoff- und Methylalkoholvergiftung.

Prognose und Therapie. Die völlige Wiederherstellung verlangt bei chronischer Intoxikation einige Wochen Erholung. Nach überstandener Vergiftung ist Entfernung aus dem betreffenden Betriebe erforderlich (erhöhte Disposition).

β) Diamine.

Während die aromatischen Monamine und deren Homologe sowohl bei Ersatz eines Wasserstoffes des Kerns (p-Toluidin $C_6H_4 \cdot NH_2 \cdot CH_3$) als auch bei Ersatz eines Wasserstoffes der Seitenkette (Methylanilin $C_6H_5 \cdot NHCH_3$) ausgesprochene Methämoglobinbildner sind, besitzen die Diamine diese Eigenschaft nicht oder nur in recht geringem Grade. Diese Körper stehen offenbar an der Grenze der Blutgifte, da sie unter gewissen Bedingungen extra corpus zu schwacher Methämoglobinbildung befähigt sind. Toxikologisch und gewerbehygienisch von Bedeutung ist allerdings nur ein relativ kleiner Teil der Diamine, von denen die Diamine des Benzols und des Toluols die wichtigsten Vertreter darstellen (einkernige Diamine): o-, m-, p-Phenylendiamin und die Toluylendiamine. Eine unbedeutende Rolle spielen die mehrkernigen Diamine, wie Benzidin[1], Toluidin und Dianisidin.

Von den Diaminen der Diphenyl- und Triphenylmethanreihe (durch Kohlenstoff verknüpfte Benzolkerne, Diamidodiphenylmethan), ebenso wie von den Diaminen der Naphthalin- und Anthrazenreihe ist wenig bekannt; sie sind sicher keine Methämoglobinbildner, besitzen auch infolge ihrer Konstitution und ihres großen Moleküls keine aggressiven Eigenschaften.

Als hervorstechende Eigenschaft der einkernigen Diamine ist ihre Haut und Schleimhaut reizende Wirkung zu erwähnen. Intravenös oder subkutan dem Organismus einverleibt, zeigen sie in mehr oder weniger starkem Grade den Charakter von allgemeinen Plasmagiften.

Die wichtigsten Vertreter dieser Gruppe sind o-, p-, m-Phenylendiamin und die Toluylendiamine. — Im einzelnen gehen die Ansichten über ihre toxischen Eigenschaften weit auseinander; Konzentrationsverhältnisse, Applikationsmodus — Paraphenylendiamin ist bei Resorption durch den Magen- und Darmkanal auffällig wenig giftig — und Reaktionsbedingungen überhaupt führen zu recht verschiedenartiger Wirkung, woraus sich bis zu einem gewissen Grade die konträren Anschauungen erklären.

Bei den in der Haar- und Pelzfärberei (Ursolfärberei) beschäftigten Arbeitern entsteht an den Händen durch Oxydation des p-Phenylendiamins mit Wasserstoffsuperoxyd allmählich als Zwischenprodukt Chinondiamin, dessen Flüchtigkeit und intensive Reizwirkung auf Haut und Schleimhäute bekannt ist. Je nach den quantitativen Verhältnissen und entsprechend der Disposition beobachtet man an den Arbeitern Entzündungserscheinungen der Haut, der sichtbaren Schleimhäute und der tieferen Luftwege bis zur Entstehung von typischen Asthmaanfällen mit Curschmannschen Spiralen und Charcot-Leydenschen Kristallen. Die Asthmazustände verlieren sich sehr bald wieder. Bei einem Teil der Arbeiter kommt es neben dem Asthma zu Rhinitis, Konjunktivitis, zu Lidschwellung und Dermatitiden der verschiedensten Art; bei anderen entwickelt sich nur Hautjucken mit später folgenden Ekzemen.

o-Phenylendiamin scheint weniger giftig zu sein.

m-Phenylendiamin und die Toluylendiamine scheinen mehr oder weniger den Charakter von Plasmagiften zu besitzen. Sie sollen zu Einschmelzung der Erythrozyten, zu Hämosiderinablagerung in den verschiedenen Organen führen; auch Leberdegenerationen mit Ikterus und Tod wie bei Dinitrobenzol und Phosphorvergiftung wurden beobachtet. Die Verhältnisse sind noch nicht genügend geklärt. Viele dieser Stoffe sind nicht rein.

Von den mehrkernigen Diaminen besitzt das Benzidin gewisses Interesse, weil es schon mehrfach Blasentumoren bei Arbeitern verursacht hat, deren Ursache wahrscheinlich weniger auf Benzidin selbst, als vielmehr auf irgendwelche Zwischenprodukte bei der Herstellung oder Verarbeitung zurückzuführen sind.

Die übrigen Diamine sind toxikologisch noch ohne viel Bedeutung.

Blasenkrebs der Anilinarbeiter. Eine Reihe von Amidokörpern, welche besonders in der Anilinfarbenindustrie hergestellt und verarbeitet werden, verursachen eine exquisit chronische Gewerbekrankheit, die sich in dem Auftreten von Blasentumoren äußert (Anilinkrebs). Als auslösende Momente dieser Art von Geschwülsten kommen einfache Amidokörper des Benzols und

---

[1] Benzidin macht wahrscheinlich Blasenkrebs wie Anilin. resp. deren Begleitkörper.

Naphthalins in Frage. Über die Pathogenese bzw. den feineren Mechanismus der Geschwulstentwicklung ist bis jetzt noch keine Klärung erfolgt, da es noch nicht gelungen ist, „Anilintumoren" der Blase an Tieren künstlich zu erzeugen. Manchmal hat man den Eindruck, als müßte eine Reihe von äußeren Faktoren zusammentreffen, um das Krankheitsbild hervorzurufen, weil trotz gleicher Arbeitsweise in verschiedenen Fabriken die Krankheitshäufigkeit eine sehr verschiedene ist. Disposition, Arbeitsweise, Staub- und Dampfkonzentration der Amidokörper in Fabrikräumen spielen neben der spez. Wirkungsweise des Tumorerregers die Hauptrolle. Wahrscheinlich ist das im Organismus erzeugte Umwandlungsprodukt der resorbierten Giftsubstanz, welches in der Blase zur Wirkung gelangt, als wichtigster Faktor anzusprechen. Die bekanntesten Tumorerreger sind: β-Naphthylamin, Benzidin, o- und p-Toluidin, Anilin und dessen methylierte und chlorierte Derivate. Der Zeitpunkt des Auftretens der ersten Anzeichen einer Blasengeschwulst, die sich durch Blasenbeschwerden und Blasenbluten äußert, ist außerordentlich verschieden und kann zwischen $1/_2$ und 30 Jahren schwanken. Gewöhnlich treten die ersten Beschwerden 10—15 Jahre nach Beginn der Tätigkeit auf, gleichgültig ob der Erkrankte die ganze Zeit mit dem Tumorerreger beschäftigt war oder schon längst aus dem Betrieb ausgeschieden ist.

Diese Blasentumoren stellen sich entweder als Blasenpapillome dar oder imponieren schon frühzeitig als Karzinome. Ob die zunächst gutartig aussehenden Papillome später metaplasieren, ist noch strittig. Es ist nur so viel sicher, daß in den weit fortgeschrittenen Fällen stets auch mikroskopisch Karzinome festgestellt werden. Die Prognose quoad sanationem ist schlecht. Fast alle Arbeiter, deren Blasengeschwulst auf einen Amidokörper als auslösende Ursache zurückzuführen ist, sterben an Blasenkrebs. Rezidive stellen trotz früher radikaler operativer Entfernung die Regel dar. Die Krankheit ist wenigstens in Deutschland infolge der Verbesserung der hygienisch-technischen Einrichtungen im Abnehmen begriffen.

Therapie und Prophylaxe: Regelmäßige Harnuntersuchung auf Erythrozyten und jährlich einmal vorzunehmende Blasenspiegelung. Dauernde Verbesserung der technischen Einrichtungen in den Fabriken. Bei Vorhandensein einer Geschwulst Elektrokoagulation oder operative Entfernung.

b) Aromatische Nitroverbindungen des Benzols.

Ihre Giftwirkungen haben im allgemeinen große Ähnlichkeit mit den Wirkungen der aromatischen Amidoverbindungen. Die Methämoglobinbildung (siehe Blutspektra, S. 82, 83) steht aber bei den Nitrobenzolverbindungen nicht so sehr im Vordergrund; vor allem wird sie nicht so früh beobachtet wie bei Anilinvergiftung. Die Diagnose der akuten Intoxikation wird oft erleichtert durch den Geruch der Atmungsluft nach Bittermandelöl. Langsame Einwirkungen oder über lange Zeit sich erstreckende Aufnahme kleiner Dosen machen als diagnostisch hervorragendes Symptom Veränderung des Blutbildes. Als Zeichen der Blutzersetzung tritt nicht selten Ikterus auf. Bei plötzlicher Aufnahme größerer Dosen kommt es zu akuten Störungen des Bewußtseins und zu Lähmungserscheinungen (Hervortreten der narkotischen Eigenschaften). Bei chronischen Vergiftungen treten hauptsächlich Veränderungen des Blutbildes auf mit ihren nach außen sich dokumentierenden Folgezuständen: gleichzeitig bestehende Zyanose und Methämoglobinbildung deuten auf akute Aufnahme von Nitrokörpern hin. Das Mononitrobenzol („Mirbanöl") ist sehr verbreitet in reiner Form, vor allem aber als Abfallprodukt in Form einer braunen Schmiere, ferner als Ersatzprodukt für Geruchessenzen und als Abortivum.

Beachtenwert ist auch, daß speziell die Dinitrobenzole (leichtverstaubendes Gift) als Desinfektionsmittel und Konservierungsmittel verwendet werden, z. B. als Zusatz zu Leim und Gelatine. Kölsch gibt an, daß bei der Arbeit mit Dinitrobenzol hauptsächlich gegen Abend Mattigkeit, Flimmern vor den Augen, Kopfschmerzen auftreten, manchmal taumelnder Gang, sogar Hinstürzen, Übelkeit, Brechreiz, Bangigkeit, graublaugrüne Verfärbung von Nase und Ohren, manchmal verbunden mit starker Steigerung des Appetits, trotzdem Körpergewichtsabnahme. Der Puls ist klein, beschleunigt. Bei verstaubenden Nitrokörpern wird akute Bewußtlosigkeit nicht beobachtet, weil die Aufnahme langsam erfolgt. In chemischen Fabriken wird man auf die Symptome der Vorstadien der Krankheit aufmerksam bei Blaßwerden. Bei sukzessiv auftretender, schmutzig fahlgrauer Verfärbung der Gesichtshaut wird man durch Versetzung der Arbeiter den die Arbeitsfähigkeit störenden Folgen chronischer Vergiftungen zuvorkommen. Häufig finden sich in diesen Stadien der Erkrankung Anämie und Zeichen der Blutregeneration bei starker Ermüdbarkeit: Herabsetzung des Hämoglobingehaltes, Anisozytose, Poikilozytose, Polychromasie, Frühstadien der Erythrozyten. Wird dieses Stadium nicht beachtet und wird weiter Nitrobenzol aufgenommen, so addieren sich zu den chronischen Leiden akute Vergiftungsschübe, Zustände, die die Heilungstendenz verschlechtern, Herzschwäche, auch Asthenie von seiten des Nervensystems oft über viele Monate. In den Sprengstoffabriken aller Länder, in denen Nitrokörper, speziell auch Trinitrokörper hergestellt und abgefüllt wurden, zeigten Schwererkrankte nach Ablauf der akuten Zeichen des Blutes schwere Leberstörungen und Leberschwellungen. Eine Reihe der Erkrankten starb unter dem Bilde der gelben Leberatrophie. Inwiefern besonders gefährliche Nebenprodukte konstant auftreten, resp. mitwirken, muß noch weiter untersucht werden.

Prognose und Therapie. Die chronischen Vergiftungen durch aromatische Nitrokörper heilen bei Ruhe, frischer Luft, guter Nahrung meist, wenn auch langsamer als Anilinvergiftungen, aus; aber es bleibt nach unserer Erfahrung eine erhöhte Empfindlichkeit, so daß bei Rezidiven und wenn möglich schon bei der ersten Erkrankung eine Versetzung zu anderer Arbeit zweckmäßig erscheint. Bei akuten Vergiftungen mittleren Grades O_2-Inhalation. Bei schweren Vergiftungen Aderlaß mit nachfolgender Injektion von Ringerlösung.

c) Chlorierte Nitro- und Amidokörper des Benzols.

Die chlorierten Nitro- und Amidoderivate des Benzols unterscheiden sich von den einfachen aromatischen Körpern dieser Reihe dadurch, daß sie fast alle feste Körper darstellen, von denen die meisten relativ niedrigen Flüchtigkeitsgrad aufweisen. Ihre toxische Dignität übertrifft im allgemeinen bei Aufnahme gleicher Dosen diejenige der einfachen Nitro- und Amidosubstitutionsprodukte. Während die chlorierten Amidokörper vorwiegend Methämoglobinbildner, also Blutgifte und auch Nervengifte sind, verlieren die chlorierten Nitrokörper zugunsten der anderen toxischen Qualitäten bis zu einem gewissen Grad den Charakter von reinen Blutgiften. Die Eigenschaft, im Sinne von Nerven- und allgemeinen Plasmagiften zu wirken tritt dafür in den Vordergrund, so daß sie unter Umständen, wenn die Möglichkeit der Einverleibung genügend hoher Dosen besteht, schwere Organschädigungen zu setzen vermögen. Die zweifach nitrierten Benzole (Dinitrobenzol) leiten den Übergang zu diesen Eigenschaften ein (Leberdegeneration bei Metadinitrobenzol). Sie wirken auch weit mehr als die einfachen aromatischen Basen als entzündungserregende, Haut- und Schleimhaut reizende Gifte; manche durchdringen die Haut viel schneller als die einfachen Substituenten.

Die toxischen Qualitäten dieser Körper sind noch nicht genügend studiert.

Die Amidochlorbenzole verhalten sich ganz analog den einfachen Amidokörpern des Benzols, es scheint aber, daß die Nervenwirkung auch bei diesen Körpern etwas mehr in den Vordergrund tritt.

Bei der Nitrochlorbenzolvergiftung treten Zyanose, Kopfschmerz, Schwindel, Magenschmerzen, Milz- und Leberschwellung, Ikterus, häufig Blasenblutungen, unter Umständen sogar der Tod ein. Manchmal kommt es ganz plötzlich ohne Vorboten zu Herzlähmung; auch Neuritis optica wurde beobachtet. In anderen Fällen wurden schwere nervöse und psychische Erkrankungen festgestellt.

Das Paranitrochlorbenzol macht erst nach einigen Stunden Symptome mit Blaufärbung der Lippen und gelegentlich Schwellung der Lunge mit steigender Atemfrequenz, Erweiterung der Pupillen und Tod an Respirationslähmung.

Ein großer Teil dieser chlorierten Körper verursacht akute Dermatitiden verschiedener Art und Ausdehnung (in erster Linie Dinitrochlorbenzol).

Zusatz: Vergiftungen durch mehrere gleichzeitig oder nacheinander wirkende giftige Substanzen. Vgl. Seite 25, 151, 222, 233.

Im Kapitel Blei und Kohlenoxyd wird auf dieses Gebiet aufmerksam gemacht. Bekannt ist, daß Alkohol die Erkrankung an einer gewerblichen Vergiftung beschleunigt; umgekehrt wissen wir, daß die Folgen des chronischen Alkoholismus durch aromatische und ungesättigte Stoffe, wie sie in Absinth, Likören, Aperitifs vorkommen, das Krankheitsbild stark modifizieren. Bei chronischen Vergiftungen durch Narkotika haben wir damit zu rechnen, daß sukzessive ganz verschiedene Stoffe genommen werden.

In der Technik werden sehr häufig gleichzeitig oder nebeneinander mehrere Stoffe verwendet oder entstehen als Nebenprodukte oder Endprodukte, so Zyan, Schwefelwasserstoff beim Sodaverfahren, bei Gärungen, in der Gerberei, bei der Leuchtgasfabrikation. Arsenwasserstoff tritt als relativ häufiges Nebenprodukt bei Reduktionsprozessen auf, z. B. Reduktion mit Säuren und Metallen (Darstellung von Ferrosilizium, Karbid, Azetylen usw.). In der chemischen Technik sind häufig die Lösungsmittel, die Ausgangsprodukte, Zwischenprodukte oder Endprodukte giftig (Benzin, Benzol, Äther, Methylalkohol usw., Methylierungsmittel, Nitrokörper usw.). Über alle diese Verhältnisse sind wir wissenschaftlich noch sehr wenig orientiert, weil die quantitativen Verhältnisse im einzelnen Krankheitsfall von kombinierten Vergiftungen praktisch fast nie festgestellt werden können.

In der modernen Entwicklung der Technik ist die chronische Einwirkung eines einzelnen technischen Giftes geradezu selten. In den meisten Fällen kommen neben dem einen bekannten Stoff unbekannte Verwandte, Verunreinigungen, Nebenprodukte zur Wirkung, oft gleichzeitig, oft nacheinander sich in den Wirkungen modifizierend.

III. Die gasförmigen Gifte und giftigen Dämpfe.

Bedeutung des Aggregatzustandes für Aufnahme und Nachweis.
Anorganische und organische Beispiele.

Von

H. Zangger-Zürich.

Allgemeines.

Aufnahmewege und Nachweismethoden sind von den physikalischen Eigentümlichkeiten, den Aggregatzuständen, Wasserlöslichkeit, Fettlöslichkeit, Flüchtigkeit abhängig. Die Aufnahme der gasförmigen, flüchtigen Substanzen erfolgt durch die Lunge. Die Wirkung ist eine andere als durch den Mund, weil Magen und Leber ausgeschaltet sind. Die Zeit der Aufnahme ist auch bei akuten Vergiftungen meist nicht auf die Minute genau bestimmt; die Substanzen werden nie rein aufgenommen, sondern im wechselnden Verhältnis mit Luft gemischt, oft kombiniert mit anderen Giften unter Zurückdrängung des Sauerstoffes. So sind die Aufnahmedosen nicht direkt erschließbar. Der Nachweis wird deshalb schwierig, weil die Gesamtheit an Giftsubstanzen im Körper auf alle Organe verteilt ist, meist sind sie leicht zerstörbar. Es bestehen nirgends größere Depots wie bei anderen Giften im Magen und Darm. Außerhalb des Körpers wird durch die Lufterneuerung, Öffnen von Türen und Fenstern oder Spontanventilation, die Situation, die zur Vergiftung führte, schnell und meistens gar nicht mehr rekonstruierbar verändert.

Auch bei tödlichen und deshalb rechtlich-medizinisch besonders wichtigen Vergiftungen ist nur die tödliche Dosis der Vergiftungssubstanz im Körper vorhanden. Die meisten dieser flüchtigen Gifte sind schwer zu isolieren und sehr zersetzbar. Bei chronischen, auf lange Zeit oft Monate und Jahre sich verteilende Giftaufnahme ist der Giftnachweis im Körper bei organischen Substanzen meist ganz unmöglich, dagegen können die giftigen Substanzen häufig im Arbeitsmilieu bei bestimmter Arbeitsweise und bei bestimmten Rohprodukten noch nachgewiesen werden.

Diese Gesichtspunkte sind sowohl für die Verbesserungen, d. h. die Prophylaxe, als auch für die rechtlichen Konsequenzen entscheidend. — Die Aufnahme der Gifte durch die Atmung spielt eine immer größere Rolle.

Es gibt nur wenige Stoffe, die in verschiedenen Formen aufgenommen werden; sowohl vor allem als a) feste Körper: als Staub, auch durch die Atmung, durch die schmutzigen Hände in den Mund; b) als flüssige Körper; c) durch Dampf und d) einzelne perkutan, besonders die Verbindungen mit organischen Substanzen (so die organischen Verbindungen der Metalloide, die organischen Verbindungen der Metalle, speziell organische Quecksilber- und Bleiverbindungen, aber auch Arsen, Selen usw.).

Die Vergiftungen durch gasförmige Gifte nehmen in der Technik außerordentlich zu und umfassen bereits etwa 80% aller Vergiftungen, die wir z. B. zu sehen bekommen. Es ist also eine ganz wesentliche Umstellung der allgemeinen Vorstellungen über die Vergiftungen notwendig.

Die Flüchtigkeit und die Fettlöslichkeit vieler Stoffe bedingt die Giftigkeit und die besondere Art der Giftigkeit auf das Nervensystem, die leichte Fettlöslichkeit auch die perkutane Giftwirkung.

Die folgenden Gruppen der nicht-metallischen Gifte sind heute die wichtigsten Vergiftungsursachen. Sie kommen fast ausnahmslos als gasförmige Stoffe mit der Atmungsluft gemischt und eingeatmet zur Wirkung. (Häufig konkurrieren neben dem Gehalt der Luft an einem der giftigen Stoffe noch andere Stoffe, wie z. B. Kohlensäure oder andere flüchtige Stoffe, wie Wasserstoff, Stickstoff, Grubengas, die ihrerseits die Sauerstoffkonzentration verändern, den Sauerstoff verdünnen, ohne selbst giftig zu sein.)

Speziell die nicht-metallischen Giftwirkungen müssen auch nach dem Gesichtspunkt der Aggregatzustände der Gifte betrachtet werden: einmal weil die Aufnahmebedingungen einerseits für flüssige und feste Stoffe im allgemeinen ganz anders sind als für gasförmige und weil im allgemeinen ein Beweisverfahren nur dann zureichend ist, wenn die Quellen, der Weg zum Körper und die Aufnahmeweisen in den Körper und die Anwesenheit im Körper bewiesen sind (Prophylaxe, Rechts- und Versicherungsfragen).

Da die gasförmigen Gifte und die giftigen Dämpfe wegen der Unvermeidbarkeit respektive der zwangsmäßigen Aufnahme durch die Atmung mit der Atmungsluft und dadurch, daß sowohl die Dosen, als auch die Aufnahmezeit — im Gegensatz zu den flüssigen und festen Giften — im praktischen Vergiftungsfall nicht oder mindestens sehr schwer zuverlässig objektiv-quantitativ festgestellt werden können, da ja regelmäßig die äußeren Bedingungen schon bei der Feststellung andere sind (weil sich Gase und Dämpfe verflüchtigen), wird ein besonderes Kapitel beigefügt, in dem die besonderen Aufgaben der Ärzte bei den häufigen gasförmigen Giften untersucht werden, gerade mit Rücksicht auf die Diagnose, die diagnostischen Schwierigkeiten, die Besonderheiten der Therapie und der Prophylaxe.

Im folgenden werden erst eine Reihe kohlenstoffhaltiger, praktisch sehr wichtiger Gase behandelt. Im Anschluß speziell die technisch wichtigen giftigen Gase, wie nitrose Gase, Schwefelwasserstoff, Schwefelkohlenstoffdampf. Dann folgt eine Übersicht über die toxikologischen Besonderheiten der giftigen Gase und Dämpfe mit tabellarischen Zusammenstellungen über die Giftigkeitsgrenzen usw. Die Erfahrungen des Krieges mit den Kampfgasen und Erfahrungen bei der Herstellung von Kampfgasen werden soweit berücksichtigt, wie sie ihrerseits Parallelen in der Friedenstechnik haben. Von den hier erwähnten durch die Atmung wirkenden Gifte ist nur Schwefelkohlenstoff in der Verordnung über Berufskrankheiten vom 12. Mai 1925 enthalten, nicht enthalten sind Kohlenoxyd, Schwefelwasserstoff, nitrose Gase.

Die Besonderheit der gasförmigen Stoffe besteht nun darin, daß durch eine oder mehrere Vergiftungen die Vergiftungsquelle meist nicht erschöpft ist, daß die Vergiftungsquelle weiter besteht, ja weiter bestehen muß, wenn man nicht auf Grund der kausalen Diagnose die Quelle sucht und auf Grund der Feststellung der Herkunft und des Weges der giftigen Substanz diese Gefahrquelle abstellt. Serienvergiftungen von 6 ja 30 und mehr Fällen, infolge Verkennung der Ursache der Vergiftung durch ein gasförmiges Gift schon bei den ersten Vergiftungen, gehören nicht zu den Seltenheiten: nur werden sie meist verschwiegen. — Da wäre viel Lehrreiches zu publizieren[1].

In diesem Abschnitt wird auch in einer tabellarischen Zusammenstellung eine Übersicht über die gasförmigen Gifte gegeben, unter Hinweis auf die Unterkapitel.

Die besonderen Aufgaben bei der Betrachtung der giftigen Gase und Dämpfe umfassen eine Reihe besonderer Gebiete, so:

1. Die Vergiftungen durch Gase und Dämpfe in der Industrie; die akuten Vergiftungen speziell bei Betriebsstörungen und die chronischen Vergiftungen (Gewerbekrankheiten; vgl. Deutsche Verordnung vom 12. Mai 1925).

2. Verwendung der Erfahrungen mit den giftigen Kampfgasen im Krieg (Flury).

3. Die Verwendung gasförmiger Gifte im Verbrechen (die zweckbewußte Verdeckung gegenüber dem Arzt und den Behörden und ihre Veränderung der Situation werden nur angedeutet). ·

4. Die Bedeutung der giftigen Gase und Dämpfe und giftigen Nebel und Staubarten im Zusammenhang mit Katastrophen, speziell Explosionen, in bezug auf die Behandlung der Geretteten (Verletzten und Vergifteten); und ferner die durch Giftgefahren gebotene Vorsorge bei der Rettung der Überlebenden: Schutz der Rettungsmannschaft gegenüber giftigen Gasen und die entsprechenden Hilfsmittel.

Kohlensäure, Kohlendioxyd. CO_2.

Ohne andere Beimischungen ist die Giftigkeit des CO_2 sehr gering. Erst von etwa 4% CO_2 Gehalt an beginnt man schwerer zu atmen. Man kann sich aber auch an 5% noch gewöhnen. Bei Konzentration über 8% tritt Bewußtseinsstörung und Erstickung ein. (Bei dieser Konzentration verlöschen die Lichter in geschlossenen, windgeschützten Räumen.)

---

[1] Vgl. Zangger: Irrtümer in der Diagnose und Therapie der Vergiftungen. 1924.

Vergiftungsgelegenheiten mit **reiner** Kohlensäure sind Kohlensäuregaseinbrüche in Minen, Gruben (sog. schwere Wetter) und Tunnelbauten und gelegentlich erfolgen CO_2-Erstickungen in Gärkellern, während bei Hüttenanlagen, bei Fäulnisprozessen (von Kloaken, Gräbern) die Begleitgase CO, H_2S usw. eine wesentliche Rolle spielen, indem CO_2 die Giftigkeit jener Gase stark erhöht.

Symptome. Ohrensausen, Schwindel, drückende Kopfschmerzen, Schweregefühl auf der Brust, Erregung, schnelle Atmung: Bei hohen Konzentrationen folgt schnell Bewußtlosigkeit und Tod.

Therapie und Prognose. Die Heilung tritt bei bestehender Atmung spontan ein nach Entfernung aus der Kohlensäureatmosphäre bis zur vollständigen Erholung. Waren die Konzentrationen sehr hoch und besonders andere Gase (Kloakengase) beigemischt, sind dagegen Wiederbelebungsversuche meist erfolglos, oder es können schwere Nachkrankheiten folgen.

Prophylaxe. Nur wenn sicher kein Leuchtgas oder explosives Gas in Frage kommt (auch evt. bei Gärung) darf zur Prüfung auf die Höhe des CO_2-Gehaltes ein brennendes Licht in die Tiefe gehalten werden. Erlischt es, oder brennt es schwächer, so besteht Gefahr!

Kohlenoxyd. CO.

Das Kohlenoxyd ist das wichtigste Gift, sowohl in bezug auf die Zahl der Vergiftungen (kriminelle, resp. Mord, Selbstmord, Vergiftungen zufälliger und gewerblicher Art), ferner wegen der Polymorphität wie der ungeheuren Verbreitung der Vergiftungsgelegenheiten, als auch wegen der Schwere der **akuten** Symptome und der **chronischen Nachkrankheiten** und der **chronischen Vergiftung.**

Die meisten Kohlenoxydvergiftungen erfüllen die Voraussetzungen des Unfallereignisses, sie sind auch zum Teil in die Privatversicherung aufgenommen.

Vorkommen des Kohlenoxydes. Das Kohlenoxyd entsteht überall, wo kohlenstoffhaltiges Material unter geringem Luftzutritt verbrennt oder mit wenig Sauerstoff erhitzt wird. Es entsteht auch sehr häufig durch Reduktion der Kohlensäure und bei einer Reihe neuerer technischer Prozesse (z. B. als Nebenprodukt im Haberverfahren aus Generatorgasen, aus denen es durch Wirkung von Wasserstoff zur Methanol-(Methylalkohol)synthese verwendet wird).

I. Die größten Mengen Kohlenoxyd sind in den technischen Gasen und im Leuchtgas vorhanden. Die Gefährlichkeit des Leuchtgases und speziell der nicht riechenden Industriegase sucht man dadurch zu vermindern, daß man einen Geruchstoff beigibt, der das Auftreten der Gase dem Geruchsinn verraten soll. Das Leuchtgas enthält etwa $5—10\,^0/_0$ Kohlenoxyd (also genügt etwa $1\,^0/_0$ Leuchtgas in der Atmungsluft zur Vergiftung und zwar zur ziemlich schnellen Vergiftung mit tödlichem Ausgang z. B. im Lauf einer Nacht). Viel gefährlicher sind die technischen Gase, wie das Wassergas, das Halbwassergas, das Sauggas, das Generatorgas, das Gaz pauvre, weil sie viel mehr CO enthalten als Leuchtgas.

Die technische Darstellung von kohlenoxydreichen Gasen ist gegenwärtig sehr ausgedehnt. Das Kohlenoxyd kommt fast ausschließlich mit anderen Gasen zusammen zur Wirkung, und zwar mit schädlichen Gasen, z. B. Kohlensäure, Spuren von Schwefelwasserstoff, ferner Stickstoff, Wasserstoff im Wassergas, im Generator- und Sauggas, Methan im Leuchtgas.

Das Wassergas enthält bis zu $50\,^0/_0$ Kohlenoxyd und ist vollständig geruchlos. (An vielen Orten wird es deshalb auch mit Geruchstoffen, wie Isonitril, versetzt, oder mit Leuchtgas gemischt.) Es existieren Statistiken, die beweisen, daß die CO-Vergiftungen in Städten mit Wassergas $10—12$ mal so häufig seien als in Städten mit gewöhnlichem Leuchtgas. Das beweist der häufige Austritt aller dieser Gase in nicht akut toxischen Mengen. Auch das Generatorgas enthält sehr viel Kohlenoxyd, die Hauptverbrennungsenergie in diesem Gas liegt im Kohlenoxyd. Die moderne Technik sucht natürlich in den Gasen möglichst wenig nicht mehr verbrennbare Substanzen mitzuführen (so wird die Kohlensäure neuerdings vollständig aus diesen Gasen entfernt oder zu Kohlenoxyd reduziert, nach neueren patentierten Verfahren).

Die Gefahren dieser Gase sind also recht große; Vergiftungen entstehen hauptsächlich durch Offenlassen von Hähnen, durch Röhrenbruch usw., besonders gefährdet scheinen die Nachtarbeiter.

Durch komplizierte Röhrensysteme kommt diese Gefahr auch in die Privatwohnungen usw., so daß also bei Entweichen von Leuchtgas in Wohn- und Schlafräume Kohlenoxydvergiftungen entstehen können [1].

Das Leuchtgas kann aber auch bei schlechter Verbrennung noch Kohlenoxyd erzeugen, als Verbrennungsprodukt, das bei schlechtem oder mangelndem Abzug in die Wohnungen oder Arbeitsräume — wie z. B. Küchen — gelangen kann.

II. Längst bekannt ist die Wirkung des Rauches, überhaupt der gewöhnlichen Verbrennungsgase ($0,1-0,5^0/_0$ und mehr CO).

Diese Vergiftungen erfolgten vor einigen Jahrzehnten infolge der Einführung billiger Heizeinrichtung und der Ofenklappen sehr häufig (so daß man heute noch, auch in gebildeten Kreisen, Kohlenoxydvergiftung mit der Ofengasvergiftung bei zu früh geschlossener Ofenklappe identifiziert).

Heute erfolgen die Vergiftungen viel mehr aus anderen Gründen, z. B. infolge von Defekten in Kaminen, durch Einführung verschiedener Öfen (speziell Füllöfen) in den gleichen Kaminzug; durch diese Konstruktion kann bei plötzlicher Erwärmung der Außenatmosphäre, Föhn usw. eine Umkehrung der Rauchgasbewegung (nach dem Gesetz der kommunizierenden Röhren) erfolgen und es kommt vor, daß diese CO-haltigen Gase auch durch nicht geheizte Öfen, Lücken in den Kaminen in bewohnte Räume gelangen, die nicht geheizt werden.

Sehr selten, aber auch beobachtet, sind Vergiftungen durch zufälligen Verschluß und Verengerung von Rauchabzügen, durch Hineinsinken von Rauch aus dem einen Kamin in unmittelbar benachbarte Kamine. Das CO entsteht in großen Mengen in Kohlenbecken, Kokskörben, wie sie z. B. in Neubauten und nach Umbauten zum Trocknen aufgestellt werden, durch Diffusion des CO gelangt dieses selbst durch die Decken. Von den Zentralheizungen hat nur die Luftheizung zu häufigen Vergiftungen geführt, die Dampf- und Warmwasserheizung jedoch nur bei defekten Kaminen und Zügen.

Durch die große Ausnützung der Wärme, die Regulierung des Luftzutritts in den modernen Heizungsanlagen, werden nicht nur die Verbrennungsgase stark abgekühlt, sondern es entsteht auch zeitweise viel mehr Kohlenoxyd als bei Verbrennung mit gleichmäßigem, vollem Luftzutritt der alten Öfen für Holzheizung. Die Verbrennungsgase sind also in der Neuzeit noch gefährlicher geworden.

III. Das Auftreten des Kohlenoxydes bei Explosionen.

Die Explosionsgase enthalten oft sehr große Mengen ($30-50^0/_0$) Kohlenoxyd, das natürlich dann am meisten Gefahren bringt, wenn es z. B. in unterirdischen oder geschlossenen Räumen entsteht, aus denen es sich nicht verflüchtigen kann. So bildet das Kohlenoxyd die größte Gefahr nach schlagenden Wettern in Gruben und Grubenbränden.

Alle modernen Explosivstoffe, Dynamit, Sprenggelatine und Verwandte, die ja ebenfalls oft unterirdisch [2] in großen Mengen verwendet werden, ebenso wie die Explosionsmotoren

---

[1] In Wien erfolgten in einer Woche, Oktober 1913, in fünf verschiedenen Häusern zufällige Leuchtgasvergiftungen überall mit Todesfällen. In Esseg 1914 sukzessive im Verlauf einiger Zeit sechs Todesfälle im gleichen Haus infolge Undichtigkeit der städtischen Gasleitung in der Straße neben dem Haus.

[2] Luftverhältnisse im Tunnelbau in 3450 m Höhe 10 Minuten nach der Sprengung (22 kg Sprenggelatine) etwa 80 m vor Ort

$$\text{Kohlensäure} \ldots \ldots \ldots \ldots 1,20^0/_0$$
$$\text{Sauerstoff} \ldots \ldots \ldots \ldots 19,66^0/_0$$
$$\text{Kohlenoxyd} \ldots \ldots \ldots \ldots 1,05^0/_0$$
$$\text{Stickstoff} \ldots \ldots \ldots \ldots 78,09^0/_0$$

Nitrosegase in Spuren. (Beobachtungen am obersten Jungfrautunnel.)

(Autoprüfung in geschlossenen Räumen und Benzin-Lokomotiven in CO_2-reicher Atmosphäre, z. B. in Tunnelbauten) und die Explosionskatastrophen (durch brennbare Gase, auch Zelluloid und Staub) geben stark kohlenoxydhaltige Gase. (Vgl. Schlußabschnitt: Massenvergiftungen durch giftige Gase und Dämpfe.)

Gefährliche Eigenschaften. Erst ein Zusammenwirken vieler Eigenschaften bedingt die große Gefährlichkeit dieses häufigen, unauffälligen Stoffes.

1. Das Kohlenoxyd ist schon in geringen Mengen giftig, schon 1 Teil Kohlenoxyd auf 10000 Luft macht nach Stunden Vergiftungserscheinungen und 1 Teil Kohlenoxyd auf 1000 Teile Luft macht schon bewußtlos und tötet in mehreren Stunden.

2. Das Kohlenoxyd hat die verhängnisvolle physikalische Eigenschaft, daß es durch die feinen Poren usw. durchdringt und durch Schichten, z. B. den Erdboden, diffundiert, in denen die riechenden Begleitkörper hängen bleiben respektiv abfiltriert werden, so daß die allgemein bekannten warnenden Eigenschaften des Rauches und des Leuchtgases verschwinden können, während gerade der giftige Bestandteil des Gases, das Kohlenoxyd, in seiner ganzen Menge erhalten bleibt, da es durchdringt.

3. Das giftige CO selbst ist vollständig geruchlos und reizt keinen Sinn, es kann ganz unbeachtet aufgenommen werden, bis zur schweren Vergiftung, sogar von wachen Menschen.

Wir riechen nur seine Begleiter im Leuchtgas und in den Rauchgasen. Diese begleitenden Gase können leicht absorbiert werden, z. B. durch die Erde. (Das wird immer vergessen.)

Auch Ärzte sind in vielen Fällen im wachen Zustande tödlich vergiftet worden. Das gefährliche Gas spüren wir so wenig, daß ein früher nicht tödlich Vergifteter, ohne es zu ahnen, ein zweites Mal sich vergiften kann.

4. Die ersten Vergiftungssymptome sind oft recht uncharakteristisch und abhängig von der Konzentration, d. h. der Schnelligkeit der Aufnahme, von den Begleitstoffen und vor allem von dem Zustand des Betroffenen beim Eintritt der Vergiftung.

Die Symptome treten meist plötzlich ein. Intensiv geistig Arbeitende werden oft schwer vergiftet, bevor sie auf die sich in ihnen entwickelnden Veränderungen aufmerksam werden, so daß plötzlich und unversehens Bewußtseinsstörungen und Lähmungen eintreten und die Kraft nicht mehr ausreicht, sich zu retten. Schwäche in den Beinen. Wenn die Aufmerksamkeit nicht konzentriert ist, wird meist Druckgefühl im Kopf, Ohrensausen evtl. Herzklopfen und Brechreiz wahrgenommen, jedoch häufig falsch gedeutet, weil die Sinne bei dieser Vergiftung unsere Aufmerksamkeit nicht auf eine äußere Gefahr lenken.

5. Seine große Verbreitung wegen seiner Entstehung bei den verschiedenartigsten Prozessen erhöht die Zahl der Vergiftungsmöglichkeiten und damit die Zahl, d. h. die Wahrscheinlichkeit der Vergiftungen.

Die hauptsächlichsten Vergiftungsgelegenheiten, die Situationen, mechanische Hauptursachen. Im Privathaus treten die meisten Vergiftungen infolge mangelhafter Abzüge bei Heizeinrichtungen ein: versteckte, verschlossene Kamine (Ruß, hineingefallene Steine usw.), Klappen, Verwendung falscher Kamine für neue Öfen (speziell Gasbadeöfen), Badeöfen, Defekte in den Rauchabzügen und Kommunikation eines Zuges mit verschiedenen Öfen (starke Abkühlung der Gase in kalten Mauern bei plötzlicher Temperaturerhöhung der umgebenden Luft erzeugt Umkehrung des Luftzugs; Aspiration durch einen geheizten Ofen, der Luft und Rauch aus kommunizierenden Zimmern durch nicht geheizte Öfen hereinziehen kann. In Zimmern ohne Ofen kann Kohlenoxyd aus Kaminen austreten, wenn z. B. bei Umbau, Bodenlegen, Legung elektrischer Leitungen usw. die Kamine beschädigt worden sind, so daß unter dem Boden und dem Holzwerk sich Rauch verteilen kann, der langsam in die Wohnräumen hinein diffundiert; durch ganze Stockwerke hindurch kann sich das Kohlenoxyd auf diese Weise verteilen. Analog wirken Feuerung ohne Abzug, Koksofen, die zum Austrocknen von Neubauten verwendet werden, japanische Wärmedosen und analoge Wärmeeinrichtungen für Wagen und Autos (Benzinwärmer), auch Bügeleisen, schlechtbrennende Lampen[1].

Selten sind heute Kohlenoxydvergiftungen infolge mottender Feuer (Balken, Blindboden mit Sägespänen gefüllt, die durch Kamine, ölgetränktes sich selbstentzündendes Material, Zündbomben angesteckt werden).

Das Leuchtgas. Die Spezialursachen dieser Vergiftungen sind undichte Röhren (Reparaturarbeiten), offene Gashähne bei ausgegangener Stichflamme, Schlauchbrüche, die bei den neuen, schlechten Kautschukqualitäten besonders zu beachten sind, dann (seltener) Bruch von großen Zuleitungsröhren im Boden in der Nähe der Häuser.

Das Leuchtgas kann aber auch als verbranntes Gas sehr viel Kohlenoxydgefahren bringen. Die Entwicklung und die Bequemlichkeit hat eine Reihe von Erwärmungsapparaten, die in sehr kurzer Zeit große Mengen von Wärme produzieren, konstruieren lassen, speziell die **Gasbadeöfen.** Bei geringem Luftzutritt und schlechter Abfuhr der Verbrennungsgase (Verstopfung von Kaminen, Fehlen der Abzugsrohre usw.) können in wenigen Minuten in dem kleinen Baderaum außerordentlich hohe Konzentrationen von Kohlenoxyd zustande kommen, so daß Vergiftungen während der Zeit des Badens eintreten. Diese Ätiologie ist heute in ungeheurem Zunehmen begriffen. Selbstredend besteht diese Gefahr bei einer Reihe analoger Einrichtungen im Haus wie in technischen Etablissements (Trockenofen usw. Sehr häufig: große Kochtöpfe auf kleinen Gasherdlöchern).

Häufige und auch gleichzeitig gut bekannte Situationen: Rauch, speziell Kohlenrauch, rückschlagende Ofengase (Ofenklappe[2], Vergiftungen der Feuerwehr).

Leuchtgas (offene Hähne, Röhrenbruch), Wassergas, Sauggas, Generatorgas, alle mit viel Kohlenoxyd. Wichtig sind die variablen Ursachen, wie Luftzug (spezifisches Gewicht, Wärmedifferenz außen zum Kamininhalt).

Weniger häufige und weniger bekannte aber heute in der Häufigkeit doch unterschätzte Kohlenoxydursachen: Kohlenglätteeisen, Verstopfungen von Kaminen, (durch einfallende Steine, Vogelnester), speziell in nur zeitweise verwendeten Ofenröhren, seltener auch zu früher Schluß der Ofenklappe, Zufallen der Klappen ist häufiger. Vergiftungen durch zu frühen Schluß der Ofenklappe sah ich bis jetzt nur wenige Fälle in Zürich, weil die neuen Ofenklappen Ausschnitte tragen. Luftzirkulation - Heizungen in Kirchen mit Rohrdefekten. Hochofengase, Zement-Kalkofen.

Häufige, aber leider wenig bekannte Kohlenoxydursachen: alle Explosionsgase, speziell die Sprenggase, die Gase der Explosionsmotoren, hauptsächlich in geschlossenen Räumen — in Tunnels, wo Sprenggase und Abgase von Motoren oft zusammentreffen — Vergiftungen in Unterständen, in Geschütztürmen — Vergiftungen von Chauffeuren beim Ausprobieren von Motoren in geschlossenen Räumen, Abgase von Kohlenelektroden.

Seltene Situationen gefährlicher Art, die fast regelmäßig verkannt, übersehen werden: Verbindungen von Kaminen, Kombination von Essen, offenen nicht ganz abschließbaren Gasöfen mit Zentralheizungen und Koksfeuerungen; Risse in den Kaminen unter Tapeten, verrostete oder offene Rauchtüren hinter Möbeln, schlecht geschlossene Ofenöffnungen bei nicht geheizten Öfen und wenig geheizten Öfen, speziell bei stark abgekühlten Rauchgasen, die mit anderen Öfen gemeinsame Kamine haben, Öfen ohne Abzug, Petroleumöfen. **Serienvergiftungen durch Kirchenheizungen** (Zangger).

Fast unerschöpflich sind die Variationen von wenig bekannten, aber physikalisch und chemisch durchaus durchsichtigen Vergiftungssituationen mit Kohlenoxyd: so Austritt von Leuchtgas durch Bruch von Leitungen in der Straße, in Häusern ohne Gas, Austritt hinter Tapeten. Risse in den Kaminen nach Erdbeben. Eintrittmöglichkeiten in die Häuser durch Kloaken, Abtritte, Leitungsschächte, alte Rohre usw., selbst Ableitungen mit Syphon,

---

[1] Relativ häufig werden Ärzte das Opfer von Kohlenoxydvergiftungen, z. B. in Laboratorien durch Brutschränke, in Operationssälen, und die Vergiftungen im Haus scheinen nach meiner Erfahrung in Ärztefamilien mindestens so häufig wie sonst, trotzdem die Ärzte die Kohlenoxydgefahr kennen.

[2] „Allgemeines Landrecht für die Preußischen Staaten" vom Jahre 1794.

731: „Der unvorsichtige Gebrauch der Kohlen in verschlossenen Gemächern, wo der Dampf den darin befindlichen Personen gefährlich werden könnte, ist, wenn auch kein Schaden geschehen wäre, mit 3 bis 10 Talern Geld oder willkürlicher Gefängnisstrafe zu ahnden."

wenn der Auftrieb des Leuchtgases den Syphondruck überwindet, speziell in den oberen Stockwerken; so daß dort Vergiftungen eintreten, während die unteren verschont bleiben. Kohlenoxydentwicklung an den Kohlenelektroden bei Elektrolysen, Vergiftungen bei Dacharbeit, Arbeit an hochgelegenen Stellen in manchen Gießereien beim Gießen. CO-haltige Gase beim Löten, Gefahren der Gebläsegase (Azetylen, Leuchtgas mit CO usw.). Die Verteilung von Kohlenoxyd durch frühere Luftkanäle.

Brand von Zelluloid usw. erzeugt CO und Zyan: Filmbrände usw. Schwere Vergiftungen beim Verbrennen von Grammophonplatten, Zelluloid - Kammlagern; Entstehung von Kohlenoxyd, wenn ein elektrisches Glätteeisen in einem Schlafzimmer auf Wäsche stehen bleibt und ein Mottfeuer erzeugt.

Wir sahen mehrere Fälle — speziell während des Krieges — wo Leute, die sich an alten, längst ungeheizten Öfen zu schaffen machten (z. B. Demontierung von Kupferteilen) durch Eröffnen solcher Öfen, die mit Kaminen von brennenden Öfen in Kommunikation standen, getötet wurden.

Da die Vergiftung bei Kohlenoxyd eine Funktion der Zeit ist — indem das Kohlenoxyd usw. bei geringen Konzentrationen der Luft im Organismus zurückgehalten wird —, wird die Gefahr von den Technikern, die meistens geradezu nichts vom Wesen der Kohlenoxydgefahr wissen — wenn sie nichts riechen oder wenn sie ein- bis zwei Mal einige Minuten in dieser Abteilung waren ohne zu erkranken — als „ganz unmöglich" hingestellt; „da sie ja auch hier tätig gewesen seien". Die Aufklärung der Techniker, die Häufung der Verantwortung beim Techniker ist außerordentlich wichtig.

Von diesen Gefahren sind aber häufig den Technikern sehr wenige bekannt, so die Giftigkeit der Explosionsgase der Sprengstoffe, die Giftigkeit der Abgase von Explosionsmotoren, die Giftigkeit von Wassergas, Generatorgas, Wassergas mit den hohen Kohlenoxydkonzentrationen bei gleichzeitiger Geruchlosigkeit —, während die Gefahr der Ofenklappen heute stark überschätzt wird, was offenbar ein Grund ist, daß wir die Ofenklappen — selbst wo sie nicht verboten sind — fast nicht mehr als die mechanische Ursache der Kohlenoxydvergiftungen antreffen (vgl. Verbot schon im preußischen Landrecht).

Technische Vergiftungsgelegenheiten. Wegen großen Kohlenoxydgehaltes sind ferner die Abgase fast aller Hoch- und Brennöfen, beim Härten, die sog. Gichtgase, gefährlich, die neuerdings, sobald sie etwas reich sind an verbrennbaren Gasen, abgeführt und zur Wärmeerzeugung verwendet werden. Bei Kalköfenabgasen ist wenig Kohlenoxyd vorhanden, jedoch sind eine ganze Reihe von tödlichen Unfällen in Kalköfen vorgekommen. Gefährlich sind natürlich alle Ofeneinrichtungen, in denen die heißen Abgase direkt zur Trocknung usw. verwendet, oder wo Verbrennungsgase direkt zu irgendwelchen Zwecken durch begangene Räume geleitet werden (vgl. unten).

Trocknung von Erzen, Vortrocknen bei der Zementbrennerei, Ziegelei, Trocknung in chemischen Fabriken mit möglichst kohlensäurereicher und sauerstoffarmer Luft (zur Verminderung der Explosionsgefahr), bieten oft CO -Gefahren. Vor allem scheint es sehr wichtig, daß die Ärzte daran denken, daß die Rettungsmannschaft nach allen (speziell unterirdischen) Brandunglücken der akuten Kohlenoxydvergiftung ausgesetzt ist. Sehr viele technische Prozesse, bei denen die Kohlen als Reduktionsmittel verwendet werden, erzeugen Kohlenoxyd. Hierher gehören die Vergiftungen in der Nähe von Hochöfen und die Rauchvergiftungen bei Brandunglücksfällen, beim Gießen, Härten usw.

Die Gefahren werden natürlich gesteigert, wenn durch irgendwelche Umstände die Lufterneuerung in den Arbeitsräumen sehr stark gehemmt ist, in erster Linie also bei unterirdischen Arbeiten. Die Kohlenoxydgefahr bei diesen Arbeiten besteht hauptsächlich in den Sprenggasen, in Gasexplosionen von schlagenden Wettern, aber auch bei Grubenbränden, überhaupt allen Verbrennungen mit schlechter Luftzufuhr.

(Neuerdings werden zur Trocknung von leicht brennbaren, kristallisierenden, organischen Substanzen und zur Sublimation wie erwähnt, sogenannte gereinigte Verbrennungsgase verwendet, die die Explosionsgefahr außerordentlich stark heruntersetzen; falls aber ein solcher Raum betreten wird vor der Lüftung, ist die Vergiftungsgefahr durch Kohlenoxyd gegeben. — Todesfälle sind relativ häufig.)

Die Gefahr der Kohlenoxydvergiftung ist besonders groß in geschlossenen Räumen, die ohne Ventilation sind, infolgedessen hauptsächlich bei unterirdischen Bauten, Minen. Tunnelbau, Caissonarbeit, Garagen, sobald irgendein Prozeß große Mengen Kohlenoxyd entstehen läßt, wie z. B. jeder Brand in Minen und die Explosionen (Sprengstoffgase). Die Auspuffgase von Benzinmotoren enthalten besonders viel CO (bis über 5%, ja bis 12%), besonders wenn in engen, geschlossenen Räumen ohne Lufterneuerung der Kohlensäuregehalt steigt und der Sauerstoffgehalt der Luft entsprechend sinkt.

Kohlenoxydnachwirkungen. Die Nachkrankheiten von Kohlenoxydvergiftungen sind während des Krieges von ganz verschiedener Seite in ihrer polymorphen Form gesehen und beschrieben worden, und zwar interessanterweise manchmal, wie wenn es sich um sehr wenig bekannte Dinge handeln würde. Die chronischen Kohlenoxydvergiftungen und die Nachkrankheiten von Kohlenoxydvergiftungen waren frisch in den Kliniken überhaupt nicht bekannt; in Massenbetrieben von Polikliniken wurden sie als nervöse Störungen symptomatisch behandelt, sehr viele Spätzustände überhaupt nicht auf die Kohlenoxydvergiftung zurückbezogen. Erst die Häufung von Fällen überzeugten auch die Spitalärzte von Zusammenhängen. (Ein interessantes Bild über das Übersehen geben die Publikationen Lempe und Geipel: „Zbl. Gewerbehyg. 1921.)

In einem Vorortspital werden in wenig Jahren 151 Fälle eingeliefert, und zwar alle bewußtlos (leichte Fälle mit Nachkrankheiten kommen häufig vor). Von 44 Fällen liegen Sektionsprotokolle vor. Bei 36 Todesfällen mit Gehirnsektion waren 15 mal Lokalerweichungen festgestellt worden und 6 mal hämorrhagische Enzephalitis, 2 Blutungen, also 60% der Todesfälle zeigen nach einer längeren Bewußtlosigkeit meist symmetrische Erweichungen. Bei älteren Personen mit schon bestehender Arteriensklerose war die Verteilung der Erweichungsherde sehr unregelmäßig. Die Erweichungen wurden nach etwa 48 Stunden beobachtet, speziell die bekannten Erweichungen im Linsenkern und in den Basalganglien. (Münch. med. Wschr. 1920. 1245.) An einer Reihe von Fällen wurde ein auffallend schnell eintretender Verkalkungsprozeß beobachtet, speziell an den mittleren Gefäßen, während die kleinen Gefäße frei blieben; gleichzeitig Verkalkung der Ganglien und der Nervenfasern. Die Gefäßerkrankung kann allein auftreten oder zusammen mit Erweichungen. Das Lumen der erkrankten Gefäße blieb offen, die Intima schien nicht verändert. Unter denselben Fällen waren Hautnekrosen, Nekrose der Nieren-Papillen neben hämorrhagischer Enzephalitis, Hämorrhagie, starke Hyperämie der weichen Gehirnhäute (Exsudation). Typische Gangränformen treten oft erst später auf.

Im Krieg hat man auch eine Reihe von Nachkrankheiten von Kohlenoxydvergiftungen besser beobachtet. Die werden nun endlich veranlassen, den Tatsachen Rechnung zu tragen. Man hat im Krieg auch nach Kohlenoxydvergiftungen durch die Explosionsgase lange dauernde Kopfschmerzen, multiple Neuritiden, Entwicklung von Zuständen mit Herzsymptomen — analog der multiplen Sklerose — gesehen, man hat Paraplegien, Hemiplegien, Monoplegien, asthmatische Störungen und vor allem lang dauernde vasomotorische Störungen beobachtet; gelegentlich lang dauernde Anämien und Neurosen, die aber im Gegensatz zu den gewöhnlichen traumatischen Neurosen eine schlechte Prognose haben; häufig zwar ausheilen, aber erst nach langer Zeit.

(Es soll hier noch einmal besonders erwähnt werden, daß alle modernen Nitrosprengmittel große Mengen von Kohlenoxyd geben, bei guter Explosion (bis 50 Volum-Proz. [Lewin]), ferner daß vor allem die schlagenden Wetter und die Staubexplosionen sehr viel Kohlenoxyd liefern und meist eine große Zahl von Menschen umbringen. In Industrien entsteht Kohlenoxyd bei der Azetondestillation aus Essigsäure, Kalk, Bleizucker usw. Beim Leblancschen Sodaverfahren, bei organischen Schmelzen tritt CO, allerdings fast immer zusammen mit einer Reihe anderer, oft ungesättigter Substanzen, auf.)

An die Kohlenoxydvergiftungen schließen sich eine ganze Reihe von Fragen an, zu deren Beantwortung die Erhebungen des ersten Arztes oft entscheidend sind (Frage nach der Herkunft des Kohlenoxydes, Mord, Selbstmord, Zufall, entschädigungspflichtiger Unfall, Fahrlässigkeit usw.). Das Kohlenoxyd ist infolge der oben erwähnten Eigenschaften, speziell wegen der Geruchlosigkeit, der intensiven Giftigkeit, der leichten Zugänglichkeit usw. Grund von Unfällen, wie sehr häufig Mittel zu Mord und Selbstmord.

Die absichtliche Kohlenoxydvergiftung verwendet meist ganz einfache Mittel, neuerdings in erster Linie das Leuchtgas durch Öffnen von Hähnen, Abziehen der Gasschläuche usw., oder es werden in seltenen Fällen eigens Leitungen in die Zimmer gemacht. Ein gewöhnlicher Gasbrenner läßt erst in mehreren Stunden genügend Gas zur tödlichen Vergiftung in ein Zimmer entweichen, wenn nicht Mund und Nase in der Nähe der Gasöffnungen sind.

Die Feststellung dieser Vergiftungen ist im allgemeinen leicht. Viel schwieriger wird die Situation, wenn die Frage aufgeworfen werden muß, ob die Vergiftung durch Drittpersonen eingeleitet worden ist, oder ob es sich um unglückliche Zufälle oder um schuldhafte Fahrlässigkeit handelt, oder ob ein Verbrechen anderer Art durch eine solche Situation zugedeckt werden sollte. Die allgemeine Kenntnis der Gefährlichkeit des Leuchtgases und des Kohlenrauches ist der Grund, daß diese Mittel die weitaus häufigsten sind, die zur Verdeckung von Verbrechen verwendet werden, wie auch vornehmlich zur Tötung Dritter, zu Familienmord usw. (Verstopfen von Kaminen usw.).

Der innere Mechanismus der CO-Vergiftung ist ein sehr komplizierter: Einmal wird das Hämoglobin in CO-Hämoglobin verwandelt bei langsamer Vergiftung bis über $50-60\,^0/_0$; auch das Muskelhämoglobin und das Herz absorbieren CO und, wie es scheint, auch das Nervensystem (Wachholz). Die Hirngefäße scheinen sich erst zu erweitern, dann zu kontrahieren; es treten Blutungen im Gehirn per diapedesin und größere Blutungen durch Gefäßrupturen im Herzen und in den serösen Häuten auf.

Es besteht eine verschiedene Empfindlichkeit der Menschen auf Kohlenoxyd, auch bei vollständig gesunden Menschen.

Man findet sehr oft in einem und demselben Zimmer den einen Menschen überlebend, bewußtlos, andere tot; bei Fällen von Familienmord kann man beobachten, daß der eine Erwachsene vollständig ruhig, wie im Schlaf, im Bette liegt, während z. B. junge Individuen am Boden gefunden werden, oder in sonstigen Stellungen, die beweisen, daß sie Fluchtversuche gemacht haben. Eine besondere Kohlenoxydempfindlichkeit spricht Brouardel den Pleuritikern zu.

Auch in der Rekonvaleszenz (Brouardel) findet man bei Massenvergiftungen bei sonst gleichartigen, gleichkräftigen Individuen, z. B. Soldaten, ungeheuer große Unterschiede — sowohl in bezug auf die ersten Symptome und hauptsächlich in bezug auf die Nachkrankheiten. Personen, die schon der CO-Wirkung ausgesetzt waren, scheinen eine erhöhte Empfindlichkeit zu haben, ebenso Infektionskranke.

Symptome. Die akuten Symptome sind abhängig von der Konzentration und der Zeit der Einwirkung. Hohe Konzentrationen wirken blitzartig. (Eine Reihe von plötzlichen Todesfällen bei Chemikern.)

Die Mehrzahl der Menschen bekommt auch bei langsamen Vergiftungen meist ganz plötzlich das Gefühl von starkem Druck in den Schläfen, Ohrensausen, Brechreiz, Herzklopfen.

Bei längerer Einatmung und Konzentrationen von $1\,^0/_{00}$ bis $1\,^0/_0$ folgt Schwindel, Schwäche, speziell in den Beinen, und Bewußtlosigkeit.

Bleiben die Bewußtlosen in der CO-Atmosphäre, tritt der Tod schnell ein, nach den meisten Beobachtungen an Atemlähmung.

Das Kohlenoxyd kann speziell bei intensiv geistig Arbeitenden ohne sehr evidente Vorsymptome plötzlich zu Lähmungen, zur Bewußtlosigkeit, mit oder ohne vorangehende Erregung und Verwirrung führen.

Die Fehldiagnose „Rausch" wird nicht selten gemacht infolge der Schwäche in den Beinen und der nicht seltenen Verwirrung; — verhängnisvoll sind solche Verkennungen besonders bei Familienvergiftungen (Mordverdacht).

Regelmäßig besteht nach Erholung eine vollständige oder lückenhafte Amnesie, in allen Fällen von Bewußtlosigkeit, auch in sehr vielen Fällen, bei denen kein vollständiger Bewußtseinsverlust eingetreten war. Das Aussehen der Überlebenden ist meist blaß, seltener rosarot oder kongestioniert.

Die schwer akut Vergifteten zeigen regelmäßig hämmernden, klopfenden Herzschlag bei kleinem Puls (nachdem zu Beginn der Vergiftung der Puls voll und weich ist).

Der Tod erfolgt unter sukzessiver Temperaturerniedrigung — bald mit, bald ohne Krämpfe —, in voller Ruhe als reine Narkose, oder aber es kann ein Halberwachen mit Rettungsversuchen oder ein Krampfstadium dem Tod vorangehen. Es scheint, daß kohlensäurehaltige Atmosphäre die Krämpfe begünstigt.

In einem relativ großen Prozentsatz (nach eigenen Beobachtungen $20-30\,^0/_0$) findet sich unmittelbar nach der Vergiftung reduzierende Substanz im Harn. Selten bleibt dieses

Symptom; es entsteht dann ein meist recht schwer verlaufender toxo-traumatischer Diabetes, selten ist auch Eiweiß im Harn, meist nur vorübergehend.

Differentialdiagnose am Lebenden. Da Bewußtseinsstörungen oder Bewußtlosigkeit regelmäßig sind, und da die vergiftenden Gase häufig nicht riechen oder sich verflüchtigt haben, muß die Diagnose ohne Anamnese gestellt werden. Manchmal ist allerdings die rötliche Hautfärbung bei schlechtem Puls und stertoröser Atmung auffällig, diese Färbung kommt aber auch bei Zyan- und Benzolvergiftung vor, auch etwa bei Vergiftung durch Nitrite und im Coma diabeticum, und fehlt wieder sehr häufig bei Kohlenoxydvergiftung bei Überlebenden.

Beim Auffinden von Bewußtlosen in Zimmern und abgeschlossenen Räumen kommen in erster Linie in Frage Vergiftungen durch Narkotika, auch Alkohol, Methylalkohol, komatöse Zustände infolge von Autointoxikationen, Diabetes und Urämie, schwere epileptische Anfälle, speziell bei Atembehinderung, aber auch Apoplexien resp. Blutungen in das Schädelinnere (auch bei Kohlenoxydvergiftungen beobachtet man ausgesprochene Hemiplegien und Monoplegien). Ferner kommen gewerbliche Vergiftungen in Betracht, die nach einem Latenzstadium zu tödlichen Erkrankungen führen, so nach eigener Beobachtung Nitrosegase, Nitrobenzol.

Wenn angegeben wird, die rote Hautfarbe von in Häusern Aufgefundenen sei als wegweisend für die Annahme von Kohlenoxyd zu betrachten, so ist diese rote Farbe einerseits wohl bei Leuchtgasvergiftungen meist recht ausgesprochen, aber da, wo gleichzeitig Kohlensäure und Kohlensäuredyspnoe auftreten, ist die hellrote Farbe des Kohlenoxydhämoglobin durch die dunkle des Kohlensäureblutes überdeckt. Eine deutliche Rotfärbung läßt jedoch eine Reihe anderer, zu sehr schweren Störungen, auch Bewußtseinsstörungen führenden schweren Giften ausschließen. In erster Linie die Wirkung der aromatischen gewerblichen Produkte, Anilin, Mononitrobenzol, Dinitrobenzol, Paraphenylendiamin und nitrierte Sprengstoffe, ferner Chlorate, den Arsen- und Phosphorwasserstoff (Ferrosilizium). Für die Differentialdiagnose gegen Morphium kommt bei Jugendlichen und bei schwerem Koma die Enge der Morphiumpupillen in Betracht; bei nicht sehr schweren Kohlenoxydvergiftungen und bei alten Leuten fand ich oft im Kohlenoxydkoma eine sehr starke Verengerung der Pupillen. Gegenüber Zyanvergiftung, bei welcher schon Koma eingetreten ist, kommt der „Bittermandelgeruch" und vor allem der schnelle tödliche Verlauf der Zyanvergiftung in Betracht, der ein therapeutisches Eingreifen meist gar nicht mehr gestattet. Bei Strychninvergiftung, bei welcher schon erhöhte Reflexerregbarkeit und Krämpfe bestehen, ist der Verlauf ja auch ein sehr akuter und eine so starke Erhöhung der Reflexe finden wir bei Kohlenoxydvergiftung nie. Sehr schwierig kann die Differentialdiagnose zwischen Coma diabeticum oder Urämie werden, doch hilft dem Praktiker in vielen Fällen der Geruch, der das Koma des Nierenkranken und des Zuckerkranken meist begleitet, momentan die Wahrscheinlichkeitsdiagnose zu stellen. (Natürlich kann ein Nierenkranker und ein Zuckerkranker durch Kohlenoxyd vergiftet werden, und diese sind nach meiner Erfahrung recht empfindlich.) Es weisen aber zum Glück oft äußere Umstände auf die richtige Spur, welche die Diagnose stellen helfen.

Der wesentliche Teil der Differentialdiagnose ist meistens eine richtige Interpretation der Umstände. Im ersten Moment ist der Geruch im Zimmer, Rauch, Leuchtgasgeruch, evtl. Unwohlsein anderer und die Art desselben, wie Ohrensausen, Brechreiz, Schwächegefühl in den Beinen usw. unter Umständen die Selbstbeobachtung im verdächtigen Milieu, herumstehende Fläschchen usw. von großer Bedeutung. Gegenüber Apoplexie kann bei nicht ganz schwer Bewußtlosen die Ungleichheit der Reflexe leitend sein, jedoch natürlich nur bei Abwesenheit aller Symptome, die für Kohlenoxyd sprechen, weil eine ungleiche Affizierung der verschiedenen Gehirnteile durch das Kohlenoxyd ebenfalls beobachtet wird.

Die Differentialdiagnose zwischen Kohlenoxydvergiftung in der Form von Kohlendunst und Rauch (Verbrennungsgasen) einerseits und Leuchtgas andererseits ist in vielen Fällen recht leicht aus dem Geruch. Es darf aber nicht vergessen werden, daß das Kohlenoxyd des Leuchtgases geruchlos in die

Wohnräume gelangen kann, wenn es infolge Röhrenbruch in der Straße und
Durchfiltrieren des CO durch die Erde in die Häuser tritt, was hauptsächlich
im Winter vorkommt. (Das Haus wirkt wie ein warmer Kamin.)

Das Kohlenoxyd spielt ferner bei den prozentual so sehr zunehmenden plötzlichen
verdächtigen Todesfällen alleinstehender Menschen (in Hotel garnis, aber auch in Familien,
Autogaragen) eine so große Rolle, daß die Frage nach dem Kohlenoxyd als Todesursache
in jedem Fall von Leichenfund in Zimmern ohne äußere Verletzung gestellt werden
muß. Auch in großen industriellen Etablissements, bei Heizungen, Hochöfen, Gasanstalten
spielt das Kohlenoxyd eine immer größere Rolle. Bei der Differentialdiagnose leiten in
einzelnen Fällen mehr die äußeren Erscheinungen und Umstände, in anderen Fällen die
Symptome am Erkrankten oder an der Leiche.

Es ist nicht zu vergessen, daß das Kohlenoxyd bei vielen kombinierten Vergiftungen
das Entscheidende ist für einen schlimmen Ausgang. Andererseits ist aber zu betonen,
daß es in der Praxis kaum eine reine Kohlenoxydvergiftung gibt, und daß die das
Kohlenoxyd begleitenden Gase die Symptome außerordentlich stark mitbedingen und
modifizieren können.

Verlaufsformen und Nachwirkungen. Die Kohlenoxydvergiftungen
verlaufen äußerst ungleich: die bewußtlos Aufgefundenen können in
frischer Luft relativ schnell erwachen. Die Mehrzahl erwacht langsam, es folgt
Übelbefinden, Brechen, kleiner Puls, Angstzustände, Schwierigkeiten im
Schlucken und sehr häufig Neigung, wieder einzuschlafen. Einzelne dieser
Symptome heilen in vielen dieser Fälle erst in Wochen und Monaten vollkommen aus.

Eine weitere Zahl von bewußtlos Aufgefundenen erwacht erst nach mehreren
Stunden oder Tagen mit den oben erwähnten Symptomen, während ein relativ
großer Prozentsatz nachträglich stirbt, besonders ältere Leute.

Dieselben lange dauernden Symptome können sich auch entwickeln bei
Vergifteten, die sich selber retten konnten, und bei denen keine Bewußtlosigkeit eintrat.

Störungen im peripheren und zentralen Nervensystem. (Mit und
ohne Störungen im Gefäßsystem.) Für CO charakteristische Nachkrankheiten
sind sehr schmerzhafte, oft multiple Neuritiden, lange dauernde Interkostal-
neuralgien, ferner Herpes, Pemphigus, Hautgangrän, seltener sind trophische
Störungen, wie lokale Ödeme, Eiterungen, Muskeleinschmelzungen, dagegen
relativ häufig sekundäre Lungenerkrankungen, auch Pneumonien
(Lewin.)

Regelmäßig ist eine psychische Veränderung in den ersten Stunden bis Tagen
nach der Vergiftung zu beobachten. In einzelnen seltenen Fällen geht dieser
Zustand mit oder ohne Lokalsymptome in einen Zustand schwerer Asthenie
über mit Verdauungsstörungen, Sekretionsstörungen (so daß man an einen
Addison denkt) ohne die Möglichkeit irgendeiner Anstrengung. Sehr häufig besteht eine Erhöhung der Reflexe, Zittern, starke Herz- und Vasomotoren-
erregbarkeit, auffallende Interesselosigkeit, Gleichgültigkeit bei erhaltenem
Urteil. Sensibilitätsstörungen selten, — Gesichtsfeldeinschränkung
wurde beobachtet.

Solche Fälle heilen zum Teil in mehreren Monaten, andere blieben jahrelang
ohne wesentliche Veränderung bestehen.

Das Kohlenoxyd kann alle Arten Psychosen auslösen. Diese treten z. T.
direkt im Anschluß an die Vergiftung auf, oft erst nach einigen Tagen.

Daß in vielen Fällen die allgemeinen und nervösen Symptome im Verlauf der Krankheit auf sekundäre Zirkulationsstörungen im Liquor, Verwachsungen, serös meningi-
tische Prozesse zurückzuführen sind, ist wahrscheinlich; es sind eine Reihe von Fällen
ausgesprochener seröser Menigitis zur Beobachtung gekommen (Weber, Zieler).

Daß Symptomenkomplexe auftreten können, die der multiplen Sklerose
entsprechen, ist auch anatomisch verständlich. Der manchmal maskenartige

Gesichtsausdruck und die veränderte Mimik würden sich leicht aus Störungen der zentralen Ganglien erklären; viele andere Symptome mehr funktioneller Art erklären sich aus der fast konstant starken, oft lange dauernden Labilität der Gefäße.

Die neueren Untersuchungen durch französische Autoren machen hauptsächlich auf Gefäßläsionen diffuser Art aufmerksam.

Wie aus den anatomischen Befunden (vgl. auch oben) hervorgeht, erfolgen lokale, nekrotische Prozesse im Gehirn (speziell in den zentralen Ganglien) seltener im Rückenmark; häufig finden sich kleinere, mehrfache Blutungen in der Pia.

Bei später Verstorbenen fand man frische Blutungen. Diese Tatsachen erklären zum Teil die schweren und in den Symptomen sehr verschiedenartigen Folgekrankheiten mit Lokalsymptomen und allgemeinen Symptomen von seiten des Nervensystems, der Sinnesorgane, der weniger häufigen von seiten anderer Organe, wie des Herzens. Solche Blutungen sind im Laufe des ersten Monats auch bei weniger schwer Vergifteten und bei Kranken, die sich ziemlich erholt hatten, aufgetreten (Tod oder Lähmungen, Taubheit usw., Sehnervenatrophie), selten sekundäre Verblödungsprozesse.

Versuch einer schematischen Übersicht der **Verlaufsformen** der CO-Nachkrankheiten des Nervensystems (nach physikalisch-chemischen Grundlagen und funktionellen Störungen).

Physikalisch-chemisch	Anatomische (Blutung, Nekrosen infolge Gefäßläsionen)		Vorwiegend funktionelle Störungen		
Fixierung des Hämoglobins in Blutkörperchen, Muskulatur, Herz	primär	sekundär (durch Vermittlung der Gefäße, oder durch Blutungen)	vasomot.	neurot.	psychisoh.
ebenso wahrscheinlich im Gehirn-Mechanismus unbekannt	Blutungen event. diffuser Zelltod (zentr. Ganglien etc.)	Ernährungsstörungen (CO-Blut durch Blutungen) sekundäre Blutungen und sekundäre Nekrosen	Konstriktion der Gefäße (Schmerzhaftigkeit der Kopfgefäße)	I. primär toxisch	Amnesie verminderte Merkfähigkeit, selten katatonische Zustände, Verwirrung
wahrscheinlich gehören auch die akuten und sekundären Gefäßläsionen zum Teil hierher	Resorption der Blutungen, Nekrosen mit Narbenbildung primäre lokale Reizung sekundäre (Verwachsungen) Zirkulationsstörungen im Liquor und im Blut (Störungen der Liquorsekretion, plastische Form der Meningitis serosa)		Reizbarkeit, Neigung zur Kontraktion (Raynaud)	II. sekundär a) paralleleZirkulationsstörungen b) periphere Folgezustände zentraler Störungen — zentraler Reize — (kombiniert mit den Folgen d. Lokal-Wirkung des Giftes)	Mangel an Impuls bis zur ausgesprochensten Asthenie

Sekundäre Lungenerkrankungen nach Kohlenoxydvergiftungen sind sehr häufig: einmal natürlich infolge von Aspiration, dann aber auch infolge von Blutungen und wahrscheinlich als Folge der Gefäßläsionen.

(Auch bei Tieren findet man sekundäre entzündliche und gangränöse Prozesse sehr häufig als Nachkrankheit von akuter Kohlenoxydvergiftung.)

Die pathologisch-anatomischen Veränderungen sind bei tödlichem Ausgang und bei bleibenden Folgen hauptsächlich im Hirn lokalisiert, weitaus am häufigsten im Globus pallidus, sehr häufig in dessen Umgebung, Linsenkern, Thalamus opticus und innere Kapsel; häufig finden sich auch Erweichungsherde an anderen Stellen.

(Die Art der Gefäßversorgung spielt eine Rolle, vielleicht auch besondere Affinitäten. Man fand in Längsblutleitern [Blut von Leichen] mehr Kohlenoxyd als in dem Arterienblut.)

Diese schweren Nachkrankheiten haben für die medizinisch-rechtliche Beurteilung der Fälle und damit in bezug auf unfallrechtliche Fragen große Bedeutung: Einmal, weil die Vergiftungsmöglichkeit, wenn sie nicht sofort bewiesen worden ist, später regelmäßig bestritten wird; zweitens, weil der Verlauf der Krankheit sehr häufig Ähnlichkeit mit anderen Erkrankungsprozessen hat, und weil diese Krankheiten viel zu wenig bekannt sind; drittens sind die Angaben des Vergifteten infolge der Amnesie unbestimmt und die psychischen Fähigkeiten und die Initiative z. B. zur Klageerhebung, Anmeldung des Unfalles reduziert (vgl. Obergutachten Lewin und analoge eigene Erfahrungen Hauser Diss. Zürich 1915).

Einige Folgen der häufigen Irrtümer bei Kohlenoxydvergiftungen. Relativ häufig haben wir beobachtet, daß Kohlenoxydkranke ohne weitere Vorsorge im Zimmer gelassen werden, ohne genaue Instruktion, nicht einmal in bezug auf das Öffnen der Fenster: wenn Kohlenoxyd als Ursache von Bewußtseinsstörungen, Somnolenz, Schwindel, Brechen in Betracht kommt, sind vier Dinge zu beachten: 1. daß das Luftmilieu geändert werden muß, 2. daß die Kohlenoxydquelle gesucht werden muß, 3. daß die Leute sich leicht verschlucken und Aspirationspneumonien bekommen, 4. daß die sich Erholenden Aufregungszustände, Verwirrungen durchmachen können oder aber sehr schwach sind in der Muskulatur, speziell in der Beinmuskulatur; daß sie beim Aufstehen, beim über die Treppen gehen, gestützt werden müssen, weil sonst sekudäre schwere Unglücksfälle erfolgen. (Ich sah zweimal hintereinander, daß Ärzte in Häuser kamen, wo in verschiedenen Stockwerken Kohlenoxydvergiftete waren. Sie machten den schwer Kranken, Bewußtlosen eine Kampferinjektion und in einem Falle einem Aufgeregten eine Morphiuminjektion und hielten ihre Pflicht für erledigt. Die Gasquelle wurde nicht gesucht, die Gefahr der Explosion nicht erwähnt, die Lüftung nicht angeordnet, so daß nur durch zufälliges Dazukommen schweres Unglück vermieden wurde; in einem Fall stürzte der Vergiftete aus dem Fenster; der Arzt hatte besonders betont, der Mann sei wieder gesund.)

Nicht selten sind irrtümliche CO-Diagnosen bei allen möglichen Arten von Bewußtlosigkeit (Veronal, auch Kokainzuständen — sogar bei Erstickungen).

Irrtumsgefahren beim Nachweis des CO im Blut: bei frischem Blut kann CO spektroskopisch wie physikalisch-chemisch leicht nachgewiesen werden, wenn etwa $25-30\,^0/_0$ der Sättigung vorliegt (also Erkrankung), aber das CO-Hämoglobin zersetzt sich bald schnell, bald langsam. Das CO verflüchtigt sich. Methämoglobinstreifen werden vom $(NH_4)_2S$ auch nicht reduziert, so daß bei faulendem Blut öfter, als man glauben sollte, die persistierenden, starken Doppelstreifen in der Nähe der D-Linie als Beweis für CO angegeben werden (wie die Revision mancher Fälle zeigte).

Therapie. Die kausale Behandlung von CO-Vergiftung ist Sauerstoffzufuhr, frische Luft. Gelegentlich ist auch wichtig die symptomatische Behandlung der Bewußtlosigkeit, des Komas, speziell Atemstörungen und die Beobachtung der Gefahr des Verschluckens und des Hinstürzens. Hautreizmittel: Gesicht kalt waschen, Schlagen mit nassem Tuch. Geruchreize: Essig, Äther, Salmiakgeist, Riechsalze. Bei drohender Atemlähmung wirkt Adrenalin, Lobelin 0,01 (evtl. Cardiazol, Atropin — 0,001) in Einzelfällen günstig. Auch bei gelegentlichen Aufregungen keine Narkotika. Vor allem kein Morphium (Atemlähmung). Trotzdem die Bindung des Kohlenoxydes mit dem Hämoglobin keine sehr feste ist (Nicloux), kann schon durch Überschuß von Sauerstoff das Kohlenoxyd aus dem Blute ausgetrieben werden. Aus diesen Gründen ist die Anwendung von Sauerstoff, evtl. unter Zuhilfenahme künstlicher Atmung, eine wertvolle Kausaltherapie. (5—10 Minuten Sauerstoffinhalation in Pausen von etwa 10 Minuten, einige Stunden wiederholt.)

Bei denjenigen Kranken, die spontan atmen, ist das Einlegen eines Röhrchens in den Mund, durch welches Sauerstoff aus der Bombe eingeführt wird, das einfachste: durch den Überdruck wird der Mund mit Sauerstoff gefüllt und in der Atmungspause auch die Nasenräume. Masken und Apparate zur künstlichen Atmung durch Druckvariation sind ja meist nicht schnell zugänglich.

Wenn keine Aufregungszustände bestehen, dagegen Neigung zu Somnolenz, sind Injektionen von Kampfer, Koffein und andere Exzitantien in Intervallen von einigen Stunden angezeigt, zumal das Schlucken wegen Verschlucken sehr häufig gefährlich ist. Neben diesen mehr spezifischen Anwendungen ist natürlich eine symptomatische Behandlung der Einzelsymptome am Platz.

Eine Hauptpflicht des Arztes ist, das Pflegepersonal darauf aufmerksam zu machen, daß die Kohlenoxydvergifteten noch lange zeitweise ausgesprochene Schwächezustände in den Beinen haben und nicht selten bei Gehversuchen hinstürzen, so daß man sie die ersten Tage immer begleiten resp. stützen sollte. Vorsicht ist geboten beim Erbrechen, bei der Nahrungsaufnahme, da die Kranken, auch wenn sie bewußt scheinen, sich leicht verschlucken. Am meisten Aufmerksamkeit braucht in den ersten Tagen und Stunden Herz und Lunge, da der Puls oft langsam, oft aber schnell ist, regelmäßig klein. Tee, Kaffee evtl. Aderlaß. Alkohol wirkt schlecht und verzögert sicher das volle Erwachen, ebenso soll nicht unerwähnt bleiben, daß bei nachfolgenden Aufregungszuständen oder Schlaflosigkeit, die gar nicht selten sind, die gewöhnlichen Narkotika unangenehme Nebenwirkungen zeigen. Tinct. Val., 30—40 Tropfen, wirkt meist bedeutend besser. Kalte Abwaschungen, Milieu- und Klimawechsel.

Die Behandlung der Nachkrankheiten richtet sich im wesentlichen nach diesen Symptomen. Es scheint, daß Herz und Gefäßsystem eine spezielle Aufmerksamkeit verdienen.

Kombinierte Vergiftungen von CO mit anderen giftigen Stoffen. Gerade im Anschluß an die CO-Vergiftungen möchte ich eine mir sehr wichtig erscheinende allgemeine Erfahrung erwähnen: daß die Ärzte im allgemeinen viel zu wenig daran denken, daß das CO selten allein einwirkt, noch viel häufiger wird übersehen, daß CO als geruchloser und unbemerkbarer Begleiter anderer Gifte auftritt, z. B. kann man sehr oft beobachten, daß ein riechendes oder stinkendes Material als Gift beschuldigt wird (Benzin, Gasolin, Teergeruch, Feuerlöschmittel usw.) und die Ärzte geben ihre Meinung und Gutachten über diese ihnen genannten gewerblichen Gifte ab. Untersucht man die Sache genauer, so steckt hinter allem zur Hauptsache CO und das die verdächtigen Gerüche verbreitende Material war nur ein Indikator, z. B. bei einer Betriebsstörung. So erlebt man Fälle, in denen von einer Reihe von Ärzten auf „Benzinvergiftung" untersucht wurde und niemand dachte auch nur daran, selbst bei recht typischen Symptomen, daß bei einer Beschäftigung, bei welcher Benzin verbrannt wird (Luftgas oder Heizung für Glätteöfen z. B.) auch Verbrennungsprodukte in Frage kommen. Wenn Chauffeure beim Ausprobieren von Motoren in geschlossenen Räumen sterben, lautet das Zeugnis auf „Tod durch Benzinvergiftung", sogar bei der durchsichtigen Situation vergißt man, daß die Explosionsgase, besonders bei schlechter Explosion, große Mengen CO enthalten (enge, geschlossene Räume).

Diese Situationen wiederholen sich bei schlecht brennenden Lampen (Gasolinlampe, Lewin, Puppe).

Bei Zelluloidbränden und Katastrophen beachtet man zwar die reizenden Nitrosegase, übersieht leicht die großen Mengen Kohlenoxyd, und das Zyan hat man lange ganz unbeachtet gelassen.

Eigentliche kombinierte Vergiftungen von Kohlenoxyd mit anderen gasförmigen Giften: Im Rauch und Kohlendunst haben wir vor allem CO_2, im Leuchtgas Methan, Wasserstoff, aber auch hier und da Schwefelwasserstoff, seltener Spuren von Arsenwasserstoff, Phosphorwasserstoff und Zyan. Die Hochofengase enthalten neben CO, CO_2 auch SO_2, seltener Zyanverbindungen. Die Explosionsgase, nach Sprengungen, bestehen aus 30—50% CO, daneben enthalten sie N, CO_2, manchmal Zyan, bei schlechten Schüssen NO_2, N_2O_4, ferner durch verdampftes Nitroglyzerin Nitrite. Es ist also nicht zu verwundern, wenn das Krankheitsbild, trotzdem CO das Hauptgift ist, variiert.

Daß CO beim Gießen, z. B. von Legierungen aus Blei, Antimon, Zink usw. eine evtl. chronische Vergiftung durch diese Metalle modifiziert, ist selbstverständlich. Gerade so wie chronischer Alkoholismus die Giftempfindlichkeit erhöht und die Krankheitsformen beeinflußt.

An kombinierten Gefahren mit Kohlenoxyd wird man in der nächsten Zukunft, speziell bei den Benzinmotoren, die „Antiknocking"zusätze beachten müssen, die zum Teil geheime, zum Teil ausgesprochene bekannte Gifte sind, als solche, wie deren Zersetzungsprodukte: Bleitetraäthyl, sogar Selendiäthyl, Antimondiphenyl ist in den Patenten angegeben. Da die Idee technisch ausgezeichnet ist (Vermeidung von Nebenexplosion), werden alle Mittel versucht. Neuerdings werden auch Metallkarbonyle, die im Motor leicht zersetzlich sind, verwendet. Unzersetzt sind sie sehr giftig, starke Plasmagifte, — an der Luft zersetzen sie sich schnell.

Die Frage nach der **Verteilung des Kohlenoxydes in Räumen** kann meist nur durch die Mitarbeit des Arztes beantwortet werden.

Sehr häufig erfolgen Vergiftungen in Räumen, in welchen sich mehrere Personen und Tiere befinden (Tod von Zola), hauptsächlich bei Vergiftungen ganzer Familien. Falls einzelne getötet werden und andere überleben, ist die Frage nach der Ursache gegeben, evtl. sehr wichtig bei Verdacht auf Mord, zumal durch die Amnesie und den rauschartigen Zustand der Überlebenden, der Verdacht der Laien geweckt wird. Eine sofortige Untersuchung des Blutes des Verdächtigen gestattet eine sichere naturwissenschaftliche Entscheidung der Frage, während der Kohlenoxydnachweis schon nach wenigen Stunden unmöglich sein kann, wenn ihn nicht der erste Arzt sofort anordnet.

In solchen Situationen drängt sich die Frage der Verteilung des Kohlenoxydes im Raum auf.

Diese Aufgabe ist manchmal eine recht komplizierte. An kalten Stellen sinkt das vorher erwärmte Gas zu Boden und trifft so leicht Menschen, die in der Nähe von kalten Wänden oder Fenstern schlafen, manchmal reichlicher als solche, die im selben Zimmer aber an anderer Stelle waren, ohne abkühlende Stellen über sich.

Die Rekonstruktion der Verteilung kann man evtl. mit Rauch versuchen, hauptsächlich auch, wenn man Undichtigkeiten in den Kaminen erwartet, z. B. Verbrennen von Lumpen, Schwefelschnitten oder Dachpappe bei zugedecktem Kamin.

In vielen Fällen sind meteorologische Verhältnisse entscheidend (starker plötzlicher Temperaturumschlag, Föhn), derart, daß Kohlenoxydaustritt nur unter diesen Bedingungen möglich war, so daß man gut tut, diese Verhältnisse immer zu berücksichtigen. Überhaupt muß z. B. bei Fund von Bewußtlosen oder Leichen im Zimmer, wenn die Verhältnisse nicht sofort klar sind, an Kohlenoxyd gedacht werden, einmal natürlich, weil die Feststellung der Diagnose die Therapie in ganz bestimmter Weise leitet, und andererseits weil die Sicherheit des Nachweises von Kohlenoxyd sehr bald immer kleiner wird, denn das flüchtige Kohlenoxyd und die dasselbe begleitenden Gerüche schwinden und ferner evtl. vorhandene Ofenfeuer (verschlossene Klappen) gehen aus usw. oder es droht weitere CO-Gefahr — und ohne Entdeckung der Ursache besteht die Gefahr weiter.

Prophylaxe. Vermeidung der Kohlenoxydgefahr resp. weiterer Vergiftungen. Die Untersuchung auf Anwesenheit von Kohlenoxyd ist auch Pflicht des Arztes, weil weitere Unglücksfälle vermieden werden können (in Essegg wurden sukzessiv sechs Personen im gleichen Hause tödlich vergiftet, in welches Gas aus einer gebrochenen Röhre der städtischen Gasleitung gelangte. In einer Fabrik wurde erst bei der 36. Gasvergiftung die Quelle in einer Undichtigkeit der Wassergasleitung gefunden).

Eine bestehende Kohlenoxydgefahr festzustellen, ist natürlich auch eine medizinische Aufgabe nach Explosionen und besonders bei schlagenden Wettern zum Schutze der Rettungsmannschaft.

Die momentan bestehende Anwesenheit von unmittelbar gefährlichen Konzentrationen kann durch kleine Tiere und Vögel nachgewiesen werden (vgl. ferner Nachweis des CO S. 235). Unter gewöhnlichen Verhältnissen in Wohnhäusern, wo die wahrscheinliche Ursache in einer Heizung, respektive Kamindefekten liegt, sind speziell technische Untersuchungen notwendig, zu denen aber der Arzt raten muß.

Die Feststellung des Vorhandenseins und der Quelle des Kohlenoxydes gehört zu einer vollständigen Kohlenoxyddiagnose mindestens so sehr, wie etwa die Feststellung eines bestimmten Bakteriums bei Infektionskrankheiten. Sie ist für die Behandlung in vielen Fällen nicht absolut notwendig, sie wird es aber immer mehr, sobald sich an die Quelle des Kohlenoxydes rechtliche Folgen der Vergiftung knüpfen (Haftpflichtgesetze und Unfallversicherung usw.). Die Erfahrung lehrt auch, daß die Techniker der Variation der Umstände meist viel zu wenig Rechnung tragen, daß sie geneigt sind, die Möglichkeit einer Kohlenoxydvergiftung in Abrede zu stellen, wenn nicht der Mediziner mit aller Sicherheit die Kohlenoxydvergiftung behauptet und die Umstände mitanalysiert. Die Konstatierung einer Kohlenoxydvergiftung beweist, daß der Raum, in welchem die Kohlenoxydvergiftung erfolgte, entweder mit einer Feuerung in Verbindung steht, die manchmal recht kompliziert und recht wenig offensichtlich sein kann, oder aber mit einer (Leucht)gasleitung in direkter Verbindung steht. Es gelingt aber in den allermeisten Fällen, den Weg festzulegen und erst **damit weitere Vergiftungen zu vermeiden.** Die anderen Kohlenoxydvergiftungen nach Explosionen von Gasgemischen, schlagenden Wettern, Sprengstoffen usw. sind in bezug auf die Analyse der Umstände einfacher. Bei Sprengstoffexplosionen, Zelluloidbränden darf jedoch nicht vergessen werden, daß oft gleichzeitig mit CO nitrose Gase (siehe dort) zusammen entstehen und andere Symptome (Lungenödem) erzeugen können, das bei reiner CO-Vergiftung sehr selten ist.

Die Vergiftungen durch chronische Kohlenoxydwirkungen.

Es ist gewiß von vornherein wahrscheinlich, daß das Kohlenoxyd in geringen Konzentrationen heute verbreiteter ist als zu irgendeiner Zeit (schon nach den Untersuchungen über die Atmosphäre der Städte). Die zu eigentlichen Krankheitssymptomen führenden Konzentrationen finden sich aber meist nur in Räumen, in welchen Kohlenoxyd ständig in kleiner Menge produziert wird, also einmal, wo irgendwie schlechtziehende Kamine oder offenes Kohlenfeuer im Gebrauch sind (Glätterei, Hutformfabrikationen, Papierhülsenfabriken), aber selbstredend kann z. B. in jedem Zimmer, in welchem Gas vorhanden ist oder oft gebrannt wird, Kohlenoxyd in geringen Konzentrationen auftreten.

Die neueren Untersuchungen (speziell französischer Autoren) ergeben in bestimmtem Milieu schwere Gesundheitsstörungen, die an chronische CO-Wirkungen, speziell in Betrieben, gebunden erscheinen.

Die Symptome der chronischen Einwirkungen sind außerordentlich verschieden, hauptsächlich treten Kopfschmerzen und eine Reihe nervöser Symptome in den Vordergrund, wie Herzklopfen, Beklemmungen, klappende Herztöne, Pendelschlag, schlechter Schlaf, Mangel an Energie, rigide Gefäße, in schwereren Fällen Sprachstörungen, sogar Störungen der Pupillen, Gedächtnisstörungen, so daß das Bild, wenn auch sehr selten, der Paralyse gleicht. Sehr häufig sind diese allgemeinen Erscheinungen begleitet von Appetitlosigkeit, Magenbeschwerden und Anämie. Es scheint, daß dieser Symptomenkomplex hauptsächlich auch bei jugendlichen Arbeiterinnen beobachtet werden kann. Es ist speziell dann Pflicht, an Kohlenoxyd zu denken, wenn mehrere Individuen in einem Betrieb in kürzeren Intervallen an diesen Symptomen erkranken, und wenn die Symptome Sonntags oder bei warmem Wetter und offenen Fenstern bedeutend geringer sind oder fehlen.

Befunde an der Leiche. Bei Leuchtgasvergiftungen und bei Kohlenoxydvergiftungen ohne große Mengen von Kohlensäure fällt eine ausgesprochene rötliche Färbung der Totenflecken auf, weniger der Lippen und Schleimhäute. Die Muskulatur hat die Farbe von gebrannten roten Ziegelsteinen, das Blut ist in der Hauptsache flüssig, die Gehirngefäße von Blut strotzend. Im Blut kann Kohlenoxyd bei tödlichem Ausgang im Hämoglobin nachgewiesen werden, das meist über $50^0/_0$ mit Kohlenoxyd gesättigt ist, doch verflüchtigt sich das Kohlenoxyd oder verschwindet auch in der Leiche in der Hauptsache in wenigen Tagen; manchmal, wenn auch selten, ist Kohlenoxyd merkwürdigerweise in wenigen Stunden schon nicht mehr spektroskopisch nachweisbar, oft noch nach Wochen.

Die Kohlenoxydvergiftung kann aber auch bei der Sektion mit anderen Dingen verwechselt werden. Die Kasuistik beweist das. Es ist den Ärzten zu wenig bewußt, daß auch andere Vergiftungen bekannt sind, die eine auffällige Hellrotfärbung des Blutes bedingen, und die auch sehr rasch verlaufen. z. B. Benzolvergiftung, seltener Zyanvergiftung. Ferner ist die Tatsache viel zu wenig bekannt, daß die sonst anfangs blauen Totenflecken bei in der Kälte aufbewahrten Leichen ohne CO-Vergiftung auffällig hellrot werden können.

Umgekehrt finden sich bei Sektionen oder bei Leichen, wo die Todesursache zweifellos Kohlenoxyd ist, oft einige sehr auffällige Sektionsbefunde, die ohne genaue Kenntnis der Kohlenoxydvergiftung ganz anders gedeutet werden, zumal die praktischen Ärzte im allgemeinen gar keine Sektionen von Kohlenoxydfällen machen können, weil diese Fälle entweder meist rätselhaft sind, oder Schuldfragen, Versicherungsfragen involvieren und an die Amtsärzte übergehen.

Es treten nicht selten Blutungen im Darm auf, die der nicht genügend Erfahrene auf eine Lokalwirkung eines Giftes bezieht. Als ein solches Gift wird dann meistens ein Ätzmittel oder Arsenik angenommen, welche im Verdauungskanal Blutungen provozieren. Die Annahme des Genusses eines solchen Mittels führt also auf falsche Spur. Ein weiterer Befund, der relativ häufig erhoben wird, ist das Vorhandensein von Zucker und Spuren von Eiweiß im Harn. Da man bei der Sektion von Kohlenoxydtodesfällen, zumal wenn gleichzeitig viel Kohlensäure in der betreffenden Luft vorhanden war, oder wenn die Vergiftung sehr akut verlief, die allgemein bekannte rote Färbung des Blutes nicht findet, ist für den sezierenden Arzt eine falsche Deutung naheliegend, wenn er Zucker und Eiweiß im Harn der Harnblase findet. Die übrigen Befunde sind nicht typisch oder ganz inkonstant.

Der Nachweis des Kohlenoxydes. Das Kohlenoxyd muß im Gegensatz zu vielen anderen Giften vom medizinischen Praktiker sehr häufig nachgewiesen werden, und zwar aus folgenden Gründen:

Erstens ist das Kohlenoxyd im Blut von Überlebenden nur kurze Zeit nachzuweisen. Ferner wird in der Leiche speziell der spektroskopische Nachweis durch die spätere Entstehung von Methämoglobin sehr erschwert.

Zweitens ist der beigezogene Arzt bei Unglücksfällen durch Kohlenoxyd oder bei auf Kohlenoxyd irgendwie verdächtigem Milieu oft der einzige, der einen bestimmten Verdacht auf Kohlenoxyd, respektive eine noch bestehende Gefahr durch Kohlenoxyd, voraussehen kann (bei Bränden und Explosionen). Die Feststellung der Art dieser Gefahr in möglichst kurzer Zeit ist die Voraussetzung der Rettungsarbeiten; denn bei bestehender Kohlenoxydgefahr erliegen die Rettungsmannschaften dem Gift, wenn kein Schutz vorgesehen wird. Umgekehrt sind Rettungen vielleicht möglich, weil kein oder nur sehr wenig Kohlenoxyd vorhanden ist. Die Diagnose, daß Kohlenoxyd in der Luft eines Milieus vorhanden ist, ist vielleicht die praktisch wichtigste und wird am besten dadurch erreicht, daß man kleine Tiere, wie Mäuse, kleine Vögel, in das Milieu bringt: wenn diese kleinen Tiere nicht in kurzer Zeit Bewegungsstörungen und Bewußtseinsstörungen zeigen, ist im Moment eine größere Gefahr für den Menschen nicht vorhanden.

Ein schneller Nachweis des Kohlenoxydes ohne Tiere kann in folgender Weise vorgenommen werden. Man bringt Blut (mit Wasser etwa 10fach verdünnt) von irgendeinem Tier in eine geschlossene Flasche und steckt zwei Glasröhren durch den Stopfen, das eine Rohr bis fast an den Boden reichend. Bei dieser Einrichtung kann man dann durch die andere Röhre Luft durch das Blut aspirieren in beliebig großer Menge. Zu quantitativen Untersuchungen verbindet man das Aspirationsrohr mit einer analogen Flasche, die mit Wasser gefüllt ist und läßt das Wasser ausfließen, welches dann Luft in die Flasche nachzieht im gleichen Mengenverhältnis wie es ausfließt. Fehlen Einrichtungen, so kann man auch so vorgehen, daß man eine mit Wasser gefüllte Flasche an der verdächtigen Stelle ausgießt, dadurch wird Luft von dieser Stelle in die Flasche eingesogen; man macht an dieser Stelle die nun mit Luft gefüllte Flasche zu und gibt dann irgendwo, z. B. zu Hause, eine geringe Menge Blut zu, das man mit Wasser verdünnen kann und schüttelt diese Luft mit dem Blut durch, welches das Kohlenoxyd absorbiert. Doch ist diese Methode praktisch nur bei relativ großen Mengen von Kohlenoxyd anwendbar und dadurch wird das Auffangen des Gases an solchen Stellen, wie ich aus eigener Erfahrung weiß, gefährlich: bei geringen, aber noch gefährlichen Mengen kann die Probe negativ sein.

Untersuchung des Blutes auf Kohlenoxyd: frisches Blut zeigt, mit Luft durchgeschüttelt, in bestimmten Konzentrationen (Wasserzusatz bis zur Farbe des Rotweins) auch mit den einfachsten Spektroskopen zwei deutlich getrennte Absorptionsstreifen im Spektrum, die in der Gegend rotgelb und grün liegen (vgl. Abb. 5, 6, 7, S. 83 u. 84). Frisches Blut bekommt bei Zusatz z. B. von frischem Schwefelammonium im Verlauf weniger Minuten (dieses Experiment kann man direkt am Spektralapparat durchführen) statt zwei nur noch einen breiten queren Streifen, der etwas weniger dunkel ist als die beiden Streifen des frischen unbehandelten Blutes, und der fast die ganze Breite der beiden ersten Streifen umfaßt. (Umwandlung des Oxyhämoglobins in reduziertes Hämoglobin.) Ist dagegen in diesem Blute Kohlenoxyd vorhanden, so verschwinden die beiden Streifen des frischen Blutes nicht oder mindestens nicht vollständig. (Eine leichte Verschiebung respektive Verschmälerung auf der Rotseite kann mit den gewöhnlichen in der Praxis zugänglichen Spektroskopen nicht festgestellt werden.) Es entsteht eine leichte Verdunklung zwischen den beiden Streifen, die beiden Streifen selbst werden etwas schmäler und weniger dunkel. Es haben sich durch das Schwefelammonium zwei Spektren ausgebildet, das eine ist das Spektrum des reduzierten Hämoglobins, das die Mitte zwischen den dunklen Streifen im Gelb etwas verdunkelt und zwei dunkle schmälere Streifen, die durch das Oxyhämoglobin zugedeckt waren; diese beiden bleibenden schmäleren Streifen zeigen das nicht reduzierbare Kohlenoxydhämoglobin an. Sie treten natürlich um so stärker hervor, je mehr Prozent des Gesamthämoglobins mit Kohlenoxyd gesättigt waren; je größer die Sättigung mit Kohlenoxyd, desto weniger reduziertes Hämoglobin entsteht, desto weniger verdunkelt sich die Verbindungsstrecke der beiden Kohlenoxydhämoglobinstreifen im Gelb durch reduziertes Hämoglobin. Alle diese spektroskopischen Befunde können nur bei frischem Blut erhoben werden. Denn faulendes Blut läßt ebenfalls Streifen von schwarzen Absorptionen in der Gegend von Gelb und Grün auftreten, die auf Schwefelammoniumzusätze nicht verschwinden. Auf die Verteilung der drei Streifen des Methämoglobins auf die verschiedenen Wellenlängen, deren Breite und den Verlauf der Absorptionskurve wird hier, da für die praktischen Verhältnisse das Angegebene fast immer ausreicht und die komplizierten Mittel nicht zur Verfügung stehen (wie die ultravioletten Absorptionen), nicht eingegangen (vgl. Abb. S. 83 u. 84).

Die Anwesenheit von Kohlenoxyd in einem Blut verrät sich durch besondere, hauptsächlich physikalische Eigenschaften des Blutes. Das Blut ist hellrot, ziegelrot, hellkirschrot. Diese Farbe verrät sich weniger an der hellrosa Hautfarbe, Farbe der Lippen, als an den Totenflecken; besonders auffällig ist sie bei Verteilung des Blutes in dünne Schichten, auf der weißen Haut, auf Porzellan und kommt vor allem zur Geltung nach Koagulierung und Fällung des Hämoglobins. Darauf beruhen die Fällungsmethoden von Kunkel, bzw. Wachholz u. a.

Kohlenoxydhaltiges Blut ergibt, je nach der Konzentration des Kohlenoxydes einen mehr oder weniger roten Niederschlag mit $1^0/_0$iger Tanninlösung. Der rötliche Ton des Niederschlages kommt noch zur Geltung, wenn etwa 10 bis $15^0/_0$ des Hämoglobins mit Kohlenoxyd gesättigt sind. Kohlenoxydfreies Blut gibt einen grauen Ton, ohne Spur von rot, wenn etwa drei Teile $1^0/_0$ige Tanninlösung auf einen Teil verdünntes Blut verwendet wird. Etwas empfindlicher ist die Probe von Wachholz: es werden 2 ccm Blut auf 10 ccm Wasser verdünnt, dazu gießt man $20^0/_0$ige Ferrizyankalilösung. Es werden zwei solche Proben gemacht, von denen die eine sofort verschlossen wird, nach 10 Minuten werden einige Tropfen Schwefelammonium zugesetzt und geschüttelt und zu der Masse $10^0/_0$ Tanninlösung zugesetzt. Die zweite Probe wird in offenen Schalen gerührt oder umgegossen (das Kohlenoxyd entweicht), dann wird dieselbe Menge Tanninlösung zugesetzt, und es entsteht bei kohlenoxydhaltigem Blut ein Niederschlag, der in der Probe 1 rötlich, in der Probe 2 grau ist.

Der Nachweis mit chemischen Reagenzien, quantitative Methoden. Für die Praxis kommen diese Methoden weniger in Betracht. In der Luft kann das CO quantitativ absorbiert werden durch ammoniakalisches Kupferchlorür oder man bestimmt es, indem man $0,5\ ^0/_0$ neutrale Palladiumchlorürlösung reduzieren läßt, z. B. indem man Luft zuerst durch eine Lösung von Palladiumchlorür von CO befreit. Diese gereinigte Luft treibt man etwa 1 Stunde lang durch das mit destilliertem Wasser verdünnte, auf etwa $60-70^0$ erwärmte Blut (Wasserbad), dann durch eine Bleiazetat- und eine verdünnte Schwefelsäurelösung, dann durch destilliertes Wasser und durch eine titrierte Palladiumchlorürlösung.

Der schwarze Niederschlag wird auf gehärteten Filtern abfiltriert, mit stark verdünnter Salzsäure nachgewaschen, bis im Filtrat keine Färbung mit Jodkali mehr eintritt; der Niederschlag in Königswasser gelöst, bis zur Eintrocknung eingedämpft, dann mit heißem destilliertem Wasser ausgezogen und heiß mit titrierter Jodkalilösung titriert (nach Fodor 1,486 g JK pro Liter, davon entspricht 1 ccm 0,1 CO).

Azetylen und ähnliche ungesättigte Körper schwärzen ebenfalls Palladiumchlorür, wie auch Palladiumreagenspapier.

Direkte Isolierung des CO: Ausziehen im Vakuum, Absorption durch ammoniakalische Kupferchlorürlösung, aus der man das CO unter Ansäuerung und Erwärmung auszieht (Absorption von CO_2 in Barytwasser, Sauerstoff durch ammoniakalische Pyrogallollösung). Das CO kann man volumetrisch messen und durch die blaue Verbrennungsflamme charakterisieren.

Weitere Methode von Nicloux.

Zyan und Zyanverbindungen.

Blausäure, Zyanwasserstoffsäure, Dizyan, Zyankali.

Diese Vergiftungen werden eher häufiger, da die Herstellung der gasförmigen Zyanverbindungen aus Nebenprodukten im Zunehmen begriffen ist und große Mengen auf ganz verschiedenen technischen Wegen hergestellt werden und die Zyanverbindungen in der Galvanoplastik, als Lösungsmittel, speziell von Gold und neuerdings als Konservierungs- und Desinfektionsmittel (gegen Pflanzenparasiten und Schädlinge aller Art in Speichern, Mühlen, Schiffen, Kühlhallen), aber auch gegen fermentative Prozesse, sogar bei Nahrungsmitteln (Früchten) als Ersatz der Kälte zur Konservierung verwendet werden. Neuerdings in Metallputzmitteln usw. Neue Verfahren zur Darstellung aus Luftstickstoff.

Das Zyan, resp. das Dizyan, das in geringen Mengen überall da entsteht, wo stickstoffhaltige Kohlenstoffverbindungen hoch erhitzt werden (Destillation und Erhitzung organischer Stoffe, in Explosionsgasen, bei Zelluloidverbrennungen, evtl. Hochofen, Leuchtgas) und auch in der Galvanoplastik auftritt, macht der Blausäurevergiftung ähnliche Symptome.

Die Hauptursache von Vergiftungen ist das Zyankali, das technisch viel gebraucht wird (Photographie, Galvanoplastik, Goldwäscherei, Zusatz zu Härtepulvern), ferner als Antiparasitikum bei Pflanzen und als Tötungsmittel für Insekten, und deshalb zugänglich ist. Cyanwasserstoff dient heute als Desinfektionsmittel mit stark reizenden Zusätzen als Warnung versehen (wie Chlorkohlensäureäthylester usw., „Cyklon"). Zyan in der Form von Blausäure kommt vor in Bittermandelöl und in der Aqua laurocerasi, Aqua amygdal. amar. (0,1 % Blausäure).

Die tödliche Dosis reiner Blausäure ist etwa $^1/_{20}$ Gramm. Da das gewöhnliche technische Zyankali viel Karbonate enthält und daher stark alkalisch ist, ist die tödliche Dosis etwa $^1/_4$ Gramm. Bei Herzkranken scheint sie bedeutend geringer.

Eine Reihe von verbrecherischen und zufälligen Vergiftungen der letzten Zeit mit Zyankali beweisen die Unrichtigkeit der Vorstellung, daß der Geruch und auch der Geschmack so auffällig seien, daß eine solche Lösung nicht aus Versehen genossen werden könne. Zufällige Vergiftungen in photographischen und galvanoplastischen Ateliers durch Verwendung von nicht gereinigten Zyankaligläsern als Trinkgefäß. Ein Dieb hat während des Einbruches aus einer Bierflasche Zyankalilösung getrunken — der Hausbesitzer wurde wegen fahrlässiger Tötung verurteilt.

In erster Linie können Zyanlösungen in Likören unversehens beigebracht werden (Kirschwasser, Curacao).

Zufälliger Genuß von sog. Kirschwasseressenzen und Aqua laurocerasi.

Die Wirkung des Zyans resp. der Blausäure besteht vor allem in einer Hemmung der fermentativen, oxydativen Prozesse.

Diese Oxydationshemmung ist reversibel.

Symptome. Bei großen Dosen, z. B. über ein Gramm, wie meist bei Selbstmord, ist die Wirkung ungeheuer schnell. Es treten Beengungsgefühle auf, oft mit Aufschreien. Die Vergifteten sinken zusammen, es treten Krämpfe ein und Tod in wenigen Minuten, unter aussetzendem Atem und starker Pupillenerweiterung. (Bei stark saurer Reaktion des Mageninhaltes erfolgt die Befreiung der wirksamen Blausäure aus Zyankali sehr schnell.)

Bei Vergiftungsdosen von etwa 0,1—0,2 Zyankali sah ich die ersten Symptome nach etwa 10 Minuten in Schwanken, Schwindel, Unsicherheit, ängstlichen Bewegungen, Herzklopfen, Schnürgefühl in der oberen Brust- und Halsgegend, Erweiterung der Pupille, quälende Dyspnoe, Atmungs- und Herzstillstand nach etwa 20—40 Minuten.

Bei längerer Einatmung von gasförmiger Blausäure in sehr geringen Konzentrationen, etwa 50 mg HCN im Kubikmeter, kommt es nur zu Kopfweh, Übelkeit, Erbrechen. Höhere Konzentrationen sind aber schnell tödlich. Die Mortalität bei Vergiftungen durch gasförmige Blausäure ist viel geringer als bei der Zyankalivergiftung (Oppression, Herzklopfen, Appetitmangel).

Diagnose. Relativ rosiges Aussehen bei schnell eintretender Atemnot, Schwindel, Schwäche, evtl. Würgen und Brechen, eigenartiger Geruch, angeblich nach Bittermandelöl (vgl. Nitrobenzol S. 217) macht die Diagnose an Lebenden äußerst wahrscheinlich (vgl. Nitrobenzol, Dunkelblaufärbung der Lippen und Bewußtseinsstörungen, langsamer Verlauf und bessere Prognose). Viele Menschen riechen Blausäure überhaupt nicht, sondern empfinden nur ein Kratzen im Hals.

Die **Therapie** kommt meist zu spät wegen der ungeheuer schnellen Resorption. Spezifische Gegenmittel gibt es nicht, evtl. Natriumthiosulfat. Es werden angeraten: Wasserstoffsuperoxyd in 1—3 %igen Lösungen, ebenso Kaliumpermanganat in 1 bis 2 %₀igen Lösungen, Sauerstoffinhalationen. Eisensulfat 1 %ig mit Magnesia. Natriumthiosulfat 0,1 mehrfach intravenös.

Versucht werden können subkutane oder auch intravenöse Natriumthiosulfat-Injektionen 0,1—0,3 evtl. wiederholt alle 10 Minuten 0,1 g gelöst in etwa 20 ccm Wasser. Natürlich auch künstliche Atmungsversuche, zumal die Diagnose bei schon bewußtlos Aufgefundenen nicht ganz sicher sein kann. Anregung des Atemzentrums durch Lobelin, Kampfer und die modernen Kampferersatzmittel. Injektion von Traubenzucker.

Die Situation, die Dringlichkeit des Verlaufes lassen meist nur Zeit zur Anwendung der gebräuchlichen Exzitantien Kaffee, Kampfer usw.

Sektionsbefund und Leichenschau bei akuten Vergiftungen. In den meisten Fällen von Zyankalivergiftungen beschränkt sich die Aufgabe des Arztes auf eine Leichenschau oder Sektion zur Feststellung der Todesursache. Für die Rekonstruktion ist hier öfters leitend der Bittermandelgeruch aus dem Mund bei Druck auf den Leib, die manchmal auffällig rote Färbung, analog wie bei gefrorenen Leichen und Kohlenoxydvergiftungen. Doch ist dieser Befund nicht regelmäßig.

Bei der Sektion finden sich die Zeichen der Erstickung: flüssiges Blut, starke Hyperämie der Hirnhäute.

Bei großen Dosen Cyankali auffällige Ätzwirkungen im Magen, fast immer auffällige hellrote Färbung der Schleimhaut und starke Hyperämie. Bittermandelgeruch des Mageninhaltes, leicht festzustellen ist der spezifische charakteristische Geruch im Gehirn, während er im Magen häufig verdeckt ist durch andere Gerüche. Andere Organveränderungen fehlen meist.

Der Nachweis ist einfach. Benzidinkupferpapier und mit Guajakterpentin getränktes Fließpapier bläut sich in wenig Sekunden, während es sich an der reinen, zyanfreien Luft nur langsam bläut. Bei Destillation saurer Lösung geht aus dem Zyankali und den Blausäureverbindungen die flüchtige Blausäure mit dem Wasserdampf über (Berlinerblaureaktion. In Silbernitratlösung aufgefangen, bildet sich weißes Silberzyanid).

Chronische Vergiftungen durch flüchtige Zyangase, Blausäure, werden in neuerer Zeit angeblich häufiger beobachtet, hauptsächlich in Industrien. Die Zyanempfindlichkeit ist eine ziemlich variable, viele Menschen leiden unter starkem Kopfweh, Brechneigungen, Oppressionsgefühl auf der Brust, in der Magengegend, hauptsächlich gegen Abend. Diese Einwirkungen werden häufig verwechselt mit genuiner Neurasthenie. Zur Unterscheidung ist hauptsächlich notwendig, zu bedenken, daß akute einmalige Zyanwirkung im ganzen keine ausgesprochenen Nachwirkungen hat und die Herstellung schnell erfolgt, wenn kein Zyan mehr aufgenommen wird. (Nicht in die deutsche Verordnung vom 12. Mai 1925 aufgenommen.)

Phosgen. ($COCl_2$.)

Bei der Darstellung besteht CO-Gefahr, da es aus $CO + Cl_2$ gebildet wird. Phosgen gehört zu den giftigsten bisher bekannten Gasen.

Bei der Zersetzung in Anwesenheit von Wasser entsteht $HCl + CO_2$ (es zersetzt sich langsam bei gewöhnlicher Temperatur). Da es flüchtig ist und etwas reizt, erfolgen die Vergiftungen meist nur bei Massenaustritten durch Bruch der Leitungen, hauptsächlich auch Bruch der Bomben, in denen es verschickt wird.

Symptome und Diagnose. Geringe aber tödliche Konzentrationen haben noch keine Reizwirkung. Es erzeugt akute Entzündung der gesamten Atemschleimhaut, Lungenödem, ödematöse Schwellung, Schleimhautblutungen infolge der Ätzwirkung (wie die nitrosen Gase respektive Salzsäure). Die Wirkung ist jedoch viel intensiver und bösartiger als bei Chlor allein; es treten nach neuesten Untersuchungen vor allem Thrombosen in den verschiedensten Organen auf (Staehelin). Gefährlicher noch ist Zyanphosgen, $CO(CN)_2$. Eine spezielle Verfärbung der Atmungsöffnungen ist nicht zu beobachten, im Gegensatz zu der Gelbfärbung durch die analog wirkenden häufigen nitrosen Gase respektive Salpetersäuredämpfe (S. 241).

Die Phosgenvergiftung kann als Typus für alle Reizgasvergiftungen gelten (Magnus, Laqueur, Flury). Ihr Wesen beruht auf der lokalen Schädigung der Lungenwandungen. Die übrigen Krankheitserscheinungen sind sekundäre Folgen. Bei Einatmung schwacher Konzentrationen, wie 5—10 mg im Kubikmeter Luft, können die Abwehrreflexe, wie Husten, Bronchialkrämpfe, Glottisverschluß fehlen, und das Gas dringt ungehindert in die Luftröhre ein. Die Alveolarwand wird durchlässig und die Lunge läuft allmählich mit Blutplasma voll. Es entsteht das klinische Bild des akuten toxischen Lungenödems. Von besonderer Wichtigkeit ist, daß sich das Ödem in der Regel langsam, meist erst im Verlauf von mehreren Stunden, entwickelt und erst dann zu hochgradigen Erstickungserscheinungen führt. Dadurch kann zwischen der Einatmung des Gases und der Ausbildung lebensbedrohender Erscheinungen eine Latenzzeit eintreten, in der sich die

Vergifteten vollkommen wohl fühlen. Herz und Kreislauf werden erst allmählich in Mitleidenschaft gezogen, wenn die innere Reibung des Blutes durch die Eindickung erhöht ist und in den Lungen Strömungshindernisse eintreten. Der Blutdruck sinkt allmählich ab und wird nur während der Erstickungsanfälle auf der Höhe der Krankheit vorübergehend gesteigert. Die Bluteindickung und die Zunahme des Hämoglobins gehen parallel mit der Ausbildung des Lungenödems. Im Blut entstehen keine giftigen Stoffe, auch nicht, wie früher angenommen wurde, Kohlenoxyd. Dagegen ist der Sauerstoffgehalt stark vermindert und die Kohlensäure vermehrt.

Bei leichten Fällen bleiben nach den ersten lokalen Reizerscheinungen, wie Brustschmerzen, Rötung und Schwellung der Schleimhäute, Husten und Beklemmungsgefühl, die Beschwerden nur auf eine diffuse Bronchitis beschränkt. In mittelschweren Fällen bildet sich das entstehende Lungenödem allmählich wieder zurück; in schweren Fällen dagegen steigert sich die Atemnot und es kommt zum Tod durch Erstickung oder durch Kollaps infolge der Kreislaufschädigung. Die Hautfarbe ist mehr oder weniger zyanotisch, bei Herzschwäche dagegen blaß. Das Lungenödem ist durch das auf der ganzen Lunge verbreitete feinblasige, „kochende" Rasseln und den reichlichen schaumigen, meist gelblich gefärbten Auswurf zu erkennen. Auf der Höhe der Erkrankung kann es durch das Zerreißen von Lungenalveolen zu Luftaustritten in das Lungengewebe und zu Emphysem des Mediastinums, ja sogar zu ausgebreitetem Hautemphysem am Oberkörper kommen. Im Anschluß an die akute Vergiftung können nach einigen Tagen Bronchopneumonien und schwere akute Pneumonien der Unterlappen auftreten, sie beruhen gewöhnlich auf bakteriellen Infektionen. Ein Gradmesser für die Schwere der Erkrankung ist auch der Zustand des Herzens, vor allem das Verhalten des Pulses. Sekundäre Folgen der Erstickung sind Stauungserscheinungen, wie Gedunsenheit und Ödem des Gesichtes und der Hände, Netzhautblutungen, dann Stauungen im Magendarmkanal, Blutaustritte in den serösen Häuten, Stauungsmilz, -niere und -leber.

Auch verschiedenartige nervöse Störungen, wie Schwindel, Kopfschmerzen. Benommenheit kommen vor; sie können aber selbst bei schwersten Erkrankungen fehlen. Charakteristisch ist die Schlafsucht und Mattigkeit der Gaskranken. Sie vermeiden alle Muskelanstrengungen, um das Sauerstoffbedürfnis nicht zu vermehren.

Prognose. Die Prognose ist nicht ungünstig, wenn die Kranken die ersten 2—3 Tage überstehen. Die Zahl der Todesfälle ist am 3. bis 5. Tag bereits viel geringer. Nach Verlauf einer Woche kann die Prognose im allgemeinen als günstig angesehen werden. Immerhin wird man gerade mit Rücksicht auf die anfängliche Latenzzeit sehr vorsichtig urteilen müssen, da sich anscheinend leichte Fälle nach einigen Stunden durch Ausbildung des Ödems stark verschlimmern können. Besonders gefährlich sind Muskelanstrengungen. Gaskranke dürfen nicht gehen, auch der Transport ist unter Umständen bedenklich, da bei plötzlichen Muskelanstrengungen Todesfälle durch Herzlähmung häufig eintreten. Weitaus die meisten Gaskranken genesen wieder vollkommen. Nur bei einem kleinen Prozentsatz hinterbleiben bronchitische oder asthmatische Beschwerden noch längere Zeit. Sonstige Folgekrankheiten sind Bronchiolitis obliterans, Bronchektasien und Abszesse der Lunge. Die Herztätigkeit bleibt häufig noch längere Zeit sehr labil. Nachträgliche Entwicklung einer Tuberkulose ist nicht auszuschließen, nach den bisherigen Erfahrungen aber auffallend selten. Viele Fälle von dauernder Arbeitsunfähigkeit nach Gasvergiftungen sind auf neurasthenische Beschwerden und psychische Einflüsse zurückzuführen.

Behandlung. Entfernung aus dem Bereich der Gase, frische Luft, Kleiderwechsel, absolute Muskelruhe, Wärme, Sauerstoffeinatmung. Gegen die

Reizwirkungen an den Schleimhäuten Spülungen mit möglichst indifferenten Lösungen, für die Augen Borwasser, alkalische Salben (2% Natr. bicarb.), bei Lichtscheu und Akkommodationskrämpfen Atropin, gegen die Reizwirkung an den Atemwegen Inhalationen von Wasserdampf, schwach alkalischen Flüssigkeiten, Emsersalz und dergleichen; Bronchitiskessel.

Die Kalktherapie gegen Lungenödem ist noch ungenügend erprobt, aber vielfach mit Erfolg verwendet worden (subkutane Infusion von 400—800 ccm 1%iger Chlorkalziumlösung in Brust und andere Körperstellen). Zur Vermeidung von Gewebsschädigungen und Infiltraten wären andere Kalksalze, z. B. Kalziumglukonat, zu versuchen. Künstliche Atmung ist bei Lungenödem stets gefährlich, bei Atemstillstand aber oft nicht zu umgehen, Lobelin und moderne Kampferersatzmittel. Gegen die Bluteindickung ist ausgiebiger Aderlaß am wirksamsten. Man entnimmt 400—700 ccm Blut; die gleichzeitige Infusion von physiologischer Salzlösung (Ringer) kann günstig wirken, ist aber wegen Vergrößerung der Ödemgefahr und Überlastung des venösen Systems besser zu unterlassen. Blutverdünnend wirken auch Schwitzkuren mit Wärmflaschen und dergleichen, Tropfklistiere, Trinken von viel Flüssigkeit, Stärkung des Herzens durch Digitalis, Koffein und ähnliche Mittel. Endovenöse Traubenzuckerinjektion 15—20 $^0/_0$ 30—50 ccm wiederholt.

Jede Anwendung von Narkotizis, vor allem Morphium, zur Bekämpfung der Schmerzen oder Unruhe ist bedenklich. Gegen Husten genügen Kodein und Inhalationen, gegen Durst heiße Milch, Tee, Kaffee, eventuell Getränke mit sehr wenig Alkohol, flüssige Nahrung. In der Rekonvaleszenz körperliche Schonung und Rauchverbot. (Nach Flury.)

Das Nickel- und Eisenkarbonyl.

Nickelkarbonyl, $Ni(CO)_4$, besteht aus Nickel und Kohlenoxyd. Es ist eine sehr flüchtige Flüssigkeit, die nach dem Verfahren von Mond bei der Extraktion des Nickels entsteht.

Mott hat schon 1907 schwere Veränderungen der Hirnnervenzellen bei Todesfällen infolge Nickel-Karbonylwirkung beschrieben, ferner beobachtete er bei einzelnen Fällen kapilläre Blutungen in großer Ausdehnung und Gefäßdegeneration.

Eisenkarbonyl wird neuerdings technisch hergestellt, als Zusatz zu Autobenzin und vorläufig hauptsächlich in Deutschland verwendet (Motalin). Die toxikologischen Erfahrungen sind noch sehr beschränkt. Tatsache ist, daß Eisenkarbonyl, analog wie Nickelkarbonyl, wenn vielleicht auch weniger, giftig ist. Es ist infolge seiner Fettlöslichkeit ein Nerven- und ein Zellplasmagift. Nach vorläufigen Versuchen treten auffällig starke Störungen in der Leber ein. Das Eisenkarbonyl ist an der Luft und am Licht zersetzlich. Es zersetzt sich ganz vollständig bei der Explosion mit Benzin zusammen in den Explosionsmotoren. (Es soll das Klopfen der Motore verhindern, die Explosion ausgleichen.)

Das Eisenkarbonyl gibt also als Zusatz zum Autobenzin — im Gegensatz zu Bleitetraäthyl — keine giftigen Bestandteile in den Auspuff der Motoren.

Die Karbonyle wirken auch perkutan sehr stark, sie können nicht mit Seife, sondern nur mit Äther, Benzin abgewaschen werden.

Die nitrosen Gase.

Unter diesem Namen versteht man das Stickoxyd, NO, und das durch den Luftsauerstoff daraus entstehende Stickstoffdioxyd, NO_2 bzw. N_2O_4 [1].

Die gesamten Oxyde des Stickstoffes kommen in der rauchenden Salpetersäure vor und bewirken Vergiftungen beim zufälligen Verschütten derselben, beim Bruch von Behältern, Leitungen usw., weil dann die nitrosen Gase frei werden.

Viel intensiver ist ihre Entwicklung, wenn konzentrierte Salpetersäure mit Metallen wie Kupfer, mit organischen Stoffen wie Holz, Stroh usw. in Berührung kommt, was bei Beschädigungen von Salpetersäureflaschen auf dem Transport usw. leicht eintritt.

Als Zwischenprodukte und auch als Abgase kommen sie bei allen Prozessen in Betracht, die zur Salpetersäure führen, oder bei denen Salpetersäure, Nitrate und Nitrite angewendet

---

[1] N_2O, Stickoxydul, Lachgas hat unverdünnt und in hohen Konzentrationen stark narkotische Wirkungen, keine starken lokalen Reizwirkungen.

werden, so bei der Salpetersäuredarstellung aus Salpeter, bei der elektrischen Luftoxydation zu Salpetersäure, bei allen Nitrierungen, insbesondere dann, wenn infolge schlechter Reaktionsführung die Reaktion zu heftig wird, oder sich sogar die Masse entzündet (Nitrobenzol, Nitrophenole, Pikrinsäure, Nitrokörper der Sprengstoffindustrie, Nitroglyzerin, Nitrozellulose, Zelluloid usw.)

Während die beschriebenen Bildungsweisen der nitrosen Gase hauptsächlich in chemischen Betrieben lokalisiert sind, wo deren Gefährlichkeit bekannt ist, ist die Entwicklung nitroser Gase bei der Einwirkung von Salpetersäure auf Metalle infolge der vielfachen Anwendung der Salpetersäure zum Metallreinigen und zum Metallätzen in einer Unzahl großer und kleiner Betriebe verbreitet. Abgesehen von der Metallscheidung (Silber von Gold) und der Metallätzerei kommt hier hauptsächlich das sog. Gelbbrennen, Klischeeätzen in Betracht.

Unter Gelbbrennen versteht man die Reinigung hauptsächlich von Messingbestandteilen durch kurzes Eintauchen in eine Mischung von rauchender Salpetersäure, Schwefelsäure, meist mit Zusatz von Kochsalz und Kienruß. Bei der Reaktion dieses Gemisches mit Metallbestandteilen werden dicke rostbraune Dämpfe frei (Stickoxyde, auch Unterchlorigsäure usw.), die sich der Atmungsluft beimengen, wenn diese Dämpfe nicht mit starkem Luftzug direkt abgesogen werden. Die Erfahrung zeigt, daß diese einfache Poliermethode neuerdings auch in ganz kleinen Betrieben und in den primitivsten Einrichtungen ausgeführt wird; da die Dämpfe die Maschinen angreifen, wird meistens ein kleiner Raum zur Aufstellung der Säuretöpfe verwendet (Abtritt, kleiner Verschlag, oft ohne jede Ventilation; diese Räume werden meistens bei schlechtem Wetter und im Winter verwendet, im Sommer wird die Arbeit im Freien ausgeführt). Gewöhnlich müssen die Einzelarbeiter ihre Stücke selbst gelbbrennen, so daß sie höchstens einige Minuten in diesen Räumen sich aufhalten und deshalb keine akuten Schädigungen erleiden. Bei Zunahme der Arbeit wird oft ein etwas indolenter Arbeiter als Gelbbrenner bestimmt, ohne daß die Einrichtungen verbessert werden, der dann stundenlang den Dämpfen ausgesetzt ist. Wir sahen in wenig Wochen drei auf diese Weise zustande gekommene tödliche Vergiftungen. Weder die Arbeiter, noch die Betriebsleiter wußten, daß diese Gase nicht bloß widerwärtig und zum Husten reizend, sondern giftig sind. Ein Fall wurde von mehreren Ärzten, und zwar ohne jeden positiven (chemischen) Anhaltspunkt, als Kohlenoxydvergiftung angesprochen und damit eine nicht im Betriebe zugezogene Vergiftung, das heißt, kein entschädigungsberechtigter Betriebsunfall angenommen.

Die nitrosen Gase werden ausnahmslos durch die Luftwege aufgenommen und wirken in erster Linie ätzend auf die Nasen-, Rachen-, Luftröhren- und Lungenschleimhäute. Zuerst tritt ein zusammenziehendes Gefühl ein, schon bei geringen Konzentrationen mit Hustenanfall, nachher folgt sehr häufig eine Zeit der relativen Unempfindlichkeit, selbst wenn die Konzentration der Gase sukzessive steigt. Es wurden uns Fälle bekannt, wo viele Stunden nach der Arbeit erst die schweren Symptome von seiten der Lunge aufgetreten sind. In anderen Fällen, bei großen Konzentrationen, können wenige Minuten nach dem Einatmen schon Bluthusten und bald die Zeichen von Lungenödem eintreten. Bei geringen Konzentrationen und längerer Einwirkung wurde das Auftreten von Schwächegefühl, Atemnot, Fiebergefühl, Auswurf von blutigen, schleimigen Massen nach 2 bis 12 Stunden beobachtet. Selten treten die schweren Symptome erst nach längerer Zeit auf. Die Wirkung auf die Schleimhäute ist bedingt einerseits durch eine Zersetzung der Stickoxyde, andererseits wahrscheinlich durch eine verflüssigende Wirkung der Nitrate und Nitrite auf die kolloiden Zellbestandteile. Weiter ist zu beachten, daß ein Stickoxyd (das Lachgas) ganz ausgesprochen narkotische Eigenschaften hat, so daß wir die sicher nachgewiesene Verminderung der Empfindlichkeit auf eine Nervenwirkung der Stickoxyde zurückführen können.

Symptome. Die Reaktionen des menschlichen Körpers auf die Nitrosegase sind ungleich, so bestehen meist anfängliche starke Reizwirkungen auf die Respirationsschleimhäute, Hustenreiz usw., dann folgt wahrscheinlich auch eine Wirkung auf das Nervensystem. Bei plötzlicher Einwirkung von Nitrosegasen tritt regelmäßig starker, unüberwindlicher Hustenreiz auf (bei bestimmten Menschen kann man eine außerordentlich starke Empfindlichkeit gegen diese Gase wahrnehmen). Nach einiger Zeit tritt eine Art Entspannung ein, die Menschen husten nicht mehr, aber sie sehen blaß aus und scheinen etwas indolent. Das Befinden ist etwas gestört, aber nicht sehr ausgesprochen, nicht der Gefahr entsprechend subjektiv empfunden.

Wenn nur wenig Nitrosegase geatmet worden sind, der Betreffende das Lokal verläßt, in die frische Luft geht, so bleiben oft einige Stunden nur leichter Hustenreiz und Spuren von Auswurf, die Erholung ist vollständig. In anderen Fällen, besonders bei Arbeitern, die frisch in eine Atmosphäre mit reichlichen Nitrosegasen kommen, die sich längere Zeit diesen Gasen aussetzen, kann sukzessive, in vielen Fällen aber erst nach einigen Stunden, wie nach Einatmen von Phosgen, ein starkes Schwächegefühl mit ausgesprochener Atemnot und schaumigem Auswurf, Lungenblähung eintreten. Die meisten Erkrankten, bei welchen es, wenn auch erst nach Stunden, zu so schweren Symptomen kam, sind bis heute den Vergiftungen erlegen.

Die experimentellen Untersuchungen und die Wirkung der Nitrosegase bei Tieren gaben nach unserer Erfahrung ungleiche Resultate. Bei den kleinen Tieren tritt schnell Atemnot und Husten ein und sehr häufig folgt sofort das Lungenödem und Zirkulationsstörungen. Bei größeren Tieren beobachtet man häufiger das erwähnte Latenzstadium zwischen dem Einatmen und den schweren Lungensymptomen. Von den großen Tieren scheint das Pferd stark empfindlich zu sein.

Diagnose. Die nitrosen Gase reizen in höherer Konzentration stark zum Husten und erzeugen ein beängstigendes, bedrückendes Gefühl auf der Brust. Man gewöhnt sich aber relativ leicht daran, denn zweifellos haben auch diese Stickoxyde, wie das sog. Lachgas (N_2O), eine narkotische Wirkung auf das Nervensystem.

Bei Menschen mit etwas empfindlichen Respirationsschleimhäuten tritt nach kurzer Zeit, meist aber erst nach mehreren Stunden (manchmal erst viele Stunden nach Unterbrechung der Arbeit), Atemnot, Schwächegefühl, oft Frieren, blutig tingierter Auswurf auf. In der Mehrzahl der Fälle, die dann in Behandlung kommen, findet man bereits die Symptome eines ausgesprochenen Lungenödems und stark beschleunigte Herzaktion, große Atemnot bei meist freiem Bewußtsein. Es werden in einzelnen Fällen ungeheure Mengen schaumig rosarot gefärbten Schleims in wenig Stunden ausgeworfen. Diese Vergiftungen enden meist tödlich.

Da es sich häufig um alleinstehende Arbeiter handelt und die schweren Symptome erst im Laufe der Nacht auftreten, kommen die Ärzte oft zu Bewußtlosen und Sterbenden. Da aber diese Vergiftung den Definitionen des Betriebsunfalles entspricht, ist auch die sichere Diagnose der Todesursache von Bedeutung, z. B. gegenüber einem urämischen Tod oder Kohlenoxydtod in der Nacht. Da können in erster Linie eine gelbe Verfärbung der vorderen Kopfhaare, der Vibrissae in der Nase, die gelben mazerierten Flecken an den Händen auf die Diagnose leiten. Der Nachweis von nitrosen Gasen respektive deren Verbindungen mit Diphenylamin in Schwefelsäure kann gelingen, wenn man den zuerst ausgehusteten Schleim untersuchen kann, doch ist das wohl selten. Der Nachweis des Kausalzusammenhanges ist gewöhnlich nur durch Zeugenaussagen über das Befinden, die Klagen, die Symptome und die Art der Arbeit am Tag vorher bei Fehlen anderer pathologischer Prozesse zu erbringen.

Therapie. Nach Eintritt der Erkrankung kennen wir bis jetzt nur symptomatische Mittel, die das Aushusten und die Herztätigkeit anregen, Kampfer, Koffein, Acid. benzoic., die neueren Exzitantien, Aderlaß.

Können wir eingreifen, bevor die schweren Symptome aufgetreten sind, also bald nach der Vergiftung, scheinen Sauerstoffinhalationen und Ruhe das Eintreten des Lungenödems zu verhindern. Periodische Inhalation von 10—15 Minuten und entsprechenden Pausen scheinen bis jetzt die rationellste Anwendungsform. Nach Flury ist Einatmen von konzentriertem Sauerstoff zweckmäßig. Traubenzucker endovenös in 20 $^0/_0$ Lösung.

Zuverlässige Techniker gaben mir wiederholt an, auch in der allerletzten Zeit, daß sie bei sehr schweren Fällen, wo die gewöhnlichen Herzmittel usw. versagten, mit 5—7 Tropfen Chloroform in Wasser gegeben, jede halbe Stunde (bis sechsmal) überraschende Heilresultate gesehen hätten. Demgegenüber hält Curschmann und die meisten Autoren die Wirkung des Chloroforms für eine mehr suggestive, die auf anderem Wege besser erreicht werde.

Prognose. Der Tod an Lungenödem ist häufig. Nachkrankheiten, wie Kehlkopfstörungen, Bronchiolitis, Tuberkulose selten, bedeutend seltener als z. B. bei Phosgen.

Schutzmaßnahmen. Der beste Schutz ist auch hier die Absaugung der Dämpfe durch entsprechend angebrachte Ventilatoren. (Die nitrosen Gase sind sehr schwer, sinken in die Tiefe.) Leider ist eine Arbeit wie Gelbbrennen in abgeschlossenen Kapellen bis heute nur in ganz großen Betrieben möglich, während in kleinen Betrieben, wo recht verschiedene Gegenstände behandelt werden müssen, höchstens eine Aspirationseinrichtung angebracht ist, oder im Freien gearbeitet wird. Die Entfernung der Dämpfe muß naturgemäß entweder durch einen so starken Zug erfolgen, daß die schweren Dämpfe nicht über den Rand der Tröge sinken und so in den Arbeitsraum gelangen können und vor allem sollen sie weggezogen werden, bevor sie an die Atmungsorgane der Arbeiter gelangen. Es werden verschiedene Systeme verwendet, starke Aspiration auf der Seite und hinten an den Trögen, in einzelnen kombiniert mit Pulsationsventilation, die so gerichtet wird, daß sie die Gase vom Arbeiter weg dem Aspiratoren zutreibt (Holz-, Blei-, Aluminiumflügel im Aspirator).

Bei Unglücksfällen, Verschütten von großen Mengen Salpetersäure in geschlossenen Räumen ist in erster Linie daran zu denken, daß die Atmungsöffnungen gegen den Eintritt der Nitrosegase geschützt werden müssen, sei es durch Respirationshelm oder mindestens durch stark durchfeuchtete, dann ausgepreßte Schwämme usw., da sich die giftigen Nitrosegase in Wasser absorbieren.

Für die Schutzmaske eignet sich eine Imprägnation mit Natriumhyposulfit oder Soda, respektive ein Gemisch von beiden.

f) Schwefelwasserstoff. H_2S.

Schwefelwasserstoff ist äußerst giftig, bereits in sehr geringen Dosen. Die reinen Schwefelwasserstoffvergiftungen kommen hauptsächlichst in chemischen Laboratorien und Fabriken vor. Die Mehrzahl der Vergiftungen sind kombinierte Vergiftungen, in denen der Schwefelwasserstoff der giftigste Bestandteil ist: Fäulnis, Gärungsgase von schwefelhaltigem Material, Abwässer von Zyanfabriken [neben Zyan, Abwässer von Gerbereien (mit CO_2) und technischem Acetylen, selten in Hochofengasen mit CO usw.].

Vergiftungsgelegenheiten bilden in erster Linie Betriebsstörungen, zufällige offene Hähne, Versagen der Ventilation in Betrieben, in denen Schwefelwasserstoff entsteht: in erster Linie in der Bariumindustrie, bei Verarbeitung des Schwefelbariums. Ebenso bei Zusammentreffen von Säuren mit Schwefelbarium, anderen Schwefelalkaliverbindungen und Schwefelmetallen, Pyrit, beim Riechen an solchen Apparaten, bei der schnellen Reduktion in der Gerberei, der Verarbeitung der sog. Gaswässer auf Ammonsulfat, Befreiung der Schwefelsäure von Metallen, resp. Arsen, schließlich bei der Leuchtgasdarstellung aus schwefelhaltigen Kohlen und bei der Verarbeitung der Sodarückstände.

Die weitaus häufigste Vergiftungsgelegenheit (zusammen mit anderen Gasen) ist bei der Arbeit unter Tag: Caissonarbeit in gärendem Schlamme, Kloaken mit organischen Abfallstoffen. Hier ist meist viel Kohlensäure, wenig Sauerstoff und Schwefelwasserstoff in sehr variabeln Verhältnissen vorhanden.

Mehr Schwefelwasserstoff enthalten die Gase in Abwässerkanälen von Fabriken, speziell Gerbereien, Zyanfabriken (das Wasser enthielt in einem Fall, nach Oliver, 12 Volumprozent Schwefelwasserstoff), speziell Abwässer von Sulfitverfahren. Besonders häufig erfolgen Unfälle beim Öffnen von versteckten Abzügen der „fosses d'aisances" usw., wobei unter Druck stehende Gärungsgase ausbrechen. Ebenso beim Durchführen von Leitungen neben Abortgruben und Kloaken sind durch solche Gase in den letzten Jahren vielfach schwere, tödliche Vergiftungen erfolgt.

Seltenere und leichtere Vergiftungen sind Folgen des Genusses von sog. Schwefelwässern in größeren Dosen und von Schwefelwasserstoffvergiftung bei instestinalen Gärungen und Abszessen; sie sind hauptsächlich bei Kindern beschrieben worden.

Schwefelwasserstoff kann sich auch bei Verwendung von Schwefelleberpulver, Kaliumthiosulfat zu Schwefelbädern bis zum Auftreten von Brechen und sogar Respirationsstörungen in gefährlicher Weise entwickeln.

Eigenschaften des Gases. Schwefelwasserstoff riecht sehr stark nach faulen Eiern, schwärzt die meisten Metalle, Silber, Kupfer, Blei usw. Es ist schwerer als Luft, sinkt also zu Boden. Diese Eigenschaften bedingen, daß stark giftige Konzentrationen in tief liegenden Hohlräumen, wie Schächten und Gruben, entstehen können, und daß die hinstürzenden Arbeiter erst recht in giftige Konzentrationen fallen.

Häufig tritt Herzklopfen nach anfänglicher Verlangsamung des Pulses auf und ausgesprochene Neigung zu erregter Herzaktion. Die Empfindlichkeit nimmt durch frühere Vergiftungen zu. Die Leistungsfähigkeit nimmt durch starke Vergiftungen oft für lange Zeit ab; es besteht Neigung zu Fieber, Schüttelfrösten.

Es wird auch angegeben, daß nach einem relativ beschwerdefreien Intervall in frischer Luft noch schwere Symptome auftreten können.

Symptome und Diagnose. In geringen Konzentrationen unter $0,01\,^0/_0$ reizt H_2S etwas die Schleimhäute. $0,05\,^0/_0$ ist nach Lehmann gefährlich. Der Geruch wird bald abgestumpft, so daß das Gas nicht mehr wahrgenommen wird.

Die akute schwere, tödliche Vergiftung. Bei größeren Mengen reinen H_2S treten sehr schnell Bewußtseinsstörung, Bewußtlosigkeit, Krämpfe und Tod durch endgültige Atmungslähmung ein (während bei Kloakengasvergiftungen Wiederbelebungen der Bewußtlosen relativ häufig möglich sind).

Subakute Vergiftungen: Übelkeit, Schwindel, Brechneigungen, Ängstlichkeit, Bewußtseinsstörungen, in einzelnen Fällen Aufregungszustände, Flucht mit Verkennung der Umgebung. Bei langsamen oder wiederholten Vergiftungen treten neben nervösen Störungen, wie Neigung zu Ohnmachten, Schwindelgefühl, Gedächtnisschwäche, Störungen von seiten der Schleimhäute auf, unmotivierte Diarrhöen in erster Linie, Katarrhe, Konjunktivitis.

H_2S geht mit dem Blutfarbstoff eine Verbindung ein, das sog. Sulfhämoglobin. Es zeigt im frischen Blut einen Absorptionsstreifen im Rot (analog dem Methämoglobin), aber näher an den Hämoglobinstreifen im Gelb und Grün. Der Streifen ist beständig auf Luft- und Schwefelammoneinwirkung (vgl. Kohlenoxydvergiftung). Experimentell beobachtet, da Sulfhämoglobin bei menschlichen Vergiftungen nicht vorkommt.

Die gleichen Symptome werden bei chronischer Vergiftung angegeben. Die Anamnese, respektive die Untersuchung des Arbeitsmilieus, ist in Fällen von wahrscheinlicher H_2S-Vergiftung absolut notwendig. (Da die Sektion fast ausnahmslos keine Anhaltspunkte gibt, auch bei sicherer H_2S-Vergiftung, insbesondere keine Veränderung des Blutspektrums, und da die tödliche Vergiftung der heutigen Auffassung des Unfallereignisses entspricht, ist die Beiziehung aller, auch anamnestischer Mittel, geboten.)

Die hauptsächlichste kombinierte Vergiftung, in welcher H_2S eine kleinere oder größere Rolle spielt, ist die sog. Kloakengasvergiftung. Infolge der Gärung, des Mangels an Luftströmung treten die schweren Gase, CO_2, teils H_2S, bei gleichzeitiger Abnahme des Sauerstoffs auf. Bei höheren Konzentrationen sehen wir den sog. „Coup de plomb", schnelles Hinstürzen, Blässe, Krämpfe, Pupillenstarre, in seltenen Fällen vorangehende Angstzustände,

Schreien, auch Lachen. Die Wiederbelebung gelang nur in seltenen Fällen. Nachkrankheiten sind sehr häufig, teils von seiten des Nervensystems, vor allem aber infolge Aspiration von faulendem Material, wenn die Vergifteten in Flüssigkeit fallen.

Bei geringen Konzentrationen treten chronische Vergiftungen auf, die Empfindlichkeit steigert sich. Schwächezustände bei schlechtem Aussehen, langsamem, aber erregbarem Herzschlag, Neigung zu Ohnmachten und Schwindelanfällen, daneben chronische Störungen verschiedener Art von seiten des Magens, Darmes, große Neigung zu den verschiedenartigsten Infektionen, also Schaffung von Dispositionen, deren Ursache natürlich leicht übersehen wird und auch schwer zu beweisen ist. Diese Erkenntnis ist eine mehr statistische.

Die **Therapie** ist rein symptomatisch: künstliche Atmung, Kampfer und Ersatzmittel, Sauerstoff bei Bewußtlosigkeit. Berufswechsel ist nötig, wenn als ganze oder Teilätiologie unvermeidbarer H_2S nachgewiesen werden kann.

Prognose. Alle Schwefelwasserstofferkrankungen haben eine relativ schlechte Prognose — langsame Ausheilung, Steigerung der Empfindlichkeit, lange dauernde Störung von seiten des Herzens und vor allem des Nervensystems.

g) Schwefelkohlenstoff. CS_2.

Der Schwefelkohlenstoff schien bis etwa 1900 eines der gefährlichsten technischen Gifte werden zu wollen. Er ist neuerdings in der Hauptsache durch die chlorierten Derivate Tetrachlorkohlenstoff (S. 204), Trichloräthylen usw. ersetzt worden. Er wird hauptsächlich noch verwendet in der Kautschukindustrie, für kalte Vulkanisation, in großem Maße bei Herstellung von Kunstseide, seltener in der Fettextraktion aus Pflanzensamen und Knochen, zu technischen Klebemitteln, Injektionsmassen, Kitten, hauptsächlich für wasserdichte Arbeiten; gefährlicher scheint seine Verbreitung heute als Mittel gegen Ungeziefer im Weinbau, Tabakbau und als Bremsenmittel bei Tieren.

Diese Verwendung durch ganz uneingeweihte Menschen (Knechte usw.) zusammen mit der Flüchtigkeit, der Giftigkeit und der Explosionsgefahr, Entzündungsgefahr ist bedenklich.

Die Gefährlichkeit des Schwefelkohlenstoffes setzt sich aus folgenden Eigenschaften zusammen: seine große Flüchtigkeit (Siedepunkt 46°), seine große Giftigkeit, indem schon 1,5 mg pro Liter Luft in sehr kurzer Zeit schwere Vergiftungen erzeugen und nach den neuesten Untersuchungen bei monatelanger Einwirkung schon 0,15 mg pro Liter Vergiftungen erzeugen, und ferner, daß sein Geruch wohl recht auffällig, aber doch vielen Menschen nicht sehr unangenehm und nicht warnend ist.

α) Die akute Vergiftung.

Die akuten Schwefelkohlenstoffvergiftungen sind sehr selten, kommen beim Platzen von Röhren und Überspritzen der Kleider und bei Reinigung von Reservoiren vor; sie sind different von der chronischen Einwirkung, als eine physikalisch-chemische Narkosewirkung, ähnlich Tetrachlorkohlenstoff und Chloroform, sie haben jedoch länger dauernde Nachwirkungen, sogar akute, lange bleibende Sehstörungen und zentrales Skotom können sich anschließen.

Die **Symptome** sind durchaus abhängig von der einwirkenden Konzentration und der Zeit.

Bei großen Konzentrationen entwickeln sich akute Bewußtseinsstörungen, Delirien, Bewußtlosigkeit, Pupillenlähmungen (im Gegensatz zu chronischer Vergiftung).

Die Diagnose ergibt sich meistens am schnellsten aus Situation und Anamnese. Therapie symptomatisch.

β) Die chronische Schwefelkohlenstoffvergiftung.

Die häufigste Vergiftungsgelegenheit ist heute noch das Vulkanisieren (vgl. oben) und das Schwefelkohlenstoff-Viskose-Verfahren.

Symptome. Zuerst fallen psychische Symptome auf, meist eine auffällige Müdigkeit und Apathie abends, die einer starken Reizbarkeit folgt, welche die erste Zeit in freier Luft schwindet. Oft treten gleichzeitig Schwindelgefühl, seltener Kopfschmerzen, auch etwa Erbrechen und Durchfälle auf. Krank fühlen sich die Arbeiter aber meist erst, wenn die Reizbarkeit stark zunimmt und der Umgebung die Erregtheit auffällt (die selten sich in vorübergehendem Übermut äußert, häufiger depressiven Charakter hat). Solche Aufregungsstadien können zu impulsivem Selbstmord führen (häufig vorkommender Sturz durch das Fenster der Fabrik, Oliver).

Die nun folgenden Symptome scheinen stark von der Individualität bedingt. Bei der Mehrzahl treten periphere nervöse Störungen auf, meist zuerst Schwäche in den Fuß- und Handextensoren, ausgesprochener rechts, mit variablen sensiblen Störungen. [Von Ameisenlaufen und Kribbeln, Gefühl der fremden Hand, wenn sie sich selber berühren, bis zu starker Hyperästhesie, Zucken und reißende Schmerzen in den Muskeln, häufig in den Pektoralmuskeln, recht früh Verminderung der Akkommodation (Heim) und Sehstörungen, Nebelsehen (analog der Tabak- und Alkoholvergiftung), auch Skotome.]

In diesem Stadium sind die Sehnenreflexe vermindert. (Häufig stellt sich schon vor der Muskelschwäche und den Koordinationsstörungen ein ziemlich grobes, schnelles Zittern der Hände ein, das speziell bei Anstrengung manchmal stark zunimmt.) Später treten Atrophien und Degenerationsreaktionen auf. Seltener sind schwerere psychische Störungen, wie manische und melancholische Zustände lange dauernder Art und Auslösung von latenten Psychosen durch Schwefelkohlenstoff. Sehr häufig dagegen besteht eine große Ängstlichkeit und Suggestibilität, so daß man von einer Schwefelkohlenstoffhysterie gesprochen hat (Charcot).

Bei jugendlichen Personen und besonders bei Unterernährten treten die allgemeinen Symptome, wie Verdauungsstörungen, große Schwäche, Blutarmut, neben den nervösen Störungen stark in den Vordergrund. Das Krankheitsbild variiert also sehr stark.

Bei Verwendung von Schwefelkohlenstoff zu Kittmassen usw. und als Farblösungsmittel kommen noch andere Gifte in Betracht, die das Krankheitsbild sehr komplizieren können. (Azeton, Chlorkohlenstoffverbindungen usw. speziell während des Krieges.)

Die **Diagnose** stützt sich in erster Linie auf die Sehstörungen, die leichte Akkommodationsermüdung, Herabsetzung der Reflexe bei Schwäche der Beugemuskeln und relativ grobes, schnelles, manchmal ungleiches Zittern bei gleichzeitiger, erst seit der Aufnahme einer bestimmten Arbeit eingetretenen Labilität der Stimmung. Hysteriforme Symptome sind bei Schwefelkohlenstoff am häufigsten von allen gewerblichen Vergiftungen.

In ganz erster Linie für die Differentialdiagnose stehen die Symptome von seiten der Augen. Das Nahesehen ermüdet, Undeutlichsehen infolge Akkommodationsstörungen, Abnahme der Sehschärfe, Nebelsehen, oft Skotome, auch zentraler Art für Farben, Zeichen der retrobulbären Neuritis, manchmal mit frühem Abblassen der temporalen Papillenhälfte. Die Pupillen reagieren, wenn auch manchmal träge.

Sehr häufig ist natürlich die Angabe über die Arbeit leitend für die Diagnose. Jedoch sah ich selbst mehrere Kranke, die überhaupt nichts von Schwefelkohlenstoff in ihrer Arbeit wußten.

Die Differentialdiagnose bei beginnender Schwefelkohlenstoffvergiftung stützt sich wesentlich auf die Augenstörungen. Bei Methylalkohol ist Neuroretinitis optica, jedoch ohne motorische Störungen, ebenfalls recht häufig. Bei Dinitrobenzol, seltener bei Anilin, und anderen organischen flüchtigen, ungesättigten Verbindungen finden sich neben den übrigen nervösen und Blutzersetzungssymptomen auch unbestimmte Sehstörungen in sehr vielen Fällen.

(Gemische von verschiedenen derartigen Substanzen kommen heute in Putzmitteln, Lösungs-, Schmier- und Einfettungsmitteln sehr häufig in den Handel und haben in der letzten Zeit eine sehr große Zahl von Vergiftungen, speziell auch bei Kindern, verursacht. Viele analoge Vergiftungen sind aber sicher übersehen worden.)

Von den organischen Verbindungen machen bei chronischer Einwirkung Bromäthyl und hauptsächlich Brommethyl ausgesprochene Sehstörungen, wenn auch nicht sehr häufig, analog wie Atoxyl usw. Blei kann in den Frühstadien schon Retinitis mit ödematösen Schwellungen und zentralen Störungen, ebenso Sehnervenatrophie bedingen, Quecksilber seltener. Nach meiner Erfahrung kommt unreiner Schwefelkohlenstoff häufig mit Bleiverbindungen zusammen, seltener mit Quecksilberverbindungen zu Kitten, plastischen, hauptsächlich zu Isolatoren bei Kabeln verwendeten Massen, wie auch oft in zoologischen, anatomischen Instituten zur Verwendung, und kann recht schwer zu diagnostizierende kombinierte Vergiftungen erzeugen.

Seltener kommen sekundäre progressive Erkrankungen nach akuter Kohlenoxyd- und Zyanvergiftung vor, die analog den Alkohol- und Nikotinwirkungen sind, die auch mit chronischen CS_2-Wirkungen verwechselt werden können.

Wenn noch andere Stoffe wie Schwefelwasserstoff mitwirken, kommt es zu Durchfällen unmotivierter Art; in einem Fall sah ich Blutdrucksenkung, so daß der Gedanke an eine Addisonsche Krankheit, Nebennierentuberkulose nahe liegt.

Gewöhnlich wird auf den stinkenden Schwefelkohlenstoff aufmerksam gemacht. Handelt es sich aber um verdeckte, unbekannte Nebenprodukte, die wenig auffällig riechen, nicht reizen oder nicht mehr reizen als andere Produkte der Fabrikation, dann werden diese Stoffe übersehen.

Die Differentialdiagnose wird nicht gemacht, das vermeidbare Gift nicht erschlossen, bis schwerere Augensymptome vielleicht in einzelnen Fällen auf den toxischen Charakter der gesamten Erkrankung hinweisen.

Da die chronische Schwefelkohlenstoffvergiftung den Unfällen gleichgestellt ist, ist die Diagnose noch von besonderer Bedeutung: Verordnung über die Angleichung von Berufskrankheiten an die Unfälle, 12. Mai 1925.

Prognose und Therapie. Bei schnellem Eintreten, speziell der Symptome von seiten der Augen, ist eine dauernde Entfernung von den Schwefelkohlenstoffquellen geboten. Dann heilen bei guter Ernährung, frischer Luft, warmen Bädern die meisten frischen Fälle, wenn auch relativ langsam, aus.

Bei schweren Fällen mit organischen Störungen, wie Abblassen der Papille, Retinitis, starken Gedächtnisstörungen, depressiven Verwirrungszuständen, ist die Therapie symptomatisch.

Von gasförmigen Giften vgl. Kohlenwasserstoffe (S. 172), Tetrachlorkohlenstoff, Trichloräthylen usw., substituierte organische Stoffe (S. 200), Dimethylsulfat (S. 211), Arsenwasserstoff (S. 159), Phosphorwasserstoff (S. 161), Säuredämpfe (S. 165), Ammoniak (S. 166), Halogene (S. 166), Jodmethyl (S. 207), Brommethyl (S. 206).

Allgemeine Lehren und Besonderheiten der Vergiftungen durch flüchtige giftige Stoffe (Gase und Dämpfe). (Unter Verwendung der Kriegserfahrungen, vgl. auch Flury, S. 50.)

Die unerhörte Zahl von Vergiftungen während des Krieges, die Massenvergiftungen mit solchen flüchtigen Giften, die Vielgestaltigkeit und die systematische Entwicklung der Kampfgifte, sollen nur in den allgemeinen Lehren verwendet werden, schon weil diese Lehren der eindringlichste Beweis sind für die bereits erwähnten Notwendigkeiten und weil die Parallelen immer wieder (z. B. im Verbrechen, durch chemische Versuche) auftauchen werden und den Ärzten Aufgaben stellen werden wie durch die ständig sich entwickelnde Gesetzgebung.

Einteilung.

1. Irritierende, reizende und später zur Vergiftung führende Gase:

a) Die Schleimhäute reizende: in erster Linie die Halogene (Chlor, Brom, Jod und deren Wasserstoffverbindungen), die Säuredämpfe und Säureanhydride (SO_2, N_2O_4 usw.), ferner die leicht Säuren abspaltenden (Phosgen) und speziell auch die organischen Chlor-, Brom- und Jodprodukte sehr verschiedener

Kompositionen, wie organische Säurechloride, chlorsubstituierte Alkohole, die oft auch schon starke allgemeine Wirkungen haben (z. B. Chlorazetophenon, Bromazeton, Xylylbromid, halogensubstituierte Ester usw.).

b) Auf die Haut wirkende, Blasen bildende: der Yperit oder Dichloräthylschwefel ($ClCH_2-CH_2)_2S$, Senfgas, mustard gas, Gelbkreuz (Siedepunkt über 200^0) — werden durch die Explosion verspritzt, machen auf der Haut, sowie wenn eingeatmet als Nebel in den Schleimhäuten, sehr starke Entzündung und Nekrosen. Wirkt auch perkutan auf die Lungen (Victor Meyer). Ferner viele organische Arsenverbindungen (Diphenylarsinchlorid, Chlorvinylarsine, Lewisite).

2. Die allgemein giftig wirkenden Absorptionsgifte Blausäure, die Blausäuregemische des Krieges, z. B. Arsentrichlorid + Blausäure usw. Die dreiwertigen, flüchtigen Arsenverbindungen: Arsenwasserstoff, Kakodylverbindungen; das Kohlenoxyd.

Allgemeine Resultate.

Eine große Zahl der durch Chlor, Phosgen und verwandte Gase schwer Kriegsvergifteten starb; die große Mehrzahl auf dem Platz und von denen, die in Behandlung gelangten, wieder die Mehrzahl in den ersten 48—72 Stunden. Die wenigen Prozente der überlebenden Schwervergifteten mit Nachkrankheiten sind aber doch noch so zahlreich und in den verschiedenen Ländern untersucht worden, daß die Nachwirkungen doch ziemlich weit geklärt sind und als medizinische Erfahrung allgemeiner Bedeutung verwendet werden können. Die Mortalität bei den arsenhaltigen Reizgasen ist viel geringer.

(Die nachträglichen Angaben, daß von allen, die von Kriegsgiftgasen betroffen worden seien, nur $2-3^0/_0$ gestorben seien, sind dann denkbar, wenn man eben auch die ganz leicht Vergifteten zählt.

Nach den Erfahrungen bei gasvergifteten Internierten (von denen ich mehrere Hundert sah) gilt diese Angabe offenbar nicht von den schweren Kriegsgiften, wie etwa Dichlordiäthylsulfid — und bei schwerem Lungenödem.)

Als Hauptlehre für die Diagnostik ergibt sich, daß 3 große Gruppen von **physiologisch verschieden** wirkenden Giften zur Verwendung kamen, die alle physiologischen Möglichkeiten ausnützten: α) momentane Reizung der Orientierungsorgane (Augen), momentane Shockwirkung, Störung der Motilität, Schmerzen, Erregung; β) Störung des Bewußtseins oder γ) tödliche Vergiftung respektive schwere Nachkrankheiten erzeugende Stoffe.

Alle anderen giftigen Stoffe, die langsam wirkten, mit Ausnahme der „Defensivgase", wie Dichloräthylsulfid, wurden bald von den Kriegführenden ausgeschaltet.

Man kann diese giftigen Gase einteilen in

Reiz- und Erstickungsgase, vesikatorische Stoffe, Schmerzgifte.

Diese Einteilung zeigt schon, daß sehr große Gruppen einheitliche oder ähnliche Symptome machen, so alle flüchtigen starken säure- und halogenabspaltenden Stoffe (Chlor, Brom, N_2O_4, auch Phosgen); alle haben in entsprechender Konzentration die plötzliche, furchtbar stechende, die Atmung stillegende Reizwirkung auf die Atmungsorgane, furchtbare Hustenanfälle mit meist in den ersten 6—12 Stunden auftretendem Lungenödem, daran anschließend die zweiten Stadien: die Lokalinfektionen, speziell die Lungen- und Lokalnekrosen, während die bloß reizenden, organischen Chlor-, Brom- und Jodprodukte, wie Chlorazeton, Bromazeton, Chlorameisensäureester, Benzylbromid im allgemeinen schon in sehr geringen Konzentrationen starke Reizwirkungen auslösen: Augen, Nase, Pharynx und Larynx reizen, dagegen viel seltener schwer und dauernd schädigen. Abhängig ist das Gesamtbild der Erkrankung wesentlich von der Konzentration und der Dauer der Wirkung, viel weniger von der spezifisch chemischen Eigenart des Stoffes. Alle die lokal reizenden, gelegentlich auch Nekrosen erzeugenden meist chemisch labilen Substanzen können später aus dem Krankheitsbild kaum mehr erschlossen, respektive nicht mehr von ihren Verwandten abgegrenzt werden. Schon bei geringen Konzentrationen haben aber einzelne organische Chlor- und Bromprodukte nach längerer Arbeit mit diesen Stoffen infolge ihrer Fettlöslichkeit (vgl. Chloroform) eine ausgesprochene Wirkung auf das Nervensystem (Übelkeit, Unsicherheit im Gehen, Bewußtseinsstörungen, Depressionen).

Die Wirkungen sind bei geringen Konzentrationen zuerst subjektive: Kratzen, Kitzeln, Stechen, Brennen, diffuser starker Schmerz, z. B. in den Augen, daran anschließend folgen Reflexe: Tränen der Augen, Schließen der Augen, Atemstillstand, Husten, Brechen. Sehr bald folgt Hyperämie mit starker Sekretion: Nasenausfluß, Tränen, Salivation, auch Lungenödem. Diese Erscheinungen gehen direkt über oder gehen parallel der Entzündung, der Ödematisierung, der Infiltration der verschiedenen gereizten Schleimhautpartien. Manchmal folgt noch herdförmige Nekrose.

Von den erwähnten sauren Gasen und den organischen Halogenverbindungen sind die schwersten Symptome die Lungensymptome. Bei schwerenVergiftungen erfolgt schnell: Verfärbung der Epithelien der Luftwege, Ablösung der Epithelien, aber auch sofortiger Atmungsstillstand, der direkt in den Tod übergehen kann, oder es folgt Lungenödem — meist mit tödlichem Ausgang. Der Tod unter schnell eintretender Asphyxie tritt in wenig Stunden unter den Erscheinungen des Lungenödems ein, meist im Laufe der ersten 12 Stunden, doch sterben auch einzelne noch nach 2—3 Tagen. Die späteren Todesfälle erfolgen nach konsekutiven Lungenentzündungen, Brustfellentzündungen. Von den schwer Vergifteten gehen in den ersten 10—14 Tagen an diesen Folgekrankheiten noch eine große Zahl zugrunde. Die aufdringlichsten Symptome sind bei dieser Gruppe die lokalen Symptome, nur bei einzelnen (fettlöslichen) Substanzen treten auch Resorptionssymptome von seiten des Nervensystems auf, wenn länger eingeatmet wird. Dagegen sind bei vielen Vergiftungen Blutveränderungen als Folge beobachtet worden, so traten neben Lungenödem bei Phosgen oft Thrombosen auf.

Symptomatologie der ersten Gruppe. Je nach den Stoffen und Konzentrationen verschieden. Unmittelbar nach der Einatmung des Giftstoffes folgt häufig starke Reizung, oft Atmungsstillstand mit sehr starkem Angstgefühl, Beklemmung, Stechen, Brennen im Hals und in der Luftröhre, je nach dem nervösen Zustand stellt sich Starre oder gelegentlich Aufregung ein (präödematöse Phase), die Atemfrequenz steigt, bei blaßbläulichem Aussehen, Puls bald beschleunigt, manchmal verlangsamt, der Blutdruck häufig anfangs niedrig; bei starker Zyanose steigt er. Bei den sehr schweren massiven Vergiftungen sehr bald blutiger Auswurf. Physikalisch findet man unter Umständen anfangs gar nichts, manchmal Lungenblähungen mit etwas Pfeifen, dann tritt — je nach der Schwere der Vergiftung und der Disposition — bei leichteren Fällen Rasseln mit Husten auf, bei schwereren sehr bald das gefürchtete Lungenödem: die Kranken sind ängstlich, angestrengteste Atmung (50—60—70 Atemzüge in der Minute), alle Hilfsmuskeln der Atmung werden beigezogen. Meist werden die Interkostalräume wie die Fossa supraclavicularis eingezogen, entsprechend dem flüssigen und zähen Inhalt der Bronchien anfangs pfeifendes Geräusch, nachher massenhaft feines, feuchtkrepitierendes Rasseln, so daß man das Atmungsgeräusch überhaupt nicht mehr hört. Dann wird massenhaft gelblichrötlicher Auswurf ausgeworfen, bis zu mehreren Litern (in seltenen Fällen erfolgt durch die starke Atmungsanstrengung Zerreißung der Lungengewebe mit Emphysembildung). Sehr bald stellt sich bei massiven Vergiftungen kleiner Puls und Herzschwäche ein, manchmal unvermutet schnell, in anderen Fällen langsamer im Laufe von 24—48 Stunden. Gleichzeitig wird starkes Kopfweh, Schwindel, gelegentlich Krämpfe, Zittern, allgemeine schwere Niedergeschlagenheit, Frieren, beobachtet. Im Urin finden sich fast immer etwas Eiweiß, Nierenelemente, Blutkörperchen und Chlorretention. Der Tod tritt an Herzschwäche ein, aber nicht infolge toxischer Wirkung auf das Herz, sondern infolge mechanischer Überanstrengung: Durch die massenhafte Flüssigkeitsabgabe in die Lungen erfolgt eine Eindickung des Blutes (oft mit Zersetzung des Blutes). Die relative Zahl der Blutkörperchen steigt im gleichen Volumen bis aufs Doppelte, entsprechend steigt natürlich der Widerstand infolge der Bluteindickung. Das Herz hat mehrfache Arbeit zu leisten, läßt in der Leistung bald nach, infolge der Viskositätserhöhung einerseits, andererseits infolge des ungewohnt starken Seitenwanddruckes auf die Gefäße in den Lungen durch massenhafte Flüssigkeit in den Alveolen (Lungenödem). Die Pulszahl steigt, die Pulswelle wird klein, das Herz vergrößert sich, ist meistens durch die geblähten Lungen zum Teil überlagert. Neben der Arbeitserhöhung infolge Viskositätserhöhung und Wanddruck in den Lungenkapillaren — bei anfangs entsprechend erhöhtem Blutdruck — wird die Herzkraft naturgemäß in der Folge noch weiter geschädigt infolge der schlechten Sauerstoffzufuhr und Kohlensäureüberladung.

Prognose. Die große Mehrzahl der an schwerem Lungenödem erkrankten Gasvergifteten ist — im Frieden wie im Krieg — gestorben. Wenn die starke Lungensekretion aufhört, wird im allgemeinen überraschend schnell viel Flüssigkeit aus den Lungen resorbiert, es geht dann wieder Luft in die Lungen, das Blut wird wieder flüssiger, die Pulszahl sinkt sogar weit unter das Normale. Das Herz bleibt aber bei vielen oft Monate, ja Jahre, sehr empfindlich auf irgendwelche stärkeren Anstrengungen.

Ein relativ großer Prozentsatz von Gaskranken hatte keine Lungenödeme und doch bronchopneumonische Herde, seltener kompakte Lappenpneumonie, die meist schwer verlaufen. Pleuropneumonien sind nicht häufig, sie bedeuten natürlich die schwerste Erkrankungsform.

Die Prognosestellung ist sehr schwer. Man muß sich hüten, aus kleinen, schnell vorübergehenden, ersten Symptomen schon eine gute Prognose zu stellen. Es gibt wohl heute noch keine Kriterien, die mit Sicherheit voraus zu sehen erlauben, daß ein **Gasvergifteter** kein Lungenödem und keine Pneumonie bekommt. Bei den meisten Fällen zeigt sich allerdings die Tendenz in den ersten 48 Stunden, meist schon in den ersten 12 Stunden. Die Nachrechnungen haben ergeben, daß von allen Gasvergifteten (eingeschlossen die Leichtvergifteten) von den Schlachtfeldern nur etwa 3% gestorben sind (bei den Verletzten $7-9-12\%$).

Erste Behandlung und Nachbehandlung. Die erste Aufgabe ist die Entfernung aus dem gefährlichen Milieu, evtl. Sauerstoffmaske (vorsichtiger Transport ohne Anstrengung des Kranken), möglichst bald soll Entkleiden und Warmbaden folgen — da viele Gifte in den Kleidern, wie auch in den Haaren stark absorbiert werden (Kriegsgifte). Nötigenfalls Entfernung von Gift am Körper durch Baden.

Gegengifte gibt es nach wenigen Minuten keine mehr. Der chemische Stoff ist umgesetzt. Gegengifte wie bei Säurevergiftungen, wie etwa Ammoniak oder Inhalation von alkalischen Salzen schädigen höchstens weiter.

Erhaltung der Herzkraft, Bekämpfung des Lungenödems sind die Indikationen; also Mittel, um die beunruhigendsten Symptome zu bekämpfen, damit

die Kranken ruhig liegen; die Atmung nicht anstrengen, damit wenig
Sauerstoff gebraucht wird. Die Kranken sind warm zu halten. Künstliche
Atmung ist gefährlich (Ausnahme bei narkotischen Giften, wie Kohlenoxyd
und Zyanverbindungen).

Auswaschen der Augen, wenn sie brennen, mit $0,5\%$ Sodalösung, mit etwa
$1-2\%$ Lösung gurgeln, Inhalation von leicht anästhesierenden Substanzen
wie: gegen die Lungenschmerzen Mentholdämpfe (Alcool de Menthe). Gleichzeitig gilt wohl als Hauptregel: Sauerstoffinhalationen ohne Überdruck.
Als ungefährlichste Methode wird angegeben: etwa 5 Liter Sauerstoff pro
Minute in der Nähe von Nase und Mund ausströmen lassen. Bei eingetretenem
Lungenödem selbstverständlich Aderlaß von 3—500 ccm. Die Wirkung ist
fast regelmäßig gut. Mit dem Aderlaß kann Kochsalzlösung injiziert werden,
subkutan oder in eine Vene. Ob man mit leichtem Kalziumzusatz die Durchlässigkeit der Lungenkapillaren herabsetzen kann, ist nicht systematisch festgestellt (z. B. Injektionen von Ringerlösung). Wirksamer als Kochsalzlösung
scheint $10-20\%$ige Traubenzuckerlösung zu sein.

Kontraindiziert sind alle Mittel, die das Atmungszentrum lähmen:
Heroin, Morphium, Kodein, Skopolamin; es werden deshalb nur allgemeine
Beruhigungs- und Schlafmittel angewendet; ferner Koffein, Kampfer und
Kampferersatzpräparate als die typischen Herzmittel. Gefäßerweiternde Mittel
sind natürlich kontraindiziert (Nitroglyzerin), Arecolin ist versucht, aber
nicht weiter empfohlen worden.

Äußerst beachtenswert ist die starke Hypersensibilität auf Gifte der einmal
Vergifteten über viele Wochen und Monate hinaus, wie wir dasselbe auch in der
Friedenspraxis gesehen haben, z. B. in der Sensibilisierung der Chemiker auf
bestimmte chemische Stoffe, durch eine selbst leichte vorgängige Erkrankung.
(Vgl. Behandlung, allgemeiner Teil, Abschnitt VI B von Flury).

Maßnahmen beim Transport von durch reizende Gase und Dämpfe Erkrankten. Solche
Kranke dürfen in keinem Stadium der Erkrankung sich anstrengen; sie sollen absolut
ruhig liegen bleiben, getragen werden. Man konstatierte sehr häufig, daß kurzes Aufstehen
plötzliches Einsetzen des Lungenödems bzw. akute Herzschwäche zur Folge hatte (deshalb
ist auch die Prognose bei Erregten schlecht). Vor dem Transport sollen — wenn irgend
möglich — die Augen gespült werden und gegurgelt werden, um das noch Neutralisierbare
zu neutralisieren.

Die Nachbehandlung. Wenn das Lungenödem nicht zum Tode führt, wenn z. B. nach Aderlaß Resorption und dann Ruhe eintritt, besteht noch längere Zeit — mindestens tagelang
— die Gefahr der Herzschwäche und auch des Rezidivs und vor allem droht die Infektion
respektive die Bronchopneumonie. Im Frieden wie im Krieg war die Zahl der sekundär
pneumonischen Infektionen der Gaskranken ziemlich groß. Bei starkem Husten, asthma-
tischen Zuständen hat man kleine Dosen Atropin 1—2 mg gegeben. Die Pneumonie
wird symptomatisch behandelt. (Empfohlen wurden die letzte Zeit Kreosotklistiere 1—2 g
pro Tag zur Nachbehandlung nach Lungenödem.)
Durch Flüssigkeit und intravenöse Zufuhr von physiologischer Kochsalzlösung das
dicke Blut zu verdünnen, wirkt ungleichmäßig. In manchen Fällen ist direkt im Anschluß
daran Lungenödem aufgetreten. Das gleiche gilt natürlich für alkalische Injektionen.
Die Überlegung, daß zweiwertige Ionen, speziell Kalzium, die Entstehung von Transsuda-
tionen wie das Lungenödem durch Verminderung der Permeabilität der Gefäße vermeiden
ließen, hat sich auch nicht recht bewährt. — Gefahr der Nekrosen. Tropfklistiere mit
Traubenzucker.

Die Massenvergiftungen und ihre Bedeutung für die Kenntnis und Interpretation der Vergiftungen. Über den Zusammenhang von Erkrankungen mit Giften.

Die Präsumption, daß ein chemisch reiner, einfacher Stoff im menschlichen
Organismus ein typisches, immer gleichmäßiges eindeutiges Krankheitsbild
ergeben müsse, hat die Lehrbücher lange beherrscht und beherrscht sie zum Teil
noch. Tatsächlich ist aber das typische Krankheitsbild der Vergiftung häufig

nur ein Maximum oder kommt hauptsächlich bei kräftigen gesunden Menschen
vor, während die große Mehrzahl der durch das Gift verursachten Störungen
wesentlich anders aussehen, speziell bei Jugendlichen, dann bei Schwangeren,
bei Nierenkranken, Herzkranken, bei schlechter Ernährung, bei chronisch
unter anderen Giftwirkungen stehenden. Diese Tatsache haben die Massenvergiftungen überall eindringlich gezeigt, in erster Linie die große Zahl von
Kohlenoxydvergiftungen, z. B. bei Verschütteten, im Tunnelbau und nach
Minenexplosionen, und neuerdings allgemein anerkannt durch die Erfahrungen
des Krieges in Unterständen, in Panzertürmen, auf Schiffen, wo die Explosionsgase der modernen Sprengstoffe mit ihrem sehr hohen Kohlenoxydgehalt
Massenvergiftungen erzeugten.

Die lokal wirkenden Gifte, wie die Reizgase, haben im allgemeinen durch
diese lokalen Erscheinungen typischere Symptome als die Gase mit Allgemeinwirkung; doch auch hier zeigte die Massenvergiftung im Krieg, daß nach ähnlichen Stoffen — besonders alle Nachwirkungen betreffend — sehr verschiedene
Krankheitsbilder auftreten, und daß der Kausalzusammenhang bei verschiedenen
Symptomen mit einem gleichen bestimmten Gift nicht geleugnet werden kann,
nachdem die Situation des zeitlichen Zusammenhangs und die Häufung der
Fälle absolut sicher beobachtet sind.

Umgekehrt steht heute nach den Massenerfahrungen des Krieges ebenso
fest, daß chemisch differente Substanzen sehr gleichartige oder sehr ähnliche
— medizinisch nach kurzer Zeit nicht mehr zu differenzierende — Krankheitsbilder erzeugen, und zwar machen die intensiv und lokal schädigenden Giftstoffe und die brutalen Dosen derart schwere Symptome, daß aus diesem Grunde
keine Differenzierung möglich ist. Die chemisch sehr aktiven Stoffe setzen sich
sofort lokal um und die Reaktion des Organismus ist dieselbe auf alle diese
Stoffe (reizende Gase, Säuregase); andererseits haben wir je nach der Krankheitsbereitschaft verschiedenartige Nachkrankheiten, die wohl kausal durch das
Gift ausgelöst worden sind, aber in der Disposition schon die Richtung der
Erkrankung in sich trugen. Die neuere Erfahrung zeigt auch, daß die gesunden
Menschen auf viele Stoffe sehr ungleich empfindlich sind, und daß in Technik
und Gewerbe und auch Haushalt es manchmal ein merkwürdiger Zufall des
Lebens ist, daß ein sonst gesunder Mensch, der im gewöhnlichen Lebensmilieu
keinen Stoff trifft, auf den er sehr empfindlich ist, plötzlich in der Technik
oder bei den Ersatzprodukten mit einem Stoff zusammenkommt, an dem er
erkrankt. Diese Idiosynkrasien auf bestimmte Stoffe sind wohl am besten studiert
worden für die Haut und die Empfindlichkeit zu Hauterkrankung und Asthma.
Die Organdisposition und Idiosynkrasie, auf Gifte mit Funktionsstörung zu
reagieren, bietet der Erklärung größere Schwierigkeiten (vor allem größere
Interpretationsschwierigkeiten, wie Beobachtungsschwierigkeiten).

Eine wichtige und beunruhigende Beobachtung, die man speziell in der
chemischen Technik und in der Technik mit hohen Temperaturen und Kohlenoxydgefahren mit einer furchtbaren Regelmäßigkeit macht, die einem auch
Fabrikärzte und gewissenhafte Fabrikdirektoren bestätigen können, ist, daß
gesunde und blühend aussehende Menschen in diesen Betrieben — nachdem sie
in anderen Betrieben schon tätig gewesen waren — mit einer großen Regelmäßigkeit nach 1—2 Jahren gelbblaß aussehen, häufig den Betrieb verlassen
müssen, während andere auf einem bestimmten Niveau der Reduktion und des veränderten Aussehens stehen bleiben, aber oft früh altern. Diese Leute können die
mangelnde Körperkraft in den modernen Fabriken leicht ersetzen, da es sich
meist um Beobachtungen, Signale, relativ leichte Ein- und Ausschaltungen
handelt. Diese Leute scheinen auch keinen Krankheiten besonders ausgesetzt

zu sein. Viele leben dann sehr vorsichtig, trinken keinen Alkohol, rauchen nicht, trinken Milch — sind möglichst viel im Freien und sterben nicht früher, als ihre Kameraden in anderen Betrieben. Unter diesen gibt es allerdings Leute von bestimmter Krankheitsbereitschaft.

Eine spezielle Aufmerksamkeit verdienen also diejenigen Gifte, die in der Atmungsluft aufgenommen werden, sowohl wegen der großen Häufigkeit, der Schwierigkeit der sicheren ätiologischen Diagnose und Therapie, als vor allem auch der neuerdings für die Ärzte sehr wichtigen versicherungsrechtlichen Fragen, weil viele dieser Vergiftungen den Definitionen des Unfalles entsprechen. Leider werden sehr viele dieser Vergiftungen als Spontankrankheiten betrachtet.

(Die Nachkrankheiten der akuten Kohlenoxydvergiftung werden wie Unfallfolgen behandelt, die chronischen Kohlenoxydvergiftungen sind nach der deutschen Verordnung vom 12. Mai 1925 über Berufskrankheiten nicht versichert.)

In den flüchtigen chemischen Stoffen liegen große Gefahren, weil die Vergiftung, durch die Atmung nach Häufigkeit und nach Gefahrgröße allgemein unterschätzt werden, sehr oft unbemerkt und zwangsläufig erfolgt.

Es gibt farblose, geschmacklose, gar nicht riechende, wenig riechende giftige Gase, wie das Kohlenoxyd und viele seiner Gemische: Generatorgas, Sauggas, Wassergas, Mischgas, Kohlendunst, durch Erde filtriertes Leuchtgas, die sehr stark giftig sind. Übersehen wegen schwachen Geruches werden auch Diazomethan, Dimethylsulfat, sogar Dichloräthylsulfid, gelegentlich Zyan und Nitrosegase. Auch Phosgen hat in schwachen, aber doch bereits tödlich wirkenden Konzentrationen anfangs fast gar keine Reizwirkung.

Riechende Gase und Dämpfe sind Benzin-, Benzoldämpfe, Nitrobenzoldämpfe (Dinitrobenzolstaub), Chloroform, Tetrachlorkohlenstoff und Analoge, Schwefelwasserstoff, Schwefelkohlenstoff, chlorierte und bromierte, flüchtige, gesättigte und ungesättigte Kohlenwasserstoffe in großer Zahl (S. 172 ff.). Sehr schwach riechen Arsenwasserstoff, Phosphorwasserstoff, Antimonwasserstoff, S. 159 ff., Blausäure usw. (vgl. Zyankalium, S. 237).

Die Schleimhäute stark reizende giftige und riechende Gase und Dämpfe sind Schwefeldioxyd, respektive schwefelige Säure, Oxyde des Stickstoffes, sog. Nitrosegase, die sich aus rauchender Salpetersäure entwickeln, Ammoniak, hauptsächlich beim Platzen von Flaschen, Platzen von Röhren, z. B. bei Kältemaschinen, Fluorwasserstoffsäure (beim Glasätzen), Chlor (Bleichprozesse, in der Papierfabrikation, Kochsalzelektrolyse, Strohhutfabrikation, Bleicherei, Chlorkalkdarstellung), Salzsäurenebel, Bromdämpfe usw., auch Jod.

Hierher gehören auch einige organische Verbindungen, wie Phosgen, Formalin, Akrolein, Jodmethyl, Jodäthyl, Brommethyl, Bromäthyl, Zinnäthyl usw., in der Technik wichtige Stoffe, die erst langsam wirken, auch Dimethylsulfat, Diazomethan, Senfgas usw.

Wenn die Erkrankten noch bei Bewußtsein sind, sind ihre Angaben meistens für die Diagnose und die Wahl des Weges zur Feststellung der Ursache leitend (Milieu, Arbeitsweise, Art der Technik, Betriebsstörung usw.).

Bei nicht oder wenig riechenden Giften und vor allem bei Bewußtlosen oder Vergifteten, die keine Auskunft geben können, ist die Diagnose nur unter Zuhilfenahme aller Umstände, speziell auch der Untersuchung des Arbeitsmilieus usw. möglich.

Die prinzipiellen Unterschiede zwischen festen und flüssigen und den gas- und dampfförmigen Giften müssen im folgenden zusammengefaßt werden, ausgehend von den Dosen, den Aufnahme- und den Zeitverhältnissen unter Beachtung der Nachweisschwierigkeiten.

Bei festen und flüssigen Giften, wie z. B. Medikamenten, spricht man alter Tradition gemäß von erlaubten Dosen „pro dosi" und „pro die", genau abgegrenzte bekannte Mengen, die in bestimmten Zeitmomenten aufgenommen werden. Bei Vergiftungen präsumiert man nun im allgemeinen die Aufnahme der zur Wirkung kommenden Dosis in einem Zeitmoment, sei es nun Verschlucken oder Injektion. Wenn man die Art und Zahl der Vergiftungen der letzten 10 Jahre überblickt, so konstatiert man, daß diese traditionellen Vorstellungen in vielen Punkten nicht zutreffend sind, ja in vielen Punkten ausgesprochen falsch. Sehr viele kriminelle Vergiftungen mit Pulvern und Flüssigkeiten sind nicht Folgen einer in einem Moment verschluckten einzigen Giftdosis, sondern auch bei flüssigen und festen Giften gibt es häufig andere sehr wichtige Aufnahmemodi in zeitlich verteilten ungleichen Dosen und Gemischen. Da diese Art Aufteilung der tödlichen Dosis die Symptomenkomplexe und die Untersuchung beeinflußt, muß sie kurz diskutiert werden:

1. Bei vielen Vergiftungen zu verbrecherischen Zwecken wird das Gift (Pulver, Flüssigkeit) über längere Zeit verteilt in geringen Dosen gegeben. 2. Vor allem werden auch Gifte wesensverschiedener Art nacheinander gegeben, so daß die einzelnen nachweisbaren Dosen jene erlaubten medizinalen Dosen nur wenig überschreiten, und daß die toxischen Krankheitsbilder sich Spontankrankheiten viel mehr zu nähern scheinen, als den typischen Vergiftungsbildern der Lehrbücher. 3. Eine Reihe von Morden, Selbstmorden, Familienmorden erfolgt durch gleichzeitige Kombination von ganz wesensverschiedenen Giften, einmal durch medizinale, gut erhältliche Narkotika und Nervina, die für irgendwelches eben gerade stehendes Unwohlsein gegeben werden und nachher kommt zielbewußt die Anwendung von gasförmigen Giften oder Dämpfen bis zum Todeseintritt (Simulation von Zufall, Unfall oder Selbstmord). —

Die Art der Giftaufnahme hat sich speziell in der Technik respektive durch die neue Technik verschoben: Heute schon ist die größere Zahl der gesamten akuten und chronischen Vergiftungen nicht mehr Folge des Genusses von flüssigen oder festen Giften, sondern provoziert durch giftige Gase, Dämpfe, inklusive Nebel, Staub. Im Gegensatz zu den flüssigen und festen Giften werden diese Giftarten alle nur ganz ausnahmsweise in einem einzigen Moment aufgenommen — meist in Minuten, Stunden oder Tag n, Monaten oder Jahren und fast ausschließlich durch die Atmungsluft (siehe Tabelle I, S. 256), einige auch perkutan.

Die experimentellen Resultate über die in einer bestimmten Zeitspanne eine Vergiftung auslösenden Konzentrationen geben bis heute nur sehr approximative Anhaltspunkte (selbst für die gleichen Tierarten).

Die Menschen sind sehr verschieden empfindlich gegen verschiedene Gifte. Die Umstände, daß wir in der Tabelle hier die Wirkung einer ganzen Serie verschiedener Konzentrationen anführen, hat zwei Gründe: Einmal weil eben die Technik sehr verschiedene Konzentrationen schafft (Nebenprodukte usw.), weil die Technik nie ganz giftfrei arbeitet, so sind die Giftkonzentrationen wichtig und ferner weil die Gesetzmäßigkeit über die Zunahme der Wirkung von höheren Konzentrationen (und Kombinationen von Giftarten) oft nicht additiv, sondern als geometrische oder exponentielle Funktion der Konzentration sich verhält; wichtig ist auch, daß andererseits tatsächlich die Giftigkeit der einzelnen Gifte, die bei einer Konzentration „gleich giftig" sind, bei einer anderen Konzentration nicht in gleicher Weise der Konzentration parallel ihre Schädigungskraft verändern. Man kann die Wirkung veränderter Konzentrationen nur durch das Experiment bestimmen.

Die Gründe sind folgende: lokale Reizungen können durch gasförmige Körper und Nebel noch in sehr geringen Konzentrationen erzeugt werden (Reizungen

I. Tabelle über die Wirkungen reizender und giftiger Gase und Dämpfe hauptsächlich nach Lehmann in mg pro L. und nach einer Zusammenstellung der neuen Resultate von Heß und eigenen Versuchen und Kampfgasliteratur.

Name	sofort tödlich	in $1/_2$ bis 1 Stunde sofort oder später tödlich	nach Heß $1/_2$—1 St. lebensgefährliche Erkrankung	$1/_2$—1 St. erträglich ohne sofortige oder spätere Folgen	nach Heß mehrstündige Einwirkung minimal wirken	6 Stunden ohne wesentliche Symptome
Chlor	2,5	0,1 – 0,15	0,04—0,06	0,01	0,001	0,003—0,005
Brom	3,5	0,22	0,04—0,06	0,022	0,001	0,005
Salzsäure	—	1,84—2,6	1,5 – 2,0	0,6—0,13	0,01	0,013
Schweflige Säure	—	1,4—1,7	0,4—0,5	0,17—0,64	0,02 – 0,03	0,06 – 0,1
Ammoniak	—	1,5—2,7	2,5—4,5	0,18	0 1	0,06
Schwefelwasserstoff	1,2–2,8	0,6—0,84	0,5—0,7	0,24—0,36	0,1—0,15	0,12—0,18
Nitrosegase						
Salpetersäure	—	0,6 – 1,0	—	0,2 – 0,4	—	(0,2)
Salpetrige Säure						
Blausäure	0,3	0,12—0,15	0,12 0,15	0,05 – 0,06	0,02—0,04	0,02 (0,04)
Arsenwasserstoff	5,0	0,05	0,02	0,02	0,01	0,01 ?
Phosphorwasserstoff	—	0,56 – 0,84	0,4—0,6	0,14 – 0,26	0,01 (in 6 Stunden noch tödlich)	—
Osmiumtetroxyd O_8O_4	—	—	—	0,001	0,000001	—
Kohlensäure	—	90—120	60 – 80	60—70	20 – 30	10
Kohlenoxyd						
Rauch 0,1—0,5 %						
Leuchtgas 5—10 %	—	2 – 3	2 – 3	0,5—1,0	0,2	0,1
Generatorgas 24 %						
Sprenggas 30 – 60 %						
Phosgen	—	0,02 – 0,1	0,05	—	—	—
Benzin	—	30—40	25—30	10 – 20	5 – 10	10
Chloroform	—	200	—	30—40	—	20—30
Tetrachlorkohlenstoff	—	400—500	150 – 200	60 – 80	10	—
Schwefelkohlenstoff	—	15	10 – 12	3 – 5	1 – 1,2	—
Anilin, Toluidin	—	—	—	0.5	—	0,15—0,2
Nitrobenzol	—	—	—	1,0 – 1,5	—	0,3 – 0,5

Reizkonzentrationen der Reizgifte S. 261

der Schleimhäute). Während z. B. rein chemisch wirkende sich schnell umsetzende Gifte (HCl, NH_3) in geringen Konzentrationen neutralisiert werden, können andere Gase auch bei geringen Konzentrationen durch längere Aufnahme sich doch im Körper derart sukzessive anreichern, daß sie schwere Vergiftungen auslösen: so vor allem Gifte, die keine lokalen Reizungen machen, solche, die erst mittels Resorptionswirkung durch Provokation von sekundären Veränderungen (wie Arsenwasserstoffwirkung auf Blut und Leber) die eigentliche Vergiftungskrankheit auslösen.

Das momentane Krankheitsbild ist also immer eine Kombination respektive ein Produkt der Giftkonzentrationen in der Atmungsluft mit der Zeit respektive der Dauer der Aufnahme. Da die wenigsten Gifte nicht einfach gespeichert werden, sondern da fast alle diese chemischen Stoffe im Körper entweder verändert oder wieder ausgeschieden werden, so ist es selbstverständlich, daß es von vielen Giften merkbar große Konzentrationen in der Luft geben muß, die trotzdem noch keine faßbar schädigende Wirkung hervorrufen, und ferner ist klar, daß die giftigen „Dauerkonzentrationen" in der Luft bei verschiedenen Giften ihrerseits verschieden sind, je nachdem ihre Wirkungsweise im Körper verschieden ist (inkl. Ausscheidung und Zerstörung). Deshalb ist es unmöglich, aus dem Umstand, daß bei zwei wesensverschiedenen Giften „die giftigen Konzentrationen" (die z. B. im Laufe von einer Minute oder einer Stunde zur Tötung führen) gerade gleich groß sind, weiter schließen zu wollen, daß diese beiden verschiedenen Gifte bei einem Zehntel dieser Konzentration doch in der zehnfachen Zeit wieder beide die gleichen Symptome erzeugen würden; diese Tatsache wird mißachtet. Es wird auch nicht hervorgehoben, daß die gleiche Giftmenge in verschiedenen Konzentrationen, über verschiedene Zeitspannen aufgenommen, sehr oft ganz abweichende Krankheitsformen erzeugen kann. Man spricht ganz absolut von „schädlichen" und „unschädlichen" Konzentrationen der verschiedenen gasförmigen Gifte in der Luft; man führt dabei den Leser in verschiedener Richtung zu schematischen, in der Wirklichkeit unzutreffenden, irrigen Auffassungen. (Die Bedingungen der Aufnahme, die Begleitstoffe usw. müssen immer angegeben werden.)

Beispiele: Wenn bei zwei verschiedenen giftigen Gasen 1000 mg pro Kubikmeter ($=$ 1 mg pro Liter) schwere vergiftende Dosen in 3 Minuten Atmung bedeuten, so kann anderseits $^1/_{10}$ der Konzentration ($=$ 100 mg pro Kubikmeter $=$ 0,1 mg pro Liter Luft) bei der einen an sich giftigen Substanz vollständig indifferent sein oder mindestens sehr wenig schaden (wie Ammoniakdämpfe, Salzsäuredämpfe), während dieselbe Konzentration für das andere Gift ($^1/_{10}$ der früheren), z. B. Phosgen, Dichloräthylsulfid, Diphenylzyanarsin, bei 10—20-facher Einatmungszeit dagegen schwere Krankheitsbilder erzeugt durch Anreicherung usw. mit sekundärem späteren Ausbruch schwerer Krankheitserscheinungen.

Bei den lokal wirkenden Reizgasen vom Phosgentypus kann die Wirksamkeit, z. B. tödlicher Ausgang der Vergiftung, durch das Produkt aus Konzentration c und Einwirkungszeit t zahlenmäßig als Wirkungsprodukt $c \cdot t$ (nach Haber) ausgedrückt werden. Dieser Wert $c \cdot t$ ist eine konstante, von der jeweiligen Konzentration praktisch unabhängige Zahl, die einer bestimmten Giftmenge entspricht. Für die Wirkung solcher Gase ist es gleichgültig, ob niedrige Konzentrationen längere Zeit oder hohe Konzentrationen kürzere Zeit eingeatmet werden, also z. B. etwa eine Konzentration von 50 mg Phosgen im Kubikmeter Luft 10 Minuten lang ($c \cdot t = 50 \cdot 10 = 500$) oder 100 mg im Kubikmeter 5 Minuten lang ($c \cdot t = 100 \cdot 5 = 500$). Katzen sterben nach Phosgeneinatmung bei einem $c \cdot t$ von 500. Andererseits lassen sich für die resorptiv wirkenden Gase, wie Blausäure, Kohlenoxyd, Inhalationsnarkotika, keine solchen festen $c \cdot t =$ Werte aufstellen, da bei entsprechend niedrigen Konzentrationen verhältnismäßig große Gasmengen ohne schwere Schädigung, z. B. bei langdauernder Narkose, eingeatmet werden können. Das Produkt für derartige Gase ist also nicht konstant, sondern je nach der Konzentration verschieden. Der Unterschied zwischen beiden Klassen von flüchtigen Giften ist darin begründet, daß bei den Reizgasen die gesamte Gasmenge lokal zur vollen Wirkung kommt, während bei den übrigen Gasen ein Teil durch Wiederausscheidung, Entgiftung usw. verloren geht. (Untersuchungen von Flury und Mitarbeitern[1].)

Mehr als bei den anderen Vergiftungen sind bei Vergiftungen durch Gase und Dämpfe (evtl. Staubarten und Nebel) die physikalischen und physikalisch-chemischen Verhältnisse sowohl für die Giftaufnahme, für die Verteilung, die lokale und allgemeine Wirkung bedeutungsvoll und für das Verständnis der Wirkungen und des Nachweises entscheidend. Diese Fragen spielen besonders für jeden systematischen Ausbau der Schutzmaßnahmen eine Rolle, speziell auch, wenn es sich darum handelt, z. B. die Arbeit in gifthaltigen Milieus durch besondere Maßnahmen zu ermöglichen, oder die Rettungsmannschaft nach Katastrophen gegen giftige Gase zu schützen[2].

---

[1] Flury, F.: Über Reizgase. Z. exper. Med. 13.

[2] Es kommen in dem ganzen Gebiet neben rein chemischen vor allem eine Reihe von physikalisch-chemischen, kolloid-chemischen Fragen in Betracht, welche die Brauchbarkeit der Schutzeinrichtungen, die Grenzen von deren Leistungsfähigkeit wissenschaftlich erfassen und steigern lassen.

Viele Gifte werden nur durch die Atmungsluft aufgenommen, weil sie eben physikalisch bei der gewöhnlichen Temperatur stabile Gase sind. Viele Stoffe sind zwar bei gewöhnlicher Temperatur flüssig oder fest, sind aber trotzdem sehr flüchtig und gehen in die Luft oder werden in der Technik erhitzt verwendet (und verdampfen so leichter) oder sie gehen in die Luft als Nebenprodukte (sogar Metalle wie Quecksilber und Metalloide wie Arsenik) als organische Verbindungen oder Wasserstoffverbindung oder sie werden durch Austreten unter Überdruck z. B. bei Betriebsstörungen versprayt oder mit Dämpfen gemischt in der Technik absichtlich verwendet. Auch feste Stoffe geben zum Teil schädliche Mengen direkt an die Luft ab als Dampf, oder sie verstauben sehr leicht bei der Bearbeitung in den Fabriken, Packereien, wie Dinitrophenol, auch Morphin, Chinin (Hautreaktionen). Nebel entstehen auf verschiedene Weise: durch Kondensation von Dampf, aber auch durch aufsteigende Bläschen, die in der Luft platzen (Wasserstoff bei Akkumulatoren usw.), oder nach einer Explosion (z. B. im Krieg). Die Nebel sind schwer zu absorbieren in Masken, wenn sie nicht elektrisch geladen sind. Wo ein Tropfen sich absetzt auf der Schleimhaut, da ist die Wirkung sehr heftig.

Für das Verständnis der Giftaufnahme von giftigen Gasen, Dämpfen und Nebeln, speziell der Bedeutung der Konzentrationen, der Verteilung im Körper (Teilungskoeffizient, Löslichkeit, Anreicherungstendenzen, Absorption, Ausscheidung) kommen bereits heute die besonderen physikalischen Eigenschaften in Betracht, speziell auch bei der Beweisführung über die Art der Aufnahme, wie die Aufnahmemenge im Verhältnis zu besonderen Empfindlichkeiten und Krankheitsbereitschaften, die ja nur der Arzt in ihren richtigen Zusammenhängen für die Vergiftungen werten und beurteilen kann.

Es wird sogar bald nötig sein, die Tabellen über die Bedeutung der Konzentrationen und der Aufnahmedauer (Funktion von Konzentration und Zeit und andere Eigenschaften) noch viel ausgedehnter auszuführen und zu verwenden. — (Vgl. S. 256.)

Über eine Reihe sehr gefährlicher, wenig bekannter giftiger Gase und Dämpfe sind keine quantitativen Versuche veröffentlicht. Die Beobachtungen wurden teils ganz zufällig, oder bei Laboratoriumsversuchen gemacht. Die unangenehmsten Stoffe hat man verlassen, sobald sie durch andere weniger gefährliche ersetzt werden konnten. Der Krieg hat in ständiger Ablösung auf Grund verschiedener physiologischer Ziele immer wieder neue gasförmige Gifte in den Vordergrund gebracht und vor allem Kombinationen von Giften (vgl. Tab. II), ebenso hat die Entwicklung der Technik als solche neue Gefahren gebracht (Tab. III). Neben den in den Tabellen erwähnten Gasen kommen in Betracht vor allem Homologe, wie Fluorwasserstoff, Bromwasserstoff, dann Kombinationen von zwei giftigen Stoffen wie Chlorzyan, Phosgen, Zyanphosgen, das außerordentlich träge ist, schwer mit Chemikalien reagiert und sehr schwer durch Schutzmasken absorbiert wird. Stoffe, die mehrere Wirkungen haben,

II. Tabelle der wichtigsten Gaskampfstoffe des Weltkriegs (nach Flury).

Chlor	Bromazeton
Chlorschwefelsäuremethylester	Bromessigsäureester
Chlorschwefelsäureäthylester	Jodessigsäureäthylester
Dichlormethyläther	—
Dibrommethyläther	Benzylbromid
Dimethylsulfat	Xylylbromide
Phosgen	Phenylisozyanchlorid
Chlorkohlensäureester (Gemische)	—
Perchlorierter Ameisensäuremethylester	Arsentrichlorid
Zyanwasserstoff (Blausäure)	Äthylarsindichlorid
Bromzyan	Diphenylarsindichlorid
Dichloräthylsulfid	Diphenylarsinzyanid
Chlorpikrin	Chlorvinylarsinchloride (Lewisite [1])
Chlorazeton	Diphenylaminarsinchlorid (Adamsit [1]).

Rauch- und Nebelstoffe.

Zinntetrachlorid	Chlorsulfonsäure
Siliziumtetrachlorid	Rauchende Schwefelsäure
Titantetrachlorid	Phosphor.

---

[1] Nicht mehr zur Verwendung gekommen.

III. Tabelle der wichtigsten in der Industrie vorkommenden Gifte (Haupt- und Nebenprodukte) (nach Zangger).

a) Hauptprodukte.

Halogene	Chloroform
Halogenwasserstoffsäuren	Tetrachloraäthan
Schwefeldioxyd	Trichloräthylen
Schwefelwasserstoff	Methylchlorid, -bromid, -jodid.
Schwefelchlorür	Äthylchlorid, -bromid, -jodid.
Stickoxyde	Dimethylsulfat
Phosphorchloride	Diazomethan
Blausäure	Stickstoffwasserstoffsäure
Phosgen	Benzol
Formaldehyd	Phenol
Azeton	Toluolsulfochlorid
Methyläthylketon	Anilin
Ameisensäure	p-Aminophenol
Chlorkohlensäureester	o-Phenetidin
Chlorazeton	Nitrobenzol
Methylalkohol	m-Dinitrobenzol
Propylalkohol	o-Chlornitrobenzol
Butylalkohol	Bleitetraäthyl
Benzin	Eisenkarbonyl
Tetrachlorkohlenstoff	Nickelkarbonyl.

b) Nebenprodukte.

Schwefelwasserstoff	Siliziumwasserstoff
Stickoxyde	Dichlorazetylen
Schwefeldioxyd	Akrolein
Arsenwasserstoff	Tetranitromethan
Phosphorwasserstoff	Dichlordinitromethan
Phosphoroxychlorid	Kohlenstofftetrafluorid
Siliziumfluoroform	Dimethylquecksilber
Siliziumtetrafluorid	Diazomethan.

wie z. B. lokale Reizung, aber auch zentrale Wirkung (hauptsächlich Wirkung auf die Medulla), sind die organischen Chlor- und Bromverbindungen, Tetranitrokohlenstoff, der bei der Nitrierung entsteht (vgl. Kölsch: Beobachtungen in Sprengstoffabriken), und zwar, soweit ich sehe, in allen Staaten. Die Zwischenglieder dieser Stoffe scheinen ganz besonders unangenehm zu sein als Reizstoffe, wie als medulläre Gifte, die sich ebenfalls schwer absorbieren ließen, die (wie SO_2) Kautschukstoffe durchdringen, Chlorpikrin (Trichlornitromethan, CCl_3NO_2, also ein Chloroform, bei dem Wasserstoff durch NO_2 ersetzt ist), Dibromdinitromethan sind Typen solcher Reihen.

Andere, hauptsächlich die Schleimhäute reizende Chlor-, Brom-, Nitroverbindungen sind abgeleitet durch Substitution von der Essigsäure, Ameisensäure, vom Azeton, von Äthylenverbindungen. In der Technik wenig untersuchte Verbindungsgruppen leiten sich vom Arsenik ab, wie Kakodylzyanid und rhodanid, Dimethylarsin, Kakodylchlorid, Dimethylarsinfluorid, Diphenylarsinfluorid, die zu den allerbösartigsten Giften gehören, die bis jetzt bekannt sind. Als Nebenprodukte, z. B. bei Chlorieren von Azetylen können Verwandte des Dichlordiäthylsulfids entstehen. Sehr gefährlich, speziell wegen Dauerwirkungen, sind Quecksilberäthyl, Quecksilbermethyl.

Die Verwendung der sog. metallorganischen Verbindungen nimmt zu, mit dem Ziel in organischen Lösungsmitteln, in Fetten usw. lösliche Metallverbindungen zu bekommen, sei es für technische Zwecke, Nickelherstellung als Karbonyl, sei es um die Lokalisation der Metalle im lebenden Organismus zu Heilzwecken in bestimmten Organen zu ermöglichen, spez. im Nervensystem und Lungen (Gold); viele dieser Stoffe sind flüchtig.

Teils ist die Verwendung als Zwischenprodukt versucht worden, neuerdings ist die wichtigste Produktion als Zusatz zu Benzin für Automobile, in Amerika Bleitetraäthyl, in Deutschland Eisenkarbonyl (Motalin), zur Nickelherstellung: Nickelkarbonyl.

Die Giftigkeit. Alle diese Stoffe, speziell Bleitetraäthyl und Bleitetramethyl sind Flüssigkeiten, die die Eigenschaft haben, mit ungeheurer Schnelligkeit durch die unverletzte Haut einzudringen. Ferner sind sie flüchtig und werden leicht eingeatmet und von den Lungen leicht absorbiert. Die Tierversuche zeigen eine außerordentlich nachwirkende Giftigkeit.

Bei der Herstellung dieser organischen Verbindungen in Laboratorien sind schwere Vergiftungen erfolgt, speziell mit den metallorganischen Verbindungen von Quecksilber, Arsen, Selen, bei der Fabrikation von Bleitetraäthyl traten bei einem erschreckend großen Prozentsatz der Arbeiter zum Teil starke Erregungssymptome von seiten des Nervensystems, motorische Unruhe, Blutdrucksenkung, Tod ein. Die metallorganischen Verbindungen sind ganz allgemein schwere Nervengifte bei längerer Einwirkung (Neuritiden) und verursachen Blutdrucksenkung in einzelnen Fällen um 50—70 mm Quecksilber.

Bei Verwendung von Bleitetraäthyl im Autobenzin sind drei Gruppen von Gefahren zu beachten: die perkutane, die Inhalationswirkung bei den Hantierungen, Verdunsten, Übergießen der Kleider und die Wirkung der Zersetzungsprodukte. Das Blei wird zu einem großen Teil mit den Auspuffgasen ausgestoßen, weil es sonst den Motor verbleit. Auf den Straßen wird es zu dem unlöslichen schweren Bleikarbonat, das sich auch leicht verfilzt und amalgamiert mit Schmutz. Eine Anreicherung erfolgt natürlich in den Kellerräumen, Treppenhäusern, Gärten, Lagerräumen auf ebener Erde mit unebenen Böden. Wenn man auf Plätzen und Straßenkreuzungen mit starkem Autoverkehr steht, wo bereits CO-Konzentrationen bis $0,46\%$ sind, und wenn diesem CO entsprechend die Luft nur $^1/_{3000}$ feinst verteiltes Blei enthält, wird aus diesem Luftgemisch in 6—8 Stunden im Tag bereits eine auf die Dauer toxische Menge aufgenommen. Telcky vertritt mit Recht die Ansicht, daß 1 mg Blei pro Tag auf die Dauer schädige. Zu diesem feinst verteilten Blei, das im Laufe des Tages entsteht, kommt der noch immer direkt aufgewirbelte bleihaltige Staub der Straße.

Die folgende Tabelle zeigt neben den allgemein wichtigen Grenzen der Konzentration auch für kurze Zeit, wie sehr z. B. die Wirkung des Arseniks von der Art der Bindung abhängt (1 : 1000).

Gerade bei der Vergiftung durch Nichtmetalle, besonders flüchtige Arsenverbindungen u. dgl., zeigt die Erfahrung, daß eine sehr große Zahl von giftigen Gasen wenig beachtete, technisch entweder gar nicht verwendete oder nur selten verwendete Nebenprodukte sind, sei es nun infolge von Verunreinigung der Rohprodukte, infolge von abnormalen Vorgängen im Betrieb oder infolge von kurzen Betriebsstörungen anderer Art (von Undichtigkeiten von Röhren, Gefäßen, Manometern, Bomben, Kühlmaschinen und anderen maschinellen Einrichtungen mit Gasen unter Druck). Bei Synthesen, in denen Metalloide eine Rolle spielen, müssen wir immer und immer wieder bei Vergiftungen an solche Nebenprodukte denken.

Die Tatsache, daß gerade viele Nebenprodukte und Abfallprodukte variabler Art sind, die man nicht voraussieht, nicht mißt, ergibt die Notwendigkeit, daß solche Substanzen, speziell flüchtige Substanzen in Gemischen variabler Zusammensetzung auftreten, deren Zusammensetzung man nachher oft nicht mehr rekonstruieren kann, so daß alle Vergiftungsdiagnosen im Sinne des Quantitativen lückenhaft bleiben, auch bei der besten wissenschaftlichen Methodik.

Andererseits wird viel zu wenig beachtet, daß die Vergiftungen durch die gleichzeitig nebeneinander oder bald nacheinander wirkenden verschiedenartigen giftigen Stoffe Krankheitsbilder erzeugen, die nach der Lehrbuchsymptomatologie keinem der bekannten Gifte entsprechen, die infolgedessen, weil man von einem chemischen Körper ein ganz eindeutig bestimmtes Krankheitsbild verlangt und nur dann eine Diagnose zu machen wagt, fast immer übersehen werden, respektive für irgendeine Krankheit unklarer Art

IV. Tabelle über die Unerträglichkeitsgrenze einiger Reizstoffe für Menschen [1].
(Gehalt an flüssigem oder festem Reizstoff im Kubikmeter Luft.)

1. Diphenylarsinzyanid	0,25	mg
2. Diphenylarsinchlorid	1—2	,,
3. Paranitrophenylarsindichlorid	2,5	,,
4. Naphtylarsindichlorid	>5	,,
5. Äthylarsinoxyd	5—7	,,
6. Äthylarsindichlorid	5—10	cmm
7. Methylarsinoxyd	5	,,
8. Kakodylzyanid	10	,,
9. Phenylarsindichlorid	10	,,
10. Benzyljodid	15	,,
11. Xylylbromid	15	.,
12. Kakodylchlorid	20	,,
13. Methylarsindichlorid	25	,,
14. Formaldehyd	25	,,
15. Kakodyloxyd	30	,,
16. Bromazeton	30	,,
17. Isozyanphenylchlorid	30	,,
18. Methylschwefelsäurechlorid	30—40	,,
19. Benzylbromid	30—40	,,
20. Bromessigsäuremethylester	45	,,
21. Äthylschwefelsäurechlorid	50	,,
22. Chlorzyan	>50	,,
23. Chlorpikrin	60	,,
24. Jodessigsäureäthylester	60	,,
25. Akrolein	70	,,
26. Chlorierter Ameisensäuremethylester	75	,,
27. Bromessigsäureäthylester	80	,,
28. Benzoylchlorid	85	,,
29. Bromzyan	85	,,
30. Allylsenföl	90	,,
31. Chlorazeton	>100	,,
32. Jodazeton	>100	,,
33. Arsentrichlorid	>100	,,
34. Chlor	>150	,,
35. Ammoniak	500	,,

oder als eine besondere, durch die Symptome auffallende Organerkrankung erklärt werden. Man bleibt auf der Stufe der pathologischen Anatomie oder Symptomatologie, und bei einer symptomatischen Therapie stehen, ohne auch nur an die Möglichkeit zu denken, daß hier eine Vergiftung durch Industrieprodukte oder außergewöhnliche variable Gemische von Industrieprodukten vorliegen könnte. Das ist in jedem Staat, der sich gesetzlich der gewerblichen Vergiftungen annimmt, besonders verhängnisvoll, weil die Statistik dann ein ganz falsches Bild gibt.

Massenvergiftungen speziell durch giftige Gase (vgl. auch S. 50, 53, 74).
Die praktische Bedeutung der Verkennung dieser Vergiftungsgefahren bei der Rettung nach Katastrophen; die Bedeutung der schnellen und vollständigen Vergiftungsdiagnose bei weiter bestehenden Giftgefahren.

Eine ungeahnte Bedeutung haben die Irrtümer bei den Vergiftungsdiagnosen durch Gasgifte gewonnen, bei Serienvergiftungen, bei Massenvergiftungen und speziell bei Rettungsfragen in erster Linie nach Katastrophen. Massenvergiftungen sind der Grund geworden, daß man den Vergiftungen größere Aufmerksamkeit .schenkte, und daß die verschiedenen Krankheitsbilder bei der gleichen äußeren Ursache klinisch, pathologisch-anatomisch,

---

[1] F. Flury: Z. exper. Med. 13, 567 (1921).

zum Teil auch chemisch untersucht wurden. Erst durch die Untersuchung der Massenvergiftungen ist es möglich geworden, in überzeugender Weise sich ein Bild zu machen über die große Variationsbreite der Krankheitsbilder nach bestimmten einheitlichen Giftwirkungen.

Gerade die Massenvergiftungen beweisen, wie sehr notwendig es ist, daß die ersten Vergiftungen erkannt werden, damit nicht weitere, von dem Augenblick der Diagnosestellung an vermeidbare Vergiftungen erfolgen.

Beispiele: Serie von 36 sukzessiv erfolgenden Vergiftungen durch Wassergas in Fabriken. Serie von 6 Todesfällen durch Leuchtgasvergiftung, bedingt durch Bruch einer Leuchtgasleitung außerhalb eines Hauses und Filtration des Leuchtgases durch den Boden. Serienvergiftungen durch einen daturahaltigen Tee usw. der nicht bei den ersten Fällen erkannt wurde. Ich verweise auf einige Typen: Kohlenoxydvergiftungen und schlagende Wetterkatastrophen in Bergwerken, Massenvergiftungen durch Sprenggase bei Tunnelbauten; Arsenwasserstoffvergiftungen, Quecksilbervergiftungen in Fabriken. Ferner Methylalkoholvergiftungen usw., Arsenvergiftungen durch arsenhaltige Biere und Weine; Fluorvergiftungen durch fluorhaltige Butter, Weine usw.

Die Massenvergiftungen kommen auch heute häufiger differentialdiagnostisch in Betracht gegenüber Infektionen (z. B. Infektion und Intoxikation durch Botulinus gerade mit der schwierigen Differentialdiagnose gegenüber Methylalkohol- und Atropin-, Daturavergiftungen usw.).

Bei Massenvergiftungen kommen — im Gegensatz zur gewöhnlichen Indifferenz gegen langsam wirkende Gifte und Angst vor der Diagnose: „Vergiftung“ — die Aufregung durch die öffentliche Meinung, der Verdacht der Bedrohten, die Befürchtungen, wie sie bei der Massenpsychologie eine Rolle spielen, als Antrieb zu Hilfe, aber sie verwirren auch. Es ist sehr beachtenswert, daß die Suggestion und die Aufregung in diesen Fällen in ganz entgegengesetzten Richtungen zu Irrtümern trieben.

Eine besondere Erschwerung der Diagnose besteht darin, daß bei vielen Massenvergiftungen nicht reine Gifte zur Wirkung kommen, sondern meistens — besonders wenn es sich um gasförmige Gifte handelt — verschiedene variable Gifte kombiniert, die dann ihrerseits die Symptomenkomplexe atypisch gestalten, selbst wenn eine giftige Substanz stark überwiegt.

Aufgaben der Ärzte bei Giftgefahren nach Katastrophen und Explosionen.

Die auffälligste lehrreichste Form von Massenvergiftungen, die so wie so auch sehr große praktische Interessen bieten, sind die Vergiftungen nach Katastrophen, Explosionen, Einstürzen, Brandkatastrophen, wo erst durch das Unglück selbst giftige Substanzen in die Atmosphäre kommen, die Überlebenden und Verletzten und vor allem die Rettungsmannschaft bedrohen, so daß der Erfolg oder Mißerfolg der gesamten Rettung bei vielen Katastrophen ausschließlich von der frühzeitigen Erkenntnis der Gefahr, der Art der neuen oder weiterbestehenden Gefahr abhängt.

Es kommen nach Ursache und Herkunft fünf Gruppen von gasförmigen und dampfförmigen Giften nach Explosionen in Betracht:

1. Die Gase, die durch Explosionen selbst erst entstehen, d. h. die giftigen Zersetzungsprodukte des explodierenden Materials, die unter großem Druck überall hingedrängt werden. So die Zersetzungsgase von Sprengstoffen, die je nach der Explosionsart sehr viel Kohlenoxyd, nitrose Gase, gelegentlich Zyan und andere giftige Stoffe enthalten. Die Explosionen von Gemischen von luft- und kohlenstoffhaltigen Gasen, wie Generatorgas, Wassergas oder

kohlenstoffhaltige Dämpfe — Benzin, Benzol, Alkohol, Äther, Schwefelkohlenstoff — geben bei der Explosion auch gifthaltige Gase, ganz besonders auch die Staubexplosionen.

2. Häufig treten im Anschluß an Katastrophen, speziell Explosionen, noch Brände ein und es schließen sich weitere Explosionen an, die wieder ihrerseits neue giftige Gase erzeugen. Je nach dem Milieu bedingen die Brände verschiedene Arten giftiger Gase: die gewöhnlichen Brände erzeugen Kohlenoxyd; bei Explosionen und Bränden, die z. B. mit Zelluloidverbrennungen einhergehen (Zelluloid, das ja in kolossalen Mengen in den verschiedensten Industrien verwendet wird, so in allen Nitrozellulosefabriken, Filmfabriken, Kammfabriken, Schachtelfabriken, Zelluloidfabriken, vielen Kinoeinrichtungen, Filmlagern, Lackfabriken, Lacklagern, künstliches Schildpatt) treten große Mengen von Kohlenoxyd, nitrose Gase, und oft auch große Mengen flüchtige, giftige Zyanverbindungen auf.

3. Giftige Gase, die durch Zerreißung von großen, giftige Gase führenden Röhrensystemen, die mit großen Reservoiren in Verbindung sind, welche unter Druck stehen, in den Herd der Katastrophe hineingelangen, so Leuchtgas, Wassergas, die ihrerseits zu Vergiftungen führen und wieder zu sekundären Explosionen Veranlassung geben (umfassendste Erfahrungen: Erdbeben in Japan).

4. Giftige Gase und Dämpfe, welche von Materialreserven der Fabriken herrühren, die sich aus den durch die Katastrophe selbst erst gesprengten Gefäßen aller Art, Tanks, Flaschen, Maschinen entwickelten, speziell in chemischen Fabriken, aber auch in anderen Fabriken, wo Salpetersäure, Salzsäure, Phosgen (Hamburg 1928), Nitrokörper, Benzin, Farblösungen, Lösungsmittel, Lacke aufbewahrt werden.

5. Aus vielen Gefäßen unter Druck: wie aus Maschinen, in denen flüchtige Stoffe unter Druck hergestellt oder verwendet werden: Chlormethyl, Brommethyl, usw. Ferner Gase aus Maschinen der Ammoniakherstellung, der Salpetersäure- resp. Nitrosesynthese, die unter starker Kälte abgeschieden werden. Diese Fabrikation dehnt sich ja heute sehr stark aus. Ferner können giftige Gase austreten aus Behältern unter starkem Druck, Bomben, springenden Autoklaven, die mit leicht verdampfenden Flüssigkeiten, resp. mit giftigen Gasen, speziell Phosgen, Chlormethyl, Brommethyl, auch Ammoniak, Kohlenoxyd, Acetylen dissous usw. gefüllt sind. Diese können platzen durch mechanische Wirkung, durch Überhitzung. Große Mengen von giftigen, leicht verdampfbaren Substanzen sind heute in den Kältemaschinen unter Druck vorhanden, die bei Einstürzen, Explosionen im Verlauf ihrer Röhrensysteme undicht werden. Schweflige Säure, Ammoniak, flüchtige Chlor- und Bromverbindungen — ferner verschiedene in den neuen Wärmekraftmaschinen verwendete ähnlich leicht verdampfenden Flüssigkeiten. — (In Versuchsstadien.)

In den automatischen Feuerlöschern befinden sich öfter auch giftig wirkende Gase unter Druck (CCl_4, CH_3Br usw.), die nach Explosionen, Bränden sich den giftigen Brandgasen beimischen.

Fast alle diese Gefahren sind im Grunde sehr einfach herauszufinden, weil zum Glück unsere Sinne meist auf diese Gefahren eingestellt und speziell auch. weil die Symptome an den Überlebenden meistens deutlich, sogar eindeutig sind.

Nach jeder Katastrophe größeren Umfangs muß man auf Grund dieser häufigen Vergiftungsgefahren an die durch diese Gefahrenart besonders geartete Aufgabe der sachgemäßen Rettung der vielen Überlebenden, wie an den Schutz der Rettungsmannschaft gegenüber derartigen giftigen Gasen denken.

An den Beispielen wird klar werden, daß sehr oft die größere Zahl der Opfer durch diese ganz sekundäre Wirkung der Katastrophe — die im Katastrophenherd entstehenden Giftgase — getötet worden ist, oft viel mehr als durch die aufdringliche momentan brutale mechanische Wirkung der Explosion, des Zusammenstoßes, des Einsturzes.

I. Einfaches Beispiel: in einem kleinen Schacht wurden plötzlich die zwei Arbeiter ohnmächtig, wie es sich nachträglich herausstellte, infolge Heraustretens von Kohlensäure aus einem alten eben angeschnittenen Stollen. Andere Arbeiter, die dieses Hinstürzen sahen und an eine gewöhnliche Bewußtseinsstörung oder Übelkeit dachten, holten eine Ätherflasche, um die Bewußtlosen riechen zu lassen und gingen hinunter. Sie stürzten alle hin, zerschlugen die Ätherflasche. Dadurch wurden wieder Arbeiter aufmerksam, man holte die Sanitätsorgane. Da man nun endlich an Kohlensäurewirkung dachte, respektive an eine Wirkung, wie man sie etwa in Gärkellern sieht oder in Schächten mit schweren Wettern, wollten diese sich vergewissern, ob es sich um Kohlensäure handle und warfen — trotzdem sie den Äther gerochen hatten — ein brennendes Papier hinunter. Es erfolgte eine schwere Explosion. Es ist ganz zweifellos, daß ähnliche Versehen außerordentlich viel häufiger sind, als bekannt wird.

Nach dieser Komplikation des Unglücks durch eine Explosion entstand nun noch die Kohlenoxydgefahr, wie etwa bei Brandkatastrophen (II).

II. Komplizierte Katastrophensituationen, bei welchen die Vergiftungsgefahr für die Überlebenden, für die Behandlung der Geretteten, für die Rettungsmannschaft, für das gesamte Resultat der Rettungsaktion, von oft ganz entscheidender Bedeutung ist, werden immer häufiger. Ob es sich nun um Fabrikbrände, Kinobrände, Brände oder Explosionen in Kaufhäusern, Magazinen, speziell in Filmfabriken, Dosenfabriken (Zelluloid), Lack-, Isolierkitt-, Glanzmittelfabriken, ob um Explosionen durch Gase (Leuchtgas usw.), Sprengstoffe irgendwelcher Art, hauptsächlich in den Gebäuden oder unter der Erde handelt (Gruben- und Tunnelkatastrophen), überall ist die Zahl der Opfer von unbeachteten Giftwirkungen im Verhältnis zur Zahl der schweren tödlichen mechanischen Verletzungen erstaunlich groß, und wenn man Gelegenheit hat, jeweils die Gesamtzahl der Fälle genau zu untersuchen, bekommt man unbedingt den Eindruck, daß die größte Zahl ohne die Wirkung der giftigen Gase sich hätte retten können oder gerettet worden wäre, daß sie bei richtiger allgemeiner Orientierung über die Rettung oder Kenntnis der Gefahr den Ausweg gefunden hätte (wenn z. B. bei den Alarmübungen in den Fabriken oder sanitätspolizeilichen Konstruktionsvorschriften auf diese Giftgefahr geachtet worden wäre). Eine große Zahl der tot Aufgefundenen, die man weit entfernt von ihrem Arbeitsplatz auf dem richtigen Weg zum Ausgang tot findet, ist vergiftet, hingestürzt, ja an für die Rettungsmannschaft sehr leicht zugänglichen Stellen bewußtlos hingestürzt und liegen geblieben. Niemand denkt gewöhnlich zur Zeit, wo die Rettung möglich wäre, daß viele Menschen nicht durch die Explosion getötet werden, sondern ganz einfach durch die im Innern unvermeidbaren giftigen Gase oder in Unkenntnis der Gefahr — nachdem sie durch die Explosion nicht verletzt waren, sich aber nicht haben retten können. Auch die Geretteten sollten naturgemäß, speziell die verwirrten, erregten, halbbewußtlos Geretteten und Verletzten nicht nur nach dem rein chirurgischen Gesichtspunkte, sondern auch demjenigen der Vergiftung behandelt werden, da man sie oft bei geringen Verletzungen ohne klar faßbare Todesursache sterben sieht. Es war häufig ein tragischer Irrtum, daß die Zustände der Geretteten nicht auf die Vergiftungsursachen aufmerksam machten, so daß die Gefahren der giftigen Gase unbeachtet blieben.

Im allgemeinen habe ich immer gesehen[1], daß die überlebenden Verletzten sehr eigenartige psychische Symptome zeigten, die man für merkwürdige Zustände betrachtete, als Shock beurteilte. Viele solcher Verletzten starben sehr schnell, offenbar in der Hauptsache unter der Wirkung der nicht beachteten, giftigen Gase und nicht infolge der mechanischen Verletzung (bei einzelnen Leichen konnte ich solche Gifte im Blut nachweisen).

Die Rettung, die Instruktion der Rettungsmannschaft, die Schutzmaßnahmen, müssen bei solchen Katastrophen auf Grund der besonderen Art der Giftgasgefahren organisiert werden, sonst wird niemand gerettet, und ein Teil der Rettungsmannschaft kann zugrunde gehen und nachher herrscht große Verwirrung und große Mutlosigkeit. Und zwar müssen die Ärzte diese Gefahren den Technikern mitteilen, müssen die von den Technikern vorgeschlagenen Mittel auf ihre Zweckmäßigkeit kontrollieren und können das auch auf Grund ihrer Kenntnisse, während die Techniker, die meist auch durch die Katastrophe konsterniert sind, das unmöglich können.

Die bedrückenden Erfahrungen über die Folgen dieser typischen Versehen und der Irrtümer über bestehende, speziell Vergiftungsgefahren durch Gase und das Übersehen der bestehenden Vergiftungserkrankungen bei Überlebenden, Geretteten nach Explosionen, in der Anwendung falscher Mittel zeigen, wie ungeheuer wichtig da das schnelle Erkennen ist und wie schnelle prinzipielle Diagnose der Vergiftungen allein die kausale Behandlung der Geretteten sachgemäß erlaubt und vor allem allein die im gleichen Moment nötige umfassende erfolgreiche Rettung, wie die umfassende Prophylaxe garantiert. Das ist wohl sicher das aufdringlichste Beispiel für die praktische Bedeutung der **schnellen** Diagnose von Vergiftungsursachen, denn bei der Art der technischen Entwicklung werden und bleiben diese Gebiete (und sind es bereits) die Gebiete der aufdringlichsten Gefahren, sie sind auch schon für weite Kreise zur beweisenden und überzeugenden Aufklärung geworden, sowohl für die Bedeutung und Notwendigkeit der schnellen und momentanen Vergiftungsdiagnose, als auch für die Rettung und die unmittelbare und spätere Prophylaxe, vor allem auch durch die Tatsache, daß bei solchen Ereignissen durch die Häufung der durch die gleichen Ursachen Vergifteten sich nach und nach doch die Kenntnis der weiten Variationen des Krankheitsbildes bei gleichartigen Ursachen sich ausbreitet.

Literatur.

Allgemeines.

Erben: Vergiftungen 1910. — Gadamer: Lehrbuch der chemischen Toxikologie 1924. — Heffter-Heubner: Handbuch der Pharmakologie. — Kobert: Lehrbuch der Intoxikationen 1906. — Lewin: Lehrbuch der Toxikologie 1907. — Ogier-Kohn-Abrest: Chimie Toxicologique. 1924. — Rambousek: Gewerbliche Vergiftungen 1909. Vibert, Ch.: Precis de Toxicologie. 1907. — Zangger: Irrtümer in der Diagnose und Therapie der Vergiftungen. 1924.

Zusammenfassende Übersichten über größere Gebiete.

Agasse-Lafont et Heim: Interêt des examens hématologiques pour le dépistage de certaines intoxications professionelles. Paris VI. Question Congrès Bruxelles 1910. — Brouardel: Les empoisonnements criminels et accidentels. Paris 1902. — Derselbe: Intoxications. Paris 1904. Lit. — Egli, K. (Egli-Rüst): Unfälle beim chemischen Arbeiten. Zürich 1926. — Eulenberg: Die schädlichen und giftigen Gase. Braunschweig

---

[1] Meine Erfahrungen stützen sich auf 10 Großkatastrophen mit 10—1300 Toten und auf eine große Zahl kleinerer Katastrophen, bei welchen immer noch mehrere Menschen jeweils getötet, verletzt oder vergiftet wurden. Erschreckend ist die Anwendung naturwissenschaftlich ganz falscher Schutzmaßnahmen. Ausführlich in Zangger: Irrtümer in der Diagnose und Therapie der Vergiftungen 1924.

1865. — Fischer und Sommerfeld: Liste der gewerblichen Gifte 1913. — Heim, J.: Questions d'hygiène industrielle. Paris 1907. — Kratter: Erfahrungen über einige wichtige Gifte. Arch. f. krim. Anthropologie 193. 13. S. 122. — Lewin und Guillery: Die Wirkungen von Arzneimitteln und Giften auf das Auge. Handb. f. d. ges. ärztl. Praxis. Bd. 2. Berlin 1905. — Oliver: Dangerous trades. London 1902. — Rambousek: Gewerbliche Vergiftungen. Leipzig 1911. — Thoinot: Maladies professionnelles. Paris 1903. — Zangger: Über die Beziehungen der technischen und gewerblichen Gifte zum Nervensystem. Ergebn. d. inn. Med. Bd. 5. 1910. Lit.

Gewerbliche Gifte und Unfallfragen.

Curschmann: Vergiftungen und Berufskrankheiten. Lehrb. d. Arbeiterversicherung. Leipzig: Barth 1913. S. 544. — Lewin: Obergutachten über Unfallvergiftungen. Leipzig: Veit 1912. — Heß, W.: Erfahrung über gewerbliche Intoxikationen und deren Beziehung zum schweizerischen Fabrikhaftpflichtgesetz. Gerichtl.-med. Diss. Zürich 1911. — Lehmann: Arbeits- und Gewerbehygiene. Leipzig 1919. — Loewy: Klinik der Berufskrankheiten 1924. — Müller: Vergiftungen durch Giftkombinationen in der Technik. Gerichtl.-med. Diss. Zürich 1919. — Zangger: Kombinierte Vergiftungen. Zentralbl. f. Gewerbe-hyg. u. Unfallmed. 1914.
    Alle technischen gewerblichen Gifte. Literatur: Bibliographie Internat. Arbeitsamt Genf. Dez. 1926.

Blei.

Aub, J. C. and Fairhall and Minot and Rezikoff: Lead poisoning. With chapter on the prevalence of industrial lead poisoning in the U.S.A. by Hamilton, A. Med. Balti-more: Williams & Wilkins Comp. 1926. — Brouardel, P.: Intoxikation chronique par le plomb. Ann. d'hyg. publ. et de méd. lég. Tom. 4, sér. 1, p. 132. — Chyzer: Über die im ungarischen Tonwarengewerbe vorkommenden Bleivergiftungen. Schrift d. internat. Vereinig. f. gesetzl. Arbeiterschutz. Jena 1908. H. 1. — Devoto: Patologia e clinica del lavoro 1902. Verspätete Bleidiagnose. — Friedberg, E.: Zur Klinik der chronischen Bleivergiftung im Kindesalter. Arch. f. Kinderheilk. Bd. 71, H. 1. 1922. — Schwarz, L. und Hefke: Fehlerquellen bei der Frühdiagnose der Bleiwirkung. Dtsch. med. Wochenschrift Jg. 49, Nr. 7. 1923. — Koch, E. W.: Zur Frage der hämatologischen Diagnose-stellung bei Bleiwirkung. Arch. f. Hyg. Bd. 94, H. 4/6. 1924. — Derselbe: Basophile Körnelung und Entkernung der roten Blutkörperchen bei Bleivergiftung. Virchows Arch. f. pathol. Anat. u. Physiol. Bd. 252. H. 1. 1924. — Kretschmer: Über Bleiunter-suchungen bei Bleiarbeitern. Dtsch. med. Wochenschr. Jg. 50, Nr. 41. 1924. — Leh-mann: Über das Eindringen von Giften durch die Haut (namentlich von Metallsalzen). Sitzungsber. d. phys.-med. Ges. Würzburg 1913. — Lehmann, R. B.: Der Gesundheits-zustand der Arbeiter in den Bleifabriken und der Maler in Deutschland in den Jahren 1920 und 1921. Zentralbl. f. Gewerbehyg. u. Unfallverhütung. Jg. 10, H. 2. 1922. — Letulle, M.: Saturnisme. Intoxications par Carnot, Lanceraux etc. Traité de méd. Tom. 11, p. 81. Paris 1907. — Meillère, G.: Le saturnisme. Etude historique, physi-ologique, clinique et thérap. Paris 1903. Soc. de biol. apr. 1903. Presse méd. Tom. 34. 1903. Lit. — v. Monakow: Zur pathologischen Anatomie der Bleilähmung und der saturninen Enzephalopathie. Arch. f. d. ges. Physiol. Bd. 10, H. 2. 1880. Lit. — Nägeli, O.: Beitrag zur Kenntnis der Bleivergiftung mit besonderer Berücksichtigung des Wertes der Symptome. Korresp.-Blatt f. schweiz. Ärzte Bd. 43, S. 1483. 1913 — Rauch, H.: Blutbild und Blutkrise bei experimenteller Bleivergiftung. Zeitschr. f. d. ges. exp. Med. Bd. 28, H. 1/4. 1922. — Roth: Die gewerbliche Blei-, Phosphor- usw. Vergiftung. Berlin. klin. Wochenschr. 1901. Nr. 38, S. 567. — Schmidt, P.: Über die Bedeutung der Blut-untersuchung für die Diagnose der Bleivergiftung. Zentralbl. f. Gewerbehyg. Bd. 2, S. 8. 1914. — Tanquerel des Planches: Traité des maladies du plomb. 1. 2. Paris 1839. — Teleky: Bleivergiftung mit ungewöhnlicher Ursache. Wien. Ärzteversamml. 4. Dez. 1908. Wien. klin. Wochenschr. Jg. 20, Nr. 48. 1907. — Derselbe: Gewerbliche Bleivergiftungs-fälle mit seltener Entstehungsursache. Wochenschr. f. soz. Med. Berlin 1908. — Der-selbe: Über Feststellung und Erkennung von Gewerbekrankheiten. Klin. Wochenschr. 1923. Nr. 9. — Derselbe: Die Symptome der Bleivergiftung, ihre Bedeutung für die Frühdiagnose und Diagnose. Münch. med. Wochenschr. Jg. 71, Nr. 9. 1924. — Weller, H. V.: Experimental production of lead gangrene in Guinea pigs. Proc. of Soc. for exp. biol. a. med. Vol. 23. 1925.

Quecksilber.

Bartsch: Quecksilbervergiftung mit tödlichem Ausgang. Münch. med. Wochenschr. 1907. Nr. 43, S. 2138. — Heim, F.: Über Hypochlorämie bei Sublimatvergiftung. Schweiz. med. Wochenschr. Jg. 55, N. 48. 1925. — Hesse, E.: Versuche zur Therapie der Queck-silbervergiftung. Arch. f. exp. Pathol. u. Pharmakol. Bd. 107, H. 1/2. 1925. — Joers, W.: Quecksilbervergiftung von der Vagina ausgehend. Münch. med. Wochenschr. 1921.

Nr. 18, S. 554. — Kölsch: Untersuchungen über die gewerbliche Quecksilbervergiftung.
Zentralbl. f. Gewerbehyg. Bd. 3. S. 42. 1919. Lit. — Kußmaul: Untersuchungen über
den konstitutionellen Merkurialismus. Würzburg 1861. Lit. — Letulle, M.: Hydrar-
gyrisme — Intoxications par Carnot, Lanceraux etc. Traité de méd. dom. 11, p. 144.
Paris 1907. — Ziegner, B.: Quecksilbervergiftung von der Scheide aus. Monatsschr.
f. Geburtsh. Bd. 72, S. 47. 1926.

Arsenik.

Brouardel, G.: Arsenicisme. Thèse de Paris 1897. Lit. — Buschke: Salvarsan-
exanthem mit Nekrosenbildung. Zeitschr. f. Hautkrankheit. Bd. 23, S. 510. 1927. —
Haberda: Über Arsenikvergiftung. Vierteljahrsschr. f. gerichtl. Med. Bd. 47. 3. Suppl..
S. 216. 1914. — Horoszkiewicz: Arsenikvergiftung. Vierteljahrsschr. f. gerichtl. Med.
Bd. 47. 3. Suppl., S. 213. — Wurtz, R.: Arsenicisme. Intoxications par Carnot,
Langeraux etc. Traité de méd. Tom. 11, p. 56. Paris 1907.

Arsenwasserstoff.

Dubitzki: Studien über Arsenwasserstoff. Arch. f. Hyg. Bd. 73. 1911. — Glaister
und Lodge: Industrial poisoning. 1907.

Thallium.

Buschke und Peiser: Die Wirkung des Thalliums auf das endokrine System. Klin.
Wochenschr. 1922. S. 995. — Dieselben: Versuche zur Entgiftung des Thalliums. Klin.
Wochenschr. 1925. Nr. 51.

Wismut.

Heckelmann: Zur Pharmakologie und Toxikologie des Wismuts. Dermatol. Wochenschr. Bd. 80, Nr. 14—16. 1925.

Phosphor.

Engel, K.: Untersuchungen über den Wirkungsmechanismus des Phosphors. Arch. f.
exp. Pathol. u. Pharmakol. Bd. 102, H. 5/6. 1924. — Haberda, A.: Über Hautgangrän
an den Füßen bei subakuter Vergiftung durch Phosphor. Friedreichs Blätt. f. gerichtl. Med.
1895. 46, S. 1—7. — Lehmann: Über die Giftigkeit der Blausäure und des Phosphor-
wasserstoffgases. Separatabdruck a. Sitzungsber. d. physikal.-med. Ges. Würzburg 1908.
— Vollbracht, F.: Zur Kasuistik der peripheren Gangrän bei Phosphorvergiftung. Wien.
klin. Wochenschr. 1901. Nr. 52, S. 1288. — Wurtz, R.: Phosphorisme, Intoxications
per Carnot, Lanceraux etc. Traité de méd. Tom. 11. p. 48. 1907.

Phosgen.

Grempe, P. M.: Die Gefahren des Phosgen. Zeitschr. f. Gewerbehyg. 1912. S. 65. —
Vgl. Kriegsgifte: Zeitschr. f. d. ges. exp. Med. Bd. 13. 1923.

Nitrose Gase.

Czaplewski: Über die Kölner Vergiftungen durch Einatmung von Salpetersäure-
dämpfen (Nitrose Gase) 1910. Sonderabdr. a. d. Vierteljahrsschr. f. gerichtl. Med. u.
öffentl. Sanitätswesen. 3. Folge. Bd. 43, S. 2. — Kockel: Verhalten des Organismus gegen
die Dämpfe der salpetrigen Säure. Vierteljahrsschr. f. gerichtl. Med. Bd. 15, S. 1. 1898.
Lit. — Kohn-Abrest et Djebah: Sur la toxicité des nitrites et plus particulierment
du nitrite de soude. Soc. de med. légale. 11. oct. 1926. Presse méd. 23. oct. 1926.
Paris. — Llopart: Erfahrungen über Nitrosegasevergiftung. Gerichtl. med. Diss. Zürich
1912. — Savels, A.: Zur Kasuistik der Nitrosevergiftung durch Inhalation von salpetriger
Säure. Dtsch. med. Wochenschr. 1910, Nr. 38. S. 1754.

Fluor.

Dyrenfurth und Kipper: Beitrag zum anatomischen und klinischen Bilde der Fluorvergiftung. Med. Klinik Jg. 21, Nr. 23. 1925. — Fischer, Herwart: Fluornatrium-
vergiftung. Ref. in der med. Sekt. d. Ges. f. vaterländ. Kultur zu Breslau, 17. März 1922.
Zusammenstellung von 7 Fällen. Ursache: Freiverkauf von Mitteln, die Fluorverbindungen
enthalten: Montanin, Orwin, Glasätztinte. — Kurtzahn, G.: Selbstmord durch Kiesel-
fluornatrium. Dtsch. med. Wochenschr. Jg. 49, Nr. 10. 1923. — Raestrup: Über Fluorvergiftungen. Dtsch. Zeitschr. f. d. ges. gerichtl. Med. Bd. 5. H. 4.

Barium.

Althoff: Tödliche Vergiftung durch Röntgenbrei ($BaCO_3$). Med. Klinik Jg. 20, Nr. 41.
1924. — Higier, H.: Schwere paroxysmale Lähmung sämtlicher Glieder als Brotver-
giftungserscheinung (Bariumintoxikation) und deren Pathogenese. Dtsch. Zeitschr. f.
Nervenheilk. Bd. 73, H. 5/6. 1922.

Kohlenoxyd.

Behrens, B. und P. Bulewska: Zur Wirkung von Lobelin auf das Atemzentrum bei der Kohlenoxydvergiftung. Klin. Wochenschr. Jg. 3, Nr. 37. 1924. — Heubner, W. und Forstmann: Die gewerbliche Kohlenoxydvergiftung und ihre Verhütung. Zentralbl. f. Gewerbehyg. u. Unfallverhütung Bd. 1, H. 4. Beiheft. — Hofer: Über die Wirkung von Gasgemischen. Arch. f. exp. Pathol. u. Pharmakol. Bd. 3, H. 5/6. 1926. — Jaksch-Wartenhorst: Zur Kenntnis der Kohlenoxydtoxikose. Med. Klinik Jg. 19, Nr. 1. 1923. — Joël, Ernst: Über Hautveränderungen bei Kohlenoxydvergiftungen. Ärztl. Sachverständigenzeitung 1926. Nr. 13. — Izard, L.: Des troubles nerveux consécutifs aux intoxications oxycarbonées. Thése méd. Lyon 1907/1908. — Krumbholz, B.: Über Ernährungsstörung des Gehirns und der Haut nach Kohlenoxyd- bzw. Leuchtgasvergiftung. Wien. med. Wochenschr. 1905. Nr. 33, S. 1621. — Lancereux: Gangrène dans l'intoxication par oxyde de carbone, le sulfure de carbone, l'arsénic. Journ. de med. int. 1899. — Ledent: Durée de l'elimination de l'oxyde de carbone chez un animal partiellement intoxiqué. Arch. internat. de méd. lég. 1913. — Lemberger: Experimentelles zur Lehre von der Kohlenoxydvergiftung. Vierteljahrsschr. f. gerichtl. Med. Bd. 23. 1902. — Lewin, Kohlenoxydvergiftung. Springer 1920. — Lewin und Poppenberg: Die Kohlenoxydvergiftung durch Explosionsgase. Arch. f. exp. Pathol. u. Pharmakol. Bd. 60, S. 434. 1909. — Livington, Murgan, Whorter: Zeitschr. f. Untersuchung d. Nahrungs- u. Genußmittel. Bd. 15, S. 764. 1908. — Nicloux: L'oxyde de carbone et l'intoxication oxycarbonique. Etude chimico-biologique. Masson etc. Cie. 1925. — MacLean, A.: Carbon monoxyd poisoning resulting in gangrene of both legs. Journ. of the Americ. med. assoc. Vol. 56, p. 1455. 1911. — Raida, H.: Über die Cyanamidwirkung. Zeitschr. f. d. ges. exp. Med. Bd. 31, H. 3/6. 1923. — Sachs: Die Kohlenoxydvergiftung 1900. — Sibelius: Die psychischen Störungen nach akuter Kohlenoxydvergiftung. Monatsschr. f. Psychiatrie u. Neurol. Bd. 18, S. 40. 1905. Erg. Lit. — Schoenhof, S.: Hautgangrän nach Kohlenoxydgasvergiftung. Dermatol. Wochenschr. Bd. 83, Nr. 35, S. 1267. 1926. — van Slyke and Salvesen: Journ. of biol. chem. Vol. 40, p. 103. 1918. — Stierlin, E.: Über psychoneuropathische Folgezustände bei den Überlebenden der Katastrophe von Courrières. Gerichtl. med. Diss. Zürich 1909. Lit. — v. d. Thiaudavaroyan: Gangrene due to carbon monoxide poisoning. Lancet. Vol. 200, Nr. 18, p. 568. 1921. — Wachholz: Untersuchungen über die Verteilung des Kohlenoxydes im Blut damit Vergifteter. Vierteljahrsschr. f. gerichtl. Med. Bd. 47, 3. Suppl. S. 205. 1914. — Wurtz, R.: Intoxications par l'oxyde de carbone. Traité de méd. Tom. 11. Intoxications par Carnot, Lanceraux etc. Paris 1907. p. 68. — Zangger, H.: Der Tod im Tunnelbau und im Bergwerk vom gerichtlich-medizinischen Standpunkte. Vierteljahrsschr. f. gerichtl. Med. u. öffentl. Sanitätswesen 3. Folge. 1909. Suppl.-Heft. — Derselbe: Gerichtlich-medizinische Beobachtungen bei der Katastrophe von Courrières. Vierteljahrsschr. f. gericht. Med. 3. Folge. 1907. Bd. 34. S. 2. — Zieler: Über Nacherkrankungen der Leuchtgasvergiftung, besonders Leptomeningitis serosa. Diss. Halle 1897. — Literatur bei Lewin: Kohlenoxydvergiftung. Berlin. 1921.

Schwefelkohlenstoff.

Arezzi, M.: Avvelenamento da sulfuro di carbonio. Policlinico. 1. Luglio 1926. p. 362. Roma. — Harmsen, E.: Schwefelkohlenstoffvergiftung im Fabrikbetrieb. Vierteljahrsschr. f. gerichtl. Med. u. öffentl. Sanitätswesen III. 30. S. 422. — Köster: Schwefelkohlenstoffneuritis. Arch. f. Psychiatrie u. Nervenkrankh. Bd. 33. S. 872. 1900. — Mendel: Schwefelkohlenstoffvergiftung. Arch. f. Psychiatrie und Nervenkrankh. Bd. 19. S. 523. — Quensel, F.: Neue Erfahrungen über Geistesstörungen nach Schwefelkohlenstoffvergiftung. Monatsschr. f. Psychiatrie und Neurol. Bd. 16, S. 48, 246. 1904. Lit.

Organische Verbindungen.

Brücken: Über chronische Benzolvergiftung. Dtsch. med. Wochenschr. Jg. 49. Nr. 34. 1923. — Bürgi, E.: Mitteilung über eine Benzinvergiftung. Korresp.-Blatt f. Schweiz. Ärzte 1906. Nr. 11. — Curschmann, F.: Die Vergiftungen bei der Anilinfabrikation und ihre Frühdiagnose. Congr. maladies prof. Bruxelles 1910. VI. Quest. — Jaksch, R.: Die Giftigkeit des Holzgeistes. Zeitschr. f. Med.-Beamte 1910. Nr. 16. S. 608. — Lanceraux: Intoxications par les parfums. Intoxications par Carnot, Lanceraux etc. Traité de méd. Tom. 11, p. 332. Paris 1907. — Derselbe: Intoxications par les boissons alcooliques. Intoxications par Carnot, Lanceraux etc. Traité de méd. Tom. 11, p. 205. Paris 1907. — Lewin, L.: Über eine akute Nitrobenzolvergiftung. (Ein dem Reichsversicherungsamt erstattetes Obergutachten.) Amtl. Nachr. des Reichsversicherungsamtes 15. Mai 1906. — Stukowski: Giftigkeit aromatischer Nitroverbindungen (Dinitrobenzol). Dtsch. med. Wochenschr. Jg. 48, Nr. 41. 1922. — Shepherd, V. J.: Ein bemerkenswerter Fall von Purpura-Ausschlag mit Ausgang in Gangrän, hervorgerufen durch salizylsaures Natron.

Journ. of urol. genito-urol. dis. Jan. 1896. — Teleky und Weiner: Über Benzolvergiftung. Klin. Wochenschr. 1924. H. 6. — Ziel: Zur Benzolvergiftung. Med. Klinik. Jg. 21, Nr. 3. 1925.

Methylalkohol.

Leo, H.: Über das Wesen der Methylalkoholvergiftung. Pharmakol. Inst. Bonn. Dtsch. med. Wochenschr. Jg. 51, Nr. 26. 1925. — Reif, G.: Über die Giftigkeit des Methylalkohols. Dtsch. med. Wochenschr. Jg. 49, Nr. 6. 1923. — Schiek, F.: Zur Frage der Schädigung des Auges durch Methylalkohol. Zeitschr. f. Augenheilk. Bd. 48, H. 4/5. 1922. — Straßmann: Über die im städtischen Asyl zu Berlin beobachteten Vergiftungen. Dtsch. med. Wochenschr. 1912. Nr. 3.

Organische Halogenverbindungen.

Bab: Zur Chlorylentherapie. Klin. Wochenschr. 1923. Nr. 10. — Bing, R.: Beitrag zur Kenntnis der industriellen Vergiftungen mit Methylderivaten. Separatabdruck d. Schweiz. Rundschau f. Med. 1910. — Dingley: A case of CCl_4 Poisoning, due to the bursting of a patent fire extinguisher. Lancet May 1926. p. 1037. — Führer, H.: Die Wirkungsstärke von Chloroform und Tetrachlorkohlenstoff. Arch. f. exp. Pathol. u. Pharmakol. Bd. 97, H. 1—6. 1926. — Gerbis: Münch. med. Wochenschr. 1914. S. 879. — Goldschmidt und Kohn: Zentralbl. f. Gewerbehyg. 1920. — Hall, M. C.: Use of Carbon Tetrachloride for the Removal of Hookworms. Journ. of the Americ. med. assoc. Vol. 77, p. 1641. 1921. — Heffter, Grimm, Joachimoglu: Gewerbliche Vergiftungen in Flugzeugfabriken. Vierteljahrsschr. f. gerichtl. Med. Bd. 48, 1. Suppl. — Hürthly, R.: Die Wirkung halogensubstituierter Barbitursäure. Zeitschr. f. d. ges. exp. Med. Bd. 47, H. 1/2. 1925. — Jaquet: Über Brommethylvergiftung. Dtsch. Arch. f. klin. Med. Bd. 71. 1901. — Joachimoglu: Trigeminuserkrankungen durch Chlorylen. Berlin. klin. Wochenschrift 1921. S. 147. — Lamson, P. D. Gardner, G. H. Gustafson, R. K. Maire, E. D. Mc. Lean, A. J. and H. S. Wells: The pharmacology and toxicity of Carbon Tetrachloride. Journ. of pharmacol. a. exp. therapeut. 1923—1924. p. 215. — Lewin, L.: Über giftige Extraktionsmittel für Fette, Wachse, Harze und andere wasserunlösliche Stoffe. Zeitschr. d. dtsch. Öl- und Fettindustrie. Bd. 40, S. 421. 1920. — Löffler und Rütimeyer: Vierteljahrsschr. f. gerichtl. Med. 1920. — Marmetschke, G.: Über tödliche Bromäthyl- und Brommethylvergiftung. Vierteljahrsschr. f. gerichtl. Med. u. öffentl. Sanitätswesen 1906. H. 3, S. 61. — Meyer, J. R. and S. B. Pessoa: A study of toxicity of Carbon Tetrachloride. Americ. journ. of trop. med. Vol. 3, p. 177. 1923. — Molitoris: Ein Fall von tödlicher Bromoformvergiftung. Zeitschr. f. gerichtl. Med. Bd. 7, H. 2/3. 1926. — Müller, J.: Vergleichende Untersuchungen über die narkotische und toxische Wirkung einiger Halogenkohlenwasserstoffe. Arch. f. exp. Pathol. u. Pharmakol. Bd. 109, H. 5/6. 1925. — Perlmann: Erfahrungen mit Chlorylen. Med. Klinik 1924. Nr. 30. — Röckemann: Über Tetralinharn. Arch. f. exp. Pathol. u. Pharmakol. Bd. 92, H. 1/3. 1922. — Rohrer: Über Brommethylvergiftung. Vierteljahrsschr. f. gerichtl. Med. 3. Folge. Bd. 60. 1920. — Derselbe: Vierteljahrsschr. f. gerichtl. Med. 1920. — Roth: Schweiz. Zeitschr. f. Unfallkunde 1923. — Schuler: Vierteljahrsschr. f. öffentl. Gesundheitspflege 1899. — Schwarz: Dtsch. Zeitschr. f. d. ges. gerichtl. Med. Bd. 7, H. 2/3. — Derselbe und Zangger: Zentralbl. f. Gewerbehyg. 1926. — Seelert: Klin. Wochenschr. 1922. Nr. 45. — Vgl. Pleßner: Monatsschr. f. Psychiatrie und Neurol. Bd. 39. März 1916. — Starr, E. B.: Journ. of industrial hyg. Vol. 4, p. 203. 1922—1925. — Steiger: Brommethylvergiftung. Münch. med. Wochenschr. 1918. — Takasaka: Über Lungenblutungen bei der akuten Tetrachlormethanvergiftung. Zeitschr. f. d. ges. gerichtl. Med. Bd. 6, H. 5. 1926. — Zangger: Dtsch. Zeitschr. f. d. ges. gerichtl. Med. Bd. 7. H. 2/3.

IV. Vergiftungen durch Schlafmittel[1].

Von

M. Cloetta-Zürich.

Bei der großen Verbreitung, die einerseits die Schlafstörungen und anderseits deren therapeutische Behandlung mit den spez. Schlafmitteln einnehmen, ist es begreiflich, daß Vergiftungen mit diesen letzteren numerisch im Zunehmen

---

[1] Vgl. im Kap. „Die organischen Gifte", die einzelnen Schlafmittel, wie Paraldehyd, Chloralhydrat, Sulfonal usw.

sind. Am häufigsten sind die akuten massigen Vergiftungen, die zum Zweck des Selbstmordes versucht werden, Gegenstand ärztlichen Einschreitens, weniger oft die chronischen, anschließend an längeren therapeutischen Gebrauch, da die betreffenden Individuen doch früher oder später in nervenärztliche Behandlung kommen. Obwohl die Zahl der Schlafmittel eine große ist und obwohl wir in therapeutischer Hinsicht dieselben in bestimmte Kategorien auf Grund ihrer spez. Wirkungseigenschaften einteilen können, so ist bei der akuten Vergiftung mit diesen Mitteln das Symptomenbild ein ziemlich einheitliches. Die Nüancierungen in der Wirkung, die bei kleinen Dosen die einzelnen Präparate und damit ihre therapeutischen Indikationen charakterisieren, verwischen sich bei den schweren Intoxikationen vollständig. Es ist infolgedessen in der Regel nicht möglich, bei einer akuten Vergiftung diagnostische Anhaltspunkte für die Art des jeweils gebrauchten Mittels zu gewinnen. Die Entscheidung, welches Mittel gebraucht wurde, wird nur aus Nebenumständen erschlossen werden können und aus der Anamnese. Am leichtesten gelingt die Diagnose bei Paraldehyd und Amylenhydrat, wegen des charakteristischen Geruches der Ausatmungsluft, bei Chloralhydrat durch die reduzierenden Eigenschaften des Urins, bei Sulfonal und Trional durch den Nachweis des Porphyrinurins (charakteristisches Spektrum, vgl. Abb. 8 und 9, S. 84, 85). Im übrigen aber sind die allgemeinen Symptome bei allen diesen Mitteln ziemlich übereinstimmend.

Symptome. Alle schwer Vergifteten befinden sich im Zustand der Bewußtlosigkeit; die Muskulatur ist schlaff, trotzdem treten mitunter in einzelnen Muskelgruppen Zuckungen auf, oder es kommt zu muskulären Stereotypien. Je nach dem Grade der Vergiftung besteht eine Hypalgesie oder vollkommene Anästhesie, bei der auch sämtliche Reflexe erloschen sein können. Dagegen besteht durchaus nicht immer Inkontinenz von Harn und Stuhl, und deshalb soll bei jedem derartigen Krankenrapport der Füllungszustand des Darmes und der Blase festgestellt werden. Die Gesichtsfarbe ist verschieden, abhängig von dem Grade der Zirkulationsstörung. Bei den leichten Vergiftungen, bei denen es namentlich zur starken Erweiterung der Hautgefäße gekommen ist, zeigt sich oft ein rötlich gedunsenes Aussehen, wobei mit jedem Atemzug die geschwellten Lippen kräftig aufgeblasen werden. Ist dagegen die Vasomotorenlähmung weiter vorgeschritten, so wird das Aussehen blau oder sogar zyanotischlivid. Diese letztere Verfärbung hängt durchaus nicht immer mit Sauerstoffmangel zusammen, sondern ist der Ausdruck der starken Gefäßlähmung im Splanchnikusgebiet. Wir sehen sie deshalb auch auf Sauerstoffzufuhr durchaus nicht so prompt verschwinden, wie wir das von anderen zyanotischen Zuständen her gewohnt sind. Die Atmung kann sich auch sehr verschieden gestalten, wie dies schon lange bei den Alkoholvergiftungen bekannt ist, wo alle möglichen Übergänge von der raschen zur langsamen und aussetzenden Atmung bekannt sind. Auch der Puls richtet sich bezüglich Qualität und Zahl, nach dem Grade der Gefäßlähmung. Bei den leichteren Formen macht er oft einen sehr guten Eindruck, weil die Amplitude entsprechend der Gefäßparese bei guter Herztätigkeit sehr ausgiebig ist. Bei der Blutdruckmessung konstatiert man aber bereits ein starkes Sinken des diastolischen Druckes. Mit zunehmender Gefäßlähmung sinkt die Qualität und steigt die Zahl des Pulses bis zu der Erscheinung des eigentlichen Kollapszustandes. Das Verhalten der Pupillen ist ein sehr wechselndes, so daß es durchaus nicht immer leicht ist, die Differentialdiagnose gegen Opiumvergiftung zu stellen. Gerade bei der Veronalgruppe ist die verengte, reaktionslose Pupille die Regel, während bei anderen Präparaten auch weite Pupillen beschrieben werden. In der Mehrzahl der Fälle scheint es sich um mittelweite bis enge Pupillen zu handeln; die Lichtreaktion geht parallel der Tiefe der Intoxikation. Veränderungen auf der äußeren Haut

haben meist nicht Zeit, sich auszubilden; erst bei längerer Dauer der Bewußtlosigkeit können sich exsudative Zustände: Erytheme und Blasenbildung, oder
trophische Störungen = Dekubitus ausbilden. Im allgemeinen scheint der bei
Morphinvergiftung so oft auftretende Juckreiz mit den daraus resultierenden
Kratzeffekten zu fehlen.

Die Dauer und der Verlauf einer solchen akuten Vergiftung sind auch sehr
verschieden. Nur bei ganz massigen Dosen tritt infolge von Atemlähmung
der Tod in wenigen Stunden ein. Meist zieht die Erkrankung sich mehrere
Tage hin, dabei bessert sich die Prognose durchaus nicht immer mit der längeren
Überstehungszeit. Wenn auch an und für sich die längere Dauer des Zustandes
darauf hinweist, daß ein Gleichgewichtszustand eingetreten ist in bezug auf die
Resorption und Ausscheidung des betreffenden Präparates und damit in der
Schwere der Symptome von seiten des Nervensystems, so wächst doch mit
der Dauer der Erkrankung die Gefahr des Auftretens von Komplikationen, bedingt durch die Gefäßstörungen. Unter diesen sind die häufigsten und gefährlichsten die Lungenkomplikationen, die über die Bronchitis und die Hypostase
zur Broncho- und lobulären Pneumonie führen. Deshalb müssen bei allen
diesen Vergifteten regelmäßig Temperaturmessungen durchgeführt werden. Dabei zeigen sich auch große Unterschiede, die ihrerseits wieder in der Hauptsache
von dem Verhalten der Gefäße abhängen. Normale Temperatur bei mäßiger
Gefäßparese, subnormale bei Gefäßlähmung und steigende Temperatur bei be-
ginnenden Komplikationen. Nicht immer aber ist das Fieber auf Lungenver-
änderungen zurückzuführen. Es kann auch rein zentral bedingt sein und wird
in diesen Fällen wahrscheinlich durch kleinste Blutungen in den basalen Ge-
hirnteilen hervorgerufen, oder es tritt als Begleiterscheinung allgemeiner Erytheme auf, letzteres namentlich bei Luminal und Nirvanol. Die Sektion gibt
meist keinen greifbaren Anhaltspunkt für den letalen Ausgang; es sei denn,
daß eine Pneumonie oder Herzdegeneration vorliege. Der Tod tritt ein infolge
der funktionellen Vergiftung, sei es des Atmungszentrums, sei es der Zirkulation. Daß die letztere stets hochgradig geschädigt ist, erkennt man an der
gewaltigen Hyperämie, die alle Organe aufweisen und die im Gehirn sich bis zur
Encephalitis haemorrhagica steigern kann, so daß der Sektionsbefund an den
Salvarsantod erinnert. Die Diagnose der Vergiftung kann evtl. durch die
Gewinnung des Materials aus Magen, Darm oder dem Urin gesichert werden.

Aus dem therapeutischen Gebrauch heraus bildet sich relativ leicht eine
chronische Zufuhr der Schlafmittel, die zu bestimmten Vergiftungserscheinungen
führen kann und namentlich auch zu subjektivem Bedürfnis nach weiterer
Zufuhr, zu der Sucht. Dieser letztere Zustand wird begünstigt durch die auffallende Tatsache, daß viele Menschen durch den Gebrauch solcher Mittel
körperlich und geistig leistungsfähiger werden. Handelt es sich um Personen,
die gewöhnlich schlecht schlafen, so liegt es nahe, die bessere Leistung am
folgenden Tag auf den besseren Schlaf zurückzuführen. Es gibt aber viele
Fälle, für die diese Erklärung nicht zutrifft. Mir sind persönlich eine Reihe
von Leuten bekannt, die ohne eigentlich schlecht zu schlafen, doch mit Schläf-
mitteln die Leistung am folgenden Tag zu steigern vermögen. Einer äußerte
sich in charakteristischer Weise dahin, daß am Tage nach Adalin oder Somnifen
er mit Diktieren zwei Daktylographinnen beschäftigen könne anstatt nur eine.
Es hängt dies wohl mit einer besonderen, Euphorie erzeugenden Wirkung der
betreffenden Mittel zusammen, die unabhängig von der Schlafwirkung ist.
Daß gerade Leute in leitenden Stellungen unter solchen Umständen recht
leicht zum chronischen Gebrauch dieser Mittel geführt werden, liegt auf der
Hand. Solange derselbe in mäßigen Grenzen bleibt, scheint keine besondere

Gefahr vorzuliegen, jedenfalls ist diese geringer als bei den Alkaloiden. Werden dagegen die Dosen vergrößert, so stellen sich beim Gebrauch dieser Mittel Zeichen chronischer Erregung und Reizbarkeit ein, die denn auch zur Abnahme der Leistungsfähigkeit führen. Dabei kommt es, wie beim Morphinisten, oft zur Abmagerung, zum schlechten Aussehen, zu Tremor und sogar zu ataktischen Störungen. Wenn auch diese Symptome noch keine Lebensbedrohung in sich schließen, so gehen diese Leute doch der menschlichen Gesellschaft häufig verloren infolge psychischer und physischer Minderwertigkeit, und sie endigen infolge depressiver Zustände nicht selten durch akute Vergiftung mit demselben Mittel, dem sie anfänglich die Förderung ihrer Leistungen zu verdanken hatten. Wenn auch der Vergiftungsweg ein ähnlicher ist, wie bei Alkoholismus, so besteht doch ein großer sozialer Unterschied, indem diese Individuen, ebensowenig wie die Morphinisten, zu einer Bedrohung für ihre Mitmenschen werden, da pathologische Rauschzustände bei dem chronischen Gebrauch der Schlafmittel fast nie auftreten.

Die **Therapie** kann auch nach dem Gesagten nur eine symptomatische sein, denn es gibt keine spezifischen Antidote für irgend eines der gebräuchlichsten Schlafmittel. In Betracht kommen nur solche Mittel, welche entweder der drohenden Lähmung des Zentrums im verlängerten Mark oder der Gefäßparalyse entgegenwirken. Die kausale Therapie, d. h. die Entfernung des Giftes ist meist undurchführbar, weil in der Regel schon eine Reihe von Stunden vergangen ist, bis die Vergiftung als solche erkannt wird. Wenn keine hochgradige Kieferklemme besteht, wird man trotzdem eine Magenspülung vornehmen, die, falls sie auch kein Gift mehr herausbefördert, doch der gereizten Magenschleimhaut wohl bekommt. Da die Ausscheidung des nicht zerstörten Anteiles des Schlafmittels in der Hauptsache durch den Urin erfolgt, so haben hohe Einläufe in der Regel wenig Sinn; immerhin wird durch dieselben der zum Symptomenkomplex gehörenden Stuhlverhaltung entgegengewirkt, und das Auftreten eines die Zirkulation und Respiration störenden Meteorismus verhindert. Weil das Adrenalin sich experimentell und klinisch gegen die Morphinvergiftung bewährt hat, so möchte ich es auch in erster Linie hier nennen, wo das Vergiftungsbild doch durch die Gefäßlähmung verursacht wird. Ist die Zirkulation noch ordentlich, so kann man subkutan alle Stunden 0,2—0,3 ccm einspritzen, andernfalls ist eine Vene freizulegen und eine langsame Infusion von etwa 500 ccm NaCl-Lösung, womöglich mit $5^0/_0$ Traubenzuckerzusatz zu machen. Dieser Flüssigkeit wird 1 ccm Adrenalinlösung und eines der injizierbaren Digitalispräparate zugesetzt, sowie 0,5 g Euphyllin oder ein Koffeinpräparat. Dadurch wird unter Besserung des Gefäßtonus die Diurese und Ausscheidung angeregt. Erst wenn die Zirkulation etwas gebessert, hat es einen Sinn, Anregungsmittel für das Atmungszentrum zu geben. Als solche kommen Koffein, Kampfer und dessen Ersatzmittel, sowie Lobelin in Betracht. Diese Therapie richtet sich auch gleichzeitig gegen die drohenden Lungenkomplikationen. Da die letale Dosis der verschiedenen Schlafmittel in den äußersten Grenzen schwankt, soll man sich weder durch die mutmaßliche Dosis, noch durch die Schwere der Symptome vom energischen Handeln abbringen lassen. Katheterismus wird oft nötig sein, daneben sorgfältige Hautpflege wegen Dekubitusgefahr.

Allgemeines über Behandlung: Flury, Seite 108 ff.

Literatur:

Eine fast vollständige Zusammenstellung der Vergiftungsfälle durch Schlafmittel bis zum Jahre 1925 findet sich bei A. Renner: Ergebn. d. inn. Med. u. Kinderheilk. Bd. 23. Auch als Sonderabdruck erschienen. Berlin: Julius Springer 1925.

V. Die Vergiftungen durch Alkaloide und Pflanzenstoffe.

Von

M. Cloetta - Zürich.

Einleitung.

Die Vergiftungen durch Alkaloide haben für den Mediziner ein besonderes Interesse, weil es sich meistens um sehr stark wirkende Substanzen handelt, mit denen in therapeutischer Absicht täglich vom Arzt gearbeitet wird; weil ferner die Symptome entsprechend der hohen Giftigkeit meistens sehr schwere sind und die Diagnose von solchen Vergiftungen durchaus nicht immer leicht ist. Dabei kommt besonders vom gerichtsärztlichen Standpunkte aus noch in Betracht, daß pathologisch-anatomische Veränderungen zur Feststellung der Diagnose meist fehlen. Auch sonst kommt diesen Intoxikationen ein ganz besonderes allgemein-medizinisches und biologisches Interesse, das sich ja auch enge an unsere therapeutischen Vorstellungen anschließt, zu, so daß es sich wohl lohnt, zunächst einige allgemeine Bemerkungen über Alkaloidvergiftungen vorauszuschicken.

Ganz besonders drängt sich uns bei jedem Vergiftungstodesfall die Frage auf: Woran ist denn das betreffende Individuum eigentlich gestorben, eine Frage, die namentlich mit Rücksicht auf das bereits erwähnte Fehlen pathologisch-anatomischer Veränderungen sehr natürlich ist. Tatsächlich tritt ja auch der Tod lediglich wegen der Topographie der Vergiftung, nicht wegen ihrer Schwere und Unaufhebbarkeit an und für sich ein. Wenn wir z. B. in ein Auge Atropin einträufeln, so können wir durch stete Wiederholung wochen- und monatelang eine komplette Ausschaltung der Irisbewegung herbeiführen, also eine vollständige Funktionslähmung, und trotzdem wird diese Funktion sofort zurückkehren, wenn wir das Mittel nicht mehr verabreichen, und das Auge wird sich nach seiner Erholung nicht von einem normalen in seiner Funktion unterscheiden. Untersuchen wir die Iris eines derartig gelähmten Auges mikroskopisch, so ist es auch morphologisch unmöglich, irgend etwas Anormales daran festzustellen, was für den Zustand dieser schweren Lähmung eine materielle Erklärung abgeben könnte. Wir können andererseits die geschmack-, riech- und schmerzempfindenden peripheren Nervengebilde beliebig lange ausschalten und trotzdem kehren diese Empfindungen prompt zurück nach Aufhören der lokalen Giftzufuhr. Erst bei ganz konzentrierten Kokainlösungen, die man auf einen Nerven oder die Kornea bringt, vermißt man nachher die Wiederkehr der Funktion; dann ist aber auch Kern und Protoplasma der betreffenden Zellen färbbar geworden, d. h. sie sind abgestorben. Nach den mikroskopischen Untersuchungen am Zentralnervensystem, das unter dem Einfluß lähmender Gifte gestanden, können wir auch keine für die schweren Funktionsänderungen charakteristischen morphologischen Veränderungen wahrnehmen. Wir dürfen daraus wohl zunächst den Schluß ziehen, daß prinzipiell zwischen diesen zentralen Funktionsstörungen und jenen an den peripheren Nerven kein Unterschied besteht, daß die Vergiftungen am Zentralnervensystem nicht schwerer und nicht weniger reparierbar sind als z. B. die bei Leitungsanästhesie an einem peripheren Nerven oder den unteren Teilen des Rückenmarks. Was

die schwerwiegende Differenz zwischen den erwähnten prognostisch günstigen
Funktionslähmungen und den für den Menschen oft letalen Alkaloidvergiftungen
bedingt, ist hauptsächlich der Unterschied in der Topographie der Wirkung.
Bei allen peripheren Funktionsausschaltungen des Nervensystems, auch denen
am Rückenmark, haben wir Zeit, wir können warten, bis der Ausgleich sich
wieder hergestellt hat. Zweifelsohne würde nach den meisten Vergiftungen,
die letal endigten, auch am Zentralnervensystem die Funktion sich wieder eingestellt haben, wenn nicht in der Zwischenzeit der Gesamtorganismus durch
den Ausfall jener lebenswichtigen Zentralfunktionen so geschädigt worden wäre,
daß die Voraussetzung einer jeden Entgiftung: die gute Zirkulation und normale
Respiration, verunmöglicht worden wäre. Es benimmt sich somit bei manchen
Alkaloidvergiftungen der Körper durch einen Circulus vitiosus selber der Möglichkeit, die an und für sich heilbare Vergiftung seines Zentralnervensystems
auch wirklich zu beseitigen. Diese ja fast selbstverständlich erscheinende
Betrachtungsweise gibt uns auch die Wegleitung für die Therapie solcher
Vergiftungen. Es muß von Anfang an, nicht erst wenn die Situation bedrohlich
geworden ist, der funktionelle Ausfall durch eine der Norm möglichst adäquate,
aber auf andere Weise hervorgerufene Funktionsleistung in seinem schädlichen
Ausfall auf den Gesamtorganismus kompensiert werden. Bis zu welchem Grade
dies im Einzelfalle gelingt, davon hängt die Prognose jeweilen ab, denn die Vergiftung ist nach dem, was wir oben auseinandergesetzt, an und für sich fast
immer nur funktionell und infolgedessen auch heilbar.   .
     Wie die Einwirkung der Alkaloide auf die Gewebe zustande
kommt, ist noch unklar. Würden wir allgemein chemische Reaktionen
mit den Eiweißmolekülen oder Lipoidkörpern des Organismus annehmen, so
wäre, da ja die Verbindungen sich stets nur in molekulärer Proportion vollziehen
können, die Menge des Giftes nie hinreichend, um auch nur die Mehrzahl der
funktionellen Moleküle zu beeinflussen, da diese Gifte ja oft in sehr geringer
Menge schon letal zu wirken vermögen. Wir müssen also zum mindesten annehmen, daß nur bestimmte numerisch stark beschränkte Zellkomplexe unter den Einfluß des Mittels zu stehen kommen, wobei durchaus nicht
gesagt ist, daß diese Zellkomplexe topographisch im Organismus nebeneinander
gelegen zu sein brauchen, sie können räumlich ganz voneinander getrennt liegen.
Voraussetzung, damit sie von derselben Giftwirkung getroffen werden, ist, daß
sie dieselbe Funktionsanlage und somit auch dieselben physikalisch-chemischen
Grundcharaktere im Aufbau ihres Protoplasmas aufweisen müssen. Aber auch
bei dieser topographischen Einschränkung des Wirkungsgebietes der Alkaloide ist
für uns die Annahme ihrer chemischen Wechselwirkungen mit dem Protoplasma
sehr erschwert, weil ein bedeutender Anteil mancher Alkaloide unzersetzt wieder
aus dem Körper ausgeschieden wird. Wir müssen uns somit vorstellen, daß, falls
wir an der chemischen Reaktion zwischen Giftmolekül und Protoplasma festhalten, sich dieselbe nur auf bestimmte, eng umschriebene Gruppen des Moleküls
beziehen kann und daß bei der nachherigen Trennung der Alkaloide vom Protoplasma diese vielleicht sehr geringe Veränderung am Alkaloid durch andere Zellfunktionen im Körper oder durch Fermente wieder restauriert werden, so daß das
Alkaloid in seinem ursprünglichen Zustand wieder zur Ausscheidung aus dem
Körper gelangen kann. Als Beispiel für diesen Vorgang könnte man denken an
das Öffnen und Schließen von Hydroxylgruppen, Methylierung und Entmethy-
lierung, an Oxydation und Reduktion. Allerdings tritt uns da sofort die Frage
entgegen, wieso denn das Alkaloid unverändert aus dem Körper ausgeschieden
werden kann und nicht von neuem Vergiftungserscheinungen auslöst, da es
doch, um ausgeschieden zu werden, wieder in die allgemeine Zirkulation gelangen
mußte. Diese Frage ist außerordentlich schwierig zu beantworten und das

Nächstliegende ist wohl, daran zu denken, daß durch die Berührung des Protoplasmas mit dem Giftmolekül gewisse Veränderungen daselbst hinterbleiben, die eine neue Beeinflussung durch dasselbe Alkaloid kurze Zeit nachher weniger leicht zustande kommen lassen, so lange die Konzentration des betreffenden Alkaloids im Plasma nicht gesteigert wird.

Es ist auch denkbar, daß es sich bei dieser Einwirkung der Alkaloide auf den Körper nicht um chemische Auseinandersetzung der beteiligten Größen unter sich handelt, sondern daß z. B. lediglich das Eindringen des Alkaloids in das Protoplasma, also schon seine Gegenwart allein, die funktionelle Störung auslöst. Man muß sich vorstellen, daß die Plasmahaut der Zelle, welche über die Ernährung und damit über die Funktion des Protoplasmas wacht, durch den Prozeß des Durchwanderns des Alkaloids schon so in ihren physikalischen Durchlässigkeitsbedingungen verändert worden ist, daß nun eine anormale Ernährung und damit anormale Funktion von Protoplasma und Kern eintreten muß. Es ist ferner auch denkbar, daß besonders durch das Eindringen hochmolekularer Verbindungen in den flüssigen Zellinhalt eine bedeutende Störung in dem physikalischen Gleichgewicht, welches die Grundlage der normalen Funktion bildet, herbeigeführt wird ohne jede eigentliche chemische Umsetzung. Es können dadurch Änderungen in den gegenseitigen physikalischen Lösungsbedingungen der Protoplasmasubstanzen entstehen, die sogar zu Ausflockungen führen können, Vorgänge, die mit dem Verschwinden des Eindringlings vollständig wieder zurückgehen, vorausgesetzt, daß die Zirkulation und Ernährung normal bleibt. Mit diesen Vorstellungen würde sich ungezwungen die unveränderte Ausscheidung so vieler Alkaloide erklären. Wenn uns aber auch trotz der oben erwähnten topographisch selektiven Beschränkung der Wirkung mancher Alkaloide doch die eingeführte Menge viel zu gering erscheint, um auch diese reduzierte Anzahl von Zellkomplexen durch Beeinflussung nach molekularen oder physikalischen Verhältnissen zu schädigen, so dürfen wir uns daran erinnern, daß gerade beim Zentralnervensystem ein weitgehendes altruistisches Abhängigkeitsverhältnis besteht, so daß schon die Beeinflussung einer einzelnen Zelle genügt, um die Funktion einer ganzen Reihe anderer, welche arbeitsorganisatorisch mit derselben zusammenhängen, ebenfalls funktionell zu schädigen. Diese Vorstellung wird dadurch noch erleichtert, daß die einzelnen Zellen eines Organs keine abgeschlossenen selbständigen Individuen, etwa wie Blutkörperchen darstellen, sondern daß die Übergänge von Zelle zu Zelle fließende sind.

Es ist ja sehr fraglich, ob es uns je gelingen wird, über die Details dieser Wirkungen volle Aufschlüsse zu erhalten. Die Klärung dieser Frage wäre leicht, wenn es gelänge, chemische Reaktionen zwischen dem Alkaloid und chemisch genau differenzierten Bestandteilen des Protoplasmas herbeizuführen. Leider ist dieser Weg nicht beschreitbar, weil es nie möglich sein wird, die chemische Struktur bestimmter Protoplasmabestandteile festzustellen und solche Substanzen als wohl differenzierte Körper zu isolieren, ohne dabei schwere Eingriffe auf das Gesamtmolekül auszuüben, Eingriffe, die mit den Lebensaufgaben, die dem Eiweiß- und Lipoidmolekül in toto zufallen, nicht mehr vereinbar sind. Ein so nach chemischer Methode aus dem Protoplasmaverband heraus gewonnener Körper kann uns somit in bezug auf seine chemischen Beziehungen nichts aussagen über die Vorgänge, die beim lebenden unveränderten Protoplasma sich abspielen. Wir müssen also wohl resigniert uns darauf beschränken, die nach außen projizierten Veränderungen der Funktion des Protoplasmas unter dem Einfluß der Gifte zu registrieren und daraus unsere Wahrscheinlichkeitsschlüsse in bezug auf die Art und die Ursache der funktionellen Störungen zu ziehen.

1. Opiumgruppe.

Die Besprechung der einzelnen Alkaloide wollen wir mit der des Morphiums beginnen, da diesem unbestritten in toxikologischer Hinsicht die größte Bedeutung zukommt. Naturgemäß sollte einer Besprechung der Morphinvergiftung diejenige der Opiumvergiftung vorausgehen, wobei uns speziell die Frage interessiert, inwieweit sich die Symptome der beiden Vergiftungen decken und worin sie differieren. Es wird bekanntlich von verschiedenen Autoren angenommen, teilweise allerdings nur auf Grund von Tierversuchen, daß die Opiumvergiftung schwerer verlaufe als die mit Morphin. Zur Erklärung hierfür wird darauf hingewiesen, daß die Wirkung der übrigen Alkaloide des Opiums die Morphinwirkung ungünstig beeinflusse und daß namentlich sich noch Erregung und Krampferscheinungen hinzugesellen; diese Anschauung trifft jedenfalls in bezug auf die Vergiftung am Menschen nicht zu. Die akute Opiumvergiftung ist in ihren Grundzügen gleich zu setzen derjenigen durch Morphin, und zwar nicht nur qualitativ, sondern auch quantitativ, indem die Intensität einer Opiumvergiftung sich richtet nach der in dem betreffenden Opiumpräparat vorhanden gewesenen Morphinmenge. Es erscheint im Gegenteil, als ob die übrigen Opiumbestandteile sogar die Wirkung des Morphins etwas zu mildern vermöchten, speziell mit Rücksicht auf dessen Wirkung auf das Atmungszentrum. Die therapeutischen Versuche mit Pantopon (Winternitz) haben in der letzten Zeit ergeben, daß die Symptome ausschließlich beherrscht werden durch das zu fünfzig Prozent in demselben vorhandene Morphin. Wird dem Pantopon das Morphin ganz entzogen, so wird also die Gesamtopium-Alkaloidmenge minus Morphin zurückbleiben; es ist aber nach Winternitz die Wirkung eines solchen Präparates auf den Menschen eine sehr schwache. Erst Dosen von 0,5 g an rufen eine leichte Hypnose hervor und von den oft besprochenen erregenden Wirkungen der Opiumalkaloide ist gar nichts wahrzunehmen; es fehlt auch die für Morphin so charakteristische depressive Wirkung auf das Atmungszentrum vollständig. Dieser letztere Umstand würde erklären, warum die Wirkung der Gesamtalkaloide des Opiums eine weniger starke Beeinflussung des Atmungszentrums ergibt im Verhältnis zur sonst hervorgerufenen Allgemeinnarkose als bei Anwendung von Morphin allein.

a) Akute Morphinvergiftung.

Auf die zahlreichen Möglichkeiten und Gelegenheiten, die zu Opium-Morphinvergiftungen führen können, brauche ich nicht näher einzugehen, sie sind allgemein bekannt. Eine große praktische Bedeutung kommt dagegen der Dosierungsfrage zu. Obwohl gerade über Morphinvergiftungen eine große Kasuistik vorliegt, ist es doch nicht möglich, eine bestimmte Grenze aufzustellen, innerhalb welcher die toxische Dosis beginnt. Es richtet sich die Wirkung im Einzelfalle sehr nach dem Allgemeinbefinden des betreffenden Individuums. Je kräftiger und besser ernährt dasselbe ist, je normaler sein Zirkulationsapparat funktioniert, um so geringer sind ceteris paribus die toxischen Erscheinungen. Ganz besonders empfindlich scheinen kleinere Kinder und Greise zu sein, ferner Leute mit schweren Zirkulationsstörungen. Speziell dem Kindesalter hat man im allgemeinen eine erhöhte Disposition für Morphinvergiftung vorgeworfen; das ist in dieser allgemeinen Fassung nicht zutreffend. Eine besondere Empfindlichkeit besteht tatsächlich nur bei Säuglingen (Döbeli); dort ist sie viel größer als dem Verhältnis von Dosis : Körpergewicht im Vergleich zu dem Erwachsenen entsprechen würde. Der Charakter der Vergiftung ist auch ein ganz anderer, wie beim älteren Kinde oder Erwachsenen, so daß man wohl mit Recht von einer Idiosynkrasie des Säuglings gegen Opium-Morphin sprechen kann. Ein Tropfen Opiumtinktur oder 3 Milligramm Morphin müssen schon als eine lebensbedrohende Dosis für den Säugling betrachtet werden. Beim älteren Kinde dagegen richtet sich die vergiftende Dosis einfach nach der, welche auch für den Erwachsenen in Betracht kommen würde, unter Berücksichtigung von Alter und Körpergewicht. Für Erwachsene liegt die sicher toxische Dosis bei 0,05 g; natürlich kann auch schon gelegentlich auf 0,03 g ein bedenklicher Zustand eintreten, doch entspricht dies nicht der Norm. Es liegen in solchen Fällen meist noch weitere erschwerende Umstände, namentlich gleichzeitige Wirkung anderer Gifte vor. Eine besondere Disposition des weiblichen Geschlechts ist nicht bekannt; dagegen besteht (für mich) kein Zweifel, daß Leute mit schweren Veränderungen der Zirkulation, namentlich mit Arteriosklerose und Herzinsuffizienz ganz besonders empfindlich für Morphin sein können. Ich habe mehrfach beobachtet, daß bei solchen Patienten schon 0,01 g tiefe Somnolenz hervorriefen, und ein Kollege, welcher an diesen pathologischen Zuständen litt und 5 mg Morphin subkutan bekam, verfiel in ein 18 Stunden dauerndes Koma mit all den typischen Erscheinungen der Morphinintoxikation. Es ist eine derartige Beeinflussung offenbar zurückzuführen auf die geringe Oxydationskraft der Gewebe infolge mangelnder Zufuhr von Sauerstoff und die verschlechterten Ausscheidungsbedingungen.

Aus dem oben Angeführten ergibt sich, daß es auch schwierig ist, eine letale Dosis für Morphin aufzustellen und daß man eigentlich rationellerweise darauf verzichten sollte, eine solche aufzustellen; sie müßte denn so hoch gegriffen werden, daß unter keinen Umständen ein Individuum diese Dosierung übersteht.

Symptome. Bei der Opiumvergiftung, bei der die Zufuhr des Giftes fast ausschließlich vom Magen her geschieht, verzögert sich der Eintritt der Wirkung oft bedeutend, namentlich bei gefülltem Magen; es kann mitunter mehr als 2 Stunden dauern, bis deutliche Erscheinungen wahrnehmbar werden. Beim Morphin dauert bei stomachaler Anwendung das Latenzstadium auch wesentlich länger als bei der Injektion. Es kann auch da eine halbe bis eine Stunde betragen, außer das Gift werde gelöst auf den nüchternen Magen verabreicht; unter diesen letzteren Umständen kann schon in 10 Minuten die Wirkung konstatiert werden, also zu gleicher Zeit, wie nach der subkutanen Injektion. Am deutlichsten sind die Erscheinungen der Morphinvergiftung bei der letztgenannten Applikationsweise.

Zuerst empfindet die betreffende Person ein Gefühl der Wärme, das vom Kopfe beginnend sich über Brust und Stamm ausbreitend auf die Glieder erstreckt; damit ist ein gewisses Gefühl der Behaglichkeit verbunden. Sehr rasch stellt sich nun, namentlich bei größeren Dosen, ein eigentümlicher Rauschzustand ein, wie er bei plötzlicher Aufnahme größerer Mengen Alkohol ins Blut beobachtet wird und rasch treten Schwindelerscheinungen auf. Nach diesen einleitenden Symptomen kommen dann die objektiv nachweisbaren schwereren Funktionsstörungen des Zentralnervensystems an die Reihe, die sich namentlich äußern im Beginne von Koordinationsstörungen, in Verlangsamung der Herztätigkeit, Herabsetzung der Atmungsfrequenz und langsam eintretender Benommenheit. Allerdings machen einzelne Leute zwischen dem Reizstadium und dem eigentlichen Lähmungsstadium noch ein Exzitationsstadium durch; doch ist das bei größeren Dosen Morphin entschieden selten, häufiger dagegen bei kleinen.

Vor allem aus interessiert uns die Wirkung des Morphins auf die Zirkulation und Atmung, denn von den funktionellen Störungen dieser Systeme hängt die Prognose der Vergiftung ab. Man bezeichnet vielfach das Morphin als ein Herzgift, und die Ansicht, daß der Puls durch Morphin schlechter werde, ist eine sehr verbreitete. Es muß deshalb hier gesagt werden, daß das durchaus nicht die Regel ist und daß man sehr häufig bei der Morphinvergiftung, wenigstens in den Anfangsstadien, einen sehr guten Puls beobachtet, ja, es erscheint mitunter, als ob die Pulsqualität durch Morphin gebessert werde. Erst wenn die Intoxikation von der Großhinrinde überspringt auf die Medulla und das Rückenmark, dann kann auch die Zirkulation, wahrscheinlich sekundär beeinflußt, schlechter werden. An und für sich ist aber offenbar das Morphin durchaus kein Zirkulationsgift, weder für das Herz noch für die Gefäße.

Bei fortschreitender Lähmung des Atmungszentrums wird die Sauerstoffaufnahme ungenügend, indem wegen der verminderten Empfindlichkeit für den H-Ionen-Gehalt des Blutes die Atemzüge seltener und unregelmäßiger werden. Man spricht meist von Cheyne-Stockesscher Atmung, als der typischen für die Morphinvergiftung. Das ist aber nicht zutreffend. Ebenso oft ist die Atmung systemlos unregelmäßig; es können mitunter Minuten vegehen, bis endlich wieder ein Atemzug eintritt. Die Patienten werden zyanotisch, wobei im Gegensatz zu anderen Lähmungsgiften die Pupillen nicht weit werden, sondern stark verengt bleiben. Besonders gefährdet gelten Patienten mit pulmonal bedingter O_2-Armut des Blutes; hier können schon kleine Dosen von Morphin einen gefährlichen O_2-Mangel im Blut erzeugen.

Wie gesteigert die Empfindlichkeit des Atemzentrums mitunter ist, zeigt eine Beobachtung von W. Schultz. Die an Angina leidende Patientin erhielt nur 0,015 g Morphin intern, worauf sich 7 Stunden später ein fast moribunder Zustand entwickelte, der durch Atropin und Hautreize noch gebessert werden konnte.

Die Schmerzempfindung ist herabgesetzt, aber selten ganz aufgehoben, ebensowenig ist das Druckgefühl verschwunden. In auffallendem Kontrast zu dieser Sensibilitätsverminderung steht der sehr häufig auftretende Juckreiz, der für die Mehrzahl der Morphin-Opiumvergiftungen, oft auch für therapeutische Dosen charakteristisch ist. Es beginnt meist in der Nase, zeigt sich an den verschiedensten Körperstellen, namentlich solchen, die schon an und für sich zu Ekzem neigen. Es zeigt diese Beobachtung, daß auch beim Menschen an der Peripherie erregende Wirkungen durch Morphin ausgelöst werden können; denn um eine Lähmung von Hemmungsvorrichtungen wird es sich kaum handeln. Der Leib ist meist eingezogen; es rührt dies von der sogenannten Mittelstellung, die der Darm unter Morphin einnimmt, her, Meteorismus spricht eher gegen frische Morphinvergiftung. Die Magenentleerung ist verzögert, Stuhl und Urin angehalten, der Urin mitunter reduziert, die Toleranzgrenze für Kohlehydrate ist oft herabgesetzt, was auffallend ist, da kleine Opiumdosen den Diabetes oft günstig beeinflussen. Besonders zu erwähnen ist das Erbrechen, das erfahrungsgemäß sehr häufig bei therapeutischen Dosen, viel seltener bei Intoxikation beobachtet wird. Dasselbe ist sicher zentral bedingt und hängt nicht mit der Ausscheidung des Morphins auf die Magenschleimhaut zusammen, die bekanntlich sehr rasch nach einer subkutanen Morphininjektion sich einstellt. Die Temperatur ist gewöhnlich etwas herabgesetzt, Fieberbewegungen werden im Gegensatz zu Kokain nicht beobachtet.

Die **Diagnose** ist nicht schwierig: Benommenheit, Herabsetzung der Sensibilität, Harn- und Kotverhaltung, enge Pupillen, Zyanose, unregelmäßige Atmung, Puls regelmäßig, anfänglich gut, erst im Koma schwach, Herztöne rein und dumpf.

Für den **chemischen Nachweis** kommt nur der Stuhl in Betracht, da Morphin beim Menschen nur in geringen Mengen durch den Urin ausgeschieden wird. Es wird derselbe mit Alkohol und Essigsäure aufgekocht, filtriert, mit essigsaurem Blei versetzt, filtriert, das

Filtrat entbleit, die alkalisch gemachte Lösung am besten mit einem Gemenge von Chloroform 2, Isobutylalkohol 1 ausgeschüttelt. Die Auszüge werden verdunstet, mit saurem Wasser aufgenommen, alkalisch gemacht, mit Äther ausgeschüttelt zur Entfernung anderer Alkaloide und sodann wieder mit derselben Chloroformmischung ausgeschüttelt. Im Rückstand kann man Spuren von Morphin mit dem Fröhdeschen Reagens (1 ccm konzentrierte Schwefelsäure + 5 mg molybdänsaurem Natrium) durch die intensive violette Farbe nachweisen.

Die **Prognose** richtet sich nach dem Zustand der Atmung und der Zirkulation. Gelingt es die Erregbarkeit des Atmungszentrums wieder allmählich herzustellen, so ist fast stets völlige Heilung in 24 Stunden zu erwarten. Es soll deshalb möglichst früh mit der künstlichen Atmung und mit O_2-Zufuhr eingesetzt werden, damit nicht die Kohlensäureintoxikation zu groß wird und ihre Wirkungen sich zu der des Morphins addieren. — Eine primäre Gefahr von seiten der Zirkulation droht nur bei abnormen Herz- und Gefäßverhältnissen.

Die **Therapie** versucht zunächst das Gift zu entfernen. Da die Ausscheidung des subkutan eingespritzten Morphiums, zum Teil wenigstens, in der ersten bis zweiten Stunde durch die Magenschleimhaut erfolgt, so ist auch bei dieser Art der Einverleibung die Magenspülung, und zwar öfters wiederholt, am Platze. Man kann dazu eine ganz schwache Prozentlösung von Kaliumpermanganat nehmen, wobei vorhandenes Morphin sofort zu einem ungiftigen Produkt oxydiert wird. Da ferner die Ausscheidung des Morphins durch den Darm erfolgt, sind Diuretika überflüssig, dagegen Anregung der Darmtätigkeit zu empfehlen, wobei eventuell Atropin die Spasmen heben kann. Alle weitere Therapie ist rein symptomatisch, da uns ein Antidot nicht zur Verfügung steht.

In erster Linie handelt es sich darum, die Funktion der automatischen Zentren aufrecht zu erhalten: die Patienten werden gewaltsam am Einschlafen verhindert, unterstützend wirken dabei Strychnininjektionen, 2 mg pro dosi, nach Bedarf wiederholt. Auch mit Koffein, Adrenalin, Kampfer, Lobelin, Atropin kann man versuchen, die Medulla zu erregen. Mittel, die erlahmende Herztätigkeit zu heben, nützen im allgemeinen nicht viel, da dies eine sekundäre Störung ist, durch den anderweitigen Funktionsausfall bedingt. Immerhin wäre ein Versuch mit Kampfer und seinen Ersatzmitteln zu machen, dessen Wirkung wohl aber mehr auf seinen zentralen Angriffspunkt zurückzuführen wäre.

b) Chronische Morphinvergiftung.

Von allen chronischen Alkaloid-Vergiftungen kommt keiner, wenigstens bei der weißen Rasse, eine so große praktische, wissenschaftliche und soziale Bedeutung zu, wie dem Morphinismus. Man hat zwischen Morphinismus und Morphinsucht unterscheiden wollen, wobei der letztere Zustand dann anzunehmen wäre, wenn beim Aussetzen der Morphinzufuhr schwere Ausfallserscheinungen auftreten, die durch Morphin sofort zu beheben sind (Erlenmeyer). Es handelt sich aber bei diesen beiden Zuständen nur um graduelle, nicht prinzipielle Unterschiede. Jeder Morphinismus geht mit der Zeit in den Zustand der Sucht über. In Europa ist der Morphinismus erst seit der Einführung der Subkutanspritze von Pravaz (1864) bekannt geworden. Im Orient datiert das Opiumrauchen viel weiter zurück, es sollen dort 5—7 % der Bevölkerung opiumsüchtig sein (Indien, China). — Die Veranlassung zum Morphinimus wird meist auf therapeutische Anwendung bei Schmerzen usw. zurückgeführt. Wenn dies zutreffen würde, so wären wohl viele Menschen dieser Gefahr ausgesetzt. Das Hauptkontingent liefern jedoch die Neurastheniker, welche für alle die kleinen und großen Widerwärtigkeiten des Lebens die Heilung in der Spritze suchen. Leider ist nun mit dem subjektiven Morphinismus auch die objektive Angewöhnung verbunden, so daß die Dosis andauernd gesteigert werden muß, um dem subjektiven Bedürfnis zu genügen. Es ist das Morphin der zur Zeit einzig bekannte kristallisierte Körper von bestimmter Konstitution, der bei chronischer Zufuhr zu einer Immunität führt. Man hat gehofft über den Morphinismus zu einem Verständnis der bakteriologischen Immunitätsvorgänge zu gelangen. Diese Hoffnung hat sich nicht erfüllt. Über die eigentliche Ursache der Angewöhnung sind wir noch nicht genügend orientiert. Faust hat gezeigt, daß bei der akuten Morphinvergiftung etwa 75% Morphin unverändert im Kot ausgeschieden werden. Beim Morphinisten verschwindet dagegen das Morphin vollkommen im Körper, woraus Faust den Schluß zog, daß beim Morphinismus der Körper resp. das Gehirn eigentlich gar nicht unter die Wirkungen des Morphins zu stehen komme, da dasselbe ja völlig zerstört werde und daß deshalb von einer chronischen Intoxikation eigentlich nicht gesprochen werden könne. Diese Auffassung macht jedoch schwer verständlich, warum erstens die Einwirkungen bei der chronischen Vergiftung auf den Körper so schwere sind und warum ferner der Morphinist jede Herabsetzung der Dosis sofort unangenehm empfindet, was unverständlich wäre, wenn er ja doch eigentlich wegen der Zerstörung des Morphins nach der Faustschen Auffassung gar nicht mehr unter die Einwirkung großer Dosen zu stehen käme. Auf Grund eigener zahlreicher Versuche muß ich daran festhalten, daß der Morphinist unter dem Einfluß der ganzen Dosis auch zentral steht und daß die von Faust gefundene Zerstörung ein sehr interessanter, aber wahrscheinlich sekundärer Vorgang, also keine primäre Entgiftung ist. Die bekannten Abstinenzerscheinungen bei Morphinentzug dürften sich wohl am ehesten damit erklären lassen, daß durch die kontinuierliche Morphinzufuhr ein neuer pathologisch-physiologischer Stoffwechselzustand sich gebildet hat, eingestellt auf die tägliche Morphinzufuhr und daß dessen physiologisches Gleichgewicht dann beim Nichtmehreintreffen der Einstellungsursache erheblich gestört wird. Um zum wirklich physiologischen Zustande der völligen Entgiftung zurückzukehren, müßte somit der Morphinist durch eine schwere pathologische Periode hindurch, was auch tatsächlich der Fall ist. Wo die Stätte der Morphinzerstörung beim Morphinisten zu suchen ist, darüber fehlen bis jetzt die sicheren Anhaltspunkte. Da es nicht gelingt im Gehirn Morphin nachzuweisen, andererseits aber dort der Hauptsitz der Wirkung ist, so muß jedenfalls das Gehirn ein gewisses Zerstörungsvermögen für Morphin besitzen. Ebenso kommt auch der Leber, namentlich am zweiten bis dritten Tage nach der letzten Morphindosis eine gesteigerte Abbaufunktion für Morphin zu. Wir werden über die Ursachen der Morphinimmunität erst dann klare Einsicht bekommen, wenn einmal die Natur der Abstinenzerscheinungen sicher erkannt worden ist. — Die Dosen, welche Morphinisten zu sich nehmen, sind enorm: 3—4 g pro die sind oft beobachtet; die Angaben mit 10—12 g sind mit Mißtrauen aufzunehmen, da die Morphinisten solchen Grades sich selber nicht mehr klar über die eingespritzten Mengen sind.

Pathologisch-anatomischer Befund. Die Hoffnung, beim Morphinisten Zellveränderungen zu finden, welche uns einen Hinweis geben über die bei der akuten Vergiftung anatomisch nicht nachzuweisenden Veränderungen, hat sich nicht erfüllt. Die Angaben von Merakowski und Tschisch über Veränderungen an der grauen Substanz des Rückenmarks und des Gehirns sind nicht für Morphin charakteristisch. Da der Morphinist zudem seine Bewegungsfähigkeit nach keiner Richtung einbüßt, so wäre auch eine solche anatomische Veränderung der motorischen Ganglien schwer mit den klinischen Symptomen in Einklang zu bringen. Auch am Herzen ist die Hypertrophie des linken Ventrikels durchaus keine regelmäßige Erscheinung; stärkere Grade derselben sind meist durch Schrumpfniere zu erklären. Wir haben also auch bei der chronischen Vergiftung den funktionellen Charakter vorherrschend. Anatomische Veränderungen an den übrigen Organen sind sekundär durch Unterernährung und veränderte abnormale Lebensweise zu erklären. Dieser letztere Punkt führt uns zur Symptomatologie der chronischen Vergiftungen.

Symptomatologie und Therapie. Alle Morphinisten sind abgemagert; es rührt dies von der Abstumpfung des Hungergefühles her; die Abmagerung wäre vielleicht noch größer, wenn die Nahrung nicht so gut ausgenützt würde. Der Durst ist meist erhöht, die Haut wird welk, trocken, die Haare fallen aus und werden grau, die Zunge ist meist belegt; es besteht der Wunsch nach pikanten Speisen. Bei allen Morphinisten sind die durch die Injektion veränderten Hautstellen nachzuweisen. Sehr selten kommt es vor, daß Morphium chronisch intravenös eingespritzt wird, was eine große manuelle Geschicklichkeit voraussetzt. B. Gruber beschreibt einen solchen Fall; wegen der viel besseren Wirkung wurde dieser Weg vorgezogen; längs der Venen fanden sich rosenkranzartige Verdickungen. Temperatur meist normal, dagegen bestehen mitunter Fieberbewegungen bis 38⁰, die, abgesehen von den Komplikationen, wie Hautabszesse, Magen-Darmkatarrh usw., offenbar bedingt sind durch zentrale Störungen, die das Morphin hervorrufen. Einerseits funktioniert der Temperaturregulations-Mechanismus wegen der vasomotorischen Störungen nicht mehr korrekt, andererseits kann auch das Temperaturregulierungs-Zentrum direkt durch Morphin in seiner Einstellung verändert werden, und zwar bei der chronischen Vergiftung im Sinne der Erregung, Einstellung auf höhere Temperatur, wie überhaupt die erregenden Wirkungen viel mehr beim chronischen Gebrauch hervortreten. Am deutlichsten ist dieser Umstand an der intellektuellen Sphäre zu erkennen. Das Stadium der Anregung ist gegenüber der einmaligen Injektion bedeutend verlängert, so daß der Morphinist zu der Zeit den Eindruck eines geistig durchaus angeregten Menschen macht. Ein schwerer Trugschluß aber wäre es, hieraus zu folgern, daß Morphin die geistige Funktion positiv anrege; die krasse Differenz gegenüber dem Abstinenzstadium täuscht diese Wirkung nur vor. Andererseits ist aber auch richtig, daß Morphinisten jahrelang unter dem Einfluß der Injektion Dinge vollbringen, die qualitativ sich gewiß nicht unterscheiden von denen aus der Zeit vor der chronischen Vergiftung; allerdings wenn die Wirkung der einzelnen Injektion verflogen, ist das Niveau dann ein um so tieferes. Dieses Umschlagen der Wirkung nach der Seite der Erregung beim chronischen Morphinismus zeigt sich deutlich auch am Atmungszentrum, denn durch die Injektion wird weder Frequenz noch Größe der Atemzüge herabgesetzt. Für die Zirkulation des Morphinisten ist sogar das Morphin direkt als ein Exzitans zu bezeichnen. Erlenmeyer hat sogar diese herztonisierende Wirkung als das gesetzliche Zeichen für den Eintritt der Morphiumsucht betrachtet wissen wollen. Daß die Pupillen der Morphinisten andauernd verengert sind, spricht für eine erregende zentrale Okulomotoriusstörung oder den dauernden Wegfall von dilatierend wirkenden Hemmungen, da bei der tiefen Chloralnarkose auch enge Pupillen vorhanden sind; eine Sympathikuslähmung ist bis jetzt durch nichts bewiesen. Die Erschlaffung der Körpermuskulatur ist hauptsächlich psychogen verursacht. Die Sensibilität ist herabgesetzt, die Sehnenreflexe aber meist erhalten, bei gleichzeitiger Neurasthenie mitunter sogar gesteigert. Der männliche Morphinist verliert seine Potenz, die Frau häufig ihre Periode. Die psychischen Veränderungen sind in der Regel schwer; jeder Morphinist wird mit der Zeit neurasthenisch-hysterisch, die Willenskräfte sinken bedenklich, die in der Anlage vorhandenen Charakterfehler treten wieder deutlich hervor, wenn auch das Individuum durch hochtönende Phrasen diese Mängel zu dissimulieren versucht. Diese psychischen Veränderungen tragen auch Schuld an der schlechten Prognose des Morphinismus. Der Umstand, daß so viele nach einer Entziehungskur rezidivieren, darf uns aber nicht hindern, die Kur bei jedem, der sich hierfür bereit erklärt, zu versuchen. Die Therapie selber soll womöglich eine Entziehung, nur in Ausnahmefällen eine Reduktion anstreben.

Alle die geschilderten Symptome pflegen bei der Ausschaltung der Giftzufuhr ins Gegenteil umzuschlagen: die Haut wird feucht, Schweiß bricht aus,
die Pupillen werden weit, der Blutdruck sinkt, Erbrechen und Diarrböen führen
weiter zu einer bedenklichen Entkräftigung des Patienten. Eine bestimmte
optimale Entziehungsmethode gibt es nicht; die Überwachung des Patienten
ist die Hauptsache, namentlich mit Rücksicht auf die Gefahr des Kollapses.
Wichtig ist, wie Jastrowitz betont, die Feststellung der individuell nötigen
Morphindosis. Da die Patienten dieselbe meist höher angeben, ermittelt man sie
durch Injektion von den Patienten unbekannten Mengen und bestimmt hieraus
die zunächst vorzunehmende Reduktion. Bei kräftigen Leuten, mit gelinder
Gewöhnung von 0,5 g pro die, kann die Entziehung in zwei Tagen durchgeführt
werden, bei allen andern nur durch sukzessive Verringerung. Die drohenden
Symptome bekämpft man am sichersten mit 1—2 cg Morphin. Der prompte
Eintritt der Wirkung solcher Morphininjektionen macht fast den Eindruck einer
antitoxischen Wirkung. Man müßte sich in diesem Falle vorstellen, daß der
Morphinist eigentlich an zwei Krankheiten leidet: 1. an der Einwirkung des
Morphins und 2. an der Einwirkung eines durch dasselbe bedingten Reaktions-
produktes, das seinen Einfluß mit dem Abklingen der Wirkung der ursprünglichen Substanz zur Geltung bringt. Zu verpönen ist die Substitution des
Morphins durch andere Alkaloide. Dagegen bewährten sich die Schlafmittel
der Fettreihe, z. B. 2 g Veronal innert 24 Stunden, um den Patienten in einem
langen Schlafzustand über die Abstinenzzeit hinwegzubringen. Daneben spielt
diätetisch-physikalische Behandlung die Hauptrolle. Im allgemeinen läßt sich
eine solche Kur nur in geschlossener Klinik oder einer Anstalt mit Erfolg durchführen; weibliches Überwachungspersonal ist dabei vorzuziehen.

Ganz ähnlich wie die chronische Morphinvergiftung entwickelt sich die
mit Opium. In Europa ist sie selten, im Orient fordert sie dagegen zahlreiche
Opfer. Am verbreitetsten ist das Opiumrauchen, wobei kleine Opiumkügelchen
aus kurzen hölzernen Pfeifchen geraucht werden. Die dabei entstehenden
Zersetzungsprodukte verändern etwas den Symptomenkomplex. Es treten die
rauschartigen Zustände mehr in den Vordergrund, wobei die weibliche Sexualität
oft gesteigert, die männliche fast stets herabgesetzt wird, der Katzenjammer
scheint entsprechend der größeren Komplexität bei der Vergiftung ebenfalls
größer zu sein als bei reinem Morphin. Im Gegensatz zu den Beobachtungen
bei Kokain und Haschisch liebt der Opiumraucher die Einsamkeit und räumliche
Enge. Die Gesetzmäßigkeit der Dosensteigerung, die Gefahr bei der Entwöhnung,
die Neigung zur Rückfälligkeit sind dieselben wie beim Morphinismus.

c) Derivate des Morphins.

Zu derselben Gruppe gehören einige Derivate des Morphins: Kodein,
Dionin, Peronin und Heroin. Sie stellen relativ wenig verändertes Morphin
dar und werden erhalten, indem eines der beiden Hydroxyle des Morphins evtl.
auch beide verschlossen werden. — Beim Kodein ist das Phenolhydroxyl des
Morphins durch eine Methylgruppe verschlossen, das alkoholische ist frei geblieben.
Trotz dieser sehr geringen Veränderung ist die Wirkung namentlich quantitativ
stark verringert. Um die charakteristischen Morphinwirkungen auf das Atmungszentrum hervorzurufen, braucht man 5—6mal mehr Kodein, dagegen tritt etwas
früher die hustenmildernde Wirkung auf. Eine stark narkotische Wirkung
kommt also diesen Körpern, mit Ausnahme des Heroins, überhaupt nicht mehr
zu. Für Vergiftungen können deshalb nur sehr große Mengen bis 1 g in Betracht
kommen und auch dann sind die Erscheinungen mehr unangenehm als lebensgefährlich; Übelkeit, Darmschmerzen und Koliken, verlangsamte Atmung,

Schlafneigung sind die Hauptsymptome. Wie Morphin, so wird auch Kodein durch den Darm ausgeschieden und deshalb ist bei Vergiftungen der Funktion dieses Organs Aufmerksamkeit zu widmen. Merkwürdigerweise tritt keine eigentliche Angewöhnung an Kodein ein. Nach den Versuchen von Bouma wird das Kodein bei chronischer Vergiftung auch nicht in höherem Maße zersetzt, wie dies beim Morphin der Fall ist. Dieser Umstand beweist, daß im Sinne der Auseinandersetzungen, wie sie oben bei der Besprechung des Morphinismus gegeben wurden, offenbar bestimmte Beziehungen zwischen Angewöhnung und erhöhter Zerstörung beim Morphin bestehen. — Die Therapie der Kodeinvergiftung hat hauptsächlich das Atmungszentrum zu berücksichtigen; die Zirkulation wird wohl kaum je ernstlich bedroht sein.

Ganz ähnlich wie bei Kodein liegen die Dinge beim Dionin, was schon aus der chemischen Konstitution hervorgeht, indem bei Dionin dasselbe Phenolhydroxyl statt durch Methyl durch Äthyl verschlossen ist, während beim Peronin ein Benzylrest eingetreten ist. Alle diese drei Verschließungsarten derselben Gruppe müssen auch denselben Effekt haben, denn sie verhalten sich gegenüber den Einflüssen des Organismus vollkommen gleich. Wir dürfen annehmen, daß die beiden Alkylreste und der Benzolring nicht abgelöst werden können und daß es somit nicht zu einer eigentlichen Morphinwirkung kommt und daß deshalb auch Vergiftungen mit diesen Substanzen wenig gefahrbringend sind; ebenso ist auch die Angewöhnung aus denselben Gründen nicht zu erwarten.

Die übrigen Opiumalkaloide, wie Thebain, Narkotin, haben keine Bedeutung, weil sie im Handel kaum erhältlich sind und therapeutisch nicht gebraucht werden. Zudem haben die Erfahrungen mit dem morphinfreien Pantopon ergeben, daß die Wirkungen aller dieser Alkaloide sich so sehr denen des Kodeins, Dionins, Peronins anschließen, daß toxikologisch ihre Bedeutung eine sehr geringe ist. Es braucht etwa 1 g der Mischung dieser Alkaloide, um tieferen Schlaf beim Menschen zu erzielen. Eingespritzt können solche Mengen nicht mehr werden, und bei stomachaler Einwirkung wird wegen lokaler Reizung die Hauptmenge durch Erbrechen herausbefördert.

Ganz anders liegen die Dinge beim Heroin. Hier sind die beiden Hydroxyle des Morphins durch Essigsäure verschlossen worden, in der Meinung, damit wohl eine ähnliche Entgiftung, wie bei den oben erwähnten Körpern, hervor zurufen (Dreser). Nun ist aber Heroin mindestens doppelt so giftig wie Morphin (Harnack). Es hängt das damit zusammen, daß die Azetylgruppe im Körper sehr leicht abgespalten werden kann und daß dann die beiden frisch freigelegten Hydroxyle des Morphins ganz besonders reaktionsfähig sind. Insofern war die Darstellung des Heroins ein Mißgriff. Man hat geglaubt, daß das Alkaloid ähnlich entgiftet werde, wie z. B. das Anilin im Antifebrin durch die Essigsäure; deswegen ist die Substanz natürlich therapeutisch doch zu gebrauchen, nur treten Vergiftungen des Atmungszentrums besonders leicht auf. Ich habe mehrere sehr bedrohliche Atmungsstillstände schon nach 10—15 mg Heroin beobachtet. Auch die schmerzstillende Wirkung ist sehr ausgesprochen. Die Resorbierbarkeit der Substanz ist noch größer als die des Morphins, so daß die momentane Konzentration im Blut eine größere wird. Die leichte Resorbierbarkeit des Heroin konnte ich kürzlich bei einem Kokainisierten beobachten, der auf illegalem Weg sich an Stelle von Kokain Heroin verschaffte und 5 Stunden nach dem Schnupfen des Pulvers an Atmungslähmung starb. Die letale Dosis von Heroin bei Gesunden würde ich auf 0,07 g ansetzen. — Die Therapie der Vergiftung ist dieselbe wie beim Morphin. Auch Heroin wird durch den Stuhl ausgeschieden. Wie alle übrigen Morphinderivate kann es nach der angegebenen Isolierungsmethode aus dem Kot gewonnen und mit Fröhdes Reagens nachgewiesen werden. — Wenn die von mir angegebene Vermutung, daß die

Azetylgruppen im Körper abgespalten werden, richtig ist, so sollte eigentlich auch eine Angewöhnung an Heroin eintreten können, wenn vielleicht auch etwas schwerer als beim Morphin, entsprechend der höheren Giftigkeit. Das ist denn auch der Fall; ich hatte selber Gelegenheit eine solche Vergiftung zu beobachten. Die betreffende Patientin war bereits Morphinistin gewesen. Der Arzt hatte ihr an Stelle des Morphins das Heroin substituiert, in der Meinung, es trete keine Angewöhnung auf. Innerhalb eines Jahres war die betreffende auf 0,1 g Heroin angelangt; Unterschiede gegenüber der chronischen Morphinvergiftung konnte ich nicht feststellen. Über Heroinismus (vgl. S. 43).

d) Apomorphin.

Etwas anders als bei Morphin liegen die Verhältnisse bei Apomorphin, obwohl man diese Substanz als Morphin minus 1 H_2O bezeichnen kann. Das ist nach der Elementarformel wohl richtig, aber der Eingriff in die Morphinstruktur ist ein recht erheblicher, was daraus schon hervorgeht, daß hier zwei Phenolhydroxyle vorhanden sind. — Wir wissen aus dem Vorausgehenden, welche toxische Bedeutung dem einen Phenolhydroxyl im Morphin zukommt. Man darf daher a priori erwarten, daß das Apomorphin etwas stärkere und andere Wirkungen haben muß als Morphin. Tatsächlich tritt ja auch bei ihm die brechenerregende Wirkung sehr in den Vordergrund, während die beruhigende sich schon in kleineren Dosen geltend macht, in größeren jenseits von 2 cg geht sie direkt in Lähmung über, wobei auch wieder das Atmungszentrum besonders getroffen wird. Schon 3 cg Apomorphin sind für den Menschen gefährlich und lediglich die Brechwirkung ist wohl schuld daran, daß nicht mehr Vergiftungen mit dieser Substanz vorgekommen sind. Erschwerend kommt in Betracht, daß häufig die Apomorphine des Handels verunreinigt sind, indem amorphe Substanzen, z. B. Trimorphin, sich beigemischt finden (Harnack und Hildebrand), denen ausgesprochene kurareartige Wirkung zukommt, während die brechenerregende eines solchen Gemisches verringert ist. Es werden dann von den Ärzten größere Dosen eines solchen Apomorphins angewendet und damit die allgemeine Lähmungsgefahr wesentlich näher gerückt. Daß so schon kleine Dosen auch gefährlich wirken, beweist die Beobachtung von E. Seuffer. Eine diphtheriekranke Frau hatte 3 mg Apomorphin subkutan erhalten, worauf sich ein schwerer Kollaps, verbunden mit psychischer Unruhe, aber ohne Brechreiz einstellte. Kampfer, Koffein-Adrenalin-NaCl intravenös behoben den bedrohlichen Zustand; die Lösung war einige Wochen alt und grün gefärbt gewesen. Richtiger wäre es wohl, mit Tabletten zu 0,01 g stets frische Lösungen herzustellen. Therapeutisch sollen nur gut kristallisierte, weiße oder glänzendgrünlich schillernde Präparate verwendet werden, deren Lösung durch Zusatz von Alkalien nach kurzer Zeit sich stark grün färben. Apomorphin gibt mit Eisenchlorid eine rote Färbung. Therapeutisch kommt gegen Apomorphinvergiftung das bei Morphin erwähnte Vorgehen in Betracht. Eine chronische Vergiftung ist unbekannt.

2. Kokaingruppe.

Das therapeutisch für uns so äußerst wichtige Kokain ist ein noch wesentlich stärkeres Gift für den Organismus als das Morphin. Es muß infolgedessen als ein schwerer Mißgriff bezeichnet werden, wenn im Verlaufe der Morphinentziehungskur bei Patienten Kokaininjektionen gemacht werden, um ihnen das Hungergefühl nach Morphin damit zu beseitigen. Allerdings erfüllt das Kokain diesen beabsichtigten Zweck ziemlich gut, aber die Patienten werden dadurch mit einem weit gefährlicheren Gift bekannt gemacht. Neuerdings ist der Kokainismus stark gefördert worden durch den Unfug des Kokainschnupfens. Im Gegensatz zu anderen Alkaloiden wird Kokain sehr rasch von den Schleimhäuten resorbiert.

Das Kokain ist der Methylester des benzoylierten Ekgonins. Da das Ekgonin nahe Verwandtschaft zum Tropin hat, so zeigen auch die Vergiftungen mit Kokain einige Ähnlichkeit mit denen durch Atropin, andererseits sind aber die Wirkungen auch wieder sehr verschieden. Die lokalen Vergiftungen, die wir in therapeutischer Absicht vornehmen zum Zwecke der Anästhesie-Erzielung sind bedeutungslos. Es ist nicht bekannt, daß bleibende motorische oder sensible Lähmungen nach der lege artis ausgeführten Lokalanästhesie durch Kokain zurückgeblieben wären. Eine Ausnahme kann allerdings die Lumbalanästhesie machen, in dem Sinne, daß die Vergiftungserscheinungen wesentlich schwerer, aber auch nie bleibender Art sind. Die Gefahr tritt entsprechend den in der Einleitung auseinandergesetzten allgemeinen Anschauungen auch erst dann auf, wenn das Kokain im Wirbelkanal nach aufwärts diffundiert und in den Bereich der Medulla oblongata und der Hirnbasis gelangt ist. Dagegen hat unvorsichtige Anwendung des Kokains als Lokalanästhetikum durch die Resorption desselben schon zu schweren akuten Vergiftungen geführt. Die Hauptursache, warum bei der Anwendung als Lokalanästhetikum so leicht allgemeine Vergiftungssymptome auftreten können, ist in der äußerst leichten Diffusionsfähigkeit des Kokains zu suchen. Mit fast unheimlicher Schnelligkeit verschwindet es aus der Applikationsstelle, namentlich wenn dieselbe durch Entzündung hyperämisiert ist. Wegen der raschen Entfernung ist die Anästhesie in solchen Geweben meist auch eine sehr unvollkommene. Aus diesem Grunde versucht man bei der Lokalanästhesie das Kokain durch Erzielung von mechanischer oder funktioneller Anämie möglichst lange an Ort und Stelle festzuhalten und der Allgemeinresorption zu entziehen. Dazu kommt dann ferner, daß manche Personen eine ausgesprochene Idiosynkrasie gegen Kokain besitzen, so daß schon ein Tropfen einer 5 %igen Lösung genügt, um von der Konjunktiva aus allgemeine Symptome, wie z. B. Schwindel, Müdigkeit, auszulösen.

Symptome und Therapie. In der Regel beginnt die akute Kokainvergiftung erst bei Dosen jenseits von 0,07 g, während 1,0 g als letale Gabe zu betrachten ist. Konzentrierte Lösungen sind giftiger als verdünnte, trotz gleicher absoluter Menge. Namentlich zu warnen ist vor dem Behandeln von Schleimhäuten mit tropfenden Pinseln oder Wattebäuschchen. Auch sollte nie eine mehr als 10 %ige Lösung zur Anwendung gelangen. Auf Grund theoretischer Erwägungen ist von Gros empfohlen worden, alkalische Kokainlösungen für die Lokalanästhesie anzuwenden, weil die freie Kokainbase viel stärker anästhesiert als das betreffende Salz. Das mag zutreffen; gleichzeitig steigt aber auch die Gefahr mächtig für die resorptiv-toxischen Wirkungen. Es sind mir persönlich zwei Fälle von schwerer Kokainvergiftung bekannt, die lediglich auf die Anwendung solcher alkalesierter Kokainlösungen zurückzuführen sind. Es muß deshalb vor der allgemeinen Einführung dieses ja an und für sich richtigen Prinzips in die Praxis gewarnt werden.

Die Symptome der Kokainvergiftung treten rasch ein, entwickeln sich rapid, gehen auch meist nach 2—3 Stunden vorüber, so daß das Schicksal der Patienten viel rascher entschieden ist als z. B. bei einer Morphinintoxikation. Je länger die Kokainvergiftung dauert, um so besser wird die Prognose. Die ganz akuten Fälle endigen innerhalb weniger Minuten letal.

Bei der leichten Vergiftung ist es lediglich Schwindel und Angstgefühl, das die Patienten befällt, das Gesicht wird blaß, der Puls bleibt gut. Hinlegen auf den Boden, Kopf tief, genügt hier meist zur Wiederherstellung. Bei höheren

Dosen haben wir eine eigentümliche Mischung von Reizung und Lähmung des Zentralnervensystems. Die Patienten rufen plötzlich: wo sind meine Arme — sie haben also das Muskelgefühl verloren; sie behaupten, nicht genügend atmen und nicht mehr schlucken zu können. Tremor, weite Pupillen, intensive Blässe gehören zum Bilde. Von psychischen Erscheinungen ist Bewußtseinstrübung zu erwarten, seltener Schlafsucht, häufiger Aufgeregtsein verbunden mit Halluzinationen, die nicht selten sexueller Natur sind, oft nach der Vergiftung retroaktiv verbleiben und zu Anklagen gegen den betreffenden Arzt führen können. Daraus erfolgt die praktische Lehre, daß womöglich bei psychisch erregbaren Patientinnen der Arzt nie allein Kokainnarkosen durchführen soll. Mitunter ist die Resorption verlangsamt; dann kann der Patient scheinbar gesund den Arzt verlassen und auf der Straße stürzt er plötzlich zusammen. Jeder Kokainisierte soll deshalb mindestens 10 Minuten lang nach dem Eingriff sich hinlegen. — Bei der schweren Form steht der Kollaps im Vordergrund. Starke Dyspnoe, zyanotische Blässe, frequenter kleiner Puls, klonische Krämpfe der Körpermuskulatur, starke Pupillenerweiterung beherrschen das Bild; die Temperatur kann im Gegensatz zum Morphin erheblich gesteigert sein. Häufig wird schon während und namentlich nach Ablauf der Vergiftung über intensive Kopfschmerzen geklagt, zu denen sich auch nicht selten Erbrechen gesellt. Diese beiden letzteren Erscheinungen treten besonders regelmäßig bei der Lumbalanästhesie auf. — Die Prognose ist dubiös. Chloralhydrat und Chloroform nützen bisweilen gegen die Erregungserscheinungen; Zufuhr von Wärme, Anregung der Diurese, Kampfer sind zu empfehlen. Die starke Giftigkeit des Kokains äußert sich auch dadurch, daß eigentliche Nachkrankheiten auftreten können, indem mitunter Patienten, die eine Kokainvergiftung durchgemacht haben, längere Zeit hindurch an Zuständen von Angstanfällen leiden.

Kokainismus. Die chronische Vergiftung ist im Heimatlande der Erythroxylon coca sehr häufig durch das dort geübte Kokakauen. Bei uns ist sie, wie schon erwähnt, früher zum Teil sicher durch die Ärzte bei den Morphinentziehungskuren eingeführt worden. Heute ist das ,,Schnupfen" die Grundlage des Kokainismus; Injektionen sind viel seltener geworden. Die Symptome derselben sind wesentlich schwerer als beim Morphinismus, entsprechend dem gefährlicheren Gift. Das körperliche Befinden geht rapid zurück und die Patienten magern wegen Appetitmangel und Schlaflosigkeit hochgradig ab. Die Gesichtsfarbe wird graufahl, das Blut wird stark verdünnt, Ödeme können auftreten, häufig entwickelt sich Tuberkulose. Infolge der durch das Schnupfen an den Schleimhäuten hervorgerufenen Ernährungsstörungen kommt es oft zu Nekrosen und schließlich zu Septumdefekten. — Ebenso schwer sind die Störungen in psychischer Hinsicht: Reizbarkeit, Halluzinationen des Gehörs und des Gesichts sind sehr häufig, namentlich behaupten die Patienten, daß sie auf der Haut allerlei Empfindungen haben, wie wenn kleine Tiere, Würmer usw. darauf herumkröchen, Sensationen, die nicht etwa auf eine Neuritis, sondern auf psychische Veränderungen zurückzuführen sind. Die Patienten klagen ferner über schreckhafte Geräusche, hören drohende und schmähende Reden, so daß eine vollkommene Psychose sich entwickelt mit starken Depressionen und Aufregungen, die zu Selbstmord oder Mord Veranlassung geben können. — Die Kokainisten erreichen auch gegenüber diesem Gift eine gewisse Immunität, so daß sogar Dosen von 0,5 g pro die ohne akute Vergiftungserscheinungen ertragen werden. Die Ausscheidung erfolgt durch den Urin, und zwar findet im Gegensatz zum Morphinismus keine völlige Zerstörung des Alkaloides bei der Angewöhnung statt. Merkwürdigerweise geht die Entziehung eher leichter von statten als beim Morphin, vielleicht gerade wegen der mangelnden Zerstörung resp. dem fehlenden Auftreten von Reaktionsprodukten. Dagegen bleiben die psychischen Störungen oft noch lange nach der Entziehung weiter bestehen; auch der physische Marasmus ist oft nicht mehr ganz zu beheben.

Bei wiederholter Zufuhr kleiner Dosen entsteht jeweils eine Art Euphorie und Erregung sowohl in psycho-motorischer als auch in sexueller Richtung. Das ist der Grund, weshalb man unter der Lebewelt die Kokaindose von Hand zu Hand gehen sieht. Während der Morphinist eher philosophischer Isolierung zuneigt, veranlaßt die erregende Wirkung des Kokains den Betreffenden auch andere zum Gebrauche aufzufordern, um ein seiner eigenen Erregtheit adäquates Milieu zu schaffen. Dadurch wird der Kokainist für die Mitwelt viel gefährlicher als der Morphinist, damit hängt das epidemieartige Aufflammen des Kokainismus in der letzten Zeit zusammen, begünstigt durch die demoralisierenden Zustände Europas.

Charakteristisch für den Spürsinn der Eingeborenen Südamerikas ist, daß die Kokakauer (Coqueros) die Wirkung zu verstärken suchen durch Zusatz von Pflanzenasche, also von Alkalien, was eine hübsche Bestätigung der schon oben erwähnten Grosschen Mitteilung über die Verstärkung der lokalanästhesierenden Wirkungen durch Alkalien bildet.

Kokainersatzmittel. Unter den Ersatzmitteln des Kokains kommt als Veranlassung zu akuter Vergiftung gebend eigentlich nur noch das Tropakokain (Benzoylpseudotropein) in Betracht. Die vergiftende Dosis liegt höher als bei Kokain. Auch ist die Wirkungsweise nicht so heftig und es fehlen die Erregungserscheinungen, dagegen treten bei der Lumbalanästhesie mit diesem Mittel ebenfalls heftige Kopfschmerzen und Augenmuskellähmungen auf, dagegen fast nie Fieber. Die übrigen Ersatzpräparate wie Stovain (Dimethylaminobenzoylpentanol) und Novokain (salzsaures Amino-Benzoyl-Diäthylaminoäthanol) haben zu schweren Vergiftungen keine Veranlassung gegeben, da die toxische Dosis weit über der therapeutischen liegt, namentlich wenn die letztere durch gleichzeitige Anwendung von Adrenalin noch herabgedrückt worden ist. Immerhin scheinen manche Personen besonders empfindlich für die Kombination Morphin-Novokain, wie man sie bei der Lokalanästhesie oft anwendet, zu sein. Es treten hier mitunter schwere Kollapszustände auf, welche mit Kampfer und Alkohol bekämpft werden können. Dagegen kann Stovain lokale Entzündungen hervorrufen, zum Teil bedingt durch seine saure Reaktion; es eignet sich infolgedessen nicht für die Injektionsanästhesie. Die Erfahrungen mit Tutokain haben gezeigt, daß es leider nicht gelingt, einseitig nur die therapeutischen Wirkungen zu steigern, ohne daß nicht auch gleichzeitig die zentralen toxischen Einflüsse ebenfalls zunehmen. Man kann dieses Präparat als etwa 4mal wirksamer als Novokain bezeichnen. Ähnlich liegen die Verhältnisse beim Psikain, dem aber glücklicherweise die psychisch erregenden Wirkungen des Kokains fehlen.

Orthoform (Amido-Oxybenzoesäuremethylester) und Anästhesin (Amidobenzoesäureäthylester) haben zu allgemeiner Vergiftung keine Veranlassung gegeben. Dagegen ruft namentlich Orthoform bei lokaler Applikation auf schlecht ernährtem Gewebe leicht Nekrosen hervor, z. B. bei Unterschenkelgeschwüren.

Bei allen Injektionen mit den Substanzen der Kokaingruppe sind charakteristische **anatomische Befunde** nicht bekannt.

3. Atropingruppe.

a) Vergiftungen durch Tollkirschen und Stechäpfel.

Die häufigste Veranlassung zu Vergiftungen mit den Substanzen dieser Gruppe gibt der Genuß von Tollkirschen durch Kinder. Da der Genuß der Frucht wegen lokalreizender Stoffe meist Erbrechen auslöst, so ist es sehr schwer, die letale Zahl der Beeren anzugeben. Es wurden dementsprechend auch schon Todesfälle nach Genuß von nur fünf Beeren und Erholung nach zwanzig beobachtet; es kommt dabei natürlich sehr darauf an, ob dieselben gekaut worden sind. Der Genuß des Stechapfels (Datura stramonium) ruft die lokalen Magen- und Darmerscheinungen noch wesentlich stärker hervor, so daß diese Lokalwirkungen sogar zum Teil die Resorptivwirkungen etwas verdecken können. Sonst sind aber im Prinzip die durch die beiden Drogen bedingten Vergiftungserscheinungen die nämlichen.

Symptome und Diagnose. Zuerst tritt das Gefühl des leichten Schwindels auf, so daß die Patienten einen taumelnden Gang annehmen, dann stellt sich als besonders charakteristisch die starke Trockenheit im Halse ein mit heftigem Durstgefühl, Unfähigkeit zu schlucken und heiserer Stimme verbunden. Der Puls wirkt stark beschleunigt, bis 160; die Haut fängt an sich zu röten, scharlachartig, und zuletzt tritt eine vollkommene und reaktionslose Pupillenerweiterung auf. Die Patienten zeigen oft Delirien mit starker motorischer Unruhe. Man hat bei oberflächlicher Betrachtung den Eindruck, einen an einem akuten fieberhaften scharlachartigen Exanthem Erkrankten vor sich zu haben. Wegen der Pupillenerweiterung und der Schlingbeschwerden hat man auch die Symptome schon mit Kokainvergiftungen verwechselt; doch erscheint dies eigentlich kaum möglich, weil bei Kokain die Patienten stets verfallen und blaß aussehen, bei Atropin hoch gerötet mit eher strotzendem Gewebeturgor. Tritt irgendwo am Körper Blut aus den Gefäßen, so ist bei Atropin das Blut stark hellrot, bei Kokain eher zyanotisch. Die erwähnten Hauptzüge der Vergiftung können ziemlich lange andauern, jedenfalls länger als bei Kokain, und trotzdem ist die Prognose im ganzen eine ziemlich gute, denn die Mortalität beträgt selbst bei ausgesprochenen Vergiftungen kaum 10%.

Die erste **therapeutische Maßnahme** ist die Magenausspülung; die Sonde muß aber sehr gut geölt werden, da sie sonst wegen der Trockenheit und der Unfähigkeit des Schluckaktes nicht hinuntergleitet. Gegen die Delirien, die namentlich bei Kindern maniakalischen Charakter annehmen, ist Morphin empfohlen worden. Die Methode ist aber gefährlich. Von den Symptomen bleibt am längsten die Pupillenerweiterung bestehen; im Blendungsfalle kann sie durch Physostigmin bekämpft werden.

b) Atropin.

Ganz ähnlich wie die Wirkungen bei Vergiftungen mit der Droge sind die bei Anwendung der reinen Substanzen Atropin und Hyoszyamin. Da das Atropin die razemische Verbindung von gleichen Teilen rechts und links Hyoszyamin ist, so sind auch die Wirkungen der drei Stoffe qualitativ gleich, dagegen differieren sie quantitativ recht erheblich, indem l-Hyoszyamin etwa 40 mal stärker wirkt als r-Hyoszyamin, woraus sich ergibt, daß im allgemeinen Atropinwirkung gleich l-Hyoszyaminwirkung ist. Es hat sich dabei ungefähr folgendes Verhältnis der drei Stoffe zueinander ergeben: rechts Hyoszyamin = 0, oder ganz schwach wirksam, Atropin = 1, links Hyoszyamin = 2—3, so daß also dieser letztere Körper der am stärksten wirkende ist. Die in der Literatur sich findenden Angaben von einer noch viel stärkeren, 20—100fach stärkeren Wirkung von links Hyoszyamin sind sicher unrichtig; die vorstehenden Zahlen dürften den tatsächlichen Verhältnissen so ziemlich entsprechen.

Bei Vergiftungen mit diesen reinen Alkaloiden fehlen meist die lokalen Reizerscheinungen von seiten des Magens und es fallen daher die diesbezüglichen oben erwähnten Symptome der Drogenvergiftung dahin; im Gegenteil wird häufig schon bestehendes Erbrechen unterdrückt durch Atropin und Hyoszyamin. —

Auch bei Atropin ist trotz der Schwere der Symptome die Prognose meistens gut. Die minimal letale Dosis scheint 0,1 g zu sein, doch sind Erholungen auch nach wesentlich größeren Mengen beobachtet worden. Danach ist die Maximaldosis von 1 mg als zu niedrig zu betrachten. Sie wird sehr oft überschritten, 2—5 mg werden meist noch gut ertragen.

Die **Therapie** ist dieselbe wie bei Belladonnavergiftung. Die Ausscheidung der Alkaloide erfolgt rasch durch den Urin; sie ist meistens nach 48 Stunden beendigt.

Zum **Nachweis** wird der Urin mit neutralem Bleiazetat versetzt, mit Schwefel entbleit, alkalisch gemacht und mit Äther ausgeschüttelt, ein Teil des Ätherrückstandes mit rauchender Salpetersäure, die chlorfrei sein muß, auf dem Wasserbade eingedampft und einige Tropfen einer alkoholischen Lösung von NaOH zugegeben, worauf schon bei $^1/_{100}$ mg eine violette Färbung auftritt.

c) Skopolamin (Hyoscinum hydrobromicum).

Das Skopolamin findet sich ebenfalls in den beiden oben erwähnten Solanazeen. Da es viel toxischer ist als Atropin, so erklärt sich durch seine Anwesenheit auch die im ganzen etwas größere Gefährlichkeit der Drogenvergiftung gegenüber derjenigen mit reinem Atropin. Während 1 cg Atropin fast sicher vom Menschen ertragen wird, ist diese Dosis beim Skopolamin schon meistens letal. Das Vergiftungsbild ist auch wesentlich verschieden von demjenigen des Atropins: die Pulsbeschleunigung ist eine viel geringere, fehlt oft ganz, und nur ausnahmsweise sind Delirien und maniakalische Zustände da. Meist besteht tiefe Somnolenz, nie ist die Haut scharlachartig gerötet und das Blut zeigt zyanotische Farbe. Diese Differenzen gegenüber der Atropinvergiftung rühren von der depressiven Wirkung des Skopolamins auf das Atmungszentrum her. Charakteristisch für die fast ausschließlich narkotische Wirkung auf die Großhirnrinde ist ferner das Verhalten des Babinskyschen Reflexes; das Rückenmark wird fast nie oder erst bei sehr hohen Dosen durch Skopolamin beeinflußt. Das Auftreten der Dorsalflexion der großen Zehe, was man nach den Narkotika der Fettreihe fast nie beobachtet, tritt bei Skopolamin nach Rosenfeld namentlich dann auf, wenn Störungen in den Pyramidenbahnen vorliegen. Es tritt der Reflex dann schon nach 0,3—0,5 mg auf, während beim Gesunden 1,5 mg dazu nötig sind; kausal besteht kein Zusammenhang mit der gleichzeitig auftretenden Bewußtseinstrübung. Man begreift sehr wohl, wie unter diesen Umständen im Gegensatz zur Atropinvergiftung nie Morphin als Antidot angewendet werden darf und daß die Kombination mit demselben die Gefahr nur erhöhen kann. Nach dem hier Auseinandergesetzten muß die einige Zeit therapeutisch versuchte volle Narkose mit Skopolamin-Morphin als ein Mißgriff bezeichnet werden. Schon Dosen von 0,02 g Morphin + 0,6 mg Skopolamin können schwere Vergiftungen zur Folge haben, wie eine ganze Reihe von Mitteilungen aus der chirurgischen Praxis beweisen. Die hohen Dosen, welche die Psychiater bei Maniakalischen anwenden (1—2 mg) beweisen nichts für die Toleranz bei psychisch Normalen. Gegen derartige Vergiftungen bewährt sich am besten Strychnin in Dosen von 2 mg, ferner Koffein und Kampfer. Die Pupillenerweiterung und Trockenheit im Halse sind gleich wie bei Atropinvergiftungen. Auffallend ist, daß in der Literatur die Beurteilung der toxischen Dosis von Skopolamin eine so verschiedene ist. Es rührt dies meines Erachtens davon her, daß die Autoren häufig mit verschiedenen Präparaten gearbeitet haben. Untersuchungen im hiesigen Institut (E. Hug) haben ergeben, daß das Skopolamin, welches gerade wie Atropin aus gleichen Teilen rechts — und links — Skopolamin sich zusammensetzt, sehr verschieden giftig ist, je nachdem es sich um die razemische Verbindung oder um das links-Skopolamin handelt.

Wie bei Atropin ist das linksdrehende tropinsaure Skopolamin 2—4 mal giftiger als das optisch inaktive Skopolamin. Man sollte sich deshalb, namentlich in den Kreisen der Chirurgen und Psychiater darüber einigen, daß nur Skopolamin von ganz bestimmter optischer Aktivität für die Therapie zugelassen werde; dann werden wohl auch mit der Zeit die ganz verschiedenen Urteile über die Dosierung und Giftigkeit des verwendeten Skopolamins verschwinden. Dagegen ist die in der Literatur auch vertretene Ansicht, daß die in Ampullen eingeschlossenen Skopolaminlösungen ihren Giftgehalt mit der Zeit bedeutend verringern, unrichtig, vorausgesetzt, daß es sich um chemisch einwandfreie Präparate und die richtige Glassorte handelt. Bei einzelnen Individuen ist allerdings die Empfindlichkeit sowohl für Atropin wie auch Skopolamin dermaßen gesteigert, daß schon das Einträufeln einer $^1/_2\%$igen Atropinlösung und einer $^1/_{10}\%$igen Skopolaminlösung in die Konjunktiva genügt, um allgemeine Vergiftungserscheinungen auszulösen. Bei der genannten Anwendung herrschen bei solch Überempfindlichen übrigens auch bei Skopolamin meist die Aufregungssymptome vor. Den extremsten Fall von Atropinempfindlichkeit lernte ich bei einem Apotheker kennen, der bei der Anfertigung von Atropinrezepten regelmäßig Pupillenerweiterung bekam.

4. Nikotin.

Nikotin ist das einzig medizinisch wichtige Alkaloid (abgesehen noch vom Koniin), das in reinem Zustande ein farbloses und fast geruchloses Öl darstellt. Durch Stehen an der Luft bräunt es sich und nimmt dabei den charakteristischen Tabaksgeruch an. Trotz dieser letzteren Eigenschaft ist es aber nicht der für das Aroma und den Marktwert der Zigarre in Betracht kommende Bestandteil, was vom toxikologischen Standpunkt aus als ein Glück zu betrachten ist, denn voraussichtlich würden gewissenlose Fabrikanten durch künstliche Vermehrung des Nikotingehaltes sowohl Aroma als Giftigkeit gleichzeitig zu steigern versuchen. — Die ersten Tabakblätter sind im Jahre 1510 nach Europa gekommen und 1560 die ersten Samen durch Jean Nicot. Von Posselt und Raymann wurde 1828 das Nikotin entdeckt, welches aber nicht das einzige Alkaloid des Tabaks ist, vielmehr hat Pictet noch drei andere isoliert, die sich allerdings nur in geringer Menge in den Blättern finden. Der Gehalt des Tabaks an Nikotin ist sehr wechselnd, 0,6 bis fast 7%. In Anbetracht der hohen Giftigkeit des Nikotins würde also schon $^1/_3$ einer nikotinreichen Zigarre genügen, um mit ihrem Alkaloidgehalt einen erwachsenen Menschen rasch zu töten.

Vergiftungen mit der reinen Substanz sind sehr selten. Schon einige Zentigramm des Öls innerlich genommen, führen in etwa 10 Minuten den Tod herbei. Vögel sterben schon beim bloßen Einatmen von Nikotindämpfen. In der Literatur sind bis jetzt nur zwei Vergiftungen mit der reinen Substanz in verbrecherischer Absicht bekannt gegeben. Wesentlich häufiger war die Intoxikation durch wässerige Auszüge des Tabaks, namentlich in früherer Zeit, da noch Tabakklistiere gegen Verstopfungen und Tabakslaugenumschläge und -bäder gegen Hautkrankheiten therapeutisch verwendet wurden.

Die **Symptome einer solchen akuten Nikotinvergiftung** bestehen in Reizungen und späteren Lähmungserscheinungen an den verschiedenen Partien des Nervensystems. Brennen im Hals, Übelkeit, Salivation, Schweißausbruch, verlangsamter, später beschleunigter Puls, engen Pupillen, die beim Kollaps sich erweitern, vermehrte Stuhlentleerung unter Koliken, das sind die Erscheinungen, wenn es sich um leichtere Grade der Vergiftung handelt; sie decken sich auch mit denen, welche Anfänger in der Kunst des Rauchens gewöhnlich durchzumachen haben. Bei schwereren Vergiftungen tritt Bewußtseinsstörung mit klonischen und tonischen Krämpfen in der Skeletmuskulatur hinzu.

Therapeutisch ist Atropin empfohlen worden; gegen die Krämpfe sind Chloroform und Chloralhydrat angezeigt; im Stadium der starken Pulsbeschleunigung wegen Dyspnoe und Vaguslähmung ist vielleicht noch ein Versuch mit Morphin zu machen.

Chronische Tabakvergiftung. Glücklicherweise sind alle diese akuten Vergiftungsfälle, wie bereits erwähnt, selten geworden. Um so wichtiger ist die chronische Vergiftung, die ausschließlich durch den Genuß von Rauchtabak erworben wird, denn der Kautabak enthält gar kein Nikotin. In Anbetracht seines hohen Gehaltes an Nikotin muß man sich eigentlich nur wundern, daß die chronischen Vergiftungen bei der starken Verbreitung der Sitte des Tabakrauchens nicht unendlich viel häufiger sind. Die relative Seltenheit hängt damit zusammen, daß durch den Rauchprozeß der größte Teil des Giftes unschädlich gemacht wird. Beim Rauchen einer Zigarre gelangt nämlich am Anfang überhaupt kein Nikotin in den Körper, weil das vorhandene fast vollständig direkt verbrannt wird. Nun entstehen aber beim Rauchen nach und nach alkalische Produkte infolge der trockenen Destillation organischer Körper, so z. B. auch Ammoniak und durch diese wird das Nikotin aus seiner Verbindung mit Apfeloder Bernsteinsäure in Freiheit gesetzt. Das dadurch flüchtig gewordene Alkaloid destilliert nun vor der immer mehr zunehmenden Wärme vom vorderen Ende der Zigarre nach hinten und kondensiert sich wieder in deren feuchten und kühleren Teil. Da das Nikotin sehr leicht wasserlöslich ist, wird es durch den Speichel daselbst ausgelaugt und gelangt so in die Mundhöhle. Je weiter der Verbrennungsprozeß der Zigarre nach hinten rückt, um so größer wird die Gefahr einer Konzentrierung der Nikotinlösung und Überfließen einer solchen in die Mundhöhle. Von diesen Erwägungen ausgehend, sollte das letzte Drittel einer Zigarre eigentlich nicht mehr geraucht werden. Aus demselben Grunde sind auch frische, feuchte Zigarren viel giftiger, während trockene das Nikotin leichter und vollständiger verbrennen und als Rauch in die Luft gehen lassen.

In betreff der vergleichsweisen Giftigkeit von Zigarren und Zigaretten sind die Ansichten vielfach geteilt. Ich habe mich nie davon überzeugt, daß Zigarettenraucher mehr gefährdet seien als die Konsumenten von Zigarren, solange sie nicht inhalieren; denn hierbei steigt die Resorptionsgefahr um $25\,^0/_0$. Am unschuldigsten ist aber jedenfalls der Tabakgenuß aus langen Pfeifen, weil das Nikotin in den langen Röhren sich kondensiert; allerdings ist der Saft dieser Pfeifen dann äußerst giftig, doch wird er ja durch regelmäßige Reinigung entfernt. Das bei der trockenen Destillation entstehende Kollidin und Pyridin scheint resorptiv bedeutungslos. Gegen das Nikotin schützt sicher nur das Rauchen durch entsprechende Filter.

Auch an Nikotin tritt eine Angewöhnung ein, die individuell recht verschieden ist, so daß manche Menschen ganz enorme Quantitäten Nikotin schadlos zu vertragen scheinen.

Unter den **Symptomen der chronischen Tabaksvergiftungen** sind zu trennen die lokalen und die resorptiven. Im Mund und Rachen entstehen durch den warmen Rauch, durch das Nikotin und die anderen reizenden Produkte chronische Entzündungen; sie beeinträchtigen selten die Gesundheit; ihre Beziehung zum Karzinom ist nicht sichergestellt. Unter den Resorptivwirkungen sind es die Herzbeschwerden und Sehstörungen, die den Patienten am ehesten zum Arzte führen. Am Herzen ist es die nervöse Erregbarkeit, die sich äußert in Palpitation, beschleunigtem Puls, Präkordialangst, Angina pectoris. Von den Gefäßen ist zu erwähnen eine Verengerung des Lumens, teils durch erhöhten Tonus, teils durch anatomische Veränderungen bedingt, womit Drucksteigerung und schließlich zeitweiliger Verschluß peripherer Arterien zusammenhängen kann, was zu intermittierendem Hinken (Erb) und ähnlichen Funktionsstörungen führt. Durch neuere Untersuchungen von Nicolai und Staehelin mittels des Elektrokardiogramms ist nachgewiesen, daß ein kräftiger Tabakgenuß schon in einigen Monaten zu verminderter Anpassungsfähigkeit der Gefäße führt, während das Herz erst viel später und wahrscheinlich nur sekundär verändert wird. Am Optikus treten Ausfallserscheinungen auf, namentlich zentrale Skotome, die auch nur einseitig sein können, ferner Verlust der Empfindung für Rot, seltener für Grün, manchmal auch Nachtblindheit. Auch das Zentralnervensystem leidet: Schlaflosigkeit, Erregbarkeit, Stimmungswechsel, Migräne, Neuralgie, Tremor sind die gewöhnlichen Erscheinungen; Dyspepsie führt zu verminderter Nahrungsaufnahme. Die Salzsäureresektion ist meist vermindert, die Speichelabsonderung vermehrt. Am Darm wechseln Durchfälle und Obstipation miteinander ab. Alle diese Erscheinungen können auch hervorgerufen werden durch gewerbliche Beschäftigung mit Tabak. So ist z. B. festgestellt worden, daß in amerikanischen Tabakfabriken, trotz guter hygienischer Einrichtungen, 10% der Arbeiter, auch wenn sie nicht rauchten, Sehstörungen aufwiesen. Tabakarbeiterinnen sind häufig steril, und neuerdings wird das gleiche von stark rauchenden Damen behauptet. Ferner führt der Aufenthalt in stark rauchigen Lokalen, z. B. bei Kellnern und Kellnerinnen, zu Intoxikationen. Es darf aber nicht übersehen werden, daß ein Teil der zentralen Störungen u. a. auch auf CO-Vergiftungen beruhen kann, denn die Produktion an Kohlenoxyd beim Rauchen ist unterschätzt worden.

Die **Prognose** ist quoad restitutionem auch bei den schweren Formen meist gut. Einige Monate Abstinenz können sogar intermittierendes Hinken und Sehstörungen verschwinden lassen, dagegen bleibt der Betreffende überempfindlich für Tabak und sollte deshalb abstinent bleiben. Schwere neuritische Formen, Degeneration des Herzens, der Gefäße, chronische Magenkatarrhe, Lebererkrankungen sind fast nie durch Nikotin allein bedingt, sondern auf die Mitwirkung von Alkohol oder anderer Schädlichkeiten zurückzuführen.

5. Pilokarpin.

Die Erscheinungen einer akuten Vergiftung mit Pilokarpin gleichen einigermaßen der akuten Nikotinvergiftung; nur ist hier die vasomotorische Lähmung eine viel mehr ausgesprochenere, worauf auch sicher zum Teil die Kollapserscheinungen zurückzuführen sind. Es sollten deshalb alle Personen mit kranken Herzen von der therapeutischen Behandlung durch Pilokarpin ausgeschlossen werden, besonders weil feststeht, daß die medizinalen Gaben von 0,02 g mitunter schon zu deutlichen Vergiftungserscheinungen mit Zirkulationsschwäche führen können.

Die Symptome der akuten Pilokarpinvergiftung sind charakterisiert durch die starke Erregung der sämtlichen sekretorischen Vorgänge; besonders gefährlich ist für den Patienten die übermäßige Bronchialsekretion. In der Regel ist die Absonderung des Speichels stärker als die des Schweißes; der Puls ist meist beschleunigt und der Blutdruck erniedrigt. Häufig besteht Hyperglykämie aber keine Glykosurie (O. Platz). Tritt dann ein Kollaps auf oder sind die Patienten sowieso schon benommen, so ist die Gefahr der Erstickung infolge ungenügender Lungenventilation gegeben. In solchem Falle scheint therapeutisch das Atropin einigen Erfolg zu versprechen. Sehr häufig besteht heftiger Urindrang. Die Anwendung in der Ophthalmologie gibt wohl nie zu Intoxikationen Veranlassung; eine chronische Vergiftung ist bis jetzt unbekannt.

6. Physostigmin.

Physostigmin ist ein viel stärkeres Gift als Pilokarpin, so daß bereits die Einträufelung ins Auge allgemeine Symptome hervorrufen kann, wobei die Resorption offenbar von den Tränenkanälchen aus stattfindet; dieselben sind deshalb bei empfindlichen Personen während der Instillation zu komprimieren. Speichelfluß, verengte Pupillen mit Akkommodationskrampf, häufige und krampfartige Entleerungen von Harn und Kot, auffallend große Muskelschwäche und allgemeine Mattigkeit sind die Symptome einer akuten Vergiftung. Die Zirkulation wird dagegen weniger beeinflußt als bei Pilokarpin, und der Kollaps, welcher allerdings auch hier oft eintritt, ist nicht durch die Gefäßerweiterung bedingt, sondern durch zentrale Lähmungen. Der Puls ist anfänglich verlangsamt, kräftig, und erst bei sehr großen Dosen wird er infolge nachträglicher Vaguslähmung beschleunigt. Der Tod tritt durch Lähmung des Atmungszentrums ein. Krämpfe werden bei dieser Vergiftung fast nie beobachtet, weil zur Zeit, wo die Erstickung durch Lähmung des Atmungszentrums eintritt, schon die intensive Lähmung des Zentralnervensystems und der Muskulatur vorausgegangen ist. Stärkere katarrhalische Störungen von Magen und Darm bleiben nach dem Überstehen der Vergiftung noch einige Zeit zurück. Die minimal letale Dosis dürfte schon bei 0,01 g liegen. Therapeutisch kommt im Anfang der Vergiftung namentlich Atropin in Betracht. Tritt die zentrale Lähmung, Muskelschwäche usw. mehr hervor, so sind Kampfer, Koffein und Strychnin angezeigt.

7. Strychnin.

Strychnin ist das Hauptalkaloid von Nux vomica, der Brechnuß. Neben demselben findet sich in der Droge noch Bruzin, das gleich konstituiert ist wie Strychnin, nur sind 2 Atome H durch Methoxylgruppen ersetzt. Während sonst im allgemeinen die Giftigkeit der Alkaloide mit dem Eintritt von Methylgruppen zunimmt, ist dies hier nicht der Fall, denn Bruzin ist etwa 10 mal weniger giftig als Strychnin. Trotz seiner qualvollen Einwirkung auf den Menschen wird Strychnin immer noch ab und zu von Selbstmördern gebraucht. Man sollte auch erwarten, daß es wegen seines äußerst bitteren Geschmackes zum Mord sich durchaus nicht eignet und trotzdem ist es auch zu diesem Zwecke schon oft verwendet worden. Die minimal letale Dosis beträgt 0,03 g, die sicher letale 0,2 g. Die Resorption erfolgt bei Anwendung des reinen Alkaloids sehr rasch. Werden dagegen die gepulverten Krähenaugen oder galenische Präparate verwendet, so dauert es wesentlich länger bis zum Eintritt der Vergiftung.

Symptome. Zunächst macht sich eine Steifigkeit in den Gliedern und daneben namentlich in den Masseteren bemerkbar. Die Muskeln gehorchen nicht mehr recht dem Willen, ein Gefühl von Schwere auf der Brust und eine langsam einsetzende Versteifung des Halses zeigen den drohenden Tetanusanfall an, der dann plötzlich auf äußeren Reiz hin den Patienten befällt. Um diesen auszulösen, genügt oft das geringste Geräusch, die leiseste Erschütterung des Bodens oder des Bettes, ein stärkerer Lichtreiz u. dgl. Alle Skeletmuskeln kontrahieren sich, so daß das bekannte Bild des Opisthotonus entsteht. Der Brustkorb wird, weil auch das Zwerchfell sich kontrahiert, in eine starre Höhle verwandelt, so daß die Atmung vollständig sistieren muß. Die Patienten werden rasch zyanotisch und der schmerzhafte, angstvolle Blick verrät die furchtbaren Qualen; die Augen werden vorgetrieben, die Pupillen sind erweitert. Nach einer halben bis zwei Minuten löst sich der Krampf, die Zyanose schwindet und völlig erschöpft sinkt der Körper zusammen. Der Anfall wiederholt sich in den schwereren Fällen schon nach wenigen Minuten wieder, in den leichtern gibt es Intervalle von $^1/_4$ bis $^1/_2$ Stunde. Der Puls ist während des Anfalles eher verlangsamt, der Blutdruck erhöht, offenbar aber nur durch die infolge der Muskelkontraktur verengerten Gefäße. An und für sich ruft nämlich Strychnin keine Drucksteigerung hervor. Es ist kein konstringierendes Vasomotorengift, sondern es werden im Gegenteil die peripheren Gefäße durch dasselbe erweitert. Der Tod tritt meist während eines Anfalles infolge Erstickung ein, seltener dürfte die allgemeine Erschöpfung durch viele Anfälle die Todesursache sein. Bei sehr leichten Vergiftungen ist lediglich die Reflextätigkeit gesteigert, und die Tätigkeit der Sinnesorgane erhöht, merkwürdigerweise ohne gleichzeitige Anregung der Psyche, obwohl ja auch Hirnnerven, wie Optikus, Olfaktorius, Glossopharyngeus und Trigeminus an der Vergiftung mitbeteiligt sind.

Die **Prognose** ist immer eine ernste.

Bei der **Therapie** fällt die sonst in erster Linie in Betracht kommende Magenspülung dahin, da dieselbe sofort einen Anfall auslösen würde. Innerlich kommt Kohle in Betracht. Da auch das Schlucken oft erschwert oder verunmöglicht ist, so bleibt als einzige Therapie die sofortige Chloroformierung oder besser noch schwache Äthernarkose übrig, wobei aber zunächst die Maske entfernt vom Gesicht zu halten ist, damit nicht durch zu große Konzentration des Narkotikums ein Reiz auf die Nasenschleimhaut und dadurch wieder ein Anfall ausgelöst werde. Ist dann durch die Narkose etwas Beruhigung eingetreten, ·so gibt man Chloral per os oder per rectum. Da das Strychnin, was nicht allgemein bekannt zu sein scheint, an und für sich nach den ersten Krampfanfällen zu einem Lähmungsstadium führt, ist die Anwendung von narkotischen Mitteln stets gefährlich. Vorsicht ist auch bei chronisch-therapeutischer Anwendung von Strychnin am Platze, denn es bleibt das Gift gelegentlich einige Zeit unverändert im Körper und zweitens bleibt auch die Reflexsteigerung mitunter länger bestehen, so daß dann die nachfolgenden Dosen schon auf ein sensibilisiertes Nervensystem treffen; die Folge davon kann ein Tetanusanfall sein. Eine Angewöhnung an Strychnin scheint nur sehr langsam und unvollkommen einzutreten. Immerhin beobachtet man, daß Patienten, welche wegen peripherer Lähmungen einige Zeit lang Injektionen bekamen, 10—15 mg pro dosi gut ertragen.

Das Strychnin wird durch den Urin ausgeschieden. Nach Weiß und Hatcher erscheinen im Urin bei Injektion etwa $^1/_5$, nach Verabreichung per os etwa $^1/_{10}$ der eingegebenen Menge, der Hauptteil wird in der Leber zerstört. Durch Ausschütteln mit Chloroform aus dem alkalischen Harn wird das Alkaloid isoliert. Es läßt sich physiologisch sehr leicht nachweisen, indem ein Frosch schon auf eine Injektion von $^1/_{30}$ mg einen Tetanusanfall bekommt, desgleichen Mäuse auf $^1/_2$ mg.

8. Kurare.

Das ebenfalls aus verschiedenen Strychnosarten gewonnene Kurare hat heute keine toxikologische Bedeutung mehr und ist auch therapeutisch seit seiner bedenklichen früheren Anwendung gegen Wundstarrkrampf verlassen worden; es ist lediglich zu einem Hilfsmittel der Laboratorien geworden. Bei Intoxikation mit Kurare zeigt sich von Anfang an die bei Strychnin erst sekundär auftretende Lähmung der quergestreiften Muskulatur. Der Tod tritt ebenfalls durch Erstickung ein, infolge Lähmung der gesamten Atmungsmuskulatur. Glücklicherweise ist die Ausscheidung von Kurare durch den Urin eine so prompte, daß man bei einer Vergiftung hoffen kann, durch künstliche Atmung das Individuum über die gefährliche Zeit der Lähmung hinwegzubringen.

9. Koniin.

Vergiftungen mit dem gefleckten Schierling (Conium maculatum) waren im Altertum und im Mittelalter wohlbekannt. Teilweise als offizielles Hinrichtungsmittel, teils zu Mord- und Selbstmordzwecken diente die Abkochung der Pflanze. Wenn heute noch eine Vergiftung vorkommt, so ist sie lediglich auf Verwechslung des Schierlings mit Meerrettig oder Petersilie zurückzuführen. Der wirksame Bestandteil, das Koniin, ist eine ölartige, intensiv nach Mäuseharn riechende Substanz.

Das Bild der Vergiftung zeigt zunächst eine motorische Lähmung der Muskulatur, die meistens an den Beinen beginnt; manchmal sind auch Sensibilitätsstörungen damit verbunden. Unabhängig von dieser peripheren motorischen Lähmung wird auch das Atmungszentrum direkt angegriffen, so daß der Tod durch Atmungslähmung eintritt, wobei natürlich die zentrale Lähmung unterstützt wird durch die Lähmung der Thoraxmuskulatur, während Zirkulation und Sensorium ziemlich frei bleiben.

Therapeutisch kommt bei der akuten Vergiftung wohl ausschließlich die Magenspülung in Betracht, dann rein symptomatisch in erster Linie die künstliche Atmung und kräftige Wärmezufuhr von außen her.

Der Wasserschierling Cicuta virosa enthält ein Krampfgift, das Cicutoxin.

10. Chinin.

Entsprechend der großen therapeutischen Verwertung des Chinins sind Vergiftungen mit dieser Substanz nicht selten. Durch die Zinchonenrinde selber und deren Präparate werden Chininvergiftungen kaum hervorgerufen, weil die übrigen Bestandteile der Droge es verunmöglichen, so große Mengen davon aufzunehmen, daß eine toxische Wirkung durch das Alkaloid allein möglich wäre. Wegen des intensiv bitteren Geschmackes wird Chinin auch nicht leicht zu Mord oder Selbstmordzwecken verwendet, die dafür nötigen Mengen wären auch zu groß. Die Vergiftungen sind infolgedessen fast ausschließlich medizinaler Art. In früherer Zeit hat man in Ermangelung der besonderen synthetischen Fiebermittel das Chinin in hohen Dosen bei Pneumonie und Typhus usw. gebraucht, wobei Intoxikationen selbstverständlich mit unterliefen. Heute kommen Vergiftungen wohl nur noch vor bei der Behandlung der Malaria, namentlich wenn diese unzweckmäßig durchgeführt wird.

Die leichteren Symptome hat man unter der Bezeichnung des Chininrausches zusammengefaßt. Sie bestehen in Schwindelerscheinungen, leichter Bewußtseinsstörung, wobei zuerst ein rauschartiger Aufregungszustand vorhanden ist, der dann in Lähmung übergeht. Die Prognose dieser Vergiftung ist sehr gut, falls die Dose 5 g nicht überschritten hat; bei großer Menge, d. h. etwa 10 g, ist dagegen die Möglichkeit der zunehmenden Lähmung des Gehirns und der Medulla gegeben. Die Temperatur sinkt, die Haut wird kühl, zyanotisch, die Pulszahl verringert sich und unter Herzlähmung tritt der Exitus ein, wobei als charakteristisch im Vergleich zu fast allen anderen Vergiftungen die starke Verlangsamung des Pulses zu bemerken ist. Besondere Bedeutung beanspruchen die Veränderungen einzelner Nerven, so des Gehörs und des Gesichts, die schon nach relativ kleinen Dosen, 0,5 bis 1 g, auftreten können. Neben den funktionellen Störungen, wie Ohrensausen, Schwerhörigkeit, kommt es auch noch zu anatomischen Veränderungen in Form von Blutungen hinter dem Trommelfell, die dann eine langdauernde Beeinträchtigung des Gehörs zur Folge haben; doch ist auch hier die Prognose meist gut. Weniger häufig, aber doch noch ziemlich oft, treten Sehstörungen auf, die bei leichteren Graden in Skotomen oder Einschränkung des Gesichtsfeldes bestehen. Nicht selten kommt es aber auch zur völligen, und zwar fast immer doppelseitigen Amaurosis mit den klinischen und ophthalmoskopischen Symptomen der Optikusatrophie; die Papillen werden fast immer vollständig blaß; ein einziger gegenteiliger Befund von hyperämischem Augenhintergrund liegt in der Literatur vor. Auch die Prognose dieser Störung, die in Krämpfen der Gefäße und in einer trophischen Beeinflussung der Ganglien ihren Grund hat, ist fast immer eine gute; es ist wenigstens bis jetzt kein Fall von bleibender Amaurosis nach akuten Chininvergiftungen bekannt geworden. Allerdings kann die Einengung des Gesichtsfeldes lange bestehen bleiben. Besonders charakteristisch für Chinin und seine Derivate ist die Hemeralopsie, die oft ebenfalls lange bestehen bleibt. Da Chinin in großen Dosen von 0,5—1 g die Kontraktionen des schwangeren Uterus bedeutend verstärkt, so ist es auch schon als Abortivum in verbrecherischer Absicht benutzt worden; die Ansichten über seine Wirksamkeit in dieser Richtung sind aber sehr geteilt. Auf jeden Fall tritt der Abortus, wie dies auch sonst im allgemeinen bei Intoxikationen der Fall ist, wohl mehr als Teilerscheinung einer schweren Allgemeinvergiftung auf und weniger infolge einer spezifischen Einwirkung. Dagegen wirkt Chinin am Ende der Schwangerschaft deutlich geburtsfördernd, so daß es in Dosen von 0,5 g mit Hypophysenpräparaten zusammen gegeben wird.

Eine besondere Form der Chininintoxikation bildet das Schwarzwasserfieber. Malariapatienten, die mit Chinin behandelt wurden, erkrankten unter heftigem Schüttelfrost und Blutharnen, dazu kamen noch Blutungen aus Darm und aus den Schleimhäuten. Die Frage, ob hier das Chinin das vergiftende Moment darstelle, ist viel diskutiert worden. Es gibt namentlich bei der tropischen Malaria in Afrika Fälle von Schwarzwasserfieber, die nie vorher Chinin erhalten hatten. Andererseits aber ist der plötzliche Eintritt der Krankheit nach Chinin so häufig festgestellt, daß an einem Zusammenhang wohl nicht zu zweifeln ist. Jedenfalls handelt es sich um eine kombinierte Schädigung der roten Blutkörperchen, bei welcher offenbar die spezifische Art des Malariavirus der ausschlaggebende Faktor ist, was schon daraus hervorgeht, daß die Malariafälle gewisser Gegenden fast nie, trotz großer Chinindosen, Schwarzwasserfieber bekommen, während in anderen Gegenden diese Komplikation sehr häufig auftritt. Es wäre einmal interessant zu prüfen, ob die verminderte Resistenz der roten Blutkörperchen sich auch gegenüber anderen Blutgiften nachweisen läßt, oder ob die Wirkung des Chinins eine ganz spezifische ist. Jedenfalls sind die Ratschläge von Giemsa und Schaumann zu berücksichtigen, daß man Chinin immer nur in kleinen Dosen von 0,2 g 5—6mal pro die verabreichen soll, weil erstens die Einwirkung auf die Malaria eine viel bessere sei und der Körper dabei weniger unverändertes Chinin zur Ausscheidung bringe. Daß dem Chinin aber doch gewisse Beziehungen zum Blut und den Kapillaren zukommen, beweisen die allerdings seltenen Fälle von Blutungen bei Einnahme von großen Chinindosen bei Nichtmalariakranken. Über einen solchen recht schweren Fall hat kürzlich Seiffert berichtet. Es wurden dem Patienten prophylaktisch Chinindosen von 0,5—1 g verabreicht, worauf heftige Blutungen aus Zahnfleisch und Nase eintraten, so daß der Patient annähernd 2 Liter Blut auf diese Weise verlor. Da an Stelle des Chinins seine rechtsdrehende Modifikation, das Chinidin, oft gegen Arhythmie verwendet wird, so muß darauf hingewiesen werden, daß die therapeutische Wirkung nur durch Lähmung von Muskel und Nerv zustande kommt, so daß die Gefahr der Ventrikelerschlaffung stets im Auge zu behalten ist.

11. Kolchizin.

Kolchizin ist der stark giftige Bestandteil der Herbstzeitlose. Zur Zeit der Blüte ist die Pflanze am giftreichsten und zwar enthalten alle Teile derselben das Gift. Therapeutisch werden die Samen verwendet in Form von Tinkturen und namentlich als Bestandteil verschiedener Geheimmittel gegen Gicht, wie z. B. „Le vin antigoutteux" oder „Le vin du Dr. Laville" usw. Die Vergiftung soll auch schon durch die Milch von Ziegen hervorgerufen worden sein, während durch Kuhmilch derartiges nie berichtet worden ist. Die beobachteten Vergiftungen mit Kolchizin sind fast alle zustande gekommen durch die therapeutische Anwendung der reinen Substanz oder der Tinkturen der Droge oder eines der genannten Geheimmittel bei der Behandlung der Gicht. Sie kommen um so eher zustande, als ein therapeutischer Effekt mit Kolchizin auf die Gicht eigentlich erst bei leicht toxischen Dosen erreicht wird. Charakteristisch für die Vergiftung ist der ausschließlich späte Eintritt der Wirkung im Vergleich zu anderen Giften; es dauert mindestens 5 Stunden, bis die ersten Symptome, wie Brechneigung, Würgbewegung, Kolik, Durchfall, sich einstellen. Damit ist bei den gewöhnlichen Vergiftungen mit Dosen bis 5 mg das Bild aber auch erschöpft, erst bei höheren Gaben ist die Erkrankung dann eine wirklich schwere. 0,03 g dürfte die letale Dosis darstellen. Das Bewußtsein bleibt auch bei schwerer Intoxikation meist erhalten. Unter sehr heftiger Diarrhöe und Erbrechen, zunehmender Muskelschwäche tritt der Tod infolge von Herzlähmung ein. Die Prognose einer jeden Kolchizinvergiftung ist eine ernste, namentlich mit Rücksicht auf den langsam einsetzenden und protrahierten Verlauf. Therapeutisch kommt in erster Linie Magen- und Darmspülung in Betracht, die hier namentlich mit Rücksicht auf die erwähnte langsame Aufnahme des Giftes eine besonders aussichtsreiche therapeutische Maßnahme darstellt. Irgendeine besonders erfolgreiche spezifische Therapie ist nicht bekannt.

12. Akonitin.

Akonitin wird bei uns therapeutisch fast gar nicht mehr gebraucht, dagegen spielt es in Frankreich immer noch eine gewisse Rolle und namentlich macht die Homöopathie ausgiebigen Gebrauch von demselben, allerdings in Dosen, die zu Vergiftungen nie Veranlassung geben dürften. Dies bringt es mit sich, daß Akonitinvergiftungen heute äußerst selten sind. Im Altertum und Mittelalter wurde dagegen Akonit von den Giftmischern vielfach zum Giftmord verwendet, so daß der Handel damit, wie auch mit Schierling unter Todesstrafe gestellt wurde. Entsprechend der heftigen lokalen Wirkung, die das Alkaloid besitzt, tritt zunächst Erbrechen, Speichelfluß ein, dann kommen als Resorptivwirkung Sensibilitätswirkung, Parästhesien an den Extremitäten verbunden mit Krämpfen der Skeletmuskulatur. Diese letzteren gehen nach und nach in motorische Lähmung über, während das Bewußtsein sehr wenig gestört ist. Wegen der Seltenheit der Vergiftungen sind die Symptome beim Menschen nicht so genau bekannt, jedenfalls tritt der Tod unter Verlangsamung der Herztätigkeit und Schwächerwerden des Pulses ein. Als letale Dosis wird 0,012 g genannt; es ist somit das Akonitin das stärkste Gift unter den Alkaloiden. Die Hauptmenge desselben findet sich in den Wurzelknollen des blauen Eisenhutes.

13. Solanin.

Solanin ist ein Glukoalkaloid von unbekannter Zusammensetzung. Es findet sich als normaler Bestandteil in Solanum nigrum, dem Nachtschatten,

Solanum dulcamara, Bittersüß, und Solanum tuberosum, Kartoffelknollen, und zwar ist die Hauptmenge des Alkaloides in den Beeren der betreffenden Pflanzen enthalten, während die Knollen derselben wesentlich weniger davon beherbergen, was mit Rücksicht speziell auf die Kartoffeln eine sehr erfreuliche Einrichtung ist. Die normalen, gesund eingekellerten Kartoffeln enthalten in den Monaten Oktober bis Januar etwa 2—3 cg Solanin auf 1 kg und dieser Gehalt kann noch wesentlich verringert werden, wenn man die Kartoffeln schält, weil das Solanin zum Teil sich in den Häuten befindet. Wenn dann im Februar die Kartoffel zu treiben beginnt, so nimmt der Solaningehalt bedeutend zu und kann bis auf 8—10 cg pro Kilogramm steigen. Die stärkste Konzentration findet sich an denjenigen Stellen, wo die Schösse abgehen. In ganz ausnahmsweisen Fällen ist der Gehalt ein noch größerer gewesen, und dann ist Gelegenheit zur Vergiftung beim Genuß von Kartoffeln gegeben. Auf solche ausnahmsweise Verhältnisse sind offenbar die Massenvergiftungen, die in Lyon und Straßburg unter den Soldaten beobachtet wurden, zurückzuführen; denn zweifellos handelte es sich dabei um Solaninvergiftungen[1]. Die Symptome sind nicht besonders charakteristisch, sie bestehen in Kopfschmerzen, Leibweh, Durchfällen mit Temperatursteigerung, Trockenheit im Rachen. — Die Prognose ist fast immer eine gute, auch bei den scheinbar schwereren Zuständen, ist in einigen Tagen bei Bettruhe die Heilung eingetreten. Eine besondere Therapie ist infolgedessen bei der einfachen Solaninvergiftung nicht nötig.

14. Xanthinbasen.

Hierher gehören die als Medikamente wie als Genußmittel so wichtigen Substanzen Koffein, Theobromin und Theophyllin. Man kann allerdings im Zweifel sein, ob es sich hier um richtige Alkaloide im engeren Sinne des Wortes handelt, denn der basische Charakter dieser Substanzen ist sehr wenig ausgesprochen. Die Mehrzahl der Autoren steht aber auf dem Standpunkt, daß sie den Alkaloiden anzugliedern seien.

Koffein wurde 1820 von Runge aus den Kaffeebohnen, in denen es zu $1-1,5\%$ enthalten ist, isoliert. Im Tee findet es sich bis zu 4%. Der anfänglich konstruierte Unterschied zwischen Koffein und Thein ist längst fallen gelassen worden. Es scheint, daß dem Koffeingehalt der Marktwert der beiden Drogen einigermaßen parallel geht. 1626 kamen die ersten Kaffeebohnen nach Europa (Italien) und trotz vieler Anfeindungen, behördlichen Verboten, ärztlichen Verdammungsurteilen, breitete sich der Gebrauch des Kaffee- und Teetrinkens rasch aus, so daß 1690 in Paris schon 250 Kaffeehäuser bestanden. Die Hauptveranlassung, warum namentlich in Deutschland der Kaffee behördlich so lange bekämpft wurde, ist wohl auf eine ganz natürliche national-ökonomische Überlegung zurückzuführen. Die meisten anderen Länder bauten nämlich sofort den Kaffeebaum in ihren Kolonien an, während Deutschland, das keine solchen besaß, große Summen für die Einführung des Kaffees an das Ausland leisten mußte. Friedrich der Große eiferte ganz besonders gegen den Kaffee, und seine „Kaffeeriecher" waren in Berlin höchst unbeliebte Persönlichkeiten. Vergiftungen mit reinem Koffein kommen fast nur medizinal vor; die Symptome treten bei Dosen von 0,5 g auf. Die angenehme Erregung, welche kleine Dosen hervorbringen, kommt bei größeren fast gar nicht mehr zur Geltung, sondern es machen sich sofort Unruhe und Angstgefühle geltend, die vermehrt werden durch Herzklopfen, raschen Puls und unangenehme Sensation im Magen; Schwindel und Schweißausbruch stellen sich weiterhin ein,

---

[1] Vgl. Hübener, S. 487.

und bei großen Dosen von 2 g an können ausnahmsweise auch psychische Verwirrungen sowie Halluzinationen auftreten; in der Regel aber bleibt selbst bei
einer tödlichen Vergiftung das Bewußtsein erhalten. Der Tod tritt bei Koffein
ein infolge von Herzlähmung. Therapeutisch kommt gegen die Intoxikation
die möglichste Schonung des Patienten, namentlich die Fernhaltung von Reizen
in Betracht. Da die Herzlähmung vorher durch das Stadium der Übererregung
durchgegangen ist, so ist von Analeptizis bei der terminal einsetzenden Lähmung
im ganzen wenig zu erwarten. Zweckmäßiger erscheint es deshalb, gleich von
Anfang an narkotische Mittel zu verabreichen, um den Konsum der potentiellen
Energie des Körpers durch Koffein nicht ad extremum gelangen zu lassen. Am
meisten dürften sich für diesen Zweck die Körper der Fettreihe, wie Chloral,
Paraldehyd, Veronal, auch in Form von Klysmen eignen, eventuell käme auch
Morphin in Betracht.

Die chronische Vergiftung mit Koffein wird fast nur durch übermäßigen
Genuß von Kaffee und Tee bedingt; eine regelmäßige Einnahme der reinen Substanz mit chronischen Vergiftungserscheinungen ist so gut wie unbekannt.
Allerdings ist diese Vergiftung mit den aus den Drogen bereiteten Getränken
nicht als reine Koffeinwirkung zu taxieren, denn es kommen hierbei noch weiter
speziell die Röstprodukte des Kaffees, namentlich auch die aus dem Fett entstandenen, mit in Betracht.

Vergleicht man die Wirkungen von Kaffee und Tee im allgemeinen in ihrem
Einfluß auf den Körper miteinander, so ergibt sich, daß der Kaffee als das
wesentlich schädlichere Getränk zu betrachten ist. Infolgedessen führt
auch der starke Genuß von Kaffee rascher zu Gesundheitsstörungen.

Diese Verschiedenheit hängt, nach Beobachtungen von Harnack, hauptsächlich
mit der geringeren Oberflächenspannung eines Kaffeeaufgusses zusammen, denn durch
eine derartige Flüssigkeit wird die Magenschleimhaut gereizt, die Magenverdauung ungünstig beeinflußt und auf dem Wege des Reflexes werden die Herzstörungen ausgelöst.
Es wären diese letzteren also nicht, oder wenigstens nicht in erster Linie als Folge der
resorptiven Koffeinwirkung zu betrachten. Die Abnahme der Oberflächenspannung eines
Kaffeeaufgusses gegenüber Wasser beträgt etwa 25 %, während ein Teeaufguß fast gar keine
Differenz zu Wasser aufweist.

Die angenehm anregenden psychischen Wirkungen des Kaffees sind wohl
ausschließlich dem Koffein in demselben zuzuschreiben, doch werden dieselben
durch die anderen Produkte, welche im Kaffeegetränk enthalten sind, entschieden
etwas modifiziert und erhöht. Regelmäßig zeigen deshalb Leute mit über-
mäßigem Tee- und namentlich Kaffeegenuß die Zeichen erhöhter Reizbarkeit
des Nervensystems, wie Zittern, Unruhe, Schlaflosigkeit, Präkordialangst,
psychische Verstimmungen; daneben bestehen aber auch fast regelmäßig Verdauungsstörungen, die schon objektiv in der stark belegten Zunge sich äußern. —
Die Prognose der chronischen Tee- und Kaffeevergiftung ist eine fast absolut
gute, falls Abstinenz eintritt, da anatomische Veränderungen bis jetzt nicht
nachgewiesen werden konnten. Bei stärkeren nervösen Störungen, die auch
nach Aufgabe des Kaffee- und Teetrinkens weiter bestehen, ist zu bedenken,
daß eine derartige Grundanlage wohl schon vorher bestanden hat und zum Teil
vielleicht die Veranlassung zum übermäßigen Genuß eines Anregungsmittels
gewesen ist.

Als weitere koffeinhaltige Genußmittel, deren Abusus ebenfalls zu den
typischen Störungen führen kann, sind zu nennen die Kola und die Guarana.

Die **Kolanüsse,** die eigentlich zu Unrecht als solche bezeichnet werden,
stammen aus Afrika und werden dort von den Negern, die bekanntlich allen
narkotisch wirkenden und erregenden Substanzen mit besonderem Eifer nach-
spüren, als Leckerbisssen gekaut. Nur den frischen Früchten kommt die erregende
Wirkung zu, da beim Trocknen auf dem langen Transport der Koffeingehalt

sich ändert. Alle Versuche, die Droge bei uns als Genußmittel einzuführen, sind wegen dieses Umstandes und wegen des hohen Preises gescheitert. Die zahlreichen Extrakte und Elixire, welche aus Kola bereitet werden, nützen und schaden lediglich entsprechend ihrem Koffeingehalt. Falls derselbe nicht künstlich erhöht wurde, sind die betreffenden Präparate als nicht bedenklich zu bezeichnen. Daß dieselben eine so große Verbreitung als Stimulantien gefunden haben, beweist wiederum, was für eine suggestive Kraft einem exotischen Namen innewohnt.

Die **Guarana**, bei welchem Wort man sich immer die Ergänzung „Pasta‟ hinzu zu denken hat, wird gewonnen aus den Samen der Paullinia Cupana Knuth, einer Sapindazee aus Südamerika. Die Samen werden in Mörsern mit hölzernen Keilen zerstoßen und mit Wasser zu einem Teig verarbeitet. Diese Pasta wird dann trocken gekaut oder mit Wasser zerrieben getrunken. Der Koffeingehalt ist ein sehr hoher, 7 %, der höchste aller der in Betracht kommenden Drogen. Es wird die Guarana deshalb auch von vielen als chronisches Genuß-mittel, trotz des hohen Preises sehr geschätzt und benutzt.

Theobromin. Theobrominvergiftungen sind nur medizinal, da das im Kakao vorhandene Theobromin zu gering an Menge ist, um Störungen auszu-lösen. Jedenfalls ist Theobromin für das Zentralnervensystem wesentlich weniger giftig als Koffein. Das Hauptsymptom ist ein eigentümlicher Kopf-schmerz, als ob eine Eisenmaske auf dem Kopf säße. Erst bei sehr hohen Dosen treten krampfartige Symptome, Muskelzittern, Reflexsteigerung usw. auf, die dann allerdings darauf hinweisen, daß das ganze Zentralnervensystem von der Giftwirkung betroffen worden ist.

Wesentlich schwerer können die Erscheinungen sein bei dem dem Theobromin isomeren **Theophyllin** oder **Theozin**. Nach Dosen von 0,5 g hat man schon starke motorische Störungen, auch wieder mit krampfartigem Charakter, be-obachtet, während die psychischen Funktionen kaum alteriert werden. Bei diesem Stoff droht dann auch eine Gefahr von seiten der Niere, indem die übermäßige Erregung, die die Funktion dieses Organs erfährt, zu anatomischen Veränderungen oder wenigstens zu Albuminurie oder Hämaturie führen kann.

15. Mutterkorn.

Das Mutterkorn selber ist das Produkt einer Pilzvergiftung. Auf der blühenden Ähre des Roggens oder anderer Getreidearten siedelt sich ein Pilz (Claviceps purpurea) an. Die wuchernden Pilzfäden umgeben nach und nach vollständig den Fruchtknoten der Ähre und dann bildet sich am Grunde eine feste Masse, das hornartige Lager, das sich langsam vergrößert, schließlich eine hahnenspornartige Form und eine Länge von 1—2 cm annimmt. Die Farbe ist blauviolett bis schwarz; die Konsistenz hornartig. Diese, Sklerotium genannte, das Dauermyzelium des Pilzes darstellende Form verbleibt so bis im Herbst oder im Frühjahr. Gelangt sie wieder in feuchte Erde, so entwickeln sich daraus von neuem die Pilzschläuche, die die blühende Ähre dann wieder frisch infizieren, worauf der Kreislauf von neuem beginnt.

Die akute und chronische Mutterkornvergiftung war früher eine häufige, ausgesprochen Armeleut-Krankheit. Das Brot war mitunter bei hohem Gehalt an Mutterkorn direkt grau oder bläulich verfärbt. Heute sind solche Vergiftungen dank der Tätigkeit der sanitären Polizei sehr selten geworden oder ganz ver-schwunden; es kommen nur noch medizinale Intoxikationen vor. Aber auch bei diesen können die beiden Hauptformen, die uns aus den früheren Volks-seuchen her bekannt sind, die Kriebelkrankheit (Ergotismus spasmodicus) und die gangränöse Form (Ergotismus gangraenosus, Ignis acer, Ignis St. Antonii) wieder erscheinen. Gemeinsam beiden Formen ist der Anfang der Vergiftung. Sie beginnt immer mit Verdauungsstörung, Brechreiz, krampfartigem Würgen, das dann wieder durch Heißhunger abgelöst wird, und Kopfschmerzen. Auch das darauf folgende Symptom, das Ameisenkriechen und Pelzigwerden der ganzen Körperoberfläche ist noch den beiden Formen gemeinsam. Dann tritt die Trennung der Erscheinungen ein, indem bei der Kriebelkrankheit das eigentliche Kriebeln an der ganzen Körperoberfläche sehr intensiv sich einstellt und nach einigen Tagen bei schweren Vergiftungen schon bald gefolgt wird von den Krampferscheinungen. Bei diesen handelt es sich, im Gegensatz zu anderen toxischen Krämpfen, fast nur um Kontrakturen im Bereich der Flexoren. Die Finger werden eingekrallt, die Zehen plantar flekturiert, die Unterarme ebenfalls leicht gebeugt und steif gestellt, so daß die Leute fast ganz bewegungsunfähig werden; selbstverständlich sind diese Zustände auch mit sehr heftigen Schmerzempfindungen verbunden. Meist tritt dann vorübergehend wieder Erschlaffung der Muskeln und tiefer Schlaf ein, nach welchem die Krämpfe wieder von neuem einsetzen. — Die Prognose dieser Form ist im allgemeinen noch eine ziemlich gute, denn meist erfolgt bei Aussetzen der Giftzufuhr die Heilung, allerdings mitunter in Kontrakturstellung, speziell der Oberextremität.

Viel schwerer ist die Vergiftung beim Ergotismus gangraenosus. Nach dem Stadium des Ameisenkriechens bildet sich an irgendeiner prominenten Körperstelle, Nase, Ohrmuschel, Kinn, Jochbogen oder an den Extremitäten eine Blase, darunter entsteht rasch ein Substanzverlust und von da ab entwickelt sich der feuchte oder trockene Brand langsam weiter und bringt mit allen schrecklichen Schmerzen der Gangrän dem Patienten auch noch die Gefahr der Sepsis. Die Ursachen der Gangrän sind wohl weniger Gefäßspasmen, wie man früher annahm, als Veränderungen der Intima der kleinen Arterien, die zur Thrombose führen.

In bezug auf die abortive Wirkung im Verlauf der Seuche sind die Angaben sehr verschieden, jedenfalls ist bei beiden Formen des Ergotismus relativ oft Abort vorgekommen, so daß man nicht sagen kann, welche Form eher dazu disponiert, um so mehr, als ja die Anfangserscheinungen, welche wohl auch dem Stadium der Vergiftung entsprechen, wie sie durch höhere therapeutische Dosen ausgelöst würden, bei beiden Formen dieselben sind. Wie der Uterus, so wird auch oft die Blase in Kontraktionszustand versetzt.

Die toxische Wirkung des Mutterkorns vollzieht sich manchmal in einer recht heimtückischen Weise, indem eine Patientin z. B. 2—3 Wochen lang scheinbar das Mittel ganz gut verträgt und dann auf einmal, mitunter erst nach Aussetzen desselben, tritt plötzlich die Gangrän auf. Ich habe einen Fall von Gangrän sämtlicher Finger einer Hand gesehen bei einer Patientin, die wegen eines Uterinleidens drei Wochen lang Extractum secalis cornuti erhalten hatte. Gerade diese heimtückische Wirkungsart sollte eine Warnung für den Arzt sein, die chronische Anwendung von Mutterkorn möglichst ganz zu verlassen, denn man weiß nie, wann das Verhängnis in Form der Gangrän hereinbricht. Von diesem Gesichtspunkte aus scheint mir die von Pozzi seinerzeit empfohlene chronische Mutterkornbehandlung der Uterusmyome durchaus nicht unbedenklich zu sein.

Die Therapie aller Mutterkornvergiftungen ist eine rein symptomatische, bei ganz akuter wird man selbstverständlich Magen und Darm gründlich entleeren. Bei der gangränösen Form bleibt nichts anderes übrig als die Demarkation abzuwarten und dann chirurgisch vorzugehen.

Trotz den vorzüglichen Arbeiten von Barger und Dale und ihren Mitarbeitern in London über die wirksamen Bestandteile des Mutterkorns, als welche Ergotoxin und Paraoxyphenyläthylamin isoliert worden sind, ist es noch nicht sichergestellt, ob in der frischen Droge immer derselbe Stoff, das Ergotoxin, vorhanden ist, der bald für die Gangrän, bald für die Kriebelkrankheit verantwortlich zu machen ist, je nach den Begleiterscheinungen, oder ob nicht zu verschiedenen Zeiten eben ganz verschiedene Gifte in der Droge anwesend waren. Die historische Betrachtung der Seuche spricht für die letztere Auffassung. Ein weiteres Alkaloid, das Ergotamin, scheint sowohl chemisch als pharmakologisch dem Ergotoxin sehr nahe zu stehen, denn es erzeugt schon in kleinen Dosen Blutdrucksteigerung, Uteruskontrakturen und Gangrän. Da dieses Präparat neuerdings gegen Basedow und andere Sympathikusneurosen empfohlen wird, muß ich erwähnen, daß mir 2 Fälle von Gangrän bei chronischem Gebrauch desselben bekannt sind. Die chemische Bearbeitung des Mutterkorns ist wegen der leicht zersetzlichen Substanzen, die sich zum Teil vom Tyrosin, zum Teil vom Histidin ableiten, sehr schwierig und man kann zur Zeit nicht sicher entscheiden, ob die isolierten Substanzen den ursprünglichen namentlich auch in bezug auf ihr relatives Mengenverhältnis genau entsprechen.

16. Haschisch.

Obwohl nicht zu den Alkaloiden gehörend, müssen wir doch dieser narkotisch wirkenden Substanz gedenken, weil sie auch sehr häufig zu akuten und chronischen Intoxikationen Veranlassung gab und noch gibt. Die Droge, aus welcher Haschisch bereitet wird, ist die Cannabis sativa, die sich in nichts von dem gewöhnlichen zur Öl- oder Flachsbereitung kultivierten Hanf unterscheidet. Warum die Pflanze in Indien den Haschisch liefert, ist eigentlich unklar, es läßt sich das nur mit einer Art Rassenzüchtung und Jahrhunderte alter Kultur erklären. Denn werden auswärtige Hanfsamen in Indien angesät, so liefert der daraus gewachsene Hanf keinen Haschisch, erst im Laufe der Zeit erwirbt er diese Eigenschaft, ohne daß aber die Pflanze entsprechende anatomische Veränderungen aufweist.

Der Gebrauch des Haschisch als Genußmittel im Orient scheint schon bis auf 500 v. Chr. zurückzuliegen. Es nimmt dieses Narkotikum gegenüber den anderen betäubenden Giften insofern eine ganz besondere Stellung ein, als seine Verbreitung ziemlich eng verbunden erscheint mit der islamitischen Religion, so daß im Gegensatz zu den anderen Genußmitteln, wie Opium, Kaffee usw., es sich nicht über die ganze Erde ausbreitete. Es stehen bekanntlich die Religionsübungen der Derwische zum Teil wenigstens unter dem Einfluß des Haschisch. Ich habe im Orient Gelegenheit gehabt, mich über den eigentümlichen, teils berauschenden, teils fanatisierenden, fröhlich machenden und deprimierenden Einfluß, den der Haschisch auf die Derwische vor, während und nach ihren Tanzübungen besitzt, zu orientieren. Es ist ohne weiteres natürlich, daß eine solche Substanz auch eine große Bedeutung für den Kriegsfall hat, und tatsächlich haben die vielen Gegner der Mohammedaner, zuletzt noch die Russen, die fanatisierende Wirkung des Haschisch auf den kämpfenden Türken erfahren. Allgemein wurden die dem Sultan ergebenen Regimenter, welche unter dem Einfluß des Haschisch auf den Koran geschworen hatten, zu siegen oder zu sterben, in ihrem Ansturm als unwiderstehlich bezeichnet.

Als Präparate, welche die Wirkung des Hanfes vermitteln, kommen die verschiedenartigsten Aufmachungen von Extrakten für den inneren Gebrauch, vermischt mit allerlei Gewürzen, in den Handel. Daneben wird aber Haschisch sehr viel geraucht, wobei speziell die sog. Nargileh (Wasserpfeife) Verwendung findet, bei welcher Gebrauchsweise ganz speziell die rauschartigen Zustände sich einstellen sollen. In den verschiedenen Pharmakopöen waren oder sind noch Extrakte und Tinkturen aus Cannabis indica offizinell gewesen. Unter den Wirkungen, die diese Extrakte auslösen, imponiert uns am meisten diejenige auf die Sinnesempfindungen: Licht, Gehör und Geschmack. Ganz besonders stark entwickelt sind die Licht- und Farbenempfindungen. Der Körper erscheint wie von einem allgemeinen Lichtglanz umflossen, oder auf einfachen Tüchern erscheinen dem Betrachter die prachtvollsten Farben und Figuren hingezeichnet. Die Phantasie, welche die Lichtreize begleitet, ist freilich eine ungezügelte sowohl in bezug auf Vorstellungen wie auch auf Schnelligkeit und Wechsel derselben, wobei allerdings subjektiv scheinbar völlige Klarheit besteht, so daß das Individuum selber nicht das unangenehme Gefühl des Berauschtseins hat, sondern glaubt, bei vollem Bewußtsein und lediglich erhöhter intellektueller und sinnesempfindlicher Leistungsfähigkeit sich zu befinden. Trotz dieser scheinbaren Klarheit ist nach dem Erwachen keine Erinnerung an Einzelheiten mehr vorhanden, jedenfalls weniger als nach lebhaften Träumen. Ganz besonders charakteristisch für den Haschischrausch ist das völlige Fehlen der zeitlichen Begriffe. Die Leute glauben unendlich lange Zeiten, Tage und Wochen in dem angenehmen Rauschzustand verbracht zu haben, während es sich doch nur um 1—2 Stunden gehandelt hat. Auf diese eigentümlichen zeitlichen Desorientierungen sind wohl auch einzelne der bekannten Erzählungen und Wunder, wie sie in ,,Tausend und eine Nacht'' niedergelegt sind, zurückzuführen. Man hat vielfach dem Haschisch direkt produktive Fähigkeiten namentlich auf die geistigen Funktionen und künstlerischen Leistungen zugesprochen. Das ist aber nicht richtig. Vorstellungen, die nicht schon bei dem Genuß der Droge vorhanden gewesen oder nachträglich während der Wirkung derselben geweckt wurden, können durch den Haschisch nicht von sich aus produziert werden, obwohl die Halluzinationen des Gesichts und Gehörs, die im Rauschzustand ja so ausgiebig vorhanden sind, oft Veranlassung zu dieser Täuschung über die Wirkungsgrenze des Mittels geben könnten. Die sexuellen Funktionen werden auch nicht angeregt trotz der vielfachen diesbezüglichen Angaben, im Gegenteil es nimmt die Potenz eher ab, und höchstens erotische Vorstellungen können sich an bestimmte Anregungen, in höherem Maße als dies sonst der Fall war, anknüpfen. Eine gewisse Herabsetzung der Sensibilität scheint während des Rauschzustandes vorhanden zu sein, so daß die Leute Verletzungen weniger empfinden, ein Umstand, der ja bekanntlich von den Derwischen bei ihren Gebetsübungen ebenfalls verwendet wird, um sich allen möglichen kleinen Qualen auszusetzen, ein Umstand, der ferner auch die oben erwähnte Todesverachtung und Tollkühnheit der unter dem Einfluß des Haschisch stehenden Mohammedaner förderte.

Der chronische Gebrauch des Haschisch führt zu einem Zustand der Gedächtnisschwäche, Nervosität, und auch zur Abhängigkeit von dem Gifte, wie dies ähnlich beim Opium der Fall ist. Geisteskrankheit scheint häufiger, ähnlich wie bei Alkohol, durch Haschisch hervorgerufen zu werden, jedenfalls öfters als dies beim chronischen Opiumgebrauch der Fall ist. Wenn man bedenkt, daß im Orient noch viele Millionen Menschen dem Haschischgebrauch regelmäßig fröhnen sollen, so begreift man, welche kolossale soziale Bedeutung dieses Gift besitzt — es übertrifft darin wohl noch das Opium.

Der wirksame Bestandteil der Pflanze ist ein harziges Sekret aus den Drüsenhaaren; aus demselben hat Fränkel einen Körper Cannabinol durch Destillation gewonnen, der bei 215° siedet und den Charakter eines Phenols hat. Es ist aber nicht erwiesen, daß diese Substanz allein der Träger der Wirksamkeit ist; dafür scheinen auch seine berauschenden Wirkungen zu schwach.

17. Vergiftungen mit Glykosiden[1].

Den Alkaloiden schließen sich in mancher Hinsicht die Glykoside nahe an. Es sind ebenfalls Stoffe des Pflanzenreiches, die spezifische Wirkungen auf die inneren Organe, speziell das Herz bedingen, und ferner rufen sie auch sehr

---

[1] Über Saponine vgl. S. 320.

häufig örtliche Reizerscheinungen hervor. Die wirksamsten unter ihnen über-
treffen an Giftigkeit beinahe noch die Alkaloide. Im Organismus zerfallen sie
meist in ihre beiden chemischen Paarlinge. Die Zucker, die dabei entstehen,
sind sehr verschiedener Natur. Die Leichtigkeit, mit der sich die hydrolytische
Spaltung der Glykoside vollzieht, ist bei den verschiedenen Substanzen eine sehr
verschiedene; einige werden schon durch die normale Salzsäure des Magens zersetzt. Die dabei entstehenden Aglykone (Genine) verhalten sich sehr verschieden;
am gefährlichsten ist das Digitoxigenin, das für Herz und Nervensystem stark
toxisch und außerdem sehr resistent ist, während die Genine der Gitalingruppe
harmloser sind. Je reicher ein Präparat an Digitoxin ist, um so ausgesprochener
sind demnach die therapeutischen und die toxischen Möglichkeiten. Wie bei
den Alkaloiden lassen sich auch bei den Glykosiden an den inneren Organen,
selbst wenn nur einzelne ganz spezifisch betroffen werden und die Vergiftung
letal endigt, keine besonderen anatomischen Veränderungen nachweisen. Am
meisten Interesse haben unter den vielen Glukosiden natürlich die Vergiftungen
mit den therapeutisch auch am meisten in Betracht kommenden Herzgiften.
Andere Glykoside geben so selten Veranlassung zu Vergiftungen und sind
deren Symptome beim Menschen infolgedessen auch noch so unklar und wenig
beschrieben, daß es sich nicht lohnt, näher auf dieselben einzugehen; sie ent-
behren der praktischen Bedeutung.

a) Konvallamarin und Adonidin.

Konvallamarin ist ein Glykosid, das sich in allen Teilen des gewöhnlichen
Maiglöckchens findet und das im Tierexperiment digitalisartige Wirkungen
hervorruft. Therapeutisch hat sich die Substanz nicht bewährt. Ebenso
wenig wie das in der Adonis vernalis vorhandene Adonidin. Dagegen sind in
der Literatur einzelne Fälle erwähnt, in welchen starke Maiglöckchenparfüms
Herzklopfen bei der Anwendung hervorgerufen haben sollen.

b) Die Digitalisvergiftungen.[7]

Intoxikationen mit Digitalis werden in leichtem Grade häufig vom Arzt
absichtlich provoziert, denn nur vermittels einer toxischen Dosis von Digitalis-
infus läßt sich z. B. bei drohender Insuffizienz bei Verabreichung per os schnell
genug ein voller Erfolg erzielen. Aber auch so braucht die Vergiftung bis zu
ihrer Entwicklung eine gewisse Zeit, mindestens einige Stunden, weil die wirksamen Bestandteile schwer resorbierbar sind. Bei solchen größeren Dosen der
Droge treten fast regelmäßig, und zwar mitunter ziemlich bald nach der Einnahme
Lokalerscheinungen auf, die bedingt sind sowohl durch die Reizwirkung
der spezifischen Herzgifte selber, als auch durch die übrigen Bestandteile der
Droge. Auch die in reinem Zustand isolierten und per os verabreichten wirksamen Digitaliskörper besitzen eine ausgesprochene lokal reizende Wirkung.
Obwohl die Digitalissubstanzen den Saponinen nahestehen, so rufen sie doch
keine Hämolyse hervor. Dagegen können die in der Droge noch vorhandenen
Begleitsubstanzen, welche typische Saponineigenschaften besitzen, dies tun,
falls sie in größerer Menge zur Resorption gelangen. Diese ersten Vergiftungserscheinungen, welche somit am Orte der Applikation sich abspielen, sind also
nicht durch Resorptivwirkung bedingt, obwohl mitunter einige Stunden bis
zu ihrem Eintritt vergehen, sondern lediglich der lokalen Einwirkung auf die
Magenschleimhaut zuzuschreiben.

Wie erwähnt, treten die toxischen Resorptivwirkungen erst $^1/_2$—1 Tag
nach Einnahme der Droge und ihrer Präparate auf. Die beiden Hauptsymptome
der Digitalisvergiftung sind gegeben durch Veränderungen, erstens in der

Zirkulation und zweitens in den Allgemeinerscheinungen. Die Pulsfrequenz wird stark herabgesetzt und kann nach und nach im Verlaufe von 1—2 Tagen auf 40 und noch weniger pro Minute sinken. Dabei ist der Puls anfänglich meistens noch sehr kräftig, eher hart, was subjektiv dem Patienten die Empfindung der Palpitation bei jedem Herzschlag auslöst. Später kann, wenn die Vergiftung eine letale wird, der Puls irregulär, zeitweise beschleunigt und klein werden und der Ausgang ist immer eine Herzlähmung bei beschleunigtem und sehr kleinem, schwachem Puls. Regelmäßig zeigen die Patienten in diesem Stadium auch ausgesprochene Dyspnoe, Zyanose, verlangsamte, unregelmäßige Atmung und eine auffallende Schlafsucht mit allgemeiner Muskelschwäche. Es scheint offenbar durch die Digitaliskörper auch eine Wirkung auf das Gehirn ausgeübt zu werden, und zu dieser letzteren gehört sicher auch das spät einsetzende Erbrechen. Bei jeder Digitalisvergiftung sind demnach zwei Arten von Erbrechen zu unterscheiden: erstens einmal das Früherbrechen, das durch die oben bereits erwähnten Lokalwirkungen der verschiedenen Drogenbestandteile auf die Magenschleimhaut bedingt, meist von guter Prognose und durch therapeutische Maßnahmen, namentlich durch anderweitige Applikationsart der Digitalis rasch zu beseitigen ist, und zweitens das toxische zentrale Erbrechen, das erst mit der Pulsverlangsamung einsetzt, wesentlich länger andauert und therapeutisch schwerer zu bekämpfen ist. Um eine spezifische Beeinflussung des Brechzentrums, etwa nach Analogie des Apomorphins, handelt es sich dabei wohl nicht. Vermutlich ist diese Wirkung bedingt durch Zirkulationsveränderungen im Gehirn, sie ist auch meist infolgedessen begleitet von Sehstörungen, Flimmern vor den Augen, Gelbsehen, Herabsetzung der Sehkraft, Störungen der Farbenempfindung; letztere Einwirkung ist allerdings zum Teil spezifischer Natur. Die Urinmenge ist nur bei hydropischen und auch dort nur vorübergehend vermehrt, bei nicht wassersüchtigen Individuen ist sie gar nicht gesteigert oder sogar vermindert. Da die Digitalis ein typisches Vagusgift ist, so können an Magen, Darm und Pankreas Symptome durch erhöhten Vagustonus auftreten.

Die **Prognose** einer akuten Digitalisintoxikation richtet sich nach der Verlangsamung des Pulses, Pulsfrequenzen unter 40 sind immer als bedenkliche Zustände aufzufassen. Ganz besonders bedrohlich ist eine rasch einsetzende Pulsbeschleunigung auf über 90 Schläge, namentlich wenn sich dieselbe nach einer vorausgegangenen starken Verlangsamung unvermittelt einstellt. Prognostisch am günstigsten ist das langsame Ansteigen des verlangsamten Pulses im Verlauf von einigen Tagen; aber auch noch am vierten und fünften Tage bei schon eingetretener Besserung kann plötzlich der Tod an Herzkollaps auftreten.

Therapeutisch steht man der akuten Digitalisintoxikation ziemlich machtlos gegenüber. Im Stadium der starken Pulsverlangsamung kann man versuchen, den Vagusanteil derselben durch Atropin zu bekämpfen; vielleicht würde diese Therapie auch dem weiteren Vordringen des Giftes in dem Herzmuskel Schwierigkeiten bereiten und dadurch den weiteren Verlauf der Intoxikation günstig beeinflussen. Von anderweitigen therapeutischen Maßnahmen ist nicht viel zu erwarten, man wird symptomatisch vorzugehen haben, doch ist gegen die langsam einsetzende Herzlähmung im ganzen wenig auszurichten.

Eine eigentliche **chronische Digitalisvergiftung** ist unbekannt. Es tritt auch keine nennenswerte Angewöhnung an die Droge ein, wohl aber hat man Vergiftungen bei der sog. kontinuierlichen Digitaliskur mitunter plötzlich auftreten sehen, selbst wenn die Patienten seit Monaten täglich dieselbe Dosis ohne jede ungünstige Erscheinung eingenommen haben. Da es schwer fällt, unter solchen Umständen, wo doch sicher schon längst der chemische Ausgleich zwischen Zu- und Ausfuhr sich eingestellt hat, eine typische Kumulation im Sinne vermehrter Giftanhäufung im Herzen oder im Gehirn anzunehmen, so halte ich auch in solchen Fällen den plötzlich einsetzenden Brechreiz oder die Sehstörungen oder plötzliche Veränderungen in der Pulsfrequenz bedingt durch Zirkulationsänderungen im Gehirn oder durch eine Tonussteigerung des viszeralen Vaguskerns. Bettruhe und entsprechend sonstige Behandlung unter Zuzug von Belladonnapräparaten bringen meist, selbst ohne daß dabei die Digitalis ganz oder wenigstens nur temporär ausgesetzt wird, die Sache wieder in Ordnung.

Genau dasselbe wäre im allgemeinen zu sagen über die Vergiftung mit **Strophantus** und **Strophantin.** Der Hauptunterschied zwischen den beiden Drogen beruht mit Rücksicht auf die akute Vergiftung in der wesentlich größeren Heftigkeit der Strophantuswirkung, die aber andererseits auch schneller wieder abklingt entsprechend der rascheren Resorption und Ausscheidung der wirksamen Bestandteile, ein Unterschied, der ja auch sehr deutlich bei der therapeutischen Anwendung von Strophantus zutage tritt und die Inferiorität von Strophantus gegenüber der Digitalis speziell mit Rücksicht auf die Dauerwirkung bedingt. Die in Betracht kommenden wirksamen Substanzen konnten weder bei der Digitalis- noch bei der Strophantusvergiftung bis jetzt im Urin nachgewiesen werden, was allerdings in Anbetracht der äußerst geringen Mengen derselben nicht sicher gegen die Möglichkeit einer, wenigstens teilweise unzersetzten Ausscheidung der Glykoside aus dem Organismus spricht.

c) Kolozynthin.

Kolozynthin ist ein Glykosid, das in den Koloquinten enthalten ist. Die therapeutische Wirkung der Droge kann wegen ihrer äußerst heftigen Wirkung auf den Darm auch Allgemeinvergiftungen als Folgeerscheinungen auslösen. Es geht dies schon daraus hervor, daß sehr wirksame Früchte von Koloquinten bereits in einer Dosis von 3 g den Tod des Individuum herbeiführen können. Wie alle Drastika, so sind auch Koloquinten als Abortivum verwendet worden, wobei selbstverständlich die Abortwirkung lediglich als Teilerscheinung der schweren Vergiftung, die sich an die heftige Darmerkrankung anschließt, zu betrachten. Es muß speziell betont werden, daß bei der Koloquintenvergiftung nicht nur der Dickdarm, sondern auch der ganze Dünndarm intensiv mitgeschädigt wird, so daß blutiger Schleim den Entleerungen regelmäßig beigemischt wird und die Patienten über außerordentlich heftige Schmerzen im ganzen Abdomen klagen. Symptome und Therapie ergeben sich aus dem Charakter der Wirkung zur Genüge. Vergleichend mit anderen, ähnliche Erscheinungen am Darm auslösenden Mitteln ist hervorzuheben, daß bei Kolozynthin meist Erbrechen fehlt.

d) Konvolvulin.

Konvolvulin ist ein in verschiedenen Konvolvulazeen speziell in Jalapa vorkommendes Glykosid mit ähnlichen, nur schwächeren Wirkungen als Kolozynthin, es gilt infolgedessen das dort Gesagte mit der entsprechenden Korrektur, ebenso für alle drastischen Abführmittel Aloe, Gummigutt (Gutti), Podophyllin, Harze usw.

18. Vergiftungen durch Pilze.

Wenn auch die Zahl der Pilzvergiftungen dank der Aufklärung des Publikums einerseits und der sanitären Kontrolle andererseits wesentlich zurückgegangen ist, so kommen sie doch noch so häufig vor, daß der praktische Arzt stets mit diesen Vergiftungen rechnen muß. Die Bedeutung derselben wird weiter noch dadurch erhöht, daß die Erkrankungen meist gruppenweise vorkommen, indem gewöhnlich mehr als eine Person von den Giftschwämmen gegessen hat. Bei den wirklichen Giftpilzen, deren Zahl aber eine sehr beschränkte ist, sind die Symptome der Vergiftung meist sehr ernst. Dagegen können eine Reihe von Gesundheitsstörungen nach Genuß von allen möglichen Pilzen vorkommen, die man nicht eigentlich als Vergiftung bezeichnen darf, weil dieselben Pilzarten, unter anderen Bedingungen genossen, keine Schädlichkeit hervorzurufen pflegen. Bei diesen sozusagen akzidentellen Vergiftungen handelt es sich allermeist um die verdorbene Ware an und für sich eßbarer Pilze, so daß mehr die Symptome der einfachen Indigestionen oder der allgemeinen Toxalbuminvergiftung vorliegen. Bei einem so leicht zersetzlichen und mit einem so hohen Wassergehalt ausgestatteten Material wie den Pilzen ist ein rasches Übergehen in schädliche Produkte nicht verwunderlich. Es sollen deshalb Pilze stets nur frisch oder sorgfältig sterilisiert genossen und nach dem Anrichten nicht wieder aufgewärmt werden. Die Angabe, daß Pilze, welche bei feuchtem Wetter oder von besonders feuchten Stellen im Walde gesammelt worden sind, mehr Veranlassung zu Störungen geben, ist wohl allgemein genommen nicht als stichhaltig zu betrachten; höchstens werden eben derartige Pilze, wie oben erwähnt, leichter der Verderbnis anheimfallen. Ein sicheres Mittel, um giftige Pilze von ungiftigen zu unterscheiden, gibt es nicht; alle diesbezüglichen Angaben haben sich als unrichtig erwiesen. Wohl aber spielt die Zubereitung manchmal eine für die Intoxikation resp. für deren Eintritt sehr wichtige Rolle. Die Gifte sind meist als leicht lösliche Alkaloide in den Pilzen enthalten. Es ist schon mehrfach festgestellt worden, daß z. B. selbst sehr giftige Sorten, wie der Fliegenpilz und andere, fast ungiftig werden, wenn sie vorher gründlich in kaltem Wasser ausgelaugt, das Wasser abgegossen und dann noch aufgekocht worden sind. Umgekehrt ist natürlich dann das abgegossene Wasser um so giftiger geworden, woraus gefolgert wurde, daß die Gifte namentlich in den äußeren Partien der Pilze enthalten sein müssen. (Tailor, III. Bd., S. 263. 1883.) Umgekehrt werden Pilze, die auf andere Weise, ohne Auskochen, zubereitet worden sind, ihr Gift gewöhnlich in vollem Umfange beibehalten. Als Giftpilze im eigentlichen Sinne kommen praktisch eigentlich nur zwei Arten in Betracht: erstens die verschiedenen Amanitaarten (der Fliegenpilz und der Giftwulstling), zweitens die Lorcheln oder Morcheln. Von diesen sind zahlreiche beglaubigte Vergiftungen an Menschen vorgekommen und beobachtet worden. Alle anderen teilweise auch sehr giftigen Pilze haben zu keinen Vergiftungen am Menschen geführt oder sind wenigstens dieselben nicht genau als solche erkannt und registriert worden.

a) Amanita phalloides (Knollenblätterschwamm).

Am häufigsten ist die Vergiftung mit Amanita phalloides sive bulbosa (Knollenblätterschwamm, Giftwulstling), einem kleinen Pilz, der namentlich in Nadelhölzern wächst und leider oft mit dem gewöhnlichen eßbaren Champignon (Agaricus campestris) verwechselt wird. Allerdings unterscheiden sich die beiden Arten sehr deutlich durch ihre Farbe, indem die Lamellen auf der Unterseite des Hutes bei Amanita phalloides stets weiß sind, während sie beim Champignon rotweiß bis braunrot gefärbt sind. Auch berühren sie bei dem letzteren den Stiel nicht, gehen jedoch bei dem ersteren in denselben über. Die Haut des Champignon ist fast immer glatt und seideglänzend, bei dem Knollenblätterschwamm in der Regel mit weißlichen Fetzen belegt. Der Stiel des letzteren zeigt über dem Boden eine knollige Auftreibung, welche auch dem Pilz den Namen gegeben hat und der Schaft darüber ist in der Regel hohl, Merkmale, welche beim Champignon fehlen.

20*

Die **Symptome** sind nach den übereinstimmenden Angaben der Literatur so charakteristisch, daß aus ihnen sehr wohl die Diagnose gestellt werden kann. Nach dem Genuß der Pilze befinden sich die Leute zunächst ganz wohl, erst nach 10—12 Stunden treten ziemlich unvermittelt die Symptome auf, meist mit Magenschmerzen und Übelkeit beginnend, es folgt dann explosionsartiges Erbrechen mit heftigen Schmerzen verbunden und bald darauf Koliken und Durchfälle. Die beiden Erscheinungen können eine solche Intensität annehmen, daß sie an sich schon lebensbedrohend werden. Zwanzig- und mehrmaliges Erbrechen mit reiswasserähnlichen Durchfällen führen eine hochgradige Wasserverarmung des Körpers herbei. Diese Wasserverarmung führt zu erhöhter Gerinnungsfähigkeit des Blutes sowie zur Zunahme von HB und Blutkörperchen. Die Patienten sehen verfallen und zyanotisch aus, die Wadenmuskeln werden schmerzhaft und zeigen tonische Zusammenziehung, das Sensorium ist meist noch frei, Temperaturen eher unternormal, der Puls wird beschleunigt, Harn oft reichlich, hell, ohne Eiweiß und Zucker. Man hat das Vergiftungsbild mit Recht mit der Cholera asiatica verglichen. Am zweiten Tage treten dann häufig Bewußtseinsstörungen auf, die Durchfälle und das Erbrechen werden seltener, der Puls wird schwächer, die Herztöne leise und in diesem Stadium kann der Patient oft unvermittelt an Herzschwäche zugrundegehen. Am dritten Tag stellt sich dann regelmäßig eine Vergrößerung der Leber ein, dieselbe ist stark druckempfindlich, Ikterus fehlt jedoch meist dabei. Nach dem dritten Tage ist die Prognose schon wesentlich besser, die enteritischen Erscheinungen sistieren, es kann wieder Flüssigkeit zugeführt werden und die Leberschwellung geht in einigen Tagen zurück. Hat die Vergiftung länger als 5 Tage gedauert, so ist Genesung zu erwarten, da nur ein Todesfall nach dem 6. Tage bekannt ist; meist entscheidet sich der Ausgang am 2. Tage. Nach erfolgter Genesung bleibt noch für einige Zeit ein Schwächezustand zurück, was ja auch leicht verständlich ist. Neben dieser enteritischen Form kommt auch noch eine nervöse vor. Im allgemeinen scheint die schwere Vergiftung fast stets mit nervösen Symptomen einherzugehen und außerdem sind Kinder derselben offenbar leichter zugänglich als Erwachsene. Der Beginn der Erkrankung ist der gleiche, aber schon am ersten Tage macht sich Benommenheit geltend und Krämpfe in der Muskulatur treten auf, die tetanischen Charakter annehmen und sogar direkt durch Atmungsbehinderung letal wirken können. Einen typischen Fall dieser letzteren Kategorie hat vor kurzem Schürer beschrieben. Die Prognose dieser nervösen Form ist entschieden noch wesentlich ungünstiger wie die der enteritischen. Der Ausgang bei der Vergiftung mit dem Knollenblätterschwamm ist stets ein dubiöser und fast noch ungünstiger als bei den Fliegenpilzvergiftungen.

Die **Ursache** für die Intoxikation ist ein Alkaloid. Kobert hat seinerzeit geglaubt, das ganze Vergiftungsbild durch ein in den Pilzen enthaltenes hämatolytisches Toxalbumin erklären zu können, doch hat er diese Auffassung selbst wieder fallen gelassen; sie ist auch sicher aus verschiedenen Gründen nicht zutreffend. Es sind also offenbar Alkaloide, über deren Natur wir noch nicht genauer orientiert sind, welche die Vergiftung bedingen. Die lange Inkubationszeit spricht nicht gegen ein Alkaloid als Vergiftungsursache; wir haben ja dieselben Erscheinungen auch bei Kolchizin. Vielleicht handelt es sich auch hier darum, daß zunächst Veränderungen der ursprünglichen Substanzen im Körper auftreten, die dann ihrerseits die eigentlichen Vergiftungssymptome erst auszulösen vermögen. Für diese Annahme und nicht für eine verlangsamte Resorption spricht die Beobachtung, daß Vergiftungen mit den wasserlöslichen ausgelaugten Alkaloiden selber ebenfalls lange Zeit bis zum Eintritt der Wirkung beanspruchen.

Die **anatomischen Veränderungen** der Vergiftung sind auch ziemlich charakteristisch: Schwellung der Follikel, des Darms und der Lymphdrüsen im Abdomen, sehr starke Verfettung der Leber (50—70% Fettgehalt), wie sie ähnlich sonst nur bei Phosphorvergiftung angetroffen wird. Nach P. Klemperer sind die Leberveränderungen rein degenerativer Natur, nicht entzündlicher; erst bei längerem Verlauf und bei der Heilung kommt es zu Wucherungsprozessen. Ebenso sind Herzmuskel, Nieren und Skeletmuskeln verfettet. Bei Fällen mit schweren nervösen Störungen wurden auch Veränderungen im Gehirn, und zwar ausschließlich regressiver nicht entzündlicher Natur festgestellt. Dieselben betreffen sowohl die Nervenzellen als auch die Neuroglia. In den Fällen von Schürer z. B. mußten sie als ganz ungewöhnlich schwere Erkrankung des Zentralnervensystems bezeichnet werden. Blutungen auf den verschiedenen Schleimhäuten sind häufig, ikterische Färbung ist eine sekundäre, von der Leberschwellung abhängige Erscheinung.

Die **Therapie** ist eine ziemlich machtlose und jedenfalls eine rein symptomatische. Erbrechen und Durchfälle sorgen schon für die reichliche Entleerung der Gifte resp. der Drogenreste. Zudem wird wegen der langen Inkubationszeit auch eine gewaltsame Entleerung der Pilzreste nicht mehr viel nützen. Nach Treupel und Rehorn bewähren sich intravenöse Traubenzucker-Ringerlösungen, die nach Bedarf zu wiederholen sind. Wadenkrämpfe und Durstgefühl schwinden bald.

Zur gleichen Gattung gehört auch der **Rißpilz** oder **Faserkopf** (Inocybe). Da die Sporenfarbe bräunlichrot, so ist der Pilz noch leichter mit dem Champignon zu verwechseln als der Knollenblätterschwamm. Er soll nur im Mai und Juni, hauptsächlich in Buchenwäldern vorkommen. Nach Fahrig soll der Pilz reichlich Muskarin enthalten, so daß sein Genuß zu einer der Fliegenpilzvergiftung ähnlichen Intoxikation führt.

Symptome. Schon 15—20 Minuten nach der Einnahme stellt sich starkes Schwitzen ein; dabei ist aber die Körpertemperatur herabgesetzt und besteht Kältegefühl und Frösteln. Puls normal oder verlangsamt, Pupille verengt, reagiert, Sehschärfe oft beeinträchtigt. Bei stärkerer Vergiftung kommt es zu Leibschmerzen, Erbrechen und Durchfällen, wobei unter zunehmender Herzschwäche innerhalb 24 Stunden der Tod eintreten kann (Dittrich, F. Post). Man ist erst in den letzten Jahren auf diese Vergiftung aufmerksam geworden, speziell durch eine in München beobachtete Massenvergiftung. Anatomische Veränderungen sind bis jetzt unbekannt.

Therapie richtet sich nach den Symptomen; mit Rücksicht auf den Muskaringehalt kommt Atropin in Betracht. — Die Mortalität ist eine relativ hohe, sie beträgt etwa 60% der Erkrankten.

b) Fliegenpilzvergiftungen.

Der Fliegenpilz (Amanita muscaria) ist eine außerordentlich weit verbreitete Pilzart von allgemein bekannter botanischer Erscheinung. Trotz der vielfachen Warnungen vor demselben hat der Genuß dieses Pilzes schon sehr viele Vergiftungen herbeigeführt, die ausschließlich auf die in ihm enthaltenen Alkaloide zurückzuführen sind. Von diesen letzteren ist bis jetzt nur das Muskarin (Schmiedeberg und Koppe) isoliert und genauer studiert worden. Bekanntlich ist das aus dem Pilz isolierte Muskarin in allen Teilen der Antagonist des Atropins und ferner hat sich ergeben, daß einzelne Symptome der Fliegenpilzvergiftung sich decken mit denjenigen der experimentellen Muskarinvergiftung beim Tier, woraus der Schluß gezogen wurde, daß die Fliegenpilzvergiftung als eine durch Muskarin allein hervorgerufene bezeichnet werden müsse. Diese Identifizierung ist aber nach den bei Vergiftungen gemachten Beobachtungen am Menschen sicher unrichtig.

Symptome. Die Hauptsymptome des mit Muskarin vergifteten Tieres: Pupillenenge, starke Pulsverlangsamung, Koliken mit Diarrhöen sind bei der

Intoxikation des Menschen nach Pilzgenuß sicher oft nicht vorhanden, wohl aber ist im Gegensatz dazu in der Mehrzahl der Fälle Pupillenerweiterung beobachtet worden. Die Vergiftungssymptome beim Menschen setzen nach Genuß der Pilze relativ rasch, oft schon nach 15 Minuten ein. Zuerst hat man entschieden den Eindruck eines Rausch- und Aufregungszustandes, indem die Augen glänzend hervortreten, zuckende Bewegungen mit den Händen ausgeführt werden, die Bewegungen überhaupt eine ataktische Form annehmen bei noch erhaltenem Bewußtsein. Dann stellt sich nach und nach eine Betäubung des Sensoriums ein, die Leute werden verwirrt, stoßen Schreie aus, können auch Tobsuchtsanfälle bekommen, tanzen und springen herum. Dieses ganze Bild hat manche Ähnlichkeit mit der Atropinvergiftung; doch sind nach Fliegenpilzgenuß die Sekretionen im Gegensatz zu Atropin gesteigert, so daß den Leuten oft der Speichel aus dem Munde fließt, ein Symptom, das seinerseits wieder deutlich an Muskarinwirkungen erinnert. Die Pupillen sind bald erweitert, bald verengt, der Puls verhält sich sehr verschieden, je nachdem er durch die motorische Unruhe beeinflußt wird, an und für sich ist er eher verlangsamt. Koliken, Durchfälle sind durchaus nicht die Regel, wohl ist aber Meteorismus oft beobachtet worden. Nach dem Zustand der Erregung verfallen die Patienten in einen tiefen Schlaf, der aber nicht lange dauert. Nach dem Erwachen aus demselben können sich neue Krämpfe bei den Betreffenden einstellen mit auch erneuten psychischen Aufregungszuständen.

Neben den geschilderten scheint aber noch ein anderes Vergiftungsbild vorzukommen, das etwas deutlicher an die Symptome der Muskarinvergiftung bei Tieren erinnert: Pupillenenge, sehr langsamer Puls, kolikartige Schmerzen, gefolgt von schleimigen Entleerungen, Prostration mit leichter Benommenheit, aber ohne die genannten Erregungssymptome. Es müssen also offenbar im Fliegenpilz die quantitativen Verhältnisse der verschiedenen Alkaloide zueinander wechselnde sein, oder dann sind es die Resorptionsbedingungen für die betreffenden Giftstoffe, welche durch verschieden schnellen Eintritt verschiedene Symptome vortäuschen.

Da die Aufregungssymptome mehr bei den Vergiftungen im Norden von Europa und von Asien beobachtet werden, die Muskarinwirkungen häufiger in unseren Gegenden, so hat man infolgedessen die in Rußland und Sibirien wachsenden Fliegenpilze botanisch verglichen mit den einheimischen, es hat sich aber absolut kein Unterschied herausgestellt; allerdings ist keine genaue Untersuchung über die jeweiligen chemischen Bestandteile der verschiedenen Pflanzen ausgeführt worden.

Nicht so allgemein bekannt wie der Umstand der gelegentlichen Vergiftung infolge Unkenntnis der toxischen Wirkungen des Pilzes ist der systematische Gebrauch des Fliegenschwamms als eines Genußmittels in Rußland und Sibirien. Es findet dort sogar ein schwunghafter Handel mit Fliegenpilzen als Genußmittel statt. Die getrockneten Schwämme werden gekaut und gegessen, 2—4 Stück auf einmal, also eine Dosis, welche bereits die letale für Bewohner unserer Gegenden erreicht (vgl. hierüber Enderli). Nach dem Genuß treten die typischen Erregungssymptome mit starken Halluzinationen des Gehörs und Gesichts während des Rauschzustandes rasch ein mit weitgehender Amnesie hierüber im Stadium der Erholung. Es ergibt sich aus den Wirkungen eine gewisse Ähnlichkeit mit denen des Haschischrausches. Der Hauptgrund aber, weshalb die Völkerschaften Sibiriens den Fliegenschwamm als Genußmittel allgemein verwenden, ist in der Eigentümlichkeit des weiteren Verlaufes der Vergiftung zu suchen. An den Aufregungszustand schließt sich nämlich ein tiefer Schlaf mit „die Zukunft enthüllenden Visionen" an. Diese letztgenannte Wirkung des Fliegenpilzes läßt diesen sogar dem Alkohol vorziehen, weil bei dem letzteren die Halluzinationen und Traumbilder nicht so deutlich auftreten, wenigstens nicht bei der akuten Vergiftung. Als besonderes Kuriosum sei bei diesem Gebrauch als Genußmittel erwähnt, daß die Vergifteten den Urin häufig sorgfältig auffangen, weil der Genuß desselben die Symptome von neuem hervorrufe, ein Gebrauch, der erstens einmal hinweist auf die rasche Ausscheidung der vergiftenden Alkaloide und zweitens wohl auch zurückzuführen ist auf die mitunter große Seltenheit des Fliegenpilzes in Sibirien und den dadurch bedingten hohen Preis.

Trotz der Schwere der Vergiftung soll die **Prognose** im allgemeinen eine gute sein, was wohl auch durch die erwähnte Verwendung als Genußmittel belegt ist. Es wird sogar behauptet, daß bei dem mäßigen Gebrauch des Fliegenpilzes die psychische Funktion auf die Dauer weniger leide als bei Alkoholabusus. Das letztere erscheint höchstens dadurch verständlich, daß in Sibirien Schnaps im allgemeinen unter 90% Alkohol nicht verkauft zu werden pflegt und daß derselbe wohl gelegentlich mit Methylalkohol versetzt ist. Immerhin sind doch eine Reihe von Todesfällen durch Fliegenpilzvergiftungen vorgekommen. Der Tod tritt nicht im Aufregungsstadium, sondern während den sich daran anschließenden Erschöpfungen ein; seiner Ursache nach ist er wohl immer ein Herztod.

Die **Diagnose** der Vergiftung läßt sich aus den Symptomen entsprechend der oben beschriebenen Vielgestaltigkeit wohl nie mit Sicherheit stellen, wenn es nicht gelingt, mit dem Magenschlauch Reste der Pilze herauszubefördern.

Diese letztere Prozedur wird auch stets die erste **therapeutische Maßnahme** sein, ebenso wie die möglichst baldige Entleerung der Därme, wobei Drastika zu vermeiden sind. Am besten scheint sich hierfür das Oleum Ricini zu bewähren, dem man sogar eine spezifische antitoxische Wirkung nachgesagt hat. Innerlich Kohle. Eine antidotarische Behandlung kann man auf Grund des allgemeinen Vergiftungsbildes nicht durchführen. Handelt es sich um das Vorwiegen des Muskarintypus: Pupillenenge, Dyspnoe, Zyanose, langsamer, kleiner Puls, Koliken, drohenden Kollaps, so ist ein Versuch mit Atropin unter Kombination mit Strychnin angezeigt. Bei Aufregungsformen würde dagegen diese Therapie wohl schaden.

c) Vergiftungen mit Morcheln und Lorcheln.

Die Morcheln und Lorcheln (Morchella und Helvella) bilden in ihren verschiedenen Arten eine sehr beliebte Delikatesse. Sie gehören zu den am häufigsten genossenen Pilzen und haben deshalb auch trotz der relativen Seltenheit der Vergiftung ein praktisch toxikologisches Interesse. Bostroem und Ponfick haben die Frage nach der Giftigkeit der Morcheln und Lorcheln klinisch und experimentell genauer studiert. Sie haben dabei festgestellt, daß es keine Lorcheln gibt, die als besonders giftig, ebenso aber auch keine, die als ganz ungiftig zu bezeichnen wären. Der Umstand, daß die Pilze beim Kochen sehr rasch das Gift an das Wasser abgeben, ist wohl der Grund, weshalb Vergiftungen trotz des häufigen Genusses so selten gemeldet werden. Wird die Brühe von den gekochten Schwämmen sorgfältig abgegossen, so ist eine Vergiftung durch dieselben wohl auszuschließen, die Brühe selber dagegen ist stark giftig geworden, namentlich für Tiere. Auch beim Trocknen scheint die Giftigkeit der Pilze etwas abzunehmen. Erwägt man die eben mitgeteilte Tatsache, daß die Schwämme beim Kochen das Gift an das Wasser abgeben, so erscheint es uns eigentlich unverständlich, warum denn bei Leuten, welche die Lorcheln nur geröstet und gebraten genießen, so selten Vergiftungen beobachtet werden. Man könnte zur Erklärung dieser auffallenden Tatsache höchstens annehmen, daß bei dieser anderen Zubereitungsart höhere Hitzegrade als beim Kochen zur Einwirkung gelangen und dadurch die Giftsubstanzen geschädigt werden.

Was die Natur dieser letzteren anbetrifft, so scheint die Ansicht von Kunkel wohl zutreffend, daß zwei Giftstoffe vorhanden seien, nämlich erstens ein solcher, welcher bei Tieren leicht, beim Menschen weniger sicher hämolytische Wirkungen und an diese anschließend dann gewisse Symptome hervorruft, und zweitens ein weiterer noch unbekannter Giftstoff, der hauptsächlich das Nervensystem schädigt.

Die **Erscheinungen** beim Verlauf sind anfangs die nämlichen wie nach Genuß von Amanita phalloides, indem auch Erbrechen und heftiges Würgen sich einstellt, allerdings ohne eine so deutlich lange Inkubationszeit wie dort; 4—6 Stunden werden aber auch hier als Intervall zwischen Genuß und Vergiftung angegeben. Das Erbrechen, mit dem die Störung gewöhnlich sich einleitet, ist nicht so explosionsartig und unstillbar wie bei Amanita phalloides, es fehlen sehr häufig die Durchfälle, jedenfalls sind sie nicht choleraartig. Am zweiten bis dritten Tag tritt dagegen auch hier ein Ikterus und Leberschwellung auf, die offenbar zum Teil als Folge hämolytischer Wirkung aufzufassen, jedenfalls nicht auf so hochgradige Organverfettung zurückzuführen sind wie nach Genuß von Knollenblätterschwamm. In leichten Fällen beschränkt sich das Bild auf diese Symptome, bei schweren Vergiftungen, die aber wirklich sehr selten sind, treten dann die schon angedeuteten Störungen im Zentralnervensystem auf. Es können dieselben die verschiedensten Formen annehmen, bald mehr meningitisartig, bald mit starker Erregung, Tetanus, Zuckungen und Krämpfen verlaufend, bald mehr zunehmendes Koma und zentrale Lähmung aufweisend. Form und Verlauf der Vergiftung sind also nicht so gut charakterisiert, wie bei Amanita phalloides, obwohl in mancher Hinsicht qualitativ, aber nicht quantitativ die Vergiftungssymptome Ähnlichkeiten miteinander aufweisen. Die **Diagnose** dürfte infolgedessen auch nur sehr schwierig zu stellen sein, wenn nicht Material beigeschafft werden kann oder überhaupt entsprechende Angaben über die Ursache der Gesundheitsstörung vorliegen. Von **anatomischen Veränderungen** ist die fast konstant vorhandene Nephritis zu erwähnen, die Verfettungen sind auch in der Leber wenig ausgesprochen, die ikterische Verfärbung der Organe dagegen ist stärker entwickelt. — In bezug auf **Therapie** kann nichts allgemein Gültiges gesagt werden, sie wird eine rein symptomatische sein müssen.

19. Vergiftungen durch Mittel gegen Darmparasiten.

a) Filix mas.

Das früher für gänzlich unschuldig gehaltene Extrakt des Rhizoma von Aspidium filix mas hat sich als eine unter Umständen recht gefährliche Substanz erwiesen. Es ist dabei Gewicht auf den Ausdruck Umstände zu legen, weil erfahrungsgemäß nur ein kleiner Prozentsatz an Vergiftungssymptomen erkrankt. Als besonders disponierende Ursache scheint allgemeine Schwächung des Patienten in Betracht zu kommen, ferner Leberleiden, Anämie, Herzschwäche. Solche Leute müssen besonders vorsichtig behandelt werden, denn das Extrakt ist als ein Herz- und Blutgift zu betrachten.

Die wirksamen Bestandteile scheinen Ester des Phlorogluzins zu sein; als solche sind bekannt die Filixsäure (Filizin) als die am stärksten toxische; daneben eine amorphe Substanz Filmaron und ferner noch Flavaspidsäure, Floraspin, Albaspidin und Aspidinol. Daneben ist noch die sog. Filixgerbsäure und eine größere Menge eines grünen Öls in dem Rhizoma enthalten, die ebenfalls in das Extrakt übergehen. Da alle die genannten giftigen Substanzen leicht in Öl löslich sind, so ist wohl anzunehmen, daß gerade das grüne Öl einen bedeutenden Teil derselben gelöst enthalte und dadurch die Resorptionsgefahr steigert. Dieser Umstand ist wohl auch in Betracht zu ziehen bei der Verschiedenartigkeit der Vergiftungen und namentlich ist im Anschluß hieran sofort darauf hinzuweisen, daß die Verabreichung von Rizinusöl als gleichzeitiges Abführmittel als ein Fehler zu bezeichnen ist. Wird das Öl erst etwa 2—3 Stunden später verabreicht, so ist die Gefahr weniger groß, aber im allgemeinen sind andersartige Abführmittel vorzuziehen. Auch in bezug auf die Dosierung scheint Vorsicht nötig, da leider die wirksame Dosis auch schon nahe bei der toxischen liegt. Es sollten deshalb nicht über 8 g eines wirksamen Extraktes verordnet werden; bei Kindern bis zu 14 Jahren nicht über 4 g.

Bei den Symptomen ist zu unterscheiden die örtliche von der Resorptivwirkung. Die lokale Wirkung ist sowohl auf die toxischen wie auf die Begleitsubstanzen zurückzuführen. Schon 2 Stunden nach Einnehmen macht sich Übelkeit und Darmschmerz fühlbar, und infolge dieser lokalen Störungen kann es bei empfindlichen Personen bereits zu kollapsähnlichen Zuständen kommen. Nicht so selten werden dann auch die Mittel erbrochen. Viel bedenklicher sind die erst nach mehreren Stunden einsetzenden Resorptivwirkungen, deren Bild sich einfach in das des schweren Kollapses zusammenfassen läßt; wobei die Patienten oft sehr schwach und verfallen aussehen. Zweifelsohne sind die betreffenden Gifte sehr schädlich für den Herzmuskel, aber auch das Zentralnervensystem wird depressiv beeinflußt, namentlich das Atmungszentrum. Wenn im Tierversuch Krämpfe beobachtet wurden, so scheint das für den Menschen, außer bei Kindern, fast nie zuzutreffen. Von besonderen Symptomen, die erst am zweiten oder dritten Tag sich einzustellen pflegen, sind zu erwähnen Ikterus und Sehstörungen. Die Genese des ersteren, ob hepato- oder hämatogen, ist noch nicht klargestellt; nach der Wirkungsart der Droge ist beides möglich; sein Auftreten trübt die Prognose noch weiterhin. Ganz besonders gefährlich ist die eintretende Sehschwäche, die sich in konzentrisch eingeengtem Gesichtsfeld und abnehmender Bildschärfe zeigt. Tritt diese Störung schon im Kollapszustand auf, so ist sie wohl zirkulatorischer Natur und die Prognose dann quoad restitutionem des Sehens wesentlich besser; kommt sie dagegen erst am 2. bis 3. Tage oder noch später zur vollen Entwicklung, dann handelt es sich um eine typische Vergiftung der Optikusfasern und das Resultat ist meist eine teilweise oder totale Optikusatrophie mit entsprechendem ophthalmoskopischem Befund.

Therapie. Vermeidung zu hoher Dosen und Rizinusöl; sorgfältige Auswahl der Patienten (keine zu Geschwächten, Herz- und Leberkranken) und keine angreifenden Vorbereitungskuren. Die ausgebrochene Vergiftung verlangt zunächst die Entfernung der noch vorhandenen Giftreste aus dem Darm, namentlich durch anregende Einläufe und dann die Behandlung des allgemeinen Kollapses. Mit Rücksicht auf die Gefahr der Sehstörung sollen die Patienten stets in verdunkeltem Zimmer gehalten werden.

Von den sonstigen gegen Darmparasiten verwendeten Mitteln kommen ferner noch in Betracht:

b) Santonin.

Santonin, der wirksame Bestandteil der Blütenköpfchen von Artemisia maritima, ist ein weißes kristallinisches Pulver, das sich an der Luft bald gelb färbt. Die Vergiftungen mit Santonin sind trotz seiner Giftigkeit relativ selten, weil das Mittel schwer resorbiert wird. Die Symptome bestehen fast nur in Krampferscheinungen und Sehstörungen. Die ersteren treten immer erst nach einigen Stunden ein; es fehlen dabei die lokalen Symptome und der Kollaps; dementsprechend ist auch die Prognose viel besser als bei Filix mas. Die Krämpfe treten am leichtesten bei Kindern auf, das Bewußtsein ist fast immer erhalten, Puls und Atmung in den Zwischenzeiten gut. Die

Sehstörung beginnt mit einer meist nicht beachteten Verbesserung der Farbenempfindung für Violett, entsprechend einem erregenden Einfluß auf die Stäbchen-
schicht mit vermehrtem Verbrauch von Sehsubstanz, weshalb sich dann bald
als bleibende und bemerkbare Erscheinung das Gelbsehen anschließt, wegen
sekundären Wegfalls der Komplementärfarbe. Auch diese Störung hat meist
eine gute Prognose. Die Behandlung berücksichtigt in erster Linie die Entfernung des noch nicht und die Ausscheidung des schon resorbierten Santonins:
Darmentleerung und Diuretika. Gegen die Krampfanfälle wird Chloroform
oder Chloral angewendet (Vorsicht!).

c) Cortex Granati und Pelletierin.

Cortex Granati und das in ihr enthaltene sehr wirksame Bandwurmmittel
Pelletierin ist ebenfalls viel weniger toxisch als Filix mas. Die Symptome bei
Verabreichung der Granatrinde bestehen fast nur in Lokalerscheinungen,
verursacht durch die große Menge der Gerbsäure, welch letztere auch die Resorption des Pelletierins verhindert. Bei Verabreichung der reinen Substanz (im
Handel leider meist unrein) kommen auch Resorptivwirkungen vor, die sich
anlehnen an die Erscheinungen bei Filix mas und Santonin, so daß Muskel-
krämpfe, Sehstörungen und Kollapszustände beobachtet werden. Bis jetzt
scheint aber nur ein Todesfall durch das Mittel verursacht worden zu sein
(Eiselt [1]). Die Behandlung ist daher auch nur eine rein symptomatische.

d) Oleum Chenopodii (vgl. S. 317).

Literatur.

Boehm-Naunyn-v. Boeck: Handb. d. Toxikologie. Leipzig: F. C. W. Vogel 1876.
— Bostroem: Dtsch. Arch. f. klin. Med. Bd. 32, S. 209. — Boudier, E.: Die Pilze in
ökonomischer und toxikologischer Hinsicht. Übers. von Husemann, Berlin: Reimer
1867. — J. Bouma: Arch. f. exp. Pathol. u. Pharmakol. Bd. 50, S. 353. — Cloetta:
Arch. f. exp. Pathol. u. Pharmakol. Bd. 50, S. 453. — Cushing: Journ. of pharmacol. a.
exp. therapeut. Vol. XIII. — Döbeli: Korresp.-Blatt f. Schweiz. Ärzte 1911. S. 106. —
Dittrich: Ber. d. Dtsch. bot. Ges. Bd. 34. — Enderli: Zwei Jahre bei den Tschuktschen
und Korjaken. Zit. nach Hartwich, S. 257. — Erlenmeyer, A.: Die Morphiumsucht und
ihre Behandlung. 3. Aufl. 1887. — Fahrig: Arch. f. exp. Pathol. u. Pharmakol. Bd. 88.
1920. — Faust, E.: Arch. f. exp. Pathol. u. Pharmakol. Bd. 44, S. 217. — Fränkel:
Arch. f. exp. Pathol. u. Pharmakol. Bd. 49, S. 275. — Giemsa und Schaumann: Beihefte
z. Arch. f. Schiffs- u. Tropenhyg. Bd. 11, Nr. 3. 1907. — Gros, O.: Arch. f. exp. Pathol.
u. Pharmakol. Bd. 67, H. 2. — Gruber, B.: Münch. med. Wochenschr. 1923. Nr. 5. —
Guegen, F.: Toxikologie des Champignon s. Rev. des sciences psychol. 19. Sept. 1908. —
Harnack, E.: Münch. med. Wochenschr. 1911. S. 1868. — Derselbe und Hildebrand:
Münch. med. Wochenschr. 1910, S. 1745. — Hartwich, C.: Die menschlichen Genußmittel.
Leipzig: Tauchnitz 1911. — Hirsch: Zeitschr. f. ärztl. Fortbild. 1911. Nr. 9. — Hug, E.:
Arch. f. exp. Pathol. u. Pharmakol. Bd. 68. — Husemann: Handb. d. Toxikol. Berlin:
Reimer 1862. — Klemperer, P.: Virchows Arch. f. pathol. Anat. und Physiol. Bd. 237.
1922. — v. Jaksch: Die Vergiftungen. 2. Aufl. Wien u. Leipzig: A. Hölder 1910. — Jastro-
witz, M.: Über Morphinismus. Die dtsch. Klinik 1904. Berlin: Urban und Schwarzenberg.
— Kobert: St. Petersburger med. Wochenschr. 1891, Nr. 51, 52. — Koppe: Arch. f. exp.
Pathol. u. Pharmakol. Bd. 3, S. 275. — Kunkel, A. J.: Handb. d. Toxikol. Jena: G. Fischer
1901. — Merakowsky: Arch. russ. de path. Bd. 6, S. 67. 1898. — v. Tschisch: Virchows
Arch. f. pathol. Anat. u. Physiol. 1900. S. 147. — Nicolay-Staehelin: Zeitschr. f. exp.
Pathol. u. Therap. Bd. 8, H. 2. — Ponfick: Virchows Arch. f. pathol. Anat. u. Physiol. Bd. 88,
S. 445. — Platz, O.: Zeitschr. f. d. ges. exp. Med. Bd. 30. 1922. — Port, F.: Münch. med.
Wochenschr. 1921. S. 985. — Rosenfeld: Münch. med. Wochenschr. 1920. S. 971. —
Schmiedeberg: Arch. f. exp. Pathol. u. Pharmakol. Bd. 3, S. 16. — Schultz, W.: Therap.
Monatsschr. 1920. S. 571. — Schürer, J.: Dtsch. med. Wochenschr. 1912. Nr. 12. —
Seiffert, H.: Notizen aus der Tropenpraxis. 1911. Nr. 1. — Seuffer: Münch. med. Wochen-
schrift 1921. S. 584. — Treupel und Rehorn: Dtsch. med. Wochenschr. 1920. Nr. 19 u. 20.
— Weiß, S. und R. Hatcher: Journ. of pharmacol. a. exp. therapeut. Vol. 19. 1922. —
Winternitz, H.: Therapeut. Monatshefte Nr. 3 und Münch. med. Wochenschr. 1912.
Nr. 16. — Winterstein und Trier: Die Alkaloide. Berlin: Gebr. Borntraeger 1910.

---

[1] Eiselt: ref. Wien. klin. Rundschau 1902. Nr. 17.

VI. Vergiftungen durch ätherische Öle, Harze und lokal reizende Pflanzengifte.

Von

F. Flury - Würzburg.

Kampfergruppe [1].

Die Kampfer stehen in nahen chemischen Beziehungen zu den Terpenen. Sie sind Alkohol- oder Ketonderivate von ringförmig gebauten hydrierten Kohlenwasserstoffen.

Kampfer, $C_{10}H_{16}O$, wird als rechtsdrehender Kampfer in Japan und anderen Ländern Ostasiens aus dem Kampferbaum (Cinnamomum camphora, Laurus camphora) gewonnen. Die linksdrehende Modifikation (1-Kampfer) findet sich in ätherischen Ölen, z. B. im Rainfarnöl. Optisch inaktiver Kampfer wird in großem Umfang synthetisch dargestellt.

Wirkung: Örtlich als schwaches Hautreizmittel, subkutan so gut wie reizlos ertragen, zum Unterschied von den stark reizend wirkenden Terpenen.

Beim Menschen bewirken schon Mengen von etwa 5—10 g an per os Vergiftungserscheinungen. Es kommt zu subjektivem Wärmegefühl, Rötung der Gesichtshaut, starken Magenschmerzen, Kopfschmerz, Schwindel, Bewegungstrieb, psychischer Erregung, Ideenflucht, Bewußtseinstrübung, Halluzinationen, Delirien, in schweren Fällen zu epileptiformen Krämpfen, Bewußtlosigkeit.

Todesfälle durch Kampfer sind nicht mit Sicherheit festgestellt. Ein Todesfall nach Einbringung von 170 ccm 10%igen Kampferöls in die Bauchhöhle kann nicht einwandfrei als Kampfervergiftung angesehen werden (Rübsamen [2]). Kampferöl wird zur Vermeidung von Peritonitis in großen Mengen nach Operationen in die Bauchhöhle eingeführt, ohne daß Vergiftungen auftreten.

Andere Ketone der Kampferreihe sind das Menthon aus der Pfefferminze, das Fenchon aus dem Fenchel, das Karvon aus dem Kümmel, das Pulegon aus dem Poleiöl der Poleiminze, das Thujon aus dem Lebensbaum, das Tanaceton aus dem Rainfarn. Von diesen ist das Pulegon als sehr giftig bekannt. Es führt zu starker Reizung des Verdauungskanals, zu Blutungen in den Organen, zu fettiger Degeneration der Leber, der Nieren und des Herzmuskels. Bei akuter Vergiftung tritt der Tod durch zentrale Lähmung, besonders des Atemzentrums ein. Ähnlich wirken die isomeren Thujone und das mit diesem identische Tanaceton. Sie kommen auch in den ätherischen Ölen verschiedener Artemisia-Arten, z. B. im Wermut (Artemisia Absinthium) und im Salbei (Salvia officinalis) vor. Die ätherischen Öle der hier genannten Pflanzen werden auch als Abortiva verwendet.

Alkohole der Terpenreihe sind das Menthol (Pfefferminzkampfer), $C_{10}H_{19}OH$ und das Borneol (Borneokampfer), $C_{10}H_{17} \cdot OH$. Beide spielen toxikologisch keine Rolle. In großen Dosen führen sie zur Lähmung des Zentralnervensystems.

Ätherische Öle.

Hierher gehören zahlreiche flüchtige ölähnliche Stoffe, die weitverbreitet in der Natur vorkommen und den Pflanzen ihren eigenartigen Geruch verleihen.

---

[1] Gottlieb, R.: In Heffters Handb. d. exper. Pharmakol. **1**, 1147 (1923).
[2] Rübsamen: Zbl. Gynäk. **36**, 1009 (1912).

Ihre Zusammenfassung in eine besondere Klasse von Körpern ist nur vom botanischen und pharmazeutischen Standpunkt berechtigt. Chemisch und toxikologisch gehören sie als Gemische aus einer großen Anzahl von Substanzen verschiedenen Gruppen an. Manche ätherische Öle enthalten überwiegend Kohlenwasserstoffe der Terpenreihe $C_{10}H_{16}$, andere bestehen aus heterogenen Mischungen von ringförmigen Alkoholen, Aldehyden, Ketonen, Phenolen mit Terpenen und verwandten Stoffen (vgl. die betr. Abschnitte in „Die organischen Gifte".)

Bei dieser Mannigfaltigkeit der chemischen Zusammensetzung ist auch die pharmakologische Wirkung dieser Körperklasse qualitativ und quantitativ außerordentlich verschieden. Sie dienen in der Medizin besonders als lokale Reizmittel und werden in kleinen Dosen auch innerlich verwendet.

Senföle.

Zu den stärksten Reizmitteln dieser Art gehören die Senföle (vgl. S. 212, 248). Sie bewirken heftige Entzündungserscheinungen an Haut und Schleimhäuten, nach Einatmung akutes, toxisches Lungenödem, ähnlich wie die anorganischen Reizgase, und nach Aufnahme in den Kreislauf zentrale Vergiftungserscheinungen und Nierenerkrankungen. Wie Senföle können auch die Reizstoffe aller scharfen Gewürze schädlich wirken. Gelegentlich kommen z. B. in Großküchen Vergiftungen vor, wie durch Arbeiten mit Zwiebeln oder durch lang dauerndes Reiben von Meerrettich.

Auch der übermäßige Genuß von Speisesenf und Senfkörnern führt, abgesehen von den lokalen Reizerscheinungen des Magendarmkanals, unter Umständen zu resorptiver Vergiftung mit Kollapserscheinungen, Atemnot, Temperaturabfall, Nierenschädigung. Für Kinder sind auch größere Mengen von Knoblauch gefährlich.

Terpentinöl.

Das Terpentinöl kann als Typus der zyklischen Terpene gelten. Es wird aus dem Harz verschiedener Nadelbäume, vor allem der Pinusarten, durch Destillation gewonnen und besteht im wesentlichen aus dem Kohlenwasserstoff Pinen, $C_{10}H_{16}$, der auch in vielen anderen ätherischen Ölen als Hauptbestandteil enthalten ist. Man unterscheidet 3 optisch isomere Formen.

Das Terpentinöl findet als Lösungs- und Verdünnungsmittel in größtem Umfang technische Verwendung. Über seine Ersatz- und Verfälschungsmittel vgl. S. 34, 175, 201.

Nach seiner lokal reizenden Wirkung auf Haut und Schleimhäute steht es hinter den Senfölen. Es bewirkt aber auf der Haut bei länger dauernder Einwirkung ebenfalls Rötung, Entzündung und Blasenbildung, nach stundenlanger Einatmung der Dämpfe alle Grade der Reizung in den Schleimhäuten der Atemwege, auch der Nase, bis zu schweren Lungenentzündungen. Außerdem treten, wie nach Einverleibung in den Verdauungskanal, resorptive Erscheinungen auf. Sie wechseln von leichtem Unwohlsein, Schwindel, Kopfschmerzen, Schläfrigkeit bis zu ernsten Krankheitszeichen, Brechdurchfall, Nierenentzündung, Blutaustritten in der Haut, zentraler Lähmung mit gesteigerten Reflexen, Atemnot, Bewußtlosigkeit. Einspritzung unter die Haut führt zu heftiger Entzündung und Abszeßbildung mit steriler Eiterung, nach Einspritzung in das Blut treten Nierenschädigungen und Hämoglobinurie auf. Umschläge von Terpentinöl können infolge der leichten Resorption des flüchtigen Öls durch die Haut Abort bewirken.

Die Giftigkeit der Terpentinöle des Handels ist wechselnd. Dies beruht nicht nur auf der Herkunft aus verschiedenen Stammpflanzen und der ungleichmäßigen chemischen Zusammensetzung, sondern hängt auch von der Aufbewahrungszeit ab. Bei längerem Stehen an der Luft wird das Terpentinöl dickflüsssig und es entstehen Peroxyde, die Methämoglobin bilden (ozonisiertes Terpentinöl).

Schon ein Eßlöffel voll Terpentinöl kann zu schwerster Vergiftung führen; es sind aber Fälle bekannt, bei denen weit höhere Mengen nicht zum Tod geführt haben bzw. ohne bleibende Störungen ertragen wurden.

Erkennung. Für die Diagnose ist von Bedeutung der charakteristische Geruch der Ausatmungsluft nach Terpentin und der oft tagelang bestehende Veilchengeruch des Harns. Der Harn reduziert in der Regel infolge der ausgeschiedenen gepaarten Glukuronsäure.

Dem Terpentinöl schließen sich mehr oder weniger alle ätherischen Öle an. Von besonderer Wichtigkeit ist die seit alten Zeiten weit verbreitete Anwendung hierhergehöriger Mittel zu Abtreibungszwecken. Am häufigsten wird wohl hierzu die Sabina (Juniperus Sabina, Sadebaum, Seve) benutzt. Die wirksamen Bestandteile ihres ätherischen Öls sind ein Terpen und ein ungesättigter Alkohol, $C_{10}H_{15}OH$, das Sabinol.

Sonstige bekannte, als Abortiva verwendete Pflanzen, die ätherische Öle enthalten, sind: Thuja occidentalis und Thuja orientalis, der Lebensbaum; Taxus baccata, die Eibe; Juniperus communis, virginiana und andere Wacholderarten; Crocus sativus, Safran; Myristica fragrans, Muskatnuß; Cinnamomum cassia, Zimt; Ruta graveolens, Raute; Mentha pulegium, Poleiminze; Matricaria Chamomilla und andere Kamillen; Artemisia Absinthium, Wermut; Tanacetum vulgare, Rainfarn; Apium petroselinum, Petersilie. Damit ist die Reihe nicht erschöpft. Alle Stoffe, die auf den Darm im Sinne einer Reizung mit Hyperämie der Schleimhaut und Erregung der Peristaltik einwirken, können auch reflektorisch zu stärkerer Blutfülle und verstärkten Kontraktionen, zumal des schwangeren Uterus, führen. Ein großer Teil wirkt auch direkt wehenbefördernd (vgl. S. 39 Abortiva)[1].

Ein neuerdings wieder vielfach gegen Eingeweidewürmer, besonders Rundwürmer verwendetes ätherisches Öl ist das Oleum Chenopodii von Chenopodium ambrosioides anthelminthicum u. a. Sein wirksamer Bestandteil ist das Askaridol, ein zersetzliches Peroxyd der Formel $C_{10}H_{16}O_2$, neben verschiedenen für die wurmwidrige Wirkung weniger in Betracht kommenden Terpen. In den letzten Jahren haben sich Mitteilungen über Vergiftungen, besonders von Kindern, durch dieses Wurmmittel gehäuft. Bis zum Jahre 1920 sind 11 Todesfälle bekannt geworden. Dieselben sind wohl in erster Linie darauf zurückzuführen, daß die Handelsware in bezug auf Zusammensetzung und infolgedessen auch in ihrer Wirksamkeit erheblichen Schwankungen unterworfen ist. Die in Indien kultivierten Pflanzen sollen gleichmäßiger zusammengesetzt sein als die amerikanischen. Außerdem spielen bei den genannten Vergiftungen auch Überdosierung und unzweckmäßige Durchführung der Wurmkur eine Rolle.

Die Vergiftungserscheinungen bestehen hauptsächlich in Übelkeit, Erbrechen, Schwindel, Ohrensausen, Gehörsstörungen, Strabismus, Krämpfen und tetanischen Zuckungen, Somnolenz, Koma. Das Öl hebt die Otolithenreflexe auf, die Reaktionen der Bogengänge werden dagegen verstärkt[2].

---

[1] Lewin, L.: Die Fruchtabtreibung durch Gifte. Berlin 1922. 3. Aufl.

[2] Preuschoff, A.: Über Vergiftungsfälle mit amerikanischem Wurmsamenöl. Z. exper. Path. u. Ther. **21**, 425 (1920) (Kasuistik).

Als Maximaldosis für Erwachsene werden 3 ccm angegeben, bei kleinen 1—2 jährigen Kindern ist es aber schon nach wiederholter Verabreichung weniger Tropfen täglich (4—6 Tropfen) zur Vergiftung gekommen.

Auch das Eukalyptusöl von Eucalyptus globulus, ein therapeutisch vielfach verwendetes Mittel, führt verhältnismäßig häufig zu medizinischen Vergiftungen[1]. Seine Wirkung beruht auf dem verhältnismäßig wenig giftigen Eucalyptol. Vermutlich enthalten aber die verschiedenen Handelsprodukte manchmal, vielleicht auch als Verfälschungen, stärker giftige Substanzen (Phellandren, Phenole?). Die Vergiftungen sind in englisch sprechenden Ländern viel häufiger als in Deutschland. Schon 3 g können toxisch wirken, andererseits sind Mengen von 10 g ohne ernstliche Störungen ertragen worden.

Die Symptome bestehen in Leibschmerzen, Schwindel, Erbrechen, Kopfweh, Krämpfen, Zyanose, Bewußtlosigkeit, schweren Störungen der Atmung.

Therapeutisch kommen wie bei allen ähnlichen Giften Magenspülung, Aderlaß, hohe Darmeinläufe und Exzitantien in Betracht,

Charakteristisch für die Wirkung zahlreicher ätherischer Öle sind die Schädigungen der Niere und die Verfettung der Leber. Letztere geht aber durchaus nicht parallel der allgemeinen Giftwirkung[2]. Verfettend wirken in erster Linie Sabinol, Safrol, Isosafrol, Thujon und Pulegon, aber auch die weniger giftigen Eugenole (Nelkenöl), Menthon, Limonen, Terpinen, Terpinolen, Phellandren.

Lokalreizende Harze.

Überaus zahlreiche Pflanzen enthalten scharfe, die Schleimhäute reizende Bestandteile. Wenn man von den bekannten Gewürzpflanzen und den mit ätherischen Ölen ausgestatteten Pflanzen absieht, treffen wir auf einige Pflanzenfamilien, die reich an Harzen und harzartigen Stoffen sind, die zu mannigfaltigen Schädigungen der Gesundheit führen können. Schon bei Berührung mit der Haut oder Schleimhaut kommt es zu lokaler Reizung und Entzündung aller Grade, zu Jucken, Brennen, Bildung von Quaddeln, Blasen, Pusteln, oft zu langwierigen Ekzemen und ähnlichen Hauterkrankungen. Nach innerlichem Genuß treten Schwellungen und Entzündungen der Schleimhäute des Mundes und der tieferen Abschnitte des Verdauungskanals auf. Häufig sind Übelkeit, Erbrechen, Koliken und Durchfälle und gastroenteritische Erscheinungen. Vielfach beobachtet man auch schwere Nierenschädigungen und damit im Harn Blut, Eiweiß und geformte Bestandteile. In manchen Fällen gesellen sich dazu Störungen von seiten des Nervensystems, wie Schwindel, Ohrensausen, Sehstörungen, Krämpfe und Lähmungen. Von Interesse ist auch, daß Hautausschläge auftreten können, wenn Teile solcher Pflanzen in den Magendarmkanal aufgenommen worden sind, also wenn eine direkte Berührung mit der äußeren Haut überhaupt nicht stattgefunden hat. In solchen Fällen dürfte es sich um die Folgen der Ausscheidung derartiger Stoffe durch die Haut handeln. Auch Tiere erkranken häufig infolge der Aufnahme solcher giftiger Pflanzen, insbesondere an lokalen Entzündungserscheinungen, an Koliken, Blutharnen und nervösen Störungen. Aus der großen Anzahl hierher gehöriger Pflanzen seien nur einige einheimische bzw. bei uns eingebürgerte genannt. Unter den Hahnenfußgewächsen die Anemonen und Ranunkeln, die einen kantharidinartigen Stoff (Anemonenkampfer, Anemonol bzw. Anemonin) enthalten. Weiter kommen in Betracht viele Liliaceen und ähnliche Zwiebelgewächse,

---

[1] Spinner, J. R.: Zur Toxikologie des Eukalyptusöls. Dtsch. med. Wschr. **46**, 389 (1920). — Witthauer, W.: Vergiftung mit Eukalyptusöl. Klin. Wschr. **1**, 1461 (Juli 1922).
[2] Graevenitz, F. v.: Über die verfettende Wirkung einiger ätherischer Öle. Arch. f. exper. Path, **104**, 289 (1924).

z. B. Calla und Aronsstab, dann dickfleischige Pflanzen (Mauerpfeffer, Sedum, Sempervivum), der Seidelbast (Daphne mezereum), von Kompositen einige Chrysanthemumarten (Insektenpulver), die Arnika, auch viele Schlinggewächse und Winden (Scammonium, Jalapa). Bei den meisten Pflanzen dieser Art verlieren die entzündungserregenden Stoffe beim Trocknen mehr oder weniger ihre Wirkung.

Sehr bekannt sind die hautreizenden Wirkungen mancher Primeln (Nestler)[1]. Nach der Berührung der Primula obconica, Primula sinensis, Primula mollis, Primula farinosa) entstehen Hauterkrankungen (Ekzem, Bläschen, Erysipel), manchmal auch Lymphdrüsenschwellungen, Nierenreizung und allgemeine Störungen. Die Entzündungserscheinungen treten erst nach einiger Zeit auf: gewöhnlich dauert die Inkubation mehrere Stunden oder Tage. An den abgeheilten Hautstellen können noch nach Wochen und Monaten juckende Schmerzen und Knötchen auftreten. Das Primelgift ist nicht flüchtig, also kein ätherisches Öl, und findet sich in dem Sekret der Drüsenhärchen und stammt aus der Harzemulsion der Sekretgänge. Es kann kurz nach der Berührung durch organische Lösungsmittel wie Alkohol, Äther ev. auch durch heißes Seifenwasser entfernt werden. Gegen das schmerzhafte Jucken wird gesättigte alkoholische Bleizuckerlösung empfohlen (Rost[2]). Die weitere Behandlung der Dermatitis besteht zweckmäßig in Pudern, Salbenverbände sind anfänglich streng zu meiden.

Eine vielfach in Gärten vorkommende Giftpflanze ist der Giftsumach, Rhus Toxicodendron. Er enthält, wie viele seiner in überseeischen Ländern vorkommender Verwandten, ein nichtflüchtiges, harzartiges Gift, das sich in seinen Eigenschaften und Wirkungen eng an das Primelgift anschließt (E. Rost). Diese Substanz, das Toxikodendrol, gehört zur pharmakologischen Gruppe des Kardols, eines entzündungerregenden Stoffes aus Anacardium occidentale, einer dem Sumach nahestehenden Pflanze. Auch im Efeu ist ein verwandtes Gift enthalten. Die Hautentzündung durch Sumach tritt erst mehrere Stunden oder Tage nach der Berührung mit der Pflanze auf. Am meisten befallen werden die unbedeckten Körperstellen, also Gesicht und Hände. Infolge des starken Juckreizes besteht anfangs Schlaflosigkeit; bei starker Schwellung der Gesichtshaut oder empfindlicher Körperteile können die Schmerzen sehr erheblich werden. Nicht selten kommt es auch zu Temperatursteigerung. Wenn die Ursache nicht bekannt ist, kann die Erkrankung mit Erysipel verwechselt werden.

Die Behandlung der Hautentzündung durch Giftsumach ist die gleiche wie bei der Primeldermatitis. Auch hier ist vor Salbenbehandlung zu warnen. Gründliches Waschen mit heißem Wasser und Seife möglichst bald nach der Berührung mit dem Harzsaft ist zweckdienlich. Alkoholische Bleiazetatlösung wirkt schmerzstillend. Für die späteren Stadien kommt die allgemein übliche Ekzembehandlung in Betracht. v. Adelung empfiehlt Abwaschen mit heißem Wasser und Seife, gegen die juckenden Schmerzen möglichst heißes Wasser, zur Behandlung der Dermatitis Kaliumpermanganat, Ichthyolkollodium oder Jodtinktur.

Die Hautentzündungen durch Sumach und verwandte Pflanzen ereignen sich häufig bei Besuchern von botanischen Gärten, bei Liebhabern von Blumen

---

[1] Nestler, A.: Hautreizende Primeln. Berlin 1904.

[2] Rost, E.: Zur Kenntnis der hautreizenden Wirkung der Becherprimel. Arb. ksl. Gesdh.amt 47, H. 1, 133 (1914). — Derselbe: Über die Giftwirkungen von Rhus Toxicodendron (Giftsumach) und der Primula obconica. Med. Klin. Nr 3—5, Sonderabdruck (1924). — Rost, E. und Gilg: Der Giftsumach. Ber. d. pharmaz. Ges. 22, S. 296 (1912); viele Abbildungen!

und kommen als Gewerbekrankheiten von Gärtnern und verwandten Berufen in Betracht (vgl. S. 34).

Auch die Lackkrankheit der Japaner ist eine durch eine Varietät des Giftsumachs (Rhus vernicifera, japanischer Lackbaum) hervorgerufene Gewerbekrankheit. Nach Rost sind Sitz des Giftes, Übertragung auf die menschliche Haut, Verlauf der Hautentzündung beim Lackbaum ähnlich wie beim Giftsumach. Bei der Lackkrankheit treten heftige Entzündungen nicht nur der Haut, sondern auch aller zugänglichen Schleimhäute (Augen, Nase, Genitalien usw.) auf. Der eingetrocknete Lack ist vollkommen unschädlich. Nahe verwandt mit der Lackkrankheit sind die bei Bearbeitung von Hölzern, insbesondere harzreicher exotischer Arten, vielfach auftretenden Hautentzündungen. Hierher gehören das Teakholz[1], Palisanderholz, „Atlasholz", „Satinholz", die beim Polieren starken Glanz erhalten. Auch der Staub einheimischer Hölzer, wie Eschen- und Buchsbaumholz, kann Entzündung hervorrufen.

Harzartige entzündungserregende Stoffe finden sich weiter in den Wolfsmilchgewächsen (Euphorbiazeen), in manchen Doldengewächsen (Umbelliferen), z. B. Bärenklau, Angelika, Thapsia usw. Auch die Brennesseln enthalten harzartige Stoffe (Flury). Unter den Orchideen sind einige, wie z. B. der Frauenschuh, durch den Gehalt an harzartigen Reizstoffen ausgezeichnet. Auch die Hopfendolden, die Vanilleschoten, die Sonnenblumensamen, manche Rhabarberarten enthalten Reizstoffe. Bei allen diesen Erkrankungen spielt die individuelle Empfindlichkeit eine mehr oder weniger große Rolle, Idiosynkrasien sind häufig.

Saponine.

Die Saponine sind in der Pflanzenwelt weitverbreitete Substanzen von meist amorphem, kolloidem Charakter, deren wässerige Lösungen ähnlich wie Seifenlösungen stark schäumen. Sie sind stickstofffrei und schließen sich den Glukosiden und Pentosiden an, da sie beim Erhitzen mit verdünnten Mineralsäuren in Zucker und in ungiftige, schwer lösliche Spaltprodukte, die sogenannten Sapogenine, zerfallen. Ihrer chemischen Natur nach sind sie noch mangelhaft erforscht. Auch im tierischen Organismus finden sich verwandte Stoffe, die von Faust als tierische Saponine oder Sapotoxine bezeichnet worden sind (vgl. Abschnitt „Tierische Gifte"). Die giftigen Saponine werden Sapotoxine genannt. Bekannte saponinhaltige Pflanzen sind Saponaria (Seifenwurzel), Senega, Quillaja, Guajakum, Aesculus hippocastanum (Roßkastanie), Primeln, Veilchen, Kornrade.

Ein besonders heftiges Gift ist z. B. das Sapotoxin der Quillajarinde. Es ist ein allgemeines Protoplasmagift und zerstört jede lebende Zelle, mit der es in Berührung kommt. Alle Saponine sind hämolytisch wirkende Blutgifte und führen zu starker lokaler Reizung der Schleimhäute. Von der unversehrten Schleimhaut des Verdauungskanals werden die meisten Saponine aber nicht resorbiert. Es kommt nach Einverleibung in den Magen zu Übelkeit, Erbrechen, Durchfällen, dagegen in der Regel nicht zu resorptiven Erscheinungen. Einige Saponine werden jedoch auch in geringem Umfang vom Darm aus resorbiert. Dies ist besonders stark der Fall, wenn die Darmschleimhaut durch Katarrhe oder Entzündungen verändert ist. Subkutane Einspritzung von Saponinen führt zu schwersten Vergiftungen.

Praktische Bedeutung haben die Saponine wegen der Verwendung als Arzneimittel, als schaumerzeugende Zusätze zu Brauselimonaden und dergleichen,

---

[1] Hoffmann, H.: Teakholz-Dermatitis. Klin. Wschr. 5, Nr 13, 578 (1926). — Ein Gutachten des Reichsgesundheitsamtes vom 13. April 1911 enthält die ausführliche Zusammenstellung der hautreizenden Hölzer.

als Seifenersatzmittel (Hautschädigungen!) und endlich wegen der Vergiftungen durch saponinhaltige Pflanzen. Kobert[1] hat als schaumerzeugenden Stoff für Nahrungs- und Genußmittel und zu Emulgierungszwecken für Lebertranemulsionen an Stelle der giftigen Quillaja- und Saponaria-Präparate das neutrale harmlose Guajakrindensaponin vorgeschlagen.

Ein resorbierbares Sapotoxin ist in der Kornrade, Agrostemma Githago, enthalten, das Githagin. Bei starken Verunreinigungen von Brot durch solche Unkrautsamen kann es zu Vergiftungen bei Menschen kommen.

Als Symptome der Vergiftung sind Speichelfluß, Übelkeit, Schwindel, Brechdurchfall, Koliken, Krämpfe und zentrale Lähmungserscheinungen zu nennen. In leichteren Fällen kommt es nur zu Übelkeit, Kratzen im Schlund, Husten, Heiserkeit und Verdauungsbeschwerden. Bei der Sektion findet sich regelmäßig eine mehr oder weniger heftige Magen- und Darmentzündung.

Vergiftungen durch kornradehaltige Futtermittel bei Tieren sind sehr häufig. Sie sind durch die starken Entzündungserscheinungen an allen Schleimhäuten (Gastritis, Enteritis, Pharyngitis, Konjunktivitis, Rhinitis), durch die Lähmung des Zentralnervensystems, und durch die Auflösung der roten Blutkörperchen gekennzeichnet. Schafe, Ziegen und kleine Nagetiere sind immun. Von sonstigen Pflanzen, die Saponine oder verwandte Glykoside enthalten, sind zu nennen die Einbeere (Paris quadrifolia), das Alpenveilchen, Cyclamen europaeum, die Nachtschattengewächse, unter denen das Solanin, ein alkaloidartiges Saponin, weitverbreitet ist. Letzteres findet sich auch in der Kartoffel, besonders in den beerenartigen Früchten, den Trieben der keimenden Knollen, in unreifen Kartoffeln.

Vermutlich lassen sich noch viele rätselhafte Vergiftungen durch weniger bekannte Pflanzen, besonders von Tieren, auf die Wirkung der weitverbreiteten Saponinsubstanzen zurückführen. Auch Vergiftungen von Vieh durch Preßkuchen von Samen sind vielfach auf den Saponingehalt solcher Futtermittel zu beziehen[2].

Sonstige Giftpflanzen.

Eine gewisse Sonderstellung unter den Giftpflanzen nehmen Ricinus communis und Croton Tiglium, zwei Euphorbiazeen, ein. Sie enthalten außer öligen und harzigen Substanzen besondere Gifte, über deren chemische Natur wir bisher nur sehr unvollkommen unterrichtet sind. Ricin bzw. Krotin werden als fermentartige Substanzen bzw. als „pflanzliche Toxine" bezeichnet. Sie sind heftige Blutgifte, bewirken Agglutination und Hämolyse, außerdem stärkste örtliche Reizerscheinungen der Schleimhäute, Entzündung und Nekrose, Gefäßthrombosen. Im Organismus verhalten sie sich wie Bakterientoxine und bilden Antikörper, so daß man Tiere gegen diese Gifte immunisieren kann. Ein ähnliches Gift ist das Abrin aus der Paternostererbse (Jequiritysamen). Bei Verfütterung von Rizinuskuchen an Tiere treten schwere Vergiftungen auf, die mit dem Gehalt an Rizinusöl nichts zu tun haben, sondern auf das hochgiftige Ricin zurückzuführen sind. Es kommt zu Schwäche, Schläfrigkeit, Koma und Krämpfen, sowie zu blutiger Gastroenteritis. Die Erscheinungen finden durch die örtliche Reizung aller Schleimhäute und die gerinnungsfördernde Wirkung auf das Blut eine Erklärung. Ähnliche Vergiftungen von Tieren ereignen sich durch die falsche Akazie (Robinia pseudacacia).

---

[1] Kobert, R.: Saponinsubstanzen. Stuttgart 1904. — Derselbe: Die Saponingruppe in Heffters Handb. d. exper. Pharm. **2 II**, Berlin 1924. — Kofler: Saponine. Wien 1927. — Lehmann, K. B.: Arch. f. Hyg. **19**, 102 (1893). — Rost, E.: Artikel „Kornrade" usw. in Realenzykl. d. ges. Heilk. 4. Aufl. 1910.

[2] Literatur bei Fröhner: Toxikologie. 5. Aufl. Stuttgart 1928.

Von sonstigen Pflanzen, die gelegentlich zu eigenartigen Vergiftungen führen
können, sind zu nennen der Buchweizen (Polygonum fagopyrum), der Wach-
telweizen, der Mais, die Baumwollpflanze, der schwedische Klee.
Beim „Fagopyrismus" entstehen unter Mitwirkung des Sonnenlichtes
fluoreszierende Farbstoffe, die durch die Haut ausgeschieden werden
und dort Ausschläge erzeugen. Auch Schleimhautkatarrhe kommen vor.
Ähnliche Erkrankungen bewirkt Trifolium hybridum, der schwedische Klee
(„Trifoliismus"). Bei der Maisvergiftung („Pellagra"), die auch beim Menschen
vorkommt und durch Ekzeme, Gastroenteritis und schwere nervöse Störungen
ausgezeichnet ist, scheint eine ähnliche, durch Sensibilisierung von Farbstoffen
entstandene Intoxikation vorzuliegen. Die Vergiftung durch Baumwoll-
kuchensaat ist in ihrem Wesen noch nicht geklärt. Im Vordergrund stehen
hämorrhagische Gastroenteritis und schwere Nierenschädigung mit Blutharnen
und Lähmungserscheinungen. Die frühere Annahme, daß die Samen durch
Befall mit Schimmel oder Spaltpilzen giftig werden, scheint sich nicht zu bestätigen. Möglicherweise liegen auch hier toxinähnliche Gifte vor.

Eine besondere Gruppe von Vergiftungen durch Pflanzen ist gekennzeichnet
durch die Beteiligung von Pilzen, die entweder selbst Gifte produzieren
oder durch Zersetzungsvorgänge in der Pflanze zur Giftbildung führen. Hierher
gehören die Mutterkornvergiftungen durch Verfütterung von verdorbenem
Getreide und Grassamen, die Vergiftungen durch Schimmelpilze, die sich in den
verschiedenartigsten Futtermitteln, Getreide, Stroh, Heu, Ölkuchen, Rüben
u. dgl. ansiedeln. Auch durch Brandpilze, Rostpilze, Kernpilze usw. befallene
Futterpflanzen können „giftig" werden.

Die Krankheitserscheinungen äußern sich in Entzündung der Haut und
Schleimhäute, Gastroenteritis, Lähmungen des Zentralnervensystems, Hämaturie, Hämoglobinurie, Zystitis, bei trächtigen Tieren in Abort[1]. Über die Natur
der Pilzgifte ist mit Ausnahme des Mutterkorns und der wichtigeren Gift-
schwämme noch wenig Sicheres bekannt (vgl. diese, S. 306ff).

Bei dem Heufieber, Heuschnupfen und anderen Erkrankungen durch
die Pollen von Gramineenblüten usw., handelt es sich nicht um die Wirkung
von Giften im engeren Sinne, sondern um artfremdes Eiweiß.

VII. Vergiftungen durch tierische Gifte.

Von

Edwin Stanton Faust-Basel.

Allgemeines.

Tierische Gifte sind **pharmakologisch wirksame Stoffe,** die von den Tieren
direkt, d. h. **physiologischerweise** produziert werden, nicht aber solche, welche
ihre Entstehung im Organismus Bakterien und anderen Mikroorganismen
verdanken oder von letzteren auf tierischem Substrat produziert, in fertigem
Zustande von außen aufgenommen werden.

Aus dieser Definition ergibt sich, daß weder die sog. Zoonosen (Rotz, Lyssa,
Milzbrand) noch die Vergiftungen durch verdorbene Nahrungsmittel tierischen
Ursprungs (Botulismus, Allantiasis, Ichthyismus usw.) hierher gehören.

---

[1] Fröhner: Toxikologie für Tierärzte. 5. Aufl. Stuttgart 1928.

Systematik.

Eine Einteilung des Stoffes nach pharmakologischen Gesichtspunkten ist vorläufig nicht durchzuführen. Das „Gift" ist meistens ein Sekret, d. h. ein Gemisch sehr verschiedenartiger, wirksamer und unwirksamer Stoffe, und nur in einigen wenigen Fällen ist bis jetzt die Trennung und Reindarstellung des Trägers der Giftwirkung, der eigentlichen wirksamen Substanz solcher Sekrete, durchgeführt worden.

Ebensowenig durchführbar ist aus denselben Gründen eine Einteilung nach chemischen Eigenschaften.

Es ergibt sich daraus die Notwendigkeit einer Klassifikation der tierischen Gifte, vorläufig die **Stellung des giftliefernden Tieres im zoologischen System** zugrunde zu legen. Sie ist nach Lage der Dinge zur Zeit die einzig mögliche.

A. Wirbeltiere.

I. Säugetiere.

Unter den Säugetieren finden wir nur ein aktiv[1] giftiges Tier. Dieses ist **Ornithorhynchus paradoxus** (Platypus), das Schnabeltier.

Das männliche Schnabeltier besitzt an beiden Hinterfüßen je einen an der Spitze durchlöcherten und von einem feinen Kanal von etwa 2 mm Durchmesser durchzogenen, beweglichen **Sporn**, welcher vermittels eines längeren (5 cm) Ausführungsganges mit einer, in der Hüftgegend gelegenen, etwa 3 cm langen und 2 cm breiten lobulären **Drüse** kommuniziert. Die beiden Drüsen liefern ein eiweißreiches Sekret, welches durch den Ausführungsgang zum Sporn gelangt und durch den letzteren nach außen befördert werden kann. Seine Zusammensetzung und Wirkungen sind von C. J. Martin und Frank Tidswell und später von F. Noc untersucht worden.

Schon im Jahre 1822 berichtet Dr. Patrick Hill über Mitteilungen eines Eingeborenen, nach dessen Angaben eine Verwundung durch das männliche Schnabeltier sehr schmerzhaft und von Anschwellen des getroffenen Gliedes gefolgt sein soll; von einem letalen Ausgang bei einer derartigen Verwundung eines Menschen hat er nichts erfahren. Verletzungen und Vergiftungen scheinen sich aber des öfteren zu ereignen.

Das Ornithorhynchusgift zeigt weitgehende Ähnlichkeit mit dem Gifte von Hoplocephalus, welches aber das Gift des Schnabeltieres um das 5000fache an Wirksamkeit übertrifft (vgl. unten S. 329).

F. Noc fand, daß das Gift auch in vitro einige Eigenschaften der Schlangengiftsekrete zeigt. Wie das Gift von Bothrops lanceolatus ruft es Gerinnung des mit Oxalsäure versetzten Plasmas hervor. Erhitzen auf 80° hebt die koagulierende Wirkung auf. Im Gegensatz zum Vipern- und Bothropsgift sollen aber hämolytische und proteolytische Eigenschaften fehlen.

In dem stark riechenden Sekret der Analdrüsen von Mephitis mephitica (amerikanisches Stinktier) hat Aldrich als Träger des durchdringenden Geruches das auch pharmakologisch wirksame Butylmerkaptan nachgewiesen. Diese Substanz soll Bewußtlosigkeit, Temperaturherabsetzung, Pulsverlangsamung und allgemeine Lähmung des Zentralnervensystems bewirken. Aldrich und Jones konnten außerdem in genanntem Sekret Methylchinolin nachweisen.

---

[1] Über „aktiv" und „passiv" giftige Tiere vgl. E. St. Faust, Die tierischen Gifte. Braunschweig 1906, S. 5.

Im Organismus der Säugetiere inklusive des Menschen finden sich folgende wissenschaftlich hochinteressante und praktisch wichtige, pharmakologisch stark wirksame Stoffe (Gifte), die in der Pharmakotherapie bereits eine große Rolle spielen:

1. Das Adrenalin.
2. Die Gallensäuren.
3. Die chemisch noch nicht hinreichend charakterisierten wirksamen Stoffe der Hypophysis cerebri.
4. Die wirksamen Bestandteile der Schilddrüse, von welchen, vielleicht mit Ausnahme des Thyroxins, das sub 3 Gesagte auch gilt. (Vgl. hierzu: C. R. Harington, Chemistry of Thyroxine. I. Isolation of Thyroxine from the thyroid gland. II. Constitution and synthesis of Desiodothyroxine. The Biochemical Journal, Vol. XX, Nr. 2, pp. 293 bis 313, 1926).

Die Giftträger sind aber hier „passiv giftige" Tiere (vgl. oben) und deshalb sollen diese Gifte, mit Ausnahme der Gallensäuren, hier nicht besprochen werden. Zur Orientierung sei verwiesen auf E. St. Faust, Die tierischen Gifte, Braunschweig, 1906; Derselbe, Darstellung und Nachweis tierischer Gifte in Abderhaldens Handbuch der biologischen Arbeitsmethoden, Lieferung 97 (1923). Derselbe, Tierische Gifte in Heffters Handbuch der experimentellen Pharmakologie, Bd. 2 (1924). Über Adrenalin und „Hypophysin" vgl. das Kapitel von W. Falta, „Erkrankungen der Blutdrüsen" in G. von Bergmann und R. Staehelin, Handbuch der inneren Medizin, Band 4, 2. Hälfte (1921).

Die Gallensäuren.

Neuere Arbeiten von Wieland und seinen Schülern haben folgende wissenschaftlich und praktisch wichtige Ergebnisse gezeitigt.

Mittels Vakuumdestillation haben Wieland und Weil aus der Cholsäure (Strecker 1848) dargestellt:

1. Cholatrienkarbonsäure, 2. Choladien- und 3. Cholankarbonsäure.

Bei entsprechender Behandlung der zweiten wichtigen Gallensäure, der Choleinsäure (Latschinoff 1885), haben dann Wieland und Sorge die Beziehungen dieser Säure zur Desoxycholsäure (Mylius 1886) aufklären können. Choleinsäure und Desoxycholsäure wurden früher ganz allgemein als Isomere angesprochen. Wieland und Sorge stellten fest: Choleinsäure ist Desoxycholsäure + Fettsäure (Palmitin- und Stearinsäure), und zwar in dem bestimmten und konstanten Molekularverhältnis von 8 : 1.

Die Desoxycholsäure addiert aber nicht nur die eigentlichen höheren Fettsäuren, sondern alle Säuren der Fettsäurereihe bis hinab zur Essigsäure, und zwar stets in demselben Mengenverhältnis von 8 : 1! So daß sich nunmehr die nicht nur chemisch, sondern auch physiologisch wichtige Tatsache der Existenzmöglichkeit einer langen Reihe von Choleinsäuren ergibt.

Auch Stoffe der aromatischen Reihe addiert die Desoxycholsäure zu „Choleinsäuren", z. B. die aromatischen Kohlenwasserstoffe Xylol, Naphthalin, Benzol. Sodann gewisse Terpene, Alkaloide, Phenole usw.

Somit konnte die Entdeckung von Wieland und Sorge auch praktisch-pharmakologisch-therapeutisches Interesse beanspruchen; denn es zeigte sich, daß diese Terpen-, Alkaloid- und andere Choleinsäuren mehr oder weniger leicht wasserlösliche Natriumsalze bilden. Vorausgesetzt nun, daß diese wasserlöslichen Verbindungen vom Magendarmkanal leicht resorbierbar wären, so ergäbe sich die praktisch-therapeutisch wichtige Möglichkeit, wasserunlösliche und schwer resorbierbare oder auch schlecht schmeckende und schlecht riechende Stoffe, unter Ausschaltung dieser störenden Eigenschaften, per os verabreichen zu können, unter Sicherung hinreichender Resorption!!! Das gälte dann z. B. für den Kampfer, das Chinin, manche Terpene usw.

Die Kampfercholeinsäure ist unter dem Namen „Cadechol" im Handel erschienen. Die Verbindung von Kampfer mit der Apocholsäure hat den Namen „Camphochol" erhalten.

Diese Präparate sind aber als veraltet und überflüssig zu bezeichnen, nachdem in Wasser leicht lösliche, subcutan, intravenös injizierbare und auch per os leicht resorbierbare Kampferersatzpräparate [z. B. Coramin[1]] in die Therapie eingeführt wurden.

Der chemische Nachweis von Gallensäuren geschieht nach der altbekannten Pettenkoferschen Reaktion. Diese ist aber nicht spezifisch, weil auch andere Stoffe das gleiche Farbenspiel geben.

Pharmakologische Wirkungen der Gallensäuren.

Die Wirkungen der Gallensäuren, die auch praktisch-klinisches Interesse haben, betreffen das Nervensystem, die Muskeln, den Zirkulationsapparat und das Blut.

Außerdem bewirken die Gallensäuren vermehrten Gallenfluß. Die Pharmakotherapie bezeichnet sie daher auch als „Cholagoga". Zahlreiche Gallensteinmittel aus alter und neuer Zeit enthalten Gallensäuren als angeblich wirksamen Bestandteil.

Die Galle sowohl als die reinen Gallensäuren und deren Natriumsalze wirken hämolysierend. Diese Wirkung ist zuerst von Hünefeld beobachtet, dann von Rywosch und später von Bayer genauer untersucht worden. Von Rywosch stammen auch vergleichende Untersuchungen über den Grad der hämolytischen Wirkung verschiedener gallensaurer Salze.

Die hämolytische Wirkung der Gallensäuren scheint auch im lebenden Organismus, aber nur bei ihrer Injektion in das Blut, zustande zu kommen und den Übergang von Hämoglobin in den Harn (Hämoglobinurie) zu verursachen, welch letzterer dann auch Harnzylinder und Eiweiß enthalten kann.

Die weißen Blutkörperchen sowie auch Amöben und Infusorien werden ebenfalls durch die Gallensäuren geschädigt.

Das gleiche gilt für Pneumokokken, Gonokokken, Meningokokken, welche „aufgelöst" werden. Streptokokken sollen ohne Bakteriolyse abgetötet werden. Nattan-Larrier bestätigt die Angaben früherer Autoren über die Wirkung der Galle auf Trypanosomen. Er fand, daß filtrierte Ochsengalle im Reagenzglas Tr. Brucei zerstört, bei Versuchstieren jedoch keinerlei Einfluß auf den Verlauf der Infektion zeigt. Auch aus diesen Wirkungen ergibt sich der pharmakologische Charakter der Gallensäuren als Protoplasmagifte.

Die Gerinnung des Blutes wird durch die Gallensäuren (tauro- und chenocholsaures Natrium), wenigstens im Reagenzglasversuche, in der Konzentration von 1 : 500 beschleunigt, bei der Konzentration 1 : 250 dagegen vollständig aufgehoben (Rywosch).

Die Wirkung auf die Muskeln äußert sich zunächst in einer Verminderung der Reizbarkeit (Irritabilität), welche bis zur vollständigen Lähmung fortschreiten kann.

---

[1] E. St. Faust: Über Pyridin-β-Karbonsäurediäthylamid und dessen Verwendung als Analeptikum. Schweiz. med. Wochenschr. 1924. Nr. 10, S. 229—232.

Das Zentralnervensystem erleidet unter dem Einfluß der gallensauren Salze eine Herabsetzung seiner Funktionsfähigkeit bis zur vollständigen Lähmung.

Die Wirkungen der Gallensäuren auf den Zirkulationsapparat (Röhrig) äußern sich in einer Verkleinerung des Pulsvolumens und Verminderung der Pulsfrequenz, welch, letztere besonders beim **Ikterus** häufig beobachtet wird, und von Frerichs zuerst als eine Folge der Gallensäurenwirkung bei dieser Krankheit vermutet wurde. Das Sinken des Blutdruckes nach der Injektion von gallensauren Salzen ist eine Folge der Herzwirkungen. Vielleicht ist dabei aber auch eine Gefäßwirkung im Spiele.

Hildenbrand hat die Wirkung reiner Cholsäure auf das Froschherz untersucht und fand, daß diese digitalin-saponinartige Wirkungen zeigt.

Desoxycholsäure wirkt auf isolierte Organe und Zellen sehr energisch ein. Sie ist etwa acht- bis neunmal so wirksam wie Cholsäure, wird aber durch Serum und Eiweiß mehr oder weniger entgiftet.

Die an Tieren beobachteten Allgemeinerscheinungen nach der subkutanen Injektion von gallensauren Salzen bestehen in Durchfall, Mattigkeit, Somnolenz, verminderter Puls- und Atemfrequenz; Einverleibung von größeren Mengen bewirkt allgemeine Lähmung.

Nach intravenöser Injektion sind mehr oder weniger heftige Krämpfe, Erbrechen, verlangsamtes Atmen und Tod unter asphyktischen Erscheinungen und tetanischen Krämpfen beobachtet worden.

G. Bayer fand, daß die Wirkungen der gallensauren Salze durch die Eiweißstoffe des Serums abgeschwächt oder auch ganz aufgehoben werden können. Es soll sich bei dieser Entgiftung um eine physikalische Zustandsänderung des Cholatmoleküls („kolloide Umhüllung") handeln.

Meerschweinchen gingen nach subkutan beigebrachtem Natriumcholat und Natriumdesoxycholat ohne auffällige Erscheinungen allmählich ein. Die Sektion ergab in jedem Falle schwere entzündlich-hämorrhagische Veränderungen des ganzen Darmes, namentlich des Dünndarmes.

Injektion von 0,2 g Desoxycholsäure in den Schenkellymphsack führte bei einem urethanisierten Wasserfrosch von 53 g eine allmähliche und stetige Verkleinerung des Pulses herbei; 3 Stunden nach der Einspritzung waren die Herzkontraktionen kaum mehr wahrnehmbar. Ein Frosch von 68 g mit derselben Dosis vergiftet, zeigte nach $2^1/_2$ Stunden ganz ähnliche Herzwirkung. Rhythmusänderung oder Pulsverlangsamung wurde in keinem Fall beobachtet.

Wie bei der Cholsäure ist die Giftigkeit unter die Haut gespritzter Substanz eine relativ geringe. Bei subkutaner Einverleibung gleicher Dosen ist die Herzwirkung der Desoxycholsäure an Fröschen eher geringer als die der Cholsäure, während am ausgeschnittenen Herzen die Wirkung der Desoxycholsäure vielfach stärker ist.

Die Dehydrocholsäure ist nach Neubauer am Meerschweinchen nach subkutaner Injektion etwa 8 mal weniger giftig als Cholsäure und Desoxycholsäure. Die Dosis letalis betrug für diese Tierart subkutan 4,40 g pro Kilogramm Tier. Dieser geringen Toxizität entspricht auch die schwächere hämolytische Wirkung der Dehydrocholsäure und ihre schwache Wirkung auf das isolierte Froschherz, welches erst bei einer Konzentration der Giftlösung von $1\,^0/_0$ nach 5—10 Minuten deutliche Abnahme der Systole erkennen ließ. Desoxycholsäure ist nach Neubauer demnach für das isolierte Froschherz etwa 25 mal giftiger als Dehydrocholsäure. Trotzdem wirkt letztere stark cholagog und erhöht den Gallensekretionsdruck. Demnach scheint die Dehydrocholsäure als Cholagogum den Vorzug vor den anderen Gallensäuren zu verdienen. Das Präparat, welches auch stark diuretisch wirken soll, ist unter dem Namen

„Decholin" im Handel erschienen. Decholin ist nach R. Semler das Natriumsalz der Dehydrocholsäure.

Die Gallensäuren gehören pharmakologisch zu den **Saponin**substanzen. Von diesen unterscheiden sie sich chemisch dadurch, daß sie keine Glykoside sind; sie haben aber mit denselben qualitativ die Wirkungen auf die Blutkörperchen, die Muskeln, den Zirkulationsapparat und auf das Nervensystem gemein. Auch gewisse saure Oxydationsprodukte des Cholesterins, welche vielleicht ebenfalls eine Rolle in der menschlichen Physiologie und Pathologie spielen, gehören hierher (Flury).

II. Schlangen, Ophidia.

Systematik und geographische Verbreitung der Giftschlangen. Die nachfolgende Zusammenstellung der wichtigsten Giftschlangen gibt eine Übersicht der bemerkenswertesten Familien und Arten. Für die allgemeine Orientierung ist es wohl zweckmäßig neben den wissenschaftlichen und deutschen Namen einiges über die geographische Verbreitung, über besondere Merkmale, Lebensgewohnheiten usw. dieser für den Menschen ein besonderes, in manchen Gegenden sogar hervorragendes praktisches Interesse beanspruchenden Gifttiere kurz anzugeben.

Systematik der Giftschlangen. (Thanatophidia.)

A. Colubridae venenosae, Giftnattern	**1. Opisthoglypha,** — serpentes suspecti. — Furchenlose Zähne vorn im Oberkiefer, hinten einen oder mehrere geriefte Giftzähne. Fast alle sind giftig. Stellung der Zähne ungünstig, für den Menschen wenig gefährlich.	Homalopsinae, Wasserschlangen Dipsadomorphinae, Peitschennattern Elachistodontinae, Kurzzähner
	2. Proteroglypha, Furchenzähner. Kräftige Giftzähne mit tiefer Furche, im Oberkiefer oft mächtige Giftdrüsen.	Hydrophinae, Seeschlangen Elapinae, Prunkottern
B. Viperidae Solenoglypha, Röhrenzähner	**1. Crotalinae,** Grubenottern. Zwischen Auge und Nasenloch eine tiefe Grube, daher Grubenottern, — Pit Vipers. **2. Viperinae,** Vipern. Die Grube fehlt.	In den sehr kleinen Oberkiefern jederseits ein der Länge nach durchbohrter Giftzahn.

1. Opisthoglypha.

Die opisthoglyphen Schlangen sind für den Menschen von untergeordneter, toxikologischer Bedeutung (vgl. hierzu R. Kraus, sowie M. Phisalix und Caius).

A. Alcock und L. Rogers experimentierten mit wässerigen Auszügen von Speicheldrüsen aglypher Kolubriden; der Zornnatter, Zamenis mucosus, und einer der Ringelnatter nahe verwandten Schlange, Tropidonotus piscator. Sie sahen Mäuse und Ratten innerhalb 21—36 Minuten nach der subkutanen Injektion derartiger Auszüge unter Konvulsionen an Respirationsstillstand zugrunde gehen, wobei die Zirkulation die Respiration überdauerte. Das Serum der genannten Schlangenarten fanden Alcock und Rogers wenig wirksam.

Die Angaben und Beobachtungen von Alcock und Rogers konnten M. Phisalix und Caius letzthin auch bei einer Reihe anderer aglypher Schlangen bestätigen.

Aus allerneuester Zeit liegen auch einschlägige bestätigende Untersuchungen vor von R. Kraus, welcher mit dem Sekret einiger aglyphen und opisthoglyphen Schlangen Brasiliens experimentierte.

Das Speicheldrüsensekret der opisthoglyphen und aglyphen Schlangen ist sicherlich giftig. Sie müssen demnach zu den Giftschlangen gezählt werden, wenn auch ihr Biß für den Menschen keine ernsteren Folgen zu haben pflegt.

2. Proteroglypha, Furchenzähner.

Von großer praktischer Bedeutung sind die zur Gruppe der Colubridae gehörigen **Proteroglypha,** Furchenzähner, welche sich durch zwei kräftige, vorn im Oberkiefer stehende, mit mehr oder weniger tiefen Längsfurchen an der Vorderfläche versehene Giftzähne auszeichnen; die Giftzähne kommunizieren an ihrer Basis mit den Ausführungsgängen der oft mächtig entwickelten Giftdrüsen. In diese Gruppe gehören

1. Die **Hydrophinae,** Seeschlangen, mit abgeplattetem, ruderförmigem Schwanze und seitlich mehr oder weniger zusammengedrücktem Körper; sie leben alle im Meere in der Nähe der Küste mit Ausnahme der Distira semperi, welche einen Süßwassersee, den Taalsee auf Luzon (Philippinen) bewohnt. Man findet sie oft in großen Scharen im Indischen und im ganzen tropischen Teil des Pazifischen Ozeans; sie sollen dagegen an der Ostküste Afrikas ganz fehlen. Alle sind giftig, doch sind die Angaben über ihre Bös- oder Gutartigkeit sehr verschieden. Calmette bezeichnet sie als „sehr bösartig", während Brenning behauptet, daß sie die am wenigsten gefährlichen Giftschlangen sind und auch die relativ kleinsten Giftzähne haben [1]. Ihre Lebensweise im Wasser dürfte jedoch der eigentliche Grund sein, weshalb sie dem Menschen selten gefährlich werden.

2. Die **Elapinae, Prunkottern,** unterscheiden sich äußerlich von den Meerschlangen durch ihre fast zylindrische Körperform. Zu dieser Gattung gehört die Mehrzahl der gefährlichsten in **Asien** einheimischen Schlangen, insbesondere Indiens und Indochinas, von welchen die Arten Bungarus, Naja und Kallophis besonders gefürchtet sind.

Bungarus fasciatus und B. coeruleus, letztere von den Eingeborenen auch Krait genannt, können eine Körperlänge von $1-1^1/_2$ m erreichen. Trotz ihres häufigen Vorkommens sind sie wegen der kleineren Giftzähne für den Menschen weniger gefährlich als

Naja tripudians, die ostindische Brillenschlange, oder Cobra di Capello, die Hutschlange, wird $1^1/_2-2$ m lang. Diese Schlange verdankt ihren populären Namen einer brillenartigen Zeichnung auf der dorsalen Halsfläche und der Fähigkeit, die ersten Rippenpaare auszubreiten, so daß der Hals fallschirmartig und viel breiter als der Kopf, etwa wie ein Hut (portugiesisch capello) erscheint. Sie findet sich außer in Ostindien auch auf Java und in Südchina und ist eine der gefährlichsten Giftschlangen. Die Mortalität wird auf 25—30 Prozent der Gebissenen geschätzt. Ihr Gift wird, wie es scheint, in ihrer Heimat gerne zu verbrecherischen Zwecken verwendet. Auch in Amerika soll der „Kobratod" ein beliebtes Mordverfahren sein (Abels).

Ophiophagus elaps, die Königshutschlange, die Sunkerchor (Schädelbrecher) der Indier, welche auch auf den Andamanen, den Sundainseln und in Neuguinea vorkommt, ist die größte und nach Fayrer wahrscheinlich die gefährlichste Giftschlange Ostindiens. Sie wird 3—5 m lang und soll durch ihren Biß sogar Elefanten töten können und auch den Menschen angreifen.

Die wichtigsten der in **Afrika** einheimischen Elapiden sind:

Sepedon haemachates Merr., die Speischlange, wohl ebenso gefährlich wie Naja tripudians und Naja haje, in Süd- und Mittelafrika vorkommend. Die Halsrippen sind wie bei den Najas beweglich und können ausgespreizt werden. Von den Einwohnern der von der Speischlange bewohnten Gegenden wird angegeben, daß sie ihr Gift mehr als einen Meter weit speien oder schleudern kann und daß, falls die Giftflüssigkeit ins Auge gelangt, die eintretende heftige Entzündung Verlust des Sehvermögens bewirken kann; meistens erfolgt jedoch nur eine mehr oder weniger heftige Bindehautentzündung.

---

[1] Brenning sowie Fayrer haben bei einer großen Anzahl von Giftschlangen die Länge der Giftzähne gemessen. Die bei den einzelnen Schlangen hier wiedergegebenen Zahlen sind der Monographie von Brenning entnommen.

Naja haje Merr., die Uräusschlange, die Aspis der Alten, die ägyptische Brillenschlange, die Schlange der Kleopatra, die Schutzgöttin der Tempel der alten Ägypter, auf den altägyptischen Baudenkmälern häufig abgebildet, erreicht eine Länge von 2—2¼ m und findet sich im nördlichen und westlichen Afrika, besonders häufig in Ägypten. Taute berichtet, daß Naja haje wie Sepedon haemachates (vgl. oben) durch ihren „ausgeworfenen Speichel" in der Gegend des Lukuleditales wiederholt schwere Augenentzündungen verursacht hat. Diese „heilten regelmäßig nach einigen Tagen ab, und damit war dann das vorübergehend gestörte Sehvermögen der Verletzten wiederhergestellt".

Von anderen in Afrika einheimischen Najaarten sind zu nennen:

Naja regalis Schl., an der Goldküste, und

Naja nigricollis Reinh., in Guinea, Sierra Leone und an der Goldküste.

In **Australien** sind die Elapinae die einzig vorkommenden Giftschlangen. Die wichtigsten sind:

Pseudechis porphyriacus Wagl., die Trugotter, „blacksnake", in Australien am häufigsten vorkommend, erreicht eine Länge von 1½—2½ m und wird allgemein wegen ihres oft todbringenden Bisses gefürchtet.

Hoplocephalus curtus Schl., Tigerschlange, Tigersnake, häufig in der Gegend von Sidney, deren Biß oft tödlich ist.

Hoplocephalus superbus Gthr., „large scaled" oder „diamond snake".

Acanthophis antarcticus s. cerastinus, die Todesotter oder Todesnatter, Deathadder, ist die gefährlichste der australischen Schlangen. Die Acanthophisarten sind an ihrem mit dachziegelförmig angeordneten, rauhen und stacheligen Schuppen bedeckten Schwanze zu erkennen, welcher in einen spitzen Dorn oder Stachel ausläuft.

Von den in **Amerika** vorkommenden Elapiden sind zu nennen:

Elaps corallinus, die Korallenschlange, Coralsnake, findet sich in Florida, Kolumbien, Guayana, Venezuela und Brasilien. Sie erreicht eine Länge von nicht über 80 cm und ist für den Menschen wegen der Kleinheit der Giftzähne und deren ungünstigen Stellung im Kiefer nicht sehr gefährlich, obwohl das Giftsekret äußerst wirksam ist. Die Farbe dieser Giftschlange ist eine prachtvoll glänzend rote; außerdem ist der Körper mit 25—27 schwarzen, bläulichweiß geränderten Ringen geschmückt.

Elaps fulvius L., Harlequinsnake, von sehr eleganter und phantastischer Färbung, und

Elaps euryxanthus, durch weiße, rote und schwarze Querstreifung (Ringe) ausgezeichnet, finden sich im südlichen Teile der Vereinigten Staaten und in Arizona bis zu einer Höhe von 1800 m über dem Meeresspiegel. Giftigkeit wie bei E. corallinus.

In **Europa** fehlen die Colubridae venenosae oder Proteroglyphen gänzlich.

3. Viperidae.

Solenoglypha, Röhrenzähner, zerfallen in zwei Unterabteilungen, von welchen sich die

I. Crotalinae, Grubenottern, durch eine jederseits zwischen Auge und Nasenloch gelegene tiefe Grube unterscheiden von den

II. Viperinae, Vipern, bei welchen diese, die Krotaliden charakterisierende Grube zwischen Auge und Nasenloch fehlt.

I. Crotalinae, Grubenottern.

Über die Bedeutung oder die Funktion der charakteristischen Grube ist nichts Sicheres bekannt.

Die Familie der Krotaliden umfaßt die Gattungen Crotalus, Lachesis, Trigonocephalus, Bothrops, Trimeresurus, welche sich im allgemeinen durch sehr lange und kräftige Giftzähne auszeichnen und dehalb zu den gefährlichsten Giftschlangen zu zählen sind.

1. Die Gattung **Crotalus** unterscheidet sich von den übrigen Gattungen dieser Familie und auch von allen anderen Schlangen durch ein am Ende des Schwanzes sitzendes, eigenartiges und charakteristisches Gebilde (Klapper), welches aus einer Anzahl von kegelförmigen, beweglich ineinander greifenden Schuppen oder Hornkegeln besteht. Durch rasche Bewegungen der Schwanzspitze vermag die Schlange mittels dieses Apparates ein rasselndes Geräusch oder „Klappern“ zu erzeugen; diesem Vermögen verdankt die Gattung die Namen „Klapperschlangen“ im Deutschen, „rattlesnakes“ im Englischen und „serpents à sonnettes“ im Französischen.

Die Klapperschlangen finden sich nur in **Amerika.** Sie greifen den Menschen nicht an und sollen angeblich nur beißen, wenn sie überrascht oder angegriffen werden.

Crotalus durissus Daud., die nordamerikanische Klapperschlange, ist die am häufigsten vorkommende Giftschlange der Vereinigten Staaten und wird bis 1,5 m lang. Giftzähne 10—15 mm lang.

Crotalus horridus Daud., die südamerikanische Klapperschlange, die Kaskavela oder Boiquira der Brasilianer (nach Stejneger aber auch in Nordamerika vorkommend); Länge 1—1,6 m; Giftzähne 10—13 mm, kräftig und stark gekrümmt. Bei jedem Biß sollen etwa 1,5 g Gift entleert werden. Todesfälle häufig, wenn die Zähne tiefer eindringen.

Crotalus adamanteus Pall., die Rauten- oder Diamantklapperschlange, wird bis zu $2^1/_2$ m lang und findet sich vorwiegend in Florida und im Südosten der Vereinigten Staaten. Trotz der Größe des Tieres und dessen bedeutenden Giftvorrat sind Todesfälle selten.

2. Bei der Gattung **Lachesis** finden sich an Stelle der Klapper am Schwanzende mehrere Reihen dorniger Schuppen. Die wichtigste Schlange dieser Gattung ist Lachesis rhombeata Pr. Neuwied, s. Lachesis muta Daud., s. Crotalus mutus L., die Surucucu oder der „Buschmeister“ der holländischen Kolonisten von Surinam. Sie kommt hauptsächlich in den Urwäldern der Ostküste von Südamerika, am häufigsten in Guayana vor und ist, eine Länge von 3 m erreichend, neben Ophiophagus elaps die größte Giftschlange. Bei einem 175 cm langen Exemplar betrug die Länge der Giftzähne 20 mm.

3. Die Gattung **Ancistrodon s. Trigonocephalus** hat einen spitzen Schwanz, ohne Klapper und ohne Dornen, Kopf dreieckig.

Ancistrodon contortrix L. oder Trigonocephalus contortrix Holbrook, „Copperhead“, auch „Upland Moccasin“, „Chunk Head“, „Deaf Adder“ und „Pilot Snake“ genannt, wird selten über 1 m lang.

Ancistrodon s. Trigonocephalus piscivorus Lacépède, die Wassermokkasinschlange, „Water Moccasin“ oder „Cottonmouth“, erreicht eine Länge von 1,5 m. Giftzähne an einem Kopfskelet 7 mm lang (Brenning). Eine eingehende Schilderung ihrer Lebensgewohnheiten in der Gefangenschaft hat R. Effeldt geliefert.

Trigonocephalus rhodostoma Reinw., ist auf Java und in Siam, wo sie oft in die Wohnungen eindringen soll, sehr gefürchtet. Der Biß soll unter

Umständen in weniger als einer Viertelstunde töten. Giftzahn 12 mm lang (Brenning).

4. Die Gattung **Bothrops** zeigt viel Ähnlichkeit mit der Gattung Trigonozephalus. Sie unterscheidet sich von dieser durch ein großes Supraziliarschild auf beiden Seiten des Kopfes.

Bothrops jararaca Neuw., die Jararaca (Schararaca), die häufigste Giftschlange Brasiliens, bis 1,8 m lang werdend und dem Menschen angeblich besonders gefährlich, weil sie denselben, auch ohne gereizt zu werden, angreifen und sogar verfolgen soll; jährlich ein Todesfall auf etwa 100—200 Einwohner.

Bothrops atrox Dum. (Lachesis atrox), die Labaria der Kolonisten, von den Makusis auch Sororaima genannt, hauptsächlich in den Urwäldern von Guayana und Brasilien. Exemplare von 38,75 und 85 cm Länge besaßen 4, 9 und 12 mm lange Giftzähne (Brenning). Sehr gefürchtet, weil der Biß fast immer, wenn auch erst spät (24 Stunden), den Tod herbeiführt.

Bothrops lanceolatus Wagl., die Lanzenschlange, ,,Fer de lance", findet sich auf den Antillen und kommt besonders häufig auf Martinique vor, wo jährlich 50 bis 100 Menschen an den Folgen ihres Bisses sterben sollen. Die Giftzähne sind sehr lang, nach Rufz 25—34 mm; nach Brenning 15 mm bei einem 150 cm langen Exemplar.

5. Von der Gattung **Trimeresurus** ist besonders zu nennen die Habuschlange, Trimeresurus riukiuanus Hilg., auf den Liu-Kiu-Inseln (Japan) so häufig vorkommend und derartig gefürchtet, daß ihr massenhaftes Auftreten die Räumung ganzer Dörfer veranlaßt (vgl. hierzu L. Döderlein).

Aus der vorstehenden Zusammenstellung der wichtigsten Krotalidengattungen und -arten ist ersichtlich, daß diese Unterordnung der Giftschlangen fast ausschließlich auf Amerika beschränkt ist und daß einige der für den Menschen gefährlichsten Thanatophidia derselben angehören.

II. Viperinae, Vipern.

Bei den meisten Vipern sind die Giftzähne kleiner als bei den Grubenottern, können jedoch bei einzelnen Arten diejenigen der Crotalinae an Größe und Stärke erreichen.

Die Gattung Cerastes, Hornvipern, ist in Afrika weit verbreitet. Die verschiedenen Arten dieser Gattung zeichnen sich aus durch die warzigen Schuppen, welche den Kopf bedecken und sich über den Augen, vorn am Kopfe, zu hornartigen Gebilden oder Fortsätzen (Hörnern) erheben.

Cerastes aegyptiacus Wagl., ist die von den Schriftstellern des Altertums oft genannte, von Herodot irrtümlich als ungiftig bezeichnete ,,Hornviper", welche sich in Nordafrika besonders in Ägypten, aber auch in Arabien findet. Länge des Giftzahnes bei einem 51 cm langen Exemplare 6 mm.

Cerastes lophophrys Dum., bekannt unter dem Namen ,,Helmbuschviper", im südlichen Afrika, am Kap der guten Hoffnung lebend, ist ausgezeichnet durch ein über jedem Auge sitzendes Büschel kleiner Hornfäden, daher Helmbuschviper.

Vipera arietans s. Bitis arietans s. Clotho arietans Gr., die im südlichen und äquatorialen Afrika einheimische Puffotter, erreicht eine Länge von 1,6 m und hat einen dicken, gedrungenen Körper mit kurzem Schwanze. Wird das Tier gereizt, so bläht es den Leib bis zum Doppelten des normalen Volumens auf und führt gegen den Angreifenden Stoßbewegungen aus (puffen). Die Eingeborenen Südafrikas erzählen, daß die Puffotter außerordentlich gut springt, so daß sie z. B. einen Reiter auf dem Pferde erreichen kann. Die Hottentotten verfolgen und jagen sie wegen ihres Giftes, schneiden entweder die Giftdrüsen heraus oder zermalmen den ganzen Kopf zwischen Steinen und verwenden die mit gewissen Pflanzenextrakten vermischte Masse als Pfeilgift. (Vgl. Lewin, Die Pfeilgifte.)

Bitis gabonica s. Vipera rhinozeros Schl., die Rhinozerosviper, kommt nur im Gabungebiet im westlichen äquatorialen Afrika, an den Ufern des Flusses Ogowe vor und zeichnet sich aus durch ihre Größe (Länge bis zu $2^1/_4$ m) sowie durch ihr abschreckendes Aussehen. Menschen sollen nie von ihr angegriffen werden, doch ist das Gift sehr wirksam und führt rasch den Tod herbei. Brenning fand an einem Kopfskelett dieser Schlange im Berliner Museum 30 mm lange, sehr kräftige und stark gekrümmte Giftzähne.

In Ostindien, besonders in Birma, findet sich eine äußerst giftige, große und sehr schön gezeichnete Viper, die Vipera Russelii Gthr., s. Daboia Russeliis. Echidna elegans, von den Eingeborenen Katuka Rekula Poda oder auch Bora Siah Chunder genannt, welche eine Länge von 2 m erreichen kann und neben der Brillenschlange die meisten Todesfälle durch ihren Biß verursacht. Länge des Giftzahnes bei einem 110 cm langen Exemplare 14 mm (Brenning). Außer dem Menschen fallen auch weidende Rinder in großer Anzahl dieser Schlange zum Opfer.

In Australien und Amerika fehlen zur Familie der Viperinae gehörige Schlangen gänzlich (A. R. Wallace).

Die **in Europa vorkommenden Giftschlangen** gehören sämtlich zur Familie der Viperinae, Gattung **Vipera.**

Vipera berus Daud. s. Pelias berus Merr., die gemeine **Kreuzotter,** auch unter den Namen Chersea, Prester, Torva bekannt, kommt im ganzen nördlichen Europa bis zum 65. Grade nördlicher Breite und in Höhen bis zu 2000 m, aber auch in Norditalien, Spanien und Portugal vor. In manchen Gegenden Norddeutschlands wird die Kreuzotter zeitweise geradezu eine Landplage (vgl. hierzu J. Blum).

Besonders häufig findet sie sich im früheren Königreich Sachsen, wo im Bezirke der Amtshauptmannschaft Ölsnitz in den Jahren 1889—1893 je 2140, 3378, 2513, 2480 und 2741 Exemplare, in fünf Jahren also 13452 Stück eingeliefert und für diese Mk. 3670 an Prämien bezahlt wurden.

In Frankreich wurden in den Jahren 1864—1890 im Departement Haute-Saône 300 000 Kreuzottern gegen Prämien getötet und eingeliefert.

Varietäten der Kreuzotter sind die von den Alten unter dem Namen Prester oder Dipsas beschriebene Vipera prester L., die sog. Höllennatter und Vipera chersea L., die Kupferschlange, nicht zu verwechseln mit der amerikanischen „copperhead" (vgl. S. 330).

Die Kreuzotter ist schon äußerlich leicht von den in Europa vorkommenden ungiftigen Schlangen zu unterscheiden durch ihre **eigenartigen Zeichnungen:**

1. an einer Reihe über den Rücken laufender, mit den Winkeln aneinanderstoßender Rauten und
2. an den auf der oberen Fläche des Kopfes mit den Konvexitäten sich berührenden, meist dunkler gefärbten Bogenlinien, welche eine einem Andreaskreuze ähnliche Zeichnung bilden. Dieser verdankt das Tier seinen Namen;
3. an den kleinen, zwischen die drei großen, die Augen trennenden Schilder eingeschalteten Schuppen. Die „ungiftigen" Nattern haben zwischen den Augen nur drei große Schilder.

In ausgewachsenem Zustande ist die Kreuzotter selten über 75 cm lang. Die Länge der Giftzähne beträgt 3—4 mm und die Menge des auf einmal entleerten Giftes etwa 0,1 g. Diese Tatsachen lassen schon auf die geringe Gefährlichkeit dieser, unserer einzigen einheimischen Giftschlange schließen; dementsprechend sind es auch in der großen Mehrzahl der Fälle **Kinder,** welche an den Folgen des Kreuzotterbisses sterben, doch sind auch Todesfälle bei Erwachsenen bekannt. Die Erscheinungen sind vorwiegend lokale und bestehen in Verfärbung, Schwellung und Schmerzhaftigkeit der Bißstelle und ihrer Umgebung; zuweilen kann das ganze betroffene Glied stark anschwellen. Die zentral bedingten Wirkungen nach der Resorption des Giftes sollen weiter unten besprochen werden.

Vipera aspis Merr., s. Vipera Redii Fitz., die Redische Viper, erreicht eine Länge von 50—75 cm und findet sich im südwestlichen Europa in den Mittelmeerländern, besonders in Südfrankreich, in Italien und in der Schweiz. In Deutschland findet sie sich nur in den südlichsten Teilen von Baden. Sie ist kenntlich an der etwas aufgeworfenen Schnauze und an der Rückenzeichnung, welche durch vier Längsreihen unregelmäßiger, nicht konfluierender, dunkelbraun bis schwarz gefärbter Flecken charakterisiert ist. Die Giftzähne sind etwa 5 mm lang und die bei einem Bisse entleerte Giftmenge beträgt etwa 0,15 g.

Die Todesfälle betreffen in der Mehrzahl der Fälle Kinder. Die Mortalität schwankt zwischen 2 und 4 Prozent.

Vipera ammodytes, die Sandviper, von den alten und älteren Autoren schlechtweg als „Viper", von Dioscorides als „Kenchros" bezeichnet, wird bis 1 m lang und findet sich in allen Mittelmeerländern, besonders in Dalmatien und in Griechenland. Sie ist die gefährlichste der europäischen Giftschlangen und leicht kenntlich an einem mit kleinen Schuppen bedeckten, vorn an der Nase sitzenden, hornartigen Auswuchs, welcher schwach nach vorn gebogen und nach oben gerichtet ist.

Die Giftzähne der Sandviper sind etwa 5 mm lang, und ihr Biß ist für Kinder häufig, für Erwachsene nicht selten tödlich.

4. Die Giftorgane der Schlangen.

Die Giftorgane der Schlangen bestehen aus den **Giftzähnen** und den damit in Verbindung stehenden **Giftdrüsen.**

Die Stellung und die Größe der Giftzähne sind bei den verschiedenen Giftschlangen sehr verschieden. Diese beiden, für die Intensität der Vergiftung wichtigen Faktoren scheinen in einer gewissen Beziehung zu der Wirksamkeit des Giftes zu stehen.

Die **Giftdrüsen** liegen in der Regel auf beiden Seiten des Oberkiefers hinter und unter den Augen und sind von sehr verschiedener Form und Größe, im allgemeinen aber der Größe des Tieres entsprechend. Bei manchen Schlangen erstrecken sie sich jedoch auch auf den Rücken und bei Kallophis liegen sie innerhalb der Bauchhöhle, wo sie sich auf $^1/_4$—$^1/_2$ der Länge des ganzen Tieres als langgestreckte drüsige Organe ausdehnen. Ihr Bau charakterisiert sie als azinöse Drüsen und ist den Speicheldrüsen der höheren Tiere analog. Das von diesen Drüsen abgesonderte Gift häuft sich in den Azini und dem an der Basis des Giftzahnes ausmündenden Ausführungsgang an.

Die „ungiftigen" Schlangen besitzen ebenfalls eine Ohrspeicheldrüse (Parotis) und Oberlippendrüsen, deren Sekrete mehr oder weniger giftig sind; nur fehlen diesen Schlangen die für die Einverleibung des Giftes nötigen Vorrichtungen, d. h. wohlausgebildete und günstig gestellte Giftzähne.

Die Mengen des abgesonderten Giftes stehen in einem gewissen Verhältnis zur Größe der Giftdrüsen, somit im allgemeinen zur Größe der betreffenden Schlange. Bei einem bestimmten Tiere ist die Menge des auf einmal bei einem Bisse gelieferten Giftes eine schwankende, je nachdem es längere oder kürzere Zeit nicht gebissen hat, doch sind auch andere, schwer zu bestimmende Einflüsse von Bedeutung für diese Verhältnisse, so vielleicht das Allgemeinbefinden der Schlange, nervöse Einflüsse, die Heftigkeit des Bisses, die Temperatur der Umgebung, Wasser und Nahrungsaufnahme und die Art der Nahrung, sowie die Gefangenschaft.

5. Über die Natur der Schlangengifte.

Physikalische und chemische Eigenschaften. Das frische, der lebenden Schlange entnommene giftige Sekret stellt eine klare, etwas visköse Flüssigkeit von hell- bis dunkelgelber, manchmal auch grünlicher Farbe und neutraler oder schwach saurer Reaktion dar, deren spezifisches Gewicht zwischen 1,030 und 1,050 schwankt. Es löst sich in Wasser zu einer trüben, opaleszierenden Flüssigkeit von sehr schwachem, fadem Geruch, die beim Stehen einen mehr oder weniger voluminösen Niederschlag fallen läßt. Dieser besteht aus Eiweiß oder eiweißartigen Stoffen, hauptsächlich Globulinen, Muzin, Epithelzellen oder deren Trümmern.

Die wässerigen Lösungen schäumen beim Schütteln stark und zersetzen sich unter der Einwirkung von Fäulnis- oder anderen Bakterien unter Entwicklung von Ammoniak und von unangenehm riechenden, flüchtigen Fäulnisprodukten, je nach der Temperatur innerhalb längerer oder kürzerer Zeit, wobei die Wirksamkeit der Lösung allmählich abnimmt und schließlich ganz verloren gehen kann.

Beim Eintrocknen der Schlangengifte bei niederer Temperatur, am besten im Vakuumexsikkator über konzentrierter Schwefelsäure oder geschmolzenem Chlorkalzium, hinterbleibt eine dem Gewichte nach sehr stark variierende Menge Trockensubstanz, deren quantitative Zusammensetzung außerordentlichen Schwankungen unterworfen ist. Die Hauptbestandteile eines derartigen Trockenrückstandes, welcher, ohne an Wirksamkeit einzubüßen, anscheinend lange Zeit aufbewahrt [1] werden kann, sind: 1. durch Hitze koagulierbares Eiweiß (Albumin, Globulin), 2. durch Hitze nicht koagulierbare Eiweißderivate (Albumosen und sog. Peptone), 3. Muzin oder muzinartige Körper, 4. Fermente (Houssay und Negrete, Otero), 5. Fette, 6. geformte Elemente, Epithel der Drüsen und der Mundhöhle und Epitheltrümmer, 7. Mikroorganismen, welche wohl Zufälligkeiten ihre Anwesenheit verdanken, 8. Salze, Chloride und Phosphate von Kalzium, Magnesium und Ammonium.

Unter den anorganischen Bestandteilen des Schlangengiftes hat Delezenne regelmäßig Zink nachweisen können; er hat in manchen Giftsekreten bis zu 20% ZnO in der Asche gefunden. Toxikologisch spielt das Zink sicher hier keine Rolle.

Der Trockenrückstand hat etwa die Farbe des ursprünglichen frischen, nativen Giftsekretes und hinterbleibt gewöhnlich in Form von Schüppchen oder Lamellen, welche kristallinische Struktur des Rückstandes vortäuschen können.

Aus dem nativen Gifte oder aus einer Lösung des eingetrockneten Giftes in Wasser fällt Alkohol bei genügender Konzentration die wirksame Substanz aus. Der Niederschlag ist in Wasser löslich und hat, wenn der Alkohol nicht durch zu langes Einwirken Koagulation des Eiweißes und Einschluß eines Teiles der Giftsubstanz in dem geronnenen Eiweiß verursachte, an Wirksamkeit nicht eingebüßt.

Die **Einwirkung der Wärme** auf die Schlangengifte ist bei den von verschiedenen Schlangen stammenden Giften sehr verschieden.

Das Gift der Kolubriden (Naja, Bungarus, Hoplocephalus, Pseudechis) kann Temperaturen bis 100° ausgesetzt werden und verträgt sogar kurz dauerndes Kochen, ohne daß seine Wirksamkeit abgeschwächt wird. Durch längeres Kochen oder Erhitzen auf Temperaturen über 100° wird die Wirksamkeit vermindert und schließlich bei 120° vernichtet.

Wenn man durch Erhitzen auf geeignete Temperaturen (75—85°) die koagulierbaren Eiweißkörper des Kolubridengiftes ausscheidet und das geronnene Eiweiß durch Filtration entfernt, so erhält man eine klare Flüssigkeit, welche die wirksame Substanz enthält und sich beim Kochen nicht mehr trübt. Der abfiltrierte und gewaschene Eiweißniederschlag ist nicht mehr giftig. Aus dem in der Regel noch Biuretreaktion gebenden Fitrate fällt Alkohol einen die wirksame Substanz enthaltenden Niederschlag, welcher sich auf Zusatz von Wasser wieder löst.

---

[1] Diese Tatsache gebietet beim Hantieren mit Giftzähnen von Schlangen oder auch Schädeln mit erhaltenen Giftzähnen in Museen, im Laboratorium usw. Vorsicht, weil an den Zähnen eingetrocknetes, aber noch wirksames Gift haften kann und weil es bei etwaigen, ziemlich leicht erfolgenden Verletzungen mit den sehr spitzen Zähnen zur Resorption von Gift und schweren Vergiftungserscheinungen kommen kann; sogar längere Zeit in Alkohol aufbewahrte Giftschlangen können noch zu Vergiftungen Veranlassung geben, wie der Fall eines Assistenten am Museum in Petersburg zeigt. Der Betreffende starb infolge einer Verletzung durch den Zahn einer Giftschlange, mit welcher er in unvorsichtiger Weise hantiert hatte.

Das Viperngift (Bothrops, Crotalus, Vipern) ist gegen Temperatureinflüsse viel empfindlicher. Erwärmen bis zur Gerinnungstemperatur, etwa 70°, schwächt die Giftigkeit ab, und bei 80—85° wird diese vollkommen vernichtet. Das Bothropsgift verliert seine Wirksamkeit teilweise schon bei 65° (Calmette).

Die Schlangengifte dialysieren nicht. In diesem Verhalten schließen sie sich den Eiweißkörpern eng an, deren bekanntere Reaktionen ihnen ebenfalls zukommen. Alle bisher untersuchten Schlangengifte geben die Biuret-, Millon- und Xanthoproteinreaktion und werden durch Sättigung ihrer Lösungen mit Ammonium- und Magnesiumsulfat abgeschieden; auch durch Schwermetallsalze werden diese Gifte gefällt.

Alkalien und Säuren beeinflussen bei gewöhnlicher Temperatur und bei nicht zu lange dauernder Einwirkung und mäßiger Konzentration die Wirksamkeit der Schlangengifte nicht.

Gegen oxydierende chemische Agenzien scheinen dieselben jedoch sehr empfindlich zu sein. Die Wirksamkeit wird wesentlich herabgesetzt oder gänzlich aufgehoben durch Kaliumpermanganat (Lacerda), Chlor (Lenz 1832), Chlorkalk oder schneller noch durch unterchlorigsaures Kalzium (Calmette), Chromsäure (Kaufmann), Brom, Jod (Brainard und Jodtrichlorid (Kanthack). Die genannten Körper hat man wegen dieser schädigenden oder zerstörenden Wirkungen auf das Gift auch therapeutisch zu verwenden gesucht.

Elektrolyse des Schlangengiftes vernichtet dessen Wirksamkeit, wahrscheinlich infolge der Bildung von freiem Chlor aus den Chloriden und von Ozon (Oxydation).

Bei Vermeidung jeglicher Temperatursteigerung wird das Schlangengift durch Wechselströme nicht verändert (Marmier).

Der Einfluß des Lichtes, welcher beim trocknen Gifte gleich Null ist, macht sich nach Calmette beim nativen oder gelösten Gifte in der Weise bemerkbar, daß die Lösungen nach und nach weniger wirksam werden. Bei Luftzutritt bevölkern sich dieselben außerdem rasch mit den verschiedenartigsten Mikroorganismen, für welche das Schlangengift, wahrscheinlich wegen des Eiweißgehaltes und der darin enthaltenen Salze, ein guter Nährboden zu sein scheint, und welche dann ihrerseits vielleicht die Zersetzung der wirksamen Bestandteile beschleunigen.

Durch Chamberland- oder Berkefeldfilter filtriert und bei niedriger Temperatur in gutverschlossenen Gefäßen aufbewahrt, sollen sich dagegen Giftlösungen mehrere Monate lang unverändert aufbewahren lassen.

Die chemische Natur der wirksamen Bestandteile einiger giftiger Schlangensekrete ist erst in letzter Zeit aufgeklärt worden.

Sicher ist, daß es sich nicht um fermentartig wirkende Körper handelt, weil die Wirksamkeit der Fermente durch Erhitzen ihrer Lösungen auf Temperaturen, die die Schlangengifte ohne Verlust ihrer Wirksamkeit noch vertragen, vernichtet wird, und weil die Intensität der Schlangengiftwirkungen in einem direkten Verhältnis zur einverleibten Menge des Giftes steht.

Mit Ausnahme der wirksamen Bestandteile des Kobra- und des Krotalusgiftes werden die wirksamen giftigen Stoffe der Schlangengifte heute noch ganz allgemein als sog. „Toxalbumine" aufgefaßt, weil es bisher nur bei den beiden genannten Schlangengiften gelungen ist, die wirksamen Bestandteile in eiweißfreiem und wirksamem Zustande zu erhalten.

Die unter Ehrlichs Leitung ausgeführten Untersuchungen von Preston Kyes (1902—1907) und von Kyes und Sachs (1903) erstrecken sich auf denjenigen Bestandteil des Kobragiftes, welcher seine Wirkungen auf das Blut und dessen geformten Elemente ausübt, und welcher von Kyes in Form einer Verbindung mit Lezithin, einen sog. „Lezithid", isoliert wurde.

Die Untersuchungen von P. Kyes und Kyes und Sachs haben ergeben, daß der Bestandteil des Kobragiftes, welchem die hämolytische Wirkung zukommt, nicht ein sog. „Toxalbumin" ist. Faust hat das auf das Zentralnervensystem wirkende Gift, in dessen Wirkungen bei dieser Vergiftung ohne Zweifel die Todesursache zu suchen ist, von den eiweißartigen Stoffen und anderen Bestandteilen des eingetrockneten Kobragiftes getrennt, chemisch und pharmakologisch genauer untersucht und ihm den Namen **Ophiotoxin** gegeben.

Aus dem Klapperschlangengift wurde das dem Ophiotoxin wahrscheinlich nahe verwandte **Crotalotoxin,** ebenfalls eiweißfrei und wirksam, dargestellt (Faust).

6. Pharmakologische Wirkungen der Schlangengiftsekrete.

Allgemeine Gesichtspunkte.

Die Wirkungen der Schlangengifte zerfallen, symptomatisch betrachtet, in a) lokale und b) allgemeine i. e. resorptive Wirkungen. Erstere stellen sich naturgemäß an der Biß- oder Injektionsstelle frühzeitig ein und dehnen sich von dort mehr oder weniger weit aus. Sie sind bei den Viperngiften im allgemeinen stärker ausgeprägt als bei den Kolubridengiften. (Vgl. S. 338, Wirkungen des Kobra- und Daboiagiftes!)

Die lokalen Wirkungen äußern sich in leichten bis heftigen, stechenden Schmerzen und Schwellung; zuerst Rötung und dann Verfärbung der Haut, letzteres vielleicht als Folge von Veränderungen des Blutfarbstoffes, der durch Hämolyse bei bestehender blutig-ödematöser Infiltration frei werden könnte. Bei manchen Viperngiften sieht man auch Nekrosen; zunächst an der Bißstelle und ihrer Umgebung. Unter Umständen kann weitgehende, tiefe Gewebszerstörung und Substanzverlust eintreten. (Vgl. Abbildung bei Brazil, Seite 143.)

Die resorptiven Wirkungen betreffen in erster Linie das Zentralnervensystem, periphere motorische Endapparate (kurarinartige Wirkung) und dann erst den Zirkulationsapparat (Herz, Gefäße, Blut). Frühsymptome der Vergiftung sind oft Nausea und Erbrechen, von welchen nicht feststeht, ob sie zentralen Ursprungs oder peripher (reflektorisch, Ausscheidung des Giftes in den Magen?) bedingt sind. Im Zentralnervensystem wird besonders frühzeitig das Respirationszentrum von der allgemein lähmenden Wirkung der Schlangengifte betroffen. Infolgedessen gehen Warmblüter an **Respirationsstillstand** zugrunde. Hierbei kann die kurarinartige Lähmung (Arthus, Cushny, Houssay) natürlich mitwirken. Vielleicht spielt bei manchen Schlangengiften auch periphere Phrenikuslähmung hierbei eine gewisse (unterstützende) Rolle. Das **Herz** schlägt in der Regel noch nach bereits eingetretenem Atemstillstand, doch läßt sich in vielen Fällen die allgemein lähmende Wirkung dieser Gifte auch hinsichtlich dieses Organes nachweisen und dadurch erkennen, daß sowohl die Pulszahl als auch der (allgemeine) Blutdruck mehr oder weniger stark sinkt; das Herz und wohl auch das vasomotorische Zentrum im verlängerten Mark werden also ebenfalls von der Giftwirkung betroffen (Gefäßerweiterung?) und mehr oder weniger funktionsunfähig. Derartige Wirkungen auf den Zirkulationsapparat sollen besonders die Viperngifte auszeichnen; bei den Kolubridengiften sind sie viel geringer.

Magenta fand, daß verschiedene von ihm darauf geprüfte Schlangengifte auf das isolierte Froschherz lähmend wirken und daß der Grad dieser Wirkung in einem bestimmtem Verhältnis steht zur hämolytischen Wirkung dieser Gifte. Das spricht für die Gleichartigkeit des Charakters beider Wirkungen und wohl auch für die Identität der Träger der Giftwirkung (vgl. hierzu sub Crotalotoxin, Literaturverzeichnis S. 405).

Auf das **Blut** wirken die Schlangengiftsekrete, jedenfalls in vitro, in verschiedenartiger Weise ein: a) durch Beeinflussung der Gerinnbarkeit des Blutes und b) Wirkungen auf seine geformten Elemente (vgl. S. 338—340). Vergleichbar ihrem Wesen nach mit letzteren ist auch die lokale schädigende Wirkung der Schlangengifte auf das Gefäßendothel, welche zur Aufstellung der Begriffe „Hämorrhagin", i. e. Blutaustritt verursachende Substanz und „Zytolysin", i. e. zellösende Substanz, geführt hat. Es handelt sich aber dabei offenbar doch immer wieder nur um den gleichen pharmakologischen Wirkungscharakter der Protoplasmagifte (Sapotoxine, Phosphor u. a.). Die qualitativ scheinbar verschiedenen Endeffekte sind durchweg auf den gleichen Grundcharakter der Wirkung zurückzuführen. Zellschädigung führt in einem Falle zu äußerlich leicht erkennbarer Hämolyse oder Zytolyse ohne tödliche Wirkung. Betrifft die Wirkung jedoch ein lebenswichtiges Organ oder Organgebiet (Respirationszentrum), so erfolgt der Tod. Auch dort, wo die Schlangengifte zur Ausscheidung gelangen — nach Angaben der Autoren im Magendarmkanal und in den Nieren — kommt es zu Schädigungen das Gift ausscheidender Zellen; besonders leicht dort, weil im Ausscheidungsgebiet das Gift vermutlich eine höhere Konzentration erreicht (Analogie mit Kantharidin, Quecksilber usw.). So erklären sich denn wohl auch die Schleimhautblutungen nach dem Bisse der Vipera Russelii (vgl. S. 338) und vielleicht auch die Sehstörungen nach dem Bisse gewisser südamerikanischer Krotaliden (Brazil).

Es lassen sich also trotz scheinbar großer Verschiedenheiten in den Wirkungen der Schlangengifte und trotz der Mannigfaltigkeit der Symptome, bedingt durch die im Einzelfall obwaltenden besonderen Umstände und gegebenen Versuchsbedingungen betr. z. B. Menge und Art des einverleibten Giftes, sowie seine Applikationsweise **einheitliche pharmakologische Gesichtspunkte** gewinnen, die den ganzen so außerordentlich kompliziert erscheinenden Symptomenkomplex der Vergiftungen durch Schlangen in überraschend einfacher Weise zu erklären geeignet ist. Pharmakologisch genommen, handelt es sich bei den Schlangengiften um **Protoplasmagifte,** deren Wirkungen denjenigen der **Sapotoxine** auffallend ähnlich sind (vgl. S. 339). Diese pharmakologische Auffassung von der Natur der Schlangengifte wird wesentlich gestützt durch die auf chemischem Wege erhobenen Befunde.

Denn auch die Chemie (vgl. S. 335) der wirksamen Substanzen der Schlangengifte ist allem Anschein nach nicht so kompliziert, wie viele anzunehmen geneigt sind. Vor allem liegt heute kein Grund mehr vor, die wirksamen Bestandteile der Schlangengiftsekrete als „Toxalbumine" und deshalb als ein chemisches „noli me tangere" anzusehen und aufzufassen; denn abgesehen von der Gewinnung des Ophio- und Crotalotoxins in eiweißfreiem und wirksamem Zustande (vgl. S. 336) mehren sich die Fälle, in denen es einerseits gelungen ist, auch andere, bisher als „Toxalbumine" angesprochene tierische Gifte in abiuretem und wirksamem Zustande zu erhalten und andererseits Tiere gegen diese Gifte erfolgreich zu immunisieren unter gleichzeitiger Bildung von sog. „Antitoxin" und Gewinnung von Antisera. S. 341 und 365 Skorpionengift (Flury, Todd und Brazil), S. 384 Diamphidia simplex (Heubner, Händel und Gildemeister). Damit fällt aber auch ein Hauptargument der Verteidiger der „Toxin"-natur der Schlangengifte.

Symptomatologie der Schlangenbißvergiftungen.

Als Beispiel für die charakteristischen Unterschiede in den Wirkungen und äußerlich erkennbaren Symptome nach dem Biß der beiden Unterabteilungen

der Giftschlangen, der Colubridae und der Viperidae, mögen hier die Symptome
nach dem Bisse der Kobra und nach dem Bisse der Vipera Russelii dienen.

Der **Biß der Kobra** ist nach den übereinstimmenden Angaben aller Autoren
wenig schmerzhaft und besonders durch die an der Bißstelle sich bald entwickelnde Gefühllosigkeit, Anästhesie oder Abstumpfung der Sensibilität, und
Muskelstarre charakterisiert. Diese Wirkungen verbreiten sich langsamer
oder schneller, je nach der Schnelligkeit der Resorption und dem Übergang
des Giftes in das Blut, auf den ganzen Körper, worauf der Gebissene allgemeine
Erschlaffung und unüberwindliche Schlafsucht empfindet. Die Atmung wird
erschwert und nimmt diaphragmatischen Charakter an. Die Schlafsucht und
Atemnot steigern sich allmählich, wobei der anfänglich rasche Puls nach und
nach langsamer und schwächer wird; die Zunge und die Gesichtsmuskulatur
sind gelähmt, der Speichel fließt aus dem verzerrten, halbgeschlossenen oder
offenen Munde und die Augenlider schließen sich (Ptosis). Die allgemeine
Lähmung schreitet langsam fort und der Vergiftete geht in komatösem Zustande
nach einigen krampfhaften Atembewegungen unter Respirationsstillstand
innerhalb 2—8 Stunden zugrunde.

Der **Biß der Daboia**, Vipera Russelii (s. Echidna elegans, vgl. S. 332 oben),
verursacht dagegen heftige Schmerzen an der Bißstelle, welche sofort stark
gerötet, später violett verfärbt erscheint, und sehr bald serös-blutige
Infiltration der benachbarten Gewebe erkennen läßt. Der Vergiftete empfindet
brennenden Durst, quälende Trockenheit im Munde und im Rachen, die Schleimhäute werden hyperämisch und entzündet. Diese Erscheinungen dauern oft
längere Zeit, manchmal bis zu 24 Stunden an, währenddessen hämorrhagische
Blutungen in den Augen, dem Magendarmkanal (Mund, Magen und Darm)
und in den Harn- und Genitalorganen auftreten können. Seitens des Zentralnervensystems bestehen die Erscheinungen in mehr oder weniger heftigen
Delirien und, wenn eine letale Menge des Giftes einverleibt wurde, wenige
Stunden nach erfolgtem Bisse in Stupor, allgemeiner Anästhesie, später Somnolenz, hochgradiger Dyspnoe und schließlich Respirationsstillstand, wobei das
Herz noch längere Zeit, manchmal 15 Minuten lang, fortschlägt, nachdem
die Atembewegungen vollkommen aufgehört haben.

Die eben beschriebenen Erscheinungen nach dem Biß der Daboia oder
Vipera Russelii zeigen eine weitgehende Ähnlichkeit mit den Folgen des Bisses
der **Kreuzotter** oder der europäischen Vipern schlechtweg und unterscheiden
sich von letzteren nur in quantitativer Hinsicht, beruhend auf der geringeren
Größe der europäischen Giftschlangen und der geringeren Menge des von ihnen
produzierten und einverleibten Giftes, vielleicht auch auf dessen geringeren
Wirksamkeit.

Weitgehende Ähnlichkeiten mit dem zuletzt geschilderten Vergiftungsbild zeigen auch die Vergiftungen durch Bisse der ebenfalls zu den Viperidae
gehörigen **Klapperschlangen,** d. h. verschiedener Krotalusarten.

Wirkungen der Schlangengifte auf das Blut.

Die Wirkungen der Schlangengifte [1] auf das Blut sind höchst kompliziert
und betreffen sowohl die geformten Elemente als auch das Plasma.

A. Einfluß auf die Gerinnbarkeit des Blutes.

Hinsichtlich dieser Wirkung zerfallen die Schlangengifte in zwei Kategorien:
1. Koagulierende oder koagulationsfördernde Schlangengifte;
2. Koagulationshemmende oder -hindernde Schlangengifte.

---

[1] Unter „Schlangengift" ist hier das frische oder eingetrocknete Sekret der Giftdrüsen
und nicht ein einzelner wirksamer Bestandteil zu verstehen.

1. Koagulationsfördernde Schlangengifte. Die Viperngifte wirken koagulierend. Diese Wirkung wird durch Erwärmen der Giftlösungen abgeschwächt oder ganz aufgehoben. Auch mit Oxal- oder Zitronensäure versetztes Plasma wird durch die genannten Giftsekrete zur Gerinnung gebracht. Noc und neuerdings Houssay und Sordelli haben die quantitativen und zeitlichen Verhältnisse dieser Wirkung zahlreicher Viperngifte genauer untersucht. Nach Fraser und Gunn soll intravaskuläre Gerinnung des Blutes nach dem Bisse von Echis carinatus die Todesursache sein (vgl. S. 340). Lamb gibt an, daß auch das Gift der Vipera Russelii beim Menschen und bei Tieren unter Umständen das Blut in den Gefäßen koaguliert. Dabei soll ähnlich wie bei dem Gifte von Pseudechis porphyriacus (vgl. unten bei C. J. Martin) eine positive und eine negative Phase der Blutgerinnung — je nach den Versuchsbedingungen — zu beobachten sein.

2. Koagulationshemmende Schlangengifte. In diese Gruppe gehören die Giftsekrete aller Kolubriden und als Ausnahmen die Gifte einiger nordamerikanischer Krotaliden (Ancistrodon picivorus und A. contortrix). Diese heben die Gerinnungsfähigkeit des Blutes auf sowohl in vitro als auch im Organismus, im letzteren Falle jedoch nur dann, wenn eine genügend große Menge des Giftes einverleibt wurde. Ein eigenartiges Verhalten in dieser Hinsicht zeigt nach C. J. Martin das Gift der australischen Kolubridenspezies, Pseudechis porphyriacus, welches bei intravenöser Injektion von großen Mengen im Tierexperiment oder nach dem Biß kleiner Tiere durch diese Schlange momentan intravaskuläre Gerinnung des Blutes bewirken soll, dagegen bei der Injektion von kleinen Mengen in das Blut die Gerinnung vollkommen aufhebt. Die Injektion weiterer Mengen des Giftes bewirkt dann keine Gerinnung des Blutes. (Positive und negative Phase der Blutgerinnung.)

Bemerkenswert ist, daß von chemisch genauer charakterisierten Verbindungen nach Rywosch (vgl. S. 325) auch die Gallensäuren dem Blute gegenüber — wenigstens in vitro — ein ähnliches Verhalten zeigen.

B. Wirkung der Schlangengifte auf die Blutkörperchen.

1. Hämolyse. Die Schlangengifte teilen mit einer ganzen Anzahl chemisch von Windaus-Flury (vgl. S. 327) genauer charakterisierter Stoffe (Sapotoxine, Gallensäuren, Cholesterinsäuren, Solanin, Ölsäure, Helvellasäure) und vielen Bakteriengiften die Eigenschaft, die roten Blutkörperchen „aufzulösen". Vgl. hierzu Kyes, Bang, Manwaring usw.

Über das Wesen diese Vorganges und der hierher gehörigen Wirkungen verschiedener Schlangengifte liegen eingehende Untersuchungen [1] vor; doch ist der Sachverhalt noch nicht hinreichend geklärt!

Die hämolytische Wirkung eines bestimmten Schlangengiftsekretes ist bei verschiedenen Blutarten eine quantitativ wechselnde. Sie variiert aber auch bei der gleichen Blutart je nach der Giftkonzentration! (S. Weir Mitchell, 1861.)

Delezenne hat die Arbeiten von Kyes, Goebel, Bang, von Dungern und Coca u. a. fortgesetzt und kommt zu dem Schluß, daß das Kobragift kein präformiertes Hämolysin enthält; wohl aber einen Stoff (Ferment Lipase resp. Katalysator [?]), welcher sowohl aus Blutserum als auch aus anderem lezithinhaltigen Material, z. B. aus Eigelb, eine hämolytisch wirkende Substanz frei macht oder bildet. Diese aus Lezithin durch Spaltung oder Verseifung entstandene hämolysierende Substanz hat den Namen Lysozithin erhalten und

---

[1] Ausführliche Behandlung des Gegenstandes und Literatur auch bei Noguchi, Snake venoms (1909) und M. Phisalix, Animaux venimeux (1922).

ist nach Delezenne und Fourneau das Anhydrid des Monopalmitinglyzerin-
phosphorsäureesters des Cholins, i. e. des Monopalmityllezithins. Da es aber
verschiedene Lezithine gibt (Levene), ist auch mit einer Mehrheit von Lyso-
zithinen zu rechnen.

2. **Leukolyse.** Auch die weißen Blutkörperchen (und wohl auch die Blut-
plättchen?) werden von Schlangengiftsekreten angegriffen. So stellen die
Leukozyten bei der Einwirkung von Krotalusgift bald ihre amöboiden Bewegungen ein (s. Weit Mitchell 1860—1861). Kobragift ist wirksamer als
Klapperschlangengift (?). Beide Gifte führen früher oder später, je nach der
Konzentration der Lösung, zur Desintegration und zum Zerfall aller Arten
weißer Blutzellen. Die Leukolysine sind nach Flexner und Noguchi nicht
identisch mit den Erythrolysinen (?).

Die Vorgänge bei der Hämolyse durch Schlangengiftsekrete beanspruchen
ein hohes wissenschaftliches Interesse. Sie haben aber keine praktisch-toxiko-
logische Bedeutung.

3. Dasselbe gilt von der mit dem Namen **Agglutination** bezeichneten Wirkung
mancher Schlangengifte. Diese Wirkung, welche auch gewissen Bakterien-
toxinen eigen ist, äußert sich in dem Zusammenkleben der Blutkörperchen.

Hämolyse und Agglutination sind sog. „Nebenwirkungen" der Schlangengifte und kommen als Todesursache nicht in Betracht.

4. Anders verhält es sich vielleicht mit dem von S. Flexner und H. Noguchi zuerst beschriebenen und mit dem Namen „**Hämorrhagin**" bezeichneten,
aber nicht isolierten Bestandteile mancher Schlangengifte, welcher seine
Wirkungen auf das Gefäßendothel entfalten soll. Flexner und Noguchi
fassen das „Hämorrhagin" als ein spezifisch oder elektiv auf Endothelzellen
wirkendes „Zytolysin" auf.

5. Schließlich findet sich in verschiedenen darauf untersuchten Schlangen-
giften noch ein „Thrombokinase" genanntes Ferment, welches in eigenartiger
Weise auf das Fibrinferment aktivierend wirken soll. Vgl. auch S. 339 unter
Echis carinatus!

6. Welch und Ewing fanden, daß gewisse Schlangengifte die bakteri-
zide Kraft des Kaninchenserums stark vermindern oder ganz aufheben. Sie
erblicken darin auch die Ursache des von manchen Autoren angegebenen
Befundes rasch einsetzender postmortaler Veränderungen und Zersetzungen
(Fäulnis?) der Gewebe nach Schlangenbiß. Die bekannte leichte Infizier-
barkeit der Schlangenbißwunden mit ihren oft üblen Folgen fände in diesem
Sachverhalt eine befriedigende Erklärung. Vielleicht spielt eine derartige
Wirkung auch eine Rolle bei den von Brazil (vgl. oben S. 336) beschriebenen
Substanzverlusten nach dem Biß südamerikanischer Krotaliden. Flexner und
Noguchi konnten die Angaben von Welch und Ewing für die Giftsekrete der
Klapperschlange sowie von Ancistrodon piscivorus und A. contortrix bestätigen.

7. Über die sog. Präzipitine verschiedener Schlangengifte und ihrer
Antisera finden sich Angaben bei M. Phisalix.

Zusammenfassung.

Aus den hier in tunlichster Kürze beschriebenen Wirkungen geht deutlich
hervor, in wie mannigfaltiger Weise sich die Wirkungen der Schlangengifte
auf den tierischen Organismus äußern können; berücksichtigt man die wechselnde quantitative Zusammensetzung dieser Gifte und die verschiedenen
Umstände, welche beim Menschen den Grad der Vergiftung beeinflussen können,
so ergibt sich ein scheinbar nicht zu entwirrendes Durcheinander von Wirkungen

und deren Folgen. Eine genauere vergleichende pharmakologische Analyse führt aber doch, trotz Multiplizität und scheinbarer Diversität dieser Wirkungen, zu den auf S. 337 angegebenen Schlußfolgerungen, d. h. zur berechtigten und pharmakologisch gut begründeten Annahme der Einheitlichkeit und Gleichartigkeit dieser Wirkungen. Es handelt sich dabei evident um solche, wie sie uns von den sog. Protoplasmagiften gut bekannt sind. Je nach dem primär oder meistbetroffenen Organ resp. Organgebiet äußern sich auch die Wirkungen der letzteren in sehr verschiedenartiger Weise. (Vgl. S. 337.) Inwieweit die verschiedenen Wirkungen sich etwa im Einzelfall gegenseitig beeinflussen, läßt sich heute noch nicht beurteilen.

Als feststehend darf jedoch angenommen werden, daß bei akut tödlich verlaufenden Fällen von Vergiftungen durch Schlangengift, wenigstens beim Warmblüter und insbesondere beim Menschen, die **Todesursache** in den **Wirkungen auf das Nervensystem** zu suchen ist. Insbesondere werden die nervösen Apparate, welche die **Respiration** regulieren, zuerst betroffen, und zwar werden diese **gelähmt,** so daß der Tod in den typischen Fällen stets durch Respirationsstillstand erfolgt. Hierbei kann die peripher lähmende, d. h. die kurarinartige Wirkung auch eine Rolle spielen.

Die große Mehrzahl der Autoren stimmt darin überein, daß, wenn die Wirkungen der Schlangengifte auf das Nervensystem überstanden werden, eine Gefahr für das Leben im allgemeinen nicht mehr besteht.

Über das **Schicksal der Schlangengifte im Organismus** ist wenig bekannt. Sie sollen zum Teil unverändert in den Harn übergehen und beim Menschen auch in den Sekreten mancher Drüsen in unveränderter und wirksamer Form ausgeschieden werden. Ein Säugling, welcher von seiner durch den Biß einer Kobra tödlich vergifteten Mutter nach erfolgtem Bisse nur einmal gestillt wurde, starb angeblich unter den bekannten Erscheinungen dieser Vergiftung. In einem ähnlichen Falle wurde das schwer erkrankte Kind gerettet, während die Mutter starb. Der Hauptausscheidungsweg des Giftes scheint aber nach den Untersuchungen von Alt der Magendarmkanal zu sein. Für die (teilweise) Ausscheidung durch die Nieren spricht die in manchen langsam oder nicht letal verlaufenen Vergiftungsfällen beobachtete Nephritis mit Albuminurie und Hämoglobinurie (Ragotzi). Die Verteilung des nativen Giftes im Organismus soll bei manchen Schlangengiften (Colubridae) nach subkutaner und intramuskulärer Injektion sehr rasch erfolgen. Vom Verdauungstraktus aus werden die Schlangengifte bei intakter Schleimhaut, wenn überhaupt, so doch nur sehr langsam und unvollkommen resorbiert (vgl. unten S. 344).

7. Künstliche oder experimentelle Immunisierung gegen Schlangengifte.

Immunisierungsversuche hat zuerst (1887) H. Sewall in Ann Arbor, Michigan, mit dem Gifte von Sistrurus catenatus Rafinesque, einer Klapperschlangenart, an Tauben ausgeführt und gefunden, daß diese Tiere bei fortgesetzter Einverleibung allmählich gesteigerter Gaben des genannten Schlangengiftes gegen dasselbe immer widerstandsfähiger (immun) werden, ohne dabei irgendwelche Störungen in ihrem Allgemeinbefinden zu zeigen.

Durch diese Versuche war die Möglichkeit einer Gewöhnung an Schlangengifte, welche schon in den Schriften der Alten (vgl. unten S. 343) erwähnt wird, erwiesen. Später haben dann Kaufmann, Phisalix und Bertrand (1894), Calmette und Fraser (1895), T. Ishizaka, Kitashima, V. Brazil u. a. derartige Versuche mit verschiedenen Schlangengiften an verschiedenen Tierarten ausgeführt, wobei sich dann weiter herausstellte, daß das Serum eines immunisierten Tieres, einem nicht immunisierten Tiere eingespritzt, letzteres gegen die Wirkungen sonst tödlicher Mengen eines gegebenen Schlangengiftes schützen kann.

Zur **Gewinnung** möglichst großer Mengen von Serum dienten bei den zuerst im Institut Pasteur in Lille ausgeführten Versuchen eine Anzahl größerer Tiere, hauptsächlich Pferde und Esel. Es gelang Calmette, durch fortgesetzte Einverleibung allmählich gesteigerter Mengen von Kobragift Pferde soweit zu immunisieren, daß sie schließlich die Injektion von 2 g trockenem Kobragift, d. h. die zweihundertfache Menge der sonst tödlichen Gabe (10 mg intravenös) reaktionslos vertrugen. Durchschnittlich erfordert die Gewinnung eines hinreichend antitoxischen Serums einen Zeitraum von 16 Monaten.

Die Immunisierung der Pferde bis zu diesem relativ hohen Grade von Widerstandsfähigkeit gegen das Kobragift gelingt nicht regelmäßig. Viele der Tiere gehen im Laufe der Behandlung unter Erscheinungen der Endokarditis oder Nephritis zugrunde. Auch entwickelten sich bei manchen Versuchstieren nach jeder Injektion aseptische Abszesse, welche sorgfältige Behandlung erforderten und auch dann nur schwer ausheilten; die Tiere bedürfen bei derartigen Versuchen, wie bei der Gewinnung von Heilsera überhaupt, der sorgfältigsten Pflege.

Ist die Immunisierung eines Versuchstieres erreicht, so wird das Heilserum in der üblichen Weise gewonnen.

Die **Prüfung** geschieht durch Feststellung des Grades der antitoxischen Wirkung des Serums, indem dasselbe im Reagenzglase mit einer bestimmten Menge Kobragift oder desjenigen Schlangengiftes, gegen welches immunisiert wurde, gemischt und die Mischung einem Versuchstiere eingespritzt wird. Ein Heilserum ist genügend wirksam, wenn eine frisch hergestellte Mischung von 2 ccm Serum mit 1 mg Kobragift (und dann sofort injiziert) keinerlei Vergiftungserscheinungen bei einem Kaninchen hervorruft und wenn 2 ccm Serum, einem 2 kg schweren Kaninchen subkutan injiziert, das Tier gegen die Wirkungen von 1 mg Kobragift, eine Stunde später ebenfalls subkutan eingespritzt, zu schützen vermögen.

Eine weniger zeitraubende Prüfung des Serums kann am Kaninchen so vorgenommen werden, daß man 2 ccm des zu prüfenden Serums in die Randvene eines Ohres injiziert und nach fünf Minuten eine Injektion von 1 mg Gift in die Vene des anderen Ohres folgen läßt. Falls das Serum den erforderlichen Wirkungsgrad besitzt, darf das Versuchstier keinerlei Vergiftungserscheinungen zeigen.

Das geprüfte Serum wird nun unter Beobachtung der gewöhnlichen aseptischen Vorsichtsmaßregeln, aber ohne Zusatz antiseptischer Mittel, in sterilisierte Fläschchen von etwa 10 ccm Inhalt gebracht und ist dann fertig zum Gebrauch. Es soll sich in allen Klimaten etwa zwei Jahre oder länger halten, ohne die Wirksamkeit zu verlieren (Calmette).

Vorteilhafter und sicherer ist aber die Aufbewahrung des Mittels in trockenem Zustande, in welcher Form es unbegrenzt lange wirksam bleiben soll. Das antitoxische Serum wird zu diesem Zwecke einfach bei niederer Temperatur zur Trockne gebracht und der in Form von Schüppchen oder Lamellen zurückbleibende gelblich gefärbte Trockenrückstand in Mengen von etwa je 1 g in versiegelten und mit Herstellungs- und Prüfungsdaten versehenen Fläschchen in den Handel gebracht. Zur Verwendung bei Vergiftungsfällen löst man die Substanz in 10 ccm sterilisierten (aufgekochten und wieder abgekühlten) Wassers und injiziert die Lösung dem Vergifteten subkutan, in dringenden Fällen, wenn die Atemnot bereits eine hochgradige und bedrohliche geworden ist, wohl auch intravenös.

Große Mengen der im Pasteurschen Institut in Lille und anderenorts hergestellten Sera gelangen jetzt zur Verwendung, und die damit in tropischen Ländern, besonders in Indien, gemachten Erfahrungen sollen sehr günstige sein und haben zur Gründung ähnlicher Institute zur Bereitung solcher Sera auch in anderen Ländern geführt, so unter anderen seitens der indischen Regierung in Bombay, in Nord- und Südamerika und in Australien.

Die anfängliche Annahme, daß das Serum eines gegen Kobragift immunisierten Tieres den Menschen und andere Tiere auch gegen die Wirkungen von Schlangengiften im allgemeinen schützen könne, hat sich als Irrtum erwiesen. Es scheint, daß derartige Sera „spezifisch" sind, d. h. daß sie nur gegen das Gift derselben Schlangen oder nahe verwandter Arten derjenigen Schlange, mit deren Gift die Immunisierung vorgenommen wurde, schützen.

M. Krause hat daher als erster vorgeschlagen, die zur Gewinnung von Heil-serum verwendeten Tiere gleichzeitig mit den Giften verschiedener Schlangen-arten zu behandeln, um auf diese Weise ein Serum, welches gegen die Gifte mehrerer oder aller Schlangen schützen könne, ein sog. „polyvalentes Serum", zu erhalten. Berichte über Erfahrungen mit solchen Sera liegen vor von Calmette, Mc Farland, Sergent, Noguchi, Lamb und Brazil. Letzterer hat z. B. ein polyvalentes Serum „antiophidico" gegen verschiedene brasi-lianische Schlangengifte hergestellt und liefert außerdem monovalente Sera gegen Krotalus- (Sero anticrotalico) und Bothrops-Lachesisgift (Sero anti-bothropico). Es scheint aber, daß diese polyvalenten Sera nicht so wirksam sind wie die einzelnen spezifisch (vgl. oben S. 342) wirkenden Antisera. Im übrigen ist die Gewinnung und der Vertrieb derartiger polyvalentèr Sera heutzutage von untergeordnetem praktischen Interesse, weil jetzt in vielen Ländern, die für die dort einheimischen Giftschlangen „spezifische" und dann stärker wirkende Heilsera hergestellt und abgegeben werden. Die Verwendung der polyvalenten Sera hat also nur in den Fällen Sinn und Zweck, in denen die vergiftende Schlangenart nicht erkannt wurde.

Sehr beachtenswert in diesem Zusammenhange sind für einheimische, aber auch allgemein für europäische Interessenten folgende diesbezügliche neueste Mitteilungen von P. Moritsch[1], von O. Hoche und P. Moritsch und von R. Otto[2].

Ein durch Immunisierung gegen das Gift verschiedener südamerikanischer Vipern gewonnenes polyvalentes Serum kann genau so wie „spezifische" mono-valente Sera die mehr als tödliche Dosis des Giftes europäischer Vipern neu-tralisieren. Damit wäre die Möglichkeit geschaffen, auch Vergiftungen durch europäische Vipern serumtherapeutisch erfolgreich zu behandeln. Nach Hoche und Moritsch bringt das Pasteurinstitut (in Paris?) für die heimischen Vipern-arten ein Serum Antiviperid (Bezeichnung E.R.) in den Handel. „Auch das brasilianische Antilachesisserum erwies sich gegen unsere heimischen Vipern als recht günstig." Otto fand das von ihm geprüfte polyvalente Antischlangen-giftserum aus Java gegen das Gift der europäischen Sandviper sehr wenig wirksam. Für die Verwendung in Deutschland kämen nach Kraus und Moritsch in Betracht neben dem „spezifischen" Serum E.R. die südamerikanischen Sera von Vital Brazil, und zwar sowohl das monovalente, mit Lachesisgift gewonnene Serum, als auch das polyvalente Antibothropsserum.

Über die Ursachen und die Vorgänge bei der Gewöhnung an Schlangengifte, die man noch allgemein als mit den sog. „Toxinen" der Bakteriologen und Serumtherapeuten nahe verwandt ansieht, ist wenig bekannt (Gunn und Heathcote). Die weitverbreitete, fast allgemeine Annahme der „Toxin"-natur der Schlangengifte wird von manchen Autoren durch die Möglichkeit der Gewinnung eines „Antiserums" gegen diese Gifte als erwiesen betrachtet.

Der weitere Versuch einer negativen Beweisführung für diese Annahme, daß es bisher nicht gelungen sei, wirksame Bestandteile zu isolieren und chemisch zu charakterisieren, ist nunmehr, nach erfolgter Darstellung des Ophio- und Crotalotoxins (vgl. S. 336) ganz hinfällig.

---

[1] Moritsch, P.: Zur Serumtherapie der Bisse durch europäische Vipern. Wien. klin. Wschr. **39**, Nr 52, 1514 (1926). — Hoche O. und P. Moritsch: Zur Klinik und Therapie des Schlangenbisses europäischer Vipernarten. Wien. klin. Wschr. **40**, Nr 20, 651 (1927).

[2] Otto, R.: Zur Serumtherapie bei Bissen durch europäische Vipern. Klin. Wschr. **6**, Nr 41, 1948—1950 (1927).

Vgl. hierzu auch R. Kraus: In Handb. der pathogenen Mikroorganismen. **3**, 3. Aufl., 43.

Über die Wirkungsweise der bei Schlangenbiß mit angeblich bestem
Erfolg angewandten **Heilsera** läßt sich bis jetzt nur sagen, daß in letzteren
enthaltene Stoffe wirksame Bestandteile der Giftsekrete zu binden und dadurch
in unwirksame Form(en) umzuwandeln scheinen. Diese Bindung (?), über deren
Art, ob chemisch oder physikalisch-chemisch, man sich hier ebensowenig klar
ist wie bei den Systemen „Toxin“-„Antitoxin“ in anderen Fällen, scheint
jedenfalls nur eine sehr lockere oder labile zu sein. Denn Calmette konnte
aus der Mischung Giftantiserum durch Erwärmen auf 68° in vitro das Gift
vom „Antitoxin“ trennen; und Morgenroth erreichte das gleiche durch
Einwirkung von verdünnter Salzsäure. Nach Scaffidi bewirken auch schwache
Alkalien diese Trennung. (Vgl. auch Sachs.)

Zu diesen biologisch interessanten und praktisch wichtigen Fragen sei hier
nur bemerkt, daß über die chemische Natur der sog. „Toxine“ und „Antitoxine“
der Bakteriologen und Serumtherapeuten bis jetzt überhaupt nur außerordentlich wenig Sicheres bekannt ist. Hinsichtlich der „Antitoxine“ ist es
deshalb um so mehr zu begrüßen, daß letzthin W. Berger unsere derzeitigen
Kenntnisse einer Zusammenstellung, kritischen Besprechung und Sichtung
unterworfen hat. Er kommt zu dem Resultate, daß es sich, obwohl die Antikörper stickstoffhaltig sind, nicht um Eiweißkörper oder diesen nahestehende Derivate handelt.

8. Therapie des Schlangenbisses.

Die in der ganzen medizinischen Literatur von den Schriften der alten
Inder und des Nikander bis auf die Gegenwart eine hervorragende Stellung
einnehmende Behandlung oder Therapie der Vergiftungen durch Schlangen
zeugt in beredten Worten für das tiefe, praktische Interesse dieser Frage für
den Menschen und für die Aktualität des Kampfes zwischen diesem und den
Schlangen. Bei allen Völkern und zu allen Zeiten finden wir Angaben über
zahlreiche Mittel aus dem Tier- und Mineralreiche, welchen eine sichere
Wirkung nachgerühmt wurde und zum Teil auch heute noch, am häufigsten
natürlich in der Volksmedizin, zugesprochen wird.

Die Wichtigkeit und die große praktische Bedeutung der Auffindung geeigneter Mittel und rationeller therapeutischer Maßnahmen gegen Vergiftungen
durch Schlangen ergibt sich sofort aus der, obgleich infolge von mancherlei
Umständen wahrscheinlich noch sehr lückenhaften und unvollkommenen
Statistik und Kasuistik derartiger Vergiftungen. So sollen in Indien auch heute
noch etwa 20 000 Menschen jährlich an Schlangenbiß zugrunde gehen. Für
Brasilien schätzt V. Brazil (1914) die Zahl der Gebissenen auf jährlich 19 200
mit 4800 Todesfällen.

Die moderne wissenschaftliche Therapie sollte bestrebt sein, trotz der
heute landläufigen Ansichten und Vorstellungen über Potenzierung und Synergismus, mit möglichst einfachen Mitteln zu arbeiten und vorzugsweise chemisch
einheitliche und genau charakterisierte Verbindungen zu Heilzwecken zu verwenden, weil nur in diesem Falle Ursache und Wirkung in ihren gegenseitigen
Beziehungen sicher zu übersehen sind.

Wie bei den Vergiftungen im allgemeinen kommt es auch hier darauf an:

1. die Resorption des einverleibten Giftes möglichst hintanzuhalten oder
   zu verhindern;

2. die Ausscheidung von resorbiertem, unverändertem Gift möglichst zu
   beschleunigen;

3. bereits eingetretene, resorptive oder zentrale Wirkungen zu bekämpfen oder zu beseitigen, sei es mittels geeigneter pharmakologischer Agenzien oder anderer therapeutischer Maßnahmen;

4. bereits resorbiertes Gift auf chemischem Wege zu verändern und in eine für den Organismus unschädliche Form oder Verbindung überzuführen.

1. Die Resorption von einverleibtem Gift kann verzögert werden durch Anlegen einer **Ligatur** an dem gebissenen Gliede oberhalb oder zentralwärts von der Bißstelle. Hierdurch wird die Zirkulation in dem betreffenden Gebiete verlangsamt oder aufgehoben und das Gift gelangt nur sehr langsam und in kleinen Mengen zu den lebenswichtigen Organen (Nervensystem).

Die Abschnürung des verwundeten Körperteiles darf nicht zu lange, nicht länger als etwa eine halbe Stunde ohne Unterbrechung, aufrecht erhalten werden; bei längerer Dauer entstehen leicht unangenehme Störungen des Kreislaufs und die Ernährung der Gewebe wird verhindert, was zu bleibenden Veränderungen derselben führen kann.

Durch sofortiges **Aussaugen der Wunde** kann unter Umständen ein größerer oder kleinerer Anteil des einverleibten Giftes aus der Wunde und aus dem Organismus entfernt werden, doch ist hierbei darauf zu achten, daß Resorption von der Mundschleimhaut der diese Operation vornehmenden Person nicht erfolgt, was ja bei normalem Zustande der Mundschleimhaut nicht geschieht, wohl aber bei dort etwa bestehenden Verletzungen vorkommen kann. Diese Gefahr läßt sich durch Anwendung von **Schröpfköpfen** vermeiden. Die Entfernung des Giftes auf diese Weise wird angeblich begünstigt durch Erweiterung des Stich- (Biß-) Kanals mit dem Messer. Dabei könnte ja auch die Blutung (Fortschwemmung des Giftes nach außen?) eine unterstützende Rolle spielen.

Die resorptiven Wirkungen des Giftes können ferner hintangehalten oder verhindert werden durch teilweise oder vollkommene **Zerstörung des Giftes** an der Biß- oder Injektionsstelle. Zu diesem Zwecke hat man die Injektion von Lösungen verschiedener energisch wirkender Oxydationsmittel in die Bißwunde und deren Umgebung empfohlen, weil die Schlangengifte, wenigstens im Reagenzglase, von diesen sehr leicht angegriffen und zerstört, somit unwirksam gemacht werden (vgl. S. 335). Derartig wirkende Stoffe sind das Chlorwasser (Lenz 1832), das Kaliumpermanganat, $KMnO_4$ (Lacerda 1881, und neuerdings T. Lauder Brunton, Fayrer und Rogers 1904), die Chromsäure CrO_3 (Kaufmann 1889), der Chlorkalk oder das unterchlorigsaure Kalzium, Kalziumhypochlorit, $Ca(OCl)_2$, von Aron (1883) zuerst an Tieren experimentell erprobt und von Calmette besonders warm empfohlen. Letzteres verdient vor den genannten analog wirkenden Mitteln den Vorzug wegen der geringen Ätzwirkung und der dadurch bedingten geringfügigen lokalen Gewebszerstörung. Anstatt des Chlorkalkes kann auch die unter dem Namen „Eau de Javelle" käufliche Lösung von unterchlorigsaurem Kalium verwendet werden.

An die Verwendung der Dakinschen Lösung scheint man bisher nicht gedacht zu haben. Versuche mit dieser oder mit ähnlich wirkenden Präparaten (Chloramine) wären aber doch wohl indiziert und zu empfehlen.

Die wässerigen Lösungen der genannten Stoffe werden zwecks Zerstörung des Giftes subkutan in die Bißwunde und deren nächste Umgebung injiziert.

Bei jeder lokalen Behandlung von Schlangenbiß wird man gut daran tun, sich klar zu sein über die praktischen Schwierigkeiten, das Gegenmittel unter den nun einmal hier gegebenen Bedingungen in hinreichend intimen Kontakt mit dem Gift zu bringen. Vgl. hierzu Willson.

2. Die **Ausscheidung** von resorbiertem Gifte erfolgt, wie es scheint, durch verschiedene Drüsen, den Harn und die Magen- und Darmschleimhaut. ·

Es erscheint demnach rationell, die Ausscheidung des einverleibten Giftes durch die genannten Wege zu unterstützen, was vielleicht durch reichliche Zufuhr warmer Flüssigkeiten geschehen kann. Von letzteren wird man wohl am zweckmäßigsten solche wählen, welche neben der Wasserwirkung (Durchspülung des Organismus) durch ihren Gehalt an bestimmten Stoffen auf die Sekretionstätigkeit der Nieren, auf das Gefäßsystem und erregend auf das Zentralnervensystem wirken. Diesen Forderungen entsprechen warmer **Tee** und **Kaffee,** weshalb dieselben auch häufig von großem Nutzen, schon wegen der Besserung im subjektiven Befinden, sind und oft angewendet werden.

Entschieden diskutabel und beachtenswert scheint auch der Vorschlag, isotonische Kochsalzlösung in reichlicher Menge entweder subkutan oder intravenös oder auch per rectum (Dauerklistier, Tropfklistier) zu geben. Dieses Verfahren würde zugleich das Postulat „Organismuswaschung" mit vermehrter Giftausscheidung (vgl. oben) vielleicht erfüllen und wohl auch eine bessere Füllung der Gefäße herbeiführen. Letzteres scheint wegen der angeblichen Kreislaufwirkungen der Viperngifte (vgl. unten sub Adrenalin S. 348) indiziert.

Hingewiesen sei hier auf die meines Wissens in der Literatur bisher nicht erwähnte Möglichkeit der Bekämpfung innerer Blutungen (Organhämorrhagien) nach Vipernbiß durch zweckentsprechende Verwendung von Gelatine; vielleicht auch der neuen Hämostyptika, z. B. Coagulen, Clauden, Thrombosin und ähnlicher Präparate. Kalziumsalze hat Kobayashi, wie es scheint, mit Erfolg angewandt. Er injizierte intravenös während 6—10 Tagen täglich 20 ccm einer 3%igen Lösung von Chlorkalzium und sah danach wesentliche Linderung der Schmerzen und Besserung der lokalen Giftwirkungen.

Die Entfernung von resorbiertem, in das Blut bereits übergegangenem Gifte aus dem Organismus hat man auch durch reichlichen Aderlaß und Ersatz des entnommenen Blutes durch Kochsalzlösungen oder frisches Blut, durch die sog. Bluttransfusion, zu erreichen versucht. Diese Versuche haben jedoch nicht zu praktisch brauchbaren Resultaten geführt. Übrigens liegen auch keine Gründe vor anzunehmen, daß das Gift in stärkerer Konzentration etwa längere Zeit im Blut bleibt. Es wird vielmehr allem Anschein nach frühzeitig (und fest?) an nervöse Apparate fixiert.

Über die Erfolge der therapeutischen Verwendung des von Josso und von Yarrow (1888) bei Schlangenbiß geprüften und empfohlenen **Pilokarpins** läßt sich vorläufig kein Urteil fällen. Die durch Pilokarpin verursachte gesteigerte Sekretionstätigkeit der Drüsen im allgemeinen läßt es jedoch nicht unrationell erscheinen, bei solchen Vergiftungen weitere Versuche mit diesem Mittel anzustellen. Vielleicht wird die Ausscheidung des Giftes durch verschiedene Drüsen unter dem Einfluß des Pilokarpins beschleunigt.

Die an Tieren gemachten Erfahrungen von Alt über die Ausscheidung gewisser Schlangengifte durch die Magen- und Darmschleimhaut fordern dazu auf, auch am Menschen bei derartigen Vergiftungsfällen Magenausspülungen vorzunehmen, um die Entfernung des auf diesem Wege etwa ausgeschiedenen Giftes aus dem Organismus zu bewirken. Derartige Maßnahmen werden aber von anderen Autoren abgelehnt mit der Begründung, daß „Schlangengift" bekanntlich nicht vom Magendarmkanal aus resorbiert werde; einmal dorthin ausgeschiedenes Gift also als für den Organismus definitiv erledigt und nunmehr als harmlos zu betrachten sei.

3. Symptomatologische Behandlung des Schlangenbisses mittels pharmakologischer Agenzien. Zweck und Ziel dieser Art der Behandlung ist in erster Linie die Beeinflussung der von den Wirkungen der Schlangengifte betroffenen Gebiete des Zentralnervensystems, deren Funktionen für das Fortbestehen des Lebens unerläßlich sind. Die zentralen oder resorptiven Wirkungen der Schlangengifte betreffen (vgl. S. 336 und 337) diejenigen Gebiete des Zentralnervensystems, von welchen die Respiration und die Zirkulation abhängig sind. Auf diese wirken die Schlangengifte lähmend. Demgemäß sind die geeigneten Substanzen unter denjenigen pharmakologischen Agenzien zu suchen, welche erregend auf die genannten Gebiete wirken; wobei aber stets zu beachten ist, daß wir auf diese Weise niemals die Ursache, sondern nur die Folgen der Wirkungen des Giftes bekämpfen, die Behandlung daher eine symptomatische ist.

Das **Ammoniak** wurde schon im 18. Jahrhundert von Jussieu, Chaussier, Sage und anderen als eines der sichersten Mittel bei Vergiftungen durch Schlangen gerühmt und auch in neuerer Zeit zur innerlichen und äußerlichen, lokalen Anwendung an der Bißstelle empfohlen. Halford empfahl seine intravenöse Injektion. Den mit dem Ammoniak gemachten, angeblich günstigen Erfahrungen am Menschen stehen die bei Tieren experimentell gewonnenen, fast regelmäßig negativen Resultate gegenüber. Schon Fontana hatte bei Versuchen an Tieren festgestellt, daß das Ammoniak die Wirkungen des Viperngiftes nicht aufzuheben vermag.

Aus allen vorliegenden Untersuchungen scheint hervorzugehen, daß das Ammoniak beim Menschen in manchen Fällen nützlich sein mag, den letalen Ausgang aber nicht verhindern kann, wenn eine tödliche Menge des Giftes einverleibt wurde.

Dasselbe gilt von dem von A. Müller empfohlenen **Strychnin,** dessen primäre, erregende Wirkungen auf das Zentralnervensystem es geeignet erscheinen lassen, die lähmenden Wirkungen der Schlangengifte aufzuheben. Müller und andere berichten über günstige Erfolge. Nach einer von Raston Huxtable (1892) veröffentlichten Statistik scheint das Strychnin als Gegengift jedoch entgültig abgetan. In 426 Fällen von Schlangenbiß wurden 113 Gebissene mit Strychnin behandelt; von diesen starben 15, also 13,2%. Von den übrigen 313, nicht mit Strychnin behandelten, starben 13, also 4,1%.

Diese Mißerfolge erklären sich vielleicht aus der nach größeren Gaben von Strychnin auf die primäre Erregung folgenden Lähmung des Zentralnervensystems, welche sich dann noch zu der schon bestehenden, durch das Schlangengift bedingten Lähmung addiert und die vollständige Lähmung lebenswichtiger Funktionszentren des Zentralnervensystems noch beschleunigen würde. Die Schwierigkeiten der Strychninbehandlung werden verständlich, wenn wir bedenken, daß die Resorptionsverhältnisse des Schlangengiftes und die einverleibten Mengen desselben nicht zu übersehen sind, und daß deshalb die Dosierung des Strychnins nur nach dem Grade der beobachteten Wirkung geschehen kann, nicht aber nach vorgeschriebenen Dosen und starren Regeln.

Wenig günstige Resultate hat auch Th. Aron bei seinen Tierversuchen mit **Koffein** und **Atropin** als Gegenmittel zu verzeichnen. Die genannten Stoffe vermochten den tödlichen Verlauf der Vergiftung nicht aufzuhalten.

Die bekannten pharmakologischen Wirkungen des **Kampfers**, d. h. seine erregenden Wirkungen auf das Zentralnervensystem im allgemeinen, namentlich aber auf die Funktionszentren des verlängerten Marks, welche die Respiration und die Zirkulation beeinflussen und regulieren, machen es wahrscheinlich, daß der Kampfer bei Vergiftungen durch Schlangen therapeutisch mit Erfolg anzuwenden wäre. Jedenfalls scheint seine therapeutische Verwendung hier, wie in kollapsartigen Zuständen infolge anderer Ursachen, rationell. Weitere Versuche und Erfahrungen mit diesem Mittel dürften daher wünschenswert sein, trotz der bekannten Unbequemlichkeiten, Unzuträglichkeiten und Unsicherheiten subkutaner und intravenöser (B. Fischer) Kampferölinjektionen. Letztere sind aber nunmehr vermeidbar durch Verwendung eines der neuen Kampferersatzpräparate **Coramin** (Pyridin-β-karbonsäurediäthylamid) oder **Cardiazol** (Pentamethylentetrazol), welche beide in Wasser löslich und leicht resorbierbar und daher sowohl per os als auch subkutan, intravenös und intramuskulär ohne Lokalwirkungen an der Injektionsstelle zu geben sind. Beide Präparate beeinflussen Zirkulation und Respiration in hier erwünschtem Sinne. Wegen der größeren Wirkungsbreite (Asher)[1] dürfte ganz

---

[1] Asher, Leon: Über Coramin und Cardiazol. Berl. klin. Wschr. **1926**, Nr 23. — Derselbe: Untersuchungen über Coramin und Cardiazol. Z. exper. Med. **52**, H. 1/2, 197—213 (1926).

allgemein, insbesondere aber hier bei der pharmako-therapeutischen Behandlung des Schlangenbisses, das Coramin gegenüber dem Cardiazol den Vorzug verdienen. Vielleicht könnten auch Lobelin und Hexeton, ersteres wegen seiner ausgesprochenen erregenden Wirkung auf das Respirationszentrum, nützlich sein. (Vgl. hierzu auch unten S. 349.)

Auch das **Adrenalin** scheint pharmakologisch geeignet zur Behandlung des Schlangenbisses (Hooker, Menger, Rogers), besonders aber der Vergiftungen durch Vipern, weil hier der Zirkulationsapparat — Herz und Gefäße — stärker geschädigt werden soll als durch die Kolubridengifte. Bei peripherer Gefäßerweiterung und dadurch bedingter bedrohlicher Blutdrucksenkung könnte das Adrenalin nützlich sein sowohl wegen seiner gefäßverengernden Wirkung als auch wegen seiner Wirkung auf das Herz. Ob durch eine eventuelle Steigerung des Blutdruckes die Gefahr von Hämorrhagien in den Geweben erhöht würde, möge dahingestellt bleiben. Zur Beeinflussung von Herz und Gefäßen wäre wohl die intravenöse Injektion des Adrenalins indiziert. Andererseits könnte die frühzeitige Injektion von Adrenalinlösungen in und um die Bißwunde die Resorption des Schlangengiftes hintanhalten (lokale Wirkung; funktionelle Ligatur!). Dabei wäre wohl auch an die Kombination des Adrenalins mit einem Lokalanästhetikum zu denken (Novokain, Subkutin usw.); einmal wegen der schmerzstillenden, dann aber auch wegen der „antiphlogistischen" Wirkung der Lokalanästhetika (Meyer). **Kokain** allein hat Fox bei Bissen von Echis carinatus, Naja nigricollis und Bitis arietans empfohlen. Ob dabei etwaige resorptive Wirkungen dieses Mittels schädlich oder nützlich sein könnten, bleibt vorerst unentschieden. Zweckmäßiger scheint auch hier die Kombination mit Adrenalin, obwohl ja das Kokain selbst Ischämie bewirkt.

Über die therapeutische Verwendung des **Alkohols** bei Vergiftungen durch Schlangen läßt sich vom wissenschaftlich-pharmakologischen Standpunkte folgendes sagen. Dem weitverbreiteten, angeblich erfolgreichen Brauche, den Gebissenen alkoholische Getränke bis zum Eintritt einer mehr oder weniger tiefen Hypnose oder gar Narkose zu verabreichen, stehen die an Tieren gewonnenen negativen Resultate gegenüber (Aron, Weir Mitchell und Reichert, Holitscher), nach welchen niemals eine wesentliche Beeinflussung des Verlaufs der Vergiftung durch Alkohol beobachtet wurde. „Die Zuführung berauschender Mengen Alkohol (in konzentrierter Form), wie sie noch 1905 in der Bekanntmachung Hamburgs empfohlen wurde, muß als durchaus verfehlt bezeichnet werden. Willson berichtet, daß in mehreren Fällen der Tod nach Schlangenbiß nicht durch das Schlangengift, sondern durch die vergiftenden Mengen des gereichten Alkohols veranlaßt war" (Rost). Das muß insbesondere gelten für Kinder, welche ja bekanntlich gegen Alkohol unverhältnismäßig empfindlich sind.

Die bekannten pharmakologischen Wirkungen des Alkohols nach seiner Resorption bieten keinen Anhaltspunkt für die Erklärung einer angeblichen günstigen Beeinflussung der Vergiftung; insbesondere sind keine Tatsachen bekannt, welche die Annahme einer durch den Alkohol bedingten vermehrten Bildung von „Antitoxin" stützen könnten. Hingegen käme vielleicht in Betracht eine durch den Alkohol hervorgerufene „Resistenzsteigerung" im Sinne von Starkenstein. Die vagen Erklärungsversuche von Clemm scheinen wenig befriedigend und sind wohl abzulehnen.

In der lokalen entzündlichen Reizung der Magenschleimhaut durch konzentrierten Alkohol und der damit verbundenen Hyperämie, ließe sich dagegen vielleicht die Schaffung von Bedingungen erblicken, unter welchen die Ausscheidung des Giftes[1] rascher erfolgt. Man darf wohl annehmen, daß, wenn

---

[1] Vgl. oben S. 341.

in der Zeiteinheit ein bestimmtes Ausscheidungsgebiet infolge dort bestehender Hyperämie von größeren Blutmengen durchströmt wird, die exkretorische Tätigkeit eines solchen Gebietes wahrscheinlich ebenfalls gesteigert ist, so daß in der Zeiteinheit den die Ausscheidung des Giftes besorgenden Zellen mehr Gift zugeführt und durch diese auch ausgeschieden wird. Unter ähnlichen Bedingungen ausgeführte Versuche mit Morphin, dessen Ausscheidung durch die Magen- und Darmschleimhaut erfolgt, haben über diese Verhältnisse näheren Aufschluß gegeben. In den von Mc Crudden ausgeführten Versuchen schieden Hunde nach Zufuhr konzentrierter alkoholischer Genußmittel (Rum, Arrak) in den Magen $20\,^0/_0$ mehr des subkutan einverleibten Morphins in Magen und Darm aus, als Tiere, denen kein Alkohol gereicht wurde. Ähnliche Resultate ergaben sich nach stomachaler Einverleibung von Dekokten der Radix Senegae und anderer ähnlich wirkender Stoffe.

Vielleicht spielen ähnliche Verhältnisse bei der häufigen innerlichen Anwendung saponinhaltiger und anderer, lokal reizend wirkender Stoffe enthaltender Pflanzen [1] seitens der Eingeborenen verschiedener Länder nach dieser Richtung ebenfalls eine Rolle.

Durch **künstliche Respiration** ist es im Tierexperiment gelungen, den Tod der mit verschiedenen „Schlangengiften" vergifteten Tiere stundenlang hinauszuschieben. Auch liegen Angaben über die Verwendung der künstlichen Respiration beim Menschen vor, doch haben diese Untersuchungen nicht zu praktischen Resultaten geführt; indessen scheinen derartige Versuche, den daniederliegenden Gaswechsel zu beeinflussen und zu verstärken, wünschenswert, wobei vielleicht auch die reflektorische Beeinflussung der Atmung von der Peripherie (Haut) aus von Nutzen sein kann. Über Beeinflussung der Respiration auf pharmakologischem Wege (Kampfer, Coramin, Lobelin, Hexeton) vgl. S. 347 oben.

4. Die größten Erfolge bei der Behandlung des Schlangenbisses hat nach den Angaben der betreffenden Autoren die sog. **Serumtherapie des Schlangenbisses** zu verzeichnen.

Das nach der auf S. 342 angegebenen Methode bereitete Serum oder der in sterilisiertem Wasser wieder gelöste Trockenrückstand eines derartigen „Antiserums" wird dem Vergifteten subkutan oder intraperitoneal, in dringenden Fällen auch intravenös injiziert.

Die zur Heilung erforderliche Menge des Serums ist um so größer, je empfindlicher das Tier gegen das Gift ist. Für eine bestimmte Tierspezies ist bei der gleichen Giftmenge die zur Heilung nötige Menge des Serums um so größer, je später die Injektion des Heilserums nach der Einverleibung des Giftes erfolgt.

Ein Hund von 12 kg Körpergewicht, welchem 9 mg Kobragift, eine für Kontrolltiere in 5—7 Stunden tödliche Menge, injiziert wurden, wurde durch zwei Stunden später vorgenommene Injektion von 10 ccm des Heilserums völlig hergestellt; drei Stunden nach Einverleibung derselben Giftmenge waren schon 20 ccm Antiserum erforderlich, um das Tier am Leben zu erhalten (Calmette).

Bei einem 60 kg schweren Menschen wirken etwa 14 mg Kobragift (Trockenrückstand) tödlich. Eine kräftige Kobra liefert bei jedem Bisse eine Menge Giftsekret, welchem etwa 20 mg Trockenrückstand entsprechen. Es empfiehlt sich daher, von vornherein einen Überschuß von „Antiserum" zu injizieren. Nach zahlreichen Versuchen an Tieren und nach den Resultaten klinischer Erfahrungen reichen 10—20 ccm des Serums aus, um die Wirkungen der beim

---

[1] Die auch in Deutschland offizinelle Droge, Radix Senegae, Senegawurzel, von Polygala Senega stammend, welche das zur pharmakologischen Gruppe der Sapotoxine gehörende „Senegin" enthält, wird in Amerika vielfach innerlich gegen Klapperschlangenbiß angewendet und ist dort populär unter dem Namen „Rattlesnake Root" bekannt.

Kobrabiß durchschnittlich einverleibten Giftmenge aufzuheben. Man wird daher zweckmäßig mit der Injektion genannter Mengen des Serums anfangen, dabei aber **nicht nach starren** dosologischen und dosometrischen **Regeln**, sondern nach den beobachteten Wirkungen des Antiserums, nach dem Grade der Besserung der Symptome dosieren.

Eine von **Fayrer** veröffentlichte Statistik über 65 tödlich verlaufene Fälle von Schlangenbiß in Indien ergibt, daß von den Gebissenen

$22,06\%$ in weniger als 2 Stunden,
$24,53$,, zwischen 2 und 5 Stunden,
$23,05$,, zwischen 6 und 12 Stunden,
$9,36$,, zwischen 12 und 24 Stunden,
$21,00$,, später als 24 Stunden

nach erfolgtem Bisse starben.

Diese Fälle verliefen unter den in Indien obwaltenden Verhältnissen tödlich, da dort ärztliche Hilfe oft schwer zu erreichen ist. Die erstgenannten $22,06\%$ der Fälle wären wohl unter allen Umständen letal verlaufen. Die übrigen $77,94\%$, in denen der Tod erst nach $2-24$ Stunden erfolgte, hätte jedoch die Anwendung von Antiserum wahrscheinlich gerettet.

In Brasilien sollen mit den im staatlichen Seruminstitut zu S. Paolo hergestellten Sera sehr gute Erfolge erzielt werden (Brazil).

Ähnliches wird auch aus derartigen Instituten anderer Länder berichtet.

Über Serumtherapie bei Vergiftungen durch Bisse europäischer Vipern vgl. S. 343.

Die lähmende Wirkung der Schlangengifte auf das Zentralnervensystem, und vielleicht auch die bei manchen Tierarten beobachtete periphere, kurarinartig lähmende Wirkung dieser Gifte, muß wohl als die experimentelle Grundlage für die neuerdings (etwa 1912) vorgeschlagene therapeutische Verwendung des Klapperschlangengiftes betrachtet werden; insbeondere für dessen Verwendung bei der **Behandlung der Epilepsie!** Schon vordem war aber Schlangengift gegen **Tetanus**[1] empfohlen und angewendet worden.

Hierbei scheint man sich aber nicht ganz klar darüber zu sein, daß entweder vor oder gleichzeitig mit dem Eintritt, wenigstens der zentralen motorischen Lähmung auch die **Respiration** gelähmt wird, woraus schon allein sich gewisse Gefahren ergeben! Dazu kommt noch, daß das native, also eiweißhaltige Klapperschlangengift zur Verwendung gelangte. Dieses kam unter dem Namen Crotalin in sterilisierten Ampullen in den Handel. Ist die Sterilisation solchen Ampulleninhalts keine hinreichende, so ist bei seiner Injektion die weitere Gefahr der Entwicklung einer allgemeinen Sepsis gegeben, wie das sich in der Praxis auch schon ereignet haben soll. Wird aber „Crotalin" hinreichend energisch (Hitze) sterilisiert, so wird höchstwahrscheinlich auch das darin enthaltene wirksame Crotalotoxin mehr oder weniger verändert und unwirksam!

9. Prophylaxe.

Wenn es sich um die **Verhütung von Vergiftungen** durch kleine, wenig giftige oder mit nur schwachen und kurzen Giftzähnen ausgestatteten Schlangen handelt, so genügt meistens eine **Fußbekleidung aus derbem Leder** zum Schutz der unteren Extremitäten. Aber auch die langen Giftzähne großer und kräftiger südamerikanischer Giftschlangen vermögen kaum solches Material zu durchdringen (V. **Brazil**).

Die Häufigkeit der Vergiftungsfälle und ihre hohe Mortalität in tropischen Ländern, besonders in Indien, ist zum Teil zurückzuführen auf die große Zahl und die große Giftigkeit dort einheimischer Schlangen, dann aber auch auf die Indolenz und Indifferenz der Eingeborenen, welche aus religiösen und mystischen Gründen manche Giftschlangen verehren und schützen und daher diese auch selten töten, so daß auf ihre Hilfe bei der Ausrottung dieser Gifttiere kaum gerechnet werden kann. Sodann spielen auch die dortigen Wohnungsverhältnisse und gewisse Sitten eine Rolle, so z. B. das Schlafen auf der Erde!

---

[1] **Ameden** soll (nach M. Phisalix, Animaux venimeux Tome 2, p. 841) im Jahre 1883 zuerst diesen Vorschlag gemacht haben.

Man hat versucht, durch Aussetzen einer Prämie auf jede eingelieferte Giftschlange die Ausrottung dieser Tiere zu erreichen. Das Prämiensystem hat jedoch in keinem Lande den gewünschten Erfolg gehabt. Es hat vielmehr, wenn nicht in allen, so doch in manchen Ländern, zur Züchtung von Giftschlangen geführt.

Beachtenswert scheint der Vorschlag, harmlose, d. h. für den Menschen ungiftige ophiophage Schlangen zur Vertilgung der Giftschlangen heranzuziehen, z. B. in Brasilien (V. Brazil). Auch an andere derartige schlangenfeindliche Tiere — Schwein, Ichneumon, Igel — wäre dabei zu denken.

Wichtig dürfte auch die Beseitigung resp. zweckmäßige Verbringung von Hausabfällen (Nahrungsmittelresten usw.) sein. Diese sollten immer in geschlossenen Behältern gesammelt und bis zur Abfuhr aufbewahrt werden, weil sie sonst Ratten, Mäuse und anderes Ungeziefer anlocken. Die Schlangen jagen diese Tiere und kommen somit gerne in die Nähe menschlicher Wohnungen und dringen dann auch in diese ein!

Nicht zu unterschätzen und daher auch nicht zu unterlassen ist die rechtzeitige Aufklärung weitester Kreise über die Giftschlangengefahr — wohl am besten durch den Unterricht in der Schule! Dadurch würden diese Kenntnisse in immer weitere Kreise und Schichten der Bevölkerung dringen, Unfällen vorgebeugt und vielleicht auch der Vermehrung und Verbreitung der Giftschlangen Einhalt getan.

III. Eidechsen, Sauria.

Heloderma suspectum Cope und **H. horridum Wiegmann,** die Krusteneidechse, in Zentralamerika und Mexiko, sowie in Texas, Arizona, Utah, Southern California und New Mexiko einheimisch, ist die einzige giftige Eidechsenart. Die Kreolen nennen das Heloderma „Eskorpion", während es bei den Zapotek-Indianern „Tala-Chini" heißt (Castellani und Chalmers); häufig scheint die englische Bezeichnung „Gila Monster", d. h. Monstrum vom Gila-Tal oder -Fluß.

Der Giftapparat besteht, wie bei den Schlangen, aus **Giftdrüsen** und damit in Verbindung (?) stehenden **Giftzähnen,** mittels welcher die Verwundung und Einverleibung des Giftsekretes bewirkt werden.

Die Zähne des Heloderma, sowohl die des Unter- als auch die des Oberkiefers sind gefurcht.

Die Unterkieferdrüsen des Heloderma erreichen eine relativ enorme Größe und Ausbildung. Sie liegen unter dem Unterkiefer, münden an der Basis der gefurchten Zähne und bereiten ein giftiges Sekret.

Beim **Menschen** hat man starke Schmerzhaftigkeit, Schwindel, starke Schweiße und heftiges Anschwellen des betreffenden Gliedes oder Körperteiles nach Helodermabiß beobachtet. Angeblich kann der Biß aber auch den Menschen töten (Treadwell-Lubbock betr. Fall Yearger bei Tombstone, Arizona [1882]). Die tödliche Dosis für den erwachsenen Menschen wird auf 5 mg Trockengift geschätzt.

Nach Santesson besteht die **Wirkung** des Helodermagiftes in einer zentralen Lähmung; früher oder später gesellt sich zu der zentralen Lähmung noch eine kurarinartige Wirkung.

Das Helodermagift bewirkt auch, ähnlich wie das Gift mancher Schlangen, Lokalerscheinungen.

Nach J. van Denburgh und O. B. Wight (vgl. auch Loeb) wirkt das Gift von Heloderma suspectum hämolytisch, macht das Blut ungerinnbar nach vorausgegangener Thrombenbildung und wirkt zuerst erregend, dann lähmend auf das Zentralnervensystem. Atembewegungen und Herzschlag werden erst beschleunigt, dann zum Stillstande gebracht, das Herz auch durch lokale Giftwirkung gelähmt. Speichelfluß, Erbrechen, Abgang von

Kot und Harn charakterisieren die ersten Stadien der Vergiftung: der Tod tritt nach diesen
Autoren entweder infolge von Atemstillstand oder durch Thrombenbildung oder Herzlähmung ein.

Das Helodermagift hat also mancherlei Ähnlichkeit mit den Schlangengiften, insbesondere mit dem Gift der Vipern. Letztere erliegen aber doch dem Helodermagift, und
das Heloderma ist nicht immun gegen Viperngift; „il n'y a pas d'immunité croisée"
(Phisalix).

Zu den passiv giftigen Tieren gehören eine Anzahl nackter

IV. Amphibien,

welche stark wirksame **Gifte** in ihren **Hautdrüsen** bereiten. Sie kommen praktisch-
toxikologisch nicht in Betracht, weil sie sich ihres Giftes nicht willkürlich bedienen können (vgl. oben S. 323 u. 324). Indessen sollen diese Tiere und
ihre Gifte hier doch kurz erwähnt werden, schon wegen des an die chemischen
und pharmakologischen Eigenschaften ihrer Hautsekrete und deren wirksamen
Bestandteile sich knüpfenden hohen wissenschaftlichen Interesses. An Hand
der beigegebenen Literaturnachweise wird sich der Interessent leicht und rasch
orientieren. Hierher gehören:

1. **Bufo vulgaris,** die gemeine Kröte, in deren **Hautdrüsensekret** nachgewiesen wurden:

    a) Das digïtalinartig wirkende **Bufotalin**, das sich nach **Wieland** von
        der vorerst **Bufotoxin** genannten Muttersubstanz ableitet.

    b) Das schwach wirksame Pyrrolderivat **Bufotenin.**

2. **Bufo agua, s. Docidophryne agua,** eine in Westindien einheimische, also
tropische Krötenart, liefert in ihrem „Parotiden"sekret neben Adrenalin das
Bufagin.

3. **Bufo marinus (L.) Schneid.** liefert nach V. **Novaro** ebenfalls ein stark
giftiges Hautsekret, welches $34-38^0/_0$ Trockensubstanz und $1,0-3,5^0/_0$
Adrenalin enthält.

Novaro berichtet, daß diese Krötenart, welche ein Körpergewicht von 500—600 g
erreichen soll, von den Eingeborenen in Argentinien (und Brasilien?) gegen Zahnweh und
Herpes verwendet wird (äußerliche, lokale Applikation des lebenden Tieres). Dabei kann
es zu tödlicher Vergiftung von Menschen kommen, wie ein von Novaro beschriebener
Fall zu beweisen scheint. Im Tierversuch verursachte das Aufbinden mehrerer dieser Kröten
auf die skarifizierte Bauchhaut eines Hundes bei diesem schwere Vergiftung und schließlich den Tod des Versuchstieres. Über das Vorkommen von Bufotalin oder eines ähnlichen
digitalinartig wirkenden Herzgiftes im Hautsekret von Bufo marinus weiß dieser Autor
nichts zu berichten. Er meint, daß die Wirkung des Giftes im wesentlichen durch dessen
Gehalt an Adrenalin bedingt sei (?, der Ref.).

4. Eine nicht näher bezeichnete chinesische Krötenart, deren eingetrocknetes
Hautsekret die chinesische Droge **Senso** sein soll. In dieser seit altersher gegen
Wassersuchten und als Roborans in China verwendeten Droge sind enthalten:

    a) das digitalinartig wirkende **Bufagin,** vielleicht identisch mit dem Bufagin
        aus Bufo agua;

    b) das zur Pikrotoxingruppe gehörige Krampfgift **Bufotoxin,** nicht zu
        verwechseln mit dem später von **Wieland** bedauerlicherweise ebenfalls
        Bufotoxin genannten Herzgift.

5. **Rana** esculenta, temporaria, viridis, pipiens usw., Frösche, welche alle
stark wirksame, sapotoxinartig wirkende Stoffe in ihren Hautsekreten produzieren (**Flury**).

6. **Phyllobates melanorrhinus Dumeril, s. Ph. bicolor var. toxicaria s. Ph.
chocoensis,** eine in Kolumbien (und Venezuela?) einheimische Froschart, von
den Eingeborenen „vaso", „chaqué", „neaará", d. h. kleine giftige Kröte genannt,
liefert ein von den Choko-Indianern als Pfeilgift verwendetes Hautsekret

von kurarinartiger Wirkung, in welchem das „Batracine" die wirksame Substanz sein soll.

Das native Gift zeigt aber auch starke lokale Reizwirkung, insbesondere auf Schleimhäute. Im Munde verursacht es einen brennenden Geschmack und Speichelfluß. Trockenrückstände des nativen Giftes erregen starkes Niesen, wenn man sie in fein verteiltem Zustande (Pulver) auf die Nasenschleimhaut bringt. Vom Magen aus scheint das Gift nicht zu wirken.

7. **Salamandra maculosa** und S. atra, in deren Hautsekrete die pikrotoxinartig wirkenden **Alkaloide: Samandarin, Samandaridin** und Samandatrin (?) aufgefunden wurden.

8. **Triton cristatus** und **T. pyrrhogaster**, Molche, in deren Hautsekreten ebenfalls sapotoxinartige Stoffe vorkommen (Schübel).

9. Nach Benedetti u. Polledro sowie nach M. Phisalix zeigt das Hautsekret von **Spelerpes fuscus Gray** ähnliche Giftwirkungen wie dasjenige von Triton cristatus. C. Phisalix fand auch das Hautsekret von **Megalobatrachus** (Sieboldia) **maximus** (Schlegel), des japanischen Riesensalamanders, giftig.

V. Fische, Pisces.

Den Arbeiten von Byerley, Günther, Gressin und Bottard verdanken wir in der Hauptsache unsere heutigen Kenntnisse über Giftfische und deren Giftapparate.

Es empfiehlt sich, die Begriffe „Giftfische" und „giftige Fische" scharf zu unterscheiden und auseinanderzuhalten.

1. Unter **Giftfischen, Pisces venenati s. toxicophori,** „Poissons venimeux" der französischen Autoren, sind nur diejenigen Fische zu klassifizieren, welche einen besonderen Apparat zur Erzeugung des Giftes und dessen Einverleibung besitzen.

2. Unter „**giftige Fische**", schlechtweg „Poissons vénéneux" der französischen Autoren, sind dagegen zu verstehen und einzureihen alle Fische, deren Genuß nachteilige oder gesundheitsschädliche Folgen haben kann.

Diese Kategorie zerfällt wiederum in zwei Unterabteilungen:

a) Fische, bei welchen das Gift auf ein bestimmtes Organ beschränkt ist (Barbe),

b) Fische, bei welchen das Gift im ganzen Körper verbreitet ist (Aalblut).

1. Giftfische, Pisces venenati sive toxicophori.

Bei den mit einem Giftapparate ausgestatteten Fischen unterscheidet man nach dem Vorgange Bottards und analog der Klassifikation der Giftschlangen zweckmäßig nach gewissen charakteristischen, morphologischen Kennzeichen der Giftapparate mehrere Unterklassen. Zunächst sind zu unterscheiden:

A. Fische, welche durch ihren **Biß** vergiften können.

B. Fische, welche durch **Stichwunden** (mit Giftdrüsen verbundene Stacheln) vergiften können.

C. Fische, welche ein giftiges **Hautsekret** in besonderen Hautdrüsen bereiten.

a) Ordnung Physostomi, Edelfische.

Familie Muraenidae. Gattung Muraena.

Muraena helena L., die gemeine Muräne, besitzt einen am Gaumen befindlichen wohl ausgebildeten Giftapparat (Coutière), welcher aus einer

ziemlich großen Tasche oder Schleimhautfalte besteht, die bei einer etwa meter-
langen Muräne $^1/_2$ ccm Gift enthalten kann und mit vier starken, konischen,
leicht gebogenen, mit ihrer Konvexität nach vorn gerichteten, beweglichen und
erektilen Zähnen versehen ist. Die Gaumenschleimhaut umschließt scheiden-
artig die Giftzähne und das Gift fließt zwischen den letzteren und jener in die
Wunde.

Über die Natur des Giftes und seine chemische Zusammensetzung ist nichts bekannt.

Die **Wirkungen des Giftsekretes** von Muraena helena sind bisher an Tieren
nicht hinreichend untersucht (Kopaczewski). In einem von P. Vaillant
(vgl. Bottard) beschriebenen Falle soll ein Artillerist nach dem Biß dieses
Fisches in eine stundenlang andauernde Ohnmacht (Synkope) verfallen sein.
Ob diese als lähmende Wirkung des Giftes oder als Folge des angeblichen reichlichen Blutverlustes aufzufassen ist, läßt sich nach der Beschreibung des Falles
nicht beurteilen.

b) Ordnung Acanthopteri, Stachelflosser.

Die in dieser Unterklasse der Giftfische aufgezählten Fische besitzen mit
besonderen **Giftdrüsen** in Verbindung stehende **Stacheln**, welche entweder auf
dem Rücken in Verbindung mit den Rückenflossen oder am Kiemendeckel
oder auch am Schultergürtel sich befinden. An der Basis der Stacheln finden
sich die das Giftsekret enthaltenden Behälter oder Reservoire, welche mit dem
sezernierenden Epithel ausgekleidet sind.

Bottard, welcher die Giftorgane eingehend untersucht hat, unterscheidet
nach morphologischen Merkmalen ihrer Giftapparate folgende Klassen von
Giftfischen:

a) Der Giftapparat ist nach außen geschlossen. Es bedarf eines
kräftigen mechanischen Eingriffes oder eines stärkeren Druckes auf die Stacheln
oder auf die Giftreservoire, um die Entleerung des Giftes zu bewirken.

> Synanceia brachio, Giftstachelfisch,
> Synanceia verrucosa, Zauberfisch,
> Plotosus lineatus,
> Bagrus nigritus, Stachelwels.

b) Der Giftapparat ist halb geschlossen:

> Thalassophryne reticulata,
> Thalassophryne maculosa,
> (Muraena helena), vgl. oben.

c) Der Giftapparat ist offen:

> Trachinus vipera }
> Trachinus draco   } Trachinidae,
> Trachinus radiatus } Queisen,
> Trachinus araneus
> Cottus scorpius, Seeskorpion,
> Cottus bubalis, Seebulle,
> Cottus gobio, Kaulkopf, Koppen,
> Callionymus lyra, Leierfisch,
> Uranoscopus scaber, Himmelsgucker, Sternseher,
> Trigla hirundo, gemeine Seeschwalbe,
> Trigla gunardus, grauer Knurrhahn,
> Scorpaena porcus, Meereber,
> Scorpaena scrofa, Meersau,
> Pterois volitans, Rotfeuerfisch, Truthahnfisch,
> Pelor filamentosus, Sattelkopf,
> Amphocanthus lineatus (Perca fluviatilis), Flußbarsch.

Das in den Giftreservoiren von Synanceia brachio enthaltene **giftige
Sekret** ist klar, beim lebenden Tiere schwach bläulich gefärbt, besitzt keinen
charakteristischen Geruch und reagiert sehr schwach sauer. Nach Bottard

wird das Sekret nur sehr langsam, wenn überhaupt regeneriert, falls das Reservoir einmal entleert wurde.

Die Entleerung des Giftes nach außen erfolgt je nach dem auf das Reservoir ausgeübten Drucke mehr oder weniger heftig.

Ganz allgemein scheinen Giftapparate nur bei kleinen und schwachen Fischen vorzukommen. Knochenfische sind häufiger mit diesen Schutzmitteln versehen als Knorpelfische. Unter den Knorpelfischen finden wir bei den **Acanthopteri** die meisten Giftfische. Nicht alle mit Stacheln ausgerüsteten Fische haben Giftdrüsen. Nackthäuter besitzen solche Organe viel häufiger als die beschuppten Fische.

Die **Wirkungen der giftigen Sekrete** der obengenannten Fische bieten, soweit dieselben genauer untersucht sind, in ihren Grundzügen ähnliche Erscheinungen, die sich, wie es scheint, nur in quantitativer Hinsicht unterscheiden. Die **lokalen Wirkungen** bestehen in heftiger **Schmerzempfindung** und schnellem Anschwellen der Umgebung der Wunde. Diese Erscheinungen können sich über das ganze betroffene Glied erstrecken. Die Umgebung der Stichwunde färbt sich bald blau, nekrotisiert und wird gangränös. Häufig entwickeln sich Phlegmonen, die den Verlust eines oder mehrerer Phalangen eines verwundeten Fingers bedingen können.

Die Wirkungen des Giftes nach der Resorption sind noch nicht genügend erforscht, um ein abschließendes Urteil über das Wesen derselben zu gestatten. Nach den Angaben der meisten Autoren scheinen sie beim Warmblüter in erster Linie das Zentralnervensystem zu betreffen. Es treten Krämpfe ein, die vielleicht auf eine primäre Erregung des Zentralnervensystems zurückzuführen sind, worauf später Lähmung folgt.

Meerschweinchen und Ratten starben in der Regel nach einer Stunde, manchmal aber erst nach 14—16 Stunden unter anscheinend heftigen Schmerzen, Konvulsionen und Lähmungserscheinungen (J. Dunbar-Brunton). Die Wunden und deren Umgebung sind heftig entzündet und werden gangränös. Gelegentlich breitet sich die Gangrän weiter aus, oder es treten Geschwüre und Phlebitis an dem betroffenen Gliede auf.

Vergiftungen bei Menschen, besonders bei Badenden, Fischern und Köchinnen sind häufig. Die meist an den Händen und Füßen gelegenen Wunden werden rasch sehr empfindlich, die ganze Extremität schmerzt heftig, Erstickungsnot und Herzbeklemmung treten ein, der Puls wird unregelmäßig, es folgen Delirien und Konvulsionen, die im Kollaps zum Tode führen oder nach stundenlanger Dauer langsam verschwinden können.

Verwundungen durch Synanceia brachio haben beim Menschen schon wiederholt den Tod herbeigeführt. Bottard berichtet über fünf letal verlaufene Fälle, welche sicherlich durch das Gift dieses Fisches verursacht waren und ohne weitere Komplikationen rasch tödlich verliefen.

Bei Fröschen sah Pohl, der an diesen Tieren mit **Trachinus-** und **Skorpaenagift** experimentierte, niemals Krämpfe auftreten; auch konnte dieser Autor in keinem Falle eine anfängliche Steigerung der Reflexerregbarkeit wahrnehmen. Pohl stellte fest, daß beim Frosch die Herzwirkung des Giftes von Trachinus das ganze Vergiftungsbild beherrscht, und daß die Symptome der Vergiftung — Ausfall spontaner Bewegungen, Hypnose und schließlich Lähmung — auf **Zirkulationsstörungen** zurückzuführen sind. Die Wirkung des Trachinusgiftes auf das Herz äußert sich in Verlangsamung der Schlagfolge bei anfänglich kräftigen Kontraktionen, die allmählich schwächer werden und schließlich ganz aufhören, wobei das Herz in Diastole still steht. Der Herzmuskel ist dann mechanisch nur lokal oder überhaupt nicht mehr erregbar. Atropin und Koffein änderten an dem Verlauf der Vergiftung nichts; der Herzstillstand ist daher nicht auf eine Wirkung des Giftes auf die nervösen Apparate des Herzens zurückzuführen. Das Trachinusgift wirkt auf den Herzmuskel direkt lähmend. Die Erregbarkeit der Skelettmuskeln und der motorischen Nerven erleidet keine Änderung.

Die chemische Natur dieser Gifte ist ganz unbekannt. Ihr Nachweis läßt sich nur auf pharmakologischem Wege erbringen.

Die am Frosche gewonnenen Resultate erklären die beim Warmblüter beobachteten Wirkungen in befriedigender Weise. Es sind demnach die Krämpfe nicht auf eine direkte Wirkung des Trachinusgiftes auf das Zentralnervensystem zurückzuführen; sie sind vielmehr als Folgen des Daniederliegens der Zirkulation aufzufassen, infolgedessen es zu Erstickungskrämpfen kommen kann.

Das Gift von **Scorpaena porcus** wirkt nach Pohl qualitativ ganz wie das Trachinusgift, nur viel schwächer und zeigt außerdem, auch beim Frosche, eine ausgesprochene lokale Wirkung. Letztere scheint nach Briot von einer nicht mit dem Herzgift identischen Substanz abhängig zu sein.

c) Zyklostomata, Rundmäuler.

Das Gift wird von Hautdrüsen bereitet. Es fehlen besondere Apparate, welche das Giftsekret dem Feinde einverleiben.

Petromyzon fluviatilis Lin., Flußneunauge, Pricke, und **Petromyzon marinus Lin.**, Meerneunauge, Lamprete. Die Neunaugen sondern in gewissen **Hautdrüsen** ein giftiges Sekret ab, welches nach Prochorow und Cavazzani gastroenteritische Erscheinungen, mit heftigen, bisweilen blutigen, **ruhrartigen Diarrhöen**, verursachen kann. Die chemische Natur der wirksamen Substanz ist unbekannt. Sie scheint durch Erhitzen nicht zerstört zu werden.

2. Giftige Fische.

a) Das **Gift** ist nicht in besonderen Giftapparaten, sondern in einem der **Körperorgane** enthalten, nach deren Entfernung der Genuß des Fisches keinerlei nachteilige oder gesundheitsschädliche Folgen hat. Hierher gehören:

Barbus fluviatilis Agass. s. Cyprinus barbus L., die Barbe,
Schizothorax planifrons Heckel,
Cyprinus carpio L., der Karpfen,
Cyprinus tinca Cuv., die Schleie,
Meletta thrissa Bloch s. Clupea thrissa, die Borstenflosse,
Meletta venenosa Cuv. s. Clupea venenosa, die Giftsardelle,
Sparus maena L., Laxierfisch,
Abramis brama L., der gemeine Brachsen,
Balistes capriscus Gmel., der Drückerfisch,
Balistes vetula Cuv., die Vettel, Altweiberfisch,
Ostracion quadricornis L., der gemeine Kofferfisch, Vierhorn,
Thynnus thynnus L. s. Th. vulgaris C. V., gemeiner Tun,
Sphyraena vulgaris C. V., der gemeine Pfeilhecht,
Esox lucius L., der gemeine Hecht,
Tetrodon pardalis Schlegel und andere Tetrodon-, Triodon- und Diodon-
  arten, Kröpfer oder Vierzähner
Orthagoriscus mola Bl. Sch., der Sonnenfisch, Meermond, Mondfisch,
  Schwimmender Kopf.

Bei den genannten Fischen ist das Gift hauptsächlich auf die **Geschlechtsorgane** oder deren Produkte beschränkt; doch enthalten zuweilen auch andere Organe, vornehmlich die Leber sowie der Magen und Darm das Gift, dann aber in viel geringerer Menge.

Die durch diese Kategorie von Fischen verursachten Vergiftungen hat man auch mit dem Namen „Ciguatera" bezeichnet. Unter diesem von spanischen Ärzten auf den Antillen eingeführten und von den französischen Autoren (Coutière, Pellegrin) übernommenen Namen sind die durch den Genuß von frischen, vor kurzem dem Wasser entnommenen Fischen verursachten Vergiftungen zu verstehen. Ciguatera und Ichthyismus sind also nicht identische Begriffe und müssen scharf getrennt und unterschieden werden.

Barbus fluviatilis Agass., s. Cyprinus barbus L., die gewöhnliche Barbe, ist der bekannte giftige Fisch, welcher die sog. **Barbencholera** verursacht (H. F. Autenrieth und C. G. Hesse).

Nur nach dem Genuß des Barbenrogens werden die Erscheinungen, welche man unter dem Namen Barbencholera zusammenfaßt, beobachtet. Die Symptome der Vergiftung bestehen in Übelkeit, Nausea, Erbrechen, Leibschmerzen und Diarrhöe und sind denjenigen der Cholera nostras ähnlich.

Hesse experimentierte mit Barbenrogen an Menschen und Tieren. Er berichtet im ganzen über 110 Versuche an Menschen, wobei in 67 Fällen keinerlei oder doch nur sehr leichte Erscheinungen auftraten.

In der Literatur finden sich keine Angaben über letal verlaufene Fälle. Die Barbe bzw. deren Rogen ist am giftigsten zur Laichzeit. **Massenvergiftungen durch Barbenrogen** sind in Deutschland und in Frankreich verschiedentlich beobachtet und beschrieben worden. Die chemische Natur der wirksamen Substanz ist noch nicht hinreichend aufgeklärt (Mc Crudden).

Ordnung Plectognathi, Haftkiefer.

Familie Gymnodontes.

Die Gattungen **Tetrodon, Triodon** und **Diodon** kommen hauptsächlich in den tropischen Meeren, aber auch in den gemäßigten Meeren und in Flüssen vor. **Tetrodon Honkenyi Bloch,** welcher am Kap der guten Hoffnung und in Neu-Kaledonien vorkommt, ist dort unter dem Namen „**Toad-fish**" bekannt. Sein Genuß hat wiederholt schwere Vergiftungen verursacht.

Das Vorkommen von Fischen, welche unter allen Umständen giftige Eigenschaften besitzen, ist durch die eingehenden Untersuchungen des in Japan unter dem Namen **Fugugift** bekannten und sehr wirksamen, dort zahlreiche Todesfälle verursachenden Giftes verschiedener Tetrodon- und Diodonarten durch Ch. Remy und D. Takahashi und Y. Inoko sicher festgestellt.

Die verschiedenen Spezies von Tetrodon enthalten alle, mit Ausnahme von T. cutaneus, qualitativ gleichwirkende Gifte.

Von den einzelnen Organen ist der **Eierstock** bei weitem am giftigsten, bei T. cutaneus ist er jedoch giftfrei. Der Hoden enthält bei manchen Spezies nur sehr geringe Mengen des Giftes.

Die **Wirkungen des Fugugiftes** bestehen in einer bald eintretenden und sich bis zur vollkommenen Funktionsunfähigkeit steigernden Lähmung gewisser Gebiete des Zentralnervensystems, wobei zuerst das Respirationszentrum und dann das vasomotorische Zentrum betroffen wird. Gleichzeitig entwickelt sich eine kurarinartige Lähmung der peripheren motorischen Nervenendigungen, welche beim Frosche eine vollständige werden kann. Das **Herz** wird von dem Gifte nicht direkt beeinflußt und schlägt noch nach bereits eingetretenem Atemstillstande. Infolge Lähmung des Gefäßnervenzentrums sinkt der Blutdruck. Der Puls erfährt eine allmähliche Verlangsamung. Krämpfe treten im ganzen Verlaufe der Vergiftung nicht ein, was vielleicht auf die bestehende Lähmung der motorischen Endapparate zurückzuführen ist.

Die **Sektionsbefunde** ließen keinerlei charakteristischen Veränderungen an den Organen erkennen.

Die bei **Vergiftungen von Menschen** mit Fugugift beobachteten Symptome stimmen im wesentlichen mit den Ergebnissen der Tierversuche von Takahashi und Inoko überein. Gastro-enteritische Erscheinungen sind beobachtet worden, fehlen aber meistens. Die lebensgefährliche, rasch tödlich verlaufende Vergiftung, die sich durch Zyanose, kleinen Puls, Dyspnoe, Schwindel, Ohnmacht, Sinken der Körpertemperatur kennzeichnet, läßt die Wirkung des Giftes auf das Zentralnervensysten deutlich erkennen. Während der Laichzeit sind die Tetrodonarten giftiger als sonst.

In der ersten Hälfte des Jahres 1884 waren in Japan **von 38 Todesfällen durch Gift 23 durch diese Fischart** verursacht. In den Jahren 1885—1892 sind in Japan **933** derartige Vergiftungsfälle verzeichnet worden, von welchen **681,** also **73%, tödlich** verliefen.

Die **Therapie** ist bei schweren Vergiftungen ohnmächtig; vielleicht würden künstliche Respiration und elektrische Reizung des Phrenikus in manchen Fällen von Nutzen sein.

K. Iwakawa und S. Kimura fanden in Tierversuchen, daß das Adrenalin oder Adrenalin-Hypophysenextrakt die allgemeinen Vergiftungserscheinungen, besonders die Atemstörungen und die Blutdrucksenkung nach Tetrodotoxin so bedeutend mildern, daß der Tod des Versuchstieres oft ausbleibt; auch wenn es mit einer zwei- bis dreifachen tödlichen Dosis vergiftet wurde. Die Entgiftungswirkung des Adrenalins fällt stärker aus, wenn gleichzeitig eine kleine Menge von Hypophysenextrakt mitwirkt. „In Kontrollversuchen mit anderen Herzmitteln ergab sich kein ähnlicher günstiger Erfolg."

Durch diese tierexperimentellen Erfolge wurden die genannten Autoren angeregt, bei der Vergiftung von Menschen durch Fugugift Adrenalininjektionen, insbesondere zusammen mit Hypophysenextrakt zu versuchen.

b) Das Gift ist im ganzen Organismus verbreitet.

Ordnung Physostomi, Familie Muraenidae.

In dem **Blute** aller darauf untersuchter Muräniden ist ein Stoff vorhanden, welcher bei subkutaner, intravenöser und intraperitonealer Injektion den Tod der Versuchstiere herbeiführen kann; aber auch nach stomachaler Einverleibung ist das Aalblut, falls es in genügend großer Menge in den Magen gelangt, für den Menschen giftig, wie ein von F. Pennavaria beschriebener Fall zu beweisen scheint. Ein Mann, welcher das frische Blut von 0,64 kg Aal mit Wein vermischt trank, erkrankte schwer. Die Symptome bestanden in heftigem Brechdurchfall, Atmungsbeschwerden und zyanotischer Verfärbung des Gesichtes.

Der im Serum vorhandene giftige Körper, welchem U. Mosso den Namen **Ichthyotoxin** beigelegt hat und über dessen **chemische Natur** nichts Näheres bekannt ist, muß vorläufig zur Gruppe der sog. „Toxalbumine" gezählt werden. Erhitzen des Serums vernichtet dessen Wirksamkeit; gleichzeitig geht der brennende Geschmack (vgl. unten) verloren. Seine Wirksamkeit wird durch organische Säuren, schneller und vollständiger durch Mineralsäuren, aber auch durch Einwirkung von Alkalien aufgehoben. Pepsinsalzsäure (künstliche Verdauung) vernichtet nach U. Mosso ebenfalls seine Wirksamkeit. Der wirksame Bestandteil ist in Alkohol unlöslich und dialysiert nicht. Er verträgt das Eintrocknen bei niederer Temperatur. Intraperitoneal oder subkutan injiziert tötet das Serum die Versuchstiere rasch. Das Serum von Conger myrus und Conger vulgaris ist weniger wirksam als dasjenige von Anguilla und Muraena.

Buglia findet neuerdings (1913) im Gegensatz zu Mosso (vgl. oben), daß das Aalserumgift thermostabil und dialysabel ist. Der Widerspruch betreffs Hitzebeständigkeit erklärt sich vielleicht daraus, daß die Giftsubstanz leicht an gerinnendem Eiweiß haftet.

Auch die Galle des Aales ist nach Buglia giftig für Frösche nach intraperitonealer Injektion. Der junge, noch durchsichtige Aal (Cieche) enthält ähnlich wirksame Stoffe wie das ausgewachsene Tier.

Die **Wirkungen des Serums** von Anguilla, Conger und Muraena haben Mosso, Camus und Gley, Buglia u. a. studiert. Es unterscheidet sich schon durch seinen brennenden und scharfen Geschmack von dem Serum anderer Fische.

Die **Respiration** wird zunächst beschleunigt, später herabgesetzt. Diese Wirkung beruht anscheinend auf einer primären Erregung und darauffolgenden Lähmung des Respirationszentrums. Künstliche Atmung vermag, wenn nicht allzu große Gaben injiziert wurden, das Leben zu erhalten.

Die **Zirkulation** wird durch kleinere Gaben in geringerem Maße als die Respiration beeinflußt. Bei Hunden erfolgt zuerst Verstärkung der Herzschläge und Abnahme ihrer Frequenz. Später wird der Puls stark beschleunigt. Größere Gaben wirken direkt lähmend auf das Herz. Der Blutdruck sinkt dann sehr rasch.

Das Ichthyotoxin hebt die Gerinnbarkeit des Blutes auf und wirkt hämolytisch. Camus und Gley konnten Tiere gegen das Gift immunisieren und ein Antiserum gewinnen.

Die Wirkungen des Muränidenserums auf das **Nervensystem** äußern sich in Lähmungserscheinungen verschiedener Gebiete. Direkte Wirkung des Giftes auf die Muskeln scheint vorhanden. Die Wirkungen auf das Nervensystem sind unabhängig von der Zirkulation.

Manche Symptome der „**Haffkrankheit**", insbesondere die Hämoglobinurie, sprechen dafür, daß der reichliche Genuß von Aalen die Schuld an der Entstehung dieser Krankheit trägt. „Der Fisch muß offenbar in großer Menge oder während längerer Zeit verzehrt werden, um Krankheitserscheinungen hervorzurufen." Fütterungsversuche an Tieren verliefen jedoch negativ. Trotzdem bezeichnet Wieland es als „im höchsten Maß wahrscheinlich", daß der Genuß größerer Mengen von Aalen (und vielleicht auch anderer Fische) bestimmter Beschaffenheit die Zeichen der „Haffkrankheit" hervorruft. (Vgl. hierzu S. 357 sub Ciguatera.) Die Theorie, daß die Haffkrankheit durch Genuß vergifteter Aale entstanden ist, erhält eine Stütze durch die Beobachtung, daß von den Fischern oder Uferbewohnern keiner mehr erkrankte, nachdem der Aalfang in den Holmen eingestellt wurde.

Die Wirkungen des Muränidenserums erinnern in manchen Punkten stark an die Wirkung der Schlangengifte, insbesondere bezüglich der Wirkung auf die Respiration, auf den Blutdruck und auf das Blut. Vielleicht handelt es sich demnach in beiden Fällen um sapotoxinähnliche Stoffe (vgl. S. 357, sub Barbengift).

Die schon oben (S. 356) angeführten Neunaugen, **Petromyzon fluviatilis** und **Petromyzon marinus,** besitzen nach den Angaben einiger Autoren (unter diesen Pontoppidan bereits im Jahre 1753) wie die Muräniden in ihrem Blute ein dem Ichthyotoxin ähnlich wirkendes Gift, welches im Serum gelöst enthalten ist. Cavazzani experimentierte an Fröschen, Kaninchen und Hunden und sah bei diesen Tieren nach Injektion von Petromyzonserum Somnolenz und Apathie sowie die charakteristischen Wirkungen des Muränidenserums auf die Respiration eintreten.

Das Serum von **Thynnus thynnus L., s. Th. vulgaris C. et V.,** des gemeinen Tuns und anderer Tunarten, bewirkt nach Maracci bei seiner intravenösen oder intraperitonealen Injektion an Hunden ähnliche Vergiftungserscheinungen wie das Aal- und Petromyzonserum.

Auch das Serum folgender Fische soll giftig sein und ähnlich wie das Aalblut wirken:

> Torpedo marmorata Risso,
> Raja batis und R. clavata Lin.,
> Scyllium catulus Cuv. und Scyllium canicula Lin., (Hai),
> Tinca vulgaris Cuv., Schleie,
> Cyprinus carpio Lin., Karpfen.

B. Wirbellose Tiere.

I. Kreis: Mollusca, Weichtiere.

Unter den Mollusken, Weichtieren, finden sich sowohl bei den Cephalopoden, als auch bei den Gastropoden mit Giftapparaten ausgestattete Tiere. Diese sind aber für den Menschen und höhere Tiere toxikologisch bedeutungslos, soweit bekannt, jedenfalls von praktisch untergeordneter Bedeutung und können daher füglich hier unberücksichtigt bleiben. Interessenten finden darüber Näheres bei E. St. Faust, in Heffter: Handbuch der experimentellen Pharmakologie, Band 2, zweite Hälfte (1926) oder Bergmann-Staehelin: Handbuch der inneren Medizin, Band 4, (1927) oder auch Abderhalden: Handbuch der biologischen Arbeitsmethoden, Lieferung 97 (1923).

Besondere Erwähnung verdienen vielleicht nur die Toxoglossa, Pfeilzüngler, Giftschnecken.

Die hierher gehörigen Arten besitzen eine unpaare Giftdrüse und sollen nach Taschenberg mit ihrer sog. Zunge beim Menschen heftige Entzündungen der Hände verursachen können.

5. Klasse. Lamellibranchiata, Muscheltiere.

Ordnung: Asiphoniata.

Ganz frische, lebende Muscheln, bei welchen postmortale Zersetzungen oder Veränderungen als Ursache der Giftigkeit sicher ausgeschlossen waren, haben unter bestimmten, nicht restlos aufgeklärten Bedingungen und Verhältnissen giftige Eigenschaften annehmen können, und zwar schon in dem Wasser, in welchem sie lebten.

Massenvergiftungen durch Muscheln (Mytilus edulis, Miesmuschel) sind wiederholt beobachtet worden; so s. B. eine Reihe von Muschelvergiftungen, denen im Oktober 1885 mehrere Werftarbeiter auf der Kaiserlichen Werft in Wilhelmshaven zum Opfer fielen. Im ganzen wurden damals **19 Fälle** beobachtet, von denen **vier letal** verliefen.

Die **Symptome** waren in allen Fällen die gleichen und bestanden in früher oder später auftretendem Gefühl des Zusammenschnürens im Halse, Stechen und Brennen zunächst in den Händen, später auch in den Füßen, Benommensein und einem eigenartigen Gefühl in den Extremitäten. Pulsfrequenz 80 bis 90°, Körpertemperatur normal. Das Sprechen war sehr erschwert. Gefühl der Schwere und Steifheit in den Beinen, Fehlgreifen beim Versuch Gegenstände zu fassen, Übelkeit und Erbrechen waren weitere Symptome dieser Vergiftungen. Die Patienten litten an Angstanfällen (Dyspnoe?) und klagten über Kältegefühl bei gleichzeitigem reichlichen Schweiß. Der Tod erfolgte bei vollem Bewußtsein innerhalb 45 Minuten bis 5 Stunden nach dem Genuß der Muscheln.

Die oben geschilderte Symptomatologie ist charakteristisch für die **paralytische Form** der Vergiftungen durch Muscheln, welche sich durch akute periphere Lähmungserscheinungen kennzeichnet und manche Ähnlichkeit mit der Kurarevergiftung aufweist.

Die **Ursachen des Giftigwerdens** der Muscheln sind noch nicht mit Sicherheit festgestellt.

Den Beweis dafür, daß die Stagnation des die Muscheln umgebenden Wassers die Ursache der Giftigkeit sein kann, erbrachte in Übereinstimmung mit den früheren Angaben von Crumpe und Permewan, Schmidtmann, indem er giftige Muscheln aus dem Hafen in offenes Seewasser brachte und umgekehrt frische, ungiftige Muscheln in den Binnenhafen überführte, wobei er nach längerem Aufenthalte der Tiere am neuen Standorte im ersteren Falle die Giftigkeit verschwinden, im letzteren Falle eintreten sah. Zum gleichen Resultate gelangte Thesen in Christiania, welcher auch nachwies, daß die Bodenbeschaffenheit an dem Standorte der Muscheln für das Giftigwerden derselben ohne Bedeutung ist.

Wir müssen jetzt annehmen, daß in dem die Muscheln umgebenden stagnierenden Wasser eine bestimmte, nicht zu jeder Zeit vorhandene Verunreinigung sich findet, welche entweder durch

a) Hervorrufen einer Krankheit bei den Muscheln die Bildung des Giftes in ihrem Organismus verursacht, oder daß

b) die in dem Wasser vorhandene Verunreinigung selbst das Gift ist, und daß letzteres von den Muscheln aufgenommen und aufgespeichert wird.

Die Fähigkeit der Muscheln, aus dem Wasser nicht allein das atropinkurarinartig wirkende, für die Wirkung an Menschen und Tieren verantwortliche, spezifische Gift, sondern auch andere stark wirksame Substanzen (Kurare, Strychnin) aus dem Wasser aufzunehmen und aufzuspeichern, hat Thesen durch Aquariumversuche dargetan. Hierbei blieben die Muscheln scheinbar ganz gesund.

Über die **chemische Natur des Giftes** ist wenig bekannt. Salkowski fand, daß dasselbe mittels Alkohol aus den Muscheln extrahiert werden kann und durch Erhitzen auf 110^0 seine Wirksamkeit nicht verliert, während Einwirkung von Natriumkarbonat in der Wärme das Gift zerstört. Brieger isolierte aus giftigen Muscheln einen von ihm „Mytilotoxin" genannten Körper von der Formel $C_6H_{15}NO_2$, welcher nach diesem Autor das spezifische, kurarinähnlich wirkende Gift der Miesmuschel sein soll, ein in Würfeln kristallisierendes Golddoppelsalz vom Schmelzpunkt 182^0 bildete und bei der Destillation mit Kalilauge Trimethylamin abspaltete. Ob in dem „Mytilotoxin" in der Tat der wirksame Körper der giftigen Muscheln vorliegt, muß vorläufig noch dahingestellt bleiben. Thesen konnte bei der Verarbeitung eines großen Materials, in Portionen von je 5 kg giftiger Muscheln, in keinem Falle das „Mytilotoxin" aus diesen isolieren. Mäuse gingen an den Wirkungen des von Thesen nach dem Verfahren von Brieger aus Giftmuscheln dargestellten Giftes an Herzlähmung zugrunde; die von den Autoren beschriebene kurarin-atropinartige lähmende Wirkung des Muschelgiftes auf die Respiration sah Thesen bei seinen Tierversuchen mit dem gereinigten Gifte nicht eintreten.

Richet hat dann später einen von ihm Mytilokongestin genannten Körper, angeblich in Muscheln vorkommend, als Träger der Giftwirkung beschrieben.

Auch andere Muschelarten sollen schon Vergiftungen mit ähnlichen Symptomen wie bei Mytilus edulis verursacht haben; genannt seien hier Cardium edule L., die eßbare Herzmuschel, Donax denticulatus L., die gezähnelte Stumpfmuschel, Donax anatinus L., die gemeinste Muschelart des Mittelmeeres und der Nordsee, sowie Donax trunculus L., die gemeine Stumpfmuschel.

Von gerichtlich-medizinischem Interesse ist die Möglichkeit, daß ungiftige Muscheln — ebenso wie ungiftige Pilze — in verbrecherischer Absicht als Vehikel für andere Gifte dienen können. Es scheint daher bei

Verdacht auf Muschelvergiftung, trotz der geringen Aussicht, das Muschelgift selbst auffinden und isolieren zu können, die Vornahme einer chemischen Untersuchung auf andere Gifte unter Umständen wünschenswert und geboten.

Die kurarinartig lähmende Wirkung des Muschelgiftes hat Crumpe bei einem Fall von Tetanus therapeutisch ausgenützt.

Bei den **Vergiftungen mit Austern** (Ostrea edulis) ist es nach dem vorliegenden literarischen Material schwer zu entscheiden, inwiefern die Erscheinungen bei derartigen Fällen auf die Anwesenheit eines spezifischen, dem Muschelgift ähnlichen, vielleicht mit diesem identischen Gift oder aber auf Fäulnisgifte zurückzuführen sind. Austern scheinen nicht selten Überträger des B. typhi zu sein.

II. Arthropoda, Gliederfüßer.

Von den fünf großen Klassen der Gliederfüßer finden sich in der Klasse der Hexapoden, der Myriapoden und der Arachnoidea eine Anzahl von Tieren, welche mehr oder weniger **giftige Sekrete** bereiten und zum Teil mit besonderen, der Einverleibung des Giftes dienenden Apparaten ausgestattet, demnach zu den „aktiv“ giftigen Tieren zu zählen sind.

1. Klasse. Spinnentiere, Arachnoidea.

Die Giftigkeit mancher Arachnoiden ist durch zahlreiche Untersuchungen und durch Mitteilung vieler glaubwürdigen Beobachtungen heute mit Sicherheit festgestellt; die Giftapparate sind ebenfalls genauer untersucht und nur über die chemische Natur der betreffenden Gifte sind unsere Kenntnisse noch mangelhaft, was wohl hauptsächlich auf die große Schwierigkeit der Beschaffung ausreichender Mengen des nötigen Tiermaterials zurückzuführen ist. Am besten bekannt und in bezug auf die uns hier interessierenden Verhältnisse am genauesten untersucht ist die, eine Ordnung der Arachnoideen bildende

a) Ordnung, Skorpionina.

Arthrogastra, Gliederspinnen.

Der **Giftapparat** der Skorpione liegt in dem letzten Segmente des aus zahlreicheren Gliedern zusammengesetzten, schmalen und sehr beweglichen Abdomens und besteht aus einer das Gift sezernierenden, paarigen, birnförmigen, in eine harte Hülse eingeschlossenen **Giftdrüse** und dem **Stachel.** Die kapselartige Hülle endigt in einer scharfen, gekrümmten Spitze. Die Ausführungsgänge der Drüse liegen in dem Stachel und münden unterhalb der Stachelspitze mit zwei kleinen Öffnungen. Die Drüse ist von einer Schicht quergestreifter Muskeln umgeben, durch deren willkürlich erfolgende Kontraktion das Giftsekret nach außen entleert werden kann.

Die Einverleibung des Giftes geschieht in der Weise, daß der Skorpion das Abdomen hoch emporrichtet und dann bogenförmig nach vorn biegt, während er seine Beute mit den Kiefern festhält, das zu stechende Tier also vor sich hat.

Nach erfolgtem Stiche, durch welchen das Gift dem Beutetier oder dem Gegner einverleibt wird, bleibt der Stachel meistens noch geraume Zeit in der Wunde, während das Sekret der Giftdrüse durch den mittels Kontraktion der sie umhüllenden Muskulatur bewirkten Druck in die Stichwunde gepreßt wird (Joyeux- Laffuie.)

Die **chemische Natur** der in dem Giftsekrete der Skorpione vorkommenden **wirksamen Stoffe ist unbekannt.**

Seiko Kubota hat neuerdings das Gift von **Buthus Martensi Karshi** (mandschurischer Skorpion) und von **Centrurus Exlicauda Wood** s. **Centrurus Gracilis Latreille** (mexikanischer i. e. Durangoskorpion) chemisch und pharmakologisch vergleichend untersucht. Er findet, daß die wirksame Substanz eines NaCl-Auszuges von Skorpiongiftdrüsen eiweißartiger (?) Natur ist. Die Auszüge wirkten, wie das Gift anderer Skorpione (vgl. unten), auch hämolytisch, sowohl auf gekernte als wie auch auf nicht gekernte Erythrozyten.

Ganz allgemein scheint angenommen zu werden, daß es sich auch hier um die Wirkungen eines „Toxalbumins" handelt. Flury hat aber die **wirksame Substanz** der Giftsekrete von **Buthus occitanus** und **Centrurus infamatus** in **eiweißfreiem** Zustande darstellen können. Das wurde erreicht durch vorsichtige Verdauung des nativen Giftes mit Pepsin, Filtration durch Kollodiummembran, Ausfällung mit Metaphosphorsäure, fraktionierte Adsorption mit Kohle, Ausziehen mit Azeton, Ausfällen mit Äther, Lösung in Wasser, Zusatz von Seife und Zersetzung der Seifenlösung mit Salzsäure. Das Gift wird hierbei mit den Fettsäuren ausgeschieden. Es enthält Stickstoff, gibt aber keinerlei Eiweißreaktionen, hat auch keinen Lipoidcharakter, da es in Äther und Chloroform unlöslich ist. Da es ziemlich hitzebeständig ist, kann es auch kein Ferment sein. Es gibt nicht die Farbenreaktionen der Gallensäuren, färbt sich aber beim Erhitzen mit Salzsäure rot. Durch Alkalien wird es zerstört, wobei Gelb- oder Braunfärbung auftritt. Neuerdings sind von Flury aus dem Skorpiongift lipoidartige herzwirksame Substanzen abgetrennt worden.

Die **Wirkungen des Sekretes** sind durch zahlreiche Beobachtungen an vergifteten Menschen und durch Versuche an Tieren in ihren Grundzügen bekannt. Dabei ist zu berücksichtigen, daß wie bei den Schlangengiften, auch hier die Gifte verschiedener Spezies wahrscheinlich quantitative und wohl auch qualitative Unterschiede in ihren Wirkungen aufweisen, und daß ferner, wie bei den Vergiftungen durch Schlangen die Lokalität der Wunde, die Menge des einverleibten Giftes, die Jahreszeit und andere Umstände eine Rolle spielen können.

Der Stich des in ganz Südeuropa vorkommenden **Scorpio europaeus,** welcher kaum länger als 3,5 cm wird, scheint beim Menschen nur Schmerz, Rötung und Schwellung, also nur lokale Erscheinungen zur Folge zu haben, während der bedeutend größere, eine Länge bis zu 8,5 cm erreichende, ebenfalls in Südeuropa, aber weniger häufiger vorkommende **Scorpio occitanus** durch seinen Stich äußerst heftige Schmerzen, phlegmonöse Schwellung der ganzen betroffenen Extremität und außerdem **resorptive Wirkungen:** Erbrechen, Ohnmacht, Muskelzittern und **Krämpfe** hervorrufen kann.

Tödlich verlaufene **Vergiftungen von Menschen** durch Skorpionenstiche sind in der Literatur in ziemlicher Anzahl beschrieben, doch handelt es sich in diesen Fällen um die großen, in tropischen Ländern einheimischen Skorpionenarten.

Guyon berichtet über sechs innerhalb 12 Stunden tödlich verlaufene Fälle, und Cavaroz gibt an, daß in der Gegend von Durango in Mexiko jährlich etwa 200 Menschen infolge von Skorpionenstich zugrunde gehen. Dieser Autor sah dort drei Fälle mit tödlichem Ausgange, wovon zwei Erwachsene betrafen. Ebenfalls aus Durango berichtet Jackson von 51 Todesfällen im Jahre 1907 und von 53 Todesfällen im Jahre 1908. Im ersten Quartal des Jahres 1909 wurden dort 15 Todesfälle durch Skorpionenstich registriert. Ramirez spricht von durchschnittlich 40 Todesfällen, die sich dort jährlich vor 1907 ereigneten, als die Einwohnerzahl noch eine viel geringere war (Jackson).

Dalange berichtet über drei in Tunis an Kindern beobachtete Fälle von Vergiftungen durch **Androctonus funestus** und **A. occitanus.** Zwei dieser Kinder starben innerhalb sechs Stunden, das dritte Kind blieb am Leben.

Abels berichtet über **Mord** durch Skorpionenstiche. Es soll sich dabei um die (unverdächtige) Beseitigung von Kindern handeln, zu welchem Zweck man sich angeblich auch gewisser Giftschlangen bedient. Wie es scheint, unterliegen Kinder überhaupt leicht diesen Vergiftungen. Vielleicht sind sie relativ empfindlicher gegen das Gift als Erwachsene, vielleicht liegt es an der relativ größeren Giftdosis. Bray, von Wilson zitiert, berichtet aus Omdurman über die Mortalität bei Kindern im Jahre 1902. Von 21 Todesfällen trafen auf Kinder unter 1 Jahr 5 Todesfälle, auf Kinder von 1—5 Jahren 9 Todesfälle, auf Kindern von 5—15 Jahren 7 Todesfälle.

Thompson sah in Yukatan 13 Fälle von Skorpionenstich, von welchen nur zwei schwerere Erscheinungen, d. h. resorptive Wirkungen erkennen ließen. Diese bestanden in nur wenige Stunden dauernden, lähmungsartigen Zuständen.

Die **Symptome** der schweren, durch die großen tropischen Skorpione verursachten Vergiftungen bestehen in heftigen Lokalerscheinungen und nach der Resorption des Giftes in Trismus, schmerzhafter Steifheit des Halses, welche sich bald auch auf die Muskeln des Thorax fortpflanzt, und schließlich in **allgemeinen, tetanischen Krämpfen,** unter welchen, anscheinend durch Respirationsstillstand, der Tod erfolgt.

Einen eigenartigen Fall von Spättod nach dem Stich eines Skorpions unbekannter Spezies in die Ferse beschreibt Linnell aus dem Krankenhaus zu Kuala Lumpur. Hier erfolgte der Exitus erst am 17. Tage nach der Verletzung, nachdem sich aufsteigende motorische, nicht aber sensible Lähmung der unteren Extremitäten bis zur Nabelhöhe entwickelt hatte.

Für die **Therapie des Skorpionenstiches** könnte vielleicht die Zerstörbarkeit des Giftes durch Wasserstoffsuperoxyd, Ammoniak, Kalziumhypochlorit und Kalkwasser sowie durch Kaliumpermanganat in Betracht kommen. (Vgl. „Therapie des Schlangenbisses" S. 344.) Die antitoxische Serumtherapie scheint auch hier berufen, eine Rolle zu spielen. Gegen die resorptiven Wirkungen hat man, abgesehen von den „spezifischen" Heilsera (vgl. oben S. 342) angeblich mit Erfolg angewendet 1. Antikobraserum (Calmette) und 2. Antitetanusserum. Serum antidiphthericum war angeblich ohne Wirkung (Lafforgue); Nicolle und Catouillard konnten mit dem Gifte von Heterometrus maurus sowie Houssay mit dem Gifte von Buthus quinquestriatus und von Tityus bahiensis die Angaben Calmettes betr. günstige Wirkung von Antikobraserum nicht bestätigen.

Jackson empfiehlt die Krämpfe durch Chloroforminhalationen zu mildern oder zu unterdrücken. Er hatte auch gute Erfolge mit Schwitzkuren, wobei er sich u. a. des Pilokarpins (vgl. oben S. 346) bediente. In Mexiko gibt man häufig Chloralhydrat und Bromide. Die Schmerzen könnten wohl durch ein Lokalanästhetikum gelindert werden.

Die Möglichkeit der **Gewöhnung** an das Skorpionengift (Buthus quinquestriatus) und einer Immunisierung gegen dasselbe hat Todd an Tieren geprüft. Daraufhin wird ein antitoxisches Heilserum (Lister Institute, London) zur Verwendung beim Menschen hergestellt, welches „spezifisch", also nur gegen diese Skorpionenart wirksam sein soll. Neuerdings berichtet V. Brazil über ähnliche Versuche, wobei er dann auch ein therapeutisch brauchbares Antiserum gegen das Gift von Tityus bahiensis gewinnen konnte. Die Frage nach der „Spezifität" oder Polyvalenz dieser Antisera scheint noch nicht hinreichend geklärt. Wiener berichtet über am Menschen festgestellte Heilwirkung von Schlangenantiserum bei Skorpionenstich (?), und kurz vor ihm haben auch Kraus und Botelho ähnliches beobachtet und mitgeteilt. Letztere stellten fest, daß auch umgekehrt Skorpionenantiserum manche Schlangengifte bei genügend langer Einwirkungsdauer in vitro unwirksam macht.

Sollten sich derartige Fälle von Nichtspezifität der Heilsera mehren und Bestätigung finden (vgl. oben S. 343), so wird man sich wohl gezwungen sehen, die jetzt noch allgemeiner Anerkennung sich erfreuenden Auffassungen und Anschauungen über „Toxine" und „Antitoxine", deren Natur und Verhältnis zueinander, vor allem aber betreffs ihrer „Spezifität" stark zu revidieren (vgl. hierzu auch oben S. 344).

Hier ist auch der viel früheren (1895) Angabe von Calmette zu gedenken, daß das Serum eines gegen Kobragift immunisierten Kaninchens im Tierversuch die Wirkungen von Skorpionengift zu neutralisieren vermag. Gegen Viperngift immunisierte Meerschweinchen vertrugen 1—2 mg Skorpionengift, von welchen 0,10 mg nicht immunisierte Tiere tötete.

Die größten und gefährlichsten Skorpione sind:

Androctonus funestus Ehrenb. wird bis 9 cm lang; kommt in Nord- und Mittelafrika vor.

Buthus afer Lin., wird bis 16 cm lang und findet sich in Afrika und Ostindien.

Buthus occitanus Amour erreicht eine Länge von 8,5 cm und findet sich in Italien, Griechenland, Spanien, Nordafrika.

Euscorpius europaeus Lin. (italicus und germanus Koch, karpathicus Thon, flavicandus de Geer) kommt in Europa vor, wird selten über 3—3,5 cm lang und ist wenig gefährlich.

b) Ordnung Araneina.

Der **Giftapparat** der echten Spinnen besteht aus der oberhalb des starken, kräftig entwickelten Basalgliedes der Chelizeren (Kieferfühler) oder in demselben liegenden, länglichen und von Muskeln umgebenen **Giftdrüse** und deren Ausführungsvorgang, welcher sowohl das Basalglied als auch das klauenförmige, zum Verwunden dienende, aber viel kleinere Endglied durchsetzt und in einer länglichen Spalte an der Spitze desselben mündet.

Das Sekret der Giftdrüse, das **Spinnengift,** ist eine klare, ölige Flüssigkeit, reagiert sauer und schmeckt angeblich bitter. Wie bei den Schlangen wird der Giftvorrat durch wiederholte, rasch aufeinander folgende Bisse bald erschöpft. Die Einverleibung des giftigen Sekretes erfolgt beim Beißen in die durch die Chelizeren gemachte Wunde.

Bei den Spinnen hat man hinsichtlich der Folgen ihres Bisses zu unterscheiden zwischen Giftwirkungen und (sekundärer) Infektion. Es empfiehlt sich, den Begriff „Spinnengift" zu beschränken auf das Sekret der in den Chelizeren gelegenen Giftdrüsen; denn es ist fraglich, ob die wirksamen Stoffe dieses Sekretes identisch sind mit denjenigen, die man durch Extraktion von zerkleinerten (zerquetschten) Spinnen oder deren Körperteile mit Wasser oder Salzlösungen erhält (Kobert, Walbum, Lévy, Houssay). Wie es scheint, ist das Vorkommen von pharmakologisch wirksamen Stoffen, abgesehen vom Spinnengift in obigem Sinne, im wesentlichen beschränkt auf die **Eier** dieser Tiere (Lévy u. a.).

Walbum hat drei wirksame Stoffe der Kreuzspinne (Epeiratoxin, Epeiralysin, tryptisches Ferment) beschrieben. Das Toxin und das Lysin sind wohl miteinander nahe verwandt.

Noch nicht entschieden ist die Streitfrage, ob das unter Umständen im ganzen Spinnenkörper, vorwiegend aber in den Eiern vorkommende „Toxalbumin" auch der wesentliche oder maßgebende, eventuell einzige Giftstoff des Chelizerengiftsekretes darstellt.

Die chemischen Eigenschaften und die Natur der wirksamen Bestandteile des Spinnengiftes sind unbekannt.

Die wirksame Substanz soll weder ein Alkaloid, noch ein Glykosid, noch eine Säure sein. Sie dialysiert nicht und wird angeblich beim Eintrocknen unwirksam. Das Sekret der Giftdrüsen und die wirksamen, wässerigen Extrakte aus den in Betracht kommenden Körperteilen der Spinnen lassen die Gegenwart von Eiweiß oder eiweißartigen Stoffen durch die bekannten Farben- und Fällungsreaktionen erkennen. Man nimmt daher gewöhnlich an, daß es sich hier um die Wirkungen eines Toxalbumins oder eines giftigen Enzyms handle (Kobert). Nach Flury kommen aber auch Lipoide in Betracht.

Die wichtigsten und bekanntesten Giftspinnen.

Nemesia caementaria, die Minier- oder Tapezierspinne. Sie findet sich im südwestlichen Europa, wird etwa 2 cm lang und ist von dunkler (erdbrauner) Farbe. In Andalusien und in Südfrankreich soll die Nemesia caementaria manchmal Tiere und Menschen beißen und töten.

Theraphosa avicularia Linn., s. Avicularia vestiaria de Geer., die Vogelspinne, findet sich in Brasilien, St. Domingo, Cayenne, Surinam und kann eine Körperlänge von 7 cm erreichen. Die Körperfarbe ist schwarzbraun, die Endglieder und der Kiefertaster sind rot gefärbt.

Theraphosa Blondii Latr., die Buschspinne, ist in Südamerika und in Westindien einheimisch. Der Körper ist rötlichbraun, die Endglieder der Beine sind lehmfarbig. Sie erreicht eine Länge von 8—8,5 cm.

Theraphosa Javenensis Walck., kommt auf Java vor und wird 8—9 cm lang. Sie ist rötlichbraun gefärbt. Die Beine sind unten zottig behaart.

Die drei letztgenannten Spinnenarten sind stark behaart und haben ihrer Körpergröße entsprechend große Giftapparate und daher auch einen größeren Giftvorrat. Es ist nicht bekannt, ob das Gift auch quantitativ wirksamer ist als das der anderen Giftspinnen. Sie sollen selbst kleine Warmblüter überfallen und töten. Sie gehören zur Gruppe der sog. **Mygalidae,** Riesenspinnen oder Würgspinnen, und finden sich nur in tropischen Ländern. Cremer berichtet über tödlich verlaufene Bisse bei vier Mitgliedern einer Familie.

Chiracanthium nutrix Walck., kommt in der Schweiz, Frankreich, Italien und in Deutschland vereinzelt (Rochusberg bei Bingen) vor und wird etwa 6—12 mm lang. Die Wirkungen des Bisses scheinen nur lokale, jedenfalls auf die betroffene Extremität beschränkte zu sein und bestehen in einer leichten aber diffusen Anschwellung und Rötung mit heftigem, brennenden Schmerze (Bertkau).

Theridium tredecimguttatum F., s. Lathrodectes tredecimguttatus R., die Malmignatte, ist von dunkler Farbe (schwärzlich bis schwarz), mit meist 13 roten, dreieckigen oder halbmondförmigen Flecken auf dem Hinterleibe, wird etwa 8—12 mm lang und findet sich in Italien (Toskana), auf Korsika und Sardinien, sowie an der unteren Wolga, wo sie zeitweise massenhaft vorkommt und dem Viehstande großen Schaden bringen soll (Motchoulsky, Szczesnowicz).

Theridium lugubre Koch., s. Lathrodectes lugubris, L. Erebus, die Karakurte (tatarischer Name „Kara-Kurt", d. h. „schwarzer Wolf", auch „schwarzer Wurm"), findet sich hauptsächlich in Griechenland und Südrußland, wird etwa 1—2 cm lang; das Abdomen ist braun bis schwarz, die Beine braungrau gefärbt.

Latrodectes mactans Fabr., s. L. formidabilis, ist in Amerika weit verbreitet und besonders in Peru schon lange bekannt unter dem Namen **„Lucacha".** Diese Spinne verursacht durch ihren Biß auch beim Menschen häufig resorptive Giftwirkungen in Form des „Arachnidisme neuro-myopathique" von Sommer und Greco, auch als Latrodektismus bezeichnet, noch häufiger aber lokale Wirkungen an der Bißstelle und ihrer Umgebung in Form des „Arachnidisme cutanéo-hémolytique-gangréneux", wobei (sekundäre) Infektionen von großem Einfluß auf den Ausgang der Vergiftung, i. e. die Prognose sein können. Tiere konnten gegen das Gift bis zu einem gewissen Grade immunisiert werden. Als sehr wirksames und brauchbares Gegengift empfiehlt Escomel das Kaliumpermanganat.

Latrodectes scelio s. Cteniza armentaria Lin., s. L. Katipo Powell, findet sich in Australien und Neuseeland und wird dort schlechtweg „Katipo" genannt. Die Vergiftung scheint auch beim Menschen sehr ernster Art und sehr qualvoll zu sein. Krämpfe der Mund- und Kiefermuskulatur erschweren dem Vergifteten Öffnen des Mundes und den Schluckakt. Der Puls wird sehr langsam, bis zu 12—14 pro Minute. Die Respiration wird mehr und mehr verlangsamt, und in diesen Stadium kann der Tod eintreten. Anderenfalls folgt Erholung oder auch Spättod (Infektion?) nach mehreren Wochen (Castellani und Chalmers).

Glyptocranium gasteracanthoides Nicolet, in Peru häufig und dort **„Podadora"** genannt, verursacht oft Vergiftungen bei Menschen und Tieren. Todesfälle scheinen selten. Der Biß bedingt wie derjenige anderer Giftspinnen lokale und resorptive Wirkungen. Frühzeitige Verwendung von Kaliumpermanganat als Gegenmittel soll immer guten therapeutischen Erfolg versprechen. Tiere konnten gegen das Gift immunisiert werden.

Segestria perfida Stav., die Kellerspinne, wird etwa 2 cm lang. Zephalothorax rötlichbraun, Hinterleib braungrau gefärbt. Letzterer zeigt in der Mitte einen schwarzen, gezähnten Streifen. Die Kieferfühler sind grün. Sie findet sich in Mitteleuropa, lebt unter Baumrinden und in Kellern und wird in der Volksmedizin als Heilmittel gegen Hautentzündungen u. dgl. verwendet (Ozanam). Die Wirkungen des Giftes scheinen nur lokale zu sein.

Lycosa Tarantula L., s. Tarantula Apuliae Rossi., die süditalienische Tarantel, auch in Spanien und Portugal vorkommend, wird etwa 3—3,5 cm lang und unterscheidet sich von der russischen Tarantel durch ihre Rückenzeichnung, welche in schwarzen, gelblich weiß geränderten Querstreifen besteht. Ihr Biß ist wenig gefährlich und verursacht nur lokale Erscheinungen an der Bißstelle, niemals aber Allgemeinerscheinungen, die auf resorptive Wirkung zurückgeführt werden könnten. Sie beansprucht trotzdem ein gewisses kulturhistorisches Interesse wegen der mit dem Bisse dieser Spinne angeblich in kausalem Zusammenhange stehenden und nach ihr benannten, im Mittelalter häufig beobachteten Erscheinung der Tanzwut, des Tarantismus (Chorea saltatoria), welcher sich nach erfolgtem Bisse dieses Tieres in unwillkürlichen, heftigen Tanzbewegungen äußern und tödlich verlaufen sollte, wenn derselbe nicht rechtzeitig durch Musik gelindert und geheilt werde.

Lycosa singoriensis Laxmann, s. Trochosa singoriensis, die Russische Tarantel, erreicht eine Länge von 3—3,5 cm, ist dunkelbraun gefärbt, ohne Zeichnungen und kommt hauptsächlich im südlichen Rußland vor. Die Beine sind von hellbrauner Farbe und schwarz gefleckt. Sie soll sehr selten beißen. Nach subkutaner und intravenöser Injektion der durch Extraktion dieser Spinnen mit physiologischer Kochsalzlösung oder Alkohol gewonnenen Auszüge ließen sich an Katzen keinerlei Wirkungen wahrnehmen (Kobert).

Epeira diadema Walck., die gewöhnliche Kreuzspinne, verdankt ihren Namen der charakteristischen Zeichnung des Abdomens, welches eine Anzahl kreuzförmig angeordneter, weißer, oft verwischter Flecken zeigt. Grundfarbe gelblichbraun; Länge 10—15 mm. Die Kreuzspinne findet sich in ganz Europa in Gebüschen, Gärten und Häusern, gerne in der Nähe von Gräben, Sümpfen und Seen.

Die Giftigkeit der Kreuzspinne ist vielfach bezweifelt, aber von Kobert, Walbum, Lévy und von Flury, welche mit wässerigen Auszügen dieser Spinne an Tieren experimentierten, bestätigt worden. Die Bisse der Kreuzspinne sind aber harmlos.

Wirkungen der Spinnengifte.

Die nach dem Bisse giftiger Spinnen beobachteten Symptome sind bedingt durch lokale und resorptive Wirkungen.

Die **lokalen Wirkungen** bestehen in mehr oder weniger heftiger Schmerzempfindung, Rötung, Schwellung und evtl. Nekrose der Bißstelle und deren Umgebung, erstrecken sich aber auch in manchen Fällen auf das ganze betroffene Glied.

Die **resorptiven Wirkungen** des Spinnengiftes, welche nur nach subkutaner und intravenöser Injektion, nicht aber nach der Einverleibung per os zustande kommen, betreffen das Zentralnervensystem, die Kreislauforgane und das **Blut.**

Die Wirkungen des Karakurtengiftes auf das Blut (Hund) äußern sich in der Auflösung der roten Blutkörperchen und dem Austritt des Hämoglobins aus den letzteren (Hämolyse). Diese Wirkung tritt noch bei einer Verdünnung des Giftes von 1:127 000 ein. Lévy, Walbum und Houssay haben die Spinnenhämolysine genauer untersucht.

In wässerigen Auszügen von Kreuzspinnen findet sich eine von Sachs „Arachnolysin", von Walbum „Epeiralysin" genannte Substanz, welche ebenfalls die Erythrozyten bestimmter Tierarten (Mensch, Kaninchen, Ochs, Maus, Gans) zu lösen vermag, während die roten Blutkörperchen anderer Tiere (Pferd, Hund, Hammel, Meerschweinchen) nicht angegriffen werden.

Karakurtengift und auch andere hierher gehörige Gifte steigern, wenigstens außerhalb des Organismus im Reagenzglasversuche, die Gerinnbarkeit des Blutes (Pferd). Letztere Wirkung, welche noch bei einer Konzentration von 1: 60 000 eintritt, kommt vielleicht auch im Organismus des lebenden Tieres zustande und ist dann für die bei manchen Tierversuchen, aber nicht regelmäßig, beobachtete intravaskuläre Gerinnung des Blutes verantwortlich. Diese würde ungezwungen das Zustandekommen der ebenfalls nicht regelmäßig beobachteten Konvulsionen erklären (vgl. die Versuchsprotokolle Koberts). Die Konvulsionen wären dann als Erstickungskrämpfe zu deuten, bedingt durch das Daniederliegen der Zirkulation. Diese Annahme findet eine Stütze in der von Kobert gemachten Erfahrung, daß künstliche Respiration den letalen Ausgang nicht hinauszuschieben oder zu verhindern vermag. Der Grad der gerinnungsbefördernden Wirkung im Organismus ist vielleicht abhängig von der Menge des einverleibten oder resorbierten Giftes. (Vgl. unter Schlangengift, Pseudechis porphyriacus S. 329, 340.)

Auf das isolierte Froschherz wirkt das Karakurtengift lähmend und diese Wirkung tritt noch bei einer Verdünnung des Giftes von 1: 100 000 ein. Die Ursachen der Herzlähmung sind entweder in der Lähmung der motorischen Ganglien dieses Organes oder in einer direkten Wirkung auf den Herzmuskel, vielleicht in beiden der genannten Wirkungen zu suchen. Die Folgen der letzteren äußern sich in dem Sinken des Blutdruckes.

Seitens des Gefäßsystems scheinen besonders die kleinsten Arterien und die Kapillaren von der Wirkung des Giftes in der Weise betroffen zu werden, daß ihre Wandungen Veränderungen erleiden und infolgedessen das Blut bzw. Serum durchlassen. Daher treten punktförmige und zirkumskripte Blutungen und Ödeme auf. Am häufigsten und am besten sind diese Ödeme in dem lockeren Lungengewebe zu erkennen; man findet deshalb bei der Sektion die Lunge häufig mit lufthaltiger, schaumiger und manchmal blutiger Flüssigkeit infiltriert. Auch im Magen und im Darme treten derartige Erscheinungen auf, wo sie in der Regel an der Schwellung und Rötung der Schleimhaut zu erkennen sind; manchmal kommt es auch hier zum Blutaustritt. Thrombosierung der Gefäße kann dabei wohl auch eine Rolle spielen, doch würde die Verstopfung der Gefäße allein kaum die Blutextravasate usw. erklären können.

Die Wirkungen des Karakurtengiftes auf das Zentralnervensystem äußern sich in Lähmungserscheinungen, über deren Ursachen vorläufig ein sicheres Urteil nicht gefällt werden kann. Vielleicht handelt es sich um eine direkte lähmende Wirkung, doch ist zu berücksichtigen, daß die oben geschilderten Kreislaufstörungen ähnliche Erscheinungen seitens des Zentralnervensystems bewirken könnten. Insbesondere findet in dieser Annahme das Auftreten von Krämpfen eine befriedigende Erklärung, nachdem doch eine erregende Wirkung des Giftes auf das Zentralnervensystem nicht beobachtet wurde.

Houssay berichtet auch über kurarinartige Wirkungen mancher Spinnengifte an Tieren. Beim Menschen scheinen derartige Wirkungen zu fehlen.

Die **tödlichen Dosen des Giftes** sind bei der Injektion in das Blut äußerst kleine. Katzen sterben schon nach intravenöser Einverleibung von 0,20—0,35 mg organischer Trockenrückstände wässeriger Spinnenauszüge pro Kilogramm Körpergewicht; Hunde scheinen weniger empfindlich zu sein. Der Igel ist auch diesem Gifte gegenüber resistenter als andere Tiere. Frösche werden erst durch die 50 fache Menge der für Warmblüter pro Kilogramm letalen Menge getötet.

Durch wiederholte Einverleibung nicht tödlicher Mengen kann **Gewöhnung** an das Spinnengift eintreten.

Nach V. Brazil und J. Vellard sind in Brasilien, besonders Sao Paulo und Umgebung, Erkrankungen durch Spinnengifte häufig. Sie bestehen entweder in schweren, nekrotisierenden Entzündungen oder neurotoxischen Erscheinungen. Zur Untersuchung wurden verschiedene Giftlösungen aus den präparierten Giftdrüsen zubereitet und Tieren eingespritzt. Dabei entstanden die gleichen Krankheitsbilder, wie nach Stich durch die lebende Spinne. Das Gift von **Ctenus ferus** und **Ctenus nigriventer** wirkt ausschließlich auf die Nerven. Ein Kaninchen (1 kg) wird durch intravenöse Injektion von 0,4 mg des Ctenus ferus- und 0,3 mg des Ctenus nigriventer-Giftes getötet. Das Tier stirbt nach heftigen Krämpfen an Lähmung. Vom Gift der **Trechona venosa,** das in gleicher Weise wirkt, sind 0,65 mg tödlich. **Nephila cruentata** hat nur ein schwaches, örtlich wirkendes Gift, dasjenige von **Lycosa raptoria** ruft nekrotisierende Entzündungen hervor. Durch diese Spinnenart entstehen die Mehrzahl der klinisch beobachteten Erkrankungen. Die untersuchten Gifte wirken beim Kaninchen fast nicht hämolytisch. Sie sind sehr resistent gegen höhere Temperatur und werden erst bei annähernd 100° vollkommen zerstört. Auch gegen Chemikalien sind sie sehr widerstandsfähig. Durch steigende Injektionen von Hammeln ließ sich ein wirksames, streng spezifisches (? Der Referent) Antiserum gewinnen, das aber in großen Dosen toxisch sein soll.

Über die am **Menschen** nach dem Bisse giftiger Spinnen, insbesondere der Lathrodectesarten, beobachteten Symptome hat Kobert in seiner Monographie Berichte aus Asien, Australien und Europa zusammengestellt. Die an zahlreichen Orten am Menschen gemachten Beobachtungen stimmen im wesentlichen mit den Ergebnissen der Versuche an Tieren überein.

Die **Symptome** dieser Vergiftung beim Menschen bestehen in heftigen Schmerzen, zu welchen sich auch Rötung und Schwellung (Lymphangitis und Lymphadenitis) gesellen kann. Die Schmerzen sind nicht auf die Bißstelle und das betroffene Glied beschränkt. Erbrechen, Angstgefühl, Dyspnoe und Beklemmung, Ohnmachtsanfälle, Parästhesien, Paresen und zuweilen auch Krämpfe sind die am häufigsten beobachteten Erscheinungen. Die völlige Rekonvaleszenz erfolgt in manchen Fällen nur langsam, wobei große Mattigkeit und Abgeschlagenheit noch lange Zeit bestehen können.

Über Selbstversuche mit dem Gifte von Eurypelma Steindachneri Auss. berichtet W. T. Baerg. Er empfand nur kurzdauernde Schmerzen an der Bißstelle; resorptive Wirkungen stellten sich nicht ein. Dagegen waren seine Erfahrungen wesentlich andere, als er sich von Lathrodectes mactans in den Finger beißen ließ. Hier stellten sich mehrere Tage lang andauernde Schmerzen nicht nur an der Bißstelle und der ganzen zugehörigen Extremität, sondern auch in der Schulter, in der Brust und in den Beinen ein. Respirations- und Sprachstörungen, Kopfschmerzen, profuse Schweiße zeigten sich als resorptive Wirkungen. Erst am 5. Tage trat Erholung ein, jedoch dauerten die Schmerzen an der Bißstelle noch länger an.

Die **Therapie** der Vergiftungen durch Spinnen kann sich in der Regel auf lokale Behandlung beschränken, d. h. auf Aussaugen, Ausdrücken und Auswaschen der Wunde zwecks möglichster Entfernung des Giftes und Verhinderung seiner Resorption, zu welch letzterem Zwecke auch eine Ligatur angelegt werden kann. Die lokale Behandlung mit Kaliumpermanganat nach Escomel hat den Zweck, das Gift zu zerstören und gleichzeitig auch (sekundäre) Infektion zu verhindern. Gegen die Schmerzen empfiehlt sich wohl Kokain oder ein anderes Lokalanästhetikum.

Resorptive Wirkungen können bekämpft werden durch Bromide oder auch Chloralhydrat als Beruhigungsmittel. Bei Kollapserscheinungen wäre zu denken an Kampfer, Coramin und Koffein. Organismuswaschung zwecks beschleunigter Ausscheidung des Giftes scheint nützlich, wobei die Diurese durch Theobromin oder andere geeignete Purinderivate gesteigert werden kann. Opium oder Morphin zur Linderung der Schmerzen. Bogen schlägt letzthin vor, den Gebissenen „Rekonvaleszentenserum" zu injizieren, d. h. Serum einer Person, die (unlängst) eine gleichartige Vergiftung überstanden hat.

c) Ordnung Solifugae, Walzenspinnen.

Die Solifugen, Solpugen oder Walzenspinnen, deren bekannteste Art **Galeodes araneoides Pall.** ist, haben in den Kiefern keine Giftdrüsen (R. Hertwig), jedoch kann ihr Biß heftige lokale Reizerscheinungen (Entzündung) hervorrufen, welche zum Teil vielleicht auch durch Wirkung des Speichels bedingt sind.

Gewisse Solifugen des Massailandes (Rhax termes, Solpuga capitulata, Ceroma ornatum) sollen nach G. A. Fischer durch ihren Biß Schafe und Ziegen töten. Von russischen Ärzten liegen Berichte über tödliche Vergiftungen bei Menschen vor (Köppen; a. a. O.). Kobert bespricht in seiner Monographie die Erscheinungen nach den Bissen dieser Tiere und kommt zu dem Schlusse, daß diese „wohl keine größere Bedeutung haben als etwa ein Bienenstich". Indessen liegen durchaus glaubwürdige Berichte vor, nach welchen wenigstens in heißen Gegenden (Kleinasien, Somaliland, Sudan) der Biß von Walzenspinnen entschieden ernstere Folgen hatte. Vielleicht handelte es sich dann aber um Infektion (?).

d) Ordnung Acarina, Milben.

Bei den Milben ist das Abdomen mit dem Zephalothorax verschmolzen. Beide sind ungegliedert. Die Mundteile sind mit gewissen Vorrichtungen ausgestattet, mit welchen die Tiere beißen, stechen oder saugen können. Sie leben teils frei, teils parasitisch, z. B. die Krätzmilbe, Sarcoptes scabiei, und andere beim Menschen und Säugetier schmarotzende Arten.

Gattung Argas.

Argas reflexus Latr., die Taubenzecke, muschelförmige Saumzecke, von blaßgelber Farbe, mit dunkelroten Streifen oder Zeichnungen, wird 4 bis 6 mm lang und findet sich in Holz- und Mauerwerk, besonders häufig in Tauben- schlägen. Auf der Haut des Menschen erzeugt ihr Stich keine oder nur geringe Schwellung und ist äußerlich nur an einem kleinen roten Punkt zu erkennen. Der Stich ist schmerzhaft und erzeugt oft acht Tage anhaltendes Jucken. Die chemische Natur des Giftes ist unbekannt.

Argas persicus Fischer (s. Oken, Perroncito), die persische Saumzecke, **Mianawanze** wird 4—8 mm lang, ist von braunroter Farbe und findet sich besonders in der Stadt Miana in Persien und deren Umgebung, wo sie von den Eingeborenen „Malleh", auch „Guerib Guez" genannt wird, kommt aber auch in Ägypten vor. Diese Milbe hält sich in den Woh- nungen der Menschen auf und wird durch ihren schmerzhaften, heftiges Jucken erzeugenden Stich eine gefürchtete Landplage. Die Eingeborenen sollen allerdings wenig, die Fremden aber sehr unter diesem Tier zu leiden haben.

Die Mundteile des Tieres bestehen aus dem unpaaren mit zahlreichen kleinen Spitzen besetzten Hypostom und den beiden mit einigen Haken bewehrten Oberkiefern, die als Chelizeren bezeichnet werden. Mit Hilfe dieser Apparate kann sich die Zecke einbohren und fest verankern. Kotzebue hat zwei Todesfälle unter heftigen Konvulsionen bei Menschen beschrieben und Blanchard wirft die Frage auf, ob es sich dabei nicht vielleicht um die Übertragung von Tetanusbazillen durch die Mianawanze gehandelt haben könnte. Blanchards Annahme könnte wohl dem tatsächlichen Sachverhalt entsprechen, insbesondere da Heller keinen Giftapparat (Giftdrüse usw.) bei Argas persicus nachweisen konnte. Gegen Infektion und für die Einverleibung von Gift spricht die relativ sehr kurze Inkuba- tionszeit; doch ist zu bedenken, daß in heißen Klimaten die Tetanusbazillen vielleicht be- sonders virulent sind und daß diese beim Biß des Tieres unter Umständen direkt ins Blut gelangen können. Von einer anderen Argasidengattung Ornithodorus ist bekannt, daß sie der Überbringer des afrikanischen Zeckenfiebers ist. Ixodes bovis Riley s. Boophilus bovis Curtice gilt als Überträger des Texasfiebers (Rindermalaria); Erreger dieser Krank- heit ist bekanntlich Pyrosoma bigeminum.

In Britisch-Kolumbia kommt beim Menschen, beim Schafe und wahrscheinlich noch bei anderen Tieren eine durch den Biß von Zecken **(Dermacentor venustus)** hervorgerufene **Paralyse** vor. Das krankmachende Agens ist noch nicht entdeckt; wahrscheinlich handelt es sich um ein Toxin (Hadwen). Durch Impfung läßt sich die Krankheit nicht übertragen.

Hadwen und Nuttall konnten durch Aufsetzen eines aus Kanada erhaltenen Exemplars von Dermacentor venustus auf einen Hund in Cambridge die Erscheinungen der Paralyse hervorrufen. Die Blutuntersuchung fiel negativ aus. Fieber war nicht vorhanden. Durch Impfung ließ sich die Krankheit nicht übertragen. Die pathologisch-anatomischen Befunde gestatten keine sicheren Schlüsse (Mac Cornack).

Ornithodorus moubata Murray, am Zambesi und dessen Nebenflüssen (Scheube), aber auch in anderen Gegenden vorkommend, verursacht durch ihren Biß heftigen Schmerz und starkes Jucken, welche nicht auf die Bißstelle beschränkt bleiben.

Ornithodorus (Argas) turicata Dugês verursacht ähnliche lokale Erscheinungen und außerdem resorptive Wirkungen (Giftwirkungen?), bestehend in Erbrechen und blutigen (?) Diarrhöen mit oder ohne Fieber, Kopf- und Rückenschmerzen, manchmal profusen Schweißen (Castellani).

Nach zahlreichen, offenbar von **Ornithodorus talaje** (Guérin-Méneville 1849) herrühren- den Bissen sahen Martial und Senevet in Fez nicht nur lokale Wirkungen — starkes, vier Wochen anhaltendes Jucken an der Bißstelle —, sondern auch resorptive Wirkungen; starke Abgeschlagenheit, 14 Tage lang anhaltende Brechneigung, starke Pulsherab- setzung und Fieber (38,7° vom 4. bis 8. Tage).

Ixodes ricinus verursacht schwere Dermatitis, manchmal einhergehend mit Pustel- und Abszeßbildung, Ödemen, Lymphangitis und Lymphadenitis. Fiebertemperaturen scheinen nicht selten (Castellani).

Dermacentor andersoni Stiles 1905 s. Dermacentor venustus Banks 1908 und wahrscheinlich auch noch andere Zecken, z. B. Dermacentor molestus und Dermacentor maturatus verursachen durch ihren Biß in gewissen Gegenden des Felsengebirges (Rocky Mountains) beim Menschen das sog. „Tick fever of the Rocky Mountains", auch Black fever, Blue Disease, Rocky Mountain spotted fever, Spotted fever of Montana, Spotted fever of Idaho, Piroplasmosis hominis genannt. Es handelt sich um eine akute endemische fieberhafte Krankheit, einhergehend mit Hautausschlag. Die genannten Zecken sind Überträger des Krankheitserregers, welcher entweder ein Piroplasma (Wilson, Chowning, Anderson) oder ein Trypanosoma (Stiles, Ashburn, Craig) ist. (Castellani und Chalmers, Literatur S. 414.)

Als Folgen von Zeckenbissen hat Haberfeld auch Pseudoleukämiesymptome beobachtet; Drüsenschwellungen in den Achselhöhlen, stark verändertes Blutbild: Verminderung der neutrophilen Leukozyten, pathologische Lymphozytenformen, zunehmende Lymphozytose. Es wird angenommen, daß die Veränderungen durch giftige Substanzen hervorgerufen werden, welche beim Zeckenbiß dem menschlichen Organismus einverleibt werden.

Castellani hat (1912) eine Hautkrankheit von Arbeitern auf Zeylon beschrieben, die sich mit Kopra (getrockneten Kokoskernen) beschäftigten. Diese Krankheit, unter dem Namen „copra itch" bekannt, hat Ditlevsen genauer studiert. Der Erreger ist Tyroglyphus longior var. Castellani oder Tyroglyphus agilis Canestrie.

Wichtig ist, die beißende oder saugende Zecke in toto zu entfernen. Das geschieht am besten durch Beschmieren mit Fett oder durch Aufbringen eines Tropfens Öl, Terpentin, Benzin oder Petroleum. Erwärmen mit einer Kerze (Streichholz) soll die Zecke ebenfalls zum Loslassen bringen. Das Ausschneiden der Hautpartie, wo die Zecke fixiert ist, dürfte sich dann in den meisten Fällen erübrigen.

Argas (Amblyomma) americanus de Geer, die amerikanische Waldlaus, von rotbrauner Farbe und 2—3 mm lang, findet sich in den amerikanischen Wäldern und soll ähnliche Erscheinungen wie Argas persicus verursachen.

Holothyrus coccinella Gervais, eine auf der Insel Mauritius einheimische Milbe, soll dort unter dem Geflügel (Gänse, Enten) großen Schaden anrichten, indem die Milbe durch ihren Biß im Rachen dieser Tiere Erstickung verursachende Geschwülste hervorruft.

Über das Gift dieser Milben und seine Natur ist nichts bekannt. Die immerhin nicht geringfügigen und lange dauernden Erscheinungen nach ihrem Bisse machen die Anwesenheit eines reizenden Stoffes, welcher beim Biß oder Stich in die Wunde gelangt, jedoch sehr wahrscheinlich.

Reye und Westphalen berichten über das Vorkommen von Milben (Tyroglyphiden) in menschlichen Fäzes und diskutieren die Frage, ob es sich hierbei um Endoparasitismus handle oder ob dieses Vorkommen nur ein zufälliges sei. Nach ersterem haben Milben im Verdauungstraktus keinerlei pathologische Bedeutung, während letzterer doch ernstere Krankheitserscheinungen beobachtet haben will. Die Beobachtungen von Dickson, der bei zwei Menschen Milben in der Harnblase fand (Tyroglyphus farinae und Tarsonemus sp.-Milben), scheinen die Ansicht Westphalens zu stützen.

2. Klasse. **Myriapoda, Tausendfüßer.**

Ordnung Chilopoda.

Die der Ordnung der Chilopoden angehörigen Myriapoden sind mit einem **Giftapparate** ausgestattet, dessen sie sich zum Erlangen ihrer Beute bedienen. Die Beute wird durch **Biß** getötet. Spinnen und Käfer sind gegen den Biß der Myriapoden sehr empfindlich, Skorpione scheinen der Wirkung des Giftes nur schwer, die Myriapoden selbst derselben kaum zu erliegen.

Familie Scolopendridae.

Scolopendra morsitans Lin., in Südeuropa vorkommend, wird etwa 90 mm lang und ist braungelb, der Kopf, die Fühler und die Ränder der Leibesringe sind grünlich gefärbt.

Scolopendra Lucasii Eyd. et Soul. ist von rotgelber Farbe mit divergierenden Linien auf den Leibesringen, wird bis 120 mm lang und findet sich auf Isle de France und Bourbon.

Scolopendra gigantea Lin. erreicht eine Länge von 148—244 mm und ist in Ostindien einheimisch. Die Farbe ist hellbraun, am Bauche weiß oder gelblich.

Familie Geophilidae.

Geophilus longicornis Leach. ist hellgelb, Kopf und Fühler sind braun, wird bis 40 mm lang; 48—55 Leibesringe und Beinpaare, in Mitteleuropa häufig.

Der **Giftapparat** der Skolopendra besteht aus einer zylindrischen, sich nach vorn verschmälernden **Giftdrüse** und einem Ausführungsgange, welcher an der Spitze des Kieferfußes in einer kleinen Öffnung mündet. Der ganze Giftapparat liegt innerhalb der Kieferfüße, welche umgebildete oder modifizierte Brustbeine (erstes Paar) darstellen.

Die chemische Natur des Sekretes der Giftdrüse und der wirksamen Bestandteile dieses Sekretes ist unbekannt.

Beim **Menschen** verursacht der Biß einheimischer Skolopendren nur lokale Erscheinungen. Es bildet sich meistens nur eine kleine Quaddel an der Bißstelle, doch soll im Sommer der Biß oft Entzündungen von erysipelartigem Charakter verursachen, so daß die zunächst an der Bißstelle auftretende Schwellung und Rötung sich über die ganze betroffene Extremität verbreiten kann (A. Hase). Allgemeine Erscheinungen, d. h. resorptive Wirkungen, treten (beim Erwachsenen?) nie auf (Dubosq). Kleine Kinder sollen aber doch schon an den Folgen von Skolopenderbiss(en?) gestorben sein. Wie es scheint, kann die Lokalisation des Bisses, i. e. die Bißstelle, von Wichtigkeit für den Verlauf eines Falles werden. Skolopenderbisse in die Mund- und Rachenschleimhaut oder in die Zunge können angeblich lebensgefährlich werden wegen Schwellung und starkem Ödem und dadurch bedingter Erstickungsgefahr. A. Laveran und E. Roubaud wissen von einem Patienten, der mehrere Monate an Kopfschmerz und Schwindel litt, bis ein 6 cm langes Exemplar von Geophilus carpophagus aus der Nase entleert wurde. Blanchard konnte 40 Fälle von Pseudoparasitismus sammeln, in welchen die Tiere sich meistens in den Luftwegen, seltener im Darmkanal und im äußeren Gehörgang, fanden. Am häufigsten handelte es sich um das Genus Geophilus, während Lithobius forficatus und Choetechelyne vesuviana seltener beobachtet wurden (A. Hase).

P. Krause berichtet, daß er im südlichen Mazedonien zahlreiche Fälle von Skolopenderbiß bei Menschen sah, verursacht durch **Scolopendra morsitans s. cingulata** (vgl. bei H. Mayer, s. Literatur). Die beobachteten Lokalerscheinungen bestanden in juckendem und brennendem Schmerz an der Bißstelle, einhergehend mit starker Rötung und Schwellung. Von Allgemeinerscheinungen (resorptive Wirkungen?) wurden beobachtet: häufig Fieber, Durchfälle und starker Schweißausbruch. Erbrechen und andere, von früheren Autoren angegebene Allgemeinsymptome sah Krause seltener. „In allen Krankheitsfällen ließ sich jedoch niemals feststellen, ob die Allgemeinsymptome einzig und allein auf den Skolopenderbiß zurückzuführen waren; denn die weitere Untersuchung ergab fast immer eine gleichzeitig bestehende Infektion mit dem dort häufigen Papatazifieber oder mit Paratyphus A oder mit Malaria.“

Eine in Indien einheimische Skolopenderart, welche eine Länge von 2 Fuß erreichen soll, tötet angeblich durch ihren Biß auch Menschen. Mäuse und Murmeltiere werden durch den Biß von Skolopendren gelähmt und gehen an den Wirkungen des Giftes zugrunde (Jourdain). Bayley-de Castro hatte Gelegenheit, zahlreiche Fälle von Skolopenderbiß auf den Andamanen zu beobachten. Die dortige Art soll bis 33 cm lang werden und scheint auch besonders giftig zu sein. Nach den Bissen trat stets starke Lymphangitis und, von der Bißstelle ausgehend, meist ausgedehnte Hautnekrose ein; in anderen Fällen folgten phagedänische Ulzerationen (Abbildungen). Therapeutisch wird Inzision und Behandlung der Wunde mit Kaliumpermanganat empfohlen.

Über **Arthropoden als Krankheitsüberträger** hat R. Müller bemerkenswerte Mitteilungen veröffentlicht, und A. Eysell berichtet neuerdings darüber in einer ausführlichen, zusammenfassenden Arbeit.

3. Klasse. Hexapoda, Insekten.

a) Ordnung, Hymenoptera, Hautflügler.

Unterordnung Aculeata, Stech-Immen.

Familie Apidae, Bienen.

Unter den Hymenopteren beanspruchen die Akuleaten unser besonderes Interesse.

Akuleaten nennt man diejenigen Hymenopteren (Hautflügler), welche mit einem Stachel (**Akuleus**) versehen sind und mittels dieses Stachels **Stichwunden** verursachen können. Gleichzeitig mit dem Stich erfolgt auch eine Entleerung giftiger Flüssigkeit in die Wunde. Die genannten Insekten sind also in die Gruppe der aktiv giftigen Tiere einzureihen. Die bekanntesten Repräsentanten der Akuleaten sind:

1. **Apis mellifica Lin.,** die Honigbiene,
2. **Vespa vulgaris Lin.,** die Wespe,
3. **Vespa crabro Lin.,** die Hornisse, und
4. **Bombus hortorum Lin.,** die Hummel.

Über die anatomischen Verhältnisse des Stachelapparates, auf welche hier nicht eingegangen werden kann, finden sich ausführliche Angaben bei Sollmann, Zeitschr. f. wissenschaftl. Zoologie S. 528 (1863), bei Kraepelin, ebenda S. 289 (1873), bei Bordas u. a.

Bienengift.

Über die **chemischen Eigenschaften des Bienengiftes** liegen Untersuchungen von Brandt und Ratzeburg, von Paul Bert, dessen Angaben sich auf das Gift der Holzbiene (Xylocopa violacea) beziehen, und von Carlet, Langer, Flury vor.

Den Untersuchungen von Langer verdanken wir in erster Linie unsere Kenntnisse über die chemische Natur und die pharmakologischen Wirkungen des Giftes unserer Honigbiene.

Langer sammelte das Gift der Bienen, im ganzen von etwa 25 000 Stück in der Weise, daß er das dem Bienenstachel entquellende Gifttröpfchen in Wasser brachte, oder aber, was eine bessere Ausnützung des Materials gestattet, die dem Bienenkörper frisch entnommenen, mit einer Pinzette herausgerissenen Stachel samt Giftblasen in Alkohol von 96% brachte, in welchem sich der wirksame Bestandteil des Sekretes der Giftdrüse nicht löst. Seine Löslichkeit in Wasser erleidet durch die Alkoholbehandlung keine Veränderung, und die charakteristischen Eigenschaften bleiben vollkommen erhalten.

Der in Alkohol unlösliche Rückstand wurde bei 40° getrocknet, zu einem feinen Pulver verrieben und dann mit Wasser ausgezogen. Der filtrierte wässerige Auszug stellte eine klare, gelblichbraune Flüssigkeit dar, welche die für das ganze Giftsekret charakteristischen Wirkungen zeigte. Die Wirksamkeit solcher wässerigen Lösungen des Bienengiftes wird durch zweistündiges Erhitzen auf 100° nicht vermindert.

Das frisch entleerte Gifttröpfchen, dessen Gewicht zwischen 0,2—0,3 mg schwankt, ist wasserklar, reagiert deutlich sauer, schmeckt bitter und besitzt einen eigenartigen aromatischen Geruch; sein spezifisches Gewicht ist 1,1313. Beim Eintrocknen bei Zimmertemperatur hinterläßt das native Bienengift etwa 30% Trockenrückstand.

Die saure Reaktion des nativen Giftes ist wahrscheinlich durch Ameisensäure bedingt, welche aber für die Wirkungen des Giftsekrets nicht in Betracht kommt. Letzteres gilt auch für den flüchtigen Körper, welcher den feinen, aromatischen Geruch des Giftsekretes bedingt und beim Öffnen einer gut bevölkerten Bienenwohnung wahrgenommen wird.

Entgegen den Angaben von Langer und von Flury behauptet Merl, daß im Bienenkörper Ameisensäure nicht vorkommt. Andererseits berichtet aber Elser, daß „sowohl im Enddarm der Biene als auch in der Giftblase Ameisensäure vorhanden ist. Im Enddarm war die Menge der Säure so bedeutend, daß sie der quantitativen Bestimmung zugänglich war (0,30 und 0,46%). In der Giftblase dagegen handelte es sich nur um Spuren der genannten Säure“. Elser bediente sich der „mikrochemischen Dampfdestillation“ nach Wohack, bei welcher „eine Bildung von Ameisensäure aus Glukose oder Fruktose bei der Analyse als ausgeschlossen betrachtet werden darf“.

Zur **Darstellung des giftigen Bestandteiles** des Sekretes sammelte Langer 12 000 Stachel samt Giftblasen in Alkohol von 96%; vom Alkohol wurde abfiltriert, die Stachel bei 40⁰ getrocknet und zu einem Pulver verrieben, letzteres sodann mit Wasser extrahiert. Der klare, bräunlich gefärbte, filtrierte wässerige Auszug wurde durch Eintropfenlassen in Alkohol von 96% gefällt, der Niederschlag gesammelt, mit absolutem Alkohol und Äther gewaschen. Nach dem Verdunsten des Äthers hinterblieb eine grauweiße Substanz in Lamellen, welche noch Biuretreaktion zeigte. Zur weiteren Reinigung dieses Produktes wurde dasselbe in möglichst wenig reinem oder schwach essigsäurehaltigem Wasser gelöst und durch Zusatz einiger Tropfen konzentrierten Ammoniaks die wirksame Substanz nach mehrmaligem Lösen und Fällen in **eiweißfreiem** Zustande erhalten. Die charakteristischen Wirkungen des Sekretes waren dieser aschefreien Substanz eigen. Die schwach essigsaure Lösung dieses Körpers zeigte keine der bekannten Eiweißreaktionen. Mit einer Reihe von Alkaloidreagenzien dagegen gab dieselbe Fällungen. Langer glaubte sich daher berechtigt, die wirksame Substanz des Bienengiftes als eine organische Base anzusprechen.

Die nähere chemische Charakterisierung der „Base“ hat dann Flury studiert an einem großen Material von mehr als 200 000 lebenden Bienen.

Die von Langer aus dem Inhalt der Giftblasen in eiweißfreiem Zustand isolierte Verbindung ist nach den Untersuchungen von Flury keine einfache Base, sondern eine kompliziert zusammengesetzte, stickstoffhaltige Verbindung. Beim Abbau durch Verdauungsfermente wurde ermittelt, daß ein Teil des Giftes lipoider Natur ist. Die hydrolytische Aufspaltung mit Salzsäure führte zur Auffindung folgender Bestandteile:

1. Ein stickstoffhaltiges, ringförmig gebautes **Derivat der Indolreihe,** das in Form von **Tryptophan** isoliert werden konnte. 2. Cholin. 3. Glyzerin. 4. Phosphorsäure. 5. Palmitinsäure. 6. Eine ungesättigte höhermolekulare, nicht kristallisierende Fettsäure. 7. Eine niedere, flüchtige Fettsäure, vermutlich Buttersäure. 8. Ein **stickstofffreier Anteil,** welcher den **pharmakologisch wirksamen Bestandteil** des Bienengiftes darstellt und welcher je nach der Isolierungsmethode entweder als eine neutrale, in Wasser schwer lösliche Verbindung oder als eine in Wasser leicht lösliche Säure erhalten wird. Die neutrale Verbindung, vermutlich ein zyklisches Säureanhydrid, wirkt entzündungserregend und in öliger Lösung blasenziehend; die daraus entstehende Säure dagegen wirkt hämolytisch und weist die allgemeinen Eigenschaften der **Saponin**substanzen auf.

Auf Grund dieser Eigenschaften kommt Flury zu dem Schlusse, daß die wirksame Substanz des Bienengiftes, die im natürlichen Sekret in Form einer komplexen Verbindung mit Lezithin und einem basischen Anteil enthalten sein dürfte, einen Übergang zwischen den eiweißfreien Sapotoxinen tierischer Herkunft, wie dem Crotalotoxin und Ophiotoxin der Schlangengifte und anderen verwandten Substanzen einerseits und den Giften der Kantharidingruppe andererseits bildet.

Das Bienengift wird zerstört oder seine Wirksamkeit vermindert durch gewisse oxydierende Agenzien, insbesondere durch Kaliumpermanganat, aber auch durch Chlor und Brom, und (nach Langer) auch durch die Einwirkung von Pepsin, Pankreatin (vgl. dagegen oben Flury) und Labferment. Die Empfindlichkeit des Bienengiftes gegen die genannten Stoffe ließ an die therapeutische Verwendung derselben beim Bienenstich denken, doch haben in dieser Richtung und Absicht unternommene Versuche bisher wenig praktisch brauchbare Resultate ergeben.

Die **Wirkungen des Bienengiftes** charakterisieren sich als heftig schmerz- und entzündungserregend. Außerdem verursacht es an der Injektionsstelle und deren Umgebung lokale Gewebsnekrose. In der Umgebung des nekrotischen Herdes entwickeln sich Hyperämie und Ödem. Am Kaninchenauge bewirkten 0,04 mg des nativen Giftes (Langer) auf die Konjunktiva appliziert, Hyperämie, Chemosis und darauf eitrige oder kroupöse Konjunktivitis. Auf die unversehrte Haut appliziert, ist das native Bienengift sowie auch eine 2%ige Giftlösung ohne jede Wirkung. Die Schleimhäute der Nase und des Auges reagieren in spezifischer Weise.

Bei der intravenösen Applikation von 6 ccm einer 1,5%igen Giftlösung (auf natives Gift berechnet) sah Langer an einem 4,5 kg schweren Hunde bald klonische Zuckungen, die sich sehr rasch zu wiederholten Anfällen von allgemeinen klonischen Zuckungen mit Trismus, Nystagmus und Emprosthotonus steigerten. Das Tier ging unter Respirationsstillstand zugrunde. In diesem Versuche am Hunde verdient die **hämolytische Wirkung** des Bienengiftes im Organismus hervorgehoben zu werden. Im mikroskopischen Blutpräparate fanden sich nur wenige erhaltene Erythrozyten; das lackfarbene Blut enthielt sehr viel gelöstes Hämoglobin und zeigte, spektroskopisch untersucht, die Anwesenheit von Methämoglobin. Die Sektion ergab in allen Organen, mit Ausnahme der Milz, starke Hyperämie und Hämorrhagien. Es erinnern diese Befunde an die Wirkungen gewisser Schlangengifte (vgl. oben S. 336).

Pharmakologisch ist das Bienengift in die Gruppe der Nekrose erzeugenden, nicht flüchtigen Reizstoffe einzureihen, deren Hauptrepräsentant das Kantharidin ist.

Gewöhnung an das Bienengift.

Von hohem wissenschaftlichen Interesse und von praktischer Bedeutung ist die den Imkern schon lange bekannte, von Langer und neuerdings von Dold sowie Flury genauer studierte Möglichkeit der Gewöhnung an das Bienengift. Diese kommt aber nicht bei allen Menschen und vor allem nicht immer in gleichem Maße zustande. Es sind, wie Fitzsimmons berichtet, sogar Fälle bekannt, in welchen die lokalen (und resorptiven?) Wirkungen bei jedem neuen Bienenstich in gesteigerter Intensität auftraten.

Dold gelang es nicht, trotz neunmaliger Vorbehandlung seiner Tiere, am Kaninchenauge eine lokale Immunität gegen die Wirkung des Bienengiftes (Honigbiene) zu erzielen. Auch im Blute so vorbehandelter Kaninchen konnte er keine antitoxisch wirkenden Stoffe nachweisen. Flury berichtet ebenfalls, daß es ihm und Miculicic bei ihren Gewöhnungs- und Immunisierungsversuchen an Kaninchen bisher nicht gelungen ist, ein „brauchbares Anti-Bienenserum" zu gewinnen.

Langers Angaben beruhen auf den nach der Versendung von Fragebogen an eine große Anzahl von Bienenzüchtern erhaltenen Antworten, wonach beim Menschen unzweifelhaft Gewöhnung an das Bienengift eintreten kann.

Von 164 Imkern gaben an, von vornherein gegen das Bienengift
    unempfindlich gewesen zu sein 11
Empfindlich gegen das Gift bei Beginn der Bienenzucht waren 153
Weniger empfindlich für das Gift wurden während der Imkerei . . . 126
Gleich empfindlich für das Gift wie bei Beginn der Imkerei blieben . . 27

Von den 153 anfänglich Empfindlichen erfuhren 126 Personen während eines mehrjährigen Betriebes der Bienenzucht eine Herabsetzung ihrer reaktiven (nicht subjektiven)! Empfindlichkeit; von diesen gaben 14 an, giftfest zu sein und betonten, daß sogar mehrere gleichzeitig oder rasch hintereinander applizierte Stiche keinerlei Wirkung bei ihnen hervorriefen, abgesehen von der als Blutpunkt erscheinenden Hämorrhagie an der Stichstelle, die doch wohl nur als eine Folge der mechanischen Läsion durch das Eindringen des Stachels zu betrachten ist.

Bei 21 Imkern verursachten Bienenstiche keine oder eine nur sehr geringfügige und bald verschwindende Schwellung an der Stichstelle und deren Umgebung.

91 Bienenzüchter beobachteten an sich selbst Herabsetzung der Empfindlichkeit gegen das Bienengift. Während sie bei Beginn der Bienenzucht wiederholt an Urtikaria, heftiger lokaler Entzündung und Allgemeinerkrankungen litten, blieben diese Wirkungen später aus oder traten doch nur in schwachem Grade auf und dauerten nur sehr kurze Zeit. Bei den Berufsimkern soll es nicht selten vorkommen, daß sie an einem Tage von 20—100 Bienen gestochen werden und daß auch nach Einverleibung derartiger großer Giftmengen nur geringe reaktive Erscheinungen (Entzündung, Schwellung und resorptive Wirkungen) auftreten (Langer).

Bei manchen Individuen scheint dagegen die (relative) Immunität nur schwer zustande zu kommen. Die Immunität gegen das Bienengift scheint niemals eine absolute zu werden und der Grad derselben erfährt leicht eine Verminderung, wenn das Individuum längere Zeit nicht gestochen wird. Manche Bienenzüchter geben an, daß sie nach den ersten Stichen im Frühjahr auffallend stark reagieren, während sie später wieder unempfindlich werden und selbst mehrere Stiche dann keinerlei Wirkung erkennen lassen.

Die beim Menschen auf einen Bienen- oder Wespenstich folgenden Lokalerscheinungen sind hinlänglich bekannt und brauchen daher hier nicht weiter erörtert zu werden. Sie entsprechen genau den Resultaten der von Langer an Tieren mit dem von ihm gereinigten Gifte gemachten Versuchen. Allgemeine Erscheinungen oder resorptive Wirkungen werden selten beobachtet; zuweilen stellen sich jedoch bei sehr empfindlichen Personen Frost und leichtes Fieber mit Kopfschmerz ein. In besonderen Fällen, wo Menschen von Bienenschwärmen oder Hornissen überfallen und durch zahlreiche Stiche verwundet und vergiftet wurden, traten schwere Erscheinungen seitens des Zentralnervensystems, Ohnmacht, Schlafsucht und Delirien ein. Insbesondere bei Kindern, aber auch bei Erwachsenen, sind verschiedene **Fälle mit tödlichem Ausgange** in der Literatur verzeichnet. v. Hasselt beschreibt einen Fall bei einem dreijährigen Kinde in Drenthe, Holland (1849), Caffe einen solchen aus Frankreich von einem sechsjährigen Kinde, welches nach einem Stich in die Schläfengegend nach einer Stunde gestorben sein soll. Bei dem letztgenannten Falle liegen Angaben über die Sektionsbefunde vor; diese ergaben starke Hyperämie der Hirnhäute und Sinus neben blutig serösem Exsudate in den Hirnventrikeln (vgl. oben Langers Versuch am Hund, S. 375).

In Landshut hat sich 1857 ein Fall mit tödlichem Ausgange nach einer Viertelstunde ereignet. „Die Bäuerin Maria Stimpfl von Eck in der Pfarrei Aidenbach, Landgericht Vilshofen, wurde jüngst von einer Biene ins Gesicht gestochen. Sogleich nach dem Stiche stellte sich Übelbefinden ein, das schnell zu Krämpfen sich steigerte, und nach einer Viertelstunde war Maria Stimpfl eine Leiche."

Ein ähnlicher, ebenfalls rasch tödlich verlaufener Fall soll sich nach Berichten der Tagespresse [1] im August 1905 in Sachsen ereignet haben. „Der Mühlenbesitzer Weinhold in Taubenheim wurde von einer Biene ins linke Ohr gestochen. Nach zehn Minuten war Weinhold eine Leiche. Nach Aussage des Arztes war das Bienengift ins Herz gedrungen und hatte den Tod durch Herzschlag herbeigeführt."

Solche kurze Notizen gestatten natürlich kein Urteil über derartige immer wieder beschriebene Fälle, bei welchen vielleicht hochgradige Idiosynkrasie

---

[1] Frankfurter Zeitung, Straßburger Post. 21. August 1905.

vorlag, oder sonstige, den raschen letalen Ausgang begünstigende, nicht näher präzisierte Umstände eine Rolle spielten. Vgl. hierzu die drei (leider nicht gedruckten) Würzburger Dissertationen: D. Behrens, Erkrankungen und Todesfälle durch Insektenstiche (1920); F. Held, Beiträge zur medizinischen Bedeutung des Bienengiftes (1922) und S. Cohn, Beiträge zur Kenntnis des Bienengiftes (1922).

Nach einer von Flury angeregten Umfrage bestand unter 120 Imkern absolute (angeborene?) Immunität bei 21 %, relative Immunität bei 66 % der gesamten Imker und 83 % der anfangs empfindlichen Imker. Gleichempfindlich blieben 13 %. In ganz vereinzelten Fällen trat im Laufe der Jahre eine gesteigerte Empfindlichkeit auf, so daß die Beschäftigung mit Bienen aufgegeben werden mußte. Von 120 Imkern litten 31 an Rheumatismus; 18 Personen wurden durch die Bienenstiche völlig geheilt, 9 berichten von weitgehender Besserung, 2 bemerkten keinen Einfluß auf ihre schweren rheumatischen Beschwerden. Demnach Heilung während der Imkerei 58 %, Besserung während der Imkerei 29 %. Todesfälle durch zahlreiche Bienenstiche werden öfter beobachtet. Wenn der Tod durch einen einzigen Stich erfolgt, so liegen fast stets besondere Umstände vor, wie z. B. Stich in eine oberflächliche Gesichtsvene (Schläfengegend), in die Zunge oder in den Hals (Erstickungstod!), jugendliche Individuen (verhältnismäßig große Giftmenge) oder Greise mit Herz- und Gefäßveränderungen, sekundäre Infektionen. Die Berichterstattung über solche Fälle ist meistens sehr lückenhaft, meistens fehlt genauere ärztliche Beschreibung. Zeitungsnachrichten über Tod durch Bienenstich sind in der Regel sehr unzuverlässig und fragwürdig (Flury).

Über schwere, wenn auch nicht tödliche Vergiftungen beim Menschen durch den Stich einer einzigen Biene berichten neuerdings auch Cornil und Phisalix.

Die Bienen verdienen aber noch aus einem weiteren Grunde die Aufmerksamkeit des Arztes. Der von ihnen bereitete **Honig** besitzt zuweilen giftige Eigenschaften, welche zu gefährlicher Erkrankung, manchmal sogar zu Todesfällen Veranlassung geben können. Das Vorkommen giftigen Honigs kann keinem Zweifel unterliegen.

W. J. Hamilton hat die Erzählung Xenophons von der Giftwirkung des Honigs zu Trapezunt[1] durch Untersuchungen an Ort und Stelle bestätigt. Strabo und Plinius wissen von dem Gifthonig zu berichten, wie auch Stellen bei Aristoteles, Dioscorides und Diodorus Siculus darauf hinwiesen, daß diese Tatsache im Altertum ganz bekannt war. Barton teilte 1790 viele Fälle von Vergiftungen durch Honig in Pennsylvanien und Florida mit. In Brasilien ist die **Vespa Lecheguana** wegen ihres giftigen Honigs berüchtigt. In Altdorf in der Schweiz starben (1817) zwei Hirten durch den Genuß des Honigs von **Bombus terrestris.**
Nach Auben sind in Neu-Seeland, hauptsächlich unter den Maoris, Vergiftungsfälle durch wilden Honig nicht selten. Bei schweren Fällen tritt der Tod schon nach 24 Stunden ein.

Die **Ursachen** derartiger Wirkungen des Honigs suchte man bei einzelnen Personen in Idiosynkrasie, besonders wenn die Symptome sich auf Angstgefühl, Nausea, Magenschmerz und Diarrhöe beschränkten. Der Grund für die Giftigkeit liegt jedoch in dem Umstande, daß die Bienen aus den Blüten gewisser Pflanzen **giftige Pflanzenstoffe** aufnehmen.

Von solchen Giftpflanzen, deren Giftstoffe durch die Bienen in den Honig übergehen können, sind besonders solche aus den Familien der Apocyneae, Ericaceae, Ranunculaceae zu nennen.

---

[1] 10 000 Griechen sollen nach dem Genusse von „mel ponticum" bei der Belagerung von Trapezunt in wilde Delirien verfallen sein.

Sajo meint, daß der Bienenhonig durch Beimengung von sogenanntem Bienenbrot unter Umständen giftig werden könnte. Letzteres soll von den Bienen gesammelter Blütenstaub sein, den sie in gewissen Zellenlagen der Waben, manchmal aber auch mit Honig zusammen in ein und derselben Zelle unterbringen und als Eiweißquelle (?) benutzen, insbesondere wohl für die Brut. Wird das Bienenbrot nicht sorgfältig vom Honig getrennt — durch Wegscheiden oder Zentrifugieren (Ausschleudern) des Honigs —, so gelangt es in den Honig und kann diesem giftige Eigenschaften verleihen, sei es, daß der Blütenstaub von vornherein selbst giftig war oder daß er Zersetzungen erleidet und dann Fäulnisprodukte und Fäulniserreger, vielleicht auch Bakterien und andere pathogene Mikroorganismen enthält. Sajo denkt auch an die Möglichkeit, daß die Bienen das Bienenbrot durch Ameisensäure aus ihrem Giftsekret konservieren, daß dabei dann aber auch Bienengift hineingelangt und dieses somit auch in den Honig übergehen kann. Es ergibt sich da die Frage, ob und wie das Bienengift, per os einverleibt, wirken kann. Bei derartigen Vergiftungen dürfte es zunächst indiziert sein, die Entfernung des noch im Magen befindlichen giftigen Honigs aus dem Organismus durch Erbrechen zu bewirken.

Schließlich sei hier noch darauf hingewiesen, daß man auch an die **therapeutische Verwendung des Bienengiftes** gedacht hat und angeblich bereits gute Erfolge damit erzielte. Bienenstiche sollen nach Keiter bei Rheumatismus nützlich sein und die Krankheit sogar heilen; und zwar auch die Herzkomplikationen beim chronischen Gelenkrheumatismus. Auch Langer berichtet über gewisse Erfolge in drei Fällen bei Kindern. Ob es sich dabei in der Tat nur um Wirkungen des Bienengiftes oder vielleicht auch um Wirkungen von artfremdem Eiweiß handelt, muß vorläufig noch dahingestellt bleiben.

Familie Formicidae, Ameisen.

Die nach dem **Bisse** einheimischer Ameisen auftretenden lokalen Erscheinungen sind sehr unbedeutend. An der Bißstelle pflegt sich nur eine geringfügige Entzündung und höchstens Quaddelbildung zu entwickeln.

Die durch gewisse tropische Ameisen verursachten Verletzungen sind dagegen ernsterer Natur und können Allgemeinerscheinungen, Ohnmacht, Schüttelfrost und vorübergehende Lähmungen verursachen (Husemann).

Manche Arten von Ameisen (Myrmica, Ponera) haben einen den Giftapparat der Bienen analogen Stechapparat, d. h. sie besitzen einen mit einer **Giftdrüse** verbundenen **Giftstachel.** Bei anderen Arten fehlt der Stachel und liegt die Giftdrüse in der Nähe des Afters; diese spritzen das Sekret der Giftdrüsen in die durch ihren Biß verursachte Wunde, indem sie den Hinterleib nach oben und vorn biegen.

Die morphologischen Verhältnisse des Giftapparates der Ameisen haben Forel, Janet u. a. eingehend untersucht und beschrieben.

Die **chemische Natur** des in dem Giftsekret der Ameisen enthaltenen **wirksamen Körpers** ist nicht mit Sicherheit festgestellt. Man nahm an, daß die in dem Sekrete in großer Menge vorhandene Ameisensäure das giftige Prinzip sei, wie das auch bei dem Gifte der Honigbiene früher geschah. Die schwache lokal reizende Wirkung des Giftes unserer einheimischen Ameisen könnte allenfalls durch die lokale, ätzende Wirkung der Ameisensäure bedingt sein; für die schwereren, durch gewisse exotische Arten verursachten Wirkungen kann die Ameisensäure jedoch kaum verantwortlich gemacht werden. Dafür spricht auch die Angabe Stanleys, der zufolge gewisse afrikanische Völkerschaften sich des Giftes bestimmter roter Ameisen als **Pfeilgift** bedienen. Die getrockneten Ameisen werden pulverisiert, das Pulver mit Öl vermischt und das Gemenge auf die Pfeilspitzen gestrichen. Durch solche Pfeile verursachte Verwundungen sollen rasch den Tod herbeiführen. Auch in anderen Erdteilen sollen Ameisen als Bestandteile von Pfeilgiften Verwendung finden (Lewin, vgl. Literatur). Es handelt sich wahrscheinlich um die Wirkungen einer noch unbekannten Substanz, welche vielleicht nach Art des in den Brennhaaren der ostindischen Juckbohne (Negretia pruriens) oder in der Brennessel (Urtica dioica) enthaltenen Stoffes wirkt.

R. Stumper hat zahlreiche Ameisenarten auf ihren Gehalt an Ameisensäure geprüft. Er fand, daß letztere bei den Camponotinae regelmäßig vorkommt. In 100 g dieser Ameisen fand Stumper 2,30 g (Lasius fuliginosus) bis 18,00 g (Formica rufa) Ameisensäure. Der Prozentgehalt des frischen Giftsekretes an Ameisensäure schwankte bei Formica rufa zwischen 21,35 und 72,80 %. Bei den Myrmicinae und den Dolichoderinae konnte dagegen diese Säure überhaupt nicht oder nur in Spuren, d. h. in toxikologisch sicher belanglosen Mengen nachgewiesen werden. Hinsichtlich des wirksamen, resorptive Wirkungen bedingenden Bestandteiles des Giftsekretes der stechenden tropischen Ameisenarten (vgl. oben) geht Stumper mit dem Referenten darin einig, daß Ameisensäure hier nicht der maßgebende, wirksame Bestandteil sein kann.

Nach Tschirch ist das Ameisengift ein „enzymartiges Toxin", und die Ameisensäure nur Aktivierungsmittel und Schutzstoff für das Toxin, welches in alkalischer Lösung unwirksam wird.

Gewisse tropische Ameisenarten sollen nach Bates und nach Balfour auch als Bazillenüberträger (B. typhosus, B. dysenteriae, Mikrococcus melitensis) in Betracht kommen.

b) Ordnung Lepidoptera, Schuppenflügler.

Schmetterlinge.

Die Raupen mancher Schmetterlinge sind unzweifelhaft Gifttiere. In der Mehrzahl der Fälle handelt es sich um passiv giftige Tiere, doch sind auch solche Raupen bekannt, die sich ihres Giftes willkürlich bedienen können.

In die erste Kategorie gehören die Raupen von **Cnethocampa processionea Lin.,** Eichen-Prozessionsspinner, **Cnethocampa pinivora Tr.,** Kiefern-Prozessionsspinner und **Cnethocampa pityocampa Fabr.,** Pinien-Prozessionsspanner.

Nach Knight gehören hierher auch die Raupen von Ilusia Gamma, Orgia Antiqua und Porthesia auriflua.

Ähnlichen morphologischen und toxikologischen Verhältnissen begegnet man auch bei der in Texas vorkommenden Raupe von Megalopyge opercularis, deren Blut ungiftig sein soll, sowie bei einer in Französisch-Guinea einheimischen Hylesia-Art. In Südamerika hat da Matta in ähnlicher Weise verursachte Dermatosen gesehen. Mills beobachtete im Orient papuläre Dermatitis, verursacht durch Euproctis flava Bremer. Dabei zeigten sich in manchen Fällen auch Nausea, Erbrechen und Diarrhöe (resorptive Wirkungen?).

Die Prozessionsspinner, deren Raupen in großer Anzahl in Nestern gesellig zusammenleben, verdanken ihre deutschen Namen der eigentümlichen, geordneten Marschweise, welche sie bei ihren nächtlichen Ausflügen innehalten, wobei eine Raupe voraus, dahinter die übrigen in einer geschlossenen Reihe marschieren, oder so, daß der Zug allmählich zwei- bis mehrgliederig wird. In letzterem Falle verschmälert er sich aber wieder nach hinten. Am Abend ziehen die Raupen zwecks Nahrungsaufnahme aus und kehren bei Tagesanbruch wieder in das Nest oder Gespinst zurück.

C. processionea findet sich hauptsächlich im nordwestlichen Deutschland im August oder September namentlich in der Ebene, **C. pinivora** vorwiegend in den Tiefebenen und dem Hügellande in der Umgebung der Ostsee im April und Mai. **C. pityocampa** ist in Südeuropa, namentlich in den Küstenländern des Mittelmeeres, einheimisch.

Die durch die Prozessionsraupen hervorgerufenen Krankheitserscheinungen sind seit den Untersuchungen von Réaumur (1756), welcher diese Tiere und ihre Lebensgewohnheiten zuerst genauer beschrieb, gut bekannt. Sie bestehen nach den übereinstimmenden Angaben von Réaumur, Brockhausen, Morren, Fabre und andere Autoren in mehr oder weniger heftiger Entzündung und Schwellung, insbesondere der Schleimhäute der Konjunktiva, des Kehlkopfes und des Rachens; doch kann auch die äußere Haut (Gesicht und Hände) durch das Eindringen der Haare in einen Zustand entzündlicher Reizung (Urticaria) versetzt werden. Es wird jedoch auch über resorptive Wirkungen berichtet (Schmitz).

Ein von Ratzeburg beschriebener Fall soll sogar tödlich verlaufen sein. Es handelte sich um einen mit dem Einsammeln von Prozessionsraupen beschäftigten Mann, der an einer schweren, von einer verletzten Stelle der Hand ausgehenden und sich über den ganzen Arm verbreitenden Entzündung erkrankte und starb.

Die Massenvermehrung des Kiefern-Prozessionsspinners an der Ostseeküste in den achtziger Jahren des vergangenen Jahrhunderts und das wiederholte Auftreten endemischer Urtikaria bei den Bewohnern dieser Gegend und den Gästen der Badeorte Kahlberg, Hela und Dievenov hat schweren wirtschaftlichen Schaden zur Folge gehabt (Laudon).

Die Frage nach der **Ursache der geschilderten Wirkungen** der Raupenhaare scheint durch die Untersuchungen von Fabre entschieden. Nach diesem Autor verursachen die mit Äther sorgfältig extrahierten Haare, die bei dieser Behandlung die Widerhaken nicht verlieren, nach der Applikation auf die menschliche Haut keinerlei Erscheinungen, während der nach dem Verdunsten des Äthers zurückbleibende Stoff auf der Haut Schwellung und Bläschenbildung verursachte. Die gleiche Wirkung auf die intakte Haut zeigte auch das **Blut** dieser Raupen und in weit höherem Grade die Rückstände von Ätherauszügen der **Exkremente** dieser Tiere.

Fabre dehnte seine Untersuchungen dann auch auf eine Reihe anderer Lepidopteren aus und fand in dem Harne aller darauf untersuchter Schmetterlinge (auch von solchen Exemplaren, die eben ausgeschlüpft waren und noch keine Nahrung aufgenommen hatten) einen Stoff, welcher auf der Haut heftige Entzündung verursachte. Demnach ist das Vorkommen eines lokal reizenden und Entzündung erregenden, nach Art des Kantharidins wirkenden Stoffes nicht auf die Prozessionsraupen allein beschränkt, sondern auch bei anderen Lepidopteren erwiesen. Derartig wirkende Stoffwechselprodukte finden sich auch bei anderen Insekten als den darauf untersuchten Lepidopteren und Koleopteren. Fabre hat bei einigen Hymenopteren und Orthopteren ebenfalls einen blasenziehenden und auch Geschwürbildung verursachenden Stoff nachweisen können.

Es fragt sich, warum von den behaarten Raupen speziell die Prozessionsraupen die geschilderten Krankheitserscheinungen verursachen. Fabre findet die Erklärung für diese Frage in der Lebensweise dieser Tiere, welche sich tagsüber dicht gedrängt in ihren mit Exkrementen stark verunreinigten Nestern aufhalten. Die Exkremente haften an den Haaren der Raupen fest und werden dann mit diesen im Freien zerstäubt, so daß auch ohne direkte Berührung der Tiere der entzündungserregende Stoff auf die äußere Haut und die Schleimhäute gelangt und dort seine Wirkungen entfaltet.

Die Schlußfolgerungen Fabres werden von anderen Autoren (H. Nitsche, A. Lübbert) angezweifelt (Taschenberg). Nach Beille wird das Gift von besonderen Hautdrüsen gebildet, welche in Verbindung stehen mit besonderen, eigenartig disponierten und gebauten (hohlen?) Haaren.

Für das Vorkommen von lokal reizend wirkenden Stoffen auch bei anderen als den von Faber untersuchten Lepidopteren sprechen ferner gewisse, bei den in Seidenfabriken beschäftigten Arbeiterinnen gemachten Erfahrungen. Es handelt sich um die Erscheinungen der in Frankreich „Mal de Bassine", in Italien „Mal della caldajuola" genannten Affektion. An den Händen der Arbeiterinnen, welche mit dem Abspinnen der in heißem Wasser aufgeweichten Kokons beschäftigt sind, bilden sich häufig Bläschen und Pusteln, wobei es zur Eiterung kommen kann und die Hände stark schmerzen (Potton, Melchior). Vielleicht handelt es sich hier um die Wirkungen eines im Kokon vorhandenen und aus dem Organismus des Seidenspinners (Bombyx mori) oder dessen Raupe stammenden, kantharidinartig wirkenden Stoffwechselproduktes.

Zu den aktiv giftigen Lepidopteren sind die Larven der Gattung Cerura Schr. s. Harpyia Ochs. (Gabelschwanz) zu zählen, welche sich (Juni bis August) an Weiden, Pappeln und Linden finden und bei der Berührung aus einer Querspalte des ersten Ringes unter dem Kopfe (Prothorax) eine stark saure, ätzende Flüssigkeit hervorspritzen. Von Meldola auf Veranlassung von Poulton ausgeführte Analysen des Sekretes (Dicranura) ergaben einen Gehalt von 33—40% wasserfreier Ameisensäure.

a) Ordnung, Coleoptera, Käfer.

Zahlreiche Käferarten besitzen eigenartige Vorrichtungen zur Bereitung und Absonderung von defensiv zu verwendenden Stoffwechselprodukten. Es kann sich dabei um Sekrete bestimmter Drüsen handeln, oder aber um Giftstoffe, die im ganzen Organismus der Käfer verbreitet sind. Im ersteren Falle sind es meistens Anal-, Speichel- oder Tegumentdrüsen, die ein spezifisches Sekret von höchst unangenehmem Geruche oder auch von ätzender Wirkung liefern. Im zweiten Falle ist das Gift im Blute enthalten.

Die chemische Natur der im Blute der genannten Insekten vorkommenden, scharfen, entzündungserregenden Stoffe ist, mit Ausnahme des im Blute von Lytta vesicatoria L. sich findenden Kantharidins, völlig unbekannt. Über das Kantharidin sind wir jedoch chemisch und pharmakologisch sehr genau informiert.

Das **Kantharidin**, $C_{10}H_{12}O_4$, Schmelzpunkt 218^0, wird aus verschiedenen, der Familie der Pflasterkäfer, Vesicantia, angehörenden Lytta-, Mylabris- und Meloearten gewonnen. Von diesen ist **Lytta vesicatoria L.**, Spanische Fliege, die bekannteste Art; in getrocknetem Zustande stellt dieser Käfer das offizinelle Präparat „Cantharides" der deutschen Pharmakopoe dar.

Die entzündungserregenden und blasenziehenden Eigenschaften der Lytta vesicatoria und verwandter Koleopteren haben schon die Aufmerksamkeit der älten Griechen und Römer auf diese Käfer gelenkt. Aristoteles erwähnt bereits die Kanthariden und Plinius berichtet über ihre Giftigkeit und Heilkraft. Die Giftigkeit der Kanthariden scheint im Altertum allgemein bekannt gewesen zu sein, da man sie angeblich sogar den zum Tode Verurteilten an Stelle des Schierlingstrankes verabreichte. Hippokrates bediente sich der Mylabris trimaculasa F. zuerst zu medizinischen Zwecken und seitdem sind diese Käferarten, innerlich angewendet, bis in die neueste Zeit als Diuretikum gegen Wassersucht, bei Krankheiten der Harn- und Geschlechtsorgane, gegen Gicht, bei Bronchitis und vielen anderen Krankheiten verwendet worden. Als Ausläufer der Liebreichschen Kantharidintherapie der Tuberkulose muß wohl die neuerdings vorgeschlagene Behandlung dieser Krankheit mit einer Kantharidin-Gold-Verbindung (Aurocantan = Kantharidyläthylendiaminaurocyanid) betrachtet werden (vgl. S. 383).

Auch als vermeintlich den Geschlechtstrieb steigerndes Mittel, als Aphrodisiakum. haben die Kanthariden vielfach Verwendung gefunden (Dühren). Bei den sog. Liebesträuken (Philtra) haben die Kanthariden von jeher eine große Rolle gespielt.

Vergiftungen mit Kanthariden sind keineswegs selten (Erben). In der Statistique criminelle von Brunet sind für Frankreich allein für das Jahr 1847 und einige Jahre vorher **20 Giftmorde** oder Giftmordversuche mit Kanthariden aufgezählt. In einem Falle wurden während eines Monats bald kleinere, bald größere Mengen von Kanthariden in Pulverform den Speisen oder Getränken zugesetzt; in einem anderen Falle, der bekannten „Affaire Poirier", war Kantharidenpflaster der Suppe beigemischt worden.

Auch **Selbstmorde** durch innerlichen Gebrauch des Kantharidenpulvers und des Pflasters sind bekannt. Der Mißbrauch von Kanthariden zur Herbeiführung von Abortus hat ebenfalls schon zu Vergiftungen mit tödlichem Ausgange geführt (Lewin).

Als Beispiel von **ökonomischen Vergiftungen** durch Kanthariden möge hier der von Frestel beschriebene Fall dienen, in welchem sechs Studenten sechs Monate lang beim Mittagsmahle einer Verwechslung von Pfeffer mit Kantharidenpulver ausgesetzt waren. Die Erscheinungen waren, wohl infolge der in größeren Zeitabständen einverleibten kleinen Mengen des Giftes, nur geringfügige. Sie bestanden in Harndrang und Brennen in der Harnröhre. Priapismus wurde nicht beobachtet. Cloquet soll in Persien durch einen ähnlichen Irrtum tödlich vergiftet worden sein.

Technische Vergiftungen. Bei der Herstellung pharmazeutischer Kantharidenpräparate kommt es leicht zu mehr oder weniger schweren Vergiftungen infolge Einatmens des beim Zerreiben und Pulvern der Kanthariden auftretenden Staubes.

Medizinale Vergiftungen durch Kanthariden waren früher häufig, so durch:

1. zu große innerliche Gaben, besonders in Form verschiedener Geheimmittel gegen Hydrophobie, Wassersucht usw. und durch
2. äußerlichen Gebrauch des Pflasters, wobei es infolge von Hautveränderungen an der Applikationsstelle zur Resorption des Kantharidins mit deren Folgen kam. Dies gilt besonders für Kinder, bei welchen schwere Vergiftungen mit zum Teil tödlichem Ausgange nach zu lange dauernder Applikation von Kantharidenpflaster beschrieben worden sind (Beck, Leriche, Metz, Pereira u. a.).
3. Verwechslungen der Kantharidentinktur mit anderen Spirituosa oder des Pulvers mit Jalappen-, Aloe- oder Kubebenpulver.

Christison beschreibt einen Fall, in welchem eine mit Skabies behaftete Frau in dem Spitale zu Windsor nach fünftägigem Leiden starb, nachdem man derselben statt mit Krätzsalbe den ganzen Körper mit Unguentum Cantharidum eingerieben hatte.

Das Kantharidin ist, wie bereits oben angegeben, derjenige Bestandteil der Lytta vesicatoria und verwandter Käferarten, welcher die weiter unten beschriebenen charakteristischen Wirkungen hervorruft. Es kristallisiert in trimetrischen Tafeln, deren Schmelzpunkt bei 218° liegt und deren empirische Zusammensetzung der Formel $C_{10}H_{12}O_4$ entspricht. Es ist in Wasser schwer löslich, leichter löslich in Alkohol, Schwefelkohlenstoff, Äther und Benzol, sehr leicht löslich in Chloroform, Essigäther und in fetten Ölen.

Die **Wirkungen des Kantharidins** bei äußerlicher Anwendung sind charakterisiert durch äußerst heftige Entzündungen an der Applikationsstelle. Schon in Mengen von **weniger als 0,1 mg** in Öl gelöst auf die menschliche Haut gebracht, bewirkt es nach einigen Stunden Blasenbildung. Infolge seiner Nichtflüchtigkeit durchdringt das in einem die Hautschmiere lösenden Vehikel auf die Haut gebrachte Kantharidin nur langsam die Epidermis und erzeugt in der Kutis, zunächst aber nicht in den tieferen Schichten, eine **exsudative Entzündung**, welche zur Bildung von Blasen führt. In ähnlicher

Weise wirkt das Kantharidin nach der Resorption, auch in Form seiner
Alkalisalze, auf die verschiedensten drüsigen Organe, seröse Höhlen und
Schleimhäute, wo es zur **Ausscheidung** kommt und verursacht da eine entzündliche Reizung. Die Hauptmenge des resorbierten Kantharidins wird durch
die Nieren ausgeschieden und deshalb kommt es leicht nach Anwendung von
Kantharidenpflastern zu **Nierenreizung** mit Eiweißausscheidung im Harn und
später zur ausgebildeten **Nephritis.**

Demme (1887) berichtet über einen derartigen Fall nach Applikation
eines großen Blasenpflasters bei einem fünfjährigen Knaben. Die Erscheinungen bestanden in heftigem Erbrechen, schleimig-blutigen Stühlen, Schmerzen
in der Nierengegend, heftigem Brennen in der Urethra, Dysurie, spärlichem
blutigen Harne. Nach wochenlang andauernder Zystitis erfolgte Genesung.

Außer den oben beschriebenen Wirkungen des Kantharidins auf die genannten Organe wirkt dasselbe nach seiner Resorption aber auch direkt auf
das **Zentralnervensystem.** Katzen und Hunde erbrechen heftig nach subkutaner
Injektion von wenigen mg eines Alkalisalzes des Kantharidins, die Respiration
wird stark beschleunigt, dann tritt Dyspnoe und durch Respirationsstillstand der
Tod ein, welchem heftige Konvulsionen vorausgehen können (Schmiedeberg).

Die tödliche Dosis für den Menschen ist nicht mit Sicherheit festgestellt. Die
Autoren nehmen dieselbe allgemein zu etwa 0,03 g an. Nach den bei der Liebreichschen
Tuberkulosebehandlung mit dem Kaliumsalz des Kantharidins gewonnenen Erfahrungen
rufen bereits 0,2 mg häufig Albuminurie hervor. Die Neueinführung von Kantharidin-
präparaten (Aurokantan) in die Tuberkulosetherapie (vgl. S. 381) wird vielleicht weitere
Erfahrungen in dieser Richtung sammeln lassen.

Folgende Zahlen geben eine Vorstellung von dem Grade der Resistenz verschiedener
Tierarten gegenüber dem Kantharidin.

1 g Kantharidin ist eine krankmachende Dosis für 350 000 kg Mensch, 20 000 kg Kaninchen, weniger als 35 kg Igel.

1 g Kantharidin ist die tödliche Dosis für 20 000 kg Mensch, 500 kg Kaninchen, 7 kg
Igel.

Gewöhnung an das Kantharidin tritt auch bei längere Zeit fortgesetzter
Einverleibung nicht ein, wahrscheinlich infolge der Unzerstörbarkeit dieses
Stoffes im Organismus, wie dies auch bei der Oxalsäure (Faust) und beim
Kodein (Bouma) aus dem genannten Grunde nachgewiesen ist.

Der Nachweis einer stattgehabten Vergiftung mit Kanthariden oder
Kantharidin für forensische Zwecke gelingt leicht; im ersteren Falle durch
die Auffindung der glänzenden, grünlich schillernden Teilchen der Flügeldecken
im Erbrochenen, sowie im Magen- und Darminhalt. Diese werden nur sehr
langsam, wenn überhaupt verändert und können noch lange Zeit nach dem
Tode nachgewiesen werden. Der Darm wird zweckmäßig aufgeblasen, getrocknet und dann mit der Lupe untersucht, falls die Untersuchung des Darminhaltes nicht schon die Anwesenheit der charakteristischen, kaum zu ver-
kennenden Körperteile von Kanthariden ergab.

Über den chemischen Nachweis des Kantharidins und die Isolierung des
letzteren aus dem Inhalt des Magendarmkanals finden sich ausführliche Angaben in den
bekannten Hand- und Lehrbüchern über Giftnachweis, so z. B. Dragendorff, Gadamer u. a. Auch aus dem **Harn** kann das Kantharidin in manchen Fällen isoliert
werden, wenn große Mengen einverleibt wurden.

Entsprechend seinen Wirkungen gehört das Kantharidin im pharmakologischen System
in die Gruppe der sog. „Phlogotoxine", welcher neben demselben noch das Euphorbin
des Euphorbiumharzes, das im spanischen Pfeffer enthaltene Kapsaizin, das Mezerein
der Seidelbastrinde (Daphne mezereum), das Anemonin verschiedener Anemone- und
Ranunkulusarten und besonders noch das in den Anakardiumfrüchten und dem Giftsumach
(Rhus toxicodendron) vorkommende Kardol angehören. Das Bienengift, welches mancherlei
Ähnlichkeiten mit dem Kantharidin in pharmakologischer Hinsicht aufweist, findet auch
in dieser Gruppe des natürlichen Systems vorläufig seinen Platz. (Vgl. oben S. 374.)

Melolontha vulgaris Fab., der Maikäfer, enthält wahrscheinlich Kantharidin oder einen ähnlich wirkenden Körper, vielleicht auch einen „Melolonthin" genannten Eiweißkörper.

Cetonia aurata L., der Rosenkäfer, enthält wahrscheinlich auch Kantharidin und wird wie die Kanthariden in Abessinien gegen Hundswut therapeutisch verwendet.

Rodhain und Houssiau berichten aus Léopoldville über epidemisch auftretende vesikulöse **Dermatitis,** verursacht durch das hautreizende Sekret eines kleinen, der Familie der Staphylinidae angehörigen Käfers. Nach Bondroit handelt es sich um eine 7—8 mm lang werdende Art der Gattung Paederus. Roubaud meint, es handle sich vielleicht um Kantharidenarten, von welchen man im westlichen französischen Afrika weiß, daß sie schon durch kurzdauernden Kontakt mehr oder weniger starke Blasenbildung auf der Haut verursachen. Er nennt: Cantharis (Epicauta) flavicornis Duj., Cantharis vestita Dufour und Cantharis melanocephala.

Pawlowsky und Stein zeigten, daß **Paederus fuscipes Curt.,** Familie Staphylinidae, beim Menschen Dermatitis verursachen kann. Der wirksame Bestandteil ist hauptsächlich im Blute enthalten, findet sich aber auch in den männlichen und weiblichen Geschlechtsorganen. Zum Zustandekommen der Wirkung auf die Haut muß der wirksame Stoff in die Haut eindringen. Das erfolgt in natura aber nur dann, wenn der Käfer auf der Haut zerdrückt wird, wobei scharfkantige und harte Chitinstücke die Hornschicht der Epidermis lädieren. Wegsam und Eindringen des Giftes gestattend wird die Haut auch durch starkes Schwitzen.

Gift der Larven von Diamphidia locusta Fairmaire, s. Diamphidia simplex Péringuey. (Pfeilgift der Kalahari.)

In seinem Reisewerk über Deutsch-Südwestafrika berechtet H. Schinz über die Verwendung einer **Käferlarve als Pfeilgift** seitens der Buschmänner.

Die Menge des in einer einzelnen Larve enthaltenen Giftes variierte von Fall zu Fall, vielleicht infolge der Zersetzlichkeit des Giftes. Die kleinste Menge der wässerigen Lösung (1 ccm Wasser auf 1 Larve) des Giftes, welche bei Kaninchen den Tod herbeiführte, war 0,25 ccm, entsprechend etwa 0,0015—0,0028 g Trockenrückstand.

Die Lösung gab alle die bekannten Reaktionen auf Eiweiß; ihre Wirksamkeit wird durch Kochen aufgehoben. Der Giftstoff ist durch Ammoniumsulfat aussalzbar und dialysiert nicht. Diesem chemischen Verhalten gemäß wurde der Giftstoff der Larven von Diamphidia locusta in die Gruppe der „Toxalbumine" eingereiht. W. Heubner ist es unter Anwendung der Metaphosphorsäure als eiweißfällendes Reagens gelungen, die wirksame Substanz **eiweißfrei** darzustellen. Diese Angabe verdient ganz besonderes Interesse, weil Haendel und Gildemeister über Immunisierung von Kaninchen gegen dieses Gift und Gewinnung eines Anti- oder Immunserums berichten. Ein weiteres Beispiel für die Möglichkeit der „Antitoxin"-bildung gegen abiurete Gifte!

Wirkungen des Giftes. Nach subkutaner Einverleibung zeigten Kaninchen, Hunde und Katzen niemals stürmische Vergiftungserscheinungen. Als erste Symptome der Wirkung treten Abnahme von Munterkeit, verminderter Freßlust, später Entleerung von blutig und ikterisch gefärbtem Harn ein. Im Harn finden sich reichliche Mengen von Eiweiß und Hämoglobin, rotes flockiges Sediment, aber keine Erythrozyten; Leukozyten und Epithelialzylinder fehlten im Harn. Der Tod erfolgt schließlich unter fortschreitender allgemeiner Lähmung, nachdem, insbesondere bei Katzen und Hunden, sich als charakteristisches Symptom im Laufe einiger Stunden eine zur vollkommenen Reaktionsunfähigkeit führende Abnahme der Sensibilität entwickelt hat. Von der Injektionsstelle ausgehend wurden die anliegenden Gewebspartien in weiter Ausdehnung verändert; diese Veränderungen charakterisieren sich je nach der Dauer und Intensität der Wirkung als diffuse, blutig-ödematöse Infiltration oder als eitrige Entzündung.

Die Nieren zeigen bei der Sektion die auffallendsten Veränderungen, welche als Folge der durch das Gift bedingten Hämoglobinurie aufzufassen sind.

Versuche an der Konjunktiva und am Ohre von Kaninchen ergaben, daß es in typischer Form den Symptomenkomplex der Entzündung hervorruft.

Die in manchen Fällen beobachteten Erscheinungen seitens des Zentralnervensystems sind nach Heubner von der Blutveränderung unabhängig; eine spezifische Wirkung des Giftes auf Nervenzellen ist nicht ausgeschlossen.

Blepharida evanida (Familie Chrysomelidae) wird nach Lewin von den Kung-Buschmännern in der nordwestlichen Kalahari ebenfalls als **Pfeilgift** verwendet. Im Tierversuch zeigten wässerige Auszüge der Larven ähnliche Wirkungen wie das Gift von Diamphidia locusta. Der Käfer ist ebenfalls giftig. Lewin hält die wirksame Substanz für ein giftiges Eiweiß.

d) Ordnung Orthoptera, Geradflügler, Schrecken.

Die der Familie **Blattidae,** Schaben, angehörige Gattung Periplaneta, insbesondere **Periplaneta orientalis Burm., s. Blatta orientalis L.,** die gemeine Küchenschabe, Brotschabe, Kakerlak, Tarakane, beansprucht pharmakologisches Interesse wegen ihrer früher und vielleicht auch heute noch in manchen Ländern (Österreich, Rußland) üblichen Verwendung als Diuretikum bei Hydrops.

Nach Steinbrück wurde die Blatta orientalis zuerst in Rußland vom Volke als Arzneimittel verwendet. Bogomolow isolierte aus diesen Insekten den angeblich wirksamen Stoff in Form eines kristallinischen Körpers, den er „Antihydropin" nannte und sah in einer Anzahl Fälle von Hydrops, Nephritis und Urämie günstige Erfolge nach der Behandlung mit dem von ihm dargestellten Stoffe, während Budde, Paul, Wyschinski u. a. weniger günstige Erfahrungen mit dem Mittel machten. Zu Verwendung kommt in den oben genannten Ländern gewöhnlich ein aus den getrockneten Tieren hergestelltes, braunes, eigenartig riechendes Pulver, nach dessen Einverleibung in der Regel die Harnmenge vermehrt wird (vgl. die bei Steinbrück wiedergegebenen Fälle). Vielleicht ist dabei eine Reizung der Nierenepithelien durch einen „scharfen", kantharidinähnlichen (?) Stoff im Spiele, deren Folgen sich in gesteigerter Sekretionstätigkeit der Nieren äußern könnten.

e) Ordnung Diptera, Zweiflügler, Fliegen.

1. Unterordnung Nematocera, Mücken. Familie Culicidae, Stechmücken.

Die Stechmücken (Schnaken, Gelsen, gnats, mosquitos, moustiques, zanzari) zeichnen sich aus durch einen den verhältnismäßig kleinen Kopf um ein Mehrfaches an Länge übertreffenden **Stech- und Saugrüssel,** mit welchem sie bei der Blutentnahme vom Menschen und von Tieren kleine und wenig schmerzhafte Verwundungen der Haut verursachen. Die verletzte Hautstelle wird bald durch mehr oder weniger heftiges Jucken und durch Bildung einer Quaddel kenntlich. Die genannten lokalen Erscheinungen lassen darauf schließen, daß bei dem Stich oder Biß ein lokal reizend wirkender Stoff in die Wunde gelangt, über dessen Natur aber nichts Näheres bekannt ist.

Die biologisch hoch interessanten und für die Aufklärung der Ätiologie gewisser **Infektionskrankheiten** hochwichtigen Forschungen der Neuzeit haben bekanntlich ergeben, daß durch den Stich bestimmter Stechmücken eine Übertragung von Krankheitserregern (Protozoen) in das Blut des verletzten Individuums erfolgen kann. So wird beim Menschen das Wechselfieber, die **Malaria,** durch die Übertragung von Plasmodien durch **Anopheles** (Gabelmücke) verursacht und die „afrikanische Schlafkrankheit", Nagana, Trypanosomiasis

des Menschen durch verschiedene Arten der Tsetsefliegen, **Glossinae Wiede-
mann,** hervorgerufen, welche auch in gleicher Weise durch Infektion oft ganze
Rinderherden vernichten.

Stegomyia calopus Blanchard (St. fasciata s. Aedes calopus) ist der Überträger des gelben Fiebers; **Phlebotomus papatasii Scopoli** derjenige des Papa-
tazifiebers, auch Dreitagefieber, Hundskrankheit, Soldatenfieber genannt.

Von den in Europa einheimischen Dipteren, deren Stiche im allgemeinen mehr lästig als gefährlich sind, sind zu nennen:

Culex pipiens L., die allbekannte Schnake, deren Gift von Bruck orientierend untersucht und „Culicin" genannt wurde.

Stomoxys calcitrans Lin., die gemeine Stechfliege, Wadenstecher,
welche etwa 6 mm lang und besonders häufig im August und September
vorkommt.

Simulia columbacschensis Fabr., die Kolumbaczer Mücke, erreicht eine
Länge von 3—4 mm und kommt besonders häufig in den unteren Donau-
gegenden, in Serbien in der Umgegend des Dorfes Kolumbacz (Gollubatz) vor.
Diese Mücken erscheinen im April, Mai und August oft in wolkenartigen
Scharen. Sie überfallen Tiere und Menschen, bei welchen dann infolge der
zahlreichen Stiche schwere Vergiftungserscheinungen, bestehend in
Schwellungen, Entzündungen, Fieber und Krämpfen eintreten; zuweilen
erfolgt sogar der Tod.

Uta venomosa, d. h. giftige Fliege, wird nach Bailey von den Indianern im Innern
von Peru eine kleine, stecknadelkopfgroße Stechfliege genannt, deren Stich Blasenbildung
und später weitgehende Gewebszerstörung (Nekrose?) verursachen soll. Auch an vom Stich
entfernteren Körperstellen sollen ausgedehnte geschwürige Zerstörungen auftreten. Diese
Fliege soll nur in Huanceco (Peru) und landeinwärts davon vorkommen. Die Indianer
brennen angeblich mit Erfolg den Fliegenstich mit Schießpulver aus.

Auch in Deutschland (Gegend von Hannover) kommen schwere Viehverluste durch
Simuliiden vor (Wilhelmi). Das Gift wirkt nach Flury und Steidle auf die Gefäße
und wie Digitalis auf das Herz. Der Tod erfolgt durch Atemstillstand.

2. Unterordnung: Brachycera.

Die zur zweiten Unterordnung der Dipteren gehörige Familie der **Östridae,
Dasselfliegen,** insbesondere die Gattung Gastrophilus, beansprucht nach den
Untersuchungen von K. R. Seyderhelm und R. Seyderhelm ein besonderes
veterinär-medizinisches Interesse, weil nach den genannten Autoren die im
Pferdemagen bzw. -darm schmarotzenden Larven von Gatrophilus equi Fabr.
und Gastrophilus haemorrhoidalis L. einen Giftstoff, das **Östrin,** enthalten, der
die infektiöse, perniziöse Anämie der Pferde, von den Franzosen speziell „Typho-
anaemie" genannt, verursachen soll.

Die im Magen des Pferdes schmarotzenden Bremsenlarven entwickeln sich aus den
Eiern der Pferdebremsen. Letztere legen ihre Eier auf die Haare, vor allem auf die des
vorderen Teiles der Pferde ab. Aus den Eiern entwickeln sich kleine Larven, die von den
Pferden durch Lecken aufgenommen werden. Sie gelangen auf diese Weise in den Magen,
wo sie an der Schleimhaut haften bleiben und sich weiter entwickeln. Nach etwa zehn
Monaten, und zwar von Mai bis September, besonders aber im Juni, lösen sie sich von der
Magenschleimhaut ab, gelangen ins Freie, und nach etwa 30 tägiger Puppenruhe in der
Erde entwickeln sich aus ihnen die fliegenden Insekten. Das reife Insekt lebt nur kurze
Zeit und nimmt keine Nahrung zu sich. (Periodischer Parasitismus.)

Die perniziöse Anämie der Pferde läßt sich nach Seyderhelms künstlich
durch Injektionen wässeriger Extrakte der Larven von Gastrophilus equi et
haemorrhoidalis im Experiment hervorrufen. Der wirksame Bestandteil,
das **Östrin,** ist ein hitzebeständiges (abiuretes?), tierisches Gift, das hauptsächlich beim Pferd (und Esel) wirkt. Es wird auch vom Magendarmkanal des
Pferdes resorbiert. Gastrophilus haemorrhoidalis liefert viel giftigere Extrakte

als Gastrophilus equi. Die durch beide hervorgerufene perniziöse Anämie, sowohl die natürliche als auch die experimentell erzeugte, läßt sich durch das Blut erkrankter Tiere auf gesunde Tiere übertragen.

Es genügt unter Umständen das in 5—6 Gastrophilus equi-Larven enthaltene Östrin, um ein Pferd in wenigen Minuten unter schweren Vergiftungserscheinungen zu töten. Die in einer Gastrophilus equi-Larve enthaltene Menge Östrin beträgt etwa 0,05 mg. Nach den von R. Seyderhelm wiedergegebenen Symptomen bei der akuten Vergiftung mit nicht tödlichen Mengen von Östrin an Pferden erinnert dieses in seinen Wirkungen an das Physostigmin.

Bemerkenswert ist noch, daß ein Serum gewonnen wurde, dem eine „weitgehende Heilkraft" zukommt.

Bei der mikroskopischen Untersuchung der Organe an perniziöser Anämie verendeter Pferde finden sich in ersteren die zum Teil auch für die perniziöse Anämie der Menschen charakteristischen Veränderungen; hochgradige Hyperplasie des Knochenmarkes und Auftreten myeloischen Gewebes in Leber und Milz. Die gefundenen Veränderungen in diesen Organen sind so hochgradig ausgebildet, daß sie lebhaft an den Befund bei einer Leukämie erinnern. Mit der perniziösen Anämie des Menschen sind folgende Befunde gleichartig: Im Blute hoher Färbeindex der Erythrozyten, Leukopenie, Lymphozytose, Verminderung der eosinophilen Zellen; in den blutbildenden Organen allgemeine starke Proliferation sämtlicher Blutzellen, hochgradige myeloide Umwandlung in Milz und Leber.

F. v. Hutyra und J. Marek äußern sich zu den Angaben und Befunden Seyderhelms wie folgt:

„Die Unhaltbarkeit der Hypothese über die ätiologische Bedeutung der Gastrophiluslarven bei der infektiösen Anämie erhellt aus folgenden Beobachtungstatsachen und Versuchsergebnissen: Trotz der überaus großen Verbreitung der Gastrophiluslarven auf der Erdoberfläche kommt die infektiöse Anämie bloß in eng umgrenzten Gebieten, andererseits wiederum auch in solchen Gegenden vor, wo Gastrophiluslarven überhaupt nicht anzutreffen sind, wie nach Ekvall im nördlichen Schweden. Des weiteren fanden seinerzeit Carré und Vallée bei ihren Versuchen fast nie gleichzeitig Gastrophiluslarven bei den erkrankten Pferden, und Wirth hat solche in seinen Fällen überhaupt vermißt. Im Gegensatze zum hitzebeständigen Östrin wird das Virus der infektiösen Anämie bereits bei 58° C zerstört. Des weiteren ist es van Es und Schalk und Klempin nicht gelungen, mit Gastrophiluslarvenauszügen ein mit der infektiösen Anämie übereinstimmendes Krankheitsbild zu erzeugen, sondern bloß eine vorübergehende, wenn auch recht bedeutende Anämie mit erhöhtem Färbeindex und fieberhafter Körpertemperatursteigerung, die sich dann nicht weiter übertragen ließ (Klempin) oder es hat die Einspritzung von Blut der erstmalig behandelten Tiere nach einer deutlichen Inkubation bloß fieberhafte Störungen veranlaßt (van Es und Schalk). Ähnliche Reaktionen sahen übrigens van Es und Schalk auch nach der Einspritzung von Auszügen anderer tierischer Schmarotzer (Ascaris megalocephala, Toxascaris limbata, Belascaris marginata, Dipylidium canis, Taenia serrata), ähnlich wie Seyderhelm nach Einspritzungen von Auszügen aus den von Stroh in Fällen von Anämie in Südbayern gefundenen Bandwürmern (Taenia perfoliata). van Es und Schalk und Klempin meinen daher, daß die von Seyderhelm beschriebenen Erscheinungen anaphylaktischer Herkunft seien infolge Sensibilisierung der Tiere durch vorangehende Invasionen der betreffenden Parasiten. Mit Rücksicht auf die überaus starke Verbreitung der infektiösen Anämie in Lothringen, wo K. und R. Seyderhelm ihre Versuche ausgeführt haben, ist endlich auch mit der Möglichkeit zu rechnen, daß die zu den Versuchen angekauften Pferde gesund erscheinende Virusträger oder die Gastrophiluslarven virushaltig sein konnten."

Fliegenlarven.

Die Larven verschiedener Fliegen entwickeln sich, namentlich in warmen Ländern und besonders häufig in den Tropen, sowohl auf als in dem menschlichen und tierischen Organismus. Sie gewinnen dadurch eine gewisse pathologische Bedeutung. Den Symptomenkomplex und die Krankheitserscheinungen, die sich aus diesem Parasitismus ergeben, bezeichnet man seit

Hope mit dem Sammelnamen **Myiasis**; sei es nun, daß die Fliegeneier in leicht zugängliche äußere Körperteile gelangen und sich dort entwickeln, z. B. im Auge, im äußeren Gehörgang, auf von Epidermis entblößten Stellen (Wunden), in der Nase usw., oder daß sie in das Innere des Körpers gelangen. Es scheint nicht ausgeschlossen, daß in beiden Fällen, abgesehen von mechanisch bedingten Schädigungen der betroffenen Gewebe, auch lokale und resorptive Giftwirkungen bei dem Zustandekommen der beobachteten Symptome eine Rolle spielen. Klinisch unterscheidet man je nach dem Sitz des Larvenparasiten: Ophthalmomyiasis, Myiasis gastro-intestinalis, Myiasis dermatosa (traumatica et subcutanea) usw. usw.

Einige der bekanntesten Myiasis verursachende Dipteren sind:

In Europa: **Hypoderma bovis** und **H. diana,** auch in Amerika vorkommend.

In Südamerika und Mexika: **Dermatobia noxialis** (Ver macaque, Moyaquil) und **Chrysomyia macellaria** (screw-worm), die Krankheit „Bicheiro‘‘ verursachend.

In Afrika **Cordylobia anthropophaga** (Ver de Cayor, Natal worm), die Krankheit „Tumbu Disease‘‘ verursachend; **Oestrus ovis,** häufig in Kabylien und in den Ahaggar Bergen der Sahara und dort die Krankheit „Thim'ni‘‘ oder „Tamné‘‘ verursachend (Sergents).

In Asien: **Sarcophaga ruficornis,** zuweilen schwere Myiasis dermatosa verursachend (Castellani).

Von der großen Klasse der **Crustacea,** Krebse, angehörigen Arten möge hier **Crangon vulgaris Fabr.,** die Garneele, Nordsee-Krabbe, Shrimp oder Crevette erwähnt werden, weil durch den Genuß dieser Krabbe wiederholt Massenvergiftungen vorgekommen sind. Im Jahre 1881 ereignete sich bei Emden eine Massenvergiftung, bei welcher 250 Menschen unter choleraartigen Erscheinungen nach dem Verspeisen von Krabben erkrankten. Es handelt sich hier höchstwahrscheinlich, wie bei gewissen Vergiftungen durch Fische (Ichthyismus), um die Wirkungen nach dem Tode der Tiere entstandener Zersetzungsprodukte.

Richet hat aus Crevetten das von ihm zuerst bei den Coelenteraten nachgewiesene Thalassin (vgl. unten S. 402) dargestellt.

III. Vermes, Würmer.

Klasse der Plathelminthes, Plattwürmer.

Ordnung Trematodes, Saugwürmer.

Schistosomum japonicum [1].

In verschiedenen Gegenden Japans ist schon lange eine eigentümliche Krankheit bekannt, deren Ursache durch die verdienstvollen Untersuchungen von Fujinami, Katsurada, Tsuchiya u. a. aufgeklärt wurde.

Diese Krankheit wird durch einen Parasiten hervorgerufen, dem Tsuchiya den Namen „**Schistosomum japonicum**‘‘ gegeben hat und der die Venen der Baucheingeweide, besonders aber die kleinen Äste der Pfortader bewohnt. Außer Menschen werden in den infizierten Gegenden auch Tiere (Hund, Katze, Pferd und Rind) von der Krankheit befallen. Es wurde festgestellt, daß der Parasit, dessen Eier mit den Fäzes in den Ackerboden gelangen und dort

---

[1] Vgl. hierzu die Monographie von Faust im American Journal of Hygiene.

ausgebrütet werden, durch die Haut in den menschlichen resp. tierischen Organismus eindringt.

Leiper und Atkinson suchten in dem Hauptverbreitungsgebiet der Krankheit in Japan (Katayama) unter den in Betracht kommenden Mollusken nach dem Zwischenwirt. Nach ihren Untersuchungen scheint es sich dabei um eine Schnecke zu handeln, welche von Robson den Namen Katayama nosophora erhielt. Diese zeigt eine Maximalgröße der Schale von 8,50 : 3,10 mm. Letztere hat acht Windungen und ist von olivenbrauner Farbe.

Nach Cort heißt die Schnecke Blandfordia nosophora. Sie kann, ebenfalls nach Cort, Austrocknung etwa drei Monate lang ertragen. Um die Schnecken in Tümpeln usw. auszurotten, müßten letztere also mindestens drei Monate lang trockengelegt werden. Das scheint von Bedeutung für die Prophylaxe.

Die **Symptome** sind von äußerst schleichendem Charakter und bestehen in Ernährungsstörungen und starker **Anämie** mit Dyspnoe, Herzklopfen, anämischem Geräusch und hämorrhagischer Diathese. Von den inneren Organen verdienen die Leber und die Milz wegen ihrer starken Vergrößerung besondere Beachtung, man sieht infolgedessen manchmal kolossale Bauchauftreibung. In späteren Stadien schrumpft die Leber und es tritt dann nicht selten Aszites und Ikterus ein. Die Kranken gehen schließlich zumeist unter hochgradigem Marasmus oder infolge starker Blutungen zugrunde.

Yagi schließt aus seinen Versuchen, daß im Organismus von Schistosomum japonicum **Ölsäure** oder eine ähnliche, hämolysierende Substanz (Fettsäure?) auftritt, welche auch nach außen ausgeschieden wird und welche, wie bei der Bothriozephalusanämie (vgl. unten), die Ursache der beobachteten Blutveränderungen sein soll.

4. Ordnung Zestodes, Bandwürmer.

Bei Anwesenheit von **Bothriocephalus latus** im Darme, viel seltener bei Anwesenheit von Tänien (Oertel), kann sich unter bestimmten Bedingungen eine schwere **Anämie,** ganz nach Art der sog. „perniziösen Anämie" entwickeln.

Die **Ursachen** dieser schweren Erscheinungen haben E. St. Faust und T. W. Tallqvist auf experimentellem Wege aufzuklären versucht, indem sie das in Äther lösliche, stark hämolytisch wirkende „**Lipoid**" des Bothriocephalus latus chemisch eingehend untersuchten und als einzigen hämolytisch wirksamen Bestandteil desselben **Ölsäure** isolierten und erkannten. Die Ölsäure ist im Bothriozephalusorganismus als Cholesterinester enthalten. Dieser wird im Darm, infolge von Desintegrationsvorgängen im Parasitenorganismus frei, wird dann wahrscheinlich fermentativ gespalten und die Ölsäure resorbiert, worauf diese im Blute ihre Wirkungen auf die roten Blutkörperchen entfaltet (Hämolyse). Die geschädigten Erythrozyten verschwinden aus dem Blute und es kommt dann zu einer beträchtlichen Abnahme sowohl der Zahl der roten Blutkörperchen als auch des Hämoglobingehaltes des Blutes, sofern nicht die blutbildenden Organe eine energische regeneratorische Tätigkeit entfalten und den Ausfall an Erythrozyten kompensieren. Durch längere Zeit fortgesetzte Verfütterung von Ölsäure ließen sich bei Hunden ganz ähnliche Erscheinungen erzielen (Faust und Schmincke). (Vgl. auch Tallqvist's Monographien.)

Gegen die von Faust und Tallqvist begründete Lehre von der Rolle lipoidartiger Stoffe, insbesondere der Ölsäure, bei der Pathogenese der Bothriozephalusanämie und vielleicht auch anderer Anämien erheben Krehl, Naegeli und Morawitz gewisse Einwände, während Meyerstein sie im wesentlichen akzeptiert. Beumer sowie Rosenthal und Holzer haben sich später ebenfalls mit diesen Fragen beschäftigt. Während Beumer die „Ölsäuretheorie" von Faust und Tallqvist ablehnt und auch die Befunde von Flury und Schmincke nicht bestätigen konnte, machen Rosenthal und Holzer mit Recht darauf aufmerksam, daß eine Ablehnung der von Eppinger, King und Medak „modifizierten Ölsäuretheorie", wonach es sich bei den hämolysierenden Agenzien wenn auch nicht um Ölsäure, so doch um vermehrte „jodbindende Substanzen" im Blut handeln soll, noch nicht ohne weiteres eine Ablehnung der pathogenetischen Bedeutung der ungesättigten Fettsäuren bei der Genese der schweren anämischen Krankheitszustände des Menschen in sich schließt. Hier soll nur nochmals, wie schon früher, hervorgehoben werden, daß bei der von gewissen Autoren (vgl. oben) an der Ölsäuretheorie geübten Kritik der **Zeitfaktor** von diesen nicht genügend berücksichtigt wird. Auf den **remittierenden Charakter** auch der morphologischen Befunde bei der perniziösen Anämie macht neuerdings Zadek besonders aufmerksam. Er weist nachdrücklich hin auf die inkonstanten Befunde im Blutbild und schreibt:

„Bei Nachlassen oder Sistieren der Giftwirkung, also in den Remissionsperioden des Leidens, kann sich das rote Knochenmark ebenso wie das charakteristische Blutbild zurückbilden und beides braucht auch bei beginnender schwacher Toxinwirkung, also in den Frühstadien der Krankheit, nicht vorhanden zu sein. Es handelt sich bei der perniziösen Anämie nicht um eine spezifische Knochenmarkkrankheit, sondern um eine spezifische Hämotoxikose mit durch die Vergiftung bedingter krankhafter Knochenmarkreaktion."

Alles in allem handelt es sich schließlich doch bei der Pathogenese der perniziösen Anämie (die also nicht notwendigerweise „kryptogenetisch" zu sein braucht), um die Wirkungen eines Giftes, über dessen Natur man sich allerdings noch nicht klar ist. So verweist R. Seyderhelm neuerdings auf die vermeintliche ursächliche Rolle von Giftstoffen, die er aus mesenteriellen Lymphdrüsen perniziös-anämisch Erkrankter gewinnen konnte und die sich analog verhielten jenen aus Bothriozephalus und aus Darmbakterien gewonnenen.

Einige Jahre vorher berichtete R. Seyderhelm schon über Gewinnung aus einem menschlichen Bandwurm eines nicht extra corpus, wohl aber in vivo beim Kaninchen stark wirkenden Blutgiftes, welches er „Bothriozephalin" nennt und welches nach mehrmaliger intravenöser Injektion eine schwere, primäre Anämie verursachte, einhergehend mit ausgesprochener, extramedullärer Blutbildung in Leber und Milz. Die vorläufig chemisch nicht näher charakterisierte Substanz soll ganz wie das „Östrin" (vgl. oben S. 386) desselben Autors wirken.

Nach der oben wiedergegebenen derzeitigen Sachlage betreffend pro und contra der „Ölsäuretheorie", kann man Zadek gewiß nur beipflichten, wenn er letzthin sagt: „Das Problem der Genese der perniziösen Anämie ist heute noch so umstritten, die Ansichten über die vielen damit zusammenhängenden Fragen sind so divergent, daß es gut ist, sich auf die sich allgemeiner Anerkennung erfreuenden Tatsachen zu besinnen. Leider gipfelt die Übereinstimmung bisher nur in dem einen Satz, daß auch der kryptogenetische Morbus Biermer streng genommen eine toxische sekundäre Anämie ist, d. h. die unbekannte Noxe, irgendwo im Körper entstehend, erzeugt eine charakteristische Schädigung des Blutes und der blutbildenden Organe. So sehr man auch über die Genese und Art des Giftes, dessen Angriffspunkt und Spezifizität usw. streitet, in obiger Grundauffassung sind sich wohl alle Hämatologen einig. Von dieser Feststellung wird die an sich sehr wichtige und so vielumstrittene Frage zunächst nicht berührt, geschweige denn entschieden, ob der für perniziöse Anämie so charakteristischen und in der Remission rückbildungsfähigen Blut- und Knochenmarksveränderung primär ein rein degenerativer oder regenerativer Prozeß zugrunde liegt, mit anderen Worten, ob ein vermehrter Blutuntergang oder eine verminderte, krankhafte Blutbildung das Wesen der perniziösen Anämie ausmacht. Soviel allerdings scheint mir aus der klinischen und anatomischen Analyse (obigen Falles) hervorzugehen, daß die einseitige pathologisch-anatomisch-histologische — ich möchte sagen, nur stabile Endstadien berücksichtigende — Betrachtungsweise, so grundlegend sie ist, für das Studium der perniziösen Anämie verhängnisvoll und verfehlt erscheint, wenn aus den gefundenen oder vermißten Organveränderungen nicht das für das Verständnis der Remissionen und Rezidive, also labiler Vorgänge, unbedingt notwendig pathologisch-physiologische Denken und Geschehen abgeleitet und nutzbar gemacht wird."

Von hohem Interesse ist die moderne Bekämpfung der perniziösen Anämie durch Darreichung von Leber. Über das Wesen dieser Therapie ist man noch völlig im Unklaren.

Über den **Giftgehalt der Tänien** liegen Untersuchungen von Messineo und Calamida vor. Die Würmer wurden mit Sand fein verrieben und mit physiologischer Kochsalzlösung extrahiert. Die durch Tonzellen filtrierten oder auch durch Salzfällung gereinigten Extrakte wurden den Versuchstieren nach den üblichen Methoden einverleibt.

Die genannten Autoren glauben nach ihren Versuchen die Gegenwart eines spezifischen Giftes in den Tänien annehmen zu dürfen, obwohl die beobachteten Erscheinungen, sogar nach der intravenösen Injektion, wenig charakteristisch waren. Die Extrakte sollen Wirbeltierblut hämolysieren und im Organismus des lebenden Tieres auf die Leukozyten positiv chemotaktisch wirken.

Picou und Ramond beobachteten, daß Auszüge von Tänien nur sehr schwer, wenn überhaupt faulen und daß dieselben eine ausgesprochene bakterizide Wirkung zeigen.

R. Seyderhelm nimmt an, daß sein „Taeniin" die wirksame Substanz ist.

Taenia echinococcus v. Sieb., der Hülsenbandwurm, Echinokokkusbandwurm, lebt im ausgewachsenen Zustande im Darme des Hundes. Geschlechtsreife Proglottiden und Eier dieses Bandwurmes gelangen durch die Hundefäzes zur Ausscheidung und entwickeln sich im Organismus verschiedener Haustiere, aber auch des Menschen zur Finne, welche schwere, unter Umständen tödlich verlaufende Erkrankungen verursachen kann. Darunter haben insbesondere die Bevölkerungen von Island, Australien und Argentinien zu leiden (Heller).

Die **Finne,** Echinokokkus, Hülsenwurm, ist in einer Blase, **Echinokokkusblase,** eingeschlossen. Diese kann die Größe eines Menschenkopfes erreichen und enthält eine größere oder kleinere Menge meistens eiweißfreier Flüssigkeit, in welcher Bernsteinsäure und Zucker vorkommen. Flößner fand kein Eiweiß und keinen Traubenzucker, auch nicht in Spuren; dafür aber Glykogen in beträchtlicher Menge. Außerdem konnte er Glykokollbetain nachweisen und auch Alloxurkörper in geringer Menge. Neben der sicher nachgewiesenen Bernsteinsäure (Darstellung und Analyse des Silbersalzes) konnte Milchsäure erkannt und identifiziert werden.

Echinokokkusblasen finden sich am häufigsten in der Leber, können aber auch in anderen Organen vorkommen. Die Punktion oder spontane Ruptur einer Echinokokkenblase oder -zyste kann auch beim Menschen Vergiftungserscheinungen hervorrufen **(Intoxication hydatique).** Am häufigsten kommt es bei der Punktion oder Ruptur von Leberechinokokken zu peritonitischen Erscheinungen, und fast regelmäßig entwickelt sich eine Urticaria. Sekundäre Echinokokkenzysten können auch durch Pfropfung bei und nach der Operation entstehen.

Versuche an Tieren haben ergeben (Mourson und Schlagdenhauffen, Humphrey), daß nach intraperitonealer, intravenöser und subkutaner Injektion von Echinokokkusflüssigkeit Kaninchen und Meerschweinchen bald sterben. Nach subkutaner Injektion von filtriertem Inhalt einer Echinokokkusblase sah Debove bei zwei Individuen Urticaria auftreten.

Joest konnte obige Angaben früherer Autoren im Tierversuch nicht bestätigen.

Die chemische Natur der wirksamen Substanz der Echinokokkusflüssigkeit ist unbekannt. Brieger isolierte daraus die Platinverbindung einer Substanz, welche Mäuse schnell tötete.

Über die **Serodiagnostik der Helminthiasis** beim Menschen und bei Tieren haben Isaac und von den Velden, sowie Weinberg u. a., insbesondere

neuerdings auch Blumenthal und Unger und Van der Hoeden berichtet.
Der Nachweis bestehender Helminthiasis soll gelingen entweder durch die
sog. Präzipitinreaktion oder durch „Komplementfixation" resp. „Komplement-
ablenkung". Im Zusammenhang mit seinem, mit früheren Untersuchern
übereinstimmenden Befunde, daß Eiweiß in der Echinokokkusflüssigkeit
fehlt, weist Flößner (1924) interessanter- und sehr bemerkenswerterweise
darauf hin, daß unter diesen Umständen die Erscheinung der Komplement-
ablenkung im Blutserum an Echinokokkose leidender Menschen und Tiere
nicht durch Eiweiß bedingt und hervorgerufen sein kann, „sondern höchstwahrscheinlich durch kompliziertere Aporrhegmen" hervorgerufen wird.

Klasse der Nemathelminthes, Rundwürmer.

Nematodes, Fadenwürmer.

Ascaris lumbricoides Lin., der Spulwurm des Menschen, verursacht bei
Kindern vielfach nervöse Erscheinungen, Konvulsionen, Ernährungsstörungen
und Anämie. Es haben sich sogar Todesfälle durch Askariden ereignet.
Neligan sah in Persien bei Askarisinfektion alarmierende Krankheitsbilder,
z. B. Erscheinungen schwerer Meningitis, tuberkulöser Peritonitis, die nach
Abtreiben der Würmer verschwanden. Es fragt sich, ob diese Wirkungen,
abgesehen von der Anämie, vom Darm aus auf reflektorischem Wege zustande
kommen oder ob sie auf ein von diesen Würmern produziertes Gift zurückzuführen sind.

In den Askariden findet sich nach v. Linstow ein flüchtiger Körper
von eigenartigem und unangenehmem, pfefferartigen Geruch, welcher die
Schleimhäute heftig reizt. Der genannte Autor hatte Gelegenheit, die
lokalen Wirkungen des Stoffes an sich selbst kennen zu lernen, als ihm etwas
davon ins Auge kam, worauf heftige, langdauernde Konjunktivitis und
Chemosis des betroffenen Auges sich einstellten.

Arthus und Chanson sahen drei Personen, die von Pferden stammende
Askariden zergliedert hatten, an Konjunktivitis und Laryngitis erkranken.
Diese Autoren injizierten auch Kaninchen lebenden Spulwürmern entnommene
Flüssigkeit und sahen die Tiere nach subkutaner Einverleibung von 2 ccm
derselben innerhalb 10 Minuten zugrunde gehen.

Nach Ransom bewirkte eingetrocknete und dann pulverisierte Körper-
flüssigkeit vom Schwein gewonnener Askariden auf der skarifizierten Haut einer
Versuchsperson wiederholt Jucken, Schwellung und Bläschenbildung. Frische
Askaridenflüssigkeit verursachte von einer Hautabschürfung aus in weniger als
5 Minuten erst die obigen Erscheinungen und dann Urtikaria, die sich über
den ganzen Körper ausbreitete. Auch gekochte Askaridenflüssigkeit soll noch
Hautreaktionen hervorgerufen haben. Vielleicht besteht zwischen diesen
Wirkungen und gewissen Krankheitserscheinungen bei Askariswirten (Konjunktivitis, Asthma) ein ursächlicher Zusammenhang. Cort erwähnt, daß viele
Asthmafälle in Trinidad nach Abtreibung von Hakenwürmern (vgl. unten S. 398)
heilten. Daraus könnte geschlossen werden, daß letztere Darmparasiten
ähnliche Stoffe produzieren und enthalten wie die Askariden.

Die Frage nach der **Giftigkeit der Askariden** und den **Ursachen der** zuweilen
beobachteten **schweren Erscheinungen** bei Askariswirten ist neuerdings durch
F. Flury auf Grund eingehender chemischer Untersuchungen und zahlreicher
Tierversuche in befriedigender Weise aufgeklärt worden. Infolge der biologischen Sonderstellung der Askariden als Darmparasiten ist auch ihr Stoffwechsel von demjenigen der selbständig lebenden Tiere durchaus

verschieden. Die aufgenommenen Nahrungsstoffe werden wegen des im Darm der Wirte herrschenden Sauerstoffmangels unvollkommen verbrannt und vorwiegend durch Fermente gespalten, so daß hier eine Reihe von Stoffwechselprodukten auftritt, die für die anoxybiotische Lebensweise charakteristisch sind. Diese von den Askariden hauptsächlich durch fermentativen Abbau gebildeten Stoffe erinnern an die durch anaerobe Spaltpilze erzeugten Substanzen, die mit den Produkten der Eiweißfäulnis und gewisser Kohlehydratgärungen weitgehende Übereinstimmung zeigen. Wie bei der Fäulnis und der Buttersäuregärung entstehen im Organismus der Askariden physiologischerweise Wasserstoff, Ammoniak, Kohlensäure, flüchtige Fettsäuren, Alkohole, Aldehyde und Ester, giftige Basen und ungiftige Eiweißspaltungsprodukte. Sowohl in der Leibessubstanz als auch in den Ausscheidungen sind zahlreiche Stoffe enthalten, die lokale Reizung, Hyperämie, Entzündung und Nekrose verursachen. Zunächst sind es die von Flury nachgewiesenen flüchtigen **Aldehyde der Fettsäuren,** die vermutlich durch Reduktionsvorgänge aus den entsprechenden Säuren entstehen, dann die **freien flüchtigen Fettsäuren** selbst, unter denen hauptsächlich Baldriansäure und Buttersäure, in geringer Menge Ameisensäure, Akrylsäure und Propionsäure isoliert werden konnten. Von lokal reizenden Substanzen kommen in Betracht: **Alkohole und Ester** der Äthyl-, Butyl- und Amylreihe. Diesen Stoffen muß vor allem die bei Askaristrägern häufig beobachtete Reizung der Darmschleimhaut zugeschrieben werden. Neben der Reizwirkung kommt vielleicht auch die ätzende Wirkung freier Säuren in Betracht.

Durch Resorption flüchtiger Stoffe der Fettreihe sind die **Erscheinungen seitens des Zentralnervensystems** bedingt. Die in der Literatur beschriebenen nervösen Störungen bei Wurmkranken („Halluzinationen, Chorea, Hysterie, Epilepsie, Tetanus, Krämpfe, Delirien, Geistesstörungen") sind als Folgen chronischer Vergiftung durch Aldehyde, insbesondere durch die atypisch wirkenden Verbindungen der **Amylreihe** zu erklären. Besondere Beachtung verdient die in beträchtlichen Mengen gebildete Baldriansäure, sowie die Ameisensäure und Akrylsäure.

Von **stickstoffhaltigen Verbindungen** wurden ein sepsinartig (Faust) wirkendes **Kapillargift** und giftige Basen von atropin- und koniinartiger Wirkung nachgewiesen.

Außer diesen Stoffen spielen bei der Askaridiasis noch **hämolytisch wirkende Stoffe** (Ölsäure, Akrylsäure), gerinnungshemmende und reduzierende Substanzen, sowie Zersetzungs- (Fäulnis-) Produkte abgestorbener Tiere eine Rolle. Es handelt sich also nicht um die Wirkungen eines einzelnen, spezifischen Giftes, sondern um zahlreiche wirksame Substanzen, die je nach den besonderen Verhältnissen und Umständen sehr verschiedenartige Symptome hervorzurufen imstande sind. Diese Auffassung wird neuerdings auch von klinischer Seite anerkannt und akzeptiert.

Fanconi will bei der Askaridiasis ein erstes Kranksein von einem zweiten abgetrennt wissen. „Zum zweiten Teil gehören alle bisher beobachteten, durch die Anwesenheit der Askariden im Darme bedingten Krankheitserscheinungen. Zum ersten Teil möchten wir diejenigen Symptome rechnen, welche mit der Wanderung der Askaridenlarven auf dem Blutwege durch Leber und Lungen zusammenhängen. Es gehören hierher:

a) Erscheinungen von seiten des Respirationstraktus, wie Husten, Bronchitis, Pneumonie;

b) Urtikarielle und vielleicht noch andere Hautexantheme."

R. Seyderhelm hat aus Askariden einen chemisch noch nicht näher charakterisierten Stoff gewonnen, der ähnlich, aber schwächer, wie das Östrin aus Gastrophiluslarven (vgl. oben S. 386) wirken soll. Er meint, dieser Stoff sei identisch mit dem von Flury beschriebenen Kapillargift.

Über Todesfälle durch Askariden ist wiederholt berichtet worden, so z. B. von E. Weber und letzthin von K. Takeuchi.

Trichina spiralis Owen s. Trichinella spiralis Railliet

verursacht schwere Erkrankungen, die sog. **Trichinosis,** bei welcher man anfangs Magendrücken, Nausea, Erbrechen, später Durchfälle beobachtet, die zuweilen so heftig werden können, daß die Erscheinungen denjenigen der Cholera ähnlich sind. Es folgen dann die bekannten Erscheinungen seitens der **Muskeln** und später ein Stadium, welches durch das Auftreten von Ödemen und Hautausschlägen charakterisiert ist. Neben diesen Symptomen bestehen gewöhnlich auch schwere Allgemeinerscheinungen, besonders Fieber, welches zeitweise eine beträchtliche Höhe erreichen kann. Diese Symptome zusammen mit den Erscheinungen seitens des Zentralnervensystems (Kopfschmerzen, Benommenheit, Insomnia) und den Störungen in der Zirkulation sowie gewisse pathologisch-anatomische Befunde finden wohl kaum eine befriedigende Erklärung in der Invasion der Trichinen in die Muskeln. Sie nötigten vielmehr zur Annahme von den Trichinen bereiteter giftiger Substanzen.

Die Richtigkeit dieser bisher experimentell nicht begründeten Annahme hat Flury durch eingehende chemische und toxikologische Untersuchungen bewiesen.

Die Trichinen schließen sich in physiologisch-chemischer Hinsicht eng an die ihnen zoologisch am nächsten stehenden Darmhelminthen an. Sie haben während ihrer kurzen Entwicklungsperiode einen außerordentlich hohen Bedarf an Nahrungsstoffen. Unter diesen spielen die Kohlehydrate eine hervorragende Rolle. Die jungen Trichinen suchen den Muskel auf, weil er ihnen wegen seiner chemischen Zusammensetzung, hauptsächlich wohl wegen seines Glykogengehaltes, außerordentlich günstige Verhältnisse für ihre Ernährung und Entwicklung bietet.

Der Aufenthalt dieser Parasiten im Muskel führt zu dessen Verarmung an Glykogen, das sich als Reservestoff in ihrem Organismus in großer Menge anhäuft. Wie bei anderen Darmparasiten, z. B. Askaris, ist der **Stoffwechsel der Trichine im wesentlichen anoxybiotisch** und führt zur Ausscheidung fermentativ unvollständig abgebauter Endprodukte, unter denen **freie Fettsäuren** vorherrschen. Dabei handelt es sich wohl ebenso wie beim Stoffwechsel von Askaris um eine Art Buttersäure- und Baldriansäuregärung. Die bei der Entwicklung der Trichinen von diesen im Muskel gebildeten Stoffe verursachen in den befallenen Fasern schwere Schädigungen, an deren Zustandekommen auch noch die Zerfallsprodukte des zerstörten Muskels selbst beteiligt sind. Infolgedessen kann der trichinöse Muskel qualitativ und quantitativ nachweisbare Veränderungen seiner chemischen Zusammensetzung erleiden. Diese finden ihren Ausdruck zunächst in vermindertem Gehalt an Gesamtstickstoff, Kreatin, Purinbasen und Glykogen, andererseits in vermehrtem Gehalt an Wasser, Extraktivstoffen, Ammoniak, flüchtigen Säuren und Milchsäure. Morphologisch finden diese chemischen Veränderungen ihren Ausdruck in der Einschmelzung von Muskelsubstanz.

Neben den bekannten morphologischen Veränderungen im Blut-
bilde finden sich Störungen physikalisch-chemischer Art im **Blute** des trichinen-
kranken Tieres, wie Hydrämie und erhöhter Gehalt an Eiweißstoffen und
Eiweißabbauprodukten, die normalerweise nicht oder nur in sehr geringer
Menge im Blutserum angetroffen werden. Hierher gehören Nukleoproteine,
Albumosen und andere chemisch vorläufig nur ungenügend charakterisierbare,
offenbar aus zerfallener Skelettmuskulatur stammende Substanzen.

Auch die **Leber** verarmt an Glykogen und wird dafür reicher an Stickstoffverbindungen, deren Herkunft aus der zerstörten Muskelsubstanz ebenfalls
kaum einem Zweifel unterliegen kann. Die **Nieren** trichinöser Tiere wurden
wiederholt vollkommen frei von Glykogen gefunden.

Im **Harn** trichinöser Tiere finden sich anormale Zersetzungs- und Stoffwechselprodukte. Die bei der Trichinosis der Fleischfresser in der Regel auftretende **Diazoreaktion** ist zurückzuführen auf die Ausscheidung ringförmiger,
stickstoffhaltiger Substanzen, die wohl ebenfalls aus dem Muskeleiweiß stammen
und in chemischer Hinsicht dadurch ausgezeichnet sind, daß sie mit Diazo-
benzolderivaten unter Bildung von rotgefärbten Azofarbstoffen reagieren. Die
Retention von Wasser in der Körpermuskulatur erklärt die geringe
Menge und die hohe Konzentration des ausgeschiedenen Harnes, der
reich an Purinbasen, Kreatinin, durch Phosphorwolframsäure fällbaren basischen
Verbindungen, Ammoniak, Indikan, Phenolen, flüchtigen Fettsäuren, und
Fleischmilchsäure gefunden wurde.

Auf Grund des vorliegenden experimentellen Materials und klinischer
Beobachtungen läßt sich das komplizierte Bild der Trichinosis toxikologisch
folgendermaßen zergliedern.

1. Durch die Anhäufung von Stoffwechselprodukten der Parasiten einerseits und der zahlreichen beim Zerfall der Körpermuskulatur
gebildeten Substanzen andererseits kommt es in zweifacher Weise zur Vergiftung des Gesamtorganismus.

2. Als **lokal reizend wirkende Substanzen** spielen zunächst die von den
Trichinen gebildeten flüchtigen Säuren eine Rolle. Die Extrakte aus
trichinösen Muskeln bewirken nach Aufnahme in den Magen und Darmkanal
von Hunden und Katzen Erbrechen und Durchfälle.

3. Der trichinöse Muskel enthält stark wirksame **Muskelgifte,** die nach
subkutaner Injektion Steifheit und sogar vollkommene Starre der Skelettmuskulatur verursachen können. Es handelt sich hierbei in erster Linie um
Purinbasen und deren kolloidale Vorstufen und andere diesen Verbindungen
chemisch und pharmakologisch nahestehenden Stoffe.

4. Außer den Muskelstarre bewirkenden Giften werden im trichinösen
Muskel noch Stoffe gebildet, welche die Erregbarkeit der motorischen
Nervenendigungen herabsetzen oder vollständig aufheben. Als solche
Nervengifte kommen vor allem in Betracht, basische Substanzen des Muskels,
in erster Linie **Stoffe der Guanidinreihe,** die anscheinend durch Zersetzung
des Kreatins und verwandter Stoffe entstehen. Auch die Karnosin- und Karnitin-
fraktionen der trichinösen Muskeln zeigen **kurarinartige Wirkungen.** Diese
geben auch stark die Diazoreaktion. Vielleicht hängt mit den Wirkungen solcher
Verbindungen die klinische Beobachtung zusammen, daß mit dem Auftreten
der Diazoreaktion im Harn die Sehnenreflexe oft verschwinden
und meist erst wiederkehren, wenn die Diazoreaktion im Harn
verschwindet. Diesen chemisch und pharmakologisch genauer charakterisierbaren Muskel- und Nervengiften des trichinösen Muskels reihen sich gewisse

chemisch labile, kolloidale Verbindungen an, die wegen ihrer eigenartigen Wirkungen auf die Muskeln vielleicht zu den bisher chemisch noch wenig erforschten sog. „Ermüdungsstoffen" zu rechnen sind.

5. Im trichinösen Muskel hat Flury dann noch ein hitzebeständiges **Kapillargift** nachgewiesen, das nach intravenöser und subkutaner Injektion bei Katzen und Hunden infolge Schädigung der Kapillarwandungen Hyperämie und Hämorrhagien im Magen-Darmkanal, in der Lunge und in der Leber sowie akutes **Lungenödem** und Lungenblähung verursacht. Auf Wirkungen dieses Kapillargiftes und nicht auf Rupturen, Embolien oder Verstopfung von Gefäßen durch Trichinen sind die in der Literatur beschriebenen, bei der schweren Trichinosis fast regelmäßig auftretenden **Blutungen in den Organen** zurückzuführen, ebenso wie die als Folge der Trichineninvasion in der Regel eintretenden Veränderungen in den Respirationsorganen, die häufig den tödlichen Ausgang der Krankheit bedingen.

Die schweren **Respirationsstörungen** sind sicher nicht ausschließlich auf Insuffizienz der trichinös befallenen Atemmuskulatur, sondern auch auf derartige Giftwirkungen zurückzuführen, welche das Lungengewebe direkt betreffen.

Dasselbe gilt auch von den schon in den ersten Tagen auftretenden **Ödemen**. Da zu dieser Zeit eine Nierenschädigung selten nachweisbar ist, können diese wohl kaum nephritischen Ursprungs sein. Dieses in der Trichinosis-Literatur vielfach erörterte Problem findet durch die Erklärung der Ödeme als **Folge toxischer Gefäßschädigungen** bei gleichzeitig bestehender Hydrämie seine einfachste Lösung. Durch Injektionen von Nukleoproteiden aus trichinösen Muskeln lassen sich auch bei Tieren (Frosch, Hund) Ödeme erzeugen.

6. Im trichinösen Muskel sind verschiedenartige temperatursteigernde Substanzen vorhanden. Neben Temperatursteigerung infolge des verstärkten Muskelzerfalls und vermehrten Stoffumsatzes kommen also noch direkte Giftwirkungen als Ursache der Temperatursteigerung in Betracht. Außer chemisch noch wenig charakterisierbaren kolloidalen Stoffen handelt es sich bei der Genese des Fiebers auch um Wirkungen gewisser Purinsubstanzen.

7. Was die **Veränderungen des Blutbildes** anlangt, so ist bereits seit längerer Zeit bekannt, daß sich durch Injektion verschiedener Eiweißsubstanzen, sowie von Nukleinen, Nukleoproteiden und auch von lokal reizenden Stoffen, die verschiedenartigsten Bilder der Leukozytose und **Eosinophilie** erzeugen lassen.

8. Auch die bei der menschlichen Trichinosis zunächst auffallende Tatsache des im allgemeinen relativ leichten Verlaufes der Krankheit und die geringe Mortalität bei Kindern findet durch die Versuche von Flury eine ungezwungene Erklärung. „Nicht in der ungenügenden Verdauung oder der schwachen Wirkung des kindlichen Magensaftes oder der Kürze und häufigeren Entleerung des Darmkanals, sondern in der Eigenart des wachsenden Organismus und seinem, von demjenigen des Erwachsenen abweichenden Stoffwechsel ist es begründet, daß Kinder die Infektion, auch bei nachgewiesenermaßen reichlichstem Genuß von trichinösem Fleisch meist schlafend, häufig ohne Temperaturerhöhung, oft sogar außerhalb des Krankenbettes, leicht überstehen. Die Zerfallsprodukte des Muskels wirken hier, wie es scheint, nicht wie beim erwachsenen Individuum nach Art unbrauchbarer und schädlicher Stoffwechselschlacken als Gifte, sondern sie verlieren offenbar im wachsenden Organismus durch Umwandlung und Verwendung als Bausteine ihre Giftigkeit. Möglicherweise spielt die bei Kindern verhältnismäßig große Leber im Verein mit einer größeren Widerstandsfähigkeit der Muskelfasern junger Individuen gegen den Zerfall hierbei eine besondere Rolle".

Die Symptome der Trichinosis sind also nicht durch mechanische Störungen und nicht reflektorisch bedingt. Die Ursachen der schweren Erscheinungen sind vielmehr **Giftwirkungen**. Die Folgen der Infektion sind nicht durch ein spezifisches Gift der Trichinen bedingt. Sie beruhen nur darauf, daß die Infektionserreger nicht wie die ihnen biologisch nahestehenden Darmhelminthen im Darmkanal verbleiben, vielmehr ihre Entwicklung, also die Hauptperiode ihrer Lebenstätigkeit, in der Muskulatur, demnach in den Geweben des Wirtes vollenden. Außer den durch die Trichinen selbst produzierten Stoffen müssen hier die gesamten Zerfallsprodukte des zerstörten Muskels berücksichtigt werden. Durch die Zusammenwirkung aller dieser Faktoren kommt es zu dem bekannten Krankheitsbilde.

Alle charakteristischen **Symptome der Trichinosis** — Magen- und Darmerscheinungen, Erbrechen, Durchfälle, lokale Reizung, leichte Ermüdbarkeit, Muskelsteifheit, Muskelstarre, Lähmungserscheinungen, Ödeme, kapillare Blutungen und Hämorrhagien, Blutveränderungen, Temperatursteigerung und schwere Respirationsstörungen — können im Tierversuch ohne Mitwirkung lebender Trichinen nach Einverleibung aus trichinösen Muskeln gewonnener giftiger Substanzen hervorgerufen werden. Es kann demnach wohl auch kein Zweifel mehr darüber bestehen, daß der gesamte Symptomenkomplex der Trichinosis auf Vergiftung des Organismus durch verschiedene pharmakologisch stark wirksame, chemisch charakterisierbare Verbindungen zurückzuführen ist.

Bei den von Flury und Groll an trichinösen Hunden, Katzen und Kaninchen ausgeführten **Stoffwechselversuchen** ergab sich im wesentlichen folgendes.

Der Stickstoffhaushalt erfährt im Verlaufe der Trichinosis bedeutende Veränderungen. Im Frühstadium der Muskeltrichinosis kann beträchtlicher Stickstoffansatz erfolgen, der jedoch nicht als Teilerscheinung normalen Wachstums oder besonderen körperlichen Wohlergehens angesehen werden darf, vielmehr ein pathologischer Vorgang ist, bei dem gegebenenfalls unter Zunahme des Körpergewichtes eine Retention stickstoffhaltiger Zerfallsprodukte des Muskels stattfindet. Diese Retention fällt zeitlich mit der Wachstumsperiode der in die Muskeln eingedrungenen jungen Trichinen zusammen. Sobald die Entwicklung der Parasiten bis zur Einrollung und Kapselbildung fortgeschritten ist, zeigt sich auch ein im Stoffwechsel deutlich erkennbarer Umschlag, der als Rückbildungsprozeß der sich vorzugsweise in den Muskeln vollziehenden Änderungen aufzufassen ist und seinen Ausdruck in gesteigerter Stickstoffabgabe findet. Diese vermehrte Stickstoffausfuhr ist offenbar durch die Ausscheidung von Muskelzerfallsprodukten bedingt.

Außer dem Stickstoffhaushalt weist auch der **Purin- und Kreatininstoffwechsel** eigentümliche Veränderungen auf. Sowohl bei der Katze als auch beim Hund ist die Menge der ausgeschiedenen Purinbasen im Anfange vermindert, später dagegen vermehrt. Das Harnkreatinin war auf der Höhe der Krankheit beim Hund verringert, seine Menge nahm aber im weiteren Verlaufe der Trichinosis sehr beträchtlich zu. Diese anfängliche Verminderung in der Kreatininausscheidung war auch bei Kaninchen zu beobachten, während die vermehrte Kreatininausfuhr in den späteren Krankheitsstadien auch bei der Katze sehr deutlich erfolgte. Beim Hunde und bei den Katzen zeigte sich während der Muskeltrichinois intensive Diazoreaktion des Harns; sie fehlte bei Kaninchen. Diese Veränderungen im Stoffwechsel stehen in engem Zusammenhang mit dem Wasserhaushalt des trichinösen Organismus. Während sich beim Beginn der Muskeltrichinosis vorübergehend verstärkte **Diurese** einstellen kann, zeigte sich regelmäßig eine bald eintretende, mehr oder weniger starke Verminderung der ausgeschiedenen Harnmenge, die erst beim Abklingen der trichinösen Krankheitserscheinungen erhöhter Diurese Platz macht.

Die Trichinosis ist also von nicht unerheblichen **Störungen im Stoffwechsel** begleitet, deren Eintritt zeitlich zusammenfällt mit der Einwanderung der jungen Parasiten in die Körpermuskulatur, ihrem Wachstum und ihrer Entwicklung zur Kapseltrichine. Als chemischer Ausdruck der schweren Schädigung des Wirtes geben sie ein anschauliches Bild von der Zerstörung der befallenen Muskelfasern und der darauffolgenden Reaktion des Organismus, die bei normalem Verlaufe der Krankheit nach einer Periode der Retention zur Resorption und mehr oder weniger vollständigen Ausscheidung der Zerfallsprodukte führt.

Die schweren Störungen und Krankheitserscheinungen, welche besonders beim Menschen durch **Ankylostoma duodenale Dubini (Leuck.)** hervorgerufen werden und welche mit schwerster Kachexie und schließlich mit dem Tode endigen, falls man die Parasiten nicht rechtzeitig abtreibt, legten auch hier den Gedanken an von diesen Darmbewohnern produzierte Giftstoffe nahe (Bohland). Ein, wenigstens extra corpus, hämolytisch wirkendes Gift hat Preti nachgewiesen. Er zerrieb von Menschen stammende Würmer im Mörser mit „physiologischer" Kochsalzlösung und erhielt so eine neutral reagierende, trübe Flüssigkeit (Suspension), welche Erythrozyten verschiedener Tierarten in vitro hämolysierte. Die wirksame Substanz war löslich in Alkohol und in Äther, unlöslich in Wasser. Sie ist hitzebeständig (koktostabil) und wird durch Trypsinverdauung aus einem lipoidartigen Körper abgespalten und dann wasserlöslich (Fettsäuren oder Seifen? Referent!). Vielleicht spielen bei der Giftproduktion bestimmte Drüsen (Glandes céphaliques, Glandes cervicales) dieser Würmer eine Rolle. Man wird indessen wohl nicht fehlgehen, wenn man per analogiam annimmt, daß bei Ankylostoma ebenso wie bei Askaris und bei den Trichinen (vgl. oben) die anoxybiotischen Lebensbedingungen zur Bildung von pharmakologisch mehr oder weniger wirksamen Stoffen führen müssen. Werden letztere in hinreichender Menge resorbiert, so muß es zu Vergiftungen kommen. Damit soll aber keineswegs gesagt sein, daß die durch Ankylostoma verursachten Blutverluste des Wirtes und die Gefahr sekundärer Infektion (Sepsis) von der lädierten Darmschleimhaut aus etwa eine nebensächliche oder untergeordnete Rolle spielen. Auch die Folgen von Mischinfektionen (Malaria) sind zu berücksichtigen.

Ankylostoma duodenale und seine nahen Verwandten, **Necator americanus Stiles 1902** s. **Uncinaria americana Stiles,** sodann **Ankylostoma braziliense Faria 1910** und **Ankylostoma ceylanicum Looss 1911**, spielen in tropischen und subtropischen Ländern, aber auch in manchen Gegenden der gemäßigten Zonen als gesundheitsschädigende Darmbewohner des Menschen eine große Rolle und wirken oft verheerend! Nachforschungen haben ergeben, daß an manchen Orten bis zu $70^0/_0$ (und mehr) der Bevölkerung infiziert sind. So berichtet z. B. neuerdings Jaeger aus Bompland, Misiones, daß in der Provinz Rio Grande diese Krankheit außerordentlich häufig ist und dort schlechtweg auch „Landeskrankheit" genannt wird. In 11 Siedlungen $53^0/_0$, in Corrientes sogar $80^0/_0$ Kranke! Das bedeutet einen enormen Schaden an körperlicher und geistiger Gesundheit, und als Folge hiervon enormen Schaden in volkswirtschaftlicher Hinsicht! Die **Bekämpfung dieser Parasiten** ist in besonders großzügiger Weise von dem „International Health Board" der Rockefeller Foundation organisiert und teilweise bereits mit bestem Erfolg durchgeführt worden (vgl. die „Annual Reports" des genannten International Health Board, sowie:

S. T. Darling, M. A. Barber und H. P. Hacker, Hookworm and Malaria Research in Malaya, Java and the Fiji Islands. Report of the Uncinariasis Commission to the Orient, 1915—1917 ([New York 1920]).

Bei diesen Bestrebungen ist die **Prophylaxe** mindestens ebenso wichtig wie die Therapie, wenn nicht noch wichtiger! Die Amerikaner legen daher auch den größten Wert darauf, den befallenen Bevölkerungen durch Wort und Bild die für die Verhütung von Infektion durch Mund und Haut („ground itch") wichtigen Tatsachen und Vorbeugungsmaßregeln zu vermitteln. Das geschieht durch Vorträge, Demonstrationen und Filmvorführungen, deren man sich ausgiebigst zu Propagandazwecken (Showalter) bedient. Dabei darf das zündende Schlagwort nicht fehlen! Die Campagne gegen Ankylostoma wird überall bekannt unter der Devise „Unhooking the Hookworm", welchen Namen auch der Werbefilm führt. Die raschen und sinnfälligen Erfolge der Ankylostomabekämpfung haben viele exotische Völker und auch die Ungebildeten und Mischlinge auf amerikanischem Territorium anderen hygienischen Bestrebungen zugänglich gemacht dadurch, daß sie das Vertrauen in das medizinische Wissen und Können der weißen Rasse stärkten und sicherten. Und das ist denn auch als ein zwar indirekter, aber deshalb nicht weniger wichtiger 'Erfolg des „Hookworm-campaign" zu buchen!

Zur Prophylaxe gehört dann noch selbstverständlich die zweckmäßige Anlage und Ausführung von Latrinen und noch manches andere, was hier nicht besprochen werden kann. Dem Interessenten sei hier empfohlen zur allgemeinen Orientierung: S. T. Darling, Hookworm Disease. Nelson Loose-Leaf Medicine, p. 477—489. New York 1922.

Die **Symptome der Ankylostomiasis,** auch **Uncinariasis,** ägyptische Chlorose, Oppilaçao (Brasilien), tropische Chlorose, Anémie des pays chauds, Geophagie, Dirteating, Mal d'estomac, Mal de coeur, Cachexie aqueuse, Cachexia montana, i. e. Krankheit der Bergwerkarbeiter, Tunnelkrankheit (Gotthardanämie), Ziegelbrenneranämie, Hookworm Disease usw. genannt, bestehen in unangenehmen Empfindungen im Epigastrium einhergehend mit Brechreiz und Erbrechen. Die Stühle sind selten bluthaltig oder sanguinolent, enthalten aber Zersetzungsprodukte von Hämoglobin. Fieber ist häufig, und an der äußeren Haut werden oft Papeln und Pusteln beobachtet (Ground itch). Schließlich entwickelt sich eine schwere Anämie, wobei die Zahl der Roten auf 1 Million pro Kubikzentimeter und der Hb-Gehalt auf 17 % und weniger sinken kann. Der Wurmkranke bietet dann das Bild der perniziösen Anämie, oft an schwere Malaria oder auch an die Schlafkrankheit erinnernd. Charakteristisch soll der aufgetriebene Bauch sein (Ödeme, Aszites). Die schließlich ganz apathischen Kranken gehen an Marasmus kachektisch langsam zugrunde, falls nicht eine akute Septikämie intestinalen Ursprungs oder eine andere interkurrente Krankheit ein schnelles Ende herbeiführt.

Die **Diagnose** wird, wie bei anderen Wurmkrankheiten, durch den Nachweis der Parasiten oder deren Eier in den Dejektionen sichergestellt. Nebenher besteht aber auch nicht selten noch eine zweite (Malaria) oder gar dritte Infektion, was natürlich die Diagnose erschweren kann.

Die **Therapie** der Ankylostomiasis hat als Endziel die Abtreibung der Würmer zu erreichen unter möglichster Schonung des Wirtes. Dabei wurden früher und werden wohl auch heute noch verwendet: Extractum filicis maris, Eukalyptuspräparate, β-Naphthol, Pikrinsäure. Gute Erfolge hat man gesehen mit Thymol und Oleum Chenopodii. Beide Präparate, insbesondere aber das letztere, sind teuer und daher aus ökonomischen Gründen für die Massenbehandlung unvorteilhaft. Angeblich erfolgreiche Versuche mit Chloroform und Bromoform haben dazu geführt, auch den billigen Tetrachlorkohlenstoff (Lamson) und das Tetrachloräthan (Autor) zu verwenden. Die Ergebnisse sollen sehr befriedigend sein. Neuerdings berichtet Nicolas über Verwendung einer „Essence de Niaouli", stammend von der Pflanze Melaleuca viridiflora, welche auch in dem französischen Handelspräparat „Goménol" enthalten sein soll.

Filaria (Dracunculus) medinensis Gm. (Guineawurm), schmarotzt im Unterhaut-zellgewebe des Menschen und verursacht Geschwürbildung. Das Zerreißen des Wurmes beim Herausziehen verursacht angeblich heftige Entzündung mit nachfolgender Gangrän. Inwieweit ein „Toxin" für diese Wirkung verantwortlich ist, bleibt vorläufig unentschieden. Vielleicht handelt es sich um die Wirkung ähnlicher Stoffe, wie die von Arthus, Ransom, Flury u. a. in der Zölomflüssigkeit von Askaris nachgewiesenen. Vgl. oben S. 392.

Über Giftstoffe anderer Filariaarten scheint nichts bekannt obwohl diese Parasiten tropenhygienisch eine bedeutsame Rolle spielen (Elephantiasis und viele andere Krank-heiten).

Die **Therapie** beschränkt sich in der Regel auf die Entfernung des Wurmes, durch langsames vorsichtiges Herausziehen und Aufrollen auf einen Stab. Man hat aber auch vorgeschlagen, Sublimat (1:1000) in die Zyste zu spritzen, was indessen schmerzhaft sein dürfte. Besser ist vielleicht die Injektion von $2^0/_0$ Kokainlösung in den Wurm (Castellani und Chalmers). Mense empfahl Injektion von Chloroform. Tournier empfiehlt neuerdings nach dem Vorgang von Rogers und von Macfie (Lancet, 20. März 1920) die Verwendung von Brechweinstein entweder intravenös, intramuskulär oder auch per os.

Onchocerca caecutiens Brumpt. n. sp. ist eine in Guatemala von Robles entdeckte, etwa 50 cm lang werdende Filaria, welche nach diesem Autor durch ein ihr eigenes „Toxin" beim Menschen Sehstörungen und Blindheit verursacht, also resorptive Wirkungen bedingt; außerdem aber auch (lokale) erysipelartige Erscheinungen an der äußeren Haut hervorruft, das sog. „Erisipela de la costa".

Klasse der Annelida, Ringelwürmer.

Lumbricus terrestris L., der gemeine Regenwurm, enthält nach den Angaben von Pauly während der Brunstzeit einen giftigen Stoff. Pauly verfütterte einigen Enten eine größere Anzahl Regenwürmer. Die Tiere wurden von Krämpfen befallen. Gänse und Hühner starben bei ähnlichen Fütterungs-versuchen mit Regenwürmern nach einigen Stunden.

Zu den Ringelwürmern gehören auch die **Blutegel** (Hirudinei, Discophori), welche nicht nur größere Tiere, sondern auch den Menschen belästigen und angreifen sollen. In manchen Gegenden können diese Tiere eine förmliche Landplage werden (Seyfarth)! Es handelt sich bei den Blutegeln toxi-kologisch nicht um die Wirkungen eines beim Blutsaugen in die Hautwunde und von dort aus in das Blut des Opfers übergehenden Giftes (Hirudin? vgl. unten), sondern um die Folgen reichlicher Blutverluste (Nachblutungen!) und von oft langwierigen Eiterungen nach Infektionen beim Biß.

Aber nicht nur als Ekto-, sondern auch als Endoparasiten können die Blutegel eine Rolle spielen; so z. B. wenn sie mit dem Trinkwasser (Algerien, Palästina) in den Körper gelangen (Epistaxis, Hämoptyse). Zur Beseitigung der Blutegel aus dem Trinkwasser empfiehlt Delanoe das Einsetzen von Aalen in die Wasserläufe oder Zisternen (norias), Unter den Ländern, deren Bewohner aus dieser oder jener oben genannter Ursachen unter Blutegeln zu leiden haben, werden genannt: das Amazonengebiet (Riesenblutegel, Haemen-teria Ghilianii), Zeylon (Hirudo ceylanica s. Haemadipsa ceylanica), die Sundainseln und die Phlippinen. Auch im Himalaja, in Südaustralien, in Japan, sowie in Algerien, Palästina und Chile sollen Blutegel Menschen und Tiere sehr lästig und auch gefährlich werden können.

Bemerkenswert ist, daß nach Castellani und Chalmers Blutegel als Überträger von Trypanosomen in Betracht kommen, was auch von R. Blanchard hinsichtlich der Über-tragung von Trypanosomen von Fisch zu Fisch, vielleicht aber auch von Fischen auf den Menschen, durch diese Ringelwürmer angegeben wird.

In den Mund- und Schlundteilen unseres gemeinen Blutegels, **Hirudo medicinalis L.**, findet sich eine pharmakologisch und physiologisch-chemisch interessante, Hirudin genannte Substanz.

Das **Hirudin** ist kein tierisches Gift; es kann ohne Schaden für das Tier direkt in das Blut gespritzt werden, wirkt aber dabei auf das Blut in eigenartiger Weise ein, so daß das Blut eines mit Blutegelextrakt oder Hirudin behandelten Tieres seine Gerinnbarkeit auf längere Zeit einbüßt;

dabei veranlaßt die wirksame Substanz keine weiteren, direkt wahrnehmbaren Veränderungen des Blutes. Auf Krustazeenblut ist sie ohne Einfluß, ebenso auf die Gerinnung der Milch.

In dem Maße, wie die koagulationshemmende Substanz durch die Nieren ausgeschieden wird oder im Organismus Veränderungen erleidet, wird auch das Blut wieder gerinnungsfähig.

Hamm und Schwartz empfehlen neuerdings die abortive Behandlung postoperativer und puerperaler Phlebitiden und die Bekämpfung von Emboliegefahr durch Blutegel oder Hirudin und bemerken hierzu: „L'heureux effet des piqûres de sangsues ne s'explique pas uniquement par l'action anticoagulante de l'hirudine, appellée à rétablir l'équilibre thrombine-antithrombine que l'operation ou l'accouchement a rompu; il est évident que l'action antiinfectieuse de l'hirudine, son pouvoir antispasmodique et ses propriétés lymphagogues y jouent également un rôle notable." Danach hätten wir es mit einigen bisher unbekannten Eigenschaften und Wirkungen des Hirudins zu tun.

Das Hirudin scheint eine Deuteroalbumose (?) zu sein. Es löst sich in Wasser und verdünnten Lösungen von Neutralsalzen, nicht aber in Alkohol, Äther und Chloroform. Es gibt die für Eiweißstoffe charakteristischen Farbenreaktionen und wird durch nicht zu lange dauerndes Kochen bei schwach essigsaurer Reaktion nicht unwirksam, ist also kein Ferment, dialysiert nur sehr langsam und nimmt dabei an Wirksamkeit ab. Die Ursache der gerinnungshemmenden Wirkung des Blutegelextraktes und des Hirudins scheint noch nicht genügend aufgeklärt, um eine in allen Punkten befriedigende Erklärung des Vorganges geben zu können. Bei experimentellen physiologischen und pharmakologischen Arbeiten kann sie aber des öfteren von praktischem Nutzen sein, so z. B. wo es sich um Untersuchungen am lebenden Tiere oder an überlebenden Organen handelt, bei denen Kanülen in Gefäße eingebunden und längere Zeit dort belassen werden sollen, bei Durchblutungsversuchen und bei Untersuchungen des (normalen) Blutes außerhalb des Organismus. Das fertige, sehr wirksame (aber teure!) Präparat „Hirudin" wird von der Firma E. Sachse & Co. in Leipzig-Reudnitz in den Handel gebracht.

Über andere Stoffe, die vielleicht im Laboratorium den Blutegelextrakt oder das Hirudin ersetzen könnten, haben neuerdings Adler und Wiechowski berichtet. Vgl. hierzu: L. Loeffler, Literaturverzeichnis S. 421.

V. Echinodermata, Stachelhäuter.

1. Asteroidea, Seesterne.

Einige Berichte über Fütterungsversuche mit Seesternen an Hunden und Katzen, bei welchen die letzteren entweder schwer erkrankten oder starben, scheinen den Verdacht auf die Giftigkeit gewisser Seesterne zu rechtfertigen. Genauere Untersuchungen liegen über diese Frage nicht vor.

2. Echinoidea, Seeigel.

Gewisse Seeigel besitzen wohlausgebildete **Giftapparate**, deren sie sich zur Verteidigung und zum Erlangen ihrer Beute bedienen. Prouho und besonders v. Uexküll haben diese Apparate, deren Funktion sowie die Art und Weise ihres Gebrauches genauer untersucht. An den Spitzen der Giftzangen oder „gemmiformen" Pedizellarien tritt das in den früher irrtümlich als Schleimdrüsen betrachteten **Giftdrüsen** bereitete giftige Sekret aus. Das Gift bzw. der Inhalt der Giftdrüse ist eine klare, leicht bewegliche, nicht visköse Flüssigkeit, welche schwach sauer reagiert und nach der Entleerung aus der Drüse gerinnt.

Die Wirkungen des Giftsekretes scheinen das Nervensystem der vergifteten Tiere zu betreffen.

Bei dem von P. und F. Sarasin auf Zeylon entdeckten und genau beschriebenen, der Familie der Echinothuridae angehörigen, prachtvoll gefärbten Seeigel **Asthenosoma urens** verlaufen in den sog. Interambulakren, in regelmäßigen Doppelreihen angeordnet, aber auch an anderen Stellen vorkommend, kleine gestielte Köpfchen (oder Knöpfchen) von leuchtend blauer Farbe. Diese Gebilde sind Giftapparate. Jedes Köpfchen enthält je einen feinen Stachel. Die in Scheiden steckenden Stachel haben eine beilförmig scharfe Spitze, deren oberes (inneres) Ende in einem bindegewebigen und von sezernierendem (?) Epithel ausgekleideten Sacke steckt. Dieser ist als Giftbeutel oder Giftreservoir anzusprechen. Die ganze Vorrichtung ist so beschaffen, daß bei Berührung die Stachelspitze aus einer Öffnung des Giftbeutels hervortreten kann und unter Mitwirkung von Muskulatur das Gift in den Stachel und durch Poren an dessen Spitze in die Haut des Angreifers eindringt. Faßt man diese Tiere an, so empfindet man alsbald schmerzhafte Stiche, vergleichbar heftigen Bienenstichen. Von Fischern und Tauchern werden diese Seeigel sehr gefürchtet.

Nach den Mitteilungen von Pugh können sich auch beim Menschen resorptive Wirkungen einstellen. Ein Mann trat beim Baden mit dem linken Fuß auf einen Seeigel, worauf nach 3—4 Minuten Schwellung des Gesichtes, Schwindel, Schwere in Armen und Beinen folgten. Nach 15 Minuten war die Sprache erschwert, der Puls erregbar, wechselnd zwischen 70 und 120; geringe Anästhesie an der vorderen Fläche der Unterarme und Beine, Parese beider Beine, starke Schwellung des linken Fußes, in welchem 6 abgebrochene Seeigelstachel steckten. Die Erscheinungen gingen in wenigen Tagen zurück.

3. Holothurioidea, Seewalzen, Seegurken.

Die Cuvierschen Organe gewisser polynesischer Arten, nahe verwandt oder identisch mit Holothuria argus, sollen auf der menschlichen Haut schmerzhafte Entzündung und, wenn sie in das Auge gelangen, Erblindung verursachen.

VI. Coelenterata (Zoophyta), Pflanzentiere.

Die hier in Betracht kommenden Giftstoffe beanspruchen außer toxikologischem noch ein besonderes medizinisch-historisches Interesse, weil sich an ihre Auffindung und tierexperimentelle Prüfung die ersten genaueren, für die theoretische und praktische Medizin später wichtig gewordenen Beobachtungen über die sog. Anaphylaxie (besser „Aphylaxie") knüpfen. (Portier und Richet, 1902.)

Die Zölenteraten zeichnen sich durch den Besitz der nur bei den Schwämmen fehlenden **Nesselkapseln** aus.

Diese sind bei den **Cnidarien**, Nesseltieren, am vollkommensten entwickelt. Wird das Tier gereizt, oder will es sich seiner Beute bemächtigen, so wird der Nesselfaden hervorgeschnellt, wobei die neben dem Faden in der Kapsel enthaltene visköse oder gallertige, giftige Masse auf die Oberfläche oder infolge des Eindringens der Fäden in die Tiefe, in den Organismus des Beutetieres oder des Feindes befördert und übertragen wird.

Die **lokalen Wirkungen** der Sekrete dieser Tiere auf die menschliche Haut bestehen in mehr oder weniger heftigem Jucken und Brennen der betroffenen Hautpartie; diese Erscheinungen verschwinden nach längerer oder kürzerer Zeit. Bei kleinen Tieren können allgemeine Lähmung und Tod erfolgen (Bigelow); aber auch beim **Menschen** scheinen, besonders durch das Gift der großen Schwimmpolypen (Siphonophora), welche einen Durchmesser von 25—30 cm erreichen, schwere, vielleicht resorptive Erscheinungen nach der Berührung mit diesen Tieren eintreten zu können (Meyen). Ähnliches berichten E. Forbes über **Cyanea capillata** und E. Old über eine nicht näher bestimmte Quallenart. Nach Horst verursachte die Quallenart **Physalia utriculus,** von den eingeborenen Buginesen „Benang Benang" genannt, bei ihrer Berührung mit der menschlichen Haut eine Dermatitis toxica, einhergehend mit Bläschenbildung und Ekchymosen, Rötung und Ödem. Die Befallenen klagen über Kopfschmerzen, Appetitlosigkeit, Kurzatmigkeit, heftigen Juckreiz, Schmerzen in den Extremitäten und über große Unruhe. Diese Symptome dauern etwa zwei Tage.

Auch der von Allen beschriebene Fall gehört hierher, in welchem „jelly-fish" unbekannter Art sofort nach der Berührung die bekannten lokalen Wirkungen verursachte, nach 15 Minuten aber heftige Coryza mit starkem Tränenfluß einsetzte. Späterhin war die Stimme des Vergifteten gelähmt und es konnten Blutungen in einem Stimmband festgestellt werden. Die Entzündungserscheinungen an dem Stimmband dauerten über vier Wochen an und erinnerten morphologisch an tuberkulöse Laryngitis.

Nach Aoki sind die Hydromedusen am gefährlichsten. Er sah nach Kontakt mit einer solchen — **Olindioides formosa** — außer den üblichen lokalen Wirkungen 24 Stunden anhaltende Unruhe, Ohnmachtsanwandlungen, große Schwäche gepaart mit Muskelschmerzen, Dyspnoe und Herzstörungen.

Bartsch (persönliche Mitteilung) berichtet über seine Beobachtungen und Erfahrungen hinsichtlich der Giftwirkungen von „jelly-fish" wie folgt:

„During the U. S. Fisheries Steamer Albatross Philippine Expedition, 1907—1910, there was brought to our attention the body of a boy who had been playing with other lads in the waters of one of the bays in the central part of the Archipelago....and we were told that this boy had, in diving come up with one of the larger medusae perched upon his head like a cap. He is said to have given one shriek and fallen back into the water, dead."

„On another occasion when we were seining, a member of our party had the long tentacles of a much smaller species wrapped about his leg and he experienced great pain, and later on systemic responses. The contact places looked very much as if the leg had been seared with a piece of red hot iron."

Die **chemische Natur des Zölenteratengiftes** haben Portier und Richet zuerst untersucht. Sie verrieben Filamente (Nesselfäden) von Physalien und anderen Nesseltieren mit Sand und Wasser und erhielten so giftige Lösungen, mit welchen sie an Tieren Versuche anstellten. Die wässerigen Auszüge wirkten tödlich, die Tiere wurden somnolent und der Tod erfolgte durch Lähmung der Respiration. An der Applikationsstelle schien das Gift keine Schmerzempfindung hervorzurufen. Portier und Richet nannten die wirksame Substanz **„Hypnotoxin".**

Richet ist es gelungen, aus den Tentakeln von Aktinien, durch Behandlung mit Alkohol und Wasser, einen aus Alkohol kristallisierenden, aschefreien Körper, das **Thalassin,** zu gewinnen. Intravenös injiziert soll das Thalassin bei Hunden schon in Mengen von 0,1 mg pro Kilogramm Körpergewicht heftiges Hautjucken, Urtikaria und Niesen verursachen, jedoch sind auch 10 mg pro Kilogramm Körpergewicht nicht tödlich. Thalassin findet sich nach Richet auch im Krustazeenorganismus.

Neben dem Thalassin findet sich in den Tentakeln der Aktinien nach Richet eine zweite Substanz, das **Kongestin,** von welchem 2 mg pro Kilogramm Körpergewicht Hunde innerhalb 24 Stunden töten.

Diese Gifte haben auch praktisch-toxikologisches Interesse, insofern sie die Ursache einer Gewerbekrankheit der Taucher und Schwammfischer sind! Der oben beschriebenen Wirkung entsprechend bestehen die Symptome in heftigem Jucken und Brennen an der Haut, manchmal auch Quaddelbildung. Prophylaktisch genügt angeblich Einfetten der Haut.

Actinia equina enthält nach den Untersuchungen von Ackermann und seiner Mitarbeiter das kurarinartig wirkende Tetramethylammoniumhydroxyd $(CH_3)_4 \cdot NOH$, welches sie **Tetramin** nannten. Das Material wurde nach Kutscher verarbeitet. Ackermann hat das Tetramin als Kurareersatz vorgeschlagen.

R. v. Zeynek hat das giftige Sekret von **Rhizostoma Cuvieri** untersucht. Er fand, daß der Schleim, den Rhizostoma Cuvieri aus den Schulter- und Armkrausen reichlich ausscheidet, nicht so wirksam ist wie bei anderen Medusen, aber doch auf Schleimhäuten oder leicht verletzter Haut heftiges Brennen erregt. Er enthält massenhaft Nesselfäden.

Literatur.

A. Wirbeltiere.

I. Säugetiere.

Ornithorhynchus paradoxus.

Blainville: Bull. Soc. Philomatique, Paris 1817, p. 82. — Knox, R.: Observations on the Anatomy of the Duckbilled Animal of New South Wales. Mem. Wernerian Soc. Nat. Hist 1824. — Martin und Tidswell: a. a. O. — Martin, C. J. und Tidswells F.: Observations on the femoral gland of Ornithorhynchus and its secretion etc. Proc. Linn. Soc. of New South Wales, July 1894. — Anatomisches bei Meckel: Deutsch. Arch. f. Phys., Bd. 8, 1823; „Descriptio anatomica Ornithorhynchi paradoxi", Lips. 1826. — Noc, F.: Note sur la secretion venimeuse de l'Ornithorhynchus paradoxus. Compt. rend. de la Soc. de Biol. Bd. 56, 1904, S. 451. — Spicer: On the effects of wounds inflicted by the spurs of the Platypus. Papers and Proc. Roy. Soc. Tasmania 1876. S. 162. — Anderson Stuart: Royal Soc. of New South Wales. Anniversary address by the President, T. P. Anderson Stuart, 1894.

Mephitis mephitica.

T. B. Aldrich: A chemical study of the secretion of the anal glands of Mephitis mephitica (Common Skunk). Journ. of experim. Med. 1, Nr. 2 (1896). — Derselbe und W. Jones: Journ. of experim. Med. 2, 439—452 (1897).

Die Gallensäuren.

Frey, S.: Ein Versuch, die Gallensäuren im Serum Ikterischer quantitativ zu erfassen. Klin. Wochenschr. Bd. 2, Nr. 40, S. 1837 bis 1838. 1923. — Müller, H.: Über die Brauchbarkeit der Hay-Probe als Gallensäureprobe im Urin. Klin. Wochenschr. Bd. 3, Nr. 11, S. 445—446. 1924. — Rosenthal, F. und M. v. Falkenhausen: Arch. f. exp. Pathol. u. Pharmakol. Bd. 98, H. 5/6. 1923. — Dieselben: Über eine quantitative Bestimmung der Glykocholsäure und Taurocholsäure in der menschlichen Duodenalgalle. Klin. Wochenschr. Bd. 2, Nr. 24, S. 1111—1114. 1923. — Rosenthal, F. und Fr. Lauterbach: Beiträge zur Physiologie und Pathologie der Gallensekretion. IV. Mitteilung: Über eine quantitative kolorimetrische Bestimmung der Gallensäuren in menschlichen Körperflüssigkeiten. Arch. f. exp. Pathol. u. Pharmakol. Bd. 101, H. 1/2, S. 1—16. 1924. — Schrötter, H., R. Weizenbröck und R. Witt: Beiträge zur Kenntnis des Cholesterins und der Cholalsäure und über ein gemeinsames Abbauprodukt derselben. Sitzungsber. d. Akad. Wien, Mathem.-naturw. Kl. Bd. 117, S. 1. 1908. — Wieland, H. und H. Sorge: Untersuchungen über die Gallensäuren. Zeitschr. f. physiol. Chem. Bd. 97, S. 1—28. 1916. — Seitdem weitere Untersuchungen über die Gallensäuren von Wieland und seinen Schülern. — Derselbe und J. F. Weil: Untersuchungen über die Cholsäure. Zeitschr. f. physiol. Chem. Bd. 80, S. 287. 1912. — Windaus, A.: Über Cholesterin. Ber. d. Dtsch. Chem. Ges. Jg. 41, S. 2558. 1908. — Derselbe und K. Neukirchen: Die Umwandlung des Cholesterins in Cholansäure. 28. Mitt. über Cholesterin. Ebenda Jg. 52, S. 1915. 1919.

Pharmakologische Wirkungen der Gallensäuren.

Bayer, G.: Untersuchungen über die Gallenhämolyse. Biochem. Zeitschr. Bd. 5, S. 368. 1907; Bd. 9, S. 58. 1908; Bd. 13, S. 234. 1908. — Derselbe: Zur Lehre vom Kreislaufe der Galle. Biochem. Zeitschr. Bd. 13, S. 215. 1908. — Flury, F.: Über die pharmakologischen Eigenschaften einiger saurer Oxydationsprodukte des Cholesterins. Arch. f. exp. Pathol. u. Pharmakol. Bd. 66, S. 221. 1911. — Heim, L.: Lehrb. d. Bakteriol. 1911. 4. Aufl., S. 305—306, 327. — Hünefeld: Der Chemismus in der tierischen Organisation. Leipzig 1840. — Nattan-Larrier, L.: Action de la bile sur les trypanosomes. Bull. de la soc. de pathol. exot. Tom. 6, Nr. 1. 1913. Ref. Arch. f. Schiffs- u. Tropenhyg. Bd. 18, S. 758. 1914. — Neubauer, E.: Dehydrocholsäure, ein wirksames, praktisch ungiftiges Glied der Gallensäuregruppe. Klin. Wochenschr. Bd. 2, Nr. 23, S. 1065—1067. 1923. Vgl. auch: Med. Klinik Bd. 17, S. 1222. 1921 und Biochem. Zeitschr. Bd. 130, S. 556. 1922. Boas: Biochem. Zeitschr. Bd. 117, S. 166. 1921; Bd. 120, S. 144. 1922; Arch. f. exp. Pathol. u. Pharmakol. Bd. 97, S. 344. 1923. — Röhrig, A.: Über den Einfluß der Galle auf die Herztätigkeit. Würzburger Inaug.-Diss. Leipzig 1863. — Rywosch, D.: Vergleichende Versuche über die giftige Wirkung der Gallensäuren. Arb. d. pharmakol. Instituts zu Dorpat. Herausgegeben von R. Kobert, Bd. 2, S. 102. 1888. Daselbst auch die ältere Literatur ausführlich zusammengestellt. — Derselbe: l. c. S. 137. — R. Semler: Über Dehydrocholsäure (Decholin), Medizinische Klinik, Nr. 23 (4. Juni, 1926), S. 891. — Tappolet, A.: Zur Herzwirkung der Gallensäuren. Schweiz. med. Wochenschr. Bd. 52, Nr. 49/50, S. 1210. 1922. Ref. Klin.

Wochenschr. Bd. 2, Nr. 19, S. 895. 1923. — Wacker, L. und W. Hueck: Über experimentelle Atherosklerose und Cholesterinämie. Münch. med. Wochenschr. 1913. Nr. 38. Vgl. hierzu auch Hueck, W.: Anatomisches zur Frage nach Wesen und Ursache der Arteriosklerose. Münch. med. Wochenschr. 1920. Nr. 19, S. 535—538; Nr. 20, S. 573—576; Nr. 21, S. 606—609. — Wieland, H.: II. Pharmakologische Untersuchungen über Gallensäuren. Arch. f. exp. Pathol. u. Pharmakol. Bd. 86, S. 79—91. 1920. — Derselbe: III. Die Entgiftung der Desoxycholsäure durch Serum. Arch. f. exp. Pathol. u. Pharmakol. Bd. 86, S. 92—103. 1920. — Derselbe und T. Hildenbrand: Pharmakologische Untersuchungen über Gallensäuren. Arch. f. exp. Pathol. u. Pharmakol. Bd. 85, S. 199. 1919.

II. Schlangen.

1. Opisthoglypha.

Alcock and Rogers: Proc. of the roy. soc. of med. Vol. 70, p. 465, August 22. 1901. — Kraus, R.: Biologische Studien über Gifte der Kopfdrüsen ungiftiger Schlangen. Münch. med. Wochenschr. 1922. Nr. 35, S. 1277. — Phisalix und Bertrand: Cpt. rend, Tom. 118, p. 76—79. 1894 et Soc. de Biol. Tom. 10 (1), p. 8—10. 1894. — Phisalix, M. und R. P. F. Caius: Propriétés venimeuses de la salive parotidienne chez les Colubrides aglyphes des genres Tropidonotus Kuhl, Zamenis et Heliocops Wagler. Bull. de la soc. de pathol. exot. Tom. 9, p. 369. 1916. — Dieselben: Propriétés venimeuses de la sécrétion parotidienne chez les Colubridés aglyphes des espèces Lycodon aulicus, Dendrophis pictus et Zamenis mucosus. Bull. de la soc. de pathol. exot. Tom. 10, p. 474. 1917. — Dieselben: Sur la toxicité comparée du sang des serpents. Bull. de la soc. de pathol. exot. Tom. 12, p. 159—166. 1919. — Dieselben: L'extension de la fonction venimeuse dans l'ordre entier des ophidiens et son existence chez des familles ou elle n'avait pas été soupçonnée jusqu'ici. Journ. de physiol. et de pathol. gén. Tom. 17, Nr. 6, p. 923—964. 1917/18.

3. Viperidae.

Ishizaka, T.: Studien über das Habuschlangengift. Zeitschr. f. exp. Pathol. u. Therapie Bd. 4, S. 88. 1909.

5. Über die Natur der Schlangengifte.

Blum, J.: Die Kreuzotter und ihre Verbreitung in Deutschland. Abhandl. d. Senckenbergges. in Frankfurt Bd. 15 (1888). — Brazil, V.: La défense contre l'ophidisme. 2. Edit. San Paulo: Pocai Weiss & Co. 1914. — Brenning, M.: Die Vergiftungen durch Schlangen. Stuttgart 1895. — Delezenne, C. et H. Morel: Action catalytique des venins des serpents sur les acides nucleiques. Cpt. rend. hebdom. des séances de l'acad. des sciences Tom. 163, p. 244. 1919. — Faust, E. St.: Über das Ophiotoxin aus dem Gifte der ostindischen Brillenschlange. Arch. f. exp. Pathol. u. Pharmakologie. Bd. 56, S. 236. 1907. — Derselbe: Über das Krotalotoxin aus dem Gifte der nordamerikanischen Klapperschlange (Crotalus adamanteus). Arch. f. exp. Pathol. u. Pharmakologie. Bd. 64, S. 244. 1911. — Derselbe: Tierische Gifte in Heffters Handbuch d. exp. Pharmakologie. Bd. 2, 2. Hälfte, S. 1755—1813. Berlin: Julius Springer 1924. — Fayrer, J.: Thanatophidia of India. London: J. u. A. Churchill. 1872. Daselbst gute farbige Abbildungen der Giftschlangen Indiens. — Fraser, T. R. und J. A. Gunn: The action of the venom of Echis carinatus. Philosophical Transactions of the royal soc. of London. Series B, Vol. 202, p. 1—27. 1911. — Houssay, B. A. y J. Negrete: Acción de los venenos de serpientes sobre los hidrocarbonados, las grasas y la leche. Rev. del instit. bacteriol. Departamento nacional de Higiene Vol. 1, Nr. 2, Encero, Buenos Aires 1918. — Dieselben: Estudios sobre venenos de serpientes. III. Acción de los venenos de serpientes sobre las substancias proteicas. Ebenda Nr. 3, April 1918. — Dieselben: Experimentos sobre las propiedades diastásicas de los extractos de órganos de „Lachesis alternatus". Ebenda Nr. 4, Agosto 1918. — Mitchell, S. Weir and Reichert: Smithsonian Contributions to Knowledge. Researches upon the venoms of poisonous serpents. Washington 1886. — Neuberg, C. und E. Rosenberg: Lipolyse, Agglutination und Hämolyse. Berlin. klin. Wochenschr. Bd. 44, Nr. 2, 14. Jan., S. 54—56. 1907. — Noguchi, H.: Snake venoms; an investigation of venomous snakes, with special reference to the phenomena of their venoms. Published by the Carnegie Institution of Washington. Washington, D. C. 1909. — Otero, M. J.: Sobre la accion proteolítica de los venenos de serpientes. Ebenda Vol. 2, Nr. 2, Junio, Buenos Aires 1919.

6. Pharmakologische Wirkungen der Schlangengiftsekrete.

Arthus, M.: De la spécifité des sérums antivenimeux. Sérum anticobraique et venins d'Hamadryas (Naja bungarus) et de Krait (Bungarus coeruleus). Arch. internat. de physiol. Tom. 11, p. 265—284. 1912. — Derselbe: De la spécifité des sérums antivenimeux. Sérums anticobraique, antibothropique et anticrotalique: Venins de Lachesis lanceolatus, de Crotalus terrificus et de Crotalus adamanteus. Arch. internat. de physiol. Tom. 11, p. 316—338. 1912. — Derselbe: Etudes sur les venins de serpents. Arch. internat. de physiol. Tom. 12, Fasc. II, p. 162—177. 1912. — Derselbe: Etudes sur les venins de serpents. Arch. internat. de physiol. Tom. 12, Fasc. III, p. 271—288. 1912. — Derselbe: Etudes sur les venins de serpents. Arch. internat. de physiol. Tom. 12, Fasc. IV, p. 369—394. 1912. — Derselbe: Le venin de Cobra est un Curare. Arch. internat. de physiol. Tom. 10, Fasc. III, p. 161—191. 1910. — Derselbe: Physiologie comparée des Intoxications par les venins de serpents. Arch. internat. de physiol. Tom. 11, p. 285—316. 1912. — Derselbe et B. Stawska: Recherches expérimentales sur la sérothérapie anticobraique. Arch. internat. de physiol. Tom. 12, Fasc. I, p. 28—46. 1912. — Calmette, A.: Les Venins. Paris 1907. — Cushny, A. R. and S. Yagi: On the action of Cobra venom. Parts I—II. Philosophical Transact. of the Royal Society of London, B, Vol. 208, p. 1—36. 1916. — Flexner, S. and H. Noguchi: Snake venom in relation to haemolysis, bacteriolysis and toxicity. Journ. of exp. med. Vol. 6, p. 294. 1902. — Goebel, O.: Action du venin de Cobra sur les Trypanosomes. Ann. Soc. Med. de Gand, Tom. 85, p. 148—150. 1905. — Houssay, B. A.: Action locale des venins de serpents. (Société de Biologie de Buenos Aires.) Cpt. rend. des séances de la soc. de biol. Paris, Tom. 89, p. 55, Séance du 5 Avril 1923. — Derselbe, J. Negrete und P. Mazzocco: Acción de los venenos de serpientes sobre el nervio y musculo aislados. Rev. de la Asoc. Méd. Argentina Tom. 35, Nr. 216, Octubre 1922. Vgl. hierzu auch: Velarde, C. F. y J. Miravent: Acción de los venenos de serpientes sobre el útero y el intestino aislados de cobayo. Sociedad de Biologia. Sesion del Jueves 22 de Julio de 1920. Rev. de la Asoc. Méd. Argentina 32, Tomo I. — Derselbe y S. Pave: Acción curarizante de los venenos de serpientes. Rev. de la Asoc. Méd. Argentina Tom. 35, Nr. 216. 1922. Literatur! — Magenta, M. A.: Acción de los venenos de serpientes sobre el corazón. Rev. de la Asoc. Méd. Argentina Tom. 35, Nr. 217, Noviembre 1922. — Noc, F.: Ann. de l'inst. Pasteur Tom. 19, p. 209. 1905. — Noguchi, H.: Snake venoms 1909. S. 201—205. Taf. 30, 31 u. 32.

Wirkungen der Schlangengifte auf das Blut.

Abderhalden, E. und E. R. Le Count: Die Beziehungen zwischen Cholesterin, Lezithin und Kobragift, Tetanustoxin, Saponin und Solanin. Zeitschr. f. exp. Pathol. u. Therapie Bd. 2, H. 2, S. 199—215. 1905. — Calmette: Cpt. rend. hebdom. des séances de l'acad. des sciences Tom. 134, p. 1446. 1902. — Catan, M. A.: Adsorción de venenos de „Lachesis" por el carbón. Constitución compleja de la hemolisina. Rev. de la asoc. méd. argentina Tom. 33, Nros. 193—194. 1920. — Dieselbe: Estudio de la adsorción del veneno de cobra por el carbôn. „Las Ciencias." Buenos Aires 1921. — Catan, M. A. et de Houssay: Adsorción de los venenos de serpientes por el carbón. Rev. del instit. bacteriol. Tom. 2, Nr. 6, Marzo. Buenos Aires 1921. — Delezenne, C. et E. Fourneau: Constitution du phosphatide hémolysant (lysocithine) provenant de l'action du venin de Cobra sur le vitellus de l'oeuf de poule. Bull. de la soc. de chim.-biol. de France, Tom. 15, 4. Sér., p. 421—434. 1914. — Delezenne, C. et S. Ledebt: Action du venin de Cobra sur le sérum de cheval. Ses Rapports avec hémolyse. Cpt. rend. hebdom. des séances de l'acad. des sciences Tom. 152, p. 790. 1911. Formation de substances hémolytiques et de substances toxiques aux dépens du vitellus de l'oeuf soumis à l'action du venin de Cobra. Cpt. rend. hebdom. des séances de l'acad. des sciences Tom. 153, p. 81. 1911; Nouvelle Contribution a l'étude des Substances hémolytiques dérivées du sérum et du vitellus de l'oeuf soumis à l'action des venins. Cpt. rend. hebdom. des séances de l'acad. des sciences Tom. 155, p. 1101. 1912. — Flexner, S. und H. Noguchi: Snake venom in relation to haemolysis, bacteriolysis and toxicity. Univ. of Pennsylvania med. Bull. Vol. 14, p. 438. 1902; Journ. of exp. med. Vol. 6, p. 277. 1902. Ferner: The constitution of snake venom and snake sera. Univ. of Pennsylvania med. Bull. Vol. 15, p. 345—362. 1902; Vol. 16, p. 163. 1903. — Houssay, B. A. y J. Negrete: Acción hemolitica de algunos venenos de serpientes sudamericanos. Rev. de la asoc. méd. argentina Tom. 35, Nr. 216. Octubre 1922. — Houssay, B. A. et A. Sordelli: Action des venins de serpents sur la coagulation sanguine. Journ. de physiol. et de pathol. gén. Tom. 18, p. 781—811. 1919. Literatur! — Ishizaka: l. c. Vgl. oben S. 1848. — Kanthack: Scient. Mem. by Med. Offic. of the Army of India. Part 9. 1895 and Part 11. 1898. — Kyes, P. und Kyes und Sachs: l. c. — Lamb, G.: Indian med. gaz. Vol. 36, p. 443. 1901. — Lamb, G.: On the action of the venoms of the Cobra and of the Daboia on the red blood corpuscles and on the blood plasma. Scient. mem. by offic. of the Med. and Sanit. Dep. of the Government of Indian. Calcutta 1903. Nr. 4. — Derselbe und W. Hanna: Some observations on the poison of Russels Viper. Journ. of pathol. a. bacteriol. Vol. 8, p. 1. 1902. Vgl. auch: Dieselben: Scient Mem. by offic. of the Med. and Sanit. Dep. of the Government of India 1903. Nr. 3. — Landsteiner, K.: Tierische Hämolysine, in C. Oppenheimer, Handb. d. Biochem. Bd. 2, 1. Hälfte, S. 459. 1910; Tierische Hämagglutinine. Ibid. S. 407. Vgl. hierzu auch: O. Goebel: Contribution à l'étude de l'agglutination par le venin de Cobra. Cpt. rend. des séances de la soc. de biol. Tom. 58, p. 420.

1905. — Levene, P. A. and I. P. Rolf: Lysolecithins and Lysocephalins. Journ. of biol. chem. Vol. 55, Nr. 4, April, p. 743—749. 1923. Studies from the Rockefeller Institute for med. research. Vol. 46, p. 345—351. 1923. — Martin, C. J.: On the physiological action of the venom of the Australian Black Snake. Read before the Royal Society of New South Wales, July 3. 1895. — Derselbe and Mc G. Smith: Journ. and proc. roy. soc. of New South Wales Vol. 26, p. 240. 1892. — Morawitz, P.: Über die gerinnungshemmende Wirkung des Kobragiftes. Dtsch. Arch. f. klin. Med. Bd. 80, S. 340—355. 1904. Literatur. — Myers: Journ. of pathol. a. bacteriol. Vol. 6, p. 415. 1899—1900. — Noc, F.: Sur quelques propriétés physiologiques des differents venins de serpents. Ann. de l'inst. Pasteur Tom. 18, p. 387—406. 1904. — Noguchi, H.: A study of the protective action of snake venom upon bloodcorpuscles. Journ. of exp. med. Vol. 7, Nr. 2, April 25th. 1905. — Noguchi: Journ. of exp. med. Vol. 7, p. 191—222. 1905. — Derselbe: On certain thermostabile venom activators. Journ. of exp. med. Vol. 8, Nr. 1. Jan. 1906. — Derselbe: On extracellular and intracellular venom activators of the blood, with especial reference to lecithin and fatty acids and their compounds. Journ. of exp. med. Vol. 9, p. 436. 1907. — Derselbe: Snake venoms p. 159. — Derselbe: l. c. p. 196. — Olinto Pascucci: Die Zusammensetzung des Blutscheibenstromas und die Hämolyse. Hofmeisters Beitr. Bd. 6, S. 543—566. 1905. — Phisalix, M.: Animaux venimeux Vol. 2, p. 707—712. 1922. — Phisalix, C.: Cpt. rend. des séances de la soc. de biol. Tom. 51, p. 834, 865. 1899. — Stephens and Myers: Brit. med. journ. 1898. p. 621. — Stephens: Ibid. Vol. 6, p. 273. 1899/1900. — Weil, R.: On the resistance of human erythrocytes to cobra venom. Journ. of infect. dis. Vol. 6, Nr. 5, p. 688—695. Nov. 26th. 1909. — Welch, W. H. and C. B. Ewing: The Action of Rattlesnake venom on the bactericidal power of the blood serum. Med. Record Vol. 45, p. 663. 1894; Lancet Vol. 1, p. 1236. 1894.

Verhalten von „Schlangengift" im Organismus.

Alt, C.: Untersuchungen über die Ausscheidung des Schlangengiftes durch den Magen. Münch. med. Wochenschr. 1892. Nr. 41. — Cushny, A. R.: Cumulative action of Cobra venom. Journ. of pharmacol. a. exp. therapeut. Vol. 20, Nr. 4, p. 233—246. 1922. — Lowther: Madras Quart. journ. of med. science Vol. 5, p. 742. — Ragotzi, V.: Über die Wirkung des Giftes der Naja tripudians. Virchows Arch. f. pathol. Anat. u. Physiol. Bd. 122, S. 201—234. 1890. Vgl. dort speziell S. 233 u. 234.

Künstliche oder experimentelle Immunisierung gegen Schlangengifte.

Berger, W.: Die Versuche zur Isolierung und zur Analyse der Antikörper. Klin. Wochenschrift Bd. 2, Nr. 25, S. 1176—1180; Nr. 26, S. 1226—1228 1923. — Bingel, A.: Die Behandlung der Diphtherie mit Pferdeserum. Leipzig: F. C. W. Vogel 1918. — Boehmer, M. J. B.: De Psyllorum, Marsorum et Ophiogenum adversus serpentes eorumque Ictus virtute. Diss. Lipsiae 1745; Lenz, H. O.: Schlangenkunde. Gotha 1832. S. 130—132. — Über die Psylli finden sich auch Angaben bei Celsus (5, 27), Plinius: Hist. nat. Vol. 7, p. 2; Vol. 8, p. 38; Vol. 18, p. 6; Vol. 21, p. 45; Vol. 25, p. 76. — Brenning: a. a. O., S. 166. Vgl. oben S. 1848. — Calmette: Cpt. rend. des séances de la soc. de biol. Tom. 46, p. 120. 1894. — Calmette, A. et L. Massol: Relations entre le venin de Cobra et son antitoxine. Ann. de l'inst. Pasteur Tom. 21, p. 929—945. 1907. — Dieselben: Sur la conservation du venin de Cobra et de son antitoxine. Cpt. rend. hebdom. des séances de l'acad. des sciences Tom. 159, p. 152. 1914. — Fraser: Proc. of the roy. soc. Edinburgh Vol. 20, p. 448—474. 1895 and Royal Institution of Great Britain: Immunisation against serpents venom and the treatment of snake-bite with antivenene. An adress delivered. March 20. 1896. — Gunn, J. A. und R. St. A. Heathcote: Cellular Immunity: Observations on natural and acquired immunity to Cobra venom. Proc. of the roy. soc., February, 1921. Vol. 92, Ser. B, Nr. B, 643, p. 81—101. With 8 text figs. Ref. Tropical Diseases Bull, Vol. 18, Nr. 1, July 15, p. 31. 1921. — Hankin: The medico-legal value of antivenine in India. Lancet Vol. 1, p. 262. 1897. — Hay, Drummond: Western Barbary. London 1844. Quedenfeldt, Zeitschr. f. Ethnol. Bd. 18, S. 686. 1886. — Holmes, Oliver Wendell, Elsie Venner: A romance of destiny. — Houssay, B. A. y J. Negrete: Especificidad de la acción antitóxica de los sueros contra la ponzoña de serpientes. Rev. de la asoc. méd. argentina Tom. 36, Nr. 223—224. Mayo-Junio 1923. — Dieselben: Proporciones en que el suero antiofidico neutraliza la ponzona de las serpientes. Rev. de la asoc. méd. argentina Tom. 34, Nr. 204. Octubre 1921. — Ishizaka, T.: Studien über das Habuschlangengift. Zeitschr. f. exp. Pathol. u. Therapie Bd. 4, S. 88. 1907. — Jacolot: Note sur les cirados de culebras. Arch. de méd. navale 1867. — Kaufmann: Du venin de la vipère, Paris 1889 et Cpt. rend. des séances de la soc. de biol. Tom. 46, p. 113. 1894. — Kitashima, T.: On „Habu" venom and its serum therapy. Philippine journ. of science. B. med. sciences Vol. 3, p. 151—164. 1908. Zit. nach Noguchi: Snake venoms 1909, S. 300. — Königswald, C. von: Die Giftschlangengefahr in Brasilien und ihre Bekämpfung durch antitoxische

Heilsera. Globus Bd. 95, Nr. 5, S. 78; Nr. 6, S. 90. 1909. Vgl. auch E. Harnack und
H. Hildebrandt: Experimentelle Beobachtungen über die Vergiftung mit Klapperschlangengift. Münch. med. Wochenschr. Bd. 59, Nr. 26, S. 1426. 1912. — Krause, M.: Die Chemie
des Schlangengiftes und die Herstellung von Schlangengift-Schutzserum. Arch. f. Schiffs-
u. Tropenhyg. 1908. H. 1. Zit. nach A. Calmette und L. Bruyant in Menses Handb. d. Tropen-
krankheiten. Bd. 2, S. 651 u. 658, 2. Aufl. 1914. — Kraus, R. und R. Botelho: Zur Frage
der Auswertung antitoxischer Schlangensera. (Ein weiterer Beitrag zur Avidität der Antitoxine.) Münch. med. Wochenschr. Bd. 70, Nr. 12, S. 354—356. 1923. — Dieselben:
Über Antiskorpionenserum. Nachweis von Haupt- und Nebenantitoxinen mittels Aviditäts-
prüfung. Münch. med. Wochenschr. Bd. 70, Nr. 22, S. 695—696. 1923. — Lucanus,
M. Annaeus: Pharsalia Bd. 9, Vers. 835—878. Dtsch. Übersetzung von F. H. Bothe,
Stuttgart 1856. — Morgenroth, J.: Über die Wiedergewinnung von Toxin aus seiner
Antitoxinverbindung. Berlin. klin. Wochenschr. Bd. 42, S. 1550—1554. 1905. — Derselbe:
Weitere Beiträge zur Kenntnis der Schlangengifte und ihrer Antitoxine. Arb. a. d. pathol.
Inst. zu Berlin 1906. S. 437. — Derselbe: Virchows Arch. f. pathol. Anat. u. Physiol. u.
für Klin. Med. Bd. 190. 1907. — Phisalix et Bertrand: Cpt. rend. hebdom. des séances
de l'acad. des sciences Tom. 118, p. 288—291. 1894. — Sachs, H.: Dtsch. med. Wochenschr.
1914. — Scaffidi: Zit. nach M. Phisalix: Animaux venimeux Tom. 2, p. 791. 1922. Vgl.
auch die dort zitierten und besprochenen Arbeiten von M. Arthus. — Sewall, H.: Experiments on the preventive inoculation of rattlesnake venom. Americ. journ. of physiol.
Vol. 8, p. 203—210. 1887.

8. Therapie des Schlangenbisses.

Alt, C.: Untersuchungen über die Ausscheidung des Schlangengiftes durch den Magen.
Münch. med. Wochenschr. Bd. 39, Nr. 41. 1892. — Aron, Th.: Zentralbl. f. klin. Med.
Bd. 3, S. 481—484. 1882. Experimentelle Studien über Schlangengift. Zeitschr. f. klin.
Med. Bd. 6 (4), S. 332, 385. 1883. — Brazil, Vital: La défense contre l'ophidisme. 2.ème
Edition, p. 248—274. S. Paulo: Poca Weiß & Co. 1914. — Brenning, M.: a. a. O. S. 75
bis 165. — Clemm, W. N.: Weingeist als Schutzmittel gegen giftige Eiweißkörper. Pflügers
Arch. f. d. ges. Physiol. Bd. 93, S. 295—301. 1903. — Crudden, F. H. Mc: Über die Aus-
scheidung des Morphins unter dem Einfluß den Darm lokal reizender Stoffe. Arch. f. exp.
Pathol. u. Pharmakol. Bd. 62, S. 374. 1910. — Eckstein, A., E. Rominger und H. Wie-
land: Pharmakologische und klinische Beobachtungen über die Wirkung des kristalli-
sierten Lobelins auf das Atemzentrum. Zeitschr. f. Kinderheilk. Bd. 28, H. 2/4, S. 218 bis
242. 1921. — Faust, E. St.: Die tierischen Gifte. 1906. S. 31—32. — Derselbe: Über
Pyridin-Beta-carbonsäure-diäthylamid (Coramin) und dessen Verwendung als Analeptikum.
Schweiz. med. Wochenschr. 1924. Nr. 10, S. 229—232. 6. März. — Fayrer and Rogers:
Experiments on a method of preventing death from snake bite, capable of common and
easy practical application. Proc. of the roy. soc. May 5. 1904. Beschreibung und Abbildung
eines speziell für diesen Zweck konstruierten und leicht transportablen (Westentasche!)
Instruments. — Fischer, B.: Berlin. klin. Wochenschr. 1921. Nr. 31. — Fox, Crofton J.:
Some notes on the treatment of bites by venomous snakes. Brit. med. journ. Vol. 10, IV.
1915. Ref. in Arch. f. Schiffs- u. Tropenhyg. Bd. 19, H. 14, S. 325. 1915. — Gottlieb, R.:
Die Kampfergruppe, in Heffter, Handb. d. exp. Pharmakol. Bd. 1, S. 1147—1199. 1923.
— Derselbe: Dtsch. med. Wochenschr. 1923. Nr. 51, S. 1533—1536. — Halford, G. B.:
Snake poisoning and its treatment. Med. Times and Gazette Tom. 2, p. 90, 170, 224, 323,
461, 575, 712. London 1873 und ibid. Tom. 1, p. 53. 1874. Weitere Arbeiten (12) desselben
Autors zu diesem Thema zit. bei S. Weir Mitchell and E. T. Reichert, l. c. — Holit-
scher: Alkohol bei Schlangenbissen. Internat. Monatsschr. z. Erforsch. d. Alkoholismus
1913. Ref. Arch. f. Schiffs- u. Tropenhyg. Bd. 18, S. 826. 1914. — Hooker, J. D.:
A case of snake-bite treated with Adrenalin Chlorid solution. Texas med. journ.
Vol. 19, p. 87. Austin 1903/04. — Josso: Morsure de Vipère; accidents graves; emploi du
Jaborandi; Guérison. Gaz. hebdom. de méd., 2. Sér. Tom. 19, p. 835. Paris 1882. Zit.
nach S. Weir Mitchell and E. T. Reichert: Researches upon the venoms of poisonous
serpents 1886. p. 168. — Kobayashi, C.: On the application of Calcium Chlorid to viper-
bites. Japan. Zeitschr. f. Dermatol. u. Urol. Bd. 21, Nr. 2, S. 144 bis 149. 1921. Ref.
in Bull. Tropical Diseases Vol. 18, XXXIV, September 15th. 1921. — Kochmann, M.:
Alkohol, in A. Heffter, Handb. d. exp. Pharmakol. Bd. 1, S. 368—370. 1923. — Madsen,
T.: The Harben Lectures 1922. I.: Specific and non-specific formation of antibodies. Journ. of
State Med. Vol. 31, February 1923. Ref. von Zdansky: Zentralbl. f. d. ges. Hyg. u. ihre
Grenzgeb. Bd. 4, H. 5, S. 323—324. 10. Juli 1923. — Menger, R.: The rational treatment
of snake-bite with Adrenalin Chlorid. Texas med. journ. Vol. 18, p. 445. Austin 1902/03.
— Derselbe: Moccasin-bite treated with Adrenalin Chlorid solution. Texas med. journ.
Vol. 20, p. 263. Austin 1904/05. — Müller, A.: On the pathology and cure of snake bite.
Australas Med. Gaz. 1888 u. 1889. Snake poison and its action. Sydney 1883. Virchows
Arch. f. pathol. Anat. u. Physiol. Bd. 113, S. 393. 1888. — Schmiedeberg, O.: Grundriß

der Pharmakologie 1921. 8. Aufl., S. 195. — Starkenstein, S. E.: Vergiftungen, in F. Kraus und T. Brugsch: Spez. Pathol. u. Therapie inn. Krankh. Bd. 9, 1, S. 1003. 1923. — Willson, Prentiss: Snake poisoning in the United States. A Study based on an analysis of 740 cases. Arch. of internal med. Vol. 1, Nr. 5, June, S. 516 bis 570; speziell S. 561—562. 1908.

III. Eidechsen, Sauria.

Bocourt: Cpt. rend. hebdom. des séances de l'acad. des sciences Tom. 80, p. 676. 1875. — Boulenger: Proc. Zoolog. Soc. London 1882. p. 631. — Denburgh, J. van und O. B. Wight: On the physiological action of the poisonous secretion of the Gila Monster (H. suspectum). Americ. journ. of physiol. Vol. 4, p. 209. 1900; Zentralbl. f. Physiol. Bd. 14, S. 399. 1900. — Dugés, A.: Cinquantenaire de la Soc. de Biol. Volume jubilaire publié par la Société. Paris. 1899. p. 134. — Garman: Bull. of the Essex Institute, Salem, Mass. Vol. 22, p. 60–69. 1890. — Loeb, L.: The venom of Heloderma, Publications of the Carnegie Institution. Nr. 177. Washington, D. C. 1913. — Mitchell, S. Weir und Reichert: Med. News Vol. 42, p. 209. 1883; Science Vol. 1, p. 372. 1883. Americ. Naturalist Vol. 17, p. 800. 1883. — Mitchell, S. Weir: Century Magazine Vol. 38, p. 503. 1889. — Phisalix, M.: L'appareil venimeux et le venin de l'Heloderma suspectum Cope. Journ. de physiol. et de pathol. gén. Tom. 17, Nr. 1, p. 15—43, 10 figures. 1917. Literatur! — Santesson, C. G.: Über das Gift von Heloderma suspectum Cope, einer giftigen Eidechse. Nordiskt Medicinskt Arkiv. Festband. tillegnadt Axel Key 1896. Nr. 5. — Sumichrast: Note on the habits of some Mexican reptiles. Ann. and Magaz. of Natural History Vol. 13, Ser. 3, p. 497. 1864.

IV. Amphibien.

Abel, John J. and David I. Macht: Two crystalline pharmacological agents obtained from the tropical toad, Bufo agua. Journ. of pharmacol. a. exp. therapeut. Vol. 3, p. 319. 1911—1912. — Benedetti, A. e O. Polledro: Sur la nature et sur l'action physiologique du venin de Spelerpes fuscus. Arch. ital. di biol. Vol. 32, p. 135. 1899. — Faust, E. St.: Beiträge zur Kenntnis des Samandarins. Arch. f. exp. Pathol. u. Pharmakol. Bd. 41, S. 229. 1898; Beiträge zur Kenntnis der Salamanderalkaloide. Ebenda Bd. 43, S. 84. 1899. — Derselbe: Über Bufonin und Bufotalin, die wirksamen Bestandteile des Krötenhautdrüsensekrets. Arch. f. exp. Pathol. u. Pharmakol. Bd. 47, S. 278. 1902. Dort Literatur bis 1902. — Flury, F.: Über das Hautsekret der Frösche. Arch. f. exp. Pathol. u. Pharmakol. Bd. 81, S. 320—382. 1917. — Handovsky, H.: Ein Alkaloid im Gifte von Bufo vulgaris. Arch. f. exp. Pathol. u. Pharmakol. Bd. 86, S. 138—158. 1920. — Kodama Kwanjiro: Beiträge zur Pharmakologie von „Sen-So". Acta Scholae Medicinalis Universitatis Imperialis in Kioto Vol. 3, Fasc. III, p. 299—319. 1920. — Derselbe: Beiträge zur Pharmakologie von „Sen-So". II. Mitteilung. Über Bufagin. Ebenda Vol. 4, Fasc. II, p. 213. 1921. — Derselbe: Beiträge zur Pharmakologie von „Sen-So". III. Mitteilung. Einige Derivate des Bufagins. Ebenda Vol. 4, Fasc. III, p. 355—366. 1922. — Lewin, L.: Die Pfeilgifte. S. 426—433. Berlin: Julius Springer 1923. — Matsusaki, S. und I. Kabeda: Triton Pyrrhogaster (Boje) Poison. Tokyo Iji Shinji (Tokyo Medical News) No. 2064, March 2. 1918; Ref. in The China Med. Journ. Bd. 35, Nr. 1, January S. 76. 1921. — Dieselben: Poison of „Imori" (Triton Pyrrhogaster). Tokyo Iji Shinji (Tokyo Medical News) 1918. No. 2071, April 20; Ref. in The China Med. Journal Bd. 35, No. 1, S. 70. January 1921. Vgl. zu diesen Zitaten die Zusammenstellungen und Resumés von E. St. Faust in Abderhaldens Handb. d. Biol. Arbeitsmethoden 2. Aufl., Bd. 97, Lieferung 1. 1923 oder Hefftes Handb. d. exp. Pharmakol. Bd. 2. 1923. — Netolitzky, F.: Untersuchungen über den giftigen Bestandteil des Alpensalamanders. Arch. f. exp. Pathol. u. Pharmakol. Bd. 51, S. 118. 1904. — Novaro, V.: Action toxique du venin de crapaud pour l'homme et les animaux. Cpt. rend. des séances de la soc. de biol. Vol. 87 (2), p. 824. 1922. — Derselbe: Action pharmacodynamique du venin de crapaud. Cpt. rend. des séances de la soc. de biol. Tom. 88, Nr. 5, p. 371. 1923. — Perrot, E. et E. Vogt: Poisons de flèches et poisons d'epreuve. p. 325—327. Vigot Frères Editeurs. Paris 1913. — Phisalix, C.: Propriétés immunisantes du venin de salamandre du Japon etc. Cpt. rend. des séances de la soc. de biol. Tom. 49, p. 723 et 822. 1897. — Phisalix, M.: Les venins cutanés du Spelerpes fuscus Gray. Bull. de la soc. de pathol. exot. Tom. 11, p. 108—113. 1918. — Posada-Arango: Le Poison de rainette des sauvages du Choco. Arch. de méd. navale Tom. 16, p. 205. 1871. — Derselbe: Un poison dont se servent, pour empoisonner leurs flèches, les sauvages du Choco. Bull. soc. méd. lég. Paris Tom. 2, p. 340. 1870—72. — Shimizu, S.: Pharmacological and Chemical Studies on „Senso". The dried venom of the chinese toad. Journ. of pharmacol. a. exp. therapeut. Vol. 8, p. 347—383. 1916. — Vulpian: Cpt. rend. des séances de la soc. de biol. (3) Tom. 2, p. 125. 1856; Capparelli: Arch. ital. di biol. Vol. 4, p. 72. 1883. — Wieland, H.: Über den Giftstoff der Kröte. Sitzungsber. d. Bayer. Akad. der Wissenschaften, Math.-Physik. Klasse. Vorgelegt in der Sitzung am 5. Juni 1920. — Derselbe und R. Alles: Über den Giftstoff der Kröte. Ber. d. Dtsch. Chem. Ges.

410   Edwin Stanton Faust: Vergiftungen durch tierische Gifte.

Bd. 55, H. 6, S. 1789—1798. 1922. — Derselbe und F. J. Weil: Über das Krötengift.
Ber. d. Dtsch. Chem. Ges. Bd. 46, S. 3315—3327. 1913.

V. Fische.

Bottard: Les poissons venimeux. Thèse de Paris 1889. — Byerley: Proc. of
the literary and philos. Soc. of Liverpool 1849, Nr. 5. S. 156. — Coutière, H.: Poissons
venimeux et poissons vénéneux. Thèse de Paris 1899. — Gressin, L.: Contribution à
l'étude de l'appareil à venin chez les poissons du Genre „Vive" (Trachinus). Thèse de Paris
1884. — Günther, A.: Catalogue of Fishes in the British Museum. London 1859—1870.
The Study of Fishes, Edinburgh 1880. Artikel „Ichthyologie" in der Encyclopaedia
Britannica 1881. On a poison organ in a genus of Batrachoid Fishes. Proc. Zoolog.
Soc. 1864, S. 458. — Parker, N.: On the poison organs of Trachinus. Proc. Zoolog. Soc.
London 1888, S. 359. — Pellegrin, J.: Les poissons vénéneux. Thèse de Paris 1899.

Acanthopteri.

Morphologisches über die Giftapparate der Fische; vgl. bei Faust, E. St.: Die
tierischen Gifte. Braunschweig 1906, S. 140—143; daselbst Literatur. — Bottard: a.
a. O., S. 78. Daselbst Zusammenstellung zahlreicher Vergiftungsfälle infolge von Verwundungen durch Synanceia brachio und andere Giftfische. — Briot: Compt. rend. de
la Soc. de Biol. Bd. 54, 1902, S. 1169—1171 u. 1172—1174; Bd. 55, 1903, S. 623; Journ.
de Phys. Bd. 5, 1903, S. 271—282. — Dunbar-Brunton, J.: The poison bearing
fishes, Trachinus draco and Scorpaena scropha; the effects of the poison on man and animals and its nature. Lancet 1896, August 29. Zentralbl. f. inn. Med., Bd. 51, 1896,
S. 1318. — Pohl, J.: Beitrag zur Lehre von den Fischgiften. Prager med. Wochenschr. 1883, Nr. 4.

Cyclostomata.

Cavazzani: Virchows Jahresbericht 1893, Bd. I, S. 431. — Prochorow: Pharmaz.
Jahresbericht 1883/84, S. 1187.

Barbus fluviatilis.

Die ältere Literatur siehe bei H. F. Autenrieth: Das Gift der Fische, 1833,
S. 42—46; sowie bei Carl Gustav Hesse: Über das Gift des Barbenrogens, 1835.
Mc Crudden, F. H.: Pharmakologische und chemische Studien über Barben- und
Hechtrogen, Archiv f. exp. Pathologie und Pharmakologie, Bd. 91, S. 46—80 (1921).

Plectognathi, Haftkiefer.

Faust, E. St.: Die tierischen Gifte. 1906. S. 156 u. 157. — Iwakawa, K. und S. Kimura: Experimentelle Untersuchungen über die Wirkung des Tetrodotoxins (Fugugift).
Arch. f. exp. Pathol. u. Pharmakol. Bd. 93, S. 305—331. 1922. — Kariga, Sh.: Experimentelle Untersuchungen über das Tetrodongift. Mitt. d. med. Ges. zu Tokio 1914. H. 5.
Ref. Arch. f. Schiffs- u. Tropenhyg. Bd. 19, H. 14, S. 385. 1915. — Miura, M. und K. Take-
saki: Zur Lokalisation des Tetrodon-Giftes. Virchows Arch. f. pathol. Anat. u. Physiol.
Bd. 122, S. 92—100. 1890. — Rémy, Ch.: Cpt. rend. des séances de la soc. de biol. (7 sér.)
Tom. 4, p. 263. 1883. — Tahara, Y.: Über die giftigen Bestandteile des Tetrodon. Zeitschr.
d. med. Ges. in Tokio Bd. 8, H. 14. Ref. bei Maly, Jahresber. d. Tierchemie Bd. 24, S. 450.
1894. — Derselbe: Über das Tetrodongift. Biochem. Zeitschr. Bd. 30, S. 255—275. 1911.
— Derselbe: Zeitschr. d. japan. pharmaz. Ges. Bd. 14. 1894. — Takahashi, D. und
Y. Inoko: Arch. f. exp. Pathol. u. Pharmakol. Bd. 26, S. 401, 453. 1890. Mitt. d. med. Fak.
Tokio Bd. 1, S. 375. 1892; daselbst sehr gute farbige Abbildungen dieser Fische und Kasuistik
der Vergiftungen beim Menschen.

Physostomi, Familie Muraenidae.

Buglia, G.: Ricerche sulla natura del veleno dell'anguilla. I. L'ittiotossico e termo-
stabile. II. Sulla diazzabilita dell'ittiotossico. III. Nuovi esperimenti sulla termostabilita
dell'ittiotossico. IV. Titel gleichlautend. V. Azione tossica della bile di anguilla.
Reale Accademia dei Lincei. Estratti dal. Vol. 28, Ser. 5 a, 2. sem. Roma 1919;
Richerche sulla natura del veleno dell'anguilla. Nota VII. Della sostanza che emolizza il
sangue. Atti d. soc. Toscana d. Sc. Nat. Vol. 34. 1921; Perche il veleno dell'anguilla intro-
dotto per via gastrica non è tossico. Arch. di scienze biol. Vol. 3, Nr. 1—2, p. 26—38. 1922.
— Camus, L. et E. Gley: Recherches sur l'action physiologique des ichthyotoxines; Contributions à l'étude de l'immunité. Collège de France. — Cavazzani, E.: L'ittiotossico nel
Petromyzon marinus. Giorn. delle R. Acad. di Med. di Torino 1892. No. 10 sowie Arch.
ital. de biol. Vol. 18, p. 182—186. 1893. — Gley, E.: Travaux du laboratoire. Tom. 1.

Masson et Cie, Paris 1912. Gesammelte Abhandlungen aus den Jahren 1898—1912. — Maracci: Sur le pouvoir toxique du sang du Thon. Arch. ital. de biol. Vol. 16, p. 1. 1891. — Mosso, A.: Die giftige Wirkung des Serums der Muräniden. Arch. f. exp. Pathol. u. Pharmakol. Bd. 25, S. 111. 1888. — Mosso, U.: Ricerche sulla natura del veneno che si trova nel sangue dell' anguilla. Rendiconti della R. Acad. dei Lincei Vol. 5, p. 804—810. 1889. — Pennavaria, F.: Il Farmacista ital. Vol. 12, p. 328. 1888. Zit. nach R. Kobert, Über Giftfische und Fischgifte. Vortrag! 1905. S. 19. — Phisalix, M.: Animaux venimeux et venins. Tom. 1, p. 542. 1922. Literaturangaben dort auf S. 620—625. — Selter, H.: Zur Ätiologie der Haffkrankheit. Münch. med. Wochenschrift Bd. 73, Nr. 17, S. 681—684. 1926. Vgl. hierzu: Lentz, O.: Zur Ätiologie der Haffkrankheit, Münch. Med. Wochenschr.. Jahrg. 73, Nr. 23, 4. Juni, S. 956—957 (1926) und die Antwort darauf von Selter, H.: Nochmals zur Ätiologie der Haffkrankheit, Münch. med. Wochenschr., Jahrg. 73, Nr. 24, 11. Juni, S. 993—994 (1926). — Springfeld: Wirkung des Blutserums des Aales. Inaug.-Diss. Greifswald 1889. — Wieland, H.: Zur Frage nach der Ursache der Haffkrankheit. Klin. Wochenschr. Bd. 5, Nr. 9, S. 365—366. 1926.

B. Wirbellose Tiere.

I. Mollusken.

Toxoglossa, Pfeilzüngler, Giftschnecken.

Taschenberg, Otto: Die giftigen Tiere. Stuttgart 1909. S. 173.

Lamellibranchiata, Muscheltiere.

Brieger: Dtsch. med. Wochenschr. Bd. 11, S. 907, Nr. 53. 1885. Die Ptomaine Bd. 3, S. 65—81. 1886. Virchows Arch. f. pathol. Anat. u. Physiol. Bd. 115, S. 483. 1889. — Crumpe, A.: Observations on the musculus venosus and on its use in tetanus. Dublin. Journ. of med. science. Oktober 1872. p. 257. — Crumpe und Permewan: Lancet Vol. 2, p. 568. 1888. — Husemann: Handb. der Toxikol. 1862. S. 277. — Husemann, Th.: Vergiftung und Bazillenübertragung durch Austern und deren medizinalpolizeiliche Bedeutung. Separatabdruck aus Nr. 24—28 der „Wien. Medizinischen Blätter". 1897. S. 1—42. — Richet, C.: Cpt. rend. des séances de la soc. de biol. Tom. 62, p. 358—360; Ann. de l'inst. Pasteur Tom. 21. 1907; Malys Jahresber. Bd. 37, S. 802. 1908. — Salkowski: Virchows Arch. f. pathol. Anat. u. Physiol. Bd. 102, S. 578—593. 1885. — Schmidtmann: Zeitschr. f. Medizinalbeamte 1887. Nr. 1 u. 2; Virchows Arch. f. pathol. Anat. u. Physiol. Bd. 112, S. 550. 1888. — Thesen: Arch. f. exp. Pathol. u. Pharmakol. Bd. 47, S. 311—359. 1902. — Derselbe: Arch. f. exp. Pathol. u. Pharmakol. Bd. 47, S. 359. 1902. — Thesen, J.: Über die paralytische Form der Vergiftung durch Muscheln. Arch. f. exp. Pathol. u. Pharmakol. Bd. 47, S. 311. 1902. — Virchow: Dtsch. med. Wochenschr. 1885. 11. Nov. u. 2. Dez. — Betreffende Vergiftungen durch Muscheln vgl. auch den Artikel: „Poisoning from eating edible mussels". Journal of the American Medical Association, Vol. 84, p. 1369—1370. Nr. 18, May 2 nd. 1925.

II. Gliederfüßer, Arthropoda.

1. Klasse Spinnentiere, Arachnoidea.

Abels, A.: Morde durch Skorpionenstiche und Schlangenbisse. H. Groß' Arch. Bd. 51, S. 260. 1913. — Arthus, M.: Experimentelle Untersuchungen über das Gift von Buthus quinquestriatus. Cpt. rend. hebdom. des séances de l'acad. des sciences Tom. 156, p. 1256 bis 1258. 1913. Zit. nach Chem. Zentralbl. Bd. 84. 2, Nr. 1, S. 67. 1913. — Bert, P.: Venin du scorpion. Cpt. rend. des séances de la soc. de biol. 1885. p. 574—575. — Derselbe: Venin du scorpion. Cpt. rend. des séances de la soc. de biol. 1865 et Gaz. méd. de Paris 1865. p. 770; Cpt. rend. des séances de la soc. de biol. 1885. p. 574. — Derselbe et R. Regnard: Influence de l'eau oxygenée sur les virus et les venins. Cpt. rend. des séances de la soc. de biol. 1882. p. 736—738. — Blanchard: Organisation du regne animal. 1851—1864. Classe des arachnides p. 96—99. — Bourne, A. G.: Scorpion virus. Nature Vol. 36, p. 53 1887; The reputed Suicide of Scorpions. Proc. of the roy. soc. Vol. 42, p. 17—22. 1887. — Brazil, V.: Sero anti-escorpionico. Mem. do inst. de Butantan. Vol. 1, Fasc. 1, p. 47—52. 1918. — Cavaroz, M.: Du scorpion de Durango et du Cerro de los remedios. Recueil de Mémoires de Médecine militaire (3) Vol. 13, p. 327. 1865. — Dalange: Des piqûres par les scorpions d'Afrique. Mémoires de Médecine militaire 1866. Nr. 6. Guyon, Cpt. rend des séances de la soc. de biol. 1864. — Flury, F.: Über die chemische Natur des Skorpiongiftes. Verhandl. d. dtsch. pharmakol. Ges. H. 2, S. 41. Dritte Tagung vom 20.—22. Sept. 1922 in Leipzig. (Erschienen als Beilage zum Arch. f. exp. Pathol. u. Pharmakol. 1923.) — Guyon: Du danger pour l'homme de la piqûre du grand scorpion du nord de l'Afrique (Androctonus funestus). Cpt. rend. hebdom. des séances de l'acad. des sciences Tom. 59, p. 533. 1864. Sur un phénomène produit par la piqûre du scorpion. Cpt. rend. hebdom des séances de l'acad. des sciences Tom. 64, p. 1000. 1867. Vgl. auch Cpt. rend. hebdom. des séances de l'acad. des sciences Tom. 60, p. 16. 1865. — Houssay, B. A.: Action physiologique du venin des scorpions (Buthus quinquestriatus et Tityus bahiensis). Journ. de physiol. et de pathol. gén. Tom. 18, Nr. 2, p. 305—317. 1919. — Jackson, H. V.: A preliminary Study of the poisonous Scorpion, including a review of some recent literature and personal experience. Interstate med. journ. Vol. 17, Nr. 7. 1910. — Jousset de Bellesme: Essai sur le venin du scorpion. Ann. des Sciences natur. Zool. (5) Tom. 19, p. 15. 1874. — Joyeux - Laffuie: Sur l'appareil venimeux et le venin du Scorpion. Arch. de Zool. experim. Tom. 1, p. 733. 1884 et Cpt. rend. hebdom. des séances de l'acad. des sciences Tom. 95, p. 866. 1882. — Kraus, R.: Über die Bedeutung der Avidität der Antitoxine und deren Heilwert. Heilversuche mit Skorpionenserum. Münch. med. Wochenschr. Bd. 71, Nr. 11, S. 329—330. 14. März 1924. Vgl. auch ebenda Nr. 12. 21. März 1924. — Derselbe und R. Botelho: Über Antiskorpionenserum. Nachweis von Haupt- und Nebenantitoxinen mittels Aviditätsprüfung. Münch. med. Wochenschr. Bd. 70, Nr. 22, S. 695—696. 1923. — Derselbe: Über die Bedeutung der Avidität der Antitoxine und deren Heilwert. Heilversuche mit Skorpionenserum. Münch. med. Wochenschr. Bd. 71, Nr. 11, S. 329—330. 14. März 1924. — Kubota, Seiko: An experimental study of the venom of the Manchurian Scorpion. Journ. of pharmacol. a. exp. therapeut. Vol. 11, p. 379—388. 1918. — Derselbe: On the toxicity of the venom of the Mexican (Durango) scorpion as compared with that of the Chinese scorpion. Journ. of pharmacol. a. exp. therapeut. Vol. 11, p. 447—489. 1918. — Lafforgue, E.: Le scorpion d'Algérie et les accidents d'envenimation dûs à sa piqûre. Rev. de med. de l'Afrique du Nord 1915. Zit. nach M. Phisalix: Animaux venimeux Tom. 1, p. 306. 1922. — Linnell, R. M.: Note on a case of death following the sting of a scorpion. Lancet, June 6th. 1914. — Nicolle, C. et G. Catouillard: Sur le venin d'un scorpion commun de Tunisie (Heterometrus maurus). Cpt. rend. des séances de la soc. de bioc. Tom. 58, p. 100. 1905. — Sanarelli, G.: Über Blutkörperchenveränderungen bei Skorpionenstich. Zentralbl. f. klin. Med. Bd. 10, Nr. 9, S. 153. 1889. — Thompson, E. H.: On the effect of scorpion stings. Proc. of the acad. of natural sciences of Philadelphia 1886. p. 299. — Todd, C.: An antiserum for Scorpion Venom. Journ. of Hyg. 1909. Zit. nach S. Kubota. — Valentin, G.: Einige Erfahrungen über die Giftwirkung des nordafrikanischen Skorpions. Zeitschr. f. Biol. Bd. 12, S. 170. 1876. — Wiener, E.: Über Heilwirkung von Schlangenserum bei Skorpionenstich. Münch. med. Wochenschr. Bd. 70, Nr. 33, S. 1087. 1923. — Wilson, W. H.: The physiological action of scorpion venom. Records of the Egyptian Government School of Medicine 1904. p. 7—43. Journ. of physiol. Vol. 31, p. 48. 1904.

Die wichtigsten und bekanntesten Giftspinnen.

Bertkau bei Kobert: a. a. O. S. 172, daselbst auch Abbildungen. — Cremer: Schmidts Jahrb. Bd. 225, S. 239. 1890. Siehe auch Bd. 146, S. 238. 1870. — Escomel, E.: Le Lathrodectus mactans ou „Lucacha" au Pérou. Etude clinique et expérimentale de l'action du venin. Bull. de la soc. de pathol. exot. Tom. 12, p. 702—720. 1919. — Derselbe: Le Glyptocranium gasteracanthoides, araignée venimeuse du Pérou. Etude clinique et expérimentale de l'action du venin. Bull. de la soc. de pathol. exot. Tom. 11, p. 136—150. 1918. — Frantzius, A. v.: Vergiftete Wunden bei Tieren und Menschen durch den Biß der in Costarica vorkommenden Minierspinne (Mygale). Virchows Arch. f. pathol. Anat. u. Physiol. Bd. 47, S. 235. 1869. Journ. de Chimie med. 1866. p. 170. — Hecker, J. F. C.: Die Tanzwut. Berlin 1832. Die großen Volkskrankheiten des Mittelalters. Histor. pathol. Untersuchungen, gesammelt von A. Hirsch. Berlin 1865. S. 163—185. — Houssay, B. A.: Sur les propriétés hémolytiques, fermentatives et toxiques des extraits d'araignées. Bull. de la soc. de pathol. exot. Tom. 11, p. 217—239. 1918. Literatur! Dort auch die Arbeiten von Borne sowie von Sommer u. Greco zitiert und referiert. — Koberts ausführliche Monographie: Beiträge zur Kenntnis der Giftspinnen, Stuttgart 1901, enthält viele histor. Angaben S. 28—37. — Koeppen: Über einige in Rußland vorkommende giftige und vermeintlich giftige Spinnen. Beiträge zur Kenntnis des russ. Reiches. N. F. Bd. 4, S. 180—226. 1881. — Lévy, R.: Contribution à l'étude des toxines chez les araignées. Thèse de Paris 1916. Literatur! Ann. des Science nat. zool. 10. Série, Tom. 1, p. 1—238. 1916. — Ozanam, Ch.: Sur le venin des arachnides et con emploi en therapie, suivie d'une dissertation sur le tarantisme et le tigretier. Paris 1856. Vgl. auch Schmidts Jahrb. Bd. 93, S. 45. 1857. — Sachs, H.: Zur Kenntnis des Kreuzspinnengiftes. Hofmeisters Beitr. z. chem. Physiol. usw. Bd. 2, S. 125. 1902. — Staveley: British Spiders, London 1866. p. 263. Plate II, Fig. 38, Plate XVI, Fig. 4. — Szily, A. v.: Über die agglutinationsverm. Funktion des Kreuzspinnengiftes. Chem. Zentralbl. 1910. Nr. 18, S. 1623. — Thorell: Remarks on synonyms of European spiders. London 1870—73. p. 509. — Walbum, L. E.: Experimentelle Untersuchungen über die Gifte der Kreuzspinne (Epeira diadema Walck.). Zeitschr. f. Immunitätsforsch. u. exp. Therapie. I. Abt. Orig. Bd. 23, S. 565—622. 1915. — Derselbe: Weitere experimentelle Untersuchungen über die Gifte der Kreuzspinne (Epeira diadema Walck). Ebenda 1915. S. 623—684. Literatur!

Wirkungen der Spinnengifte.

Baerg, W. T.: Regarding the habits of Tarantulas and the effects of their poison. The Scientific Monthly. May 1922. Nr. 14, Nr. 5, p. 481—488. — Derselbe: The effect of the bite of Latrodectes mactans Fabr. Journ. of Parasitol. Tom. 9, Nr. 3, p. 161—169. Ref. von Fülleborn: Arch. f. Schiffs- u. Tropenhyg. Bd. 28, H. 3, S. 128. 1924; sowie Tropical Diseases Bull. Vol. 20, Nr. 10, p. 801. 1923. — Bogen, E., Arachnidism, A Study in spider poisoning. Journal of the American Medical Association, Vol. 86, No. 25, June 19th, pp. 1894—1896 (1926). — Derselbe: Arachnidism (California Medical Association Prize Essay, 1926). Archives of Internal Medicine, Vol. 38, p. 623—632, November, 1926. Literatur! (462 Literaturnachweise!) — V. Brazil und J. Vellard: Beitrag zum Studium von Spinnengiften. Memorias do Instituto de Butantan. Tome II, Fasc. Unic. Referiert: Münchener med. Wochenschr. Jahrg. 73, Nr. 19, 7. Mai, S. 796 (1926).

Ordnung Solifugae, Walzenspinnen.

Fischer, G. A.: Das Massailand. Hamburg 1885. — Karsch, F.: in Zoolog. Jahresber. Bd. 2, S. 73 u. 79. 1885. — Kobert: a. a. O. S. 71—88.

Gattung Argas.

Blanchard, R.: Traité de zoologie médicale. Tom. 2, p. 333. Paris 1890. Literatur! — Brehm: Bd. 9, S. 687. 1884. — Cornack, Mac: Paralysies survenant chez des enfants à la suite de morsures des tiques. Presse méd. 1921. Nr. 73, p. 732. Ref. von Martin: Arch. f. Schiffs- u. Tropenhyg. Bd. 26, H. 3, S. 87. 1922. — Dickson: Mites as internal parasites of man. Journ. of trop. med. a. hyg. Vol. 24, Nr. 3, p. 25. 1921. Ref. von Fuelleborn: Arch. f. Schiffs- u. Tropenhyg. Bd. 26, H. 3, S. 89. 1922. — Ditlevsen, Chr.: Acarodermatitis e copra. Arch. f. Schiffs- u. Tropenhyg. Bd. 20, H. 23, S. 503—511. 1916. — Eysell, A.: Die Krankheitserreger und Krankheitsüberträger unter den Arthropoden bei C. Mense: Handb. d. Tropenkrankh. Bd. 1, 2. Aufl. S. 23—25. 1913. — Haberfeld, Walter und Relli Axter-Haberfeld: Über Pseudoleukämiesymptome als Folge von Zeckenstichen. Wien. klin. Wochenschr. 1914. Nr. 7. Ref. von Dohrn: Arch. f. Schiffs- u. Tropenhyg. Bd. 18, S. 678. 1914. — Hadwen, S.: On tick paralysis in sheep and man following bites of Dermacentor venustus. With notes on the biology of the tick. Parasitology Vol. 6, p. 283—297. 1913. — Derselbe and G. H. F. Nuttall: Experimental „Tick paralysis in the dog." Parasitology Vol. 6 p. 298—301. 1913. Ref. von Knuth: Arch. f. Schiffs- u. Tropenhyg. Bd. 18, S. 800. 1914. — Heller, C.: Zur Anatomie von Argas persicus. Sitzungsbericht d. Akad. Wien. Mathem.-naturw. Kl. Bd. 30, S. 297. 1858. — Kotzebue, M.: Voyage en Perse à la suite de l'ambassade russe en 1817. Tom. 8, p. 180. 1819. — Lehmann, K. B.: Über Guerib Guez (Argas persicus). Sitzungsber. d. physikal. med. Ges. zu Würzburg 1913. — Marchoux et Couvy: Argas et Spirochètes. II. Mem. Le virus chez l'acarien. Ann. de l'inst. Pasteur Tom. 27, p. 620. 1913. — Dieselben: Argas et Spirochètes. I. Mem. Les granules de Leishman. Ann. de l'inst. Pasteur Tom. 27, p. 450. 1913. Beide Arbeiten referiert von M. Mayer: Arch. f. Schiffs- u. Tropenhyg. Bd. 18, S. 242. 1914. — Martial, K. et G. Senevet: Présence à Fez d'Ornithodorus talaje (Guérin Méneville 1849. Action pathogène sur l'homme. Bull. de la soc. de pathol. exot. Tom. 14, p. 24 bis 26. 1921. — Martiny, Eduard: Naturgeschichte der für die Heilkunde wichtigen Tiere. Gießen 1854. S. 437. — Mégnin: Un acarien dangereux de l'île Maurice, l'Holothyrus coccinella (Gervais). Cpt. rend. des séances de la soc. de biol. (10), Tom. 4, p. 251—252. 1897. — Metz, K.: Argas reflexus, die Taubenzecke. Gießener vet.-med. Diss. Stuttgart 1911. Literatur! — Nuttall, G. H. F.: „Tick Paralysis" in Man and Animals. Parasitology Vol. 7, p. 95—104. 1914. Ref. von Knuth: Arch. f. Schiffs- u. Tropenhyg. Bd. 19, H. 7, S. 213. 1915. — Oken: Über giftige Milben in Persien. Isis, 1918. S. 1567—1570. — Perroncito: I parasiti dell' uomo e degli animali utili. Milano 1882. p. 460, Fig. 200. — Reye: Milben in den Fäzes des Menschen. Dtsch. med. Wochenschr. Bd. 45, Nr. 37, S. 1026. 1919. — Scheube, B.: Die Krankheiten der warmen Länder. 1900. 2. Aufl., S. 385—386. Jena: G. Fischer. — Warburton, C.: Artikel Tick-paralysis in W. Byam and R. G. Archibald: The Practice of Medicine in the Tropics. Vol. 3. Frowde, London 1923. Vgl. auch Arch. f. Schiffs- u. Tropenhyg. Bd. 27, H. 8, S. 295—296. 1923. — Westphalen, H.: Milben in den Fäzes des Menschen. Dtsch. med. Wochenschr. Bd. 45, Nr. 48, S. 1333. 1919.

2. Klasse. Myriapoda, Tausendfüßer.

Familie Scolopendridae.

Eydoux et Souleyet: Voyage de la Bonite. Paris 1848—1852. Zoologie, Apteres, Tab. I. Fig. 12.

2. Klasse. Myriapoda, Tausendfüßer.

Bayley-de Castro: The poison of the Scolopendridae — being a special reference to the Andaman species. Indian med. gaz. Vol. 56, Nr. 6, p. 207. 1921. Ref. von Fülleborn: Arch. f. Schiffs- u. Tropenhyg. Bd. 26, H. 3, S. 87. 1922. — Castellani, A. and A. J. Chalmers: Manual of Tropical Medicine. 3rd Edition. 1919. p. 218. London: Baillière, Tindall & Cox. — Dubosq, O.: La glande venimeuse de la Scolopendre. Thèse de Paris 1894. Cpt. rend. Tom. 119, p. 355. 1895. Arch. de Zool. exp. (3) Tom. 4, p. 575. Les glandes ventrales et la glande venimeuse de Chaetochelynx vesuviana. Vgl. Zool. Zentralbl. Bd. 3, S. 280. Recherches sur les Chilopodes. Arch. de zool. exp. et gén. Tom. 6, p. 535. 1899. — Jourdain, S.: Le venin des Scolopendres. Cpt. rend. hebdom. des séances de l'acad. des sciences Tom. 131, p. 1007. 1900. — Laveran, A. et E. Roubaud: Sur un Myriapode ayant séjourné dans les fosses nasales d'un homme. Bull. de la soc. de pathol. exot. Tom. 9, Nr. 4, p. 244. 1916. Ref. von Brug: Arch. f. Schiffs- u. Tropenhyg. Bd. 20, H. 23, S. 518. 1916. — Linstow, O. v.: Die Gifttiere. Berlin 1894. S. 111. — Mayer, H.: Das Krankheitsbild des Skolopenderbisses und Skorpionenstiches mit Berücksichtigung von Kriegserfahrungen in Mazedonien. Dermatol. Zeitschr. Bd. 28, H. 1, S. 1—12. 1923. — Scheube, B.: Die Krankheiten der warmen Länder. 1900. 2. Aufl. S. 383. Jena: G. Fischer.

b) Ordnung Chilognatha s. Diplopoda.

Béhal et Phisalix: La quinone, principe actif du venin du Julus terrestris. Cpt. rend. hebdom des séances de l'acad. des sciences Tom. 131, p. 1004. 1900. — Cook, O. F.: Camphor secreted by an animal (Polyzonium). Science N. S. Vol. 12, p. 516. 1900. — Cope, E. D.: A myriapod, which produces Prussic acid. Americ. Naturalist Vol. 17, p. 337. — Eysell, A.: Die Krankheitsüberträger und Krankheitserreger unter den Arthropoden, in Mense: Handb. d. Tropenkrankh. 3. Aufl., Bd. 1. 1924. — Guldensteeden - Egeling, C.: Über die Bildung von Zyanwasserstoffsäure bei einem Myriapoden. Arch. f. d. ges. Physiol. Bd. 28, S. 576. 1882. — Haase, E.: Eine Blausäure produzierende Myriapodenart, Paradesmus gracilis. Sitzungsber. d. Ges. naturforsch. Freunde 1889. S. 97. Zit. nach O. von Fürth. — Martini, E.: Lehrbuch der medizinischen Entomologie. II. Die Gliederfüßler als Gifttiere. Jena: G. Fischer 1923. — Müller, R.: Arthropoden als Krankheitsüberträger. Münch. med. Wochenschr. Bd. 57, Nr. 46, S. 2398—2402. — Phisalix, C.: Un venin volatil, secretion cutanée du julus terrestris. Cpt. rend. hebdom. des séances de l'acad. des sciences Tom. 131, p. 1004. 1900. — Weber, M.: Über eine Zyanwasserstoff bereitende Drüse Arch. f. mikroskop. Anat. Bd. 21, S. 468—475. 1882.

3. Klasse. Hexapoda, Insekten.

Bienengift.

Brandt und Ratzeburg: Med. Zoologie Bd. 2, S. 198. 1833. — Bert, Paul: Gaz. med. de Paris 1865. p. 771. — Bordas, L.: Sur l'appareil venimeux des Hyménoptères. Thèse de Méd. Paris 1897. — Derselbe: Sur quelques points d'Anatomie des glandes venimeuses des hyménoptères. Bull. Soc. Ent. de France 1908. Nr. 8, p. 136—141. 3 fig. — Carlet, G.: Mémoire sur le venin et l'aiguillon de l'abeille. Ann. science nat. Tom. 9. 1890. Cpt. rend. hebdom. des séances de l'acad. des sciences Tom. 98, p. 1550. 1884. — Elser, E.: Der mikrochemische Nachweis der Ameisensäure im Bienendarm und im Bienengift. Mitt. a. d. Geb. d. Lebensmitteluntersuch. u. Hyg., veröffentlicht vom Eidgenössischen Gesundheitsamt Bd. 15, H. 1, S. 28—32. 1924. Bern: Zimmermann & Cie. 1924. — Flury, F.: Über die chemische Natur des Bienengiftes. Arch. f. exp. Pathol. u. Pharmakol. Bd. 85, S. 319—338. 1920. — Derselbe: Über den Bienenstich. Die Naturwissenschaften 1923. H. 19, S. 341—348. — Langer, J.: Über das Gift unserer Honigbiene. Arch. f. exp. Pathol. u. Pharmakol. Bd. 38, S. 381. 1897. — Merl, Th.: Der Bienenkörper als Ameisensäureträger. Zeitschr. f. Untersuch. d. Nahrungs- u. Genußmittel Bd. 42, S. 250—251. 1921. — Phisalix, C.: Antagonisme entre le venin des Vespidae et celui de la vipère: le premier vaccine contre le second. Cpt. rend. des séances de la soc. de biol. (10) Tom. 4, p. 1031. 1897. — Wohack, F.: Mikroanalytische Verfahren in der Nahrungsmitteluntersuchung. Zeitschr. f. Untersuch. d. Nahrungs- u. Genußmittel Bd. 42, S. 290—298. 1921. II. Mikrobestimmung der Ameisensäure. Ebenda S. 294—297.

Gewöhnung an das Bienengift.

Archangelsky, H.: Über Rhododendrol, Rhododendrin und Andromedotoxin. Arch. f. exp. Pathol. u. Pharmakol. Bd. 46, S. 313. 1901. — Auben: Brit. med. journ. Vol. 1. 1905. Zit. nach Kühn. — Barton: Zit. nach Husemann S. 274. — Buchners Repertorium für Pharmazie Bd. 6, S. 420. 1857. — Caffe: L'Union 1852. p. 103. Zit. nach Schmidts Jahrb. Bd. 76, S. 311. 1852. — Cornil, M.: Bull. de la soc. de pathol. comp. 13 Mars 1917. — Dold, H.: Immunisierungsversuche gegen das Bienengift. Zeitschr. f. Immunitätsforsch. u. exp. Therapie I. Teil: Originale, Bd. 26, S. 284—292. 1917. — Fitzsimmons, F. W.: Unusually severe effects of bee sting. South African Medical Record, March 26th 1921. Ref. nach Journ. of trop. med. a. hyg. Vol. 26, Nr. 11, p. 199. London, June 1st 1923. — Flury, F.: Über den Bienenstich. Die Naturwissenschaften 1923. H. 19. Siehe auch dort: Versuche mit dem Bienengift an verschiedenen Tierarten, sowie: Kritik der Berichte über Todesfälle beim Menschen nach Bienenstichen. — Hamilton, W. J.: Reise in Kleinasien usw. Deutsch von Schomburgk. Leipzig 1843. — Keiter, A.: Rheumatismus und Bienenstichbehandlung. Mit einem Beitrage von Dr. P. Terc. Wien u. Leipzig: F. Deuticke, Verlags-Nr. 2184. 1914. — Kühn, W.: Pharmazeut. Zeitung Bd. 50, S. 642. 1905. — Langer, J.: Bienengift und Bienenstich. Bienenvater, Jg. 33, Nr. 10, S. 190—195. 1901. — Derselbe: Der Akuleatenstich. Festschr. für F. J. Pick 1898. — Derselbe: Versuche zur Anwendung von Bienenstich und Bienengift als Heilmittel bei chronisch-rheumatischen Erkrankungen des Kindesalters. Illustriert: Lokale Wirkungen des Bienengiftes. Jahrb. f. Kinderheilk. N. F. Bd. 81 (3. Folge Bd. 31), S. 234 bis 251. 1915. Zu Keiter und Langer vgl. aber auch: P. Fabre: Sur les phénomènes d'intoxication dus aux piqûres d'Hymenoptères. Paris: G. Steinheil 1906. — Phisalix, M.: Symptômes graves déterminés chez une jeune femme par la piqûre d'une seule abeille. Bull. de la soc. de pathol. exot. Tom. 11, p. 859—862. 1918. — Sajo, K.: Prometheus. Bd. 20, Nr. 1028, Nr. 40, S. 636—637. 1. Juli 1909. Vgl. auch Aus der Natur 1909. H. 18. — Xenophon: Anabasis IV, Kap. 8.

Familie Formicidae, Ameisen.

Balfour, A.: Ants as transmitters of Tropical Diseases. Lancet 1914. S. 212. Ref. von Eysell: Arch. f. Schiffs- u. Tropenhyg. Bd. 18, S. 791. 1914. — Forel, A.: Der Giftapparat und die Analdrüsen der Ameisen. Zeitschr. f. wissenschaftl. Zool. Bd. 30, Suppl. S. 28. 1878. — Derselbe: Le monde social des fourmis. Tom. 1, p. 100—106. Genève: Librairie Kundig 1921. — Flury, F.: Über die Bedeutung der Ameisensäure als natürlich vorkommendes Gift. Ber. d. dtsch. pharmazeut. Ges., Berlin Jg. 29, H. 9, S. 650—673. 1919. — Husemann, Th. u. H.: Handb. d. Toxikol., Berlin 1862. S. 275—276. — Janet, Ch.: Etude sur les fourmis, les guêpes et les abeilles. Système glandulaire tégumentaire de la Myrmica rubra. Paris 1898. — Derselbe: Aiguillon de la Myrmica rubra etc. Cpt. rend. hebdom. des séances de l'acad. des sciences Tom. 127, p. 638. 1898. — Lewin, L.: Die Pfeilgifte. Leipzig: J. A. Barth 1923. S. 167, 276, 410, 416, 460, 484. — Stanley, H. M.: Briefe über Emin Paschas Befreiung. Herausgegeben von J. Scott Keltie. Deutsche Übersetzung von H. v. Wobeser. Leipzig 1890. 5. Aufl., S. 48. — Stumper, R.: Le venin des fourmis, en particulier l'acide formique. Cpt. rend. hebdom. des séances de l'acad. des sciences Tom. 174, Nr. 1, p. 66—67. 3 Janvier 1922. — Derselbe: Nouvelles observations sur le venin des fourmis. Ebenda 1922. Nr. 6, S. 413—415. 6 Fevr. — Tschirch, A.: Schweiz. Apotheker-Zeit. Bd. 58, Nr. 14. 1920.

b) Ordnung Lepidoptera, Schuppenflügler.

Schmetterlinge.

Beille, L.: Sur les poils urticants. Cpt. rend. des séances de la soc. de biol. Tom. 58, p. 149. 1905. — Brockhausen, M. B.: Beschreibung der europäischen Schmetterlinge Bd. 3, S. 140. 1790. — Fabre, H. J.: Un virus des insectes. Ann. des sciences nat. (8) Tom. 6, p. 253—279. 1898. — Foot, Nathan Chandler: Pathology of the Dermatitis caused by Megalopyge opercularis, a Texan Caterpillar. Journ. of exp. med. Vol. 35, p. 737 bis 753. 1922. — Knight, E.: Venomous Caterpillars. The Hospital, New Series Vol. 3, Nr. 76, p. 545. August 22, 1908. — Laudon: Einige Bemerkungen über die Prozessionsraupen und die Ätiologie der Urticaria endemica. Virchows Arch. f. pathol. Anat. u. Physiol. Bd. 125, S. 220—238. 1891. — Leger, M. et P. Mouzels: Dermatose prurigineuse déterminée par des papillons saturnides du genre Hylesia. Bull. de la soc. de pathol. exot. Tom. 11, p. 104—107. 1918. — Matta, A. da: Dermatose vesico-urticante produsida por larvas de lepidopteros. Amazonas Med. Vol. 4, Nos. 13—16, p. 167—170. Manaos 1922. Ref. Trop. Dis. Bull. Vol. 20, p. 801. 1923. — Melchiori, G.: Die Krankheiten an den Händen der Seidenspinnerinnen. Schmidts Jahrb. Bd. 96, S. 224—226. 1857. — Mills, R. G.: Observations on a series of cases of dermatitis caused by a liparid moth, Euproctis flava

Bremer. China med. Journ. Vol. 37, Nr. 5, p. 351—371. 1923. Ref. Trop. Dis. Bull. Vol. 20, Nr. 10, S. 800. 1923. — Morren, Ch.: Observations sur les moeurs de la processionaire et sur les maladies qu'occasionne cet insect malfaisant. Bull. de l'acad. roy. de belge (1) Tom. 15 (2), p. 132—144. 1848. — Potton: Recherches et observations sur le mal de vers ou mal de bassine, éruption vesico-pustuleuse qui attaque exclusivement les fileuses de cocons de vers à soie. Ann. d'hyg. publ. et de méd. lég. Tom. 49, p. 245—255. 1853. — Poulton, E. B.: The secretion of pure aqueous formic acid by Lepidopterous Larvae for the purpose of defence. Brit. assoc. rep. 1887. p. 765. Trans. Entomological Society. London 1886. — Ratzeburg, J. Th. Ch.: Die Forstinsekten. 1840. 2. Teil S. 57—58. Zit. nach O. v. Fürth: Vergleichende chemische Physiologie der niederen Tiere 1903. S. 338 bis 341. — Réaumur: Des chenilles qui vivent en société. Mém. pour servir à l'histoire des insectes Tom. 2, p. 179. 1756. (Morren.) — Schmitz, F.: Akute hämorrhagische Nephritis nach Raupenurtikaria. Münch. med. Wochenschr. 1917. Nr. 48, S. 1558. — Taschenberg, O.: Die giftigen Tiere 1909. S. 290 und 291.

c) Ordnung Coleoptera, Käfer.

Autenrieth, W.: Nachweis und Bestimmung der Gifte auf chemischem Wege, in: Abderhalden, Handb. d. biol. Arbeitsmethoden. Abt. IV: Angewandte chemische und physikalische Methoden., Teil 7, I: Chemische und physikalische Untersuchungsmethoden der Pharmakologie, Pharmazie und Toxikologie. 1923. 1. Hälfte, S. 98—100. — Beauregard: Cpt. rend. des séances de la soc. de biol. (7) Tom. 6, p. 509. 1884. Journ. de l'anat. et de physiol. Tom. 21, p. 483 et Tom. 22, p. 83—108, 242—284. 1886. Les insectes vésicants. Paris 1890. — Beauregard, H.: Recherches sur les insectes vésicants. Journ. de l'anat. et de physiol. Tom. 21, p. 483—524 und Tom. 22, p. 83—108, 242—284. 1886. — Bouma: Arch. f. exp. Pathol. u. Pharmakol. Bd. 50, S. 353—360. 1903. — Dragendorff: Ermittlung von Giften. 1895. 4. Aufl., S. 321—324. — Dühren, E.: Der Marquis de Sade und seine Zeit. Berlin 1900. 2. Aufl., S. 103 u. 599. — Erben, F.: in Dittrichs Handb. d. ärztl. Sachverständigentätigkeit. Bd. 7. Die Vergiftungen. Klin. Teil, 2. Hälfte 1910. S. 953—956. — Faust: Arch. f. exp. Pathol. u. Pharmakol. Bd. 44, S. 234—237. 1900. — Frestel: Symptômes determinés par l'ingestion des cantharides chez des individus qui y ont été accidentellement soumis pendant longtemps. Journ. de chim. méd. usw. 1847. p. 17. — Galippe, L. M. V.: Etude toxicologique sur l'empoisonnement par la cantharidine et par les préparations cantharidiennes. Paris 1876. — Hasselt, A. W. M. van: Handb. d. Giftlehre Bd. 2, S. 40. Braunschweig 1862. — Kobert: Hist. Studien Bd. 4, S. 129. — Lewin, L.: Die Gifte in der Weltgeschichte S. 20. Berlin: Julius Springer 1920. — Derselbe: Die Fruchtabtreibung durch Gifte und andere Mittel. 3. Aufl., S. 380—381. Berlin: Julius Springer 1922. — Derselbe: Die Pfeilgifte, S. 153. Leipzig: J. A. Barth 1923. — Pawlowsky, E. N. und A. K. Stein: Exp. Untersuchung über die Giftwirkung von Paederus fuscipes Curt. auf den Menschen. Arch. f. Schiffs- u. Tropenhyg. Bd. 31, S. 271—282. 1927. — Perrot, E. et E. Vogt: Poisons de flèches et poisons d'epreuve, p. 225. Paris: Vigot Frères, Editeurs 1913. — Rodhain, J. et J. Houssiau: Dermatite vésiculeuse saisonière produite par un coléoptère. Bull. de la soc. de pathol. exot. Tom. 8, p. 587—591. 1915. — Roubaud, E.: Diskussionsbemerkung. Ebenda S. 591. — Schmiedeberg: Grundriß der Pharmakologie 1921. 8. Aufl., S. 393. — Schmiedeberg, O.: Grundriß der Pharmakologie. 1921. 8. Aufl. S. 395. — Steidel: Über die innere Anwendung der Kanthariden. Eine historische Studie. Diss. Berlin 1891. — Taylor: Die Gifte Bd. 2, S. 551. 1863. — Derselbe: Die Gifte Bd. 2. S. 553. 1863. — Willberg: Biochem. Zeitschr. Bd. 48, S. 157—174. 1913.

Gift der Larven von Diamphidia locusta Fairmaire s. Diamphidia simplex
Péringuey. (Pfeilgift der Kalahari.)

Boehm, R.: Arch. f. exp. Pathol. u. Pharmakol. Bd. 38, S. 424. 1897. — Haendel, L. und E. Gildemeister: Experimentelle Untersuchungen über das Gift der Larve von Diamphidia simplex Péringuey. Arb. a. d. Reichs-Gesundheitsamte Bd. 40, S. 123—142. 1912. Literatur! — Heubner, W.: Über das Pfeilgift der Kalahari. Arch. f. exp. Pathol. u. Pharmakol. Bd. 57, S. 358. 1907. — Lewin, L.: Blepharida evanida, ein neuer Pfeilgiftkäfer. Arch. f. exp. Pathol. u. Pharmakol. Bd. 69, S. 59. 1912. — Schinz, H.: Deutsch-Südwest-Afrika. Forschungsreisen durch die deutschen Schutzgebiete 1884—1887. Oldenburg u. Leipzig. — Starcke, F.: Über die Wirkungen des Giftes der Larven von Diamphidia locusta. Arch. f. exp. Pathol. u. Pharmakol. Bd. 38, S. 428. 1897. — Trommsdorf: Experimentelle Untersuchungen über eine von Buschleuten zum Vergiften der Pfeilspitzen benützte Käferlarve. Arch. f. Schiffs- u. Tropenhyg. 1911. H. 19. Zit. nach Perrot u. Vogt: Poisons de flèches, &c. 1913. p. 140.

d) Ordnung Orthoptera, Geradflügler, Schrecken.

Bernatzik - Vogl: Lehrb. d. Arzneimittellehre 1900. 3. Aufl., S. 610. — Bogomolow: Petersburg. med. Wochenschr. 1876. Oktober. Nr. 31. Zit. nach Steinbrück. — Escherich, K.: Termitenleben auf Ceylon. Jena 1911. — Steinbrück, O.: Über Blatta orientalis. Inaug.-Diss. Halle a. S. 1881. — Wyschinski: Petersburg. med. Wochenschr. 1879. Nr. 21. Zit. nach Steinbrück.

e) Ordnung Diptera, Zweiflügler, Fliegen.

Bailey, W. P.: A Case of Uta venomosa. Americ. journ. of trop. dis. February 1915. Nr. 8. Ref. von M.: Arch. f. Schiffs- u. Tropenhyg. Bd. 19, H. 14, S. 392. 1915. — Bruck, C.: Über das Gift der Stechmücke. Dtsch. med. Wochenschr. 1911. 28. Sept. Nr. 39, S. 1787—1790. — Eysell, A.: Die Stechmücken, in C. Mense, Handb. d. Tropenkrankh. 1913. 2. Aufl., Bd. 1, S. 97—183. Literatur. — Grünberg, K.: Die blutsaugenden Dipteren. Jena 1907. — Juan. Guiteras: Insect-born diseases in Pan-America. Vortrag, gehalten auf dem zweiten allamerikanischen Kongreß zu Washington vom 27. Dez. 1915 bis 8. Jan. 1916. Ref. von C. Mense: Arch. f. Schiffs- u. Tropenhyg. Bd. 20, H. 22, S. 496—497. 1916. — Neumann, R. O. und M. Mayer: Atlas und Lehrbuch wichtiger tierischer Parasiten und ihrer Überträger. Lehmanns med. Atlanten Bd. 11. München 1914.

2. Unterordnung: Brachycera.

Seyderhelm, R.: Über die perniziöse Anämie der Pferde. Beitr. z. pathol. Anat. u. z. allg. Pathol. Bd. 58, S. 285—317. 1914. — Derselbe: Über echte Blutgifte in Parasiten der Pferde und des Menschen und ihre Beziehungen zur perniziösen Anämie. Münch. tierärztl. Wochenschr. Jg. 68, Nr. 29 u. 30. 1917. — Derselbe: Über die Eigenschaften und Wirkungen des Östrins und seine Beziehung zur perniziösen Anämie der Pferde. Mit 1 Figur, 8 Kurven und Tafel I/II. Arch. f. exp. Pathol. u. Pharmakol. Bd. 82, H. 5/6, S. 253 bis 326. 1918. — Derselbe und K. R. Seyderhelm: Die Ursache der perniziösen Anämie der Pferde. Arch. f. exp. Pathol. u. Pharmakol. Bd. 76, S. 151—201. 1914. — Dieselben: Experimentelle Untersuchungen über die Ursache der perniziösen Anämie der Pferde. Berlin. tierärztl. Wochenschr. Jg. 1914. Nr. 34. Hutyra, Franz v. und Josef Marek: Spezielle Pathologie und Therapie der Haustiere. Bd. 1, S. 922. 5. Aufl. 1920.

Fliegenlarven.

Gilbert, N. C.: Infection of man by dipterous larvae. Arch. of internal. med. Vol. 2, Nr. 3, S. 226—240, Oktober 1908. Literatur! — Hope, F. W.: Transactions of the Entomological Society of London, Vol. 2, p. 256—271. 1840. Zit. nach A. Castellani and A. J. Chalmers: Manual of tropical medicine, 3rd Edition, p. 1620 and 1641. London: Baillière, Tindall & Cox 1919. Dort auch weitere bemerkenswerte historische Angaben S. 1619—1621, sowie ausführliche Behandlung der ganzen Myiasis-Frage und verwandter Krankheiten ähnlicher Ätiologie (Skolechiasis, Kanthariasis, Diplopodiasis, Dermapteriasis) S. 1619—1641. — Neiva, A. und Gomez de Faria: Myiasis humana, verursacht durch Larven von Sarcophaga pyophila n. sp. Mem. Instituto Oswaldo Cruz Vol. 5, Fasc. 16. 1913. — Phisalix, M.: Animaux venimeux et venins. Tom. 1, p. 328—335. Paris: Masson & Cie. 1922. — Roubaud, E.: A propos de la communication de M. Mouchet „Contribution à l'étude des myiases". Bull. de la soc. de pathol. exot. Tom. 10, p. 472 bis 474. 1917. — Derselbe: Etudes sur la faune parasitaire de l'Afrique Occidentale française. Premier fascicule. Paris: Larose 1914. Le ver du cayor et la myiase furonculeuse, p. 114—169. — Derselbe: Les Diptères et la pathologie exotique. Bull. de la soc. de pathol. exot. Tom. 14, Nr. 2, p. 58—65. 1921. — Ruppert, F.: Untersuchungen über die Entwicklung der Östruslarven und die Bekämpfung der Östruslarvenkrankheit. Zeitschrift f. Infektionskrankh., parasitäre Krankh. u. Hyg. d. Haustiere Bd. 13, S. 469—474. 1913. — Scheube, B.: Die Krankheiten der warmen Länder. 2. Aufl., S. 498—502. Jena: G. Fischer 1900. — Seifert, O.: Klinisch-therapeutischer Teil zu M. Braun: Die tierischen Parasiten des Menschen. 4. Aufl., S. 592—611. Würzburg: Curt Kabitzsch (A. Stubers Verlag) 1908. — Sergent, Edm. et Et.: La „Tamné", myiase humaine des montagnes sahariennes touareg, identique à la „Thimni" des Kabyles, due à Oestrus ovis. Bull. de la soc. de pathol exot. Tom. 6, Nr. 7, p. 487. 1913. — Ticho, A.: Beitrag zur Ophthalmomyiasis. Arch. f. Schiffs- u. Tropenhyg. Bd. 21, H. 10, S. 165—172. 1917.

Crustacea.

Richet, Ch.: Nouvelles expériences sur les effets prophylactiques de la thalassine. De la thalassine pruritogène chez les crevettes (Crangon). Cpt. rend. des séances de la soc. de biol. Tom. 56, p. 775. 1904.

III. Vermes, Würmer.

Cort, W. W.: On the resistance to dessication of the intermediate host of Schistosomum japonicum Katsurada. Journ. of parasitol. Vol. 6, Nr. 2. 1919. Journ. of trop. med. a. hyg. Vol. 23, Nr. 5, p. 66 (1920. Ref. von Fülleborn: Arch. f. Schiffs- u. Tropenhyg. Bd. 24, H. 12, S. 374. 1920. — Fujinami: Kyoto Igaku Zassi Bd. 6, H. 4. 1909. Zit. nach S. Yagi. — Leiper and Atkinson: Observations on the spread of asiatic schistosomiasis, with a note on „Katayama nosophora" by Robson, China med. Journ. Vol. 29, Nr. 3. Ref. von M. Mayer: Arch. f. Schiffs- u. Tropenhyg. Bd. 20, H. 10, S. 242. 1916. — Looß, A. in C. Mense: Handb. d. Tropenkrankh. Bd. 2, S. 357—364. 1914. — Tsuchiya, I.: Über eine neue parasitäre Krankheit (Schistosomiasis japonica), über ihren Erreger und ihr endemisches Vorkommen in verschiedenen Gegenden Japans. Virchows Arch. f. pathol. Anat. u. Physiol. Bd. 193, S. 323—370. 1908 mit 1 Tafel! Literatur!

4. Ordnung Cestodes, Bandwürmer.

Achard, C.: De l'intoxication hydatique. Arch. génér. de méd. Paris (7) Tom. 22, p. 410—432, 572—591. 1887. Literatur. — Becker, A.: Die Verbreitung der Echinokokkenkrankheit in Mecklenburg. Bruns' Beitr. z. klin. Chirurg. Bd. 56, S. 1. 1907. — Beumer, H.: Zur pathogenetischen Bedeutung der Ölsäure bei Anämien. Biochem. Zeitschrift Bd. 95, S. 239—248. 1919. — Blumenthal, G. und E. Unger: Serologische und klinische Mitteilungen zur Diagnostik der Echinokokkenkrankheit. Dtsch. med. Wochenschrift Bd. 49, Nr. 16, S. 512. 1923. — Bürger, M. und H. Beumer: Beiträge zur Chemie des Blutes in Krankheiten mit besonderer Berücksichtigung der Lipoide. III. u. IV. Mitt. Zeitschr. f. exp. Pathol. u. Therapie Bd. 13, S. 343—366. 1913. — Calamida, D.: Weitere Untersuchungen über das Gift der Tänien. Zentralbl. f. Bakteriol., Parasitenk. u. Infektionskrankh., Abt. 1, Bd. 30, S. 374. 1901. — Debove, M.: De l'intoxication hydatique. Bull. et mém. de la soc. méd. des hôp. de Paris, 9 Mars 1888. — Eppinger: Berlin. klin. Wochenschrift 1913. Nr. 33, S. 1509. — Faust, E. St. und A. Schmincke: Über chronische Ölsäurevergiftung. Arch. f. exp. Pathol. u. Pharmakol. Suppl.-Bd. Schmiedeberg-Festschr. S. 171. 1908. — Faust, E. St. und T. W. Tallqvist: Über die Ursachen der Bothriozephalusanämie. Arch. f. exp. Pathol. u. Pharmakol. Bd. 57, S. 367—385. 1907. — Flössner, O.: Neues über die Echinokokkenflüssigkeit. Münch. med. Wochenschr. Bd. 70, Nr. 44, S. 1340. 2. Nov. 1923; bestätigt den Befund von Heintz (1850) betr. Bernsteinsäure. — Derselbe: Neue Untersuchungen über die Echinokokkenflüssigkeit. Zeitschr. f. Biol. Bd. 80, S. 255—260. 1924. — Goellner, A.: Die Verbreitung der Echinokokkenkrankheit in Elsaß-Lothringen. Inaug.-Diss. Straßburg 1902. — Heller, E. B.: A treatise on Echinococcus disease. Internat. clin. Vol. 4, Ser. 33, p. 253—298. 1923. — Hoeden, J. Van der: Die Komplementbindungsreaktion zur Diagnostik der Echinokokkenkrankheit beim Menschen. Dtsch. med. Wochenschr. Bd. 49, Nr. 34, S. 1108. 1923. — Derselbe: Der Echinokokkenantigen- und der Eiweißgehalt der Echinokokkenflüssigkeit. Münch. med. Wochenschrift Bd. 71, Nr. 3, S. 77. 18. Jan. 1924. — Hosemann: Experimentelle Erzeugung des Echinokokkus durch Keimpfropfung. Bruns' Beitr. z. klin. Chirurg. Bd. 72, S. 170—213. 1911. — Humphrey: An inquiry into the severe symptoms occasionally following puncture of hydatid cysts of the liver. Lancet Vol. 1, p. 120. 1887. — Jastrowitz, H.: Zur Pathochemie der Blutlipoide bei experimenteller Anämie. Zeitschr. f. d. ges. exp. Med. Bd. 27, H. 5/6, S. 276—304. 1922. — Joest, E.: Studien über Echinokokken- und Zystizerkenflüssigkeit. Zeitschr. f. Infektionskrankh., parasitäre Krankh. u. Hyg. d. Haustiere Bd. 2, H. 1, S. 1—9. 1906. — Isaac, S. und R. von den Velden: Eine spezifische Präzipitinreaktion bei Botbriocephalus latus beherbergenden Menschen. Dtsch. med. Wochenschr. Bd. 30, S. 982. 1904. — Kepinow, L.: Über den Einfluß der Blutkörperchenlipoide auf die Blutbildung. Biochem. Zeitschr. Bd. 30, S. 160. 1911. — Krehl, L.: Pathologische Physiologie 1914. 8. Aufl., S. 148. 1914. Vgl. auch Verhandl. d. Kongr. f. inn. Med., Wiesbaden 1910; Diskussion zu D. Gerhardts Hauptreferat über Anämie. — Langenbuch, C.: Chirurgie der Leber und der Gallenblase, I. Teil. Der Leberechinokokkus, 1894. S. 36—198. — Langenbuch: a. a. O., S. 109 u. 110. — Madelung, O.: Beiträge mecklenburgischer Ärzte zur Lehre von der Echinokokkenkrankheit. Stuttgart: F. Enke 1885. Statistik und Kasuistik aus den Jahren 1850—1883. — Derselbe: Über postoperative Pfropfung von Echinokokkenzysten. Mitt. a. d. Grenzgeb. d. Med. u. Chirurg. Bd. 13, S. 21. 1904. — Medak, E. und King: Beitrag zur Chemie des Blutes bei anämischen Krankheitsbildern. Biochem. Zeitschr. Bd. 59, S. 419—428. 1914. — Messineo, E. und D. Calamida: Über das Gift der Tänien. Zentralbl. f. Bakteriol., Parasitenk. u. Infektionskrankh., Abt. I, Bd. 30, S. 346. 1901. — Meyerstein, W.: Über Seifenhämolyse innerhalb der Blutbahn und ihre Verhütung im Organismus. Dtsch. Arch. f. klin. Med. Bd. 105, S. 69—87. 1912. — Morawitz, P.: Blut und Blutkrankheiten. Mohr-Staehelins Handb. d. inn. Med. Bd. 4, S. 196. 1912. — Mourson und Schlagdenhauffen: Nouvelles recherches chimiques et physiologiques sur quelques liquides organiques. Cpt. rend. hebdom. des séances de l'acad. des sciences (2) Tom. 95, p. 793. 1882. — Naegeli, O.: Blutkrankheiten und Blutdiagnostik. 1919. 3. Aufl., S. 394. — Neisser, A.: Die Echinokokkenkrankheit. Berlin: Hirschwald 1877. — Örtel, F.: Anämie und Eosinophilie bei Tänien. Inaug.-Diss. Würzburg 1912. — Peiper, E.: Tierische Parasiten des Menschen. Ergebn. d. allg. Pathol. u. pathol. Anat. Bd. 3, S. 22—72. 1907. — Picou, R. und F. Ramond: Action bactéricide de l'extrait de Taenia inerme. Cpt. rend. des séances de la soc. de biol. Tom. 51, p. 116—177. 1899. — Phisalix, M.: Animaux venimeux et venins Tom. 1, p. 164—167, 171—176. 1922. — Posselt: Die geographische Verbreitung des Blasenwurmleidens. Stuttgart 1900. — Posselt, A.: Über Klinik und Pathologie des Alveolarechinokokkus der Leber, seine geographische Verbreitung, insbesondere sein Vorkommen in den Alpenländern, speziell Tirol. Schweiz. med. Wochenschr. Bd. 55, Nr. 26. 1925. — Rosenthal, F. und P. Holzer: Beiträge zur Chemie des Blutes bei anämischen Krankheitszuständen. Biochem. Zeitschr: Bd. 108, S. 232 u. 233. 1920. — Schmiedeberg, O.: Über die chemische Zusammensetzung der Wandung der Echinokokkenblasen. Festschrift f. O. Madelung S. 29—44. Tübingen: H. Laupp 1916. — Schiff: Klin. Wochenschr. Bd. 2, Nr. 49, S. 2254. 3. Dez. 1923. — Schmincke, A. und F. Flury: Über das Verhalten der Erythrozyten bei chronischer Ölsäurevergiftung. Arch. f. exp. Pathol. u. Pharmakol. Bd. 64, S. 126, 141. 1910. — Seifert, O.: Klinisch-therapeutischer Teil zu M. Braun: Die tierischen Parasiten des Menschen. 1908. 4. Aufl., S. 481—623. — Seyderhelm, R.: Über die Ätiologie der perniziösen Anämie. Therapie d. Gegenw. Juli 1921. — Derselbe: Die Pathogenese der perniziösen Anämie. Ergebn. d. inn. Med. Bd. 21, S. 361—419. 1922. Literatur! — Derselbe: Über echte Blutgifte in Parasiten der Pferde und des Menschen und ihre Beziehung zur perniziösen Anämie. Münch. tierärztl. Wochenschr. Jg. 68, Nr. 29 u. 30. 1917. — Tallqvist: Ausführliche Monographien über experimentelle Blutgiftanämien. Berlin: Hirschwald 1900. Zur Pathogenese der perniziösen Anämie mit besonderer Berücksichtigung der Bothriozephalusanämie. Zeitschr. f. klin. Med. Bd. 61. 1907. Literatur! — Weinberg, M.: Séro-diagnostic de l'echinococcose. Ann. de l'inst. Pasteur Tom. 23, p. 472. 1909. — Zadek, I.: Frühstadien kryptogenetischer perniziöser Anämien. Berlin. klin. Wochenschr. 1921. Nr. 41. S. 1213. — Derselbe: Sektionsbefund einer kryptogenetischen perniziösen Anämie im Stadium vollständiger Remission. Dtsch. med. Wochenschr. 1922. Nr. 9, S. 286 u. 287.

Klasse der Nemathelminthes, Rundwürmer.

Nematodes, Fadenwürmer.

Arthus et Chanson: Accidents produits par la manipulation des ascarides. Méd. moderne 1896. p. 38; Zentralbl. f. Bakteriol., Parasitenk. u. Infektionskrankh. Bd. 20, S. 264. 1896. — Dorff, H.: Über Konjunktivitis durch Askariden (Askaris-Konjunktivitis). Klin. Monatsbl. f. Augenheilk., herausgegeben von Axenfeld u. Uhthoff. Neue Folge Bd. 14, S. 670—684. 1912. — Fanconi, G.: Die Askariden als Krankheitserreger. Schweiz. med. Wochenschr. Bd. 54, Nr. 19. 1924. — Faust, E. St.: Über das Fäulnisgift Sepsin. Arch. f. exp. Pathol. u. Pharmakol. Bd. 51, S. 248, 3 Tafeln, 1904. Literatur! — Flury, F.: Zur Chemie und Toxikologie der Askariden. Arch. f. Pathol. u. Pharmakol. Bd. 67, S. 275, 1912. — Goldschmidt: Die Askarisvergiftung. Münch. med. Wochenschr. Bd. 57, Nr. 38, S. 1991. 1910. — Linstow, O. v.: Über den Giftgehalt der Helminthen. Internat. Monatsschr. f. Anat. u. Physiol. Bd. 13, S. 188. 1896. Die Gifttiere. 1894. S. 128. — Neligan, A. R.: Helminthemesis. Lancet Vol. 6, p. 6. 1914. Ref. von Justi: Arch. f. Schiffs- u. Tropenhyg. Bd. 19, H. 2, S. 68. 1915. — Nuttall, G. H. F.: The poison given off by parasitic worms in man and animals. Americ. naturalist Vol. 33, p. 247. 1899. — Ransom: Observations on the toxic effect of Ascaris fluids. Journ. of parasitol. Vol. 9, Nr. 1, p. 42. 1922. Ref. von Fülleborn: Arch. f. Schiffs u. Tropenhyg. Bd. 27, S. 294. 1923. — Seyderhelm, R.: Münch. tierärztl. Wochenschr. Jg. 68, Nr. 29 u. 30. 1917. — Takeuchi, K.: Über eigenartige Darmwandnekrosen durch Askariden. Virchows Archiv, Bd. 258, Heft 1/2, S. 502—511 (1925). — Weber, E.: Beitrag zur Askaridenintoxikation. Med. Klinik 1922. Nr. 20, S. 626. 14. Mai. Zwei Todesfälle bei Kindern.

Trichina spiralis Owen s. Trichinella spiralis Railliet, Anchylostoma duodenale (Hookworm) und Filarien.

Bibliography of Hookworm Disease: 5680 Literaturnachweise (wohl vollständig bis zum Erscheinen des Bandes). Herausgegeben von The Rockefeller Foundation, International Health Board, New York. Waverly Press. Baltimore: The Williams & Wilkins Company, Md. U. S. A. — Bohland, K.: Über die Eiweißzersetzung bei Anchylostomiasis.

Münch. med. Wochenschr. Bd. 41, Nr. 46, S. 901—904. 1874. — Brumpt, E.: Une nouvelle filaire pathogène parasite de l'homme (Onchocerca caecutiens n. sp.). Bull. de la soc. de pathol. exot. Tom. 12, p. 464—473. 1919. — Calmette, A. et M. Breton: L'ankylostomiase, maladie sociale, &c. Paris: Masson & Co. 1905. — Cort, W. W. mit seinen Mitarbeitern: Investigations on the control of hookworm disease. Arbeiten I—XXXI in dem Americ. journ. of hyg. Vol. 1—3. 1922—1924. Weitere einschlägige Arbeiten dort erschienen. Vgl. auch die Veröffentlichungen in den Bull. of the hyg. Laboratory, Washington, D. C. — Flury, F.: Beiträge zur Chemie und Toxikologie der Trichinen. Arch. f. exp. Pathol. u. Pharmakol. Bd. 73, S. 164. 1913. — Derselbe und H. Groll: Stoffwechseluntersuchungen an trichinösen Tieren. Arch. f. exp. Pathol. u. Pharmakol. Bd. 73, S. 214. 1913. — Fülleborn, F.: Über Tetrachlorkohlenstoff als Antihelminthikum. Arch. f. Schiffs- u. Tropenhyg. Bd. 27, H. 8, S. 280—286. 1923 und Referate über dieses Thema, ebenda S. 287—293. — Gardner, G. H., R. C. Greve, R. K. Gustafson, E. D. Maire, M. J. Thompson, H. S. Wells and P. D. Lamson: Studies on the pathological histology of experimental carbon tetrachloride poisoning. Bull. of Johns Hopkins hosp. Vol. 36, Nr. 2, p. 107—133. 1915, February. — Jaeger, C.: Zur Endemie der Anchylostomiasis in den Siedlungsgebieten deutscher Einwanderer in Südamerika. Münch. med. Wochenschr. Bd. 70, Nr. 38, S. 1200. 1923. — Lamson, P. D., G. H. Gardner, R. K. Gustafson, E. D. Maire, A. J. Mc Lean and H. S. Wells: The pharmacology and toxicology of carbon tetrachloride. Journ. of pharmacol. a. exp. therapeut. Vol. XXII, Nr. 4, p. 215 bis 288. Nov. 1923. — Lamson, P. D. and A. J. Mc Lean: The toxicity of carbon tetrachloride in relation to liver function as tested by phenoltetrachlorphthalein. Journ. of pharmacol. a. exp. therapeut. Vol. 21, Nr. 4, p. 237—246. May 1923. — Linstow, v.: Über den Giftgehalt der Helminthen. Internat. Monatsschr. f. Anat. u. Physiol. Bd. 13, S. 188—205. 1896. — Looß, A.: The anatomy and life history of anchylostoma duodenale Dubini. A monograph. Records of the Egyptian Governement, School of Medicine. Vol. 3 and 4. Cairo 1905—1911. — Derselbe: Würmer und die von ihnen hervorgerufenen Erkrankungen, in Mense, Handb. d. Tropenkrankh. 1914. 2. Aufl., Bd. 2. — Derselbe: Würmer und die von ihnen hervorgerufenen Erkrankungen in C. Mense, Handb. d. Tropenkrankh. 1914. Bd. 2, S. 493. 2. Aufl. — Derselbe und W. Schüffner: Derselbe Abschnitt in der 3. Aufl. des gleichen Werkes (1924 oder 1925?). — Nicolas, C.: L'essence de Niaouli, Sa production; ses emplois (Goménol). Bull. de la soc. de pathol. exot. Tom. 13, p. 222. 1920. — Derselbe: L'essence de Niaouli menacée dans sa production en Nouvelle-Calédonie. Bull. de la soc. de pathol. exot. Tom. 14, p. 396. 1921. — Preti, L.: Hämolytische Wirkung von Ankylostoma duodenale. Münch. med. Wochenschr. 1908. Nr. 9, S. 436. — Robles, R.: Onchocercose humaine au Guatémala produisant la cécité et „l'érysipèle du littoral" (Erisipela de la costa). Bull de la soc. de pathol. exot. Tom. 12, p. 442—463. 1919. — Rogers, L.: Preliminary report on the intravenous injection of antimony in filariasis. Lancet 1919. October 4th. p. 604—608. — Salant, W.: The pharmacology of the oil of Chenopodium, &c. Journ. of the Americ. med. assoc. Vol. 69, Nr. 24, p. 2016 1917. — Showalter, W. J.: Map-changing Medicine. The National Geographic Magazine Vol. 42, Nr. 3, p. 303—330. 1922. Published by the National Geographic Society, Hubbard Memorial Hall, Washington, D. C. Mit vielen Abbildungen betr. Methodik der Aufklärung. — Sollmann, T.: Anthelminthics, Their efficiency as tested on earthworms. Journ. of pharmacol. a. exp. therap. Vol. 12, Nr. 3, p. 129. 1918. — Stäubli, C.: Trichinosis. Wiesbaden 1909. S. 23. — Tenholt: Die Ankylostomiasisfrage. Jena: C. Fischer 1903. — Tournier, E.: Le traitement du Ver de Guinée par les sels d'antimoine. (Erfolg!) Bull. de la soc. de pathol. exot. Tom. 15, p. 809—815. 1922. — Trendelenburg, P.: Über die Wirkung des Santonins und seiner Derivate auf die Wurmmuskulatur und Bemerkungen zur Wirkung des Oleum Chenopodii. Arch. f. exp. Pathol. u. Pharmakol. Bd. 79, S. 190—217. 1915. — Wells, H. S.: A quantitative study of the absorption and excretion of the anthelmintic dose of carbon tetrachloride. Journ. of Pharmacology and Experimental Therapeutics, Vol. XXV, No. 3, April, pp. 235—273 (1925).

Klasse der Annelida, Ringelwürmer.

Adler, O. und W. Wiechowski: Über Melaninsäuren und deren Wirkung im Tierkörper. Arch. f. exp. Pathol. u. Pharmakol. Bd. 92, S. 22—33. 1922. — Dieselben: Melaninbildung aus organischen Stoffen. Ber. d. Dtsch. Chem. Ges. Jg. 55, H. 9, S. 3030—3038. 1922. — Blanchard, R.: Monographie des Hémadipsines (Sangsues terrestres). Bull. de la soc. de pathol. exot. Tom. 10, p. 640—675. (1917) Literatur! — Bodong, Andreas: Über Hirudin. Arch. f. exp. Pathol. u. Pharmakol. Bd. 52, S. 242. 1905. — Castellani, A. and A. J. Chalmers: Manual of Tropical Medicine. 3. Edition, p. 683—688. London: Baillière, Tindall and Cox 1919. — Franz, Friedrich: Über den die Blutgerinnung aufhebenden Bestandteil des medizinischen Blutegels. Arch. f. exp. Pathol. u. Pharmakol. Bd. 49, S. 342.

1903. — Hamm, A. und A. Schwartz: De l'emploi des sangsues dans le traitement des phlébités. Schw. med. Wochenschr. Nr. 47. S. 1125. 1927. — Haycraft, John B.: Über die Einwirkung eines Sekrets des offizinellen Blutegels auf die Gerinnbarkeit des Blutes. Arch. f. exp. Pathol. u. Pharmakol. Bd. 18, S. 209. 1884. — Loeffler, L.: Eine vergleichende Untersuchung über Hirudin und Novirudin. Arch. f. exp. Path. u. Pharmak. Bd. 117, H. 3/4, S. 189—207. 1926. — Schittenhelm, A. und A. Bodong: Beiträge zur Frage der Blutgerinnung mit besonderer Berücksichtigung der Hirudinwirkung. Arch. f. exp. Pathol. u. Pharmakol. Bd. 54, S. 217. 1906. — Seyfarth: Tropische und subtropische Süßwasserblutegel als Parasiten im Menschen. Zeitschr. f. Biol. Bd. 79, Nr. 2. Ref. von Hallenberger: Arch. f. Schiffs- u. Tropenhyg. Bd. 22, H. 3, S. 45. 1918. — Yagi, S.: Über Lumbrizin, die hämolytische Substanz des Regenwurmes. Arch. internat. de pharmacodyn. et de therapie Tom. 21, p. 105—117. 1911.

V. Echinodermata, Stachelhäuter.

Parker, C. A.: Poisonous qualities of the star-fish. The Zoologist Vol. 5, p. 214. 1881; Zoolog. Jahresber. Bd. 1, S. 202. 1881. — Husemann: Handb. d. Toxikol. 1862. S. 242.

2. Echinoidea, Seeigel.

Pugh: Report of a case of poisoning by sea urchin. U. S. Naval med. Bull. Vol. 7, H. 2, p. 264. 1913. Ref. von zur Verth, Arch. f. Schiffs- u. Tropenhyg. Bd. 18, Nr. 24, S. 826. 1914. — Sarasin, P. und F. Sarasin: Über die Anatomie der Echinothuriden und die Phylogenie der Echinodermen. S. 83—153 in Bd. 1 des Prachtwerkes „Ergebnisse naturwissenschaftlicher Forschungen auf Ceylon". Mit 17 Tafeln. Wiesbaden: C. W. Kreidel 1887—1888. — Uexküll, J. v.: Die Physiologie der Pedizellarien. Zeitschr. f. Biol. Bd. 37, Neue Folge Bd. 19, S. 334—403. 1899.

3. Holothurioidea, Seewalzen, Seegurken.

Saville-Kent, W.: The great Barrier Reef of Australia. London 1893. p. 293.

VI. Coelenterata (Zoophyta), Pflanzentiere.

Ackermann, D., F. Holtz und H. Reinwein: Reindarstellung und Konstitutionsermittelung des Tetramins, eines Giftes aus Actinia equina. Zeitschr. f. Biol. Bd. 79, S. 113 bis 120. 1923. — Allen, A. H.: A case of poisoning by jelly-fish. U. S. Naval med. Bull. Vol. 14, Nr. 3, S. 396—397. 1920. Ref. Trop. Diseases Bull. Vol. 18, Nr. 3, S. 208. 1921. — Aoki, T.: Über Medusenstichkrankheit. Japan. Zeitschr. f. Dermatol. u. Urol. Bd. 22, Nr. 10, S. 835—891. 1922. Ref.: Trop. Diseases Bull. Vol. 20, Nr. 6, p. 478. 1923. — Bigelow, R. P.: Physiology of the Caravella maxima (Physalia Caravella). Johns Hopkins Univ. Circular Vol. 10, p. 93. 1891. — Forbes, E.: Monograph of the British naked-eyed Medusae. London 1848. p. 10—11. — Horst, M. D.: Dermatitis toxica door Benang Benang. Geneesk. tijdschr. v. Nederlandsch Ind., Aflevering 4, Deel 53. 1913. Ref. von Glogner: Arch. f. Schiffs- u. Tropenhyg. Bd. 18, H. 19, S. 678. 1914. — Old, E. H.: A report of several cases with unusual symptoms caused by contact with some unknown variety of jelly-fish. (Scyphozoa). Philippine journ. of science Vol. 3, Nr. 4, p. 329. 1907. — Portier, P. und C. Richet: Sur les effets physiologiques du poison des filaments pêcheurs et des tentacules des coelenterés (Hypnotoxine). Cpt. rend. hebdom. des séances de l'acad. des sciences Tom. 134, p. 247—248. 1902. — Richet, Charles: Cpt. rend. des séances de la soc. des biol. Tom. 55, p. 246—248, 707—710, 1071—1073; Malys Jahresber. d. Tierchemie Bd. 33, S. 709. 1904. — Derselbe: Notizen über Thalassin. Pflügers Arch. f. d. ges. Physiol. Bd. 108, S. 369. 1905. — Schmidt, O. und W. Marshall: Brehms Tierleben (niedere Tiere), 1893. 3. Aufl., S. 552 u. 553.

VIII. Bakterielle Nahrungsmittelvergiftungen.

Von

Erich Hübener-Luckenwalde.

A. Geschichtliches und Allgemeines.

Unter den Vergiftungen hat man von jeher die durch gewisse Nahrungsmittel verursachten Gesundheitsstörungen als besondere Gruppe aus praktischen und epidemiologischen Gründen von den durch pharmakologische Gifte hervorgerufenen Krankheiten abgetrennt. Die Forschungen der letzten Zeit haben gelehrt, daß diese Abtrennung auch vom ätiologischen Standpunkte aus durchaus gerechtfertigt ist. Denn für eine große Zahl der durch Nahrungsmittel verursachten Vergiftungen kommen nicht Gifte im pharmakologischen Sinne, sondern Lebewesen aus dem großen Reiche der Bakterien in Betracht. Folgerichtig dürfte man eigentlich nur noch von Nahrungsmittelinfektionen sprechen, da die eigentliche Ursache Mikroorganismen darstellen. Trotzdem empfiehlt es sich, den Ausdruck der Nahrungsmittelvergiftungen beizubehalten, da neben der Infektion meist auch eine Intoxikation mit den durch bakterielle Wirkung erzeugten Giftstoffen stattfindet und diese Wirkung durch die klinischen Symptome — akuter Beginn, stürmischer, schwerer Verlauf usw. — in die Erscheinung tritt. Die Bezeichnung bakterielle Nahrungsmittelvergiftungen zum Unterschied der auf wohl charakterisierten, chemischen, pflanzlichen und tierischen Giften beruhenden Krankheiten dürfte treffend gewählt sein, da sie die primäre Ursache der schädlichen Wirkung der Nahrungsmittel — nämlich ihre Durchsetzung mit Mikroorganismen — zum Ausdruck bringt.

Die bakterielle Ätiologie der Nahrungsmittelvergiftungen ist noch verhältnismäßig jungen Datums. Früher hatte man geglaubt, daß die nach Nahrungsmittelgenuß auftretenden Krankheiten durch chemische, von den Kochgeräten und Aufbewahrungsgefäßen herrührende Gifte, besonders durch die Salze des Kupfers, Zinks und Bleis bedingt seien.

Neben den chemischen Giften fing man dann an, die bei der Fäulnis von organischem Material sich entwickelnden Substanzen, insonderheit die Ptomaine, als Ursache der Nahrungsmittelvergiftungen anzusprechen und suchte auch solche Vergiftungsfälle, in denen faulige Prozesse an dem Nährmaterial nicht wahrzunehmen waren, auf die Vorstufen der Fäulnisprodukte, die man für sehr giftig hielt, zurückzuführen. Namentlich sah man die Fleischvergiftungen als Folgezustände postmortal im Fleisch entstehender Fäulnisgifte an und faßte sie als „putride Intoxikationen" auf, wofür die Darstellung und Wirkung giftiger Stoffe aus faulem Material im Laboratoriumexperiment zu sprechen schien.

Ende der achtziger Jahre vorigen Jahrhunderts wiesen Gärtner sowie Gaffky und Paak zum ersten Male eine wohlcharakterisierte Bakterienart, den Bac. enteritidis (Gärtner) als die Ursache für die häufigste Art der Nahrungsmittelvergiftungen, die Fleischvergiftungen, in einwandfreier Weise nach. Sie haben somit das Verdienst, der Lehre von der bakteriellen Ätiologie der Nahrungsmittelvergiftungen ein sicheres Fundament gegeben zu haben.

Bei einer im Mai 1888 in Frankenhausen nach Genuß des Fleisches einer wegen Darmkatarrh notgeschlachteten Kuh vorgekommenen Massenerkrankung, die 57 Fälle mit einem Todesfall betraf, züchtete Gärtner aus dem angeschuldigten Fleisch und der Milz des Verstorbenen ein lebhaft bewegliches Stäbchen, das bei subkutaner und intraperitonealer Verimpfung sowie bei Verfütterung für Mäuse, Meerschweinchen, Kaninchen, Schafe, und Ziegen pathogen war. Die Tiere erkrankten an einer heftigen Enteritis, die häufig hämorrhagischen Charakter hatte, und an der sie zugrunde gingen. Das gleiche Krankheitsbild konnte durch subkutane Impfung und Verfütterung bei 100° erhitzter Bouillonkulturen erzeugt werden. Die Bakterien bildeten also in der Kultur ein hitzebeständiges Gift. Gärtner zögerte daher nicht, dieses Bakterium als Erreger der Epidemie in Frankenhausen anzusprechen.

Gaffky und Paak hatten schon im Jahre 1885 bei einer Massenerkrankung in Röhrsdorf (80 Fälle mit einem Todesfall), die auf das Fleisch, die Leber und die daraus bereitete Wurst von einem mit Abszessen behafteten kranken Pferde zurückgeführt wurde, aus den Organen der mit der Wurst geimpften Tiere ein Bakterium gezüchtet, das mit dem später von Gärtner beschriebenen Bacillus enteritidis in allen Merkmalen übereinstimmte, auch für Laboratoriumstiere bei Verfütterung pathogen war, allerdings keine hitzebeständigen Gifte in den Kulturen bildete, und das unzweifelhaft der Erreger der Röhrsdorfer Epidemie gewesen ist.

Die Befunde der Autoren wurden in der Folgezeit von verschiedenen Forschern insofern bestätigt, als auch von ihnen in Fällen von Fleischvergiftungen dem Gärtnerbazillus ähnelnde Mikroorganismen gefunden wurden. Man glaubte damals aber nicht an eine ätiologische Einheit der Fleischvergiftungen, sondern hielt die in verschiedenen Fällen gefundenen Erreger zwar für verwandte, aber doch verschiedenartige Mikroben, da sie in einzelnen Merkmalen Abweichungen zeigten, und bezeichnete sie ganz allgemein als **Enteritisbakterien** unter Hinzufügung der Namen ihres **Fundortes** oder des **Autors**. Daher rühren die verschiedenen Bezeichnungen Bac. Aertryck, Bac. Meirelbeck, Bac. Breslau, Bac. Flügge-Känsche usw. Erst durch die Arbeiten von Durham und de Nobele wurde festgestellt, daß die bis dahin bekannten Fleischvergiftungsbakterien sich in **zwei Gruppen** unterbringen lassen, als deren Repräsentanten der **Gärtnerbazillus** einerseits, der **Aertryckbazillus** andererseits angesprochen wurde. Beide Gruppen von Bakterien verhalten sich kulturell gleich, nur biologisch different, indem sich die Angehörigen der einen durch die Serumreaktionen von den anderen trennen lassen.

Von großer Bedeutung für die Erforschung der Nahrungsmittelvergiftungen war die Entdeckung des **Paratyphusbazillus**. Schottmüller hatte schon in seiner ersten Arbeit über den Paratyphus die Ähnlichkeit des Erregers mit dem Gärtnerschen Fleischvergiftungsbazillus hervorgehoben und zwei Jahre später eine Übereinstimmung des klinischen Bildes der durch beide Bakterienarten erzeugten Krankheiten feststellen können.

Der Frage der Beziehungen zwischen den Erregern von Fleischvergiftungen und Paratyphus wurde dann von Trautmann näher getreten, der gelegentlich einer in Düsseldorf nach Genuß gehackten Pferdefleisches aufgetretenen Massenerkrankung aus der Milz eines der Fleischvergiftung erlegenen Knaben ein dem Schottmüllerschen Paratyphus-B-Bazillus gleichendes Bakterium gewann. Er verglich es mit den bisher bekannten Stämmen der Fleischvergiftungsbakterien und dem Paratyphus-Bazillus, den er ebenso wie den Düsseldorfer Fleischvergifter als der Gruppe Aertryck nahestehend fand.

Während Trautmann die Erreger des menschlichen Paratyphus und der Fleischvergiftungen unter dem Namen des Bacillus paratyphosus zusammengefaßt wissen wollte, stellte Uhlenhuth der **Gärtnergruppe** der Fleischvergiftung die **Paratyphusgruppe** gegenüber, da sich Vertreter dieser letzteren Gruppe von dem menschlichen Paratyphus-B-Bazillus nicht unterscheiden. Damit war der Paratyphus zu der Gärtnerschen intestinalen Form der Fleischvergiftung in Beziehung gebracht, und Trautmann zögerte denn auch nicht, beide Krankheiten, d. h. die Fleischvergiftung und den Paratyphus, als verschiedene Erscheinungsformen ein und derselben Ursache aufzufassen.

Die Paratyphusgruppe ist dann im Weltkriege um eine neue Abart erweitert worden, durch den B-paratyphi β Erzindjan. Neukirch beobachtete zuerst in Erzindjan, später in Konstantinopel gehäufte Fälle einer typhusseptischen Krankheit (Sepsis paratyphosa), als deren Erreger er ein Paratyphus B ähnliches Bakterium feststellen konnte. Unabhängig von ihm wurde ein ihm gleichender Mikroorganismus in klinisch gleichen Krankheitsfällen von Weil und Saxl in Wolhynien und Albanien, durch Dienes und Wagner ebenfalls in Osteuropa, und von Lewy und Schiff in der asiatischen Türkei gefunden (Baz. Erzindjan Neukirch, Bacillus paratyphi β Weil und Saxl, Paratyphus C Dienes und Wagner). Diese Feststellungen gewannen ein erhöhtes Interesse insofern, als eine vergleichende Prüfung mit verschiedenen zur Paratyphusgruppe zu rechnenden Bakterienstämmen eine Übereinstimmung der Erzindjanbazillen mit dem Erreger einer Ferkelseuche, dem Bac. supestifer Voldagsen, ergab (s. S. 431).

Es erhob sich nunmehr die Frage, ob die Bakterien der Paratyphus- oder Gärtnergruppe die ausschließlichen oder wenigstens hauptsächlichsten Fleischvergifter sind, ob sie in ursächlichen Beziehungen zu Krankheiten der Schlachttiere stehen, und ob sie als Erreger anderer, nicht durch Fleisch verursachter Nahrungsmittelvergiftungen in Betracht kommen.

Alle drei Fragen konnten im Laufe der Zeit im bejahenden Sinne beantwortet werden.

1. Zunächst häuften sich die Fälle von Fleischvergiftungen mit positivem Befunde von Paratyphus-B- oder Gärtnerbakterien oder ihnen sehr nahestehenden Mikroben immer mehr, wie aus der in einem der nächsten Kapitel gegebenen Zusammenstellung hervorgeht, während andere Bakterien als Ursache der Giftigkeit **unverarbeiteten** Fleisches selten gefunden wurden.

2. Die Forschungen der letzten Jahre lehrten dann weiter, daß diese Mikroorganismen in ursächlicher Beziehung zu Krankheiten der Tiere, insbesondere der Schlachttiere, stehen,

3. und lehrten ferner, daß die meisten Fälle anderer, nicht durch Fleisch verursachter Nahrungsmittelvergiftungen ihre Entstehung Bazillen der Paratyphusgruppe verdanken.

B. Ätiologie der Nahrungsmittelvergiftungen.

Die bakterielle Ätiologie der Nahrungsmittelvergiftungen ist leider keine einheitliche. Zwar stehen Bakterien der Paratyphus- und Gärtnergruppe allen anderen voran, aber sie sind doch nicht die ausschließlichen Erreger der Nahrungsmittelvergiftungen. Man beobachtet nicht selten Einzel- und Gruppenerkrankungen an Enteritis, die nach Entstehung und Verlauf keinen Zweifel aufkommen lassen, daß ihnen eine bakterielle Ursache zugrunde liegt, und doch werden die typischen Nahrungsmittelvergifter vermißt. Bis jetzt sind außer Kolibakterien Proteusbakterien und gewisse Fäulniserreger als Ursache angesprochen und mit hoher Wahrscheinlichkeit als Ursache festgestellt. Daß damit die Reihe noch nicht erschöpft ist, dürfte außer Zweifel sein. Es ist Aufgabe der nächsten Zeit, in diesem Punkte Klarheit zu schaffen. Von den durch die spezifischen Enteritisbakterien oder die nicht spezifischen, oben aufgezählten Mikroorganismen bedingten Nahrungsmittelvergiftungen scharf zu trennen, ist die als Botulismus bezeichnete Nahrungsmittelvergiftung, die einer wohl charakterisierten Bakterienart, dem Bac. botulinus van Ermengems, ihre Entstehung verdankt, der in der Außenwelt saprophytisch vorkommt und die Eigenschaft hat, auf gewissen Nahrungsmitteln unter ganz bestimmten Bedingungen ein echtes, oft furchtbar wirkendes Toxin zu bilden. Nur dieses allein ist dem Menschen schädlich, während der Bazillus selbst keine krankmachende Wirkung für den Menschen besitzt, so daß es sich bei dieser Krankheit um eine echte Vergiftung, nicht um eine gleichzeitige Infektion handelt. (Siehe das Kapitel über Botulismus S. 466.)

Die bakteriellen Nahrungsmittelvergiftungen stellen komplizierte Vorgänge dar, die das Produkt verschiedener ursächlicher Wirkungen, des infizierenden Mikroorganismus, des infizierten Organismus und begleitender Nebenumstände sind. Letztere sind bei den verschiedenen Nahrungsmittelvergiftungen so mannigfaltige und verwickelte, daß sie in jedem Falle eingehende Berücksichtigung erfordern. Es empfiehlt sich daher, die einzelnen Vergiftungen je nach der Verschiedenheit des betreffenden Nahrungsmittels zu besprechen. Unter den verschiedenen Nahrungsmitteln, nach deren Genuß Vergiftungserscheinungen aufzutreten pflegen, nehmen Schlachtprodukte — Fleisch und Wurst — nebst Gänse- und Fischfleisch die erste Stelle ein; dann folgen die Milch-, Eier- und Mehlspeisen nebst Käse; an dritter Stelle stehen Kartoffeln, an vierter Nahrungsmittelkonserven und anderweitige Nahrungsmittel, unter denen Krusten- und Schalentiere eine Rolle spielen. Sämtliche aufgezählten Nahrungsmittel stellen einen günstigen Nährboden für die Entwicklung der Nahrungsmittelvergifter dar, und ihr Eiweißgehalt fördert die Produktion akut wirkender Gifte. Beide Bedingungen erfüllen andere Nahrungsmittel, z. B. Brot, Bier, Wein, Obst und Gemüse, nicht, und es dürfte daher kein Zufall sein, daß man Vergiftungen in unserem Sinne nach Genuß dieser Nahrungsmittel bisher nicht beobachtet hat. Daß dabei auch noch andere Momente — Zubereitung, Aufbewahrung, Jahreszeit usw. — eine Rolle spielen, soll nicht geleugnet werden. Sie werden später eingehend berücksichtigt werden.

C. Häufigkeit der bakteriellen Nahrungsmittelvergiftungen.

Bezüglich der Häufigkeit der auf bakterieller Grundlage beruhenden Nahrungsmittelvergiftungen lassen sich keine bestimmten Angaben machen. Aber auch schätzungsweise ist es schwer, ja fast unmöglich festzustellen, wieviel von den häufigen, akuten, nach Nahrungsmittelgenuß auftretenden Gastroenteritiden Bakterien und Bakterienprodukten ihre Entstehung verdanken. Es läßt sich nur so viel sagen, daß **Massenvergiftungen** im Vergleich zu dem gewaltigen Nahrungsmittelkonsum selten sind. Andererseits steht außer Frage und geht aus der nachstehenden Übersicht hervor, daß eine bestimmte Art von Nahrungsmittelvergiftungen, nämlich die Fleischvergiftungen, in den Nachkriegsjahren zugenommen haben. Kuppelmayr erklärt den bedeutenden Anstieg, der ungefähr das Fünffache der in dem Vorkriegsjahre 1913 bekannt gewordenen Fälle ausmacht, mit der zunehmenden Knappheit an Fleisch, infolge deren alles nur irgendwie für die menschliche Ernährung in Betracht kommende Fleisch ungeachtet seiner Herkunft dem Verkehr zuzuführen versucht wird. Als Beweis dafür führt er die Zunahme der Notschlachtungen an, die im Jahre 1922 bei Pferden 4 mal, bei den übrigen Schlachttieren $1^1/_2$ bis 3 mal mehr als im Jahre 1913 betragen haben. Nach einem vom Landesveterinäramt in Preußen erstatteten Gutachten ist der Hauptgrund für die Zunahme in der erheblichen Steigerung der Vieh- und Fleischpreise zu suchen, die dazu reizt, kranke, selbst verendete Tiere zu verwerten. Diese gar nicht seltenen Fälle von angeblichen Notschlachtungen an bereits verendeten Tieren sind nach ihm eine der Hauptursachen der Fleischvergiftungen. Auch das Veterinäramt macht auf die Zunahme der Pferdeschlachtungen in den letzten Jahren aufmerksam. Während die Zahl der der Beschau unterworfenen Pferde

im Jahre 1921 = 150 903 Stück betrug, stieg die Zahl im Jahre 1922 auf
241 433, und zwar mußten im Jahre 1921 im ganzen 0,24% als untauglich für
den menschlichen Genuß verworfen werden, im Jahre 1922 dagegen 2,48% (!)
laut amtlicher Statistik der Schlachtvieh- und Fleischbeschau im Deutschen
Reich. Gleichwohl besteht die obige Behauptung von der relativen Seltenheit
der Nahrungsmittelvergiftungen besonders der Fleischvergiftungen zu Recht.
Man vergleiche einmal die folgende Übersicht des Fleischverbrauches mit den
im Jahre 1922 bekannt gewordenen Massenvergiftungen nach Fleischgenuß.

**Zahl der im Jahre 1922 der Schlachtvieh- und Fleischbeschau unter-
worfenen Schlachttiere im Deutschen Reich und Prozentzahl der
für den menschlichen Genuß untauglich befundenen in ( ).**

Pferde	241 433 (2,48)	Rinder zusammen	3 055 758 (0,57)
Ochsen	316 978 (0,24)	Kälber bis 3 Monate	3 223 740 (0,17)
Bullen	324 669 (0,07)	Schweine	6 907 936 (0,11)
Kühe	1 440 655 (0,99)	Schafe	1 768 964 (0,09)
Jungrinder über 3 Monate	973 456 (0,24)	Ziegen	263 255 (0,21)

Den rund $17^1/_2$ Millionen beschauten Tierkörpern stehen 19 bekannt gewordene Massenerkrankungen mit 2248 Erkrankungs- und 11 Todesfälle im
Jahre 1922 gegenüber, es kommt also auf 1 Million Tierkörper 1 Massenerkrankung.

R. Meyer hat die Statistik von Kuppelmayr über die dem Reichsgesundheitsamt gemeldeten Fälle von Fleischvergiftungen fortgesetzt und über Zahl,
Art und Verlauf derselben in den letzten 3 Jahren 1923—1925 an Hand des
amtlichen Materials im Reichsgesundheitsblatt Jg. 1, Nr. 50 Mitteilungen gemacht.

In den 3 Jahren sind 196 Einzel-, Gruppen- und Massenvergiftungen mit
6452 Erkrankungs- und 68 Todesfällen zur Kenntnis der Behörden gekommen,
und zwar entfallen davon auf das Jahr 1923 = 65 Gruppen mit 3196 resp.
28 Krankheits- und Todesfällen, auf das Jahr 1924 = 1694 (21) auf das Jahr
1925 = 1563 (22).

Die Statistik R. Meyers enthält auch Gruppen unter 25 und sogar solche
unter 10 Krankheitsfällen, wobei man nicht recht mehr von Epidemien sprechen
kann, und zwar machen diese Gruppen mit niedrigen Zahlen beinahe zwei
Drittel der 196 gemeldeten Ausbrüche der Fleischvergiftungen aus. Bringt
man diese Gruppen in Abzug, so bleiben nur 77 Massenerkrankungen übrig,
und zwar für das Jahr 1923 : 40; 1924 : 22; 1925 : 15. Betrachtet man von
dieser Seite die Statistik Meyers, so hat man den Eindruck der Abnahme der
Fleischvergiftungsepidemien in den drei Berichtsjahren. Bei der Erörterung der
Frage, ob sie die Höhe der Vorkriegszeit erreicht oder übertroffen haben, muß
man sie in Beziehung zur Bevölkerungsziffer, die rund 10 Millionen abgenommen
hat, und zum jährlichen durchschnittlichen Fleischverbrauch bringen, der ebenfalls geringer geworden ist und noch längst nicht die Höhe von 1913 erreicht
hat. Sind doch im Jahre 1924 rund 10 Millionen Tiere weniger geschlachtet als
1913!

**Verbrauch an Fleisch in Doppelzentner ohne Berücksichtigung der aus
Hausschlachtungen anfallenden Fleischmengen:**

	1913	1924	1925
Einfuhrüberschuß	3 001 934 = 10,4%	3 977 268 = 18,8%	4 506 520 = 18,3%
Gewerbliche Schlach- tungen	25 897 845 = 89,6%	17 180 726 = 81,2%	20 234 061 = 81,7%

Die Zahl der Hausschlachtungen beträgt jährlich 6 Millionen im Durchschnitt.

Zusammenstellung nach R. Meyer.

Zahl der Fleischvergiftungen, Erkrankungs- und Todesfälle
nach Genuß von:

Jahr	Pferdefleisch			Rindfleisch			Kalbfleisch			Schweinefleisch			Schaffleisch			Ziegenfleisch			Wurst			Fleisch verschied. Tierarten			Summa		
	Ep.	Erkr.	Todesfälle	Ep.	Erkr.	Todesfälle	Ep.	Erkr.	Todesfälle	Ep.	Erkr.	Todesfälle	Ep.	Erkr.	Todesfälle	Ep.	Erkr.	Todesfälle	Ep.	Erkr.	Todesfälle	Ep.	Erkr.	Todesfälle	Ep.	Erkr.	Todesfälle
1913	—	403	2	—	20	—	—	—	—	—	76	—	—	—	—	—	—	—	—	27	—	—	68	1	—	594	3
1914	—	—	—	—	88	—	—	—	—	—	132	—	—	—	—	—	—	—	—	—	—	—	130	—	—	350	—
1915	—	—	—	—	19	—	—	—	—	—	—	—	—	—	—	—	—	—	—	—	—	—	257	—	—	276	—
1916	—	468	10	—	177	—	—	—	—	—	—	—	—	—	—	—	—	—	—	1	1	—	228	1	—	873	12
1917	—	662	4	—	300	—	—	—	—	—	—	—	—	—	—	—	—	—	—	1	1	—	214	—	—	1177	5
1918	—	434	21	—	—	—	—	—	—	—	—	—	—	—	—	—	—	—	—	—	—	—	—	—	—	434	21
1919	—	311	3	—	—	—	—	—	—	—	—	—	—	2100	4	—	—	—	—	4	1	—	—	—	—	2415	8
1920	—	708	1	—	203	1	—	—	—	—	1	1	—	—	—	—	—	—	—	106	—	—	—	—	—	1018	3
1921	—	731	11	—	569	4	—	147	—	—	296	4	—	—	—	—	11	—	—	466	1	—	10	3	—	2230	23
1922	—	1123	11	—	572	1	—	58	1	—	304	5	—	—	—	—	—	—	—	214	3	—	89	—	—	2960	21
1923	19	1312	13	16	613	1	1	20	—	4	31	1	—	—	—	—	—	—	22	1140	8	3	80	2	65	3196	25
1924	6	323	—	13	538	4	3	48	—	8	137	2	—	—	—	1	3	—	22	537	7	8	108	8	61	1694	21
1925	8	294	8	19	568	1	1	6	—	4	124	1	—	—	—	—	—	—	32	388	12	6	183	—	70	1563	22
Sa. 1923—1925	33	1929	21	48	1719	6	5	74	—	16	292	4	—	—	—	1	3	—	76	2065	27	17	371	10	196	6453	68

Von diesen Fleischvergiftungen, Erkrankungs- und Todesfällen der Jahre 1923—1925 entfallen auf
Notschlachtungen

Jahr	Pferdefleisch			Rindfleisch			Kalbfleisch			Schweinefleisch			Schaffleisch			Ziegenfleisch			Wurst			Fleisch verschied. Tierarten			Summa		
	Ep.	Erkr.	Todesfälle	Ep.	Erkr.	Todesfälle	Ep.	Erkr.	Todesfälle	Ep.	Erkr.	Todesfälle	Ep.	Erkr.	Todesfälle	Ep.	Erkr.	Todesfälle	Ep.	Erkr.	Todesfälle	Ep.	Erkr.	Todesfälle	Ep.	Erkr.	Todesfälle
1923	14	1196	13	10	391	—	1	20	—	2	24	—	—	—	—	—	—	—	3	211	5	—	—	—	30	1842	18
1924	4	282	—	9	452	4	2	45	—	1	7	1	—	—	—	1	3	—	—	—	—	—	—	—	17	789	5
1925	3	111	3	8	304	1	—	—	—	4	—	—	—	—	—	—	—	—	3	56	—	—	—	—	14	471	4
Sa.	21	1589	16	27	1147	5	3	65	—	3	31	1	—	—	—	1	3	—	6	267	5	—	—	—	61	3102	27

Im Jahre 1924 kamen auf rund 19 Millionen Tierkörper 22 Massenvergiftungen mit je über 25 Krankheitsfällen. Diese Zahl deckt sich also mit der von mir für das Jahr 1922 errechneten (S. 426). Wenn es sich auch nur um Grenzzahlen handelt, so beweisen sie doch die auf S. 425 ausgesprochene Behauptung, daß Massenerkrankungen nach Fleischgenuß die sog. Fleischvergiftungsepidemien im Vergleich zu dem gewaltigen Fleischverbrauch selten sind und im Vergleich zu anderen Infektionskrankheiten eine untergeordnete Rolle spielen. Stehen doch den 6453 Krankheits- und 68 Todesfällen an Fleischvergiftungen in den drei Berichtsjahren Meyers 41 153 Typhuserkrankungen mit 4802 Todesfällen gegenüber! (Statistisches Jahrbuch.)

Was den Anteil der verschiedenen Fleischsorten in den drei Berichtsjahren betrifft, so ist ein Rückgang der Pferdefleischvergiftungen zu verzeichnen. Im Durchschnitt treten die Erkrankungen nach Genuß von Kalbfleisch gegenüber dem durch Rindfleisch ganz zurück.

Die Notschlachtungen haben auch in dem Berichtszeitraum eine große Rolle gespielt. Auf sie sind zurückzuführen 63% aller Pferdefleisch-, $26,3\%$ aller Rindfleisch-, 83% aller Kalbfleisch-, $18,7\%$ aller Schweinefleisch-, $7,9\%$ aller Wurstvergiftungsepidemien.

Als Gründe der Notschlachtungen, soweit sie angegeben sind und soweit bei diesen im Fleisch nachträglich Keime gefunden wurden, kamen nach Meyer folgende Erkrankungen der Schlachttiere in Betracht: In erster Linie Darmerkrankungen, die in 27 Fällen vorlagen, dann Erkrankungen der Geburtswege in 6 Fällen, je 2 mal eiternde Wunden, Leberabszesse und Eutererkrankungen, ferner je 1 mal Lungenentzündung, Bauchfellentzündung, Druse, Phlegmone, Hufgeschwüre, Abszeß, Rotlauf, Schweineseuche, Blitzschlag, Sonnenstich, Starrkrampf, Fohlenlähme, Fremdkörper, Beckenbruch, Erkältung, plötzliche Atemnot, Festliegen vor der Geburt.

Notschlachtungen, bei denen eine Beschau der Tiere im lebenden Zustande nicht stattfindet, sind häufig. Ihre Zahl betrug beispielsweise im Jahre 1923 : 367 000 Schlachttiere!

Auf Hackfleischgenuß wurden 78 Fleischvergiftungen, also ungefähr 40% aller Fleischvergiftungsepidemien, $53,4\%$ aller Erkrankungen und $30,8\%$ aller Todesfälle zurückgeführt. Über die Hälfte aller Erkrankungen an Fleischvergiftungen sind also durch Genuß von Hackfleisch verursacht, und zwar 27 mal durch Pferdehackfleisch und 51 mal durch Rinderhackfleisch. Diese Zahlen dürften in Wirklichkeit wahrscheinlich noch größer sein, da in den Berichten nicht immer deutlich angegeben ist, ob es sich um Hackfleisch gehandelt hat.

Von den insgesamt 196 Fleischvergiftungsepidemien wurden bei 164, d. h. in $83,6\%$ aller Fälle, bakteriologische Untersuchungen zur Feststellung der Ursache vorgenommen. In 12 Fällen war das Ergebnis negativ, während bei 152 Fleischvergiftungen die Ursache bakteriologisch nachgewiesen werden konnte. Als solche wurde festgestellt der

Bac. paratyphosus B	bei 101 Fleischvergiftungsepidemien	$=61,6\%$ aller untersuchten Fälle,
Bac. enteritidis Gärtner	„ 23	„	$=14,0\%$ „	„	„
Bac. enteritidis Breslau	„ 3	„	$= 1,8\%$ „	„	„
Bac. proteus vulgaris	„ 11	„	$= 6,7\%$ „	„	„
Bac. coli	„ 9	„	$= 5,5\%$ „	„	„
Bac. botulinus	„ 5	„	$= 3,0\%$ „	„	„

Eine auf erschöpfenden Angaben beruhende Statistik der Nahrungsmittelvergiftungen existiert also nicht und wird sich bei der Eigenartigkeit des Stoffes auch nicht aufmachen lassen. Auch die amtlichen Berichte über das Gesundheitswesen in den einzelnen Staaten geben keine absoluten Zahlen, aber doch immerhin einen ungefähren Anhalt zur Beantwortung der aufgeworfenen Fragen. Bei der Verwertung dieser Angaben ist aber zu berücksichtigen, daß mit der Einführung des preußischen Seuchengesetzes die durch Nahrungsmittel verursachten Vergiftungen, namentlich Fleischvergiftungen mit positivem bakteriologischen Befund, die bis dahin mit unter Kapitel Vergiftungen verrechnet waren, unter den Infektionskrankheiten beim Paratyphus Aufnahme gefunden haben.

Lentz hat aus den Akten der Medizinalabteilung Preußens sämtliche in den Jahren 1907—1923 gemeldeten Massenerkrankungen nach Fleischgenuß zusammengestellt:

1907 . . . . . 294 (1)	1913 . · . . . 958 (3)	1919 . . . . . 530 (9)
1908 . . . . . 283 (3)	1914 . . . . . 269 (6)	1920 . . . . . 1016 (12)
1909 . . . . . 111 (3)	1915 . . . . . — (—)	1921 . . . . . 1934 (17)
1910 . . . . . 395 (2)	1916 . . . . . 906 (1)	1922 . . . . . 2633 (18)
1911 . . . . . 156 (2)	1917 . . . . . 1119 (19)	1923 . . . . . 2095 (8)
1912 . . . . . 667 (6)	1918 . . . . . 433 (20)	

Auch aus dieser Zusammenstellung geht die relative Seltenheit der Massenerkrankungen nach Fleischgenuß einerseits, die Zunahme der Fleischvergiftungen in den letzten Jahren anderseits hervor, wenn auch die Zahlen naturgemäß kein getreues Bild der Häufigkeit der Nahrungsmittelvergiftungen geben. Wer in der Praxis steht, der weiß, daß nicht selten Familien- oder Gruppenerkrankungen nach Nahrungsmittelgenuß vorkommen, die vielleicht weniger leicht als schnell und mit Ausgang in Genesung verlaufen, die daher in ihrer Ätiologie nicht weiter verfolgt, geschweige denn zur amtlichen Kenntnis gebracht werden. Ich habe früher darauf hingewiesen, daß man den Anteil der unter den Erscheinungen eines akuten Magendarmkatarrhs auftretenden Erkrankungen, die auf das Konto bakteriell zersetzter Nahrungsmittel zu schreiben sind, nicht zu niedrig anschlagen darf.

Bofinger hatte im württembergischen Armeekorps, das seit Jahren die größte Zahl von Darmkatarrhen aufwies, neun Monate hindurch die Hälfte aller zugegangenen Darmkatarrhe und Brechdurchfälle — im ganzen 160 — bakteriologisch auf Fleischvergiftungsbakterien untersucht und 74 mal (46 %) Paratyphusbazillen und in einem Fälle Gärtnerbakterien gefunden und in einem großen Teil der Fälle durch Agglutinationsprüfung der Krankensera erwiesen, daß diese Bakterien in ursächlichem Zusammenhang mit den Erkrankungen standen.

Die Bedeutung der nach Nahrungsmittelgenuß auftretenden Erkrankungen liegt weniger in ihrer Häufigkeit als in ihrer Gefährlichkeit und — sit venia verbo — in ihrer Massigkeit, was in der Bezeichnung „Massenvergiftungen" treffend zum Ausdruck kommt. Als Beweis sei nur ein Beispiel aus der jüngsten Chronik der Nahrungsmittelvergiftungen angeführt, das mehr sagt als alle vergleichenden Betrachtungen. In Überruhr 1919 erkrankten nach Genuß des Fleisches von Schafen, unter denen eine Seuche ausgebrochen war, und von denen etwa 150 Tiere der Seuche erlagen, 2100 Menschen, darunter 4 tödlich.

D. Die Vergiftungen durch die einzelnen Nahrungsmittel.

I. Fleischvergiftungen.

1. Ätiologie.

a) Die Bedeutung der Schlachttierkrankheiten für die Fleischvergiftungen der Menschen (intravitale Infektion der Schlachttiere).

Da die Erkennung, Beurteilung und Bekämpfung einer Krankheit abhängig ist von den jeweiligen Vorstellungen über ihre Entstehung und Ausbreitungsweise, so muß auf die Bedeutung der intravitalen Infektionen

der Schlachttiere oder mit anderen Worten auf die Rolle, welche **kranke**
Schlachttiere bei der Entstehung von Fleischvergiftungen spielen, kurz eingegangen werden.

In einer früheren Zusammenstellung konnte van Ermengem, der einschließlich der Fleischvergiftungsepidemien der vorbakteriologischen Zeit unter
112 Massenerkrankungen mit mehr als 600 Fällen rund 9 Fälle fand, in denen
der Gesundheitszustand der Tiere unbekannt geblieben war, in 103 Fällen
nachweisen, daß eine Krankheit der Tiere — Sepsis, Pyämie, Enteritis —
vorgelegen hatte.

Kuppelmayr kam auf Grund der Meldungen über Fleischvergiftungen, die
die einzelnen Länder dem R. M. d. I. machen müssen, zu folgendem Ergebnis:

1913	. . . . . . 594 (3)	1918	. . . . . . 434 (21)
1914	. . . . . . 350 (0)	1919	. . . . . . 2415 (8)
1915	. . . . . . 276 (0)	1920	. . . . . . 1018 (3)
1916	. . . . . . 873 (12)	1921	. . . . . . 2230 (23)
1917	. . . . . . 1177 (5)	1922	. . . . . . 2960 (21)

Diese Zusammenstellung umfaßt 157 Massenvergiftungen mit 12 327 Erkrankungen und 96 Todesfälle, darunter 5440 Erkrankungen mit 63 Todesfällen
nach Pferdefleischgenuß, während Rindfleisch nur ein Drittel 1948 (6), Schweinefleisch ein Siebentel 809 (10), Kalbfleisch ein Sechsundzwanzigstel der Pferdefleischvergiftungen ausmachte. 61 mal waren Bakterien der Paratyphus B-Gruppe,
in 19 Fällen solche der Gärtnergruppe, in 2 Fällen beide Arten nachgewiesen.
In einem Drittel aller Fälle handelte es sich um Notschlachtungen. Nach
seiner auf Grund der Berichte gewonnenen Ansicht überwiegen die Fälle der
postmortalen Infektion. Die Ansicht ist nach meinen Zusammenstellungen über
Massenvergiftungen mit positivem Befund der Fleischvergiftungsbakterien
jedoch irrig.

Die Massenvergiftungen der letzten Jahrzehnte lehren vielmehr, daß

1. zwischen Schlachttierkrankheiten und menschlichen Fleischvergiftungen
ein ursächlicher Zusammenhang besteht, den bereits vor 40 Jahren Bollinger
richtig erkannt hat.

2. Daß es sich fast immer um dieselben Tierkrankheiten handelt, nämlich
um septisch-pyämische Prozesse, wie sie hauptsächlich bei Kühen im Anschluß
an die Geburt von Jungen, bei Kälbern im Anschluß an Enteritis, Polyarthritis,
Phlebitis umbilicalis, Pleuropneumonie und bei den anderen Tieren im Anschluß
an Enteritis, Pneumonie, lokale Eiterungen oder Verletzungen entstehen. Und
es geht weiter daraus hervor, daß

3. bei diesen Krankheiten der Tiere die Fleischvergiftungsbakterien eine
ursächliche Rolle spielen müssen.

Dieser Parallelismus zwischen Schlachttierkrankheiten und positiven Bakterienbefunden zwingt zu der Annahme eines inneren Zusammenhanges zwischen
Krankheit und Mikroorganismen, d. h. mit anderen Worten **einer bei Lebzeiten der Tiere erfolgten Infektion mit den Bakterien.** Für eine **intravitale** Infektion sprechen außerdem folgende Beobachtungen:

1. In einigen Fällen erwies sich das Fleisch bereits wenige Stunden nach
der Schlachtung, in denen eine postmortale Verunreinigung und Wucherung der
Bakterien unmöglich stattgefunden haben konnte, als giftig.

2. In anderen Fällen zeigten sich die Blutkapillaren mit Bakterienembolien
angefüllt und wiesen histologische Veränderungen auf, die nur intra vitam
durch die Bakterien erzeugt sein konnten.

3. Wiederholt sind die Fleischvergiftungsbakterien in Reinkultur in dem
Mark der großen Röhrenknochen nachgewiesen worden, in die sie nur bei
Lebzeiten gelangt sein konnten.

Diese Beobachtungen sind mit der Annahme einer postmortalen Infektion des Fleisches unvereinbar.

Es ist schwer verständlich, wie angesichts dieses Tatsachenmaterials zwei um die Erforschung und Verhütung der Fleischvergiftungen so verdiente Autoren wie Uhlenhuth und v. Ostertag die Überzeugung gewinnen konnten, daß epidemiologisch für die Entstehung von Fleischvergiftungen bei Menschen eine intravitale Infektion der Schlachttiere eine untergeordnete Rolle spiele, und daß der postmortalen Infizierung der Fleischwaren die größte Bedeutung zuzusprechen sei. Wir kommen auf diesen Punkt bei der Besprechung der Frage der Identität und Pathogenität der Bakterien der Paratyphus- und Gärtnergruppe zurück und erörtern zunächst die aus den mitgeteilten Tatsachen sich aufdrängende Frage nach der ätiologischen Bedeutung der Fleischvergiftungsbakterien für die Entstehung von Krankheiten unserer Schlachttiere. Es ist auffällig, daß man dieser Frage erst verhältnismäßig spät nachgegangen ist. Man sollte meinen, daß das Zusammentreffen septischer Schlachttierkrankheiten und akuter beim Menschen nach Genuß des Fleisches solcher Tiere auftretender Gastroenteritiden, die Entdeckung spezifischer Bakterien als Ursache dieser Krankheiten beim Menschen zur systematischen Forschung nach diesen Bakterien unter den Schlachttieren, vor allen Dingen zu einer systematischen bakteriologischen Untersuchung der Septikämie der Schlachttiere direkt hätte anregen müssen, um so mehr als den Fleischvergiftern gleichende Mikroorganismen vereinzelt bei Krankheiten von Schlachttieren ohne Beziehungen von Fleischvergiftungen gefunden worden waren, so von Thomassen in Frankreich bei der Septikämie der Kälber und von Malvocz bei infektiöser Kälberenteritis, die de Nobele als zur Gärtner- und Aertryckgruppe gehörig erkannt hatte. Systematische Untersuchungen aber unterblieben, weil man voreingenommen die Fleischvergiftungserreger als menschenpathogene Stämme auffaßte, die nur zufällig unter unbekannten Umständen Tierpathogenität bekommen und das Schlachttier infiziert hätten, und weil man die Möglichkeit eines umgekehrten Verhaltens außer acht ließ. Dazu kam noch, daß es in einigen wenigen Versuchen nicht gelang, mit menschlichen Paratyphusbazillen eine dem menschlichen Paratyphus ähnliche Krankheit bei Schlachttieren hervorzurufen. Die Forschungen der letzten Jahrzehnte haben nun ergeben, daß Bakterien der Paratyphus- und Gärtnergruppe bei einer großen Zahl von Krankheiten der Schlachttiere und bei nicht schlachtbaren Tieren eine ursächliche Bedeutung haben, in der Tierheilkunde also eine früher nicht geahnte Rolle spielen. Sie sind naturgemäß mit den verschiedensten Namen belegt je nach der Tierart oder dem Krankheitsprozeß, bei dem sie angetroffen wurden, so daß eine ganze Reihe von Bezeichnungen besteht für Mikroorganismen, deren Zugehörigkeit zur Paratyphusgruppe erst nachträglich durch vergleichende Untersuchungen festgestellt ist. Der mit der Bakteriologie nicht Vertraute wird sich auf diesem Gebiet schwer zurecht finden.

Es erscheint daher angezeigt, chronologisch die bisher bekannten tierpathogenen Stämme der Paratyphus- und Gärtnergruppe aufzuführen.

b) Bakterien der Paratyphus- und Gärtnergruppe als Krankheitserreger bei Tieren.

1. Der Schweinepestbazillus

(Hogcholerabazillus, Bacillus suipestifer).

Als Erreger der amerikanischen Hogcholera oder der mit ihr identischen Schweinepest galt lange Zeit der von Salmon und Smith 1885 entdeckte Hogcholerabazillus oder Bacillus suipestifer, wie er nach einem Vorschlag von Kruse vielfach genannt worden ist.

Wir wissen jetzt, daß die Ursache dieser höchst kontagiösen Seuche ein ultravisibles, filtrierbares Virus ist, und daß der Hogcholerabazillus bei dieser Epizootie nur die Rolle eines sekundären Infektionserregers spielt in derselben Weise, wie etwa der Streptokokkus beim Scharlach des Menschen. De Nobele reihte ihn auf Grund der übereinstimmenden kulturellen Merkmale in die Aertryck- d. h. Paratyphus B-Gruppe ein, während nach den neuesten Untersuchungen feststeht, daß er dem Paratypus B sehr nahe steht, aber doch von ihm durch seine serologische Reaktionen zu trennen ist.

Noch vor der Entdeckung des ultravisiblen filtrierbaren Virus der Schweinepest war bei ihrem Studium manchem Forscher das Fehlen der vermuteten Organismen im Körper der pestkranken Schweine aufgefallen. In manchen Gegenden und Ländern war er überhaupt nicht gefunden worden.

Die Durchseuchung des Schweineorganismus mit dem Pestvirus läßt nämlich alle möglichen Bakterien der großen Typhus-Coli-Gruppe nebst Kokken und anderen Mikroben vom Darm aus ins Blut und damit in die Organe und in das Fleisch übertreten und sich dort ansiedeln. Wie die neuesten Untersuchungen ergeben haben, gehören dazu auch Bakterien vom Typus der Fleischvergifter (Paratyphus B und Gärtner). Jordan fand z. B. unter 50 aus Schweinen gezüchteten Stämmen 38 Suipestifter, 10 Fleischvergifter, 1 Gärtner, 1 Voldagsen Bazillus.

Nun sind schon früher von verschiedenen Seiten bei der Schweinepest Paratyphus B-Bazillen ähnliche Mikroorganismen gefunden und in die Klasse des Hogcholerabazillus eingereiht worden, weil sie eben bei pestkranken Schweinen angetroffen wurden, obwohl sie kulturelle und biochemische Abweichungen von dem Repräsentanten dieser Gruppe zeigten (sog. Varietäten).

Neuerdings ist von Glässer als Erreger einer seuchenhaft auftretenden Ferkelkrankheit ein Bakterium gezüchtet, das nach Pfeiler biochemisch die größte Ähnlichkeit mit den menschlichen Typhusbazillen haben soll, während es serologisch dem Bacillus suipestifer nahestehen soll. Er bezeichnet es als Bacillus suipestifer Kunzendorf nach einem Gute, auf dem er Seuchenausbrüche unter Ferkeln verursachte, während Glässer ihn Bacillus typhi suis nennt. (Glässer: Die Krankheiten des Schweins 1922.)

Damann und Stedefeder stellten ein ihm gleichendes Bakterium als Erreger einer der Schweinepest ähnlichen Ferkelseuche fest und nannten es nach dem Fundorte Bacillus suipestifer Voldagsen. Dieser Erreger hat dadurch erhöhtes Interesse erlangt, als er identisch mit dem Bacillus paratyphi β Erzindjan sein soll. Nach Uhlenhuth, Haendel und Gildemeister agglutinierte das Immunserum dieses Stammes zunächst zwar sämtliche Suipestiferstämme aber keine Paratyphus B-Bakterien. Mit der Zeit aber verloren sich sowohl die serologischen wie die kulturellen Differenzen. Er wuchs bei weiterer Fortzüchtung auf den gewöhnlichen Nährböden nicht wie der Typhusbazillus (Pfeiler), sondern wie der B-suipestifer, sein Immunserum agglutinierte auch Paratypus B-Stämme. Einen ähnlichen Bazillus züchtete Matenda aus dem Blut und Eiter eines darmkranken Soldaten.

2. Die Kälberruhrbakterien der Paratyphus- und Gärtnergruppe.

Die Ruhr der Kälber, eine die Tiere in den ersten Lebenstagen befallende akute kontagiöse Infektionskrankheit, die häufig als Stallseuche zur Beobachtung gelangt und durch profuse Durchfälle sowie rasche Erschöpfung gekennzeichnet ist, stellt nach dem übereinstimmenden Urteil der meisten Autoren keine lokale Darmkrankheit, vielmehr eine allgemeine Krankheit septikämischen Charakters dar. Beim Vorherrschen der septikämischen Erscheinungen und dem Fehlen der Darmerscheinungen spricht man daher öfter nur von einer reinen Septikämie der Kälber, und wenn an Stelle des Darmes eine Beteiligung der Lungen und des Brustfelles im Vordergrunde der Erscheinungen steht, pflegt man die Krankheit als septische Pneumonie oder ansteckende Lungen-Brustfellentzündung zu bezeichnen.

Schon 1897 hat Thomassen eine genaue Beschreibung einer Bakterienart gegeben. Er sprach sie damals als Erreger einer neuen, mit Nephritis und Bakteriurie verbundenen septikämischen Krankheit der Kälber an, die in Holland jedes Frühjahr unter den Kälberbeständen große Verluste verursachte. Bei der Obduktion fanden sich Blutungen am Endokardium, am Bauchfell, auf der Magen- und Harnblasenschleimhaut, akute hämorrhagische Schwellung der Mesenterialdrüsen, hochgradige akute Milzschwellung, akute Nierenentzündung.

In Dänemark fanden seit den neunziger Jahren durch Jensen und Christiansen sehr sorgfältige und umfassende Untersuchungen über infektiöse Kälberkrankheiten statt. Es wurden 3600 kranke Kälber bakteriologisch untersucht und sieben verschiedene Infektionserreger gefunden. Parakolibazillen (nach unserer Nomenklatur identisch mit Gärtnerbazillen) in 393 Beständen, Paratyphus B-Bazillen in 35, septikämische Kolibazillen in 497, Isokolibazillen in 280, Diplokokken in 133, Pasteurellosen in 109, Nekrosebazillen in 82 Beständen. Die Parakolibazillose ist mit der von Poels in Holland beschriebenen Pseudobazillose identisch.

In Deutschland konnte zunächst Uhlenhuth und Hübener an 100 Kälberruhrkulturen aus verschiedenen Gegenden Deutschlands ermitteln, daß unter ihnen Gärtnerbakterien und Paratyphus B-Bazillen vom Typus Aertryck vorkommen. Die Richtigkeit ist dann in der Praxis bei Seuchenausbrüchen unter Kälberbeständen in Ostpreußen und den angrenzenden Provinzen durch Wiemann später durch Karsten an einem großen Material festgestellt. (Karsten: Der Paratyphus der Kälber.)

3. Der Bazillus der Knötchenbildung in Kalbslebern (Bac. nodulifaciens Langer).

Bakterien der Paratyphus- und Gärtnergruppe sind auch als Ursache einer besonderen, mit der Bildung von graugelben, submiliaren, nekrotischen Herden verbundenen Leberkrankheit bei Kälbern erkannt worden.

Auf das Vorkommen von solchen Knötchen in Kalbslebern ist in Deutschland zuerst von Haffner 1902 aufmerksam gemacht, nachdem Vallée in Frankreich bereits 1898 ähnliche Veränderungen an Kalbslebern beobachtet und als eine Form der Pseudotuberkulose beschrieben hatte.

Eingehende Versuche über die Morphologie und Biologie dieser Bakterien und der durch sie bedingten pathologischen Prozesse sind dann durch Langer ausgeführt worden.

Er konnte, ebenso wie Bugge in den nekrotischen Herden jedesmal ein Bakterium in Reinkultur nachweisen, das alle Charaktere der Paratyphusbazillen aufwies, das er Bacillus nodulifaciens bovis nannte und in die Hogcholeragruppe einreihte. Nach neueren Untersuchungen von Pitt ist der Langersche Bazillus auf Grund der Immunitätsreaktionen unter die Gärtnergruppe zu rechnen.

4. Bakterien der Enteritis, Metritis, Mastitis der Kühe.

Im Jahre 1894 fand Basenau in dem Fleisch einer wegen Gebärfiebers notgeschlachteten Kuh einen Mikroorganismus, den er Bacillus morbificans bovis nannte, und dessen Zugehörigkeit zur Paratyphusgruppe später von mehreren Seiten festgestellt ist.

Eine der Thomassenschen Kälber-Krankheit ähnliche haben (1902) Mohler und Buckley in Amerika bei Kühen beobachtet. Als Erreger wurden Bakterien nachgewiesen, die zweifellos der Paratyphusgruppe angehören.

Ihnen gleichende Bakterien fanden Lignières in Frankreich und Franke in Deutschland bei septischer Metritis, Fischer bei Enteritis, Faust und Zwick bei eitriger Mastitis.

5. Die Erreger des seuchenhaften Abortus der Stuten und Schafe.

Smith und Kilborne ermittelten im Jahre 1893 als Erreger eines seuchenhaften Abortes der Stuten einen Mikroorganismus, der die größte Ähnlichkeit mit dem Bacillus suipestifer hatte, und den sie damals in die Hogcholera- oder Salmonellagruppe einreihten. Ihre Befunde wurden in verschiedenen Ländern, so von Turner 1894, Lignières 1897, de Jong 1918, Lauterbach 1913 bestätigt. In Deutschland, wo in den ersten Kriegsjahren die Seuche in verschiedenen Gestüten in erhöhtem Maße auftrat, wurde von Mießner und Berge ein Mikroorganismus als Ursache des Stutenabortes und von Fohlenkrankheiten in den ersten Lebenstagen — Fohlenlähme, Fohlenruhr — ermittelt, der aber nicht zur Paratyphusgruppe gehört, vielmehr eine selbständige Art darstellt.

6. Bakterien der infektiösen Papageienenteritis. Psittakose.

Schon seit dem Jahre 1879 war in Frankreich bekannt, daß im Anschluß an tödliche Erkrankungen frisch importierter Papageien bei Personen, die mit ihnen in nähere Berührung gekommen waren, sich häufig schwere Erkrankungen typhöser Art, zum Teil mit tödlichem Ausgang, einstellten. In den Jahren 1892 bis 1896 wurden jährlich solche Massenerkrankungen in Paris beobachtet, die 1892 zur Entdeckung des Erregers dieser Krankheiten durch Nocard führten. Dieser Mikroorganismus hat die charakteristischen Eigenschaften der Paratyphusbazillen.

Gilbert und Fournier fanden dann später in dem Herzblut einer Patientin die Nocardschen Bazillen, die nunmehr ganz allgemein als Erreger nicht nur der Papageienepizootien, sondern auch der im Verfolg derselben auftretenden menschlichen Krankheiten angesehen wurden.

Auf die engen Beziehungen, die zwischen den Psittakosebazillen und den Fleischvergiftern des Typus Aertryck bestehen, haben zuerst Durham und de Nobele aufmerksam gemacht.

Der als Erreger einer H ü h n e r s e u c h e von Pfeiler beschriebene und als Bacillus typhi gallinarum alcalifaciens bezeichnete Mikroorganismus stellt eine selbständige, von Paratyphus B-Bazillen abweichende Art dar. Er ist als Ursache einer ähnlichen Seuche von Pfeiler bei Wellensittichen und anderen kleinen exotischen Vögeln gefunden. Dieser Autor hebt besonders hervor, daß bei kranken Hühnern und Geflügeln überhaupt gelegentlich auch Bakterien der Paratyphus B-Gruppe angetroffen wurden, wodurch die nicht seltenen Vergiftungen durch Gänsefleisch mit positivem Befund dieser Bakterien beim Menschen eine Erklärung finden würden. Über Paratyphus von Kanarienvögeln berichtet Otto.

7. Die Erreger des Mäusetyphus.

Im Jahre 1890 beobachtete Löffler unter den im hygienischen Institut zu Greifswald gehaltenen Mäusen eine Epizootie, welcher in kurzer Zeit 69% der Tiere erlagen. Als Ursache der Seuche wurde von Löffler ein bewegliches Stäbchen festgestellt, welches er Bacillus typhi murium nannte.

Die Infektiosität des Mäusetyphusbazillus war eine außerordentlich große und veranlaßte Löffler, diese Bakterien zur Vertilgung der Mäuse praktisch zu verwenden. Die Brauchbarkeit dieser Methode bewies die im Jahre 1892 in Thessalien durchgeführte Bekämpfung der Mäuseplage mittels Auslegen von Massenkulturen der Löfflerschen Mäusetyphusbazillen. Der Erfolg war glänzend und gab Veranlassung, sich dieses Mittels zur Vertilgung der Mäuse weiter zu bedienen. Seitdem sind in der Praxis eine große Zahl von Versuchen mit zum Teil sehr guten Resultaten ausgeführt worden. Dabei hat sich im allgemeinen die Unschädlichkeit des Verfahrens für Menschen und Haustiere ergeben.

Th. Smith hatte als erster bei seinen Studien über die verwandtschaftlichen Beziehungen des Hogcholerabazillus zu anderen Bakterien die Ähnlichkeit des Mäusetyphusbazillus mit diesem Erreger und dem Bacillus enteritidis Gärtner erkannt und daher diese drei Mikroorganismen als Vertreter der Hogcholera- oder Salmonellagruppe zusammengefaßt.

Auf die Ähnlichkeit der Mäusetyphusbakterien mit den menschlichen Paratyphusbazillen haben zuerst und fast gleichzeitig Bonhoff und Trommsdorff im Jahre 1903 aufmerksam gemacht.

Der ersten Mitteilung von Trommsdorff 1903 über Erkrankungen an Durchfällen bei 10 Leuten, die mit dem Legen von Löfflerschen Mäusetyphusbazillen zu tun gehabt hatten, sind weitere Publikationen von Georg Meyer, Shibayama und Fleischanderl gefolgt. Meyer erkrankte selbst im Verlaufe seiner Versuche an akuter Enteritis mit positivem Befund von Mäusetyphusbazillen in seinem Stuhl.

Fleischanderl beobachtete in seiner Praxis mehrere Fälle von akuter Enteritis bei Leuten, welche mit Mäusetyphusbazillen getränkte Brotstückchen auf die Felder verteilt hatten und 24 Stunden später teils schwer, teils leicht erkrankt waren. Unter den Erkrankten befand sich eine Lehrersfamilie, die nichts mit dem Legen des Mäusegiftes zu tun gehabt hatte, die aber am Tage vor dem Ausbruche ihrer Erkrankung ungekochte, aus jenem Hause stammende Milch genossen hatte, in dem kurz zuvor der Mäusegifttrank bereitet worden war. Ein Sohn, der von der Milch nicht getrunken hatte, war gesund geblieben. Aus dem Stuhl der schwerkranken Lehrersfrau wurden Mäusetyphusbazillen gezüchtet. Um über die Frage, ob die Mäusetyphusbazillen die ausschließliche Ursache der beobachteten Erkrankungen bildeten, volle Klarheit zu gewinnen, trank der Berichterstatter selbst eine Aufschwemmung von Bazillen, die damals in dortiger Gegend verwendet wurden, und erkrankte 24 Stunden später an einer akuten, schnell vorübergehenden Enteritis mit positivem Befund von Mäusetyphusbazillen in seinem Stuhl.

Shibayama teilt mehrere einwandfreie Fälle von einzelnen und Massenerkrankungen mit. Es erkrankten einmal 30 Personen, darunter zwei tödlich nach Genuß eines Gemüses, das in einem Holzgeschirr angerichtet war, das vorher zur Aufschwemmung von Mäusetyphuskulturen gedient hatte. In einem anderen Fall waren 34 Personen, darunter eine tödlich, an heftiger Gastroenteritis nach Genuß von Fleisch eines Pferdes erkrankt, das einer gelegentlichen Infektion mit Mäusetyphusbazillen erlegen war. In dem Fleisch und den Ausleerungen der Erkrankten fanden sich Mäusetyphusbazillen.

Babes und Busila berichten über eine Gruppenerkrankung von sieben Personen zwei verschiedener Familien, welche zwei bis drei Tage nach Legen von Mäusetyphuskulturen an Magenschmerzen, Kopfschmerzen, Fieber, Roseola (bei einem Kinde) erkrankten. Nach den angestellten Ermittelungen konnte es keinem Zweifel unterliegen, daß es sich um eine Infektion mit den genannten Kulturen handelte. Fritsch und Staub berichten über einen Todesfall durch Mäusetyphus.

8. Bakterien einer Pseudotuberkulose bei Meerschweinchen.

Auf das Vorkommen einer sporadisch oder epizootisch mit der Bildung von Knötchen in Milz, Leber, Lymphdrüsen bei Meerschweinchen auftretenden Krankheit haben 1884

Malassez und Vignal aufmerksam gemacht. Eberth nannte diese Krankheit zuerst bazilläre Pseudotuberkulose. Charrin und Roger gelang es bereits 1888 aus pseudotuberkulösen Knoten der Leber und Milz eines spontan eingegangenen Meerschweinchens kleine bewegliche Bazillen zu gewinnen, mit denen sie bei Meerschweinchen, Kaninchen und Mäusen ein dem ursprünglichen gleiches Krankheitsbild zu erzeugen vermochten.

In Deutschland sind von Neißer, Böhme, Eckersdorff, Dieterlen, Bofinger seuchenartige Krankheiten mit pseudotuberkulösen Veränderungen bei Meerschweinchen beobachtet und beschrieben worden, bei denen Bazillen der Paratyphusgruppe als Erreger festgestellt werden konnten. Eckersdorff fand unter 100 Stück fast jedes dritte Tier infiziert. Löffler fand einmal bei einer unter den Vorratsmeerschweinchen des hygienischen Instituts in Greifswald auftretende Seuche mit Veränderungen der Pseudotuberkulose den Gärtnerbazillus.

9. Bakterien der Rattenseuche (Rattenschädlinge).

Im Jahre 1900 wurde von Danysz bei einer unter Feld- und Waldmäusen herrschenden Epizootie ein Bazillus gezüchtet, der sich als besonders pathogen für Ratten und Mäuse erwies und als Bacillus Danysz bald zur Rattenvertilgung in ausgiebiger Weise mit Erfolg benutzt wurde.

Das in England unter dem Namen Liverpoolvirus in dem Handel befindliche Rattenvertilgungsmittel stellt den Gärtnerbakterien gleichende Reinkulturen dar. Im Jahre 1909 haben Handson und Klein über eine Massenerkrankung an Gastroenteritis berichtet, die auf eine Infektion mit dem Liverpoolvirus zurückgeführt werden konnte und die zu den Arbeiten Steffenhagens über die Natur des Liverpoolvirus Veranlassung gab. Es wurde in dem Nebenraum eines Speisezimmers, in welchem alle Erkrankten gemeinschaftliche Mahlzeiten eingenommen hatten, ein schlechter Geruch bemerkt. Als man, um die Ursache desselben zu ergründen, die Dielen aufhob, wurden 40 tote Mäuse gefunden. Des weiteren wurde bekannt, daß wegen der zunehmenden Mäuseplage in dem Speise- und dem Nebenraum eine einmalige Auslegung des Liverpoolvirus stattgefunden hatte. Bakteriologisch wurde festgestellt, daß die aus den Dejekten mehrerer Kranker gezüchteten Bakterien dieselben kulturellen Eigenschaften hatten wie die Bakterien des Liverpoolvirus.

Neuerdings sind in Deutschland 30 Erkrankungen an Enteritis in einer Pensionsanstalt und 216 Fälle in einem Frauenlyzeum in Amerika mit den zur Vertilgung der Ratten ausgelegten Bakterienkulturen in Zusammenhang gebracht (Spray).

10. Über das Vorkommen der Bakterien der Paratyphus- und Gärtnergruppe in der belebten und unbelebten Natur.

Diese weite Verbreitung und häufige Beteiligung der Bakterien der Paratyphus- und Gärtnergruppe bei Krankheitsprozessen der Tiere wurde verständlich durch den Nachweis. daß diese Mikroben im Organismus gesunder Schlachttiere (Schweine, Kälber, Rinder. Pferde, Gänse) und anderer Tiere (Mäuse, Ratten, Meerschweinchen, Kaninchen, Hunde) ein saprophytisches Dasein führen, daß sie in den Ausscheidungen und in dem Körperinnern der **gesunden** Tiere angetroffen werden können. Wie nicht anders zu erwarten war, zeigte es sich, daß die in Rede stehenden Bakterien, namentlich die der Paratyphusgruppe in den tierischen Produkten, Fleisch, Wurst, Milch, im Wasser und Eis angetroffen werden können — wenn auch natürlich nicht in jedem Falle nachgewiesen werden müssen. Mit diesen Medien können sie dann auch in den menschlichen Körper Aufnahme finden. Daraus erklärt sich ihr wiederholt geglückter Nachweis in den Ausleerungen und sogar in dem Blut ganz gesunder Menschen und bei Krankheitsprozessen allgemeiner und lokaler Art, die mit dem klinischen Bilde des Paratyphus nichts zu tun haben, wovon noch später die Rede sein wird.

Durch die Untersuchungen ist nunmehr festgestellt, daß Bakterien der Paratyphus- und Gärtnergruppe bei Enteritis und puerperalen Krankheiten der Kühe — Metritis, Mastitis, Abortus, Sepsis — bei Krankheiten der Kälber — der Ruhr, der Polyarthritis, der Pleuropneumonie, Phlebitis umbilicalis, der Lebernekrose — bei Krankheiten der Pferde und Schweine, bei Mäusen, Ratten, Meerschweinchen und beim Geflügel als Entzündungen, Eiterungen und Septikämie erzeugende Mikroorganismen eine Rolle spielen,

wobei die Frage, ob sie die prima causa der Krankheiten darstellen oder ihre Wirkung sekundärer Natur ist, noch nicht in
allen Fällen endgültig gelöst ist, was für die Beurteilung der
Fleischvergiftungen belanglos ist.

11. Ergebnis bakteriologischer Untersuchung bei der Fleischbeschau untauglich erklärter Tierkörper.

Diese Feststellung hat eine Bestätigung erfahren durch das Ergebnis **unabhängig von Fleischvergiftungen** der Menschen systematisch durchgeführter
bakteriologischer Untersuchungen des Fleisches ganzer, bei der Fleischbeschau
beanstandeter Tierkörper in den betreffenden Untersuchungsämtern. Die
statistischen Nachweise aus 11 Ländern, in denen solche Untersuchungen ausgeführt sind und zwar in den Jahren 1920, 1921 und 1922 sind nach den Veröffentlichungen des Reichsgesundheitsamtes folgende:

	1920	1921	1922
Zahl der untersuchten Tierkörper	4313	6211	11897
Rinder	2710	3340	5913
Pferde	953	1444	3849
Kälber	357	685	1072
Schweine	217	656	929
Schafe	49	61	72
Ziegen	26	25	62

$58,4\%$, $56,4\%$, $56,2\%$ wurden bakterienfrei gefunden. Fleischvergiftungsbakterien
wurden in $2,9\%$, $3,8\%$, $3,4\%$ festgestellt, bei Kälbern in $9,2\%$, $9,3\%$, $9,2\%$, bei Pferden
in $3,9\%$, $3,1\%$, $6,9\%$, bei Schweinen in $2,3\%$, $4,4\%$, $2,9\%$, bei Rindern in $1,8\%$, $2,9\%$,
$2,7\%$, bei Schafen in 0%, $1,6\%$, $5,6\%$, bei Ziegen in 0%, 0%, 0%. Die hohe Prozentzahl bei Schafen ist bedingt durch die erwähnte große Epizootie in Überruhr.

Das Fleisch beanstandeter Tierkörper ist also in mehr als der Hälfte der Fälle
frei von Bakterien gefunden worden, damit ist aber keineswegs gesagt, daß
es genußtauglich gewesen ist, denn es kann immerhin Mikroorganismen enthalten haben, die ganz besondere Ansprüche an den Kulturnährboden stellen
und bei der Technik der gewöhnlichen bakteriologischen Untersuchung nicht
in die Erscheinung treten. Aber diese Frage ist von untergeordnetem Interesse.
Viel wichtiger ist die Feststellung, daß tatsächlich in einer Reihe von krank
gewesenen und daher beanstandeten Tieren **Bakterien der Paratyphus-
und Gärtnergruppe** gefunden sind und daß sie im Vergleich zu andern
Bakterienarten nur in einem geringen Prozentsatz angetroffen sind.

Von Interesse sind auch folgende zwei Zusammenstellungen:

**Es wurden für untauglich erklärt ganze Tierkörper infolge von Blutvergiftung
in den Jahren 1924 und 1925.**

	Pferde	Rinder	Kälber	Schweine	Schafe	Ziegen
Ohne Nachweis von Fleisch- vergiftungsbakterien . .	1561	4600	1495	703	181	84
	2160	3452	1386	527	186	106
mit positivem Befund von Fleischvergiftungsbak- terien	244	402	122	52	2	3
	408	420	132	47	3	4

Über die Häufigkeit der positiven Befunde der Fleischvergifter in einem
Jahr (1924) und in einem Regierungsbezirk (Potsdam) gibt Standfuß interessante Zahlen:

Unter 990 Fällen fand er 18 mal Keime dieser Bakteriengruppen, und zwar waren sie 9 mal in allgemeiner Verbreitung im Tierkörper, 9 mal nur in einem einzigen Organ und dann nur in geringer Anzahl anzutreffen. Diese 18 Keime wurden 8 mal bei Kälbern, 5 mal bei Pferden, 4 mal bei Rindern, 1 mal beim Schaf herausgezüchtet, während bei 76 Schweinen überhaupt keine der in Rede stehenden Bakterien angetroffen wurden.

Von den 18 positiven Funden waren 14 serologisch bestimmbar, und zwar handelte es sich nach Tierart und serologischem Verhalten geordnet um folgende Verteilung:

Es wurden agglutiniert von

	Para B + Gärt.-Ser.	Gärt.-Ser.	Breslau-Ser.	Breslau + Para B Ser.
Pferd	—	—	—	3
Rind	1	—	2	1
Kalb	1	3	1	1
Schaf	1	—	—	—

Paratyphus B-Stämme mit hoher und ausschließlicher Agglutination durch Paratyphus B-Serum wurden überhaupt nicht gefunden.

Von den Krankheiten stellten die Magendarmerkrankungen den Hauptanteil, bei Kälbern überwogen eitrig-jauchige Entzündungskrankheiten, das eine in Betracht kommende Schaf litt an Gebärmutterentzündung.

12. Die Identität und Pathogenität der Bakterien der Paratyphus- und Gärtnergruppe.

Für die Beurteilung der Entstehung von Nahrungsmittelvergiftungen besonders der Fleischvergiftungen ist naturgemäß die Frage nach der Identität und Menschenpathogenität der zahlreichen, bei den verschiedensten Tierkrankheiten und in den verschiedenartigsten Medien gefundenen Stämme der Paratyphus- bzw. Gärtnerbakterien von Bedeutung. Sind die zahlreichen einer Gruppe angehörigen Bakterienstämme identisch oder wenigstens bezüglich ihrer Infektiosität und Pathogenität für die einzelnen Tierarten gleichwertig und sind es sämtlich Bakterien, die Nahrungsmittelinfektionen, insbesondere Fleischvergiftungen hervorrufen können oder überhaupt für den Menschen pathogene Eigenschaften besitzen oder erwerben können?

In dieser epidemiologisch so wichtigen Frage ist man unkonsequent verfahren. Auf der einen Seite hat man die verschiedensten Stämme in die beiden Gruppen – Paratyphus- und Gärtnergruppe – zusammengefaßt, weil sie kulturell, chemisch-biologisch und serologisch weitgehende Übereinstimmung zeigten, wobei man übersah, daß unsere bakteriologische Methodik möglicherweise nur die ihnen gemeinsamen Eigenschaften in die Erscheinung treten läßt, während sie die sie vielleicht trennenden Merkmale nicht aufdeckt. Auf der anderen Seite hat man den einzelnen Stämmen eine artspezifische Wirkung zugesprochen und dies in der Benennung der einzelnen Stämme zum Ausdruck gebracht. Man unterscheidet vom epidemiologischen Standpunkt den menschlichen Paratyphusbazillus (Schottmüller) vom Fleischvergifter, diesen vom Schweinepestbazillus, jenen wieder vom Kälberruhrerreger und Mäusetyphusbazillus usw., und die Erfahrungstatsachen haben dieser Trennung im allgemeinen Recht gegeben. Die Epidemiologie lehrt, daß bei Ausbruch einer Epizootie unter der einen Tierart jene nicht auf die andere überzugreifen pflegt.

Daß es Ausnahmen gibt, zeigt die Beobachtung von Schermer und Ehrlich, nach der Schweine durch paratyphuskranke Kälber angesteckt wurden. Die tägliche Erfahrung lehrt ferner, daß bei Seuchenausbrüchen unter den Schlachttieren, bei denen die in Rede stehenden Bakterien als primäre oder sekundäre Krankheitserreger eine Rolle spielen, menschliche Erkrankungen als Folge der Aufnahme dieser Bakterien nicht beobachtet werden. Es müßte doch bei den das Vieh besorgenden Leuten, den Viehfütterern, Melkern, Hirten, Viehhändlern, Fleischern die Infektion mit den Krankheitserregern geradezu als Berufskrankheit anzutreffen sein, was nicht der Fall ist. Man kann daher den Autoren Uhlenhuth als Vertreter der Humanmedizin und v. Ostertag als Vertreter der Veterinärmedizin zustimmen, daß die bei Tierseuchen primär oder sekundär wirksamen Bakterien der Paratyphus- und Gärtnergruppe für den Menschen **nicht kontagiös** sind und für die menschliche Gesundheit nicht ohne weiteres gefährlich sind. Aber die für eine Tierart spezifische Pathogenität ist keine absolute. Es kommen alle möglichen Pathogenitätsänderungen vor. Unter welchen Verhältnissen und Bedingungen diese eintreten können, ist noch nicht restlos geklärt. Es kann der für eine Tierart spezifisch pathogene Mikroorganismus pathogene Eigenschaften auch für eine andere Tierart annehmen, insbesondere können ausgesprochen tierpathogene Stämme menschenpathogen werden, und der menschenpathogene Paratyphusbazillus (Schottmüller) auch tierpathogene Eigenschaften entfalten.

Ursprünglich nur tierpathogene Bakterien der beiden Gruppen können aber auch menschenpathogen sein. Erkrankungen durch Mäusetyphusbazillen sind wiederholt beobachtet worden (S. 434) ebenso durch Rattenschädlinge.

Für die beim Menschen gezüchteten Fleischvergifter ist in einigen allerdings noch wenigen Fällen die Pathogenität für Schlachttiere festgestellt. Schweine, die Uhlenhuth und Hübener mit Gärtnerbakterien subkutan und intravenös impften, zeigten das klinische und anatomische Bild der bazillären Schweinepest. Der von Poels und Dhont in der Epidemie zu Rotterdam gezüchtete Bazillus verursachte bei Kühen nach intravenöser Impfung Fieber, Muskelzuckungen, Freßunlust, Enteritis. In der von Sachs-Müke und Prigge beschriebenen Epidemie verursachte die Verfütterung des infizierten Fleisches an zwei Schweine Enteritis. Aus diesen wenigen Beobachtungen geht aber doch immerhin hervor, daß die bei Fleischvergiftungsepidemien gewonnenen spezifischen Bakterien für Schlachttiere — Kälber, Kühe, Schweine, Ziegen und Schafe — pathogen sind.

Von großer Wichtigkeit ist naturgemäß die Frage, ob sich mit den menschlichen Paratyphusstämmen unsere Schlachttiere infizieren lassen. In dieser Beziehung liegen aus demselben oben angeführten Grunde nur spärliche Untersuchungen vor, aus denen aber immerhin hervorgeht, daß es gelingt, mit menschlichen Paratyphusstämmen Kälber krank zu machen (Kutscher, Schmitt).

Und nun zur letzten der für die Epidemiologie der Fleischvergiftungen so wichtigen Fragen nach der Pathogenität der saprophytisch im Darm der Schlachttiere und anderer Tiere lebenden Bakterien der beiden Gruppen. Können sie wirklich unter gewissen Bedingungen virulent werden, d. h. Krankheit auslösende Eigenschaften entfalten? Diese Frage ist durchaus zu bejahen. Zunächst sprechen dafür einige an Laboratoriumstieren beobachtete Tatsachen. Diese Beobachtungen sind doch nur so zu erklären, daß die verschiedenen Eingriffe eine Schwächung der allgemeinen Widerstandskraft der Tiere hervorrufen, auf deren Boden die bis dahin saprophytisch im Tier lebenden Bakterien anfangen krankmachend zu wirken. Bei keiner Krankheit kommt das so deutlich zum Ausdruck wie bei der mehrfach erwähnten Schweinepest. Ähnliche

Beobachtungen sind ja auch in der Humanmedizin bei den Eitererregern bekannt. Wer wüßte nicht, daß ein durch Erkältung erworbener Schnupfen mit eitrigem Nasenfluß oder eine durch Erkältung entstandene Angina durch die Übertragung der sie verursachenden Mikroorganismen ansteckend auf die nächste Umgebung wirkt?

In der Epidemiologie der Fleischvergiftungen sind mehrere Fälle bekannt geworden, die sich nur in dem obigen Sinne deuten lassen. In St. Johann verursachte das Fleisch eines wegen Blasenruptur infolge Blasensteins notgeschlachteten Ochsen, in Kiel und Rendsburg eines wegen Beckenbruchs notgeschlachteten Pferdes, in Anklam und Ückermünde eines mit Schulterverletzung nach Hornstoß behafteten Jungrinds, in Schlettau eines mit geschwollenem Hinterbein behafteten notgeschlachteten Pferdes — Massenvergiftungen. In allen vier Fällen handelte es sich um intravital infiziertes Fleisch, in den beiden zuerst aufgeführten waren Gärtnerbakterien, in den anderen Paratyphus B-Bakterien gefunden. In allen Fällen muß man annehmen, daß sie bereits im Tierkörper (Gallenblase, Harnblase, Darm, Haut) vorhanden waren und erst infolge der durch die primäre Krankheit herabgesetzten Widerstandskraft als sekundäre Sepsiserreger zu wuchern Gelegenheit fanden.

M. Müller stellt im Gegensatz zu anderen Veterinärmedizinern das kranke infizierte Tier, also die intravitale Infektion, in den Mittelpunkt der Entstehung der Fleischvergiftungen. Nach ihm gibt es eine dem Paratyphus des Menschen entsprechende, ätiologisch gleichartige und auf den Menschen übertragbare Infektionskrankheit der Tiere, den Paratyphus der Tiere. Diese Krankheit, die zur Entstehung der Fleischvergiftungen bei den Menschen führt, ist klinisch als solche nicht zu erkennen. Ebensowenig ist es nach ihm möglich, fleischbeschaulich jene Fälle zu erkennen, die durch Fleischgenuß schädigend auf den Menschen in Form der Fleischvergiftungen wirken. Er rechnet mit der Bollingerschen Blutvergiftungslehre, nach der als Ursache der Fleischvergiftungen beim Menschen die klinisch und anatomisch als eitrig-jauchige Blutvergiftung der Schlachttiere imponierenden Krankheitszustände gegolten haben und noch gelten, ab und verwirft sie vollständig. Nach seiner Ansicht sind diese nicht durch die spezifischen Bakterien der Fleischvergiftergruppe sondern durch die nichtspezifischen Wundinfektionserreger bedingt und als Saprämie zu bezeichnen. Nach ihm gibt es rein menschenpathogene, rein tierpathogene und drittens bipathogene, d. h. menschen- und tierpathogene Arten der Paratyphus-Enteritis-Gruppe. Auf Grund dieser Annahme stellt er folgende Thesen auf:

1. Die Septikämie und Pyämie der Schlachttiere (septischen Beschaubefund oder anatomische Blutvergiftung beim geschlachteten Tier) wird durch ubiquitär nichtspezifische Wundinfektionserreger hervorgerufen, indem sie lokale oder tiefgreifende Wundinfektionen bewirken. Der Genuß des Fleisches solcher Tiere ist unschädlich.

2. Die bipathogenen Bakterien der Paratyphus-Enteritis-Gruppe bewirken beim Schlachttier einen klinisch und symptomatisch nicht erkennbaren Paratyphus (intravitale Infektion des Fleisches). Fleischgenuß bewirkt beim Menschen Paratyphus.

3. Rein tierpathogene Bakterien der Paratyphusgruppe bewirken lokale oder allgemeine paratyphöse Infektion der Tiere. Fleischgenuß bewirkt beim Menschen keine Schädigung.

4. Rein menschenpathogene Bakterien der Paratyphusgruppe sind ohne pathogene Wirkung für Tiere. Eine Infektion des Fleisches findet nicht statt, daher auch keine Schädigung des Menschen.

Ihm ist von verschiedenen Seiten widersprochen worden und muß auch von uns in einigen Punkten widersprochen werden. Der Beweis, daß es rein tierpathogene und rein menschenpathogene, scharf zu trennende Bakterien der Paratyphusgruppe gibt, steht noch aus und wird auch von ihm nicht erbracht. Schon vor 17 Jahren habe ich in meiner Monographie über Fleischvergiftungen darauf hingewiesen, daß die Mikroorganismen, die wir Paratyphusbazillen nennen, ihren Namen eigentlich zu Unrecht tragen, da sie in den meisten Fällen alle anderen Krankheitsprozesse auszulösen und alle möglichen Krankheitsbilder zu verursachen und nur in seltener Weise einmal für einen wirklich typhusähnlichen Krankheitsprozeß die Ursache abzugeben pflegen. Der Name wird nicht mehr zu ändern sein, die Vorstellung aber, die wir mit diesem Namen für die menschliche Pathologie verknüpfen, ist in der Humanmedizin wenigstens im Laufe der Zeit eine andere geworden. Wir wissen, daß diese Mikroorganismen ohne die Kriterien eines Typhus oder einer Gastroenteritis alle möglichen Organerkrankungen, Bakteriämie und Septikämie hervorzurufen imstande sind, und daß gleiche Wirkungen von ihnen in der Tierpathologie zustande gebracht werden. Es ist schwierig, eine erschöpfende Definition des Begriffes Sepsis oder Septikämie zu geben. Aber soviel läßt sich doch sagen, daß die Septikämie nicht eine bestimmte Krankheit einer oder aller Tiergattungen ist, welche durch saprophytische Erreger erzeugt wird, daß sie vielmehr einen Kollektivbegriff für eine Reihe von klinischen und anatomischen Erscheinungen bildet, die durch das gleichartige Verhalten verschiedener pathogener Mikroorganismen dem tierischen Organismus gegenüber erzeugt werden, und daß zu diesen Erregern auch die Bakterien der Paratyphus- und Gärtnergruppe gehören. Bollinger hatte durchaus recht, wenn er die Septikämie und Eiterungen der Schlachttiere als Ursache der menschlichen Fleischvergiftungen bezeichnete. Er konnte freilich nicht wissen, daß dies in der Regel nur der Fall ist, wenn Bakterien der großen Paratyphusgruppe Ursache dieser Krankheitsprozesse waren, und konnte nicht ahnen, daß sie im Vergleich zu anderen Septikämie und Eiterung erzeugenden Mikroorganismen nur selten vorkommen. Diese Erkenntnis als Ergebnis der systematisch durchgeführten bakteriologischen Untersuchungen war erst der Neuzeit vorbehalten. Jedenfalls liegt keine Veranlassung vor, auf Grund der Müllerschen Thesen unsere Auffassung von der Entstehung der Fleischvergiftungen zu ändern, nach der alle zur großen Paratyphusgruppe gehörigen Typen, soviel es auch sein mögen und noch festgestellt werden, beim Menschen Fleischvergiftung hervorrufen können, sobald sie in Wechselwirkung mit dem Tierorganismus getreten sind und mit Fleisch- oder Schlachtprodukten Eingang in den menschlichen Körper gefunden haben. Unsere Auffassung hat durch die Veröffentlichungen von Demnitz und von Kob über Menschenpathogenität als Suipestifer imponierender Stämme der Paratyphusgruppe eine Stütze erhalten.

13. Das pathogenetische Verhalten der Tier- und Menschenstämme.

Für die der Paratyphus- und Gärtnergruppe enge Zusammengehörigkeit aller in Rede stehenden Mikroorganismen spricht weiter die Gleichartigkeit ihres pathogenetischen Verhaltens. Von der Art der krankmachenden Wirkung bei Tieren ist bereits die Rede gewesen. Sie können als selbständige Erreger Allgemeinerkrankungen (Enteritis mit Sepsis) in Einzelfällen oder epizootischer Form verursachen, wie z. B. die Kälberruhr, den Mäusetyphus, die Papageienteritis, oder sie wirken wiederum in Einzelfällen oder in Epizootien als sekundäre Sepsiserreger bei primären allgemeinen Krankheiten, wie z. B. bei der Schweinepest oder bei Lokalerkrankungen (Zystitis), oder sie verursachen drittens ohne Allgemeinerkrankung **primär lokale** entzündliche, eitrige und nekrotische Prozesse mit und ohne nachfolgende, sekundäre Septikämie (Mastitis, Metritis) der Kühe, Pleuropneumonie der Kälber, Pseudotuberkulose der Meerschweinchen, oder sie vegetieren im Warmblüterorganismus ohne jede krankmachende Wirkung.

Ganz ähnlich ist die Wirkung der Paratyphusbazillen beim Menschen. Nur in den seltensten Fällen entsteht hier das Bild des Typhus, viel häufiger das der akuten Gastroenteritis mit toxischen und septischen Erscheinungen, und zwar entweder in Form von Einzelfällen oder in Form von Epidemien. Bei anderen akuten und chronischen Krankheiten verursachen sie nicht selten eine sekundäre Gastroenteritis mit folgender Bakteriämie oder eine reine Sepsis, oder sie bewirken ohne jedes Zeichen einer typhösen Erkrankung lokale Entzündungen und Eiterungen mit sekundärer Bakteriämie oder mit ausgebildeter Sepsis besonders häufig vom weiblichen Urogenitalapparat aus, oder sie leben im menschlichen Organismus als Saprophyten.

Die Fähigkeit der saprophytischen Existenz in der Außenwelt und des parasitischen Lebens im Organismus ist ein Charakteristikum unserer Bakterienarten und erklärt die scheinbaren Widersprüche ihrer weiten Verbreitung als Saprophyten und ihrer oft erwiesenen großen Pathogenität. Mit anderen Bakterien teilt diese Bakteriengruppe die Eigenschaft, in dem einen Falle ohne weiteres das lebende Gewebe anzugreifen und krankmachend zu wirken, in dem anderen Falle aber erst eine Schädigung des Gewebes, sei es lokaler oder allgemeiner Natur, abzuwarten, um sich hier anzusiedeln und dann erst deletär zu wirken und im dritten Falle überhaupt keine krankmachenden Einflüsse zu entfalten.

Mit der Schottmüllerschen Einteilung des Paratyphus nach den verschiedenen klinischen Bildern deckt sich die pathologische Anatomie, die durch die Untersuchungen und Beobachtungen im Weltkriege seitens erfahrener Pathologen, namentlich durch die sehr umfassenden und gründlichen Arbeiten von L. Pick sichergestellt und in verschiedenen strittigen Fragen aufgeklärt ist. Auch er unterscheidet nach dem pathologisch-anatomischen Befund vier Hauptformen: die dem Abdominaltyphus im pathologisch-anatomischen Befunde vollkommen gleichende Form (Paratyphus abdominalis Schottmüller), zweitens die Gastroenteritis, drittens die — wenigstens scheinbar primäre paratyphöse entzündliche oder eitrige isolierte Organerkrankung, und viertens die septische oder typhus-septische oft schwer, selbst tödlich verlaufende Allgemeininfektion, die er als ein Gegenstück zu den gelegentlich beobachteten Fällen von Typhus ohne Darmerkrankung zum „Typhus sine typho" aufzählt. Er hebt besonders hervor, daß auch in Fällen annähernd gleichen oder ähnlichen typhusartigen Verlaufes das pathologisch-anatomische Bild in sehr weiten Grenzen wechselt, nicht nur gegenüber dem Typhus sondern auch in den einzelnen Fällen des Paratyphus abdominalis selbst, sowohl in den Befunden am Darmkanal hinsichtlich ihrer besonderen Gestaltung, Örtlichkeit und Stärke wie in dem an Milz und Bauchlymphknoten, wie schließlich auch an den übrigen Organen. Im allgemeinen besitzt der Paratyphus B-Bazillus nach Pick gegenüber den Typhusbazillen stärkere entzündungs- und eitererregende Eigenschaften. Er beobachtete Abszesse in Milz, Lungen, im Gallenblasenbett, bei Cholelithiasis besonders mehrfache Abszesse in den Nieren in bedeutender Menge, und das Vorkommen der Erreger in den Samenblasen bei histologisch unveränderter Wand, ohne daß zwischen der Infektion des Urins, der in $50\,^0/_0$ der untersuchten Fälle an der Leiche die Krankheitserreger enthielt, und der der Samenblasen ein Abhängigkeitsverhältnis festgestellt werden konnte. Letztere können auch bei abgelaufenem Paratyphus abdominalis zum Sitz metaparatyphöser Eiterung werden und in dieser Form sowohl wie auch bei histologisch intaktem Verhalten den letzten Schlupfwinkel der Paratyphusbazillen im

Körper darstellen, so daß diese ebenso wie für das Gallensystem auch für das urogenitale System als organotrop erscheinen. In der Leber beobachtete er neben sehr häufigen intralobulären miliaren unspezifischen Nekrosen und spezifischen zelligen Herdchen gelegentlich grobe makroskopische Nekroseherde, die den auch der Veterinärpathologie bekannten in der Leber der Schlachttiere vorkommenden Formen und den bei Laboratoriumstieren durch Injektion von Stämmen der Paratyphusgruppe experimentell erzeugten zur Seite zu stellen sind.

14. Die kulturellen, serologisch-biologischen Unterschiede der Paratyphusstämme.

In den letzten Jahren hat man sich bemüht, kulturelle und serologische Unterscheidungsmerkmale und Erkennungszeichen der einzelnen Stämme zu finden, und es mag gleich hier vorweg genommen werden, daß dies beim Bacillus suipestifer hinsichtlich seines serologischen Verhaltens gelungen ist. Einig ist man auch darin, daß der Gärtnerbazillus serologisch stets zu erkennen und von den Vertretern der Paratyphus B-Gruppe zu trennen ist.

Bitter als Vertreter der Kieler Schule behauptet aber weiter, daß der Paratyphus B-Bazillus Schottmüller in kultureller, serologischer und biologischer Beziehung bestimmte und konstante Merkmale zeige, die im Laboratorium eine Unterscheidung von dem Fleischvergifter Typus Breslau ermögliche.

Diese Frage der Typendifferenzierung ist auf der 11. Tagung der deutschen Vereinigung für Mikrobiologie 1925 Gegenstand lebhafter Erörterungen gewesen, denen umfangreiche Untersuchungen in verschiedenen Instituten vorausgegangen waren. Indem auf die in Bd. 97, Heft 4/7 1926 des Zentralblatts für Bakteriologie wiedergegebenen Referate verwiesen wird, sollen hier nur in großen Zügen die Ergebnisse mitgeteilt werden. Danach unterliegt es keinem Zweifel mehr, daß es unter Berücksichtigung der Bitterschen Untersuchungstechnik gelingt, in der Humanpathologie zwei Typen der Paratyphusstämme zu unterscheiden, von denen der eine dem Typus Schottmüller, der andere dem Typus Fleischvergifter Breslau entspricht. Aber Bitter geht zu weit, wenn er daraus auf eine Artverschiedenheit dieser Krankheitserreger schließt und ihnen eine verschiedenartige Wirkungsweise unterlegt, indem er den Baz. Schottmüller nur als Erreger der typhösen Form des Paratyphus und den Typhus Fleischvergifter Breslau als Erreger der gastroenteritischen Form anspricht. Das geht schon deshalb nicht, weil in ein und derselben durch ein und denselben Erreger, erzeugten epidemieartigen Paratyphusinfektion beide Formen des klinischen Verlaufes und des pathologisch-anatomischen Befundes beobachtet wurden. Ihm ist denn auch von verschiedenen Autoren widersprochen, so von Fraenkel und Much, besonders aber von Schottmüller, der unter anderen Beweisen als wichtigsten Gegenbeweis gegen die Bittersche Lehre die Tatsache anführt, daß beide Erkrankungsformen bei ein und demselben Patienten angetroffen werden, daß im Anschluß an eine akut unter dem Bild einer Gastroenteritis oder Cholera nostras beginnende Erkrankung ein Typhus-Krankheitsbild mit charakteristischer Fieberkurve, Roseola sich entwickelt. Er hält daran fest, daß Enteritis-Paratyphusstämme auch den Paratyphus abdominalis, d. h. die typhöse Form und umgekehrt hervorrufen können, daß also die Enteritisstämme identisch sind mit den Bazillen, welche den typhösen Paratyphus erzeugen.

Diese Beobachtungstatsachen haben durch die sehr umfangreichen und mühevollen Untersuchungen Uhlenhuths, Seifferts und anderer Mitarbeiter eine Bestätigung erfahren.

Einen Bazillus Breslau, der sich dem Bac. paratyphi hominis als Repräsentant einer selbständigen Sondergruppe gegenüberstellen läßt, haben sie nicht gefunden. Sie warnen mit Recht vor einer Überschätzung der gefundenen Differenzen, die sich als Modifikationen repräsentieren und im Gegensatz zu den festen Typen der Tuberkelbazillen immer wieder nachweislich ineinander übergehen und vor voreiligen Schlüssen bezüglich ihrer Bedeutung für die Entstehung menschlicher Erkrankungen.

Zusammenfassend ist bezüglich der Frage nach der Identität und Pathogenität der verschiedenen Stämme zu sagen, daß die ausgesprochen tierpathogenen Stämme im allgemeinen nicht gleichzeitig auch pathogen für den Menschen sind, wenn man nur die Einschränkung macht, daß sie unter Umständen aber hochpathogene Eigenschaften für den **Menschen erwerben können!** Diese Eigenschaft können sie gerade dadurch erlangen, daß sie im kranken Tierorganismus wuchern und mit den Produkten desselben Eingang in den Menschen finden.

Indem die Erreger in Wechselwirkung mit dem Organismus unserer Schlachttiere treten, erhalten sie in gewissen Fällen den Stempel der Pathogenität für Menschen aufgedrückt! Das gleiche kann geschehen, wenn sie als avirulente Bakterien vom Tier oder von der Außenwelt oder schließlich auch vom Menschen auf einen für sie günstigen Nährboden gelangen und unter günstigen Bedingungen gehalten werden, oder wenn sie als avirulente in den Körper mit der Nahrung aufgenommene Bakterien durch eine lokale oder allgemeine Krankheit des Körpers Gelegenheit zur Virulenzsteigerung haben.

Leider versagen unsere Untersuchungsmethoden zur Unterscheidung pathogener und nichtpathogener Mikroorganismen ein- und derselben Bakterienart gänzlich. Die einzige Methode, welche in beschränktem Maße darüber Auskunft geben kann, ist das Tierexperiment. Aber auch dieses hat nur einen bedingten Wert, da es nur eine beschränkte Zahl von Bedingungen zur Geltung kommen läßt, während in der Natur eine unberechenbar große Zahl von Bedingungen, die nachzuahmen unmöglich ist, eine Rolle spielt oder wenigstens spielen kann. Immerhin aber lehrt das Tierexperiment, daß längeres Fortzüchten auf bestimmten Nährböden und fortgesetzte Tierpassagen in den Bakterien pathogene Eigenschaften in dem einen Falle verschwinden, in dem anderen Falle entstehen lassen können. Und wer wollte leugnen, daß in der Natur den Bakterien Gelegenheit gegeben ist, derartige Wandlungen durchzumachen?

c) Anderweitige Bakterien der intravitalen Fleischvergiftung.

Ob noch andere Bakterien als die spezifischen Fleischvergifter der Paratyphus- und Gärtnergruppe geeignet sind, durch eine **intravitale** Infektion des Tieres dem Fleisch eine für den Menschen giftige Beschaffenheit zu geben, ist noch eine offene Frage. Von den sog. Paratyphus C- bzw. Paratyphus β-Bakterien ist das ohne weiteres anzunehmen. Der Typus C wurde zuerst von Uhlenhuth und Hübener auf schweinepestkranken Schweinen isoliert und später von Hübener als Ursache einer Nahrungsmittelvergiftung festgestellt. Ein dem Bazillus Voldagsen gleichender Mikroorganismus wurde von Bernhard als Ursache einer Fleischvergiftungsepidemie in 40 Fällen mit einem Todesfall im Kreise Marienburg 1912 nach Genuß des Fleisches einer Kuh, die an Gebärmuttervorfall und Euterentzündung gelitten hatte, ermittelt.

Von den Kolibakterien wissen wir, daß sie ein Sammelname für morphologisch, kulturell und biologisch sich gleich, pathogenetisch aber sich sehr verschieden verhaltende Bakterien sind. Von ihnen ist es mehr als wahrscheinlich, daß unter ihnen Stämme existieren, welche die Eigenschaften der Fleischvergifter haben. Möglicherweise haben Kolibakterien in dem folgenden Falle ätiologisch eine Rolle gespielt:

Auf einem im Kreise Wohlau gelegenen Gute erkrankten Angehörige von fünf Inst-
mannsfamilien nach Genuß des Fleisches eines wegen allgemeiner zunehmender Schwäche
geschlachteten achtmonatlichen Kalbes, das tierärztlich nicht besichtigt war. Die Leber
des Tieres soll mürbe gewesen sein. Bemerkenswert ist, daß nicht alle Mitglieder der
fünf verschiedenen Familien erkrankten, obwohl sie alle von dem Fleisch genossen
hatten:

Familie 1: Familienmitglieder 9 davon erkrankt 8
„   2:   „   10 „   „   2
„   3:   „   5 „   „   5
„   4:   „   8 „   „   2
„   5:   „   10 „   „   5

Die Untersuchung der Stuhlgänge im Untersuchungsamt zu Königsberg verlief
negativ. Die Untersuchung des größtenteils eingesalzenen Fleisches ergab Kolibazillen
(Ges. d. preuß. St. 1911).

Es sind mehrfach Massenerkrankungen beobachtet, bei denen Fleisch kranker
Tiere die Ursache war, ohne daß die Fleischvergifter oder ihnen ähnliche Bak-
terien nachgewiesen werden konnten, so in letzter Zeit von Andersen, James,
die je 30 bzw. 21 Erkrankungen betrafen. In Gr. Lemkendorf verursachte der
Genuß des Fleisches eines notgeschlachteten Rindes 21 Erkrankungen an
Enteritis. Fleischvergiftungsbakterien wurden nicht gefunden.

Noch niemals ist eine Fleischvergiftung beim Menschen nach Genuß des
Fleisches von Tieren mit Streptokokken- oder Staphylokokkensepsis beobachtet
worden. Nicht die Krankheit stellt den Zusammenhang zwischen Notschlachtung
und Fleischvergiftung dar, sondern auf die Art der bei der Tierkrankheit beteiligten Erreger kommt es an.

In tierärztlichen Kreisen neigt man vielfach zu der Ansicht, daß reine
Toxinämien der Schlachttiere zu Fleischvergiftungen Anlaß geben. Man
folgert das meistens aus dem negativen Ergebnis der bakteriologischen Untersuchung des Fleisches, das sich bei der Fütterung an Mäuse giftig erweist. Es
wird dabei übersehen, daß das Ausbleiben von Bakterienwachstum auf den
gebräuchlichen Nährböden noch lange nicht Keimfreiheit des Fleisches beweist.
Es gibt eine große Zahl von Mikroorganismen (Gonokokken, Meningokokken,
Influenzabazillen), welche hohe und besondere Ansprüche an die Beschaffenheit
der Nährböden stellen. Solche besonders anspruchsvollen Mikroorganismen
könnten in diesen Fällen wirksam sein. Dazu kommt, daß Mäuse gegen Fleisch-
fütterung sehr empfindlich sind, und die Frage nach dem Vorkommen reiner
Toxinämien bei den Schlachttieren noch nicht genügend studiert ist. Immerhin
muß zugegeben werden, daß in einigen Fällen von Massenerkrankungen durch
unverarbeitetes Fleisch bekannte Krankheitserreger nicht gefunden worden
sind. Daß also auch noch andere Bakterien in der bisher erörterten Art Fleischvergiftungen verursachen können, soll nicht in Abrede gestellt werden.

d) Die morphologischen, kulturellen, biologischen Eigenschaften der spezifischen Fleischvergifter der Paratyphus- und Gärtnergruppe.

Bezüglich der morphologischen, kulturellen und biologischen Eigenschaften
der Fleischvergiftungserreger sollen nur einige spezielle Punkte und für die
ganze Fleischvergiftungsfrage wichtige Eigenschaften der Erreger hervorgehoben
werden.

1. Widerstandsfähigkeit.

Physikalischen Einflüssen gegenüber ist der Paratyphusbazillus widerstandsfähiger
als der Typhusbazillus. Die Dauer seiner Lebensfähigkeit in der Außenwelt (Boden, Stuhl,
Wasser) übertrifft jedenfalls die des Typhusbazillus (Kolle-Hetsch).

In eisgekühlter Milch sind sie bis zu 61 Tagen, in einer bei Zimmertemperatur gehaltenen Milch bis zu 64 Tagen und in einer bei 37° aufgehobenen Milch bis zu 4½ Monaten
lebensfähig (Kersten). In Yoghurt sterben sie in 24 Stunden ab (Hübener).

Im Fleisch, das mit Paratyphusbazillen infiziert ist und gepökelt wird, sterben die Bakterien bei Verwendung von 12—19%igem Kochsalz erst nach 75 Tagen ab, bei 10 bis 13%iger Kochsalzlösung sind sie noch nach 80 Tagen lebensfähig.

Gegen Räucherung sind die Paratyphusbazillen widerstandsfähig, daher sind Fleischvergiftungen nach Genuß geräucherter, Fleischvergifter enthaltender Schinken- und Wurstwaren beobachtet (Mathes, Wollenweber und Dorsch), Fromme u. a.

In Bouillonkulturen und Milch sterben Paratyphusbazillen bei einer Temperatur von 60° in einer Stunde ab (Kolle). $1/_2$stündige Einwirkung dieser Temperatur genügt nicht zur Abtötung, ebensowenig 25 Minuten langes Erhitzen der Kulturen auf 70° oder fünf Minuten währende Einwirkung einer Temperatur von 75° (Fischer). Bei Erhitzung auf 80—100° gehen sie in kurzer Zeit zugrunde.

Kälte von — 5° ertragen sie ohne Schädigung, daher sind sie wiederholt in Eis gefunden.

Im Wurstbrei können nach den Untersuchungen von Uhlenhuth und Hübener Paratyphusbazillen zwei Stunden langes Kochen der Wurst aushalten. Nach Rimpau werden mit paratyphusbazillenhaltigem Fleisch gestopfte Würste nach $1/_2$—$3/_4$stündigem Aufenthalt in heißem Wasser von 95—96° nicht frei von diesen Erregern. Bei der küchenmäßigen Zubereitung von Fisch werden Paratyphusbakterien nach Eckersdorff nicht abgetötet, da im Innern großer Stücke die zur Abtötung notwendigen Hitzegrade nicht erreicht werden. Ein 15 cm langes, 10 cm hohes Stück eines Seehechtes, das künstlich mit Paratyphusbazillen infiziert war und $1/_2$ Stunde im geschlossenen Kochtopf gekocht wurde, wies an der Peripherie 100°, im Innern 42° auf. Trotzdem zeigte es die weiße Farbe des gekochten Fischfleisches, das noch massenhaft die eingeimpften Bakterien in lebendem Zustande barg. Ähnliche Verhältnisse walten bei dem Fleisch der Schlachttiere ob. In einem Falle fanden sich lebende Paratyphusbazillen im Kalbfleisch, das im Weckschen Apparat eingekocht war. Das Kalb war notgeschlachtet; sein Fleisch hatte 23 Erkrankungen an Paratyphus verursacht (Ges. d. preuß. St.).

In Bakteriengemischen haben die Paratyphusbazillen weniger als die Typhusbazillen unter der Konkurrenz der Kolibakterien zu leiden. Werden Kolibakterien und Paratyphusbazillen zu gleichen Teilen in Bouillon gemischt, dann 24 Stunden bei 37° gehalten, so besteht die Kultur aus zwei Dritteln Kolibakterien und einem Drittel Paratyphusbazillen, während Typhusbazillen in diesem Falle überwuchert werden. Werden Typhusbazillen mit Paratyphusbakterien in derselben Weise gemischt, so überwuchern die letzteren die ersteren Erreger! Beckers hebt hervor, daß in Galle-Blutgemischen Typhusbazillen von Paratyphusbazillen überwuchert werden, was beim Vorliegen einer Mischinfektion zu berücksichtigen ist. Im Schweineharn halten sie sich 119 Tage, in faulen Organen bis zu 3 Wochen und länger.

In 1%iger Formolbouillon sterben sie nach 40 Minuten ab. Formalinzusatz zu Milch in einem Verhältnis von 1 : 25 000 tötet dagegen die Erreger des Paratyphus innerhalb drei Tagen nicht ab (Kolle). In essigsauren Konserven sterben die Paratyphusbazillen in zwei bis drei Stunden ab (Sammet). Salzsäurepepsin in 1%iger Lösung, welches nach den Untersuchungen von Bürgers eine Reihe von lebenden Bakterien, unter ihnen auch den Mäusetyphus, verdaut, greift Paratyphusbazillen in unerhitztem Zustande nicht an, wohl aber die auf 60° erhitzten Bakterien.

Bezüglich der Widerstandsfähigkeit physikalischen und chemischen Einflüssen gegenüber gleicht der Gärtnerbazillus dem Paratyphusbazillus.

Martini fand Gärtnerbazillen in zugeschmolzenen Agarröhrchen bis zu drei Jahren lebensfähig. v. Drigalski konnte die Erreger noch nach drei Wochen aus dem Kadaver eines Pferdes gewinnen und Kathe 14 Tage post exitum aus den faulen Organen einer Kindesleiche züchten.

Fischers Untersuchungen lehren, daß Gärtnerbazillen sich 71 Tage lang im Fleisch virulent erhalten können.

Rimpau kochte gärtnerbazillenhaltigen Fleischsaft $1/_2$ Stunde lang im Kochtopf, wobei sich ein Bodensatz von grobflockigem koagulierten Eiweiß bildete, in dem sich die Erreger durch Anreicherung nachweisen ließen. Derselbe Autor stellte fest, daß eine vier Tage lange Lagerung bazillenhaltigen Fleisches in Speiseessig, das sog. Beizen des Fleisches, eine Abtötung der Keime bewirkt. Im Widerspruch damit steht die Beobachtung bei der Fleischvergiftungsepidemie in Wald. Hier enthielt das für minderwertig erklärte und auf der Freibank in Essigsäure und Knoblauch eingelegte Fleisch Paratyphusbazillen in Reinkultur. Sein Genuß hatte 41 Erkrankungen und einen Todesfall verursacht.

Nach v. Bernstein wachsen Gärtnerbazillen in borsäurehaltigem Fleisch und zwar um so ungehinderter, als durch die Borsäure der Einfluß der Saphrophyten ausgeschaltet wird. Klein fand in Kalb- und Schweinefleischbouillon, die 0,5% Borsäure enthielt, reichliches Wachstum. Trautmann stellte fest, daß mit Ausnahme des benzoesauren Natrons die verschiedenen Hacksalze in den für sie vorgeschriebenen Mengen die Erreger der Fleischvergiftungen gar nicht beeinflussen. Nach Serkowski und Tomczak wirkt erst ein Zusatz von 20—25% hemmend auf das Wachstum.

2. Die giftbildenden Eigenschaften der Fleischvergiftungsbakterien.

Die Fleischvergifter besitzen die Eigenschaft, im Fleisch und in der Kultur giftige Produkte zu bilden. Ob es sich dabei um echte Toxine im Sinne der Diphtherie- und Tetanustoxine handelt, ist noch eine offene Frage. Kraus und v. Stenitzer, Franchetti und Yamanouchi haben versucht, die Frage bei den menschlichen Paratyphusbazillen zu klären. Die Resultate sprechen eher gegen als für die Existenz eines echten Toxins. Soviel ist aber sicher, daß bei längerem Wachstum der Bakterien im Fleisch oder in flüssigen Medien Gifte entstehen, welche 1. wasserlöslich. 2. hitzebeständig sind, 3. bei Filtration der Kulturen durch bakteriendichte Filter in das Filtrat übergehen, 4. bei subkutaner, intramuskulärer, intraperitonealer und — was das wichtigste ist — bei stomachaler Einverleibung Laboratoriumstiere töten können. Man bezeichnet sie als Toxine im allgemeinen Sinne des Wortes. Außer den Endotoxinen kommen wahrscheinlich auch Stoffwechselprodukte in Betracht. Wie Kruse hervorhebt, sollte man eigentlich mit Rücksicht auf die verhältnismäßig geringe Abschwächung des Cholera- und Typhusendotoxins durch Siedehitze die Kochfestigkeit des Giftes der Fleischvergifter für keine bemerkenswerte Eigenschaft halten. Indessen sind die für die Versuchstiere tödlichen Gaben so gering und weicht deren Fähigkeit so von allen übrigen Endotoxinen ab, daß man berechtigt ist, das Gift der Fleischvergifter als einen besonderen Stoff anzusehen, der neben dem Endotoxin in wechselnder Menge gebildet wird. Die Eigenschaft der Giftbildung ist variabel. Es ist daher kein Wunder, daß die verschiedenen Autoren bei der Prüfung ihrer Stämme sehr verschiedene Resultate gehabt haben. Dazu kommt, daß sie sich einer sehr verschiedenen Methodik zum Nachweis der Toxine bedient haben. Das Alter der Kultur, die Beschaffenheit der Nährböden, die Höhe und Dauer der Abtötungstemperatur, die Größe der Dosen, die Applikationsweise sind für den Ausfall der Prüfungen von großer Bedeutung. Sie variieren bei den einzelnen Untersuchern so sehr, daß man sich über die Verschiedenheit der Ergebnisse nicht wundern darf.

Auf die Hitzebeständigkeit und Wasserlöslichkeit der Toxine ist die Giftigkeit der Fleischbrühe in manchen Fällen der Fleischvergiftung zurückzuführen, z. B. in Frankenhausen, Cotta, Kathrineholm, Rumfleth, Lauterbach, Bregenz, Darkehmen. Es verdient das besonders hervorgehoben zu werden, da nach Sobernheim keine Gefahr bestehen soll, daß etwa hitzebeständige Giftstoffe nach Abtötung der Bakterien durch den Kochprozeß noch gesundheitsschädlich wirken und Vergiftungen herbeiführen.

P. Hofmann hat die Wirkung der Paratyphustoxine genauer studiert (Diss. Heidelberg 1912). Durch die Einwirkung der Toxine pathogener Paratyphus-B-Bazillen kam es bei weißen Mäusen zur Zerstörung von Erythrozyten und zu konsekutiver Hämosiderosis der Milz, Auftreten von Blutbildungsherden in der Leber und Thrombosierung von Gefäßen; zur Schädigung und herdförmigen Nekrotisierung parenchymatöser Organe, der Leber, des Darmes, der Nieren und der Mesenterialdrüsen. Die Veränderungen betrafen die Leber am regelmäßigsten und schwersten und waren denen bei Phosphorvergiftung zu vergleichen. Durch Injektion von Bouillonkulturfiltraten pathogener Paratyphus-B-Bazillen gelang es, bei weißen Mäusen Krankheitsbilder zu erzeugen, die denen bei Anaphylatoxinvergiftung glichen. Die anatomische und physiologische Wirkung der Toxine war dieselbe wie die der Eiweißprodukte, die durch die Verdauung mit tierischem tryptischen Ferment entstehen. Er nimmt an, daß die Toxine mit Hilfe proteolytischer Fermente im Stoffwechsel von den lebenden Paratyphusbazillen sezerniert werden. Die Wirkung des Endotoxins der Gärtnerbakterien hat Bahr studiert.

e) Vergiftungen infolge postmortal (sekundär) mit den spezifischen Bakterien der Paratyphus- und Gärtnergruppe infizierten Fleisches.

Neben der Infektion durch Fleisch von kranken Schlachttieren spielt die nachträgliche sekundäre oder postmortale Verunreinigung des Fleisches mit den Fleischvergiftungsbakterien bei der Entstehung der Fleischvergiftungen eine Rolle. In der Regel handelt es sich um verarbeitetes Fleisch.

Zahlreiche Autoren, darunter v. Ostertag und mit ihm viele Vertreter der Veterinärmedizin sowie Uhlenhuth schreiben der sekundären Infektion — Außeninfektion — des ursprünglich einwandfreien Fleisches den Hauptanteil an der Entstehung der in Form von Massenerkrankungen auftretenden menschlichen Fleischvergiftungen zu. Auch das Veterinäramt kommt in seinem bereits erwähnten Gutachten an den preußischen Minister für Landwirtschaft, Domänen und Forsten zu dem Schluß, daß 70% der in den letzten Jahren erfolgten Massenerkrankungen nach Fleischgenuß durch postmortale Infektion erfolgt sei, nachdem es im ersten Teil des Gutachtens als Ursache der Zunahme der Fleischvergiftungen die Zunahme der Notschlachtungen namentlich von Pferden und der Verwendung verendeter Tiere ganz besonders hervorgehoben hat. Nach Conradi soll der Zusammenhang zwischen der zur Notschlachtung führenden Erkrankung des Schlachttiers und der nach Genuß des Fleisches auftretenden Vergiftung des Menschen noch eine offene Frage sein.

An der Ätiologie der Paratyphus- und Gärtnerbazillen für die Fleischvergiftungen zweifeln auch Conradi und seine Anhänger nicht. Sie legen aber auf die kontagionäre Außeninfektion des Fleisches durch die vom Menschen stammenden Paratyphus- und Gärtnerbazillen das Hauptgewicht und zwar auf Grund der durch sie erhärteten und erweiterten Tatsache, daß spärliche Paratyphus- und Gärtnerbazillen, bei gewöhnlicher Zimmertemperatur und mittlerem Feuchtigkeitsgehalt der Luft auf die Außenfläche eines lebenswarmen Fleischstückes gebracht, nach 24 Stunden das Innere des Fleisches durchsetzt haben. Wie die Fleischfäulnis ein klassisches Beispiel für die Außeninfektion des Fleisches darstellt und durch das Zusammenwirken dreier Faktoren — Feuchtigkeit, Wärme und Fäulniskeime — zustande kommt, so entsteht auch nach ihrer Ansicht die Vergiftung des Fleisches nur mit dem Unterschied, daß die Fleischvergiftungsbakterien nicht zu der obligaten Keimflora der Luft wie die Fäulnisbakterien gehören, sondern von Menschen stammen und nur durch eine Kontagion, durch belebte und unbelebte Zwischenträger, auf die Oberfläche des Fleisches gebracht werden, sei es auf direktem Wege durch Berührung der mit den Erregern verunreinigten Hände der Kranken, Rekonvaleszenten, Bazillenträger und Dauerausscheider, oder auf indirektem Wege durch Fliegen, Stechmücken, Mäuse und Ratten, die den Infektionsstoff von den menschlichen Wohnstätten verschleppen, oder durch Trink- und Nutzwasser und Natureis, in das die menschlichen Erreger gelangt sind. Die Möglichkeit, daß auch unverarbeitetes Fleisch ähnlich anderen Nahrungsmitteln, wie z. B. der Milch, die Rolle des Infektionsvermittlers bei den Paratyphus- und Gärtnerinfektionen übernehmen kann, und daß somit Fleischvergiftungen durch die sekundäre Infektion ursprünglich einwandfreien unverarbeiteten Fleisches entstehen können, ist nicht ausgeschlossen.

Die Gelegenheit für eine nachträgliche Infektion des Fleisches vom Schlachttier bis zu dem Munde der Konsumenten ist eine mannigfache. In besonderem Maße ist auf diesem Wege das verarbeitete und zubereitete Fleisch einer Infektion ausgesetzt.

Geht man den Möglichkeiten nach, so muß zugegeben werden, daß einwandfreies Fleisch infiziert werden kann:

1. durch Paratyphus- oder Gärtnerbazillen ausscheidende Menschen — Kranke, Rekonvaleszenten, Dauerausscheider, Bazillenträger.

2. Durch Berührung mit infiziertem Fleisch (längeres Aufeinanderlagern infizierter und nichtinfizierter Stücke, Durchdrehen durch eine Fleischhackmaschine, die eben infiziertes Fleisch passiert hat, usw.).

3. Durch Aufbewahren auf keimhaltigem Natureis.

4. Durch Fliegen.

5. Durch Fleischvergiftungsbazillen beherbergende gesunde Schlachttiere.

6. Durch Bazillen ausscheidende gesunde und kranke Mäuse und Ratten.

ad 1. In der Praxis ist bisher kein Fall bekannt geworden, in welchem sich in absolut einwandfreier Weise die Übertragung von Paratyphus- oder Gärtnerinfektionen vom Menschen durch die Vermittelung von unverarbeitetem Fleisch auf andere hätte nachweisen lassen. Im Weltkriege hat der Paratyphus bei der Feldarmee auf allen Kriegsschauplätzen eine große Rolle gespielt, aber nirgends ist davon die Rede, daß unverarbeitetes Fleisch die Übertragung vermittelt hätte, obwohl die Bedingungen dazu die denkbar günstigsten gewesen sind. Es ist andererseits auch keine Massenvergiftung nach Genuß intravital infizierten Fleisches aufgetreten, weil kranke Tiere oder das von ihnen stammende Fleisch von der Verpflegung der Truppen ausgeschlossen werden konnte, und weil kein Mensch Interesse daran hatte, nicht einwandfreies Fleisch unterzuschieben. Diese Tatsache sollte doch zu denken geben, ebenso wie die Erfahrung, daß aus dem Auslande bezogenes Gefrierfleisch selten Vergiftung mit den spezifischen Bakterien hervorzurufen pflegt. Eine frische Sepsis des Tieres mit den Fleischvergiftungsbakterien kann so geringe Veränderungen am Fleisch und an den Organen hervorrufen, daß sie selbst dem gewissenhaftesten Fleischbeschauer verborgen bleiben müssen. Das ist ja gerade der Grund zur Ergänzung der Fleischbeschauvorschriften durch die Einführung der bakteriologischen Untersuchung gewesen. Es erscheint als eine Selbstverständlichkeit, daß Personen, die ein mit den Fleischvergiftungsbakterien durchsetztes Fleisch eines intravital infizierten Tieres zerlegen und verarbeiten, diese Keime in sich aufnehmen und, ohne zu erkranken, mit den Fäzes ausscheiden. In solchen Fällen ist es jedenfalls schwer zu entscheiden, was Ursache und Wirkung ist, ob die als Bazillenausscheider festgestellten Personen die Massenerkrankungen hervorriefen, indem sie das Fleisch infolge Unsauberkeit infizierten, oder ob sie selbst Opfer desselben Agens der Epidemie waren.

Wie vorsichtig man bei der Beurteilung und Verwertung solcher Beobachtungstatsachen aber sein muß, zeigt folgender Fall:

Nach dem Bericht über das Gesundheitswesen des preußischen Staates erkrankten im August 1910 im Landkreis Dortmund in den Gemeinden Sodingen, Börnig und Holthausen 135 Personen nach Genuß von rohem und gebratenem Hackfleisch bzw. Mettwurst an gastroenteritischen Erscheinungen. 129 erkrankte Personen hatten vor der Erkrankung von Fleischwaren aus einem Geschäft eines Metzgers in Sodingen gegessen. 86 Kranke hatten rohes Hackfleisch, 28 angebratenes oder durchgebratenes Hackfleisch, 15 Personen hatten gekochte Fleischwurst (polnische Wurst) oder angeräucherte Mettwurst gegessen. 5 Personen, welche fast gleichzeitig und in derselben Weise erkrankt waren wie die übrigen, hatten keine Fleischwaren aus der verdächtigen Metzgerei gegessen, darunter 2 Kinder, die sich eine Zeitlang in der Familie kranker Personen aufgehalten hatten und 6 bis 24 Stunden später erkrankten, ferner 2 Säuglinge, deren Mütter erkrankt waren, schließlich eine Frau, welche die durch Abgänge eines anderen Kranken stark beschmutzte Wäsche gereinigt hatte und 5 Tage später erkrankte. Die Fleischwurst war zum Teil direkt aus dem Geschäft eines Metzgers bezogen, die Mettwurst größtenteils erst durch Vermittlung eines Kolonialwarengeschäftes. Als Ursache wurde der Paratyphusbazillus ermittelt, der bei 71 Personen in den Fäzes, den Leichenteilen eines der Vergiftung erlegenen Kindes und in dem beschlagnahmten Fleisch und der Wurst nachgewiesen wurde. In dem Geschäft des Metzgers waren zur Zeit der Feststellungen 2 Personen — der Lehrling und das Dienstmädchen — krank, schleppten sich aber im Hause herum. Der Lehrling, der das verdächtige Fleisch verarbeitet hatte, war bereits 2—3 Tage früher als die übrigen Personen erkrankt, das Dienstmädchen gleichzeitig mit den anderen nach Genuß von Fleischwurst. Es lag nun nichts näher, als in dem Lehrling den Sündenbock und die Quelle der Paratyphusinfektionen zu suchen, zumal da der Metzger nachweisen konnte, daß er nur amtlich abgestempeltes Fleisch bezogen und verarbeitet und verausgabt hatte. Die Epidemie würde sicher als Beispiel einer postmortalen, sekundären Infektion ursprünglich einwandfreien Fleisches durch den an Paratyphus erkrankten Lehrling gegolten haben, hätte man sich bei der Annahme beruhigt. Die weiteren Nachforschungen ergaben gerade das Gegenteil und lieferten den sicheren Beweis, daß nur intravital infiziertes Fleisch in Betracht kommen konnte. Der Metzger hatte am 22. August ausgelöstes Rindfleisch und Eingeweide von einem auswärtigen Händler aus G. bezogen und dieses mit anderen Fleischstücken zu Hackfleisch und mit den Eingeweiden zur Herstellung von Wurst verarbeitet. Das Fleisch und die Eingeweide mußten von vornherein als sehr verdächtig und mutmaßlich als Ursache der Erkrankungen angesehen werden. Der Verdacht wurde zur Gewißheit, als sich herausstellte, daß in dem benachbarten Orte Werne gleichzeitig nach Genuß von rohem Fleisch derselben Lieferung (150 Pfund) desselben Händlers 54 Personen, in Annen und in einer anderen Ortschaft nach Genuß von ungekochter Mettwurst aus Fleisch von derselben Quelle je 8 bzw. 3 Personen erkrankt waren. Es konnte somit keinem Zweifel unterliegen, daß das Fleisch von einem intra vitam infizierten Rinde stammte, wenn auch das Äußere des Fleisches zu keinerlei Bedenken Veranlassung gegeben und das gelieferte Stück vom Laienfleischbeschauer, einem Bäcker, mit dem Beschaustempel versehen war. Der betreffende Schlächter stand schon seit längerer Zeit in Verdacht, heimlich minderwertiges Fleisch in den Handel zu bringen. In der Metzgerei zu Werne waren keine Erkrankungen vorgekommen. Drei Personen des Geschäftes wurden aber als Paratyphusbazillenträger festgestellt. Sie würden sicherlich als die Ursache der Epidemie angesprochen worden sein, wenn zufälligerweise alles Fleisch in ein- und dieselbe Metzgerei geliefert worden wäre.

Solche Fälle mahnen zur äußersten Vorsicht bei der Beurteilung der epidemiologischen Verhältnisse und machen es höchst wahrscheinlich, daß in einer großen Reihe von publizierten Fleischvergiftungen (Breckle, Marx, Bingel, Kutscher, Baehr, Bienwald, Stoll, Friedrichs und Gardiewski, Aumann, Österlen, Bofinger, Conradi) die Schädlichkeit des Fleisches resp. der Wurst auf intravitale Infektion, also auf kranke Tiere und nicht auf postmortale, sekundäre Verunreinigung bei der Aufbewahrung und Zubereitung des Fleisches zurückzuführen ist.

Es wäre ein merkwürdiger, nicht zu erklärender Zufall, wenn die Übertragung menschlicher Infektionskeime an den Stätten der Schlachtung und Fleischzerlegung nur immer auf das Fleisch notgeschlachteter Tiere beschränkt wäre. Es müßten denn doch aus solchen Paratyphushäusern öfter Paratyphusübertragungen vermittelt werden und nicht nur dann, wenn ein krankes Tier notgeschlachtet und zerlegt wurde. Dazu kommt, daß die mit den Enteritisbakterien besudelten Hände der Bazillenausscheider doch nicht gleichzeitig die Oberfläche des Fleisches eines ganzen Tieres nebst inneren Organen infizieren können, und daß in jedem Falle der Notschlachtung nun auch nicht immer gleichzeitig die disponierenden Momente der Feuchtigkeit und Wärme gegeben sind.

Es kommt ferner hinzu, daß in vielen Fällen als Ursache der Fleischvergiftung der Bacillus enteritidis Gärtner gefunden wird, der beim Menschen selten zu einem Bazillenträgertum führt und mit Ausnahme des Fleisches durch andere Nahrungsmittel und auf anderen Wegen selten Eingang in den Menschen findet.

In den Fällen, in denen verarbeitetes Fleisch zur Massenerkrankung führt, und in denen Paratyphus B-Bazillen und nicht Gärtnerbakterien als Ursache ermittelt werden, muß die Möglichkeit der Übertragung der Keime auf das verarbeitete Fleisch oder die fertige Fleischspeise von dem die Keime ausscheidenden Menschen zugegeben werden.

1. Bei einer von Rolly beschriebenen Leipziger Paratyphusepidemie, die von einem Fleischerladen ihren Ausgang nahm, liegt die Annahme einer sekundären Infektion um so näher, als der Genuß des Fleisches nicht eine Gastroenteritis, sondern die typhöse Form des Paratyphus zur Folge hatte, die bei den durch intravital infiziertes Fleisch verursachten Erkrankungen nur in Einzelfällen beobachtet zu werden pflegt. Aber einwandfrei bewiesen ist dieser Fall auch nicht.

In der Epidemie zu Neurössen, Göhlitzsch, Cröllwitz — 47 Fälle, rohes und gebratenes Rind- und Schweinefleisch — ergab die bakteriologische Untersuchung von Fleischproben aus der Tiefe kein Bakterienwachstum, während Proben der Oberfläche Paratyphus B enthielten. Ein Metzgergeselle war Bazillenträger. Personen, die von dem von dem gleichen Tier stammenden Fleisch aus einer anderen Metzgerei gegessen hatten, blieben gesund.

Im Gegensatz dazu ist die im Januar 1923 in Freienwalde nach Genuß von rohem Pferdehackfleisch, Leberwurst, gebratener Leber aufgetretene Massenerkrankung von 400 Personen kaum auf eine sekundäre Infektion des Fleisches zurückzuführen, obwohl vier Familienmitglieder des Roßschlächters als Bazillenträger festgestellt wurden. Auch in dem Falle Groß-Ottersleben (72 Erkrankungen) nach verarbeitetem Fleisch eines gesund befundenen Schweins mit positivem Befunde von Paratyphus B nimmt man eine sekundäre Infektion an, weil zwei ganze Schinken ohne Schaden verzehrt waren. Auch diese Schluß-folgerung ist irrig.

2. Daß einwandfreies Fleisch durch Berührung mit infiziertem, z. B. bei längerem Lagern im Laden des Metzgers, eine giftige Beschaffenheit annehmen kann, hatte bereits die Epidemie in Andelfingen gelehrt. Diese war durch Fleisch von kranken Kälbern verursacht. Es erkrankten aber auch Personen, die nichts von dem Kalbfleisch gegessen, wohl aber Rindfleisch von demselben Metzgerladen genossen hatten, das offenbar durch das Kalbfleisch infiziert war.

In einem von Fromme publizierten Fall verursachte die Leber eines gesunden Rindes, die mit einem mit Abszessen durchsetzten Schinken, dessen Genuß eine Massenerkrankung zur Folge hatte, zusammengelegen hatte, typische Fleischvergiftung mit positivem Bazillenbefund, während die übrigen Teile des Rindes ohne Schaden genossen wurden. Ein Analogon zu diesem Falle haben Jacobitz und Kayser publiziert. Sie fanden, daß ein mit Fleischvergiftungsbakterien durchsetzter Schinken einen danebenliegenden ein-wandfreien Schinken infiziert hatte.

In einer im Landkreis Dortmund 1910 durch Rindfleisch verursachten Epidemie hatte auch Schweinefleisch, welches die von dem Rindfleisch infizierte Hackmaschine passiert hatte, Erkrankungen und sogar einen Todesfall verursacht.

In der Epidemie in Kiel [256 (1) Fälle] nach Genuß von Sülzwurst, Schmierwurst, Rouladen wird angenommen, daß Fleisch eines kranken Schweins anderes Fleisch infiziert hat.

3. Daß Natureis Fleischvergiftungsbakterien enthalten kann, hat Rom-meler nachgewiesen. Conradi führt eine Fleischvergiftungsepidemie von 250 Fällen in Klein-Zschachwitz auf paratyphusbazillenhaltiges Eis zurück, mit dem das Fleisch in Berührung gekommen sein soll. Alle Umstände sprechen dafür, daß das Fleisch bereits intra vitam infiziert war.

4. Daß Fliegen, die auf paratyphusbazillenhaltigen Dejekten gesessen haben, mit ihren Füßen die Erreger verschleppen und, wenn sie Fleisch-stücke befallen, diese infizieren können, ist nachgewiesen. Ob auf diese Weise Fleischvergiftungen entstanden sind, ist eine offene Frage.

5. Es steht fest, daß Schlachttiere nach einer Infektion mit Fleischver-giftungsbakterien diese nach Ablauf des Krankheitsprozesses im Inneren be-herbergen und auch ausscheiden können (Galle, Darm, Harnblase), besonders bleiben öfters abgekapselte Eiterherde zurück, welche die Erreger genau wie beim Menschen in Reinkultur enthalten. Werden solche nicht entdeckt und bei der Fleischbeschau entfernt, so kann der Inhalt bei der Verarbeitung des Fleisches (Hackfleisch, Wurst) sich diesen beimischen und so die Fleischwaren infizieren. Werden diese dann unter den für die Entwicklung der Krankheits-erreger günstigen Bedingungen aufbewahrt, so können sie eine giftige Beschaffen-heit annehmen. Wir glauben, daß auf diese Weise manche Fälle von Fleisch-vergiftung zu erklären sind, in denen das Fleisch ohne jeden Nachteil genossen wurde, in denen aber die aus den Organen desselben Tieres zubereiteten Fleisch-speisen — Würste, Preßkopf, Pasteten — schädlich waren.

So hatte in der von Kußmaul beschriebenen Epidemie in Lahr (173 Krankheits-und 5 Todesfälle) das Fleisch einer an Blutharnen leidenden abgezehrten Kuh keinerlei Vergiftungserscheinungen hervorgerufen, dagegen der Genuß von frisch aus dem Fleisch und den Nieren bereiteten Schwartenmagen in kleinsten Mengen schwere Gastroenteritis mit starker Beeinträchtigung des Nervensystems, in fünf Fällen sogar den Tod verursacht. In Falckenwalde hatte Bratklops von Fleisch eines mit Abszeß in der Leber behafteten Rindes 17 Erkrankungen und einen Todesfall verursacht (Gärtnerbakterien). Das Fleisch war bei der Beschau freigegeben.

Im Gegensatz dazu glauben wir, daß die in den Fäzes gesunder Tiere vorkommenden Bakterien der Paratyphusgruppe keine Bedeutung für die sekundäre Außeninfektion des Fleisches haben, da sie einmal nur in geringer Zahl vorkommen und zweitens avirulent sind.

6. Von den Mäusen und Ratten wissen wir, daß sie die Bakterien der Fleischvergiftung beherbergen und daß sie sich mit Vorliebe in Schlachthäusern, Fleischkellern und Vorratskammern aufzuhalten pflegen. Eine sekundäre Verunreinigung der Schlachtprodukte durch ihre Ausscheidungen ist also sehr wohl möglich. Eckert berichtet über eine Massenerkrankung unter Mannschaften der Besatzung eines Ortes und nimmt postmortale Infektion durch Ratten in der Küche an. Gärtnerbazillen wurden im Fleisch und toten Ratten nachgewiesen.

In den letzten Jahren sind mehrfach Fälle von Vergiftungen publiziert, die nach Genuß von zubereitetem **Gänsefleisch** aufgetreten und durch Paratyphusbazillen bedingt waren. Sie sind schon lange bekannt und sind auch in den Sanitätsberichten der einzelnen Staaten verzeichnet. Wahrscheinlich ist ihre Häufigkeit eine weit größere, als man aus jenen Zahlen schließen kann. Sie gelangen aber selten zur amtlichen Kenntnis, da es sich naturgemäß meist um Familien- und Gruppenerkrankungen handelt.

Über eine Massenerkrankung hat 1890 Wildner berichtet. Es erkrankten etwa 90 Personen nach Genuß gebratener Gänse, welche 12 Stunden dicht in einer Kiste verpackt gelegen und dann noch einen Tag unausgeweidet im Keller gehangen hatten. Die Leber war besonders giftig. Diese Massenvergiftung hat ein Analogon in einer von Fowler in einer Messe im Hafen von Gibraltar beobachteten Massenerkrankung. Es erkrankten 64 Personen etwa 70 Stunden nach einem Abendessen, das aus sechs Gänsen, die gut konserviert aus England gekommen waren, und neuen Kartoffeln bestand, an akutem Paratyphus. Ein Kranker starb am fünften Tage.

Auch diese Fälle sprechen mehr für eine intravitale Infektion des Geflügels.

f) Die Bedeutung der Hilfsursachen für die Entstehung der bakteriellen Nahrungsmittelvergiftungen, insonderheit der Fleischvergiftungen.

Jede Infektionskrankheit ist ein biologischer Vorgang, der sich zwischen zwei lebenden Organismen abspielt, und dessen Gestaltung von der jeweiligen Beschaffenheit dieser beiden Faktoren und von der Summe der äußeren Bedingungen, unter denen die gegenseitige Einwirkung stattfindet, als dem dritten Faktor abhängig ist. Das gilt auch für die Fleischvergiftungen, deren Zustandekommen das Produkt einer Reihe komplizierter Prozesse ist, bei denen die spezifischen Bakterien den Hauptanteil haben.

Daß die jeweilige Beschaffenheit des Organismus des infizierten Individuums für die Entstehung einer Infektionskrankheit eine Rolle spielt, ist eine bekannte Tatsache.

Wie große Bedeutung sie haben kann, zeigt die bei einer Fleischvergiftungsepidemie unter Soldaten gemachte Beobachtung Aumanns, daß von den nachweisbar mit den spezifischen Bakterien infizierten Leuten etwa nur die Hälfte erkrankte. In Wald hatten etwa 150 Personen von dem als minderwertig erklärten und auf der Freibank in Essigsäure und Knoblauch eingelegten Fleisch einer enteritiskranken Kuh gegessen, aber nur 76 waren erkrankt, darunter einer tödlich. In Überruhr hatten etwa 4000 Personen das infizierte Schaffleisch genossen, aber nur 2000 boten Krankheitzeichen. In der Epidemie zu Werne waren in vier einzelnen Familien alle Personen nach Genuß des Fleisches erkrankt, in anderen nur einzelne Personen, andere dagegen gesund geblieben.

In einem anderen Falle erkrankte kurze Zeit nach Genuß eines mit Paratyphusbazillen durchsetzten Schweinekoteletts ein Kind an schwerer akuter Gastroenteritis, der es 22 Stunden später erlag. Aus Magen, Darm, Milz, Nieren und Blase wurden die Erreger gezüchtet. Ein Onkel, der gleichzeitig von dem Kotelett gegessen hatte, erkrankte nicht, obwohl er massenhaft Paratyphusbazillen im Blut hatte. Erst 14 Tage später traten diese im Stuhl und Harn ohne klinische Symptome auf (G. Mayer).

Von den begleitenden Nebenumständen ist zunächst die Menge der aufgenommenen Bakterien von Belang. Die ungleiche Verteilung der Bakterien im Körper der intra vitam infizierten Tiere oder der sekundär verunreinigten Schlachtprodukte oder anderer Nahrungsmittel bringt es mit sich, daß sich von ein und demselben Tiere stammende Fleischteile in dem einen Falle bakterienhaltig und infolgedessen auch schädlich erweisen, in dem anderen bakterienarm und daher unschädlich zeigen. Das ist namentlich bei den Eingeweiden gegenüber den Muskeln der Fall. In mehreren Epidemien erwiesen sich gerade die inneren Organe resp. die daraus hergestellten Fleischspeisen als besonders giftig.

Die Verteilung im Organismus des Tieres ist wieder abhängig von der Art, der Schwere und der Dauer der Krankheit des Tieres bis zum Zeitpunkt der Schlachtung.

Auf die Menge der Bakterien hat weiter die Zeit und Art der Aufbewahrung von der Schlachtung bis zum Verbrauch und die Art der Zubereitung großen Einfluß. Aus der Praxis sind Fälle bekannt, in denen der Genuß des frischen, nur wenige Bazillen der Paratyphusgruppe enthaltenden Fleisches keine oder nur geringe Krankheitserscheinungen auslöste, wohl aber der Genuß des von demselben Tier stammenden, mehrere Tage aufbewahrten, reichlich Bakterien enthaltenden Fleisches schwere Krankheitszustände hervorrief. In einem Falle hatte eine Person mit anderen Wurst gegessen, ohne zu erkranken, nach 5 Tagen aß sie allein nochmals von der Wurst, erkrankte und starb an einer Paratyphusinfektion.

Zwischen der Menge des genossenen Fleisches und der Schwere der Erkrankung besteht kein gerades Verhältnis. In mehreren Epidemien waren diejenigen am schwersten erkrankt, die am wenigsten gegessen hatten.

In der Breslauer, von Känsche beschriebenen Massenvergiftung hatten in einem Falle 20 g Fleisch genügt, um eine schwere Krankheit auszulösen, und in dem Selbstversuch des Schlachthofinspektors zu Gent hatten einige dünne Wurstscheiben sogar den Tod herbeigeführt.

In der Epidemie des Landkreises Dortmund hatten manche Kranke ein halbes Pfund, andere einen Teelöffel oder eine Messerspitze von dem infizierten Hackfleisch gegessen, drei Kinder hatten in einer Familie nach den Angaben der Mutter „nur eben an den Eßgeräten geleckt". Im allgemeinen betrafen aber die schweren Fälle Personen, die besonders große Mengen von dem Fleisch genossen hatten.

Wahrscheinlich wirken in gewissen Fällen mitgenossene Stoffe infektionsfördernd. In erster Linie kommen dabei Fäulnisprodukte und veränderte Eiweißstoffe und Konservierungsmittel in Betracht. Umgekehrt ist beobachtet worden, daß alkoholische Getränke infektionshindernd wirken. In Gießbeckerzell blieb in einer Familie ein junges Mädchen, das Branntwein getrunken hatte, gesund. In der Klotener Epidemie erkrankten diejenigen nicht, die Wein getrunken hatten.

Die Art der Zubereitung spielt insofern eine Rolle, als durch den Prozeß des Kochens und Bratens ein großer Teil der Nahrungsmittelvergifter und ihre Gifte vernichtet wird.

Jedenfalls ist mehrfach die Beobachtung gemacht, daß immer die Personen erkrankten, die rohes Fleisch genossen hatten, während die anderen, die gebratenes oder gekochtes gegessen hatten, gesund blieben, z. B. in Altkloster.

In vielen Epidemien war das gekochte oder gebratene Fleisch höchst giftig, z. B. in Rumfleth, Greifswald, Rumänien, St. Johann, Waldenburg. Bei der im Landkreis Dortmund aufgetretenen Epidemie unterschieden sich die Krankheitserscheinungen bei 15 Personen, welche infiziertes Hackfleisch in Gestalt polnischer Wurst, die eine halbe Stunde geräuchert und dann eine Stunde gekocht war, genossen hatten, nicht wesentlich von den Erkrankungen nach Genuß rohen Hackfleisches.

g) Hackfleischvergiftungen.

Die Hackfleischvergiftungen hat man bisher als eine ätiologisch von den übrigen Fleischvergiftungen zu trennende Krankheit aufgefaßt, weil man sie nach Fleisch von gesunden Tieren, das im gekochten Zustande ungiftig war, und außerdem nur in der heißen Jahreszeit auftreten sah. Die Hackfleischvergiftungen unterscheiden sich aber von den übrigen Fleischvergiftungen einzig und allein dadurch, daß das Fleisch von den Konsumenten in rohem oder halbgarem Zustande genossen zu werden pflegt, daß infolge der Herstellungs- und Aufbewahrungsart die Möglichkeit einer sekundären Infektion mit den spezifischen Fleischvergiftungsbakterien eine größere ist, und daß infolge der lockeren und lufthaltigen Beschaffenheit des Fleisches eine schnellere Durchsetzung mit den saprophytischen Bakterien stattfindet.

Nach Trautmann ist Hackfleisch experimentell biologisch nicht anders zu beurteilen als eine Mischkultur von Bakterien in gutem Nährboden. Die Keimzahlen des käuflichen Hackfleisches weisen von vornherein Werte von vielen Millionen Bakterien in einem Gramm Fleisch auf. Diese gewaltigen Zahlen erhöhen sich nach 24—28 Stunden, zumal bei einer gewissen Wärme und Feuchtigkeit, zu den fast unglaublichen Werten von zuweilen vielen Milliarden in einem Gramm Fleisch. Die Gefährlichkeit dieses Nahrungsmittels wird noch erhöht durch die Unsitte, mittels bestimmter Salze die Unansehnlichkeit des Hackfleisches, die nach Trautmann das Produkt der bei seiner Zersetzung frei werdenden Gase — Kohlensäure, Schwefelwasserstoff, Wasserstoff — ist, zu beseitigen und so eine genußtaugliche frische Ware vorzutäuschen.

Die eigentlich wirksamen d. h. vergiftenden Bakterien sind aber dieselben, die bei den anderen Fleischvergiftungen in Betracht kommen. Es kann sich dabei sowohl um intravital infiziertes, d. h. vom kranken Tiere stammendes Fleisch wie auch sekundär infiziertes und zersetztes Fleisch handeln.

2. Die Klinik der spezifischen Fleischvergiftungen.

Schon vor 50 Jahren wies Bollinger auf die Mannigfaltigkeit der Erscheinungen bei den Fleischvergiftungen hin. Er konnte eine förmliche Stufenleiter von den einfachen Verdauungsstörungen, dem Magenkatarrh, Brechdurchfall an bis zu den schweren Erkrankungen, die gelegentlich unter dem Bilde des Ileotyphus oder der Dysenterie verlaufen, konstatieren.

Diese drei verschiedenen Krankheitsbilder werden auch heute noch nach Fleischvergiftungen beobachtet. Man unterscheidet heute in ähnlicher Weise:

1. die Form der akuten Gastroenteritis;
2. die akute choleraähnliche Form;
3. die typhöse Erkrankungsform.

An Häufigkeit steht die erste Gruppe allen anderen voran, ihr folgt die zweite, dann die dritte, die seltener zur Beobachtung gelangt. Alle drei Formen können nebeneinander beobachtet werden.

a) Die Form der akuten Gastroenteritis.
(Gastroenteritis paratyphosa nach Schottmüller.)

Der Beginn ist fast immer ganz akut, wenige Stunden nach dem Genuß des infizierten Nahrungsmittels treten in den meisten Fällen die ersten Zeichen auf. In anderen Fällen können 24, sogar 48 Stunden vergehen. So stellten sich in der Braunshainer Epidemie die ersten Krankheitszeichen bei einigen bereits 2 Stunden, bei den meisten 12—18 Stunden, in einem Fall sogar erst 48 Stunden nach Aufnahme des giftigen Fleisches ein.

Die Temperatur beginnt mit dem Auftreten der ersten Erscheinungen, oft nach Vorausgang eines Schüttelfrostes, der aber keineswegs die Regel bildet,

zu steigen. Schon nach wenigen Stunden erreicht sie eine Höhe von 40—41⁰,
um an einem der nächsten Tage lytisch oder in Form der Krise öfter bis unter
die Norm zu sinken, so daß mehrere Tage subfebrile Temperaturen bestehen
können. Bei längerer Dauer des Fiebers ist meist ein unregelmäßiger Verlauf,
keine Kontinua vorhanden. Es kommen aber auch Fälle vor, in denen die
Temperatur sich nur wenig oder gar nicht über die Norm erhebt. Mitunter
stellt sich nach einigen Tagen fieberfreien Intervalls ein kurzer erneuter Fieber-
anstieg ein.

Der Puls schnellt im allgemeinen mit der Temperatur steil in die Höhe.
Zahlen von 120—160 sind keine Seltenheiten. Die Qualität — Füllung, Span-
nung und Schlagfolge — ist sehr verschieden. Sie kann in einzelnen Fällen
kaum eine Abweichung erkennen lassen, in anderen dagegen, besonders beim
Vorherrschen von Intoxikationserscheinungen, eine Abnormität (Kleinheit)
aufweisen, was immer ein bedenkliches Zeichen ist. Im Stadium der subnormalen Temperaturen kann es zu abnormer Verlangsamung und Unregelmäßigkeit kommen. Bedrohliche Anfälle von Herzschwäche und Kollapszustände sind im Anfang nicht selten, am häufigsten allerdings bei der choleraähnlichen Form.

Übelkeit, Erbrechen, kolikartige Leibschmerzen spielen im Anfang eine
wichtige Rolle. Der Appetit liegt gänzlich danieder, meist besteht Ekel voɪ
Speisen. Oft wird der Versuch, Nahrung zu sich zu nehmen, von heftigen Würg-
bewegungen begleitet. Infolge des abnormen Wasserverlustes besteht starker
Durst. Das Erbrechen kann lange anhalten, mitunter sekundär durch Gehirn-
reizungen ausgelöst werden und dann die Prognose trüben.

Nicht selten bestehen im Anfang influenzaartige Symptome, Rötung
der Augenlidbindehäute, der Rachengebilde, bronchitische Geräusche, Trockenheit im Schlunde, Angina, Heiserkeit, ja völlige Aphonie kommen vor. Herpes
labialis ist eine sehr häufige Erscheinung.

Der Leib kann aufgetrieben, ebenso häufig eingesunken und eingezogen
sein. Das Epigastrium und Hypogastrium erweist sich druckempfindlich,
namentlich ist die Leber- und Gallenblasengegend druckschmerzhaft. Eine
Vergrößerung der Leber wird nicht gefunden. Dagegen besteht oft ein Ikterus
verschiedenen Grades. Die Milz kann schon am zweiten Tage deutlich pal-
pabel sein und sich weiterhin vergrößern, oft genug aber während der ganzen
Erkrankung keine Vergrößerung erkennen lassen. Es hängt das wahrscheinlich davon ab, ob mehr die Intoxikations- oder Infektionserscheinungen das
Krankheitsbild beherrschen.

Die Harnabsonderung läßt bei dem starken Wasserverlust durch Erbrechen und Durchfall bald nach. Selbst nach Infusion von 4—5 Liter Kochsalzlösung wird mitunter innerhalb der ersten 24 Stunden kein Tropfen Harn
gelassen. Die Menge bleibt lange Zeit gering, das spezifische Gewicht hoch.
Schon frühzeitig und gar nicht so selten kann im Harn Albumen sich finden,
das recht beträchtlich werden kann, aber schnell mit dem Nachlassen der allgemeinen Krankheitserscheinungen verschwindet. In einzelnen Fällen sind
die Zeichen einer akuten Nephritis, in anderen Fällen länger dauernde Hämaturie
beobachtet. Die Diazoreaktion wird öfter positiv gefunden.

Auf der Haut kommt es zuweilen zu urtikaria- oder roseolaähnlichen
Effloreszenzen, die mit dem Nachlassen des Fiebers wieder verschwinden.
Häufig ist auch ein scharlachähnliches, mit nachfolgender ausgedehnter Ab-
schilferung der Epidermis einhergehendes Exanthem vorhanden. In schweren
Fällen werden echte Hämorrhagien wie beim Petechialfieber auf der Haut
und an Schleimhäuten beobachtet. Unter den Erscheinungen von Herzschwäche

pflegen ödematöse Schwellungen an den unteren Extremitäten aufzutreten. Auch Gelenkschwellungen sind beobachtet worden.

Der Stuhl ist dünnflüssig, oft aashaft stinkend, zuweilen fade, von gelblicher oder grünlicher, zuweilen teerartiger Farbe, nicht selten schleimig-blutig, so daß bei bestehendem Tenesmus, der eine häufige Begleiterscheinung ist, das Bild der Dysenterie vorgetäuscht werden kann. Die Zahl der Stuhlgänge ist wechselnd. 15—20 Stuhlgänge in den ersten 24 Stunden sind keine Seltenheiten. Die Durchfälle halten kurze Zeit an und ziehen in der Regel Verstopfung nach sich. Meist bleibt aber eine starke Empfindlichkeit des Darmes längere Zeit bestehen, die bei Diätfehlern wieder zu Durchfällen führt. Diese sind zwar die Regel, doch kommt auch Verstopfung vor. So beobachtete Breckle in zwei Fällen hartnäckige Obstipation, während alle anderen Patienten derselben Massenvergiftung an heftigen Diarrhöen litten.

Im Blute finden sich nach den bisherigen spärlichen Untersuchungen keine Veränderungen der morphologischen Bestandteile. Die Leukozyten sind weder vermehrt noch vermindert. Die Krankheitserreger selbst können schon in den ersten Tagen im Blute angetroffen werden.

Störungen im Gebiete der Nervenbahnen sind meist vorhanden. Sie können mitunter im Vordergrund der Erscheinungen stehen und zwar wiederum hauptsächlich beim Vorwiegen der toxischen Form der Krankheit. Kopfschmerzen, Schwindel, Unruhe, Schlaflosigkeit, ziehende Schmerzen in den Gliedern und Gelenken, Supra- und Okzipitalneuralgien, Parästhesien, Wadenkrämpfe sind häufige Begleiterscheinungen. Außerdem kommen auch — wohl ebenfalls als Ausdruck schwerster toxischer Wirkung auf das Zentralnervensystem — ausgesprochene Delirien, allgemeine Krämpfe, klonisch-tonische Krämpfe der Extremitätenmuskulatur vor oder auch tiefes Koma. In der Braunshainer Epidemie lagen ein Kind und ein Erwachsener wie im Starrkrampf totenähnlich da, so daß sie totgesagt wurden und eine Gerichtskommission zur Vornahme der Obduktion sich einstellte, um unverrichteter Sache wieder abzuziehen.

Lähmungen der Schlund-, Augen- und Extremitätenmuskeln gehören in nicht ganz seltenen Fällen zum Bilde der akuten Form der gastrointestinalen Fleischvergiftung. Demgemäß werden Schlingbeschwerden, Ptosis, Akkommodationslähmungen, Mydriasis, Paresen der Gliedmaßen beobachtet. In solchen Fällen hat man eine Mischinfektion mit Botulismusgift angenommen, aber niemals beweisen können. Diese Annahme hat sehr wenig Wahrscheinlichkeit für sich, da das Botulismusgift sich niemals intravital entwickelt und durch Erhitzung abgetötet wird, während die Toxine der Paratyphusbazillen der Hitze widerstehen können und eine Affinität zum Nervensystem besitzen. Zum Teil mag es sich in solchen Fällen nicht um zentrale Schädigungen sondern um Ausfallserscheinungen handeln, wie sie durch die allgemeine Schwäche bedingt werden können. Ruge teilt z. B. eine Wurstvergiftungsepidemie durch Gärtnerbazillen mit, die zum Teil botulismusähnlichen Verlauf nahm.

b) Die choleraähnliche Form. (Cholera nostras paratyphosa nach Schottmüller.)

Bei der choleraähnlichen Form der Nahrungsmittelvergiftung stehen die toxischen Erscheinungen im Vordergrunde des Krankheitsbildes. Stürmischer Beginn mit Erbrechen, Durchfall mit reiswasserähnlichen Stühlen, Leibschmerzen, starker Verfall, große Schwäche, kleiner, frequenter Puls, Fieber, heftige Wadenschmerzen, Urinverhaltung, eingesunkene Augen, trockene kalte Haut, livide Gesichtsfarbe, kühle Extremitäten, intensives Frösteln. Die Temperatur sinkt meist nach hohem Anstieg unter die Norm oder ist von vornherein subnormal. Unter Zunahme der Herzschwäche und Auftreten eines Lungenödems erfolgt dann der Tod meist innerhalb der ersten 24 Stunden. Diese schweren und rasch auftretenden Intoxikationserscheinungen werden durch die in und auf dem Fleisch gebildeten giftigen Stoffwechselprodukte bedingt. Nach Sacquepée, Bellot und Combe tritt bei dieser Form trotz enormer Mengen von Bazillen im Darm keine Septikämie auf.

c) Die typhöse Form. (Paratyphus abdominalis nach Schottmüller.)

Die typhöse Form der Nahrungsmittelvergiftungen kann entweder sich an das Stadium der akuten gastrointestinalen Form anschließen oder sich von vornherein als solche entwickeln. Im ersten Falle dauern Fieber und Durchfälle in geringerer Intensität an. Ersteres kann die drei charakteristischen Stadien des Ansteigens, der Kontinua und des Absteigens zeigen. Doch sind die Stadien meist kürzer und weniger deutlich ausgeprägt. Häufig ist das Fieber aber durch Unregelmäßigkeit oft mit tiefen Remissionen ausgezeichnet.

Einen in dieser Beziehung interessanten Beitrag hat Jacob geliefert. In einem Lehrerseminar zu Würzburg war nach dem Genuß von Leberwurst eine große Anzahl von Seminaristen an akuter Gastroenteritis paratyphosa erkrankt. Der Beginn der Erkrankung war bei allen Patienten gleichzeitig und die Symptome der ersten Tage unterschieden sich nur durch ihre Schwere. Im weiteren Verlauf waren deutlich zwei Formen zu unterscheiden.

Bei der Gruppe I (23 Kranke) dauerte die ganze Krankheit nicht viel länger als eine Woche. Nach vier bis sechs, höchstens sieben Tagen kehrte die Temperatur zur Norm zurück und zwar meistens in ziemlich steilem Abfall, so daß die Patienten in ein bis zwei Tagen fieberfrei wurden und auch die übrigen Symptome schwanden.

Bei der Gruppe II (9 Kranke) schloß sich an das Stadium des akuten Brechdurchfalles ein typhusähnliches an mit länger dauerndem Fieber, staffelförmigen Abfall, Milzschwellung, relativer Pulsverlangsamung. Ähnliche Beobachtungen sind von Levy, Prigge und Sachs-Müke, Walker gemacht. Matthes sah, daß bei einer durch Paratyphusbazillen bewirkten Fleischvergiftung der eine Teilnehmer an dem Essen bereits zwei Stunden später an einer äußerst heftigen aber binnen 24 Stunden ablaufenden Gastroenteritis erkrankte, während eine zweite Teilnehmerin am dritten Tage von einer typhusähnlichen Erkrankung befallen wurde.

Mit Schottmüller kann man annehmen, daß der verschiedene Verlauf durch die verschiedene Lokalisation der Krankheitserreger bedingt wird. Die gastroenteritische Form ist eine akute Vergiftung mit lokaler Schädigung der Magendarmschleimhaut durch die Gifte, die typhöse Form eine Sepsis mit Einwanderung der Erreger in die Lymphbahn und mit sekundärer Lokalisation vorwiegend im Darm, aber auch in anderen Organen.

Auf der Rachenschleimhaut und den Tonsillen können den Darmgeschwüren ähnliche Ulzera auftreten (Rolly, Schottmüller). Die Stuhlgänge können erbsenbreiartige Beschaffenheit annehmen. Milzschwellung, Leukopenie, Bronchitis, leichte Benommenheit vervollständigen dann das typhusähnliche Krankheitsbild. Der Krankheitsverlauf ähnelt oft nur dem des Typhus, ohne ihm in allen Punkten zu gleichen.

Die **Dauer** der Krankheit kann eine sehr verschiedene sein. Fieber, Erbrechen und Durchfall können nur 2—3 Tage anhalten, und zwar ohne daß es zu anderweitigen nachweisbaren Veränderungen der Organe kommt. Mit dem Nachlassen der Durchfälle sinkt die Temperatur zur Norm und die Rekonvaleszenz geht schnell und ohne Störung von statten. In anderen Fällen zieht sich die Krankheit über Wochen hin. Unregelmäßiges Fieber, leichte Durchfälle, Nierenreizung, Bronchitis beherrschen dann das Krankheitsbild. In der Gaustadter Epidemie trat in einem Falle der Tod erst am 27. Krankheitstage ein.

Ebenso verschieden wie der Verlauf der Krankheit gestaltet sich die **Rekonvaleszenz.** Sie ist abhängig von dem Verlauf der vorausgegangenen Krankheit und von individuellen Verhältnissen (Alter, Geschlecht, Beruf, Ernährungszustand, Konstitution). Das häufigste länger anhaltende Symptom ist eine allgemeine Schwäche und eine Herzschwäche im besonderen. Manche Kranke erholen sich nur langsam. Kopfschmerzen, Appetitlosigkeit, Empfindlichkeit des Darms, Anämie können die Rekonvaleszenz sehr verzögern. Die Veränderungen am Nervensystem bilden sich, ohne Spuren zu hinterlassen, zurück.

Rückfälle kommen, wenn auch selten, bei der akuten Form vor. Gonzenbach und Klinger haben je einen solchen Fall beschrieben, ebenso Rolly.

Die **Mortalität** ist sehr verschieden. Es sind umfangreiche Epidemien beschrieben, in denen alle Kranken mit dem Leben davonkamen, während in anderen Epidemien kleineren Umfangs mehrere Todesfälle zu verzeichnen waren.

Die Gefahr der **Übertragung** der Krankheit durch **Kontakt** ist nach den bisher vorliegenden Erfahrungen gering. Es hängt das aller Wahrscheinlichkeit nach mit dem klinischen Verlauf zusammen. Der Beginn ist oft so akut und alarmierend, daß mit dem Beginn der Ausscheidung infektiösen Materials durch Erbrechen, Stuhl und Urin auch bereits die Aufmerksamkeit auf die Abgänge der Kranken gerichtet ist und eine Unschädlichmachung derselben stattfindet, bevor es zu einer latenten Ausstreuung von infektiösem Material gekommen ist. Weiterhin trägt dazu bei der rasche Ablauf der Krankheit. Die in großen Mengen gleichzeitig in den menschlichen Körper eingeführten Krankheitserreger werden durch die stürmisch einsetzende Reaktion des Verdauungsapparates schnell wieder ausgeschieden, und die in das Blut und die inneren Organe eingedrungenen Mikroorganismen durch die natürlichen Kräfte des Körpers unschädlich gemacht. Mit dem Augenblick, wo der Stuhlgang eine normale Beschaffenheit anzunehmen beginnt, verschwinden meist die spezifischen Krankheitserreger. Daß eine Kontaktinfektion in seltenen Fällen vorkommen kann, lehren, abgesehen von Beobachtungen in früheren, bakteriologisch nicht untersuchten Epidemien, einige Feststellungen, die bei bakteriologisch eruierten Massenerkrankungen gemacht worden sind. So erkrankte z. B. in der Epidemie zu Frankenhausen, der wir die Entdeckung des Gärtnerschen Bazillus zu verdanken haben, die Mutter des Verstorbenen, die den Kranken gepflegt hatte, unter denselben Erscheinungen, obwohl sie weder Fleisch noch Brühe von der notgeschlachteten Kuh genossen hatte. In der Epidemie zu Gent erkrankte der Mann einer Frau unter den gleichen Symptomen wie seine Frau, obwohl er von der betreffenden Wurst nichts gegessen hatte. In der Freienwalder Epidemie — 400 Fälle nach Genuß von Pferdefleisch 1923 — und in Sodingen (S. 448) fanden zwei bzw. fünf Übertragungen von Mensch zu Mensch statt.

Ähnliche Beobachtungen sind von Rimpau, Prigge, Sachs - Müke, Mathes, Frank und Standfuß, Wollenweber und Dorsch gemacht worden. Letztere Autoren sahen zwei Säuglinge, die von ihren Müttern genährt wurden, 6 bzw. 24 Stunden später als die Mütter erkranken.

Dauerausscheider scheinen bei der gastrointestinalen Form der Fleischvergiftung nicht vorzukommen. In der mehrfach genannten Epidemie im Landkreis Dortmund fanden sich die Krankheitserreger in 6 Fällen bis zum 30. und in einem bis zum 39. Krankheitstage später nicht mehr. Brummund beobachtete einen Fall von drei Monate dauernder Ausscheidung.

Ob nach Überstehen der gastrointestinalen Form der Fleischvergiftung eine **Immunität** eintritt, ist noch nicht sicher.

Der **pathologisch-anatomische Befund** der akuten Form steht oft im Gegensatz zu dem schweren klinischen Bilde. Die Veränderungen sind natürlich wesentlich von der Dauer der vorausgegangenen Krankheit abhängig. Dasjenige Organ, welches noch am häufigsten und konstantesten Abweichungen von der Norm aufweist, ist der Darm. Aber selbst der kann außer geringem Ödem und stärkerer Gefäßfüllung der Schleimhaut normalen Befund zeigen, sogar in Fällen, in denen während des Lebens Durchfall und Blutungen bestanden hatten. Wichtig und geradezu charakteristisch sind oft kleine, punktförmige oder auch größere Blutungen, die sich vorzugsweise in der Schleimhaut des ganzen Verdauungstraktus, aber auch auf den serösen Häuten (Pleura und Perikard), sowie in der Haut finden und somit das Bild widerspiegeln, das man am häufigsten im Tierexperiment nach Injektion von Reinkulturen erhält. Daneben besteht meistens eine starke Blutfüllung der Leber, Milz und Nieren. Letztere weisen dann auch hämorrhagische Entzündungen auf. Nach längerer Dauer der Krankheit können sich im Darm Schwellungen der Follikel, ja sogar ulzeröse und gangränöse Prozesse und an den großen Organen der Bauchhöhle fettige Degenerationen finden.

Behandlung. Die Behandlung ist abhängig von der Pathogenese der Krankheitsformen oder vorsichtiger ausgedrückt von den Vorstellungen, die wir von dem Zustandekommen der Krankheit haben. Man nimmt an, daß die akute Form durch Giftstoffe, welche mit den Erregern zusammenhängen und welche die Magendarmschleimhaut schädigen, ausgelöst werde. Welcher Natur aber diese Giftstoffe sind — ob Sekretionsprodukte der Erreger, oder die toten Leiber der Bakterien, ob Abbauprodukte des Nährmaterials vor allen Dingen der Eiweißstoffe dabei in Betracht kommen — darüber haben wir noch keine Kenntnis. Deshalb kann von einer spezifischen Therapie bis jetzt keine Rede sein. Man muß daher in anderer Weise entgiftend zu wirken suchen. Das kann einmal geschehen durch Entfernung der noch im Magendarmkanal befindlichen Giftstoffe und zweitens durch Eliminierung oder Verdünnung der im Blut zirkulierenden Gifte. Daß solche wirklich im Blute kreisen, dafür sprechen die schon frühzeitig auftretenden Nierenreizungen und Schädigungen des Nervensystems. Man wird daher möglichst durch Anwendung des Magenschlauchs und Einläufe, sowie durch Darreichung von Abführmitteln, den Magendarmkanal zu reinigen suchen. Wenn nicht zu starke Brechneigung vorhanden ist, soll man Rizinusöl, andernfalls Kalomel geben, sich aber nicht einbilden, daß dieses Mittel den Darm desinfiziere. Als Absorptionsmittel ist Kohle zu empfehlen. Bei häufigem Erbrechen, starken Koliken, Unruhe, Krämpfen leisten nach unseren Erfahrungen Morphiumeinspritzungen gute Dienste, deren Anwendung sich ganz nach dem Zustande des Herzens richtet. Kleinere oder größere Gaben von Alkohol sind in jedem Falle gut. Bei bestehender Herzschwäche und Kollapserscheinungen sind Exzitantien (Digalen, Kampfer und Ersatzmittel, Koffein) unentbehrlich. Warme Umschläge auf den Leib und warme Bäder pflegen bei starken Leibschmerzen und bei Stuhldrang gute Dienste zu leisten. Zur Anwendung antipyretischer Mittel braucht man in der Regel nicht zu greifen. Bei allen mittelschweren und schweren Fällen sollte man nicht versäumen, subkutane und intravenöse Kochsalzinfusionen vorzunehmen. Sie wirken entschieden entgiftend. Aus diesem Grunde könnte auch einmal eine Venäsektion in Betracht kommen.

Die Ernährung hat sich in den ersten Tagen auf Verabfolgung von Tee und Schleimsuppen zu beschränken. Da Milch und Fleischbrühe einen vorzüglichen Nährboden für die Fleischvergifter darstellen, so tut man gut, mit ihrer Verabfolgung zu warten und zunächst kohlehydrathaltige Nährmittel in Breiform zu geben. Im allgemeinen pflegt sich der Darm selbst nach schwerem Anfalle schnell zu erholen, so daß man in der Ernährung nicht die Vorsicht wie beim Typhus walten zu lassen braucht.

3. Vergiftungen durch faules Fleisch.

Wesen der Fäulnis.

Bisher hat man das faule Fleisch als Ursache der Fleischvergiftungen namentlich auch der Hackfleischvergiftungen überschätzt. Man sprach auch in solchen Fällen von Fäulnis-Fleischvergiftungen, in denen das Fleisch kaum Zersetzungserscheinungen erkennen ließ, trotzdem aber höchst giftig wirkte, und beruhigte sich in solchen Fällen mit der Hypothese, daß in den Vorstadien der Fäulnis besonders giftige Produkte entstünden, die mit dem Fortschreiten der Fäulnis wieder verschwänden. Damit erklärte man auch die namentlich bei den Naturvölkern häufig gemachte Beobachtung, daß hochgradig faulige Nahrungsmittel von diesen mit Vorliebe und ohne jeden Schaden genossen werden.

Loshelson berichtet über seine Reise in Sibirien, daß Eingeborene in totale Fäulnis übergegangene Fische, Renntiere, Vögel, die Grönländer faule Seehunde ohne Schaden essen. Die Afrikakrieger erzählen, daß die Hottentotten jedes gefallene, noch so aashaft stinkende Stück Fleisch ohne Bedenken und ohne nachteilige Folgen verzehren. Von den Chinesen ist bekannt, daß sie faule Eier als Delikatesse schätzen. Und von den Feinschmeckern unter den Europäern wissen wir, daß sie Wildbret im Anfangsstadium der Fäulnis, mit sog. Hautgout, dem frischen Wild vorziehen, ohne Schaden an ihrer Gesundheit zu nehmen.

Bollinger berichtet, daß ein krepiertes, in einer Mistgrube vergrabenes Kalb wieder ausgegraben und ohne Schaden verzehrt wurde. Nach van Ermengem erwies sich der Genuß eines hochgradig verfaulten Schinkens unschädlich, während ein anderer mit ihm zusammen gepökelter Schinken ohne Zeichen der Fäulnis schwere Krankheitszustände (Botulismus) auslöste.

Die Überschätzung der Fäulnisfleischvergiftung ist begründet durch die scheinbaren Widersprüche und Unkenntnis der Vorgänge bei der Fäulnis insonderheit der Beschaffenheit der dabei entstehenden Produkte. Gewöhnlich begnügt man sich, die Untersuchungsergebnisse von Panum, Schmiedeberg und v. Bergmann, Zuelzer und Sonnenschein sowie Brieger anzuführen und hält damit das Wesen der Fäulnis für erforscht. Tatsächlich wies Panum in faulen Massen ein für Tiere starkes Gift nach. v. Bergmann und Schmiedeberg sowie Faust isolierten aus fauler Bierhefe, Zuelzer und Sonnenschein aus faulem Säugetierorganismus einen stickstoffhaltigen kristallinischen Körper, der alle charakteristischen Wirkungen des Rohmaterials zeigte und atropinähnliche Wirkungen entfalten soll, den die ersteren Autoren Sepsin nannten, dessen Existenz aber nach Brieger noch gar nicht erwiesen ist. Selmi bezeichnete die bei der Fäulnis entstehenden alkaloidartigen Salze als Ptomaine ($\pi\tilde{\omega}\mu\alpha$), eine Bezeichnung, mit der in der Folgezeit mehr Mißbrauch getrieben als Nutzen gestiftet wurde.

Sehr eingehende Untersuchungen über die Produkte der Fäulnis stellte Brieger an. Er isolierte eine große Zahl zur Gruppe der Amine und Diamine gehörige Substanzen, von denen nur ein kleiner Teil sich dem Tierkörper gegenüber giftig verhielt. Für diese ungiftigen Glieder der Fäulnisprodukte behielt Brieger den Namen Ptomaine bei, während er die giftigen, in ihren Salzen kristallinischen Formen, welche kurare- und muskarinartige Wirkungen haben, als Toxine bezeichnete. Dazu gehören hauptsächlich Neurin, Muskarin, Mydatoxin, Mydalein, Äthylendianin, Methylguanidin. Bieger fand diese Produkte nicht in allen Fäulnisprozessen, häufig nur während einer bestimmten Periode und sah sie im weiteren Verlauf des Fäulnisprozesses infolge Einwirkung von Mikroorganismen wieder verschwinden. Ob sie bei der Fäulnis-Fleischvergiftung des Menschen eine Rolle spielen, darüber äußert er sich sehr vorsichtig, indem er es nur als höchstwahrscheinlich bezeichnet, daß Fischvergiftungen auf sie zurückzuführen sind.

Faust erhielt aus 5 kg fauler Preßhefe 0,03 g schwefelsaures Sepsin von der Formel $C_5H_{14}N_2O_2+H_2SO_4$. Es stellt eine sehr leichte, voluminöse weiße Masse dar, die aus verfilzten Nadeln besteht und dem salzsauren Morphin vergleichbar ist.

Hunde von 7—8 kg, die 20 mg Sepsin intravenös bekamen, erkrankten an Erbrechen, blutigem Durchfall und gingen in vier Stunden in komatösem Zustande ohne Krämpfe ein, an Erscheinungen, wie sie nach intravenöser Einspritzung der faulen Stoffe selbst beobachtet wurden. Auch die pathologisch-anatomischen Veränderungen zeigten in beiden Fällen dasselbe Bild, nämlich eine deutliche Färbung und samtartige Schwellung der Schleimhaut des Magendarmkanales ohne Beteiligung der Peyerschen Plaques und Blut-austritte in den einzelnen Organen. Mikroskopisch stellen sich die Veränderungen als Kapillarhyperämien ohne Embolien dar. (Abbildungen siehe Archiv für experimentelle Pathologie und Pharmakologie.)

Kaninchen erkrankten wohl nach intravenöser Erscheinung derselben Dosis, gingen aber nicht ein, ebenso erholten sich Hunde wieder, wenn ihnen nur 10 g eingespritzt wurden.

Aus der Ähnlichkeit der Sepsiswirkung im Tierexperiment mit den Erscheinungen, wie sie konstant bei Vergiftungen mit gewissen faulenden Stoffen und auch bei der gastro-intestinalen Form der Fleischvergiftung beobachtet werden, schließt Faust, daß das Sepsin derjenige Bestandteil sei, von welchem solche Vergiftungen abhängen. Nach ihm entsteht das Sepsin beim Abbau der hochmolekularen, in der Hefe vorhandenen Ver-bindungen unter bakteriellen Einflüssen und stellt die Muttersubstanz, die Vorstufe des Kadaverins dar. Bei wenig eingreifenden Vorgängen soll das Sepsin in das unschädliche Kadaverin übergehen.

Mit der Erkenntnis, daß die wesentliche Ursache einer Fleischvergiftung eine bakterielle Infektion darstellt, hat man auch in den Fällen der Fäulnis-fleischvergiftung angefangen, bestimmte Bakterien, namentlich Proteus-bakterien aber auch Kolibazillen, als Ursache der giftigen Beschaffenheit einer Fleischware anzuschuldigen.

Während Schmiedeberg aus Reinkulturen von Proteus keine Sepsindarstellung gelang, glaubt Levy nachgewiesen zu haben, daß das Sepsin ein Produkt der Proteus-bazillen sei. Er konnte durch intravenöse Injektion von 5—10 ccm einer verflüssigten Gelatinekultur bei Hunden, Mäusen und Kaninchen das typische Bild der Sepsinvergiftung hervorrufen. Wie die Kulturen wirkte ein durch Fällung in Alkohol oder mit Chlorkalzium nach der Methode von Roux und Yersin hergestellter Niederschlag, ein eiweißhaltiges Pulver, welches das Sepsin mitgerissen enthalten soll.

Carbonne gewann aus Reinkulturen von Proteusbakterien giftige Ptomaine, Cholin, Äthylendiamin, Guanidin, Trimethylamin.

Fornet und Heubner züchteten aus Hefe, die nach Luftzutritt toxisch geworden war, eine Anzahl verschiedener Organismen und untersuchten die verschiedenen Kulturen — die getrockneten Bakterienleiber — resp. Extrakte von Agarkulturen auf Sepsinwirkung. Es wirkten 6 von 11 Stämmen giftig. Besonders rief Emulsion des Kulturrasens eines koliähnlichen Bazillus, den sie Bacillus sepsinogenes nennen, ein der Sepsinvergiftung gleichendes Krankheitsbild, Kapillarhyperämie infolge Lähmung der kontraktilen Elemente, bei Tieren hervor. Das Gift wirkt auch bei subkutaner Injektion und wird durch viertel-stündiges Kochen nicht geschädigt. Wie weitere Untersuchungen ergaben, ist dieses aus der Leibessubstanz des Bakteriums gewonnene Gift kein Sepsin sondern eine identisch wirkende kolloidale Substanz, wahrscheinlich eiweißartiger Natur. Aus dieser Feststellung wird der Schluß gezogen, daß das putride Gift der Fäulnisgemische häufig gar nicht Sepsin gewesen sei, und die Hypothese aufgestellt, daß sowohl in Fäulnisgemischen wie im Organismus aus kolloidalen eiweißartigen Giften Sepsin entstehe und dann auch das eigentlich wirksame giftige Molekül darstelle.

Nach Kruse und Selter enthalten nicht nur faulende Eiweißsubstanzen sondern fast alle Bakterien, saprophytische wie pathogene, in ihren Leibern Stoffe, welche das Ver-giftungsbild der Sepsinwirkung erzeugen. Kruse ist der Meinung, daß die putride Intoxika-tion (Sepsinvergiftung bei Fleischfressern) in das Gebiet der Anaphylaxie gehöre; Seitz konnte in der Tat mit Anaphylatoxin, d. h. einem Gift, welches bei Mischung von Bakterien-leibern und frischem Meerschweinchenimmunserum entsteht, denselben Symptomenkomplex bei Kaninchen hervorrufen wie mit faulender Hefe (Sepsin).

Schittenhelm und Weichardt erhielten nach intravenöser Injektion der Leibes-substanz von Typhus- und Kolibazillen das für die Sepsinvergiftung typische Bild der Kapillarvergiftung. Sie sind der Meinung, daß bei der Aufspaltung verschiedener Eiweiß-körper verschiedener Struktur neben gleichartigen noch besondere Spaltprodukte ent-stehen.

Nach Bienstock spielt der anaërobe Bacillus putrificus die Hauptrolle. Daß aber auch aerobe Bakterienarten Fäulnis erzeugen können, haben Poppe und Lange neuerdings nach-gewiesen. Wichtig ist nun, daß andere zufällig im Substrat vorhandene Bakterien das durch die eigentlichen Fäulniserreger begonnene Werk fortsetzen, und zwar je nach ihren verschiedenen Arten in durchaus regelloser Weise. Erst durch die sekundäre Mitwirkung dieser aeroben Bakterien bilden sich ganz bestimmte Produkte, z. B. Indol und Skatol. Von den Koli- und Aerogenesarten, von den Staphylokokken, Streptokokken, Vibrionen, Proteus- und Subtilisarten, fluoreszierenden und farbstoffbildenden Bakterien vermag nach Bienstock kein einziger eine faulige Zersetzung des Eiweißmoleküls hervorzurufen. Die ersteren entfalten vielmehr eine antagonistische Wirkung. Darauf soll z. B. das Ausbleiben der Fäulnis der rohen Milch beruhen. Diese fault nur, wenn der Einfluß der Kolibazillen ausgeschaltet wird. Im Darm soll die Tätigkeit der Kolibakterien eine allzu intensive, für den Körper schädliche Fäulnis hintanhalten. Wenn das auch zunächst nur eine Hypothese ist, so ist doch soviel sicher, daß der Kolibazillus kein Fäulniserreger ist, daß er mit Unrecht als solcher bezeichnet wird. Demgegenüber kommt den Proteusbakterien keine fäulnishemmende Wirkung zu. Er vermag vielmehr an sich allein tiefgehende Spaltungen des Eiweißes hervorzurufen, andererseits die Spaltungsprodukte der anaeroben Bakterien weiter zu zersetzen.

Durch die bisherigen Untersuchungen ist die Art der Entstehung und der Charakter der für den Menschen vom Magendarmkanal aus wirksamen Gifte faulenden Fleisches noch nicht restlos geklärt. Von den meisten Autoren ist als Ausgangsmaterial faulende Hefe und nicht faulendes Fleisch gewählt worden. Die Art des Eiweißes ist aber für die Entstehung der Gifte von großer Bedeutung. Werden doch z. B. bei der Fäulnis des Kaseins keine für den Menschen giftigen Produkte gebildet. Wir müssen uns bescheiden einzugestehen, daß wir über das eigentlich giftig wirkende Prinzip bei den Fäulnisfleischvergiftungen nicht im klaren sind, daß wir noch nicht wissen, ob Abbauprodukte des Fleischeiweißes allein oder außerdem Sekretions- und Stoffwechselprodukte der Bakterien oder Bakterieneiweißstoffe oder alle drei Faktoren in Kombination dabei in Betracht kommen. (Vgl. auch Kapitel über Vergiftungen durch faule Fische.)

Wir wissen nur, daß die Fäulnis einen höchst komplizierten, unter der Einwirkung bestimmter Bakterien auftretenden Zersetzungsprozeß organischer, eiweißartiger Körper mit Zerfall in Detritus und Bildung übelriechender Gase darstellt. Die Produkte, die dabei entstehen, sind verschieden je nach der chemischen Konstitution des Substrats, nach der Art der beteiligten Bakterien und den äußeren Bedingungen (Sauerstoff, Temperatur und Feuchtigkeit), unter denen die Fäulnis stattfindet. Forster ist der Ansicht, daß auch bei 0 Grad Fäulnis vor sich gehen kann. Er fand in Fleischbrei, der 16 Tage bei 0° aufbewahrt war, ebensoviel Zersetzungsprodukte als in Fleisch, das 6—7 Tage im Keller oder 2 Tage bei Zimmertemperatur aufbewahrt war.

Proteusbakterien.

Proteusbakterien sind in der Natur sehr verbreitet. Alle Anzeichen deuten darauf hin, daß die Bezeichnung ein Sammelname für zwar ähnliche, stammverwandte aber bezüglich ihrer Dignität oder Pathogenität doch recht verschiedene Bakterienarten ist. Die Proteusgruppe gleicht in dieser Beziehung der Paratyphusgruppe, die bisher nur besser erforscht ist. Man muß annehmen, daß einige Arten unter bisher noch unbekannten Bedingungen die Fähigkeit besitzen — ganz allgemein gesagt — auf eiweißhaltigen Nährsubstraten die Bildung von Giften zu bewirken, daß andere dagegen invasive Fähigkeiten haben und den menschlichen Körper nach Art der Paratyphusbazillen überschwemmen und infizieren können.

Fleischvergiftungen mit positivem Befunde von Proteusbakterien sind von verschiedenen Autoren beschrieben worden (Haupt, Wesenberg, Silberschmidt, Pfuhl, Schumburg, Gutzeit u. a.).

Ob in diesen Fällen die Proteusbakterien auch wirklich die Ursache der Vergiftungen gewesen sind, kann zweifelhaft erscheinen. In einwandfreier Weise sind von Dieudonné Proteusbakterien als Ursache einer Massenerkrankung nach Genuß von Kartoffelsalat festgestellt und im Kriege von Baerthlein als Ursache einer Massenerkrankung von 2000 Militärpersonen nach Genuß verdorbener Wurstwaren ermittelt. Cohn fand sie vielfach bei den zur Untersuchung eingesandten Fleisch- und Wurstwaren. Sie bildeten aus Eiweiß giftige Abbauprodukte. Mit Proteus zersetztes und sterilisiertes Fleisch war bei der Verfütterung an Mäuse sehr giftig.

Eine erschöpfende Zusammenstellung aller bisher bekannt gewordenen Nahrungsmittelvergiftungen durch Proteus bringt Saltykow.

Morphologie und kulturelle Eigenschaften der Proteusbakterien. Der von Hauser zuerst beschriebene Bacillus proteus ist ein dem Paratyphus B-Bazillus morphologisch und kulturell sehr ähnliches Stäbchen.

Milchzucker wird nicht vergoren, wohl aber Traubenzucker. In Lackmusmolke wird Alkali, in Peptonbouillon Indol gebildet. Milch wird nicht zur Gerinnung gebracht. Zum Unterschied von den Paratyphusbazillen wird Gelatine verflüssigt. Nach Levy kann der Proteus bei Fortzüchtung die Eigenschaft, Gelatine zu verflüssigen, verlieren.

Kolibakterien.

Von den Kolibakterien als Fleischvergifter gilt dasselbe, was von den Proteusbakterien gesagt ist. Ihr Nachweis in einem zersetzten Fleisch spricht an sich nicht für ihre Bedeutung als Ursache einer nach Genuß desselben aufgetretenen Gesundheitsstörung. Denn bei der Verbreitung dieser Bakterien in der Natur sind Kolibakterien in einwandfreiem Fleisch anzutreffen. Ihre ursächliche Bedeutung wird aber in hohem Grade wahrscheinlich gemacht, wenn z. B. die Fähigkeit der Bildung hitzebeständiger Gifte bei ihnen nachgewiesen wird, wie das von Fischer gelegentlich zweier in Grünthal und Glückstadt nach Genuß von Leberwurst bzw. Leberpasteten aufgetretenen Fleischvergiftungen geschehen ist.

Die Kolibakterien bildeten in der Kultur hitzebeständige Gifte und töteten Mäuse unter den Erscheinungen einer hämorrhagischen Enteritis. Daß der Kolibazillus kein Fäulniserreger ist, ist bereits erwähnt.

Anderweitige angebliche sekundäre Fleischvergiftungs-bakterien.

Außer Kolibazillen ist noch eine Reihe anderer Mikroorganismen für die Schädlichkeit sekundär infizierten Fleisches verantwortlich gemacht.

So hat Sacquépée eine nach Genuß geräucherten Specks auftretende Massenvergiftung auf Enterokokken zurückgeführt.

Von Lubenau ist der Bacillus peptonificans, ein zur Gruppe der von Flügge gefundenen peptonisierenden Heubazillen gehöriger Mikrobe, als Erreger einer Fleischvergiftung angesprochen, an der etwa 300 Personen der Lungenheilstätte in Beelitz nach Genuß von älterem, zu Klopsen verarbeitetem Fleisch erkrankten.

Damit ist aber die Reihe der saprophytischen Bakterien, die in sekundär infiziertem Fleisch als Vergifter in Betracht kommen, nicht erschöpft. In den Sanitätsberichten über das Gesundheitswesen des preußischen Staates sind nach Genuß von Schinken, Wurst oder Hackfleisch aufgetretene Einzel- oder Gruppenerkrankungen erwähnt, bei denen teilweise recht schwere Vergiftungserscheinungen mit vorzugsweiser Beteiligung der Nerven beobachtet sind, und bei denen die bakteriologischen Untersuchungen negativ verlaufen sind. In Solingen erkrankten 1924 etwa 200 Personen nach Genuß von rohem Pferdehackfleisch, das gebraten keine Schädigung verursacht hat. Die bakteriologische Untersuchung von Stuhl und Urin der Erkrankten war negativ. Es ist nicht ausgeschlossen, daß bisher noch unbekannte, vielleicht anaerobe Bakterien existieren, welche ohne sinnfällige Veränderungen ein dem Botulismusgift ähnliches Toxin produzieren.

Ustvedt macht darauf aufmerksam, daß nach seinen Beobachtungen fertige Nahrungsmittel durch chronisch Diarrhöekranke infiziert werden und bei den Konsumenten das Bild der Nahrungsmittelvergiftung hervorrufen können, ohne daß spezifische Bakterien gefunden werden.

Zusammenfassend ist also zu sagen, daß sekundär mit anderen Bakterien als den spezifischen Fleischvergiftungsbakterien durchsetztes und durchwuchertes Fleisch auch zu Gesundheitsstörungen Veranlassung geben kann, daß solches Fleisch meist durch grobsinnlich wahrnehmbare Veränderungen (Farbe, Geruch) zu erkennen ist, und daß die Erkrankungen meistens schneller, weniger schwer zu verlaufen und gewöhnlich nur einzeln oder gruppenweise aufzutreten pflegen.

Klinik der nicht spezifischen Fleischvergiftungen.

Klinisch tritt diese Art der Fleischvergiftung, die nicht auf den spezifischen Bakterien der Paratyphus- und Gärtnergruppe beruht, unter dem Bilde einer akuten, sehr rasch verlaufenden mit und ohne Fieber einhergehenden Gastroenteritis auf, und zwar meistens 4—24 Stunden nach dem Genuß der Fleischspeise. Die ersten Symptome sind Übelkeit, Erbrechen, Kopfschmerzen, Leibschmerzen, häufige dünnflüssige, übelriechende, auch Blut enthaltende Stühle, Schwächezustände und Gliederschmerzen. Die Schwere des Krankheitsbildes ist abhängig von der Menge des genossenen Fleisches, sowie von dem Alter und der Widerstandsfähigkeit der Erkrankten. Die Dauer richtet sich nach dem Aufenthalt der Ingesta im menschlichen Darm. Je früher und gründlicher sie beseitigt werden, desto schneller folgt die Genesung, die in den allermeisten Fällen eintritt.

Die **Behandlung** ist eine rein symptomatische und gleicht der im vorigen Kapitel beschriebenen.

Mit der Feststellung von Proteus- oder Kolibakterien in dem angeschuldigten Fleisch oder in den Entleerungen der Erkrankten ist ihre ätiologische Bedeutung in dem jeweilig vorliegenden Falle noch nicht erwiesen. Wichtig kann die Feststellung der Tatsache vorliegender Fäulnis zur Zeit des Genusses eines verdächtigen Fleisches sein. Bei vorgeschrittener Fäulnis wird man leicht aus den Angaben über Aussehen, Beschaffenheit und Geruch des Fleisches genügend Anhaltspunkte gewinnen. Auf den Ausfall einer chemischen Untersuchung wird man nur dann Wert legen können, wenn eine nachträgliche Fäulnis des Fleisches bis zum Zeitpunkt der Untersuchung auszuschließen ist, was selten der Fall sein dürfte. Die chemische Untersuchung auf Fäulnisalkaloide läßt meistens völlig im Stich oder gibt keine eindeutigen Resultate. Durch die Ebersche Salmiakfäulnisprobe, die sich auf den Nachweis von freiem Ammoniak gründet, lassen sich dagegen schon geringe Fäulnisgrade nachweisen. Man verfährt dabei in folgender Weise:

Ein Glasröhrchen wird mit einer Mischung von 1 Teil Salzsäure, 3 Teilen Alkohol, 1 Teil Äther etwa 2 cm hoch gefüllt, verschlossen und geschüttelt. Mit einem Glasstabe wird von dem zu prüfenden Fleisch eine Probe entnommen und schnell in das mit Chlorwasser-, Alkohol-, Ätherdämpfen gefüllte Röhrchen eingeführt, so daß sie etwa 1 cm über dem Flüssigkeitsspiegel entfernt bleibt. Bei Gegenwart von Ammoniak entsteht nach wenigen Sekunden ein starker Nebel, welcher je nach dem Grade der Fäulnis an Intensität zunimmt. Zu bedenken ist, daß diese Probe bei frischem Pökelfleisch wegen des dabei normalerweise vorkommenden Trimethylamins positiv ausfallen kann.

4. Prophylaxe der Fleischvergiftungen.

Gemäß der Teilung der Fleischvergiftungen in zwei große Gruppen — Fleisch von infizierten, kranken Tieren und Fleisch von gesunden Tieren, das erst nach der Schlachtung durch unzweckmäßige Behandlung infiziert ist —

haben sich die prophylaktischen hygienischen Maßnahmen nach zwei Richtungen zu erstrecken. Gegen die Gefahren, die von der ersten Gruppe drohen, schützt lediglich eine durchgeführte gesetzlich geregelte Fleischbeschau. In Deutschland ist der Verkehr mit Lebensmitteln durch reichsgesetzliche Maßnahmen geregelt. Die Grundlagen bildet das Gesetz betreffend den Verkehr mit Nahrungsmitteln, Genußmitteln und Gebrauchsgegenständen (vgl. gesetzliche Vorschriften), das sowohl in wirtschaftlicher wie gesundheitlicher Hinsicht eine weittragende Bedeutung erlangt hat. Neben dem Nahrungsmittelgesetz sind noch besondere Bestimmungen für die Regelung des Fleischverkehrs erlassen, und zwar durch das Gesetz betreffend die Schlachtvieh- und Fleischbeschau vom 3. Juni 1900.

Zu dem Gesetz, das seit 1903 im vollen Umfange in Kraft ist, sind eine Reihe von Ausführungsbestimmungen des Bundesrats ergangen, die den praktischen Erfahrungen und den Fortschritten der Wissenschaft entsprechend mehrfach geändert worden sind, in ihrer jetzt gültigen Form aber in Nr. 1 der Veröffentlichungen des Kaiserlichen Gesundheitsamtes des Jahres 1909 zum Abdruck gebracht sind.

Diese Ausführungsbestimmungen umfassen 6 Hauptabschnitte, von denen Abschnitt A die Untersuchung und gesundheitspolizeiliche Behandlung des Schlachtviehes und Fleisches bei Schlachtungen im Inlande betrifft.

Außerdem sind zu dem Reichsgesetz Ausführungsgesetze der einzelnen Bundesstaaten ergangen, und auf Grund des Reichgesetzes und der Landesgesetze Anordnungen von Behörden bezüglich der Ausführung der Schlachtvieh- und Fleischbeschau getroffen worden.

Nach dem Gesetz muß alles Schlachtvieh vor und nach der Schlachtung untersucht werden.

Die Untersuchung des lebenden Tieres vor der Schlachtung, die Schlachviehbeschau, hat einen doppelten Zweck. Durch sie soll festgestellt werden:

1. Ob die Tiere mit einer Krankheit behaftet sind, die auf Genußtauglichkeit des Fleisches von Einfluß ist.

2. Ob die Tiere mit einer ansteckenden anzeigepflichtigen Krankheit behaftet sind.

Sie hat ferner den Zweck, die Beurteilung des ausgeschlachteten Fleisches in zweifacher Beziehung zu erleichtern, insofern als beim Fehlen von Krankheitserscheinungen die Untersuchung zahlreicher Teile an dem geschlachteten Tier unterbleiben kann, während sie bei dem Vorliegen von Krankheitserscheinungen einen Hinweis dafür gibt, welche Teile bei der Untersuchung besonders zu berücksichtigen sind. In dieser Beziehung hat sie insofern einen großen Wert, als es Krankheiten gibt, die am lebenden Tier zuverlässiger erkannt werden können als am geschlachteten.

Die Beschau wird vorgenommen entweder von approbierten Tierärzten oder solchen Personen, die die vorschriftsmäßige Prüfung als Fleischbeschauer bestanden haben. Man unterscheidet demnach tierärztliche und nichttierärztliche Beschauer. Das von den Beschauern untersuchte Fleisch ist entweder genußtauglich, genußuntauglich oder zum Genusse bedingt tauglich; hierzu kommt noch das in seinem Nahrungswert erheblich herabgesetzte sog. minderwertige Fleisch.

Die Ausführungsbestimmungen des Reichs-Fleischbeschau-Gesetzes sind durch eine Verordnung des Reichsministers des Innern vom 10. August 1922 ergänzt worden.

In § 29 ist vorgeschrieben: „Beim Vorliegen des Verdachts auf Blutvergiftung sowie in allen anderen Fällen von Erkrankungen der Schlachttiere oder Mängeln des Fleisches, in denen das Vorhandensein von Erregern der Fleischvergiftung im Fleische vermutet werden kann, ist, soweit möglich, die bakteriologische Fleischuntersuchung vorzunehmen."

Die Erfahrung hat gelehrt, daß die grobe anatomische Untersuchung in vielen Fällen des Verdachts von Blutvergiftung kein zuverlässiges Urteil darüber erlaubt, ob das Fleisch als gesundheitsschädlich anzusehen ist oder nicht, sondern daß dieses Urteil nur auf Grund einer bakteriologischen Fleischuntersuchung abgegeben werden kann. Deshalb ist beim Vorliegen des Verdachts der Blutvergiftung sowie in allen anderen Fällen von Erkrankungen oder Mängeln des Fleisches, in denen das Vorhandensein von Erregern der Fleischvergiftung im Fleische vermutet werden kann, die Vornahme der bakteriologischen Untersuchung vorgeschrieben worden.

Für die Technik ist eine besondere Anweisung ergangen. Zwar sind noch nicht überall die Einrichtungen für eine rasch durchführbare bakteriologische Untersuchung möglich gewesen, aber wo sie vorhanden waren, ist von den in der Fleischbeschau tätigen Tierärzten in erfreulicher Weise ausgiebig Gebrauch gemacht. Eine schnelle Durchführung der Untersuchung ist erstes Erfordernis, damit nicht durch zu lange Dauer die Haltbarkeit des zu untersuchenden Fleisches in Frage gestellt wird.

§ 33 schreibt vor:

Als untauglich zum Genusse für Menschen ist der ganze Tierkörper (Fleisch mit Knochen, Fett, Eingeweiden und den zum Genusse für Menschen geeigneten Teilen der Haut sowie das Blut anzusehen, wenn einer der nachstehenden Mängel festgestellt worden ist. 1—6 pp.

7. Blutvergiftungen, wenn erhebliche sinnfällige Veränderungen des Muskelfleisches bestehen oder beim Fehlen von solchen die bakteriologische Fleischuntersuchung nicht die Unschädlichkeit oder sonstige Unbedenklichkeit des Fleisches ergibt.

Das gleiche gilt für alle übrigen Mängel, bei denen sich das Fleisch infolge des Nachweises von Erregern der Fleischvergiftung oder aus anderen Gründen bei der bakteriologischen Fleischuntersuchung als untauglich zum Genusse für Menschen erweist.

Der Verdacht auf Blutvergiftung liegt namentlich vor bei Notschlachtungen infolge von Entzündungen des Darmes, des Euters, der Gebärmutter, der Gelenke, der Sehnenscheiden, der Klauen und der Hufe, des Nabels, der Lungen, des Brust- und Bauchfelles und von Allgemeinerkrankungen im Anschluß an eitrige oder brandige Wunden.

Dem Fleischbeschauer bleibt das Urteil über Tauglichkeits- oder Untauglichkeitserklärung und somit die Verantwortung vorbehalten. Ihm ist aber die Abgabe des Urteils wesentlich erleichtert namentlich in den Fällen, in denen die Unschädlichkeit des Fleisches durch die klinische und anatomische Untersuchung zweifelhaft bleibt. Dazu kommt, daß große Mengen Fleisch für die Verbraucher erhalten bleiben, das ohne bakteriologische Untersuchung dem Verkehr hätte entzogen werden müssen, nach dem Ergebnis der Untersuchungen der letzten drei Jahre machen das etwa $70-80\%$ der untersuchten fraglichen Tierkörper aus (vgl. Kapitel über Häufigkeit der Fleischvergiftungen).

Wenn es trotzdem noch vorkommt, daß Fleisch mit den Fleischvergiftungserregern in Verkehr gelangt, so liegt das einmal an der Unvollkommenheit der menschlichen Einrichtungen und an der Gewissenlosigkeit mancher Menschen, in betrügerischer Absicht gesundheitsschädliches Fleisch zum Absatz zu bringen. Der Umstand, daß das Gesetz die Schlachttiere vom Beschauzwang ausnimmt, deren Fleisch in eigenem Haushalt Verwendung findet, fällt nicht in die Wagschale, ganz abgesehen davon, daß diese Befreiung auf dem Wege von Polizeiverordnungen mehr und mehr eingeschränkt wird.

Gegen die Gefahr einer Gesundheitsschädigung durch sekundär infiziertes Fleisch schützt im allgemeinen nur die Grundlage aller hygienischen Maßnahmen, die Sauberkeit, sowohl was Transport, Hantierung, Aufbewahrung und Verarbeitung des Fleisches betrifft. Neben der erwähnten ordentlichen Fleischbeschau besteht noch eine außerordentliche, d. h. die Überwachung der öffentlichen Fleischmärkte und der privaten Fleischverkaufsstätten, sowie der gewerblichen Betriebe, in denen Erzeugnisse aus Fleisch hergestellt werden. Durch sie soll dasjenige Fleisch ermittelt und dem Verkehr entzogen werden, das infolge nachträglicher Zersetzung und infolge Behandlung mit differenten Konservierungsmitteln eine gesundheitsschädliche Veränderung erfahren hat. Gleichzeitig soll durch die außerordentliche Fleischbeschau über Geflügel, Fische, Wildbret eine Kontrolle ausgeübt werden.

Für die Art und Beschaffenheit der Schlachtstätten, der Verarbeitungs-
und Zubereitungs-, der Aufbewahrungs- und Verkaufsräume, der Transport-
mittel und der Geräte zur Verarbeitung des Fleisches sollten generelle Vorschriften erlassen werden.

II. Botulismus.

Geschichtliches. Seit langer Zeit sind Vergiftungen bekannt, die nach
Genuß von Wurst, Schinken, Pökelfleisch aufzutreten pflegen und durch einen
ganz bestimmten Symptomenkomplex, der auf eine schwere Schädigung der
Nervenzentren schließen läßt, charakterisiert sind. Wegen ihrer Häufigkeit
nach Wurstgenuß hat man sie als Botulismus oder Allantiasis bezeichnet.
Dasselbe Krankheitsbild hat man aber auch nach Genuß von Fleischpasteten
(Cohn), Büchsenfleisch (Nesni, Barker), konservierten Krickenten (Quincke),
gefüllten Gänsen (Guttmann), gepökelten Makrelen (Madsen), Büchsenkonserven (Fischer) beobachtet.

Unter den Würsten waren hauptsächlich die in Württemberg und Baden früher üblichen
Blunzen stark vertreten. Dieselben wurden aus wenig gekochtem Fleisch, Blut, Hirn,
verschiedenen Organen, Mehl, Semmel und Milch bereitet, ungenügend geräuchert und
meist in Schweinsmagen gestopft und dicht aufeinandergepreßt gelagert.

Die erste genaue wissenschaftliche Darstellung der eigenartigen, sehr charakteristischen
Vergiftungsfälle stammt von dem württembergischen Dichter und Arzt Justinus Kerner
aus dem Jahre 1820. Bis zum Jahre 1822 war die Zahl der in jenen Ländern bekannt
gewordenen Fälle auf 122 gestiegen, von denen 84 (!) letal verlaufen waren.

Über das Wesen der Krankheit und die Natur des Giftes wurden die
verschiedensten Hypothesen aufgestellt.

Es braucht nämlich nicht in jedem Falle von Botulismus zu dem schweren,
der Bulbärparalyse gleichenden Krankheitsbilde zu kommen, sondern es können
Sehstörungen, hauptsächlich Akkommodationsstörungen, die einzigen subjektiven und objektiven Symptome der von Botulismus Befallenen sein. Daher
erklärt sich die Tatsache, daß solche Fälle meistens in der Literatur der Augen-
heilkunde publiziert werden und ätiologisch durch bakteriologische Untersuchungen nicht geklärt werden und oft auch wegen Mangel von Untersuchungsmaterial nicht geklärt werden können. Nach den Berichten der Augenärzte müßte
man eine relative Häufigkeit des Botulismus annehmen. Nun ist aber in der
ophthalmologischen Literatur der Botulismus ein Sammelname für alle möglichen Vergiftungen — Muschel-, Austern-, Fisch-, Hummer-, Fleischvergiftungen — soweit diese analoge Krankheitsbilder darbieten. Es ist daher
schwer zu sagen, welche Fälle dem echten Botulismus zuzurechnen sind und
welche ihre Entstehung einer anderen Ätiologie verdanken. Andererseits
lassen manche Publikationen keinen Zweifel darüber, daß echter Botulismus
vorgelegen haben muß, wenn auch der Erreger nicht nachgewiesen ist. Soviel
ist sicher, daß der Botulismus nach Genuß von Gemüsekonserven, die ohne
nochmalige Erhitzung genossen worden sind, zugenommen hat. Namentlich
ist in Nordamerika eine Zunahme dieser Vergiftungen zu verzeichnen.

Der Bacillus botulinus. Der Bazillus ist ein ziemlich großes, etwa 4—6 μ langes,
1,0 μ breites, mit feinen Geißeln versehenes, aber nur schwach bewegliches Stäbchen mit
abgerundeten Ecken, das sich nach Gram gut färben läßt.

Er ist ein streng anaërobes Bakterium.

Das Temperaturoptimum liegt zwischen 25° und 30°. Bei 37° wächst er nur spärlich,
bildet schnell Involutionsformen, ohne Gift zu erzeugen.

In Bouillon, die getrübt wird, bildet er längere und kürzere Fäden. Gelatine wird
verflüssigt.

Auf Traubenzuckergelatine entstehen kreisrunde, anfangs durchsichtige, später trübe,
leicht gelbliche, granulierte Kolonien, die von einem Hof flüssiger Gelatine umgeben sind
und strahlige Ausläufer aufweisen können.

In Traubenzuckergelatine oder Agar findet starke Gasbildung statt. Bei Stichkulturen wird die Agarsäule stark auseinandergerissen.

Milchzucker und Rohrzucker wird nicht zersetzt.

Milch wird nicht koaguliert. In sauren Nährböden findet kein Wachstum statt. Alle Kulturen, in denen der Bazillus sich entwickelt, haben einen starken ranzigen Geruch. In Traubenzuckernährböden bildet er endständige, ovale, endogene Sporen, die wenig widerstandsfähig sind und bei 80⁰ innerhalb einer Stunde getötet werden.

Der Bazillus selbst ist gegen äußere Einflüsse und chemische Reagenzien wenig widerstandsfähig. Er ist weder für Menschen noch für Tiere infektiös. Nach Homen sind eingespritzte Reinkulturen nach 24 Stunden im Tierorganismus nicht mehr nachweisbar, auch im Verdauungstraktus geht er ohne Wirkung schnell zugrunde. Kaninchen und Meerschweinchen, die mit massenhaft sporenhaltigem atoxischem Kulturmaterial gefüttert wurden, blieben völlig gesund.

Das Botulismustoxin. Der Bacillus botulinus hat die Eigenschaft, unter bestimmten Bedingungen auf toten Substraten — am besten in flüssigen Nährböden — ein akut wirkendes echtes Toxin zu bilden.

Van Ermengem gelang es, in einem wässerigen Auszuge des Schinkens, der eine Vergiftung in Ellezelles hervorgerufen hatte, durch subkutane Impfungen von 0,1—1 mg bei Katzen ein dem menschlichen Botulismus völlig gleichendes Krankheitsbild hervorzurufen und bei Affen, Kaninchen, Meerschweinchen, Mäusen partielle oder komplette Lähmungen zu erzeugen. In kleinen Quantitäten vom Magendarmkanal aus gegeben, verursachte der Extrakt und der Schinken selbst bei Affen, Meerschweinchen, Mäusen dieselben Erscheinungen. Ein mit 1—2 Tropfen Kulturflüssigkeit angefeuchtetes Brot genügt, um Meerschweinchen in 24—36 Stunden zu töten. Diese Wirkung des Botulismusgiftes verdient gegenüber den meisten anderen Toxinen einschließlich des Schlangengiftes, welche per os unwirksam sind, besonders hervorgehoben zu werden. Im Gegensatz dazu konnten Katzen, Hunde und Hühner große Quantitäten davon verzehren, ohne schwere Symptome zu zeigen. Vögel sind ebenfalls empfänglich, wenn auch in geringerem Grade wie die Nager. Fische und Frösche sind refraktär. Sterilisiertes Schweinefleisch, das mit einigen Tropfen des wässerigen, offenbar bazillenhaltigen Extraktes geimpft und gegen Sauerstoffzutritt durch eine dicke Fettschicht abgeschlossen und aufbewahrt wurde, nahm giftige Eigenschaften an und tötete dann bei Verfütterung die empfänglichen Tiere, indem es die charakteristischen Symptome des Botulismus hervorrief. Diese Befunde sind von verschiedenen Autoren bestätigt worden. So töteten in Versuchen von Leuchs Rindfleischbouillongifte bei subkutaner Injektion in Dosen von 0,004 bis 0,00005 ccm Meerschweinchen in kurzer Zeit. Einträufelungen in die Augen der Versuchstiere hatten keine Wirkung.

Abgesehen von dem Sauerstoffabschluß, der zu seiner Entwicklung unbedingt nötig ist, bedarf der Bacillus botulinus zur Gifterzeugung bestimmter Temperaturen, deren Grenzen bei 20⁰ und 30⁰ liegen. Bei 37⁰ tritt keine oder nur schwache Giftbildung auf. Daher findet auch im Warmblüterorganismus keine Giftproduktion statt. Dieselbe ist außerdem von dem Alkaleszenzgrad der Nährböden abhängig. Leuchs fand in dieser Beziehung eine individuelle Verschiedenheit der Erreger. Während der aus der Schinkenvergiftung zu Ellezelles gewonnene Stamm schon bei neutraler Reaktion des Nährbodens ein sehr wirksames Gift bildete, hatte der aus der Bohnenvergiftung zu Darmstadt gezüchtete Stamm einen gewissen Alkaligehalt des Nährbodens nötig. Ein Unterschied in der Art der Wirksamkeit der beiden Gifte sowie in ihrem Verhalten gegenüber schädigenden Einflüssen bestand nicht.

Das Gift ist seiner physiologischen Beschaffenheit nach dem Diphtherie- und Tetanustoxin sehr ähnlich. Zum Unterschied von diesen wirkt es auch per os sowohl beim Menschen wie bei Tieren. In den Tierversuchen Kobs zeigte die toxische Wirkung Ähnlichkeit mit der des Diphtherietoxins, aber keine Identität. Es fehlte die Rötung und Schwellung der Nebennieren und das Pleuraexsudat; dagegen waren subperitoneale Blutungen, Stauung der Galle und des Harnes vorhanden. Das Gift ist sehr labil. Temperaturen von 70 bis 80⁰ und Zusatz von 3⁰/₀igen Sodalösungen und 10⁰/₀igen Natriumkarbonatlösungen zerstören es rasch, Einwirkung von Licht und Luft schwächen es ab. van Ermengem gelang es, das Gift durch Alkohol, Tannin- und Neutralsalze auszufällen. In trockenem Zustande oder in Röhrchen im Dunkeln aufbewahrt, bleibt es jahrelang wirksam. In faulen Stoffen verhält es sich unverändert, verdünnte Säuren greifen es an.

Durch Injektion des Giftes in eine Extremität oder in eine einer Extremität nahe gelegene Körperstelle läßt sich bei Meerschweinchen und Kaninchen ein dem lokalen Tetanus analoges Phänomen erzeugen, indem als erstes Krankheitszeichen meist schon 20 Stunden nach der Injektion eine Lähmung der betreffenden Extremität auftritt.

Schübel, der neuerdings die Eigenschaften des Toxins ausführlich untersuchte, fand eine kurareartige Wirkung.

Die pathologisch-anatomischen Veränderungen sind bei Tieren die der Vergiftung erlegen sind, sehr gering. Starke Blutfüllung der inneren Organe, Hämorrhagien im Rückenmark, hauptsächlich der Vorderhörner und an den Ganglienzellen der Bulbärkerne sind häufig die einzigen Veränderungen. Nach van Ermengem ruft das Gift in den Endothelien, in den sekretorischen Zellen der Leber, Nieren, Speicheldrüsen, in den quergestreiften Muskelfasern eine fettige Degeneration hervor. Beginnende Degeneration und Erweichungsherde an den Bulbärkernen (Abnahme der chromatophilen Elemente mit Kernzerfall) sind von Marinesco, Römer und Stein beobachtet. Die große Affinität des Giftes zur Nervensubstanz, die in dem klinischen Bilde zum Ausdruck kommt, konnte Landmann experimentell im Reagenzglase dadurch nachweisen, daß er Meerschweinchengehirn mit tödlichen Dosen des Giftes mischte und stehen ließ. Dadurch trat völlige Entgiftung ein. Nach Kempner und Schepilewsky genügt 1 ccm Hirnsubstanz, um die dreifache für eine Maus tödliche Dosis des Toxins zu neutralisieren. Lezithin, Cholesterin, Fette wirken ebenso.

Epidemiologisches. Von den bisher besprochenen Fleischvergiftungen unterscheiden sich die Fälle von Botulismus prinzipiell.

1. Es kommen nur sekundär infizierte Nahrungsmittel, speziell Schlachtprodukte, niemals intravital befallenes Fleisch in Betracht.

2. Es handelt sich entweder um längere Zeit aufbewahrte oder konservierte Nahrungsmittel, die ohne vorherige Aufkochung genossen werden.

3. Es wirken lediglich die bakteriellen, in den Nahrungsmitteln gebildeten Produkte — Toxine —, nicht die Bakterien, gesundheitsschädlich, so daß der Botulismus eine echte Intoxikations-, keine Infektionskrankheit darstellt.

Der Bacillus botulinus ist ein Saprophyt. Nach Untersuchung von amerikanischen Autoren ist er in der Natur — Hof- und Gartenerde — sehr verbreitet und kann auch Hühner, Schweine, Pferde befallen. Einmal ist er in den Exkrementen von gesunden Schweinen gefunden worden (Kempner und Pollack). Es ist möglich, daß er auf konservierten Nahrungsmitteln häufiger anzutreffen ist als man denkt. Zu seiner Entwicklung und zur Giftbildung ist Sauerstoffabschluß oder wenigstens Sauerstoffarmut notwendig. Daher kommt es, daß man ihn im Innern von Würsten, Schinken, Pasteten, aber nicht in den äußeren Schichten findet, und daher erklärt sich auch die in manchen Fällen beobachtete Ungiftigkeit der Randpartien gegenüber der Giftigkeit der zentralen Teile von Nahrungsmitteln (Kaatzer, Schröter). Im Falle van Ermengems waren nur die Muskelfasern, nicht der Speck des Schinkens giftig. Daß er sich auch in anderen als animalischen Nahrungsmitteln entwickeln kann, ist bereits erwähnt. Symbiose mit Sauerstoff absorbierenden Bakterien begünstigt seine Entwicklung. van Ermengem weist darauf hin, daß nicht zu alte tierische und pflanzliche Gewebe an sich energisch reduzierende Eigenschaften besitzen und so den gelösten Sauerstoff zu absorbieren vermögen. Unter solchen Umständen ist es leicht begreiflich, daß Schinken, Fische usw. in Salzlake Nährmedien darstellen können, die auch strengsten Anaërobiern zusagen, trotzdem die Luft nicht aus dem Substrat entfernt worden ist.

Einen in dieser Beziehung sehr interessanten Fall hat Bitter veröffentlicht. Ein Schutzmann und seine Frau genießen rohe Heringe, die eine Stunde in Salzlake, dann in Essig gelegen hatten, ohne Schädigung. Acht Tage bleiben die Heringe stehen, dann ißt der Mann zu Mittag und Abend eine Anzahl. Am nächsten Morgen treten Erscheinungen der Bulbärparalyse auf, denen er am gleichen Nachmittage erliegt.

Bemerkenswert ist, daß die schädlichen Speisen, abgesehen von einem eigenartigen ranzigen Geruch, oft kaum wahrnehmbare Veränderungen zeigen, daß jedenfalls Zeichen vorgeschrittener Fäulnis stets fehlen.

Die giftigsten Speisen werden durch Aufkochen oder Erwärmen über 70° unschädlich.

Die krank machenden und letalen Mengen der Speisen sind wechselnde. In dem Darmstädter Fall löste eine Gabel Bohnensalat, in einem anderen Falle (Quincke) ein walnußgroßes Stück Krickente, im Falle Cohns ein kleiner Löffel Pastete Krankheitserscheinungen aus. In Darmstadt bewirkten zwei Löffel Bohnensalat, in Ellezelles 20 g Schinken den Tod!

Klinische Erscheinungen. Das klinische Bild des Botulismus ist von dem durch Fleischvergiftungsbakterien der Paratyphusgruppe verursachten gänzlich verschieden. Beim Menschen treten die ersten Krankheitszeichen 12 bis 24 Stunden, zuweilen früher, oft genug später, sogar bis zu 9 Tagen nach Genuß der betreffenden Fleischware auf. In einem von Kaatzer beschriebenen Falle lag nur eine halbe Stunde zwischen Nahrungsaufnahme und Ausbruch der Krankheit, in einem von Böhm und Müller beobachteten 9 Tage! Die ersten Krankheitszeichen sind allerdings allgemeiner Art — Krankheitsgefühl, Kopfschmerzen, Erbrechen, Magenschmerzen, Durchfall mit nachfolgender Obstipation, Ziehen in den Gliedern — und können im Beginn differentialdiagnostische Schwierigkeiten bereiten. Es stellen sich aber so frühzeitig nervöse Störungen ein, daß die Zweifel bald gehoben werden. In den Vordergrund des klinischen Bildes treten Erscheinungen seitens der Hirnnerven, deren Kerne von den Giften angegriffen werden, und zwar 1. Augenstörungen, 2. bulbäre Muskellähmungen, 3. sekretorische Störungen.

Beim Menschen ist am empfindlichsten derjenige Teil des Okulomotoriuskernes, welcher die Akkommodation bewirkt.

Infolge Akkommodationslähmung zeigt sich zuerst eine enorme Erweiterung und völlige Reaktionslosigkeit der Pupille. Subjektiv wird über undeutliches Sehen, Nebelsehen, Funkensehen geklagt. Daß es aber auch Ausnahmen gibt, lehren die Darmstädter Fälle mit mittelweiten reagierenden Pupillen (Fischer). Ob es sich bei den von Scheby-Buch publizierten fünf Botulismusfällen mit normalen Pupillen um echten Botulismus gehandelt hat, ist eine offene Frage. Infolge Schädigung des Abduzens- und Trochleariskernes macht sich eine Einschränkung der Beweglichkeit der Augen bemerkbar, Strabismus mit Doppelsehen, und als ein häufiges und charakteristisches Symptom Ptosis. Totale Ophthalmoplegie, selbst komplette Amaurose kommen vor. Die Sehstörungen sind oft die ersten und mitunter die einzigen Zeichen des Botulismus und führen die Patienten zum Augenarzt.

Nach Erben ist die Dysphagie als Ausdruck der Schädigung des Glossopharyngeuskernes das zweite wichtigste Symptom des Botulismus. Sie steigert sich am 4. bis 10. Tage zur Aphagie, indem zur Lähmung der Pharynx- und Ösophagusmuskulatur noch Lähmung des Choanenverschlusses und des Musculus mylohyoideus hinzukommt. Die Folge davon sind Aspirationspneumonien. Weiterhin sind Ohrensausen, Schwerhörigkeit, komplette Taubheit beobachtet worden. Fazialisparese ist selten. In schweren Fällen kommt es zur Lähmung des Phrenikus mit Stillstand des Zwerchfells und Tod durch Erstickung.

Das Versiegen der Speichelsekretion und der Schweißproduktion ist seltener und deutet auf Veränderungen im Rückenmark, wofür auch die beobachteten Blasen- und Sphinkterlähmungen sprechen. Dagegen wird Versiegen der Tränenabsonderung, Trockenheit der Schleimhäute — Nasen und Darmschleimhäute — infolgedessen hartnäckige Obstipation öfter beobachtet.

Krämpfe, Lähmungen der Extremitäten, Sensibilitätsstörungen, Atrophien pflegen zu fehlen. Das Bewußtsein bleibt erhalten. Herzschwäche, kleiner Puls, subnormale Temperatur, frequente Atmung, Kälte und Livor der abnorm trockenen Haut, Schlaflosigkeit und Delirien vervollständigen das traurige Krankheitsbild. Nach Erben kann selbst in extremster Zyanose infolge von Atemlähmung jede Erscheinung von Dyspnoe fehlen. Diese Respirationslähmung kann schon in den ersten Tagen der Erkrankung eintreten und zum Tode führen. Meist aber sterben die Kranken erst später bis zu drei Wochen nach Beginn unter den Zeichen zunehmender Erschöpfung an Marasmus, indem „das Leben wie eine Lampe ohne Öl erlischt" (Kerner) oder an Aspirationspneumonien. Fieber tritt nur als Folge sekundärer Krankheiten auf. Im Harn wird Eiweiß und Zucker vermißt.

Die Genesung zieht sich wochenlang, ja monatelang hin. Die am frühesten aufgetretenen Erscheinungen gehen am spätesten, die zuletzt aufgetretenen am frühesten zurück. So schwanden im Falle Morsellis Urinbeschwerden am 16., Doppelsehen am 35., Schlingbeschwerden am 43., Trockenheit am 60. Tage. Diese Symptome waren zeitlich in umgekehrter Reihenfolge aufgetreten.

Differentialdiagnostisch kommen Atropin-, Hyoszyamin- und Hyoszinvergiftungen in Betracht, da auch sie Mydriasis, Akkommodationsparese, Dysphagie usw. verursachen. Diese Zeichen treten aber sofort ohne Inkubation auf und sind von anderen, beim Botulismus fehlenden Symptomen — Delirien, Halluzinationen, Manie, Koma, hochgradiger Pulsbeschleunigung begleitet. Sehr große Ähnlichkeit hat der Botulismus mit der Methylalkoholvergiftung. Bei dieser kommt es höchst selten zu Lähmungen der Augenmuskeln, so daß Doppelsehen, Strabismus und Ptosis für Botulismus und umgekehrt hochgradige Amaurose bzw. Amblyopie, die beim Botulismus verhältnismäßig selten, bei schwerer Methylalkoholvergiftung häufig ist, für letztere Vergiftung spricht. Sind Bewußtlosigkeit und Krämpfe vorhanden, so kann man Botulismus ausschließen. Wichtig ist ferner die Anamnese und die Untersuchung des Mageninhaltes auf Methylalkohol sowie die quantitative Bestimmung der Ameisensäure im Harn, die bei Methylalkoholvergiftung stets vermehrt ist. In der Leiche kann der Methylalkohol noch nach Wochen nachgewiesen werden, speziell in der Leber und im Gehirn (Bürger). Intra vitam käme die Untersuchung des Blutserums auf Botulismustoxin differentialdiagnostisch in Betracht. Kob konnte am 9. Tage mit 2 ccm Serum des Aderlaßblutes durch subkutane Impfung Meerschweinchen unter den Erscheinungen des Botulismus töten, so daß man annehmen muß, daß das Botulismustoxin lange Zeit in beträchtlicher Menge im Blut kreist.

Sind Proben von dem verdächtigen Nahrungsmittel zu erhalten, so ist die Anlegung einer anaeroben Kultur auf Zuckeragar oder Zuckergelatine, Verfütterung der Proben an Mäuse, Verimpfung eines wässerigen Auszuges davon, sowie eines keimfreien Filtrates einer mehrere Tage alten, bei 24° gehaltenen Leber-Bouillonkultur auf Meerschweinchen und Kaninchen erforderlich.

Die Tiere erkranken oder sterben unter den Erscheinungen verschiedenartiger lokaler oder allgemeiner motorischer Paresen. Von anderen Krankheiten kämen differentialdiagnostisch postdiphtherische Lähmungen, bei denen Pupillenerweiterungen und Sekretionsstörungen zu fehlen pflegen, die akute und chronische Bulbärparalyse nebst multipler Sklerose in Betracht. Über Irrtümer wird die Anamnese und die weitere Entwicklung der Krankheit hinweghelfen. Daß es auch bei der gastrointestinalen Form der Fleischvergiftung zu vorübergehenden Augenstörungen und Lähmungen kommen kann, ist in dem betreffenden Kapitel bereits erwähnt.

Pathologische Anatomie. Der pathologisch-anatomische Befund läßt häufig kaum irgendwelche Abweichungen erkennen. Meist sind starke Hyperämie und fettige Degeneration der inneren Organe die einzigen makroskopischen Veränderungen. Mitunter besteht Ödem der Lungen, Injektion der Magen-Darmschleimhaut und wässerige Durchtränkung des Gehirns und seiner Häute. In Zukunft wird man bei der mikroskopischen Untersuchung Degenerationen der Ganglienzellen besonders in den Kernen der Augenmuskeln und im Vaguskern finden, nachdem solche Veränderungen im Tierexperiment festgestellt sind. Beim Menschen fehlen bisher derartige Befunde. Im Gegensatz dazu finden sich bei Methylalkoholvergiftungen die Veränderungen hauptsächlich in den Ganglienzellen der Netzhaut, in den Sehnerven und in den Kerngebieten des verlängerten Marks (Pick, Bürger, Birsch-Hirschfeld). Bei der Atropinvergiftung fehlen solche Veränderungen, da das Gift die Nervenendapparate lähmt.

Die **Mortalität** ist eine ganz außerordentlich hohe. In Chicago erkrankten 14 Personen nach Genuß konservierter Oliven; davon starben 7! In Schottland erlagen 6 Hotelgäste und 2 Diener der Krankheit, nachdem sie eine Entenfleischpastete in Büchsen als Brotaufstrich gegessen hatten. Nach Blum starben von 3 Personen, die eingemachte Bohnen als Salat gegessen hatten, zwei! F. Stricker teilt einen Fall mit, in dem sämtliche (12!) Personen nach Genuß im eigenen Haushalt eingekochter Bohnen an Botulismus starben.

Therapie. Durch Immunisierung von Ziegen gelang es zuerst Kempner, ein antitoxisches Serum herzustellen, welches im Tierversuch heilend wirkte, selbst wenn schwere Vergiftungserscheinungen ausgebrochen waren. Auch Froßmann erhielt durch Vorbehandlung von Ziegen ein wirksames Serum. Er zeigte, daß man kleine Tiere mit einem durch Wärme abgeschwächten Toxin immunisieren kann. Leuchs versuchte durch 9 resp. 10 Monate lange Vorbehandlung von Pferden mit Giften des Stammes Ellerzelles und Darmstadt ein antitoxisches Serum zu gewinnen. Das mit Gift E vorbehandelte Pferd lieferte ein sehr wirksames, das mit Gift D vorbehandelte Pferd ein sehr wenig wirksames Serum. Während gegen die zehnfach tödliche Dosis des Toxins E 0,001 ccm des homologen Serums einen absoluten Schutz verliehen, blieben 5 ccm des heterologen Serums D vollkommen wirkungslos. Umgekehrt wurde die zehnfache tödliche Dosis des Giftes D durch 0,1 ccm des Serums D glatt neutralisiert, nicht jedoch durch die erhebliche Menge von 5 ccm des hochwertigen heterologen Serums E, eine Dosis, welche das 5000fache Multiplum der zur Neutralisation des homologen Giftes nötigen Dosis darstellt. Diese sehr interessanten Feststellungen könnten die Wirksamkeit einer Serumbehandlung bei Botulismus in Frage stellen, da man nicht wissen kann, ob das Antiserum gegenüber dem Gift des jeweils vorliegenden Stammes wirksam ist. Dem könnte dadurch in etwas abgeholfen werden, daß man ein polyvalentes Serum herstellt. Jedenfalls aber empfiehlt es sich in der Praxis, von der Serumbehandlung Gebrauch zu machen. Dazu ermuntert die eklatante Wirkung im Tierversuch! Bemerkenswert ist, daß Kob bei Impfung von Tieren mit sicher tödlichen Dosen diese durch gleichzeitige Einspritzung von Antidiphtherieserum vor dem Tode bewahren konnte. Im Institut Robert Koch Berlin und in den Höchster Farbwerken wird antitoxisches Botulismusserum vorrätig gehalten. Im übrigen ist die Behandlung rein symptomatisch. Entleerung des Magendarmkanales durch Magenschlauch und Einläufe oder Abführmittel —

Rizinus, Kalomel —, Verdünnung des Giftes in der Blutbahn durch rektale, subkutane, intravenöse Kochsalzeinspritzungen und durch Aderlässe sind zu empfehlen. Eine große Hauptsache ist eine gute Ernährung. Gegen Verabfolgung von Alkohol ist nichts einzuwenden.

III. Fischvergiftungen.

1. Häufigkeit.

An die Fleischvergiftungen reihen sich die Fischvergiftungen, die an absoluter und relativer Häufigkeit, in Deutschland wenigstens, hinter den Fleischvergiftungen zurückbleiben. Hier verhält sich der jährliche Verbrauch des Schlachttierfleisches zum Fischfleisch wie 12 : 1, und die Fleischvergiftungen verhalten sich nach den Sanitätsberichten zu den Fischvergiftungen ungefähr wie 20 : 1. Es ist aber zu bedenken, daß es bei den Fischvergiftungen selten zu Massenerkrankungen, häufiger zu kleinen Gruppenerkrankungen kommt, die an Bösartigkeit den Fleischvergiftungen zwar nicht nachstehen, aber seltener zur öffentlichen oder amtlichen Kenntnis als die Fleischvergiftungen gelangen.

Eine ausführliche Zusammenstellung älteren Datums findet sich bei Husemann, der für die Jahre 1836 bis 1848 228 Fälle aus der Literatur aufzählt. Eine der größten Massenerkrankungen mit 85 Fällen hat Schaumont aus Sidi Bel Abbes beschrieben. In Rußland sind Fischvergiftungen häufiger. Im Jahre 1878 wurden in Petersburg allein 103 Fälle gemeldet.

2. Ursache und Wesen der Fischvergiftungen.

Im Gegensatz zu den Fleischvergiftungen sind Ursachen und Wesen der Fischvergiftungen noch wenig geklärt. In klinischer Beziehung besteht insofern eine Übereinstimmung mit den Fleischvergiftungen, als nach Fischgenuß neben einer akuten Gastroenteritis ein dem Botulismus sehr ähnliches Krankheitsbild, das man im Gegensatz zum Ichthyismus choleriformis als Ichthyismus neuroticus bezeichnet, beobachtet wird. Andererseits ist zwischen dem giftigen Fleisch der Warmblüter und dem der Fische ein Unterschied vorhanden, indem bei letzterem nicht allein bakterielle, sondern auch organisch-chemische, auf der natürlichen Zusammensetzung des Fischfleisches beruhende Stoffe in Betracht kommen. Die bakterielle Zersetzung kann, ähnlich wie beim Schlachttier, schon intra vitam erfolgen oder erst postmortal stattfinden. Man hat also zu unterscheiden erstens zwischen Giftfischen, zweitens intra vitam infizierten und dadurch erst giftig gewordenen Fischen und drittens zwischen postmortal — sekundär — zersetzten Fischen von giftiger Beschaffenheit. Die Giftfische sind S. 353 f von Faust abgehandelt, worauf hier verwiesen werden kann.

Nach Hildebrandt enthält die Muskulatur gesunder frischer Fische keine Bakterien und kann durch zweckmäßige Aufbewahrung mehrere Tage steril erhalten werden. Nach dem Tode der Fische tritt in der Muskulatur eine fermentartige, nicht bakterielle Zersetzung unter Bildung übelriechender Stoffe auf, die irrtümlich als Fäulnis aufgefaßt wird.

a) Vergiftungen durch intra vitam infizierte Fische.

Daß unter Fischen verheerende, auf Protozoen beruhende Seuchen auftreten können, ist bekannt. Auch Bakterien sind für gewisse lokalisierte Seuchen verantwortlich gemacht, so für ein Massensterben von Barschen im Genfer See, von Forellen in einer Züchterei (Emmerich und Weibel), von Weißfischen des Züricher Sees (Wyß), des Luganer Sees (Vogel), von Fischen einer Züchterei zu Petersburg (Sieber), in Bukarest (Babes und Riegler) (ausführliche Literatur findet sich bei den zuletzt genannten Autoren). In diesen Fällen wurden aus kranken und toten Fischen typhus-, koli- oder proteus-ähnliche Bakterien gezüchtet, von denen nicht einmal feststeht, ob sie die Ursache des Massensterbens gewesen sind, geschweige denn, daß sie für die beim Menschen nach Fischgenuß auftretenden Vergiftungen eine ätiologische Bedeutung haben. Es ist eher das Gegenteil anzunehmen. Jedenfalls war der Genuß von den der Seuche im Luganer See erlegenen Fischen ohne nachteilige Folgen. Nach Klineberger ist die Mehrzahl der Massenerkrankungen der Fische und Krebse durch Proteus verursacht.

b) Fischvergiftungen infolge postmortaler, sekundärer, bakterieller Zersetzungen.

α) Faule Fische.

In erster Linie kommen hierbei faule Fische in Betracht. In dieser Beziehung ist aber dasselbe zu sagen, was bei den Vergiftungen durch faules Fleisch hervorgehoben ist, daß nämlich nicht jeder faule Fisch für den Menschen schädlich ist, sondern daß die Giftigkeit der faulen Fische neben anderen uns noch völlig unbekannten Faktoren abhängig ist von der Art und der Wirkungsweise bestimmter Mikroorganismen, über die unsere Kenntnisse auch noch mangelhaft sind. Daß das Fleisch der Fische außerordentlich schnell bakteriellen Zersetzungen unterliegt, ist ja bekannt. Es beruht das einmal auf dem großen Wassereichtum des Fischfleisches und ferner auf dem Bau des Fischmuskels, der infolge mangelnden Bindegewebes ein schnelles Eindringen in die Tiefe gestattet. Manche Fische besitzen ein ganz besonders leicht zersetzliches, wenig haltbares, der Fäulnis schnell anheimfallendes Fleisch. Faule Fische wurden und werden auch heute noch, sei es aus Liebhaberei oder aus Not, ohne Gesundheitsschädigung verzehrt.

So bereiteten die Römer aus faulenden Makrelen eine stinkende, aber pikant schmeckende „teuer bezahlte Brühe", das „Garum" (Erben). Nach Smolenski wurden früher ganze Schiffsladungen pestilenzialisch stinkender Fische von Astrachan, wolgaaufwärts, nach dem Innern Rußlands geführt, wo sie bei den Tschuwaschen, Wotjaken und Mordwinen reißenden Absatz fanden. Grönländer, Chinesen, Indier und andere Völkerstämme sollen noch heute faule Fische mit Vorliebe und ohne Schaden genießen. Manche dieser Völkerschaften vergraben die Fische und lassen sie faulen, um sie dann erst mit Appetit zu verzehren. Nach Babes sind in Rumänien akute Fischvergiftungen nicht bekannt, obwohl Fische in großer Menge getrocknet, gesalzen und mit ausgesprochener Fäulnis in den Handel kommen und von den Landleuten reichlich genossen werden.

In der Literatur liegen verschiedene Berichte über experimentelle Untersuchungen des Fischgiftes vor. Diese sind aber unter sehr verschiedenen Bedingungen und von verschiedenen Gesichtspunkten aus angestellt. Manche Untersuchungen erstrecken sich auf Fische, die beim Menschen Vergiftungen hervorgerufen haben, andere Autoren haben, unabhängig von Krankheitsfällen, die Entwicklung und Entstehung von Giften im Fischfleisch nachzuweisen versucht. Die einen untersuchten faule oder noch nicht zersetzte rohe, die anderen konservierte Fische, die dritten gekochtes, entweder verändertes oder noch nicht verändertes Fischfleisch. Manche Untersuchungen beziehen sich lediglich auf den Nachweis chemisch wirkender Gifte, während andere Wert auf den Nachweis bestimmter Bakterien legten. Es fehlt an systematischen, von einheitlichen Gesichtspunkten aus durchgeführten Untersuchungen.

Zum Nachweis der chemischen Gifte wurden entweder rohe oder gekochte faule Fische verwendet.

Gautier und Etard isolierten 1884 aus faulen rohen Makrelen eine giftige Base, das Hydrokollidin, das für Versuchstiere sehr giftig war, indem es tetanusartige Erscheinungen und Herzstillstand hervorrief.

Beckowski fütterte Hunde mit rohen Fischen, die sich in verschiedenen Stadien der Fäulnis befanden, ohne irgendwelche krankheitserregende Symptome.

Brieger hat aus faulen Dorschen eine Base hergestellt, die dem Äthylendiamin ähnlich, aber nicht gleich ist.

Konstansoff hat die Natur der Fäulnis-Fischgifte experimentell näher studiert. Er ließ Fische bei verschiedenen Temperaturgraden, verschieden lange Zeit faulen und salzen. Andere tote Fische infizierte er mittels Injektionen mit Bouillonkulturen von Proteus- und Kolibakterien und behandelte sie dann ebenso. Aus dem Fischfleisch stellte er sich Filtrate her und erhielt so ein Gemenge von Giften, die im allgemeinen nicht kochfest waren, sich in Alkohol und Äther, nicht aber in Wasser lösten, in das Destillat übergingen, sich aber nicht durch Auswaschen des Fischfleisches gewinnen ließen. Durch spezielle Versuche über die Einwirkungen von Salzlösungen auf die Mikroben stellte er fest, daß bei Verwendung einer $15^0/_0$igen Kochsalzlösung alle Mikroben mit Ausnahme der sporentragenden im Verlauf von drei bis fünf Tagen abstarben. Gerade im giftigsten Fischfleisch fand er keine Mikroben.

Sehr eingehende Untersuchungen über das Giftigwerden von gekochten Fischen, sog. Schmorfischen, hat Kutscher angestellt und dabei bemerkenswerte Resultate gehabt. Schmorfische sind in Portionsstücke geschnittene, panierte, in Fett gebratene Seefische — Schellfisch, Seelachs, Kabeljau —, die in Kisten verpackt versandt werden und für Massenverpflegung Verwendung finden. Sie werden vor dem Genuß nicht noch einmal aufgekocht, sondern nur im Dampf aufgewärmt. Durch Extraktion mit physiologischer Kochsalzlösung erhielt Kutscher aus anfangs einwandfreien Schmorfischen nach fünftägiger Aufbewahrung bei Zimmer- oder Brutschranktemperatur, ohne daß Fäulniserscheinungen an ihnen wahrzunehmen waren, für Hunde, Kaninchen, Meerschweinchen sehr giftige Stoffe. Sie riefen bei ersteren Tieren nach intravenöser Einverleibung Erbrechen, blutige Durchfälle, Lähmungen, Herzschwäche hervor. Extrakt von rohen, bei Zimmertemperatur ebenso lange aufbewahrten Fischen war ungiftig. Solche Fische wurden aber giftig, wenn sie gebraten und dann zwei Tage lang bei Zimmertemperatur aufbewahrt wurden, ohne daß Fäulnisgeruch eingetreten war. In den unter denselben Bedingungen gehaltenen rohen Fischen waren trotz hochgradiger bakterieller Zersetzung noch keine Gifte aufgetreten. Durch Siedehitze sterilisiertes ungiftiges Fischfleisch nahm eine für Laboratoriumstiere giftige Beschaffenheit an, wenn es einige Tage offen an der Luft gestanden hatte. Vorsichtiges 10 Minuten langes Erwärmen vernichtete die Giftstoffe nicht. Ihre Wirkung ist ähnlich dem Sepsin (Faust) oder dem Gift des Bacillus sepsinogenes Fornet-Heubner. Kutscher sieht in Abbauprodukten des Fischeiweißes das giftig wirkende Prinzip.

Sieht man von den sog. Giftfischen ab, an denen die japanischen Gewässer reich sind, so gilt der Satz, ·daß die giftige Beschaffenheit des Fischfleisches allein auf bakterieller Durchsetzung beruht.

Es besteht aber kein Zweifel, daß Fäulnisprozesse im Fischfleisch an sich dasselbe nicht giftig machen. Die durch die Erfahrung und Beobachtungen in der Praxis erhärtete Tatsache, daß der Genuß in Zersetzung begriffener Fische Vergiftungserscheinungen auslösen kann, macht es im hohen Grade wahrscheinlich, daß die Giftigkeit in solchen Fällen durch besondere Umstände und nicht durch den Fäulnisprozeß allein und an sich hervorgerufen wird. Man geht wohl nicht fehl in der Annahme, daß diese „besonderen Umstände" in der Hauptsache in ganz spezifischen Mikroorganismen zu suchen sind, welche durch ihre Lebensfähigkeit im Fischfleisch diesem den Stempel der Giftigkeit aufdrücken, und welche bei den gewöhnlichen Fäulnisprozessen wahrscheinlich fehlen oder, falls sie vorhanden sind, durch die Symbiose mit anderen Bakterien oder auch durch den Mangel geeigneter Lebensbedingungen (Feuchtigkeits- und Wärmegrad) an der Entfaltung ihrer giftig wirkenden Kräfte verhindert werden. Außerdem spielt aber die Art des Eiweißes oder die Stufe des Eiweißabbaues bei dem Zustandekommen der Gifte eine Rolle.

β) Fischvergiftungsbakterien.

1. Bakterien der Paratyphus-, Koli- und Proteusgruppe.

Von einer Reihe von Autoren ist nach bestimmten Fischvergiftungsbakterien gefahndet und geforscht worden, ohne daß es gelungen wäre, in einwandfreier

Weise spezifische Mikroorganismen als Ursache der Fischvergiftungen nachzuweisen. Jedoch haben die Untersuchungen immerhin zu bemerkenswerten Resultaten geführt.

Ulrich fand in rohem und gekochtem Fischfleisch vier große Gruppen von Bakterien: 1. Gelatine verflüssigende (Proteus, Bacillus fluorescens liquefaciens, Heubazillen), 2. Gelatine nicht verflüssigende (Koli und koliähnliche Bakterien), 3. Mikrokokken und Sarcinen, 4. anaerobe Arten (schlanke, bewegliche, sporenhaltige, peptonisierende, stinkendes Gas bildende Bazillen). An Zahl überwiegen Koli- und Proteusarten.

Nach den Untersuchungen Kutschers ist der Keimgehalt gekochter Fische (Schmorfische) verschieden, je nach der Jahreszeit, der Dauer der Aufbewahrung und der Tem-peratur. Selbst bei Aufbewahrung der Schmorfische im Eisschrank steigt die Keimzahl rasch an. Kutscher züchtete aus Schmorfisch ein dem Bacillus sepsinogenes gleichendes Bakterium. Bouillonkulturen des Erregers riefen bei Hunden und Kaninchen dieselben Erscheinungen — heftige hämorrhagische Gastroenteritis mit blutigem Erbrechen und Stuhl — wie die wässerigen Extrakte des Fischfleisches hervor.

Stewart fand in mehreren durch Fische verursachten Gastroenteritiden den Bacillus enteritidis sporogenes Klein und hält ihn für die Ursache der Fischvergiftungen.

Wir selbst konnten in einer durch gebratene Fischkoteletts (Kabeljau) verursachten Massenerkrankung an akuter Gastroenteritis Proteusbakterien in den Resten der Fischkoteletts, dem Erbrochenen und den Ausleerungen der Erkrankten feststellen. Eine ähnliche Massenerkrankung hat Mayer beobachtet.

Von großem Interesse ist ferner der Nachweis von **Paratyphusbazillen** als Ursache von Fischvergiftungen (u. a. in Kaviar, Herings-Mayonnaisen, Ölsardinen, Flundern) in einer Reihe von Fällen. Nach dem im Kapitel der Fleischvergiftungen über die Verbreitung und Eigenschaft der Paratyphusbazillen als Nahrungsmittelvergifter Gesagten ist das ja nichts Auffälliges und Wunderbares, da es sich in allen Fällen um zubereiteten Fisch gehandelt hat, der sekundär infiziert worden ist (Stoll, Eckersdorff, Rommeler, Wiechert, Savage und Forbes, Bitter).

Im Juni 1910 erkrankten in zwei Dörfern bei Bielefeld etwa 120 Personen nach dem Genuß geräucherter Fische, die eine Fabrik für ihre Arbeiter und Angestellten in Säcken aus Bremen hatte schicken lassen und die verdorben waren. In einigen Fischstücken sowie in einer Stuhl- und Urinprobe fand sich der Bacillus enteritidis Gärtner, in anderen nicht. Die Erkrankungen verliefen leicht und rasch. Todesfälle kamen nicht vor.

Eine sechs Personen betreffende Gruppenerkrankung an Paratyphus nach Genuß frischen gebratenen Aales ist bereits erwähnt. In Görlitz erkrankten einmal 56 Soldaten nach Genuß von Seelachs, der am Tage vorher in gefrorenem Zustande angekommen, sofort aufgetaut und in der warmen Küche bis zur Zubereitung am anderen Morgen aufbewahrt war. Als Ursache wurde der Gärtnerbazillus festgestellt. Das andere Mal erkrankten 149 Soldaten an Paratyphus mit größter Wahrscheinlichkeit infolge Genusses von Fischkoteletts. (Sanitätsbericht über die preußische Armee 1910/11.)

Nach Savage und Forbes erkrankten in einem Brightoner Krankenhaus nach Genuß von gebackenem Fisch 28 Personen an Brechdurchfall, zwei starben. Ursache war Infektion mit Gärtnerbazillen, das Küchenmädchen war Bazillenträger. In Kiel und Umgebung verursachte eine Sendung von Makrelen aus Dänemark, die in Kiel geräuchert und in Kisten verpackt waren, etwa 300 Erkrankungen an fieberhafter Gastroenteritis, als deren Erreger Bakterien der Paratyphusgruppe von Bitter festgestellt wurden.

Die klinischen Erscheinungen des choleriformen Ichthyismus.

Daß die Fischvergiftungen nach den klinischen Erscheinungen sich in zwei große Gruppen teilen lassen, in solche, bei denen Störungen des Verdauungsapparates in den Vordergrund stehen, und solche, bei denen Schädigungen nervöser Zentralorgane dem Krankheitsbilde ein ganz charakteristisches Gefüge geben, ist am Eingang des Kapitels erwähnt. Damit soll aber nicht gesagt sein, daß nicht beim choleriformen Ichthyismus auch nervöse Störungen auftreten können, und daß nicht umgekehrt beim Ichthyismus neuroticus oder neuroparalyticus auch gastroenteritische Erscheinungen vorhanden sein können.

Man muß aber an einer Trennung beider Arten von Fischvergiftungen festhalten, da auch ihre Ätiologie offenbar eine verschiedene ist, indem für die
neurotische Form die Wirkung ganz spezifischer Mikroorganismen in Betracht
kommt, während die choleraartige Form nach bakteriell zersetzten oder faulen
Fischen zustande kommt.

Im Gegensatz zu den Fleischvergiftungen, bei denen die gastroenteritische
Form die häufigere ist, haben die Fischvergiftungen von vornherein mehr
choleraartigen Charakter und dokumentieren dadurch ihre größere Bösartigkeit.
Die Symptome treten sehr schnell, d. h. wenige Stunden nach dem Genuß des
giftigen Fischgerichts ein. Übelkeit, Magen- und Kopfschmerzen, Schwindel
und Erbrechen, große Mattigkeit und Hinfälligkeit, schwacher Puls pflegen
die ersten Erscheinungen zu sein. Die Temperatur sinkt nach einem steilen
Anstieg unter die Norm oder ist von vornherein subnormal. Trockenheit der
Haut, starker Durst, Verfall der Gesichtszüge, livide Gesichtsfarbe, Kälte
der Extremitäten, dünne wasserähnliche Stühle mit und ohne Blutbeimengungen
vervollständigen das choleraartige Krankheitsbild. Meteorismus, Tenesmus,
Ikterus, blutiges Erbrechen und blutige Stühle werden nicht selten beobachtet
und deuten auf eine starke Reizung der Magendarmschleimhaut hin, während
Kopfschmerzen, Mydriasis, Ptosis, Anurie und Strangurie, Krämpfe und
Halluzinationen selten sind und als Folgeerscheinungen einer Intoxikation
des Zentralnervensystems aufgefaßt werden müssen. Im Harn kann vorübergehend Albumen auftreten. Stoll berichtet über eine im Anschluß an die
Vergiftung auftretende akute Nephritis.

Meist gehen die anfangs sehr bedrohlichen Symptome schnell vorüber und
die Patienten erholen sich ebenso schnell, als sie erkrankt sind.

Die Prognose ist im allgemeinen günstig. Auf den Ausgang haben Konstitution und Alter der Kranken einen bestimmenden Einfluß. Der Tod kann
infolge Herzlähmung und Lungenödem schon frühzeitig eintreten, während
Todesfälle in den späteren Stadien der Krankheit im Gegensatz zum Ichthyismus
neuroticus selten sind. Die Mortalität entspricht derjenigen der akuten gastroenteritischen Fleischvergiftung. Auch die Therapie ist dieselbe wie bei dieser
Krankheit, so daß hier auf das entsprechende Kapitel verwiesen werden kann.

2. Fischvergiftungen durch sekundär mit dem Bacillus botulinus oder ihm ähnliche Bakterien infiziertes Fischfleisch.

a) Kasuistik.

Neben der choleriformen Art der Fischvergiftung ist gar nicht selten eine
andere Art beobachtet und als Ichthyismus neuroticus oder neuroparalyticus
beschrieben worden, der dem Botulismus sehr ähnlich ist.

In einem Falle ist bei dieser Form der Fischvergiftung der Bacillus botulinus
von Madsen gefunden worden.

In Orö (Dänemark) waren 1901 drei Personen nach Genuß einer konservierten Makrele
an botulismusähnlichen Symptomen erkrankt. Eine Person war innerhalb 24 Stunden
gestorben. Der Fisch, der 4—5 Wochen nach der Verarbeitung untersucht wurde, besaß
einen buttersäureähnlichen Geruch und enthielt spärliche anaerobe, dem Bacillus botulinus
gleichende Bazillen. Nach Filtrieren der Salzlake erhielt Madsen ein toxisches Produkt,
dessen giftige Wirkung durch ein von Forssmann mittels des Bacillus botulinus von
Ellezelles hergestelltes antitoxisches Serum neutralisiert werden konnte.

Es unterliegt keinem Zweifel, daß er oder wenigstens ein ihm in seiner
Wirkung sehr ähnlicher Mikroorganismus in manchen Fällen von Fischvergiftungen ursächlich in Betracht kommt. Zu dieser Annahme berechtigt erstens
der klinische Verlauf mancher Fischvergiftung, der dem Botulismus in allen
Punkten gleicht; zweitens die epidemiologische Tatsache, daß die Vergiftung

hauptsächlich nach Genuß von rohen bzw. gesalzenen, nicht zersetzten Fischen, die in gekochtem Zustande sich als unschädlich erwiesen (Husemann, Erben), oder von konservierten, vor dem Genuß nicht aufgekochten Fischen beobachtet ist, drittens der Umstand, daß der Bacillus botulinus ein Saprophyt ist, der nicht nur im Fleisch der Warmblüter, sondern auch in den Fischen zur Entwicklung kommen kann; viertens der negative pathologisch-anatomische Befund, fünftens die Bösartigkeit der Vergiftungen, die wie der Botulismus eine hohe Mortalität aufweisen, und schließlich die Ergebnisse der experimentellen Untersuchung Konstansoffs.

Auch die Tatsache, daß oft nur ein und der andere Fisch sich als giftig erweist, während andere unter gleichen Bedingungen gefangene, konservierte, aufbewahrte und genossene Fische unschädlich sind, spricht für eine spezifische bakterielle Durchsetzung der Fische. Auch in Ellezelles enthielt nur der eine von zwei gleichartig konservierten Schinken den Bacillus botulinus, während der andere frei davon und daher ungiftig war. Wyssokowitsch hat früher einen anaeroben, dem Ödembazillus ähnlichen Mikroorganismus im giftigen Fischfleisch gefunden, der möglicherweise mit dem Bacillus botulinus identisch ist. Die Art der Konservierung und die Art der Fische spielt keine Rolle. Es ist der Ichthyismus neuroticus beobachtet worden nach gesalzenen rohen Fischen — Hausen, Sterlet, Stör, Lachs, Makrelen —, nach gedörrtem Stockfisch, Bückingen, nach Salzheringen, nach gekochten und in Essig eingelegten Schleien, nach Ölsardinen.

Der Fisch, der die typische Fischvergiftung hervorruft, sieht im Gegensatz zum verdorbenen vollkommen gut aus, ist schmackhaft und offenbart seine giftigen Eigenschaften durch keine irgendwie auffallende Erscheinung.

An Versuchen, das Gift des typischen Ichthyismus neuroticus darzustellen, hat es nicht gefehlt.

Nach Konstansoff ist das Fischgift, wie bereits erwähnt ist, das Produkt der Anfangsstadien eines Fäulnisprozesses im Fischfleisch, der sich nur bei denjenigen Fischen entwickelt, welche intra vitam an einer Septikämie mit Fäulnisbakterien vom Magen aus gelitten haben, bei dem also mit Eintritt des Todes und mit Beginn der postmortalen Zersetzung eine gleichmäßige Durchsetzung des Fischfleisches mit den Bakterien vorliegt. Damit steht nach seiner Meinung die Tatsache im Einklang, daß häufig durch Fäulnisbakterien bedingte Epizootien bei Fischen vorkommen. Mit seiner Schlußfolgerung steht aber im Widerspruch, daß eine gleichmäßige bakterielle Durchsetzung des Fischfleisches oft gar nicht nachweisbar ist, daß die größte Giftigkeit oft die vorher gesalzenen Fische aufweisen, während doch nach seinen eigenen Beobachtungen das Salzen die vegetativen Formen der Fäulnisbakterien abtöten soll, und steht ferner die Tatsache in Widerspruch, daß Fische erst nach längerer Zeit der Aufbewahrung infolge postmortaler Zersetzung Giftigkeit annehmen.

Wir glauben daher in Übereinstimmung mit anderen Autoren, daß der dem Botulismus ähnliche Ichthyismus durch das Gift ganz bestimmter Bakterien hervorgerufen wird, die mit den Fäulnisbakterien nicht identisch sind, sondern sekundär nach Art des Bacillus botulinus das Fischfleisch befallen und Gifte produzieren, wollen indes die Möglichkeit einer intravitalen Infektion mit toxinbildenden Bakterien nicht ausschließen. Die Natur des Giftes, seine spezifische Wirkung und die Art seiner Entstehung spricht für ein Bakterientoxin. In letzterer Beziehung ist besonders wichtig, daß durch das Salzen der Fische die Sporen von Bakterien nicht abgetötet werden, was ja auch bei dem Bacillus botulinus nicht der Fall ist.

Durch die Prüfung des Giftes auf die Fähigkeit einer Antitoxinproduktion, die unseres Wissens noch nicht festgestellt ist, würde die Frage nach dem Charakter des spezifischen Fischgiftes der Entscheidung näher gebracht werden.

β) Klinische Erscheinungen.

Im Gegensatz zum choleriformen Ichthyismus stellen sich bei der neurotischen Form Krankheitszeichen nicht sofort nach dem Genuß des giftigen Fischgerichts, sondern meist erst 24 Stunden oder noch später, selten früher ein. Sie sind anfangs in geringerem Grade vorhanden, steigern sich dann allmählich und halten längere Zeit an. Der Tod pflegt nicht sofort, sondern meist erst nach Tagen einzutreten, eine Erscheinung, die nach Arustamoff sich schwer mit der chemischen Natur des Giftes vereinigen läßt. Gastroenteritische Symptome fehlen meist, können aber vorhanden sein und sind dann nur Begleiterscheinungen. Erbrechen tritt oft später ein und ist zentralen Ursprungs. Das Bewußtsein und das Empfindungsvermögen bleibt erhalten, die Temperatur ist meist normal oder sinkt unter die Norm. An nervösen Krankheitszeichen treten Augenmuskelstörungen, Lähmungen des Gaumensegels, der Schlund- und Kehlkopfmuskulatur, das Versagen der Sekretionsorgane mit Trockenheit im Munde und Schlunde und mit dem Gefühl des Zusammenschnürens des Halses und hartnäckiger Obstipation in den Vordergrund. Die klinischen Erscheinungen stimmen also vollkommen mit den beim echten Botulismus beobachteten überein.

In der von Madsen untersuchten Gruppenerkrankung, der einzigen, bei der bisher der Bacillus botulinus gefunden ist, waren ophthalmoplegische Störungen (Mydriasis, Ptosis, Akkommodationsparese), Trockenheit der Schleimhäute der Verdauungsorgane, hartnäckige Obstipation, allgemeine Muskelschwäche vorhanden.

In der von Schreiber beobachteten Gruppenerkrankung hatte die Krankheit bald nach Genuß der Schleie eingesetzt mit Übelkeit und öfterem Erbrechen. Nach einer gut verbrachten Nacht der Patienten waren am anderen Morgen Trockenheit im Munde, Verdunkelung der Augen, Doppeltsehen aufgetreten. Der weitere Verlauf war bei den einzelnen Patienten sehr verschieden. Bei einer Frau traten totale Ptosis, Mydriasis, Ophthalmoplegie, Gaumen- und Schlucklähmung, Trockenheit der Schleimhäute, hartnäckige Stuhlverstopfung bei erhaltenem Sensorium, normaler Temperatur, kaum verändertem Pulse ein. Berühren der Pharynxwand mit den Fingern löste keine Reizbewegungen aus. Auf den Mandeln bildete sich ein diphtherieähnlicher Belag. Das Schlucken war sehr erschwert. Meist traten dabei schwere dyspnoische Anfälle auf, so daß immer die Gefahr des Verschluckens bestand. $3^1/_2$ Wochen nach Beginn der Krankheit starb sie unter den Erscheinungen der Atem- und Herzlähmung. Bei einer zweiten Patientin waren die Symptome ähnlich, aber weniger stark ausgeprägt. Bei ihr traten Erregungszustände auf. Auch sie starb. Die übrigen konnten bald nach Beginn der Krankheit ihren Beschäftigungen nachgehen, hatten aber noch sehr lange unter Trockenheit im Halse und Pupillenerweiterung zu leiden. Eine Person, die auch von dem giftigen Fischgericht gegessen hatte, erkrankte nicht.

Für die weitgehende Übereinstimmung des Botulismus und des Ichthyismus seien ferner die von Preobraschensky nach Genuß von Kaviar, Bücklingen und Lachs in Moskau beobachteten, von Erben zitierten Krankheitserscheinungen angeführt. Ohne irgendwelche Prodromalerscheinungen (Erbrechen, Durchfall, Fieber) traten Lähmungen der Augenmuskeln (Diplopie) und Ptosis, Akkommodationsparese, Fazialisparese, Gaumensegellähmung, Lähmung der Zunge, des Halses, der Bauchmuskulatur, lähmungsartige Schwäche der Extremitäten bei erhaltenem Sensorium und inaktiver Sensibilität auf. Die Rückbildung der Nervenstörungen dauerte Monate.

Solche Fälle kommen zwar nicht häufig vor. Daß sie aber nicht gar so selten sind, lehrt ein Blick in die jährlichen Berichte des Gesundheitswesens des Preußischen Staates.

Erben trennt von dem Ichthyismus neuroticus die der Atropinvergiftung ähnliche Fischvergiftung als **Ptomatropinismus** ab, die sich vom Botulismus durch die kurze Inkubationszeit (4—5 Stunden), durch das Auftreten viel heftigerer Schlundkrämpfe, stärkerer Magenschmerzen und heftigeren Angstgefühls und endlich durch die rasche Genesung unterscheidet, welche beweisen soll, daß die starken Degenerationen der Nervenkerne, wie sie beim Botulismus vorhanden sind, hier fehlen. Es handelt sich dabei mehr um einen graduellen als prinzipiellen Unterschied.

Die **Diagnose** Ichthyismus neuroticus macht keine Schwierigkeiten. Da das Bewußtsein erhalten ist, so leitet die Anamnese sofort auf die richtige Spur. Die differentialdiagnostisch in Betracht kommenden Krankheiten sind bei der Klinik des Botulismus erwähnt, worauf hier verwiesen werden kann.

Die **Prognose** ist im allgemeinen sehr ernst. Es kommen zwar sehr leicht verlaufende Fälle vor, bei denen Augenstörungen die einzigen Krankheitszeichen sind, und zwar von so geringer Intensität, daß sie den Patienten gar nicht zum Arzt führen. In anderen Fällen sind aber wie beim Botulismus die Schädigungen der nervösen Zentralorgane so ausgeprägt und irreparabel, daß sie allmählich zum Tode führen. Dieser kann erst nach Wochen nach erfolgter Intoxikation eintreten und zwar infolge von Schluckpneumonien oder infolge von Atem- und Herzlähmung. Die schweren Augensymptome, welche für Patienten und Arzt sehr beängstigend sind, pflegen sich meist, wenn auch langsam, zurückzubilden. Die Mortalität kann 50% und mehr betragen.

Die **Therapie** ist eine rein symptomatische. Sie hat sich zunächst auf die Entfernung des noch etwa im Magen, Darm und Blut vorhandenen Giftes zu erstrecken. Daher sind Ausheberung des Magens, innerlich Kohle, Entleerung des Darmes durch wiederholte und hohe Darmeinläufe und Blutentziehungen (Aderlaß) angezeigt. Aus dem gleichen Grunde sind wiederholte und reichliche subkutane, intravenöse und rektale Kochsalzinfusionen angebracht, die gleichzeitig gegen die oft sehr hartnäckige Obstipation mit angewendet werden können. Strychnin- und Eserininjektionen gegen die Lähmungen sind meist ohne jeden Erfolg. Bemerkenswert ist, daß Schreiber nach Atropin- resp. Eserineinträufelungen eine über die toxische Erweiterung hinausgehende Dilatationsfähigkeit resp. Verengerung der Pupillen bei seinen Patienten beobachtete. Protrahierte Bäder — Kohlensäure- und Sauerstoffbäder — sowie die Anwendung des galvanischen Stromes und des Sauerstoffapparates sind zu empfehlen. Besonderer Wert ist auf eine sehr sorgfältige und roborierende Ernährung, nötigenfalls mit der Schlundsonde, zu legen, anderen Gebrauch die Kranken schon frühzeitig zu gewöhnen sind.

Der **pathologisch-anatomische Befund** hat nichts Charakteristisches, er zeichnet sich höchstens durch das negative Ergebnis aus. Von sekundär aufgetretenen Veränderungen abgesehen findet man makroskopisch nichts Krankhaftes. Schreiber hat in einem Falle die Medulla oblongata, das Rückenmark, die Nervi oculomotorii und glossopharyngei mikroskopisch untersucht, aber selbst in diesen letzteren in vivo am meisten ergriffenen Organen keine sichere pathologische Veränderung weder in gefärbten noch in ungefärbten Quer- und Längsschnittpräparaten nachweisen können. Es ist anzunehmen, daß mit der verbesserten Technik und Färbemethodik in Zukunft Veränderungen an den nervösen Zentren gefunden werden.

IV. Durch Krustazeen und Mollusken verursachte Vergiftungen.

Auch bei den durch Krustazeen und Mollusken verursachten Vergiftungen kann es sich wie bei den Fischvergiftungen um drei in ihrer Ätiologie prinzipiell verschiedene Erscheinungen handeln, indem einmal intra vitam physiologischerweise gebildete, giftige Substanzen, zweitens intra vitam erfolgte bakterielle Infektionen (Austern) und drittens postmortale, sekundäre bakterielle Zersetzungen in Betracht kommen.

1. Daß Krebse, Hummern, Muscheln zu bestimmten Zeiten des Jahres giftig und daher ungenießbar sind, ist ja bekannt. Die Erörterung dieser Art von Vergiftungen gehört nicht in den Rahmen dieses Kapitels.

Großes Aufsehen erregte die im Jahre 1885 in Wilhelmshaven nach Genuß von Miesmuscheln aufgetretene Massenvergiftung, die von Faust in diesem Buch S. 360, beschrieben ist. Als Ursache wurde von Salkowski ein hitzebeständiger Körper von kurareähnlicher Wirkung festgestellt. Brieger isolierte aus den giftigen Miesmuscheln eine giftige Base, das Mytilotoxin. Die Herkunft und Entstehung des Giftes in den Muscheln ist nicht aufgeklärt. Sicher ist nur, daß die Muscheln krank und als solche äußerlich erkennbar waren. Ob aber die Krankheit eine bakterielle Infektion darstellte, wie das Schmidtmann annimmt, oder auf anderen Ursachen beruhte, ist eine offene Frage geblieben.

2. Daß analog den Fleischvergiftungen menschenpathogene Bakterien intra vitam die genannten Seetiere infizieren und so durch sie in den menschlichen Körper gelangen können, haben die nach Austerngenuß beobachteten Typhusinfektionen gelehrt. Broadbent hat zuerst auf diese Infektionsquelle beim Typhus aufmerksam gemacht. Seitdem sind von englischen, amerikanischen, französischen, italienischen, deutschen Autoren durch Austerngenuß verursachte Typhuserkrankungen publiziert worden. Berüchtigt sind die Austern aus venetianischen und neapolitanischen Gewässern, vor deren Genuß sogar in den Reisebüchern gewarnt wird.

Was den Typhusbazillen recht ist, ist den Paratyphusbazillen und den anderen bekannten Nahrungsmittelvergiftern billig. Jedenfalls sind in Austern Koli-, Proteus-, Enteritisbakterien gefunden worden. Es ist daher wahrscheinlich, mehr kann nach dem heutigen Stande unserer Kenntnisse nicht gesagt werden, daß die als Austernvergiftungen bekannten, unter dem Bilde der akuten Gastroenteritis oder Cholera verlaufenden Erkrankungen zum Teil auf intravitalen Infektionen der Tiere mit den genannten Bakterien oder ihnen ähnlichen Mikroorganismen beruhen, wobei ähnlich wie bei den Fleischvergiftungen den durch die Lebensfähigkeit der Mikroben entstehenden Giften der Hauptanteil an der Gesundheitsschädlichkeit zuzuschreiben sein würde.

Was von den Austernvergiftungen gesagt ist, das gilt auch von den durch Krabben verursachten Massenvergiftungen, wie sie früher an der niederländischen und der norddeutschen Küste wiederholt beobachtet sind. Auch diese Art der Vergiftungen verläuft unter dem Bilde der akuten Gastroenteritis und ist höchstwahrscheinlich durch die infolge bakterieller Zersetzung entstehenden Produkte bedingt.

Als Ursache einer schweren, durch eßbare Schnecken hervorgerufenen Massenerkrankung mit Hämorrhagien und Ikterus fanden Galeotti und Zardo einen der Gruppe der hämorrhagischen Septikämie-Bakterien angehörigen Bazillus in den Schnecken, der filtrierbare Toxine lieferte und im Tierversuch einen der menschlichen Erkrankung ähnlichen Symptomenkomplex mit besonderer Affektion der Leber verursachte.

3. Daß neben der intravitalen Infektion der Seetiere auch die postmortale sekundäre Verunreinigung der zubereiteten und konservierten Tiere mit den bekannten Nahrungsmittelvergiftungsbakterien eine Rolle spielen kann, ist ohne weiteres klar. Jedoch ist es im Einzelfalle nicht so leicht zu sagen,

welche Art des Infektionsmodus vorgelegen hat. Aus den oft sehr schwer verlaufenden Infektionen muß man schließen, daß wie das Fleisch der Warmblüter und Fische so auch das Fleisch der Schalen- und Weichtiere einen günstigen Nährboden zur Entwicklung der Mikroben und vor allen Dingen zur Giftbildung darstellt. Von besonderem Interesse ist auch hier wieder, daß unter den bakteriologisch untersuchten Fällen sekundärer Verunreinigung Paratyphus-bazillen festgestellt sind. So führt der Bericht über das Gesundheitswesen des preußischen Staates mehrere Fällen von Paratyphus nach Genuß von Hummern resp. Austern an. Meinertz hat einen Fall von Paratyphus nach Genuß von Krabben beobachtet. In anderen Fällen ließen die klinischen Erscheinungen auf eine Infektion der Schalentiere mit dem Bacillus botulinus schließen (Gesundheitsw. d. preuß. Staates).

V. Milch-, Eier-, Mehl-, Vanillespeisevergiftungen.

1. Geschichtliches.

Neben dem Fleisch und den Fischen spielen süße Milch- und Eierspeisen eine nicht zu unterschätzende Rolle in der Geschichte der bakteriellen Nahrungsmittelvergiftungen. Namentlich hatten in Frankreich nach vanille-haltigen süßen Speisen aufgetretene Massenerkrankungen die Aufmerksamkeit der Ärzte und Hygieniker auf sich gezogen. Da in den meisten Fällen die Speisen vanillehaltig waren und das Vanillin giftig wirkt, so schuldigte man in der vorbakteriologischen Zeit dieses Präparat an und erblickte in ihm die Ursache der Vergiftung, obwohl in vielen Fällen eine Giftigkeit der verwendeten Vanille gar nicht nachgewiesen werden konnte. Hirschberg hat schon 1874 behauptet, daß Zersetzungsvorgänge der Bestandteile der Speisen und nicht die Vanille als der schuldige Teil anzusehen sind. M. Wassermann hat als erster nachzuweisen versucht, daß auch diese Art von Vergiftungen Bakterien und Bakterienprodukten ihre Entstehung verdankt.

In Berlin hatte im Jahre 1898 eine in einem Restaurant genossene Vanillespeise bei 19 Personen Erscheinungen der Cholera nostras ausgelöst. Wassermann fand die Vanille vollkommen ungiftig und rein, dagegen mit Vanillin versetzte, bis 24 Stunden gehaltene Milch, die ohne Vanillin unschädlich war, für Mäuse höchst giftig. Er nahm an, daß in der Milch vorhandene anaerobe Bakterien durch die reduzierenden Eigenschaften des Vanillins in ihrem Wachstum und in der Produktion von Giften gefördert würden und Ursache der eigentlichen Vergiftung seien. Ein Beweis für diese Hypothese wurde nicht gebracht. Immerhin hat er das Verdienst, zuerst auf eine bakterielle Zersetzung der Speisen als Ursache der giftigen Beschaffenheit aufmerksam gemacht zu haben.

Eine bakterielle gesundheitsschädliche Zersetzung der Speisen kann dadurch erfolgen, daß entweder die zu ihrer Herstellung verwendeten Bestandteile — Milch-, Eier-, Mehl- oder andere Zutaten — von Hause aus pathogene Keime enthalten oder daß diese erst nach Fertigstellung in die Speisen gelangen und hier während der Aufbewahrung zur Wucherung und Giftproduktion gelangen. Für diese sekundären Infektionen kommen dieselben bei der postmortalen Fleischinfektion erörterten Möglichkeiten in Betracht. Es ist kein Zufall, daß bakterielle Nahrungsmittelvergiftungen nach Genuß von Milch- und Eierspeisen und nicht nach der Aufnahme anderer Nahrungsmittel, z. B. eingemachtem Obst, Fruchtgelees, Weincreme beobachtet werden. Es hat das seinen Grund in der chemischen Zusammensetzung und Beschaffenheit der Speisen, welche der Entwicklung von Bakterien und von Giftstoffen — vermutlich wegen des Eiweißgehaltes — besonders günstig sind.

2. Milch.

Die Art der Gewinnung und des Transports der Milch bis in die Hand des Konsumenten bringt es mit sich, daß in dieser kurzen Zeit eine Verunreinigung mit allen möglichen Bakterien stattfindet, die sich innerhalb weniger Stunden ins Unendliche vermehren und die Milch zersetzen können. Die Menge der in 1 ccm der Handelsmilch vorhandenen Keime zählt nach Millionen und nimmt mit der Länge der Aufbewahrung zunächst zu dann ab, wobei die Temperaturverhältnisse, die Säuerung und der Antagonismus der Bakterien von großem Einfluß sind. Neben saprophytischen Bakterien können Erreger bestimmter Infektionskrankheiten, namentlich von Typhus, Ruhr, Cholera, Tuberkulose, Diphtherie in die Milch gelangen und durch sie auf den Menschen übertragen werden. Vor dieser Gefahr suchen die Produzenten, namentlich die großen Molkereien und Milchzentralen der großen Städte, die Konsumenten dadurch zu schützen, daß sie die Milch $^1/_2-^3/_4$ Stunde einer Temperatur von 68—69° aussetzen (pasteurisieren), wodurch die genannten Infektionserreger abgetötet werden, und dann in eisgekühltem Zustand in die Häuser liefern. Hier pflegt der Konsument einer weiteren bakteriellen Zersetzung dadurch vorzubeugen, daß die Milch aufgekocht wird. Dadurch werden alle für den Menschen in Betracht kommenden infektiösen Keime abgetötet, und die in der Milch infolge bakterieller Zersetzung präformierten Gifte zum größten Teil zerstört. Manche dieser Gifte sind aber hitzebeständig. Daher kommt es, daß selbst gekochte Milch giftige Eigenschaften entfalten kann. Andererseits können auch nach dem Kochen durch Unsauberkeit — durch Hände, Gefäße, Wasser, Staub, Fliegen — menschenpathogene Keime in die Milch gelangen und hier um so ungehinderter wuchern, als durch das Kochen die Konkurrenz saprophytischer Bakterien ausgeschaltet wird.

Die Zersetzung der rohen Milch mit manchen Bakterienarten macht sich durch Veränderung ihres Aussehens bemerkbar. So entsteht durch Wucherung des Bacillus cyanogenes eine Bläuung, durch Entwicklung des Bacillus prodigiosus sowie eines rotfärbenden Mikrokokkus eine Rötung, durch Vegetation des Bacillus synxanthus eine Gelbfärbung der Milch. Ebenso beruht die schleimige und fadenziehende Beschaffenheit auf bakterieller Einwirkung. Infolge der sichtbaren Veränderung hütet sich jeder vor dem Genuß solcher Milch in rohem Zustande, die durch den Kochprozeß die ihr etwa anhaftende Gesundheitsschädlichkeit verliert. Daß in die Milch infolge Verabfolgung schlechten Futters an die Tiere oder durch die Aufnahme schädlicher Pflanzen oder Medikamente Gifte im pharmakologischen Sinne übergehen und bei dem Konsumenten Vergiftungen hervorrufen können, soll der Vollständigkeit wegen erwähnt werden.

Bakterielle Vergiftungen können beim Menschen durch Genuß der Milch von kranken, an infektiösen Prozessen leidenden Tieren hervorgerufen werden. Aber nicht jede infektiöse Krankheit der Milchtiere verleiht der Milch eine für den Konsumenten giftige Beschaffenheit, sondern es kommt auch hier wie bei den übrigen Nahrungsmittelvergiftungen auf die Art und Beschaffenheit der Infektionserreger an. Es ist nichts Sonderbares, sondern im Ggenteil etwas ganz Natürliches und eigentlich Selbstverständliches, daß in dieser Beziehung diejenigen Bakterien in erster Linie von Bedeutung sind, welche bei den Tieren jene Krankheiten verursachen, welche beim Menschen zu Fleischvergiftungen Anlaß geben, also Bakterien der großen Typhus-Koli-Gruppe, unter ihnen insonderheit Vertreter der Paratyphus- und Gärtnergruppe. Wir haben diese als Erreger von Enteritiden, puerperalen Septikämien, Metritis und Mastitis der Kühe kennen gelernt und müssen es als etwas Selbstverständliches annehmen, daß die Milch derartig kranker Tiere mit ihnen infiziert wird und bei dem Menschen in ungekochtem Zustande eine der gastrointestinalen Form der Fleischvergiftung ähnliche Krankheit hervorruft.

Es sind in der Literatur bisher wenig Fälle bekannt geworden, da man erst in jüngster Zeit entsprechende bakteriologische Untersuchungen vorgenommen hat. Auf die Veröffentlichungen von Bugge und Diercks sowie M. Müller sei besonders hingewiesen.

Wenn man die Literatur durchforscht, so ist man erstaunt über die zahlreichen, ätiologisch nur in chemischer Richtung oder überhaupt nicht weiter verfolgten und daher unaufgeklärt gebliebenen Gruppen- und Massenerkrankungen zum Teil mit tödlichem Ausgang, die nach Genuß von Milch oder Buttermilch aufgetreten sind.

So verursachte Buttermilch in Posen 20 Krankheitsfälle und einen Todesfall, in Ostpriegnitz 10 Fälle, in Solingen 20 Fälle usw., Milchgenuß bewirkte in Kinderbewahranstalten zu Remscheid 48 Fälle von Enteritis, in Hagen zahlreiche Erkrankungsfälle unter den Insassen. Genuß roher und gekochter Milch einer an Gebärmutterentzündung erkrankten Kuh verursachte in Wiedenbrück sieben Erkrankungen. Milch einer kranken Kuh im Kreise Regenwalde vier Fälle usw.

Außer vom kranken Tier kann die Milch vom kranken oder gesunden, Paratyphusbazillen oder ähnliche Bakterien ausscheidenden Menschen oder durch paratyphushaltiges Wasser infiziert werden. — Wie beim Typhus spielt die Milch auch beim Paratyphus als Infektionsvermittler eine große Rolle. (Siehe Schottmüller, Paratyphus.) Daß auch Gärtnerbazillen durch Milch übertragen werden können, lehrt eine Beobachtung von Kelly, der über eine durch Milchgenuß verursachte, auf Infektion mit Gärtnerbakterien beruhende Massenerkrankung von 148 Fällen unter 170 Insassen einer Anstalt berichtet. Es handelte sich um leichte Gastroenteritiden.

Außer den Fleischvergiftungsbakterien und ihnen ähnlichen Mikroorganismen kommen hauptsächlich die von der Streptokokkenmastitis stammenden Streptokokken für die Gesundheitsschädlichkeit der Milch in Betracht. Durch Milchstreptokokken verursachte epidemische Erkrankungen an Halsentzündung, Kolik und Durchfall sind von Holst, Stokes und Wegefarth, Blek, Kenwood und Savage u. a. publiziert. Nach Lameris und Harrevelt ist Milch von Kühen mit Streptokokkenmastitis sogar in gekochtem Zustande fähig, Diarrhöen hervorzurufen. Die Ursache der Milk sickness, einer früher in Amerika nach Milchgenuß häufig, jetzt selten beobachteten, mit Erbrechen, Verstopfung und großer Schwäche verbundenen Krankheit, ist noch nicht ermittelt. Adametz berichtet über gastroenteritische Erscheinungen bei den Konsumenten, die Milch getrunken hatten, welche große Mengen des Bacillus pyocyaneus enthielt.

Aus den angeführten Beispielen geht hervor, daß Milch gar nicht so selten Trägerin von Nahrungsmittelvergiftungsbakterien ist, und daß man an sie bei der Aufklärung von Milchspeisenvergiftungen sehr wohl denken muß. Ein Beispiel dafür ist ein von Wernicke beobachteter Fall, in dem mehrere Personen nach Genuß einer Vanilletorte an Paratyphus erkrankten, zu deren Herstellung Sahne aus einer mit Paratyphus verseuchten Molkerei verwendet worden war.

3. Eier.

Neuerdings hat man in Frankreich als Ursache der Vergiftungen nach Rahmkuchen das Eiweiß angeschuldigt. Nach André le Coq sollen sogar ganz frische Eier toxisch wirken können (?).

Nach Charles Baize sollen die Vergiftungen nach Rahmkuchengenuß von dem Eiweiß des Rahmes herrühren, das unter dem Einfluß der aeroben und anaeroben Bakterien sehr rasch verdirbt, wodurch Gifte entstehen. Auch Weikard führt eine Gruppenerkrankung an akuter Gastroenteritis nach Genuß von Pudding, zu dem älteres Eiweiß benutzt worden war, auf Ptomaine zurück, die nach Fresenius hergestellt wurden und Meerschweinchen unter Lähmungen töteten. Cameron berichtet über eine Massenerkrankung (70 Personen) an Gastroenteritis nach einem Pudding, zu dessen Herstellung altes Eiweiß Verwendung gefunden hatte. Eine ähnliche Gruppenerkrankung hat Glasmacher nach einer Soße beobachtet, die mit einer Woche altem Hühnereiweiß bereitet war.

Daß Eier Träger von spezifischen Nahrungsmittelvergiftungsbakterien sein können, haben Cao und Chrétien nachgewiesen, und Poppe hat experimentell die Möglichkeit eines Hindurchwachsens der Bakterien durch die Hühnereischale festgestellt.

Es ist aber wahrscheinlich, daß in den aufgeführten Vergiftungen das Eiweiß erst während der Aufbewahrungszeit eine bakterielle Zersetzung erfahren hat, so z. B. in dem von Winslow berichteten Fall, in dem 51 Studenten nach Genuß von Eiersalat an Paratyphus erkrankten.

4. Vanillehaltige Speisen.

Die Häufigkeit von Nahrungsmittelvergiftungen nach Genuß vanillehaltiger süßer Milch- und Eierspeisen ist eingangs betont. Da Milch und Eier von Haus aus Nahrungsmittelvergiftungsbakterien enthalten können, ist es erklärlich, daß auch das aus ihnen hergestellte Produkt von vornherein Träger dieser Bakterien sein kann. So beobachtete Gieseler eine Vergiftung sowohl nach Vanilleeis als auch nach Kaffee, welcher mit derselben Sahne wie das Eis zubereitet war. Umgekehrt waren in anderen Fällen nur die Vanillespeisen und nicht andere mit derselben Milch hergestellte Speisen giftig (Vaughan). Die nachträgliche Infektion der fertigen Speise, die einen vorzüglichen Nährboden zur Vermehrung und zur Giftproduktion der Bakterien abgeben, ist höchstwahrscheinlich der häufigere Infektionsmodus.

Der erste, der als eine der Ursachen der Vanillespeisenvergiftungen Paratyphusbazillen nachwies, war v. Vagedes (vgl. auch S. 481, Wassermann). Diese sind dann später in einer großen Reihe ähnlicher Vergiftungen wieder gefunden worden.

In dem von ihm beobachteten Fall handelte es sich um eine aus Grieß, Zwieback, Äpfeln, Enteneiern, Milch und Vanillezucker bestehende Speise, nach deren Genuß fünf Familienmitglieder an schwerer Gastroenteritis erkrankten, der ein 14jähriger Sohn nach zwei Tagen erlag. Die Speise war tags zuvor, an einem Julitage, bereitet, in frischem Zustande ohne Schaden genossen, dann in der Speisekammer 24 Stunden aufbewahrt worden und in dieser Zeit in die höchst giftige Ware umgewandelt worden.

Levy und Fornet haben dann später einen ähnlichen Fall beschrieben.

Im Bezirk Hildesheim verursachte ein Vanillepudding bei sechs Personen einer Familie akuten Paratyphus.

Eine nach Genuß einer Vanillespeise aufgetretene Massenerkrankung an Paratyphus von 22 Fällen, unter denen eine Person der Vergiftung erlag, hat Curschmann publiziert. Das Gericht war am Abend zuvor im Juli bereitet und bis zum nächsten Mittag in dem Vorraum eines Fleischkellers aufbewahrt.

Im August 1911 erkrankten in Borkum 33 Personen an Fieber, Schwindel und Kopfschmerzen, einige an Diarrhöen, die meisten an Stuhlverstopfung nach Genuß von roter Grütze aus einem Hotel. Einige Tage vorher waren bereits in ähnlicher Weise Personen erkrankt, die aus demselben Hotel stammenden Ananaspudding genossen hatten. Die Krankheitserscheinungen setzten 24 Stunden nach dem Genuß der Grütze und des Puddings mit großer Heftigkeit ein. Die bakteriologische Untersuchung der Blut-, Stuhlund Urinproben ergab Paratyphusbazillen. Die betreffenden Speisen waren wahrscheinlich durch einen im Hotel Bediensteten infiziert, der einige Tage vor der Masseninfektion an Magendarmkatarrh gelitten hatte, und in dessen Blut Paratyphusbazillen nachgewiesen wurden.

Gaffky ermittelte als Ursache einer nach vanillehaltigen Sahnenballen aufgetretenen Hausepidemie von fieberhaftem Brechdurchfall ein zur Gruppe der hämorrhagischen Septikämie gehöriges Bakterium.

Es darf angenommen werden, daß in früherer Zeit nach ebensolchen Speisen unter denselben Erscheinungen aufgetretene Massenerkrankungen durch die nämlichen Erreger bedingt worden sind. Massenerkrankungen sind namentlich in Frankreich vorgekommen und von Sacquepée zusammengestellt.

So ereigneten sich 116 Fälle mit drei Todesfällen im März 1901 in Valence d'Ageu. 150 Fälle mit zwei Todesfällen im Juni 1902 in Bordeaux, in demselben Jahr 50 Fälle mit einem Todesfall in Auteuil, 25 Fälle mit einem Todesfall 1904 in Saint-Denis und 40 Fälle mit einem Todesfall 1904 in Saint-Mandé.

In den Jahresberichten über das Gesundheitswesen des preußischen Staates sind mehrfach Gruppenerkrankungen nach Genuß von vanillehaltigen Speisen aufgeführt (1902 = 10 Personen, 1904 = 1 Familie, 1907 = 7 Personen [1 Todesfall], 1908 = mehrfache Erkrankungen in den Regierungsbezirken Breslau und Wiesbaden).

Daß in diesen Fällen nicht das Vanillin der schuldige Teil gewesen ist, geht schon aus der Tatsache hervor, daß dieselben Vergiftungen mit denselben Bakterienbefunden nach ebensolchen, aber vanillefreien Speisen beobachtet sind, wie sie im folgenden Abschnitt aufgeführt sind.

5. Cremehaltige vanillefreie Konditoreiwaren und Speisen (Puddings).

Cremehaltige vanillefreie Konditoreiwaren haben mehrfach zu Vergiftungen geführt. Als Ursache sind in den letzten Jahren von verschiedenen Seiten Paratyphusbazillen festgestellt, so von Walker bei einer in der Schweiz durch Cremeschnittchen verursachten Massenerkrankung, von Prigge und Sachs-Müke bei einer im Typhusbekämpfungsgebiet des Westens ebenfalls durch Cremeschnittchen verursachten Epidemie, von Liebetrau gelegentlich einer nach Genuß von Cremeschnittchen und Sahnenballen aufgetretenen schweren Infektion, bei der drei Fälle tödlich endeten.

In dem Priggeschen Falle war der Konditor an Paratyphus krank. In dem Liebetrauschen Falle waren die Waren entweder durch eine im Hause des Bäckers wohnende Krankenpflegerin, die eine paratyphuskranke Frau gepflegt hatte und selbst erkrankt war, oder durch einen aushilfsweise angenommenen Bäckergesellen infiziert.

Vom 2. bis 10. Januar 1917 erkrankten im Felde in der Feldkriegsschule Kowno 72 Militärpersonen an Paratyphus B, von denen ein Offizier starb. Die Ursache waren Süßspeisen — Reispudding und Blätterteigcremeschnittchen —, die in kaltem Zustande fertiggestellt und am 1. und 7. Januar verzehrt waren. Die meisten Erkrankungen traten am 2. und 3. Januar sowie am 7. und 8. Januar auf. Die Speisen waren durch den Hersteller, einen Konditor, der als Bazillenträger festgestellt wurde, infiziert. Er hatte den von einem anderen Manne gekochten Reis zu einer Süßspeise am Neujahrstage zubereitet, indem er Eiereiweiß zu Schaum geschlagen und den kalten Reis mit diesem Schaum, Milch und anderen Zutaten verrührt und abgefüllt hatte. Der Reispudding war nicht gar gebacken, so daß reichlich davon übrig blieb. Sieben Ordonnanzen, die ausschließlich davon gegessen hatten, erkrankten. Am 7. Januar hatte derselbe Konditor Blätterteigcremeschnittchen zubereitet, deren Genuß ebenfalls Paratyphus hervorrief.

Buchan weist auf die Häufigkeit der durch Speiseeis verursachten Paratyphen hin und fordert behördliche Überwachung dieses Nahrungsmittelzweiges.

Vergiftungen durch Konditoreiwaren sind häufiger als man im allgemeinen anzunehmen pflegt. Aus den Berichten über das Gesundheitswesen des preußischen Staates seien folgende Fälle angeführt:

1902 Lüneburg 30 Personen. — 1903 Jänichau 10 Personen. — 1904 Hotel eines Seebades 100 Personen. — 1905 Speiseeis und Hochzeitskuchen 5 resp. 12 Personen. — 1907 Mühlheim cremehaltige Backware 70 Personen. — 1911 Nessenröders (Hildesheim) Pudding, der an einem sehr heißen Tage 10 Stunden aufbewahrt war, 9 Familienmitglieder Bacillus enteritidis Gaertner.

Aus Milch und Mehl hergestellte paratyphusbazillenhaltige Fadennudeln riefen 1910 bei Soldaten eine leichte Massenerkrankung an Paratyphus hervor (Jacobitz und Kayser).

VI. Käsevergiftungen.

Von Käsevergiftungen hörte man früher häufiger als heute. Wenn es auch an kasuistischen Mitteilungen solcher Fälle in den letzten Jahren nicht gefehlt hat, so sind doch diese Vergiftungen seltener geworden, insonderheit haben Massenerkrankungen, wie sie früher in Amerika öfter beobachtet wurden, nicht mehr stattgefunden.

Die Ursache ist keine einheitliche, was bei einem so verschiedenartig behandelten Produkt, wie es der Käse darstellt, nicht wundernimmt. Man hat auch bei den Käsevergiftungen früher an die Wirkung pharmakologischer Gifte gedacht.

Vaughan hat vor 25 Jahren aus Käse ein giftig wirkendes Alkaloid dargestellt, das er als Tyrotoxikon bezeichnet hat. Seitdem sind ähnliche Feststellungen nicht gemacht worden.

Daß Bakterien und ihre Produkte auch bei dieser Art von Vergiftungen eine Rolle spielen, ist nach Analogie anderer Nahrungsmittelvergiftungen anzunehmen.

In den früheren Kapiteln ist immer betont worden, daß Fäulnis der Nahrungsmittel an sich nicht gleichbedeutend mit Giftigkeit ist, sondern daß die Schädlichkeit der faulen oder nichtfaulen Nahrungsmittel abhängig ist von ganz besonderen Umständen, unter denen die Lebenstätigkeit spezifischer Organismen neben der Einwirkung der Temperatur, Feuchtigkeit, Beschaffenheit des Nährsubstrates usw. die größte Bedeutung hat. So ist auch die in manchen Fällen beobachtete Giftigkeit des Käses das Produkt spezifischer Bakterien resp. ihrer Gifte.

1. Bakterien der Paratyphusgruppe.

Als erster hat Holst bei einigen nach Käsegenuß aufgetretenen Gastroenteritiden, die in Norwegen keine Seltenheit darstellen sollen, einige wohlcharakterisierte Stämme gezüchtet, die er wegen der Übereinstimmung mit den Jensenschen Parakolibazillen, den Erregern der Kälberruhr, als solche ansprach. Von diesen hat Zupnik bei seinen vergleichenden Untersuchungen der Paratyphus- und Fleischvergiftungsbakterien zwei Stämme „Backer" und „Strian Erichsen" mitgeprüft und ein vollständig gleiches Verhalten, wie es die Paratyphus B-Bazillen zeigen, festgestellt. Nachdem durch Uhlenhuth und Hübener die Zugehörigkeit der Jensenschen Parakolibazillen zur großen Paratyphus- und Gärtnergruppe nachgewiesen ist, unterliegt es keinem Zweifel mehr, daß die Holstschen Käsevergiftungsbazillen nichts anderes als diese Mikroorganismen darstellen. Damit stimmt auch die Angabe von Holst überein, daß die Erreger durch Verunreinigung der Milch mit Kot enteritiskranker Kühe in den Käse gelangt sind. Fonteyne fand bei einer Massenvergiftung (40 Fälle) durch verdorbenen Käse einen dem Paratyphusbazillus völlig gleichenden Mikroben.

Eine Beobachtung von Berg hat die ätiologische Bedeutung dieser Bakterien für einen Teil von Käsevergiftungen außer Frage gestellt, indem er sie im Innern eines nach Genuß von Tilsiter Käse gestorbenen Mannes nachwies und feststellte, daß das Serum von zwei gleichzeitig und gleichartig erkrankten Familienmitgliedern Paratyphusbazillen agglutinierte.

Zwei Fälle von akutem Paratyphus nach Käsegenuß erwähnt der Bericht des Gesundheitswesens des preußischen Staates 1909. Nach demselben Bericht des Jahres 1910 erkrankten vier Geschwister nach Genuß von verdorbenem Käse an Gastroenteritis paratyphosa.

Vaughan und Perkins gewannen bei einer Käsevergiftung aus Käse einen Bazillus der Koligruppe, der für Laboratoriumstiere hochpathogen war und ein stark wirkendes hitzebeständiges Toxin in der Kultur bildete. Durch ein Versehen wurden 10 Tropfen einer sterilisierten Milchkultur dieses Bazillus einem Patienten injiziert. Nach 30 Minuten trat Schwindel, Erbrechen, Durchfall, nach zwei Stunden völlige Taubheit mit Delirien, nach drei Stunden ein schlafsüchtiger Zustand ein. Alle Erscheinungen waren nach 12 Stunden verschwunden. In Hersfeld erkrankten 65 Personen nach Genuß von Kochkäse mit Proteusbazillen in den Entleerungen.

Dold fand im Käse, dessen Genuß eine Gruppenerkrankung verursacht hatte, weder organische noch anorganische Gifte, dagegen einen für Kaninchen pathogenen, dem Bacillus acidi lactici ähnlichen Mikroben.

Die von verschiedenen anderen Autoren — Ehrhardt, Healey und Hughes, Wallace, Pflüger, Rottler — publizierten, bakteriologisch nicht untersuchten Fälle von Käsevergiftungen sind mit hoher Wahrscheinlichkeit ebenfalls durch Bakterien der Typhus-Koligruppe verursacht worden. Zu dieser Annahme berechtigt der klinische Verlauf, der in allen Fällen größte Ähnlichkeit mit der gastrointestinalen Form der Fleischvergiftung gehabt hat.

2. Botulismusartige Käsevergiftungen.

Die Ähnlichkeit der klinischen Symptome eines Teiles der Käsevergiftungen mit dem Botulismus hat zu der Vorstellung und Annahme geführt, daß der Bacillus botulinus oder ein ähnlich wirkender Mikroorganismus ursächlich für die Käsevergiftungen in Betracht komme. Am vollständigsten gleicht das von Federschmidt gelegentlich einer Käsevergiftung beobachtete und beschriebene Krankheitsbild dem Botulismus. Er ist aber bisher in keinem Falle nachgewiesen.

VII. Kartoffelvergiftungen.

Für die im Vergleich zu dem ungeheuren Konsum von Kartoffeln sehr seltenen Kartoffelvergiftungen hat man lange Zeit ein in der Kartoffel vorhandenes chemisches Gift — das Solanin — verantwortlich gemacht. Als die moderne Bakteriologie als Ursache für viele Nahrungsmittelvergiftungen Bakterien und ihre Gifte festgestellt hatte, suchte man nach solaninbildenden Bakterien. Weil fand auch zwei solche Arten in schwarzen Flecken der Kartoffeln und glaubte damit das Wesen der Kartoffelvergiftung als Solaninvergiftung aufgeklärt zu haben. Seine Befunde wurden aber von keiner Seite bestätigt. Die Seltenheit der Vergiftungen sowie der Umstand, daß unter gleichen Bedingungen aufbewahrte, tagelang zuvor genossene Kartoffeln derselben Sorte und Herkunft unschädlich waren, daß es sich stets um gekochte, bei hoher Temperatur aufbewahrte Kartoffeln handelte, hätten die Solanintheorie schon längst in Frage stellen und die Ursache in einer akzidentellen, die gekochten Kartoffeln treffenden Schädlichkeit suchen lassen sollen. Der Glaube an die Solaninwirkung bei den Kartoffelvergiftungen wurde erst erschüttert, als die auf Veranlassung der Medizinalabteilung des preußischen Kriegsministeriums durch Wintgen ausgeführten Versuche ergaben, daß der Solaningehalt der Kartoffeln sehr verschieden, im allgemeinen aber beträchtlich kleiner ist als nach den Durchschnittszahlen in der Literatur zu erwarten war, daß längeres Lagern oder krankhafte Veränderungen der Kartoffeln keine Zunahme des Solaningehaltes bedingen, daß Solaninbildung durch Bakterien nicht stattfindet. Dazu kommen die Untersuchungen v. Haselbergs, welcher nachwies, daß in Vergiftungsfällen von den einzelnen Autoren Solanin gar nicht in reiner Form dargestellt ist, daß es sich vielmehr um Verunreinigung mit kristallinischen Stoffen gehandelt hat, und daß man somit über die eigentlich toxisch wirkende Dosis des Solanins im unklaren ist. Er konnte gleichzeitig durch einen Selbstversuch zeigen, daß die krankmachende Dosis weit oberhalb der bisher angenommenen Grenze liegt.

Auch bei den Kartoffelvergiftungen handelt es sich um akzidentelle bakterielle Verunreinigungen der ursprünglich einwandfreien und unschädlichen gekochten Kartoffeln [1].

1. Proteusbakterien.

Dieudonné hat zuerst eine Proteusart dafür verantwortlich gemacht und zwar bei folgender Massenvergiftung:

---

[1] Vgl. Cloetta, S. 297.

Im Lager Hammelburg erkrankten im August 1903 ganz plötzlich etwa 180 Mann eines Bataillons schon zwei Stunden nach dem Mittagessen an Erbrechen, Kopfschmerzen, Durchfällen, Kollapserscheinungen, Wadenkrämpfen ohne Temperaturerhöhung. Nach sieben Stunden schwanden die Symptome wieder, nur bei einigen blieben noch längere Zeit Kopfschmerzen, Benommenheit und Kollapserscheinungen bestehen; doch gingen auch diese wieder vorüber. Als Ursache der Massenerkrankung wurde Kartoffelsalat festgestellt, der bei der bakteriologischen Untersuchung massenhaft Proteusbakterien enthielt. Die Kartoffeln waren am Abend vorher gekocht und geschält in Körben bei schwüler Temperatur (im August) bis zum nächsten Tage aufbewahrt worden. Die Vermehrung der Bakterien und die Bildung von Zersetzungsprodukten war dann weiterhin durch den hohen Wassergehalt der noch jungen Kartoffeln begünstigt worden.

Die mit dem Salat gefütterten Mäuse starben nach 24 Stunden an schweren Magen-Darmerscheinungen.

Einen ähnlichen Fall von Massenerkrankungen an leichter Gastroenteritis nach Kartoffelsalat haben wir bei einem Garderegiment beobachtet.

Auch in diesem Falle handelte es sich um Kartoffelsalat, für den die Kartoffeln 24 Stunden vorher gekocht und geschnitten und dann in einer mit Zinkblech ausgeschlagenen Fleischkiste in der Küche aufbewahrt und von Proteusbakterien durchwuchert waren. Beweisend für die akzidentale bakterielle Verunreinigung der Kartoffeln war die Tatsache, daß dasselbe Gericht (Hering-Kartoffelsalat) aus denselben Bestandteilen in der Küche für die Unteroffiziere, von denen niemand erkrankte, bereitet war — nur mit dem Unterschied, daß die Kartoffeln erst kurz vor ihrer Verwendung gekocht waren.

2. Kolibakterien.

Die Kolibakterien, die als Ursache von Kartoffelvergiftungen verantwortlich gemacht sind, gehören wahrscheinlich einer besonderen giftproduzierenden Art an.

Bei 85 Mann eines Truppenteiles trat 1—2 Stunden nach dem Mittagessen, das aus Erbsensuppe, Eiern und Kartoffelsalat bestanden hatte, unter heftigen Leibschmerzen ein in 1—5 Tagen ablaufender Magen-Darmkatarrh auf, der bei einem Manne vorübergehend sehr starke Erscheinungen bot. Die Kartoffeln waren an einem Juliabend gekocht, dann geschält und in Scheiben geschnitten über Nacht aufbewahrt worden, bis am folgenden Vormittag die Zubereitung des Salates erfolgte.

Als Ursache wurden von Jacobitz und Kayser Kolibakterien festgestellt, die auf den Kartoffeln üppig gewuchert waren. Ihre ursächliche Beziehung zu der Massenerkrankung wurde dadurch erwiesen, daß das Serum der Kranken in einer Verdünnung 1 : 200 prompt den betreffenden Kolistamm agglutinierte. Einen ähnlichen Fall hat Döderlein publiziert. Die Kartoffeln waren auch in diesem Falle tags zuvor gekocht, geschält und über Nacht aufbewahrt worden.

3. Bakterien der Paratyphus- und Gärtnergruppe.

Bei dem ausgedehnten Konsum von Kartoffeln und der Verbreitung der spezifischen Fleischvergiftungsbakterien nimmt es nicht wunder, daß auch diese gelegentlich einmal zubereitete Kartoffeln befallen und unter günstigen Bedingungen sich vermehren, Gifte produzieren und so in analoger Weise, wie bei den sekundären Fleischvergiftungen, eine Kartoffelvergiftung hervorrufen. Bisher liegen nur wenige derartige Beobachtungen in der Literatur vor.

In dem einen Falle hatte die Familie eines Offiziers Kartoffelsalat zum Abendessen genossen. Alle Beteiligten bekamen 6—7 Stunden später einen fieberhaften, etwa 12 Stunden anhaltenden intensiven Brechdurchfall. In den Proben des Salats wurden Paratyphusbakterien gefunden, die vom Serum der Erkrankten 1 : 100 prompt agglutiniert wurden (Jacobitz und Kayser).

Als Ursache einer unter den Soldaten nach Kartoffelsalat aufgetretenen Massenerkrankung ermittelten Bofinger und Dieterle Gärtnerbazillen.

Nach dem Bericht des Gesundheitswesens des preußischen Staates erkrankten fünf Personen in einer Familie nach Genuß von Büchsensülze und Kartoffeln akut an Paratyphus. Da von der Sülze andere Personen gegessen hatten und gesund geblieben waren, kann nur der Kartoffelsalat die Ursache der Vergiftung gewesen sein.

Im Dezember 1916 erkrankten im Kriege 229 Mann des Flug- und Übungsparkes Ost-Warschau an Vergiftungserscheinungen nach Genuß von Kartoffelsalat, ohne daß eine bakterielle Ursache ermittelt werden konnte.

Die in der Literatur bekannt gewordenen Kartoffelvergiftungen betreffen fast ausschließlich Massenerkrankungen von Militärpersonen. Unter 48 vom Jahre 1890 bis 1908 aufgetretenen, von Waldmann zusammengestellten Massenerkrankungen in der Armee waren 18 durch Kartoffeln bedingt. In fast all diesen Fällen, die zum allergrößten Teil in die Sommermonate fallen, waren die betreffenden Kartoffeln am Tage vor einem Sonn- oder Feiertage zubereitet und aufbewahrt worden. Die klinischen Erscheinungen bestanden in einer meist schnell vorübergehenden Gastroenteritis, die in keinem Falle zum Tode führte. Es ist in hohem Grade wahrscheinlich, daß diese bakteriologisch nicht untersuchten Vergiftungen auf dieselben Vergiftungsbakterien zurückzuführen sind wie die angeführten Fälle.

In prophylaktischer Beziehung ist es erforderlich, daß Kartoffeln kurz vor der Verabfolgung gekocht und zubereitet werden, auf keinen Fall längere Zeit in der warmen Küche aufbewahrt werden. Im Privathaushalt wird im allgemeinen so verfahren, oft aber auch dagegen gefehlt. Wie oft es hier aber zu leichten Einzelerkrankungen kommen mag, entzieht sich vollständig der Beurteilung.

VIII. Konservenvergiftungen.

Denselben Bakterien, die wir als Erreger der Fleisch-, Fisch-, Milchspeisen-, Käse- und Kartoffelvergiftungen kennen gelernt haben, begegnen wir auch bei den durch Büchsenkonserven verursachten Vergiftungen. Im Gegensatz zu anderen Mikroorganismen, welche Büchsenkonserven verderben und wahrscheinlich in großer Zahl existieren, rufen jene meist keine grobsinnlich wahrnehmbaren Veränderungen des Büchseninhaltes hervor, der gerade deshalb dem Konsumenten verhängnisvoll wird. Die bakterielle Verunreinigung des Büchseninhaltes findet in den allermeisten Fällen nach dem Sterilisierungsprozeß infolge der beim Lagern und Transport entstehenden Undichtigkeiten der Büchsen statt, denn bei dem allgemein üblichen lege artis ausgeführten Sterilisierungsverfahren gehen alle lebenden Bakterien zugrunde. Immerhin verdient ein Fall Beachtung, in welchem von einem kranken Kalbe stammendes, mit Paratyphusbazillen durchsetztes Kalbfleisch, dessen Genuß 23 Erkrankungen hervorgerufen hatte, auch nach der Einkochung im Weckschen Apparat noch den lebenden Infektionserreger enthielt. Offenbar war in dem Apparat die Temperatur nicht erreicht, die bei der fabrikmäßigen Herstellung der Büchsenkonserven erzielt wird. (Bericht über das Gesundheitswesen des preußischen Staates 1910)

Bei den meisten bakteriellen Verunreinigungen der Büchsenkonserven handelt es sich um Fäulnisbakterien und andere, stinkende Produkte bildende Mikroorganismen, so daß sich das Verdorbensein durch Geruch und Aussehen bemerkbar macht, wodurch die Verwendung der Konserven und somit jede weitere Gefahr ausgeschaltet wird.

Die Zahl der Vergiftungen ist im Vergleich zu dem immer mehr zunehmenden Verbrauch der Büchsenkonserven gering.

1. Bacillus botulinus.

Zum ersten Male wurde 1904 bei einer in Darmstadt nach Genuß aus Bohnenkonserven hergestellten Salates aufgetretenen Vergiftung der Bacillus botulinus von Gaffky und Landmann als Ursache festgestellt.

Die zum Salat verwendeten Bohnen waren in der Kochschule eines Pensionates von einer Köchin, die selbst der Vergiftung erlag, in einer verlöteten Blechbüchse eingekocht worden, die beim Öffnen zwar durch einen eigentümlich ranzigen Geruch, ähnlich wie

nach Parmesankäse, aufgefallen war, aber keine Zeichen einer stärkeren Zersetzung dar-
geboten hatte. Die Bohnen waren sehr zart und „butterweich" und wurden deshalb nicht
mehr vorher gekocht, sondern, wie sie aus der Büchse kamen, nach Abspülen angerichtet;
beim Stehen des angemachten Salates nahm der ranzige Geruch zu. Bemerkenswert ist,
daß diejenigen, die den gleichen Salat gegessen hatten, der kurze Zeit auf dem Herd
gestanden und so durch Zufall ins Kochen geraten war, gesund blieben, während alle anderen
21 Pensionäre erkrankten, von denen 11 der Vergiftung erlagen. Die Krankheit begann
24—28 Stunden nach der Mahlzeit und zeigte das charakteristische Bild des Botulismus.

Einen noch tragischeren Fall hat neuerdings Stricker veröffentlicht. Hier erkrankten
16—40 Stunden nach Genuß zu Hause eingekochter Bohnen 12 Personen an Botulismus,
dem alle erlagen. In einem andern Falle starben ebenfalls nach Genuß eingemachter
grüner Bohnen unter sieben Personen fünf. In Amerika — namentlich Kanada — haben
Erkrankungen an Botulismus nach Genuß von Konserven — Fleisch-, Fisch-, Gemüse-
Konserven in letzter Zeit zugenommen, wahrscheinlich infolge ungenügender Sterilisation.
Es ist daher dringend ein Aufkochen der Büchsenkonserven vor dem Genuß zu fordern,
wodurch das furchtbare Gift unschädlich wird.

2. Bakterien der Paratyphus- und Gärtnergruppe.

Im Januar 1906 erkrankten in Leipzig 250 Angestellte eines Warenhauses wenige
Stunden nach Genuß von Bohnenkonserven an akuter Gastroenteritis, die nach kurzer
Zeit in Genesung überging. In den Bohnen wurden Paratyphus- und Kolibakterien
von Rolly nachgewiesen. Erstere bildeten hitzebeständige Gifte.

Aumann fand in einer geöffneten Konservenbüchse mit Spinat, dessen Genuß eine
Familienerkrankung hervorgerufen hatte, Gärtnerbazillen, und nimmt an, daß sie die
Ursache der Gruppenerkrankung waren.

Zwei Gruppenerkrankungen an Paratyphus nach Genuß von Büchsenbohnen resp.
Bohnensalat sind in den Berichten über das Gesundheitswesen des preußischen Staates
erwähnt.

3. Anderweitige Bakterien.

Bucherau schuldigt als Ursache einer durch fünf Jahre altes verdorbenes Büchsenfleisch unter Militärpersonen in Frankreich hervorgerufenen Massenerkrankung von akuter
Gastroenteritis eine die Gelatine verflüssigende Streptokokkenart an.

Mit den aufgeführten Nahrungsmitteln, ist die Reihe der Speisen,
die zu bakteriellen Nahrungsmittelvergiftungen Anlaß geben können,
natürlich nicht erschöpft, ebenso wie die Bakteriologie mancher Fälle
noch ungeklärt ist. Es ist Aufgabe zukünftiger Forschungen diese
Lücke auszufüllen.

E. Diagnose der Nahrungsmittelvergiftungen.

Bezüglich der klinischen Erscheinungen usw. unterscheiden sich die Nahrungsmittelvergiftungen der Gruppen IV—VI nicht von der Gruppe I—III, so
daß in dieser Beziehung auf die betreffenden Kapitel verwiesen werden kann.

Die Diagnose der Nahrungsmittelvergiftungen stützt sich auf epidemiologische und klinische Tatsachen und die bakteriologische Untersuchung. Die
sichere Erkennung der Nahrungsmittelvergiftung kann nur mit Hilfe der
bakteriologischen Untersuchung erfolgen. Das Ergebnis dieser bildet gewissermaßen aber nur den Schlußstein in dem Aufbau der für eine bakterielle Nahrungsmittelvergiftung sprechenden Beweise. Das plötzliche Auftreten von
klinisch als Vergiftungserscheinungen imponierenden Symptomen im Anschluß
an den Genuß einer Speise bei bis dahin völlig gesunden Personen, das Freibleiben von Personen, die nichts davon gegessen haben, lassen den Schluß
einer abnormen, d. h. giftigen Beschaffenheit der Speise zu. Diese kann entweder chemischer oder bakterieller Natur sein. Wenn man früher den Fehler
begangen hat, jede Nahrungsmittelvergiftung als eine Vergiftung im pharmakologischen Sinne aufzufassen, so darf man heute nicht in den umgekehrten
Fehler verfallen und jede nach Nahrungsmittelgenuß unter dem klinischen

Bilde einer Vergiftung auftretende Gesundheitsschädigung als eine auf bakterieller Grundlage beruhende Vergiftung ansprechen. Wie sehr hier Voreingenommenheit schaden kann, hat das Beispiel der Methylalkoholvergiftung der Asylisten zu Berlin gelehrt.

Neißer macht darauf aufmerksam, daß in geschlossenen Anstalten nicht selten Massenerkrankungen nach den an Sonn- und Festtagen genossenen Speisen aufzutreten pflegen, nachdem tags zuvor eine Reinigung der Küchengeräte, namentlich der Kessel, mit Säuren, und anderen Putzmitteln vorgenommen ist, und hält somit die Entstehung und Beimengung chemischer Gifte zu den Speisen nicht für ausgeschlossen. Waldmann hat in der Tat für 30 in der deutschen Armee vorgekommenen, durch Nahrungsmittel verursachte Massenerkrankungen nachweisen können, daß 60$^0/_0$ derselben an Sonn- und Feiertagen oder an dem unmittelbar darauffolgenden Tage stattgefunden haben. Er gibt aber auch gleichzeitig die richtige Erklärung dafür, indem anzunehmen ist, daß die Nahrungsmittel schon längere Zeit vorher zur Abgabe fertiggestellt, aber ungenügend gegen äußere Verunreinigungen geschützt oder in mangelhafter Weise aufbewahrt wurden, so daß Zersetzungsvorgänge statthaben konnten, die dann ihrerseits den Anlaß zu den Erkrankungen gaben. Man kann ihm auch darin beistimmen, daß selbst in Fällen, in denen eine bakteriologische Untersuchung erfolglos war, die Annahme einer bakteriellen Vergiftung immer noch wahrscheinlicher ist als die durch ein metallisches oder organisches Gift.

Nach Uhlenhuth darf ein Zusammenhang zwischen einer Fleischvergiftungsepidemie und einem Bazillenbefund im Fleisch nur dann angenommen werden, wenn 1. die Bakterien des Patienten völlig identisch sind mit denen des Fleisches, und 2. die Bakterien des Fleisches usw. von dem Serum des Patienten hochwertig agglutiniert werden. Überdies ist nach ihm die Annahme einer intravitalen Infektion des Tieres nur dann berechtigt, wenn das Fleisch des ganzen Tieres Bakterien mit den genannten Eigenschaften enthält. Mit diesen Thesen Uhlenhuths können wir uns nicht ohne weiteres einverstanden erklären. Der Forderung zu Punkt 1 kann man mit der Einschränkung zustimmen, daß der Nachweis der Zugehörigkeit der beiderseits ermittelten Bakterien zur Paratyphus- bzw. Gärtner-Gruppe für die Annahme eines kausalen Zusammenhangs genügt. Bei der Variabilität der Paratyphusbazillen bzw. ihrem von dem Autor selbst erwiesenen und hervorgehobenen leicht stattfindenden Typenwechsel können kleine Abweichungen in der Wuchsform und in serologischen Verhalten nicht in die Wagschale fallen. Zu Punkt 2 ist zu sagen, daß die Agglutininbildung beim Patienten sehr großen Schwankungen unterworfen ist, daß namentlich bei der akuten toxischen Form der Fleischvergiftung in manchen Fällen keine, in anderen nur eine schwache Agglutination oder noch sehr spät aufzutreten pflegt, selbst dann, wenn die Erreger im Blute kreisten und aus ihm gezüchtet wurden. Das Fehlen von Agglutininen im Patientenserum einem Fleischvergifter gegenüber darf nicht als Beweis gegen eine mit dieser Bakterienart erfolgte Infektion angesprochen werden. Dazu kommt, daß sich durch Tierpassagen sowohl die agglutininbildende wie die agglutininbindende Eigenschaft der Paratyphusbazillen ändern kann. 3. Gegen die Uhlenhuthsche Forderung, daß die Annahme einer intravitalen Infektion des Tieres nur dann berechtigt ist, wenn das Fleisch des ganzen Tieres Bakterien enthält, spricht die Erfahrungstatsache, daß in manchen Fleischvergiftungsfällen sich nur die inneren Organe als infiziert und giftig erwiesen, das Fleisch dagegen nicht. Wenn der Autor zum Schluß so weit geht, eine Fleischvergiftungsepidemie mit deutlich anschließend typhösen Erkrankungen auch dann als wahrscheinlich postmortal bedingt anzusehen, wenn im Tier Paratyphusbazillen vom Fleischvergiftertyp nachzuweisen waren, so können wir dieser für uns unverständlichen Schlußfolgerung nicht folgen.

Literatur.

Geschichtliches und Allgemeines.

Bollinger: Intestinale Sepsis und Abdominaltyphus. Vortrag 24. März 1980. Münch. med. Wochenschr. — Durham: Brit. med. Journ. 1898. — Heller: Ziemßens Handb. d. Pathol. u. Therapie d. inn. Krankh. — Hoppe-Seiler: Spezielle Pathologie. Ziemßens Handb. d. Pathol. u. Therapie d. inn. Krankh. — Gärtner: Korresp.-Blatt d. ärztl. Ver. Thüringen 1888. Nr. 3. — Gaffky und Paak: Arb. a. d. Reichs-Gesundheitsamte Bd. 6. — de Nobele: Ann. de la soc. méd. Gaud. 1899 et 1902. — Schottmüller: Dtsch. med. Wochenschr. 1900. — Trautmann: Zeitschr. f. Hyg. u. Infektionskrankh. Bd. 45. 1903. — Uhlenhuth: v. Leuthold, Gedenkschr. Bd. 1. Berlin: Hirschwald 1906.

Häufigkeit der bakteriellen Nahrungsmittelvergiftungen.

Bofinger: Dtsch. med. Wochenschr. 1912. — Kuppelmayr: Zeitschr. f. Fleisch- u. Milchhyg. Bd. 24. — Laquer: Dtsch. med. Wochenschr. 1912. Nr. 21. — Lentz: Zeitschr. f. Hyg. u. Infektionskrankh. 1903. — Meyer, R.: Reichsgesundheitsblatt Jg. 1. — Rimpau: Arb. a. d. Reichs-Gesundheitsamte. Bd. 41. 1912. — Schrumpf: Zeitschr. f. Balneol. Bd. 4, Nr. 16.

Fleischvergiftungen.

Literatur ausführlich in der Arbeit Uhlenhuth und Hübener: Über infektiöse Darmbakterien im Handbuch der pathogenen Mikroorganismen Kolle-Wassermann, ferner bei Hübener: Die bakteriellen Nahrungsmittelvergiftungen. Ergebn. d. inn. Med. Bd. 9. 1912. — Derselbe: Handb. d. inn. Med. Bd. 4. 1927. — Schottmüller: Handb. d. inn. Med. Bd. 1, Teil 2, 1925.

Bahr: Zeitschr. f. Fleisch- u. Milchhyg. Bd. 36. — Bardaczi Barabas: Med. Klinik 1917. — Beitzke: Berlin. klin. Wochenschr. 1918. — Bitter: Zeitschr. f. Hyg. u. Infektionskrankh. Bd. 108. — Bongert und Hock: Zeitschr. f. Fleisch- u. Milchhyg. Bd. 36. — Bugge und Diercks: Zeitschr. f. Fleisch- u. Milchhyg. Bd. 34. — Cohn: Zeitschr. f. Hyg. u. Infektionskrankh. Bd. 103. — Conradi: Münch med. Wochenschr. 1909; Dtsch. med. Wochenschr. 1904; Zentralbl. f. Bakteriol., Parasitenk. u. Infektionskrankh. Abt. I, Orig. 1908. — Demnitz: Tierärztl. Wochenschr. 1926. Nr. 19; Zentralbl. f. Bakteriol., Parasitenk. u. Infektionskrankh., Abt. I, Orig. Bd. 98. — Glässer: Die Krankheiten des Schweins. Hannover 1922. — Gminder: Zeitschr. f. Fleisch- u. Milchhyg. Bd. 34. — Harnack: Dtsch. Tierärztl. Wochenschr. 1922. — Heimann: Zentralbl. f. Bakteriol., Parasitenk. u. Infektionskrankh., Abt. I, Orig. 1910. — Hermel: Zeitschr. f. Immunitätsforsch. u. exp. Therapie, Orig. Bd. 8. 1919. — Herzog und Schiff: Zeitschr. f. d. ges. exp. Med. Bd. 29. — Hohn und Levy: Zeitschr. f. Hyg. u. Infektionskrankh. Bd. 96. — Karsten: Dtsch. tierärztl. Wochenschr. 1919. — Derselbe und Ehrlich: Dtsch. tierärztl. Wochenschr. Bd. 26. — Kipshagen: Zeitschr. f. Fleisch- u. Milchhyg. Bd. 36. — Kob: Dtsch. med. Wochenschr. 1926. — Lohbeek: Zeitschr. f. Fleisch- u. Milchhyg. 1921. — Müller, Max: Zeitschr. f. Infektionskrankh. d. Haustiere 1910; Zeitschrift f. Fleisch- u. Milchhyg. Bd. 36; Zentralbl. f. Bakteriol., Parasitenk. u. Infektionskrankh., Abt. I, Orig. Bd. 80. 1918; Münch. tierärztl. Wochenschr. Nr. 26. — Olitzki: Zentralbl. f. Bakteriol., Parasitenk. u. Infektionskrankh. Bd. 88. — Otto: Inaug.-Diss. Berlin 1922. — Pick: Berlin. klin. Wochenschr. 1918. Siehe auch Zuzucki. — Preßler und Lange: Zeitschr. f. Fleisch- und Milchhyg. Bd. 36. — Saltykow: Ergebn. d. allg. Pathol. u. pathol. Anat. von Lubarsch u. Joest 1921. — Schermer und Ehrlich: Berlin. tierärztl. Wochenschr. 1921. — Schiff: Zeitschr. f. Immunitätsforsch. u. exp. Therapie, Orig. Bd. 35. — Schittenhelm: Münch. med. Wochenschr. 1920. — Schlegel: Dtsch.-österr. tierärztl. Wochenschr. 1925. — Schmitt und Zeller: Zeitschr. f. Infektionskrankh. d. Haustiere Bd. 5. — Spray: Journ. of the Americ. med. assoc. 1926. — Standfuß: Berlin. tierärztl. Wochenschr. 1924. — Derselbe und Reinsdorf: Infektionskrankh. d. Haustiere 1925. — Sternberg: Münch. med. Wochenschr. 1919. Ref. — Zschiesche: Zentralbl. f. Bakteriol., Parasitenk. u. Infektionskrankh., Abt. I, Orig. Bd. 80.

Botulismus.

Armstrong, Story und Scott: Zeitschr. f. Fleisch- u. Milchhyg. Bd. 34. — Birsch-Hirschfeld: v. Graefes Arch. f. Ophth. 1901. — Blum: Münch. med. Wochenschr. 1923. Ostertags Handb. d. Fleischbeschau. — Bourmer und Doetsch: Zeitschr. f. Fleisch- u.

Milchhyg. Bd. 34, S. 13. — Brieger und Kempner: Deutsch. med. Wochenschr. 1897. — Cohn: Arch. f. Augenheilk. Bd. 9. 1880. — Ermengem, v.: Handb. d. pathol. Mikroorganismen Kolle-Wassermann. — Gaffky: s. Landmann, Hyg. Rundschau Bd. 14. 1904. — Heller: Arch. f. physiol. u. pathol. Chem. 1841. — Kaatzer: Dtsch. med. Wochenschr. 1881. Nr. 7. — Kasper: Vierteljahrsschr. Bd. 13. 1858. — Kempner und Pollack: Dtsch. med. Wochenschr. 1897. Nr. 23. — Kempner und Schaplewsky: Zeitschr. f. Hyg. u. Infektionskrankh. Bd. 27, S. 2. — Kerner: Neue Beobachtungen über die in Württemberg vorkommenden Vergiftungen durch Genuß geräucherter Würste. Tübingen 1920. — Kob: Med. Klinik Bd. 1. 1905. — Landmann: Hyg. Rundschau 1904. — Leuchs: Zeitschr. f. Hyg. u. Infektionskrankh. 1910. — Marinesco: Zentralbl. f. Bakteriol., Parasitenk. u. Infektionskrankh. Ref. Bd. 24. 1898. — Morselli: s. Römer, Zentralbl. f. Bakteriol., Parasitenk. u. Infektionskrankh. Bd. 27. 1900. — Petzl: Wien. med. Wochenschr. 1904. Nr. 54. — Pick: Dtsch. med. Wochenschr. 1912. Beamten-Ver. 1912. — Quincke: Ref. Schmidt Jahrb. Bd. 216. 1887. — Römer: Zentralbl. f. Bakteriol., Parasitenk. u. Infektionskrankh. Bd. 27. Graefes Archiv Bd. 58. — Ruge: Klin. Monatsschr. f. Augenheilk. Bd. 40. 1902. — Derselbe: Zentralbl. f. Bakteriol., Parasitenk. u. Infektionskrankh. Bd. 6. 1923. — Scheby-Buch: v. Graefes Arch. f. Ophth. Bd. 17. 1871. — Schröter: s. Erben. — Schübel, K.: Arch. f. exp. Path. u. Pharm. 96, 193 (1923). — Stein: s. Möbius, Vierteljahrsschr. f. gerichtl. Med. 1912. — Virchow: Jahresber. 1867.

Fischvergiftungen.

Abraham: Dtsch. med. Wochenschr. 1906. Nr. 32. — Alexander: Bresl. ärztl. Zeitschr. Bd. 10. 1888. — Arustamoff: Zentralbl. f. Bakteriol., Parasitenk. u. Infektionskrankh. Bd. 10. 1891. — Babes und Riegeler: Zentralbl. f. Bakteriol., Parasitenk. u. Infektionskrankh. Ref. Bd. 33. 1903. — David: Dtsch. med. Wochenschr. 1899. Nr. 25. — Eckersdorff: Arb. a. d. Inst. f. exp. Therapie, Frankfurt 1908. — Emmerich und Weibel: Arch. f. Hyg. Bd. 21. 1894. — Fürst: Dtsch. med. Wochenschr. 1899. Nr. 25. — Galli: Ref. Ärztl. Sachverst.-Zeit. Bd. 13. 1907. — Hildebrandt: Beitrag zur Fischfäulnis. Inaug.-Diss. Berlin 1924. — Hirschfeld: Vierteljahrsschr. f. gerichtl. Med. Bd. 43. 1885. — Konstansoff: Zentralbl. f. Bakteriol., Parasitenk. u. Infektionskrankh. Bd. 38. — Lesguillon: Gaz. hebd. de méd. Tom. 49. 1902. Handb. d. Technik und Methodik der Immunitätsforschung Kraus und Levaditi Bd. 2. — Rommeler: Dtsch. med. Wochenschr. 1909. Zeitschr. für Bakteriol., Parasitenk. u. Infektionskr. Bd. 53. — Savage und Forbes: Journ. of hyg. 1918. — Schaumont: Hyg. Rundschau 1897. — Schenk: Vierteljahrsschr. f. gerichtl. Med. Bd. 15. 1898. — Schreiber: Berlin. klin. Wochenschr. 1884. Nr. 21. — Smolenski: Hyg. Rundschau Bd. 7. 1887. — Stewart: Vierteljahrsschr. f. gerichtl. Med. Bd. 22. 1901. — Stoll: Korresp.-Blatt f. Schweiz. Ärzte Bd. 35. 1905. — Ulrich: Zeitschr. f. Hyg. u. Infektionskrankh. Bd. 53. — Vogel: Zeitschr. f. Hyg. u. Infektionskrankh. Bd. 44. 1903. — Waikard: Münch. med. Wochenschr. 1917. — Wiechert: Zentralbl. f. Bakteriol., Parasitenk. u. Infektionskrankh. Ref. — Wyß: Zeitschr. f. Hyg. u. Infektionskrankh. Bd. 53. 1906.

Vergiftungen durch Mollusken und Krustazeen.

Meinertz: Med. Klinik 1910. H. 10. — Salkowski: Virchows Arch. f. pathol. Anat. u. Physiol. 102. 1885 — Virchow: Berlin. klin. Wochenschr. 1885. Nr. 22.

Vergiftungen durch Milch-, Eier- und Vanillespeisen.

Adametz: Österr. Monatsschr. f. Tierheilk. Bd. 14. 1890. — Beck: Dtsch. med. Wochenschr. 1892. — Buchan: Zeitschr. f. Medizinalbeamte 1901. S. 228. — Curschmann: Zeitschr. f. Hyg. u. Infektionskrankh. 1905. — Faust: Monatsschr. f. prakt. Tierheilk. Bd. 20, 1909. — Fischer: Zeitschr. f. klin. Med. Festschr. für R. Koch 1903. Bd. 59. 1906. — Gaffky: Dtsch. med. Wochenschr. 1892. — Derselbe: Kochs Festschr. 1903. — Glasmacher: Berlin. klin. Wochenschr. 1886. Nr. 23. — Hirschberg: Zeitschr. f. Untersuch. d. Nahrungs- u. Genußmittel. — Holst: Zentralbl. f. Bakteriol., Parasitenk. u. Infektionskrankh. 1896. Nr. 20. — Levy-Fornet: Zentralbl. f. Bakteriol., Parasitenk. u. Infektionskrankh. Bd. 41. — Liebetrau: Zentralbl. f. Med.-Beamte 1910. — Poppe: Arb. a. d. Reichsgesundheitsamte Bd. 33. — Prigge und Sachs-Müke: Klin. Jahrb. Bd. 21. — Vagedes: Klin. Jahrb. 1909. — Vaughan: Arch. f. Hyg. Bd. 7. — Walker: Inaug. Diss. Zürich 1908. — Wassermann, M.: Zeitschr. f. diät. u. physikal. Therapie Bd. 96.

Käsevergiftungen.

Berg: Zentralbl. f. Med.-Beamte Bd. 16. 1910. — Dold: Zentralbl. f. Bakteriol., Parasitenk. u. Infektionskrankh. Ref. 1910. — Ehrhardt: Vereins-Blatt d. Pfälzer Ärzte

1887. — Federschmidt: Münch. med. Wochenschr. 1907. Nr. 54. — Fonteyne: Zentralbl. f. inn. Med. Bd. 53. — Holst: Zentralbl. f. Bakteriol., Parasitenk. u. Infektionskrankh. Bd. 20. — Jacob: Münch. med. Wochenschr. 1912. Nr. 48. — Pflüger: Württemb. Korresp.-Blätter Bd. 64. 1894. — Rottler: Med. Woche. Bd. 4. 1903. — Vaughan: Arch. f. Hyg. Bd. 7. — Vaughan und Perkins: Arch. f. Hyg. Bd. 27. — Zupnik: Zeitschr. f. Hyg. u. Infektionskrankh. Bd. 52.

Kartoffelvergiftungen.

Bofinger und Dieterlen: Dtsch. med. Wochenschr. 1911. — Dieudonné: Dtsch. militärärztl. Zeitschr. 1904. — Döderlein: Münch. med. Wochenschr. 1908. Nr. 55. — v. Haselberg: Med. Klinik 1909. — Jacobitz und Kayser: Zentralbl. f. Bakteriol., Parasitenk. u. Infektionskrankh. Bd. 53. — Waldmann: Kongreßber. f. inn. Med. Budapest 1900. — Weil: Arch. f. Hyg. Bd. 68. — Wintgen: Zeitschr. f. Untersuch. d. Nahrungs- u. Genußmittel 1902.

Konservenvergiftungen.

Gaffky: Kochs Festschrift 1903. — Landmann: Hyg. Rundschau Bd. 14. 1904. — Rolly: Münch. med. Wochenscrh. 1906. Nr. 5, S. 3.

Sachverzeichnis.

Handbuch
der experimentellen Pharmakologie

Bearbeitet von zahlreichen Fachgelehrten

Herausgegeben von

A. Heffter †

ehem. Professor der Pharmakologie an der Universität Berlin

Fortgeführt von

W. Heubner

Professor der Pharmakologie an der Universität Göttingen

Erster Band:

Mit 127 Textabbildungen und 2 farbigen Tafeln. III, 1293 Seiten. 1923. RM 84.—

Inhalt:

Kohlenoxyd / Kohlensäure / Stickstoffoxydul / Narkotica der aliphatischen Reihe / Ammoniak und Ammonium=
salze / Ammoniakderivate / Aliphatische Amine und Amide. Aminosäuren / Quartäre Ammoniumverbindungen
und Körper mit verwandter Wirkung / Muscaringruppe / Guanidingruppe / Cyanwasserstoff. Nitrilglucoside.
Nitrile. Rhodanwasserstoff. Isocyanide / Nitritgruppe / Toxische Säuren der aliphatischen Reihe / Aromatische
Kohlenwasserstoffe / Aromatische Monamine / Diamine der Benzolreihe / Pyrazolonabkömmlinge / Campher=
gruppe / Organische Farbstoffe.

Zweiter Band, 1. Hälfte:

Mit 98 Textabbildungen. 598 Seiten. 1920. RM 39.—

Inhalt:

Pyridin. Chinolin, Chinin, Chininderivate / Cocaingruppe, Yohimbin / Curare und Curarealkaloide / Veratrin
und Protoveratrin / Aconitingruppe / Pelletierin / Strychningruppe / Santonin / Pikrotoxin und verwandte
Körper / Apomorphin, Apocodein, Ipecacuanha / Alkaloide / Colchicingruppe / Purinderivate.

Zweiter Band, 2. Hälfte:

Mit 184 zum Teil farbigen Textabbildungen. 1375 Seiten. 1924. RM 87.—

Inhalt:

Atropingruppe / Nicotin. Coniin. Piperidin. Lupetidin. Cytisin. Lobelin. Spartein. Gelsemin. / Que=
brachoalkaloide / Pilocarpin. Physostigmin. Arecolin / Papaveraceenalkaloide / Kakteenalkaloide / Cannabis
(Haschisch) / Hydrastisalkaloide / A renalin und Adrenalinverwandte Substanzen / Solanin / Mutterkorn /
Digitalisgruppe / Phlorhizin / Saponingruppe / Gerbstoffe / Filixgruppe. Bittermittel / Cotoin / Aristolochin /
Anthrachinonderivate. Chrysarobin. Phenolphthalein / Koloquinten (Colocynthin) / Elaterin. Podophyllin.
Podophyllotoxin. Convovulin. Jalapin (Scammonin). Cummigutti. Cambogiasäure. Euphorbium. Lärchen=
schwamm. Agaricinsäure / Pilzgifte / Ricin. Arbin. Crotin / Tierische Gifte / Bakterientoxine.

Dritter Band, 1. Hälfte:

Mit 62 Abbildungen. VIII, 619 Seiten. 1927. RM 57.—

Inhalt:

Die osmotischen Wirkungen / Schwer resorbierbare Stoffe / Zuckerarten und Verwandtes / Wasserstoff= und
Hydroxylionen / Alkali= und Erdalkalimetalle. Fluor. Chlor. Brom. Jod / Chlorsäure und verwandte
Säuren / Schweflige Säure / Schwefel / Schwefelwasserstoff. Sulfide. Selen. Tellur / Borsäure / Arsen und
seine Verbindungen / Antimon und seine Verbindungen / Phosphor= und Phosphorverbindungen.

Dritter Band, 2. Hälfte:

Erscheint im Laufe des Jahres 1929

Inhalt:

Die Schwermetalle. Allgemeines über Metalle. Silber, Quecksilber, Kupfer, Gold, Platin und andere Edel=
metalle. Von W. Heubner=Berlin / Zink, Mangan, Kobalt, Nickel, Cadmium, Blei, Zinn, Aluminiumgruppe,
Chrom, Wismut, Thallium=Gruppe, Uran, Wolfram, Molhybden. Von F. Flury=Würzburg / Eisen. Von
E Starkenstein=Prag. — Generalregister für das ganze Handbuch.

Nach dem Erscheinen von Band III/2 werden in Abständen **Ergänzungsbände**
erscheinen. Diese werden durch die fortschreitende Forschung inzwischen neu ge-
fundenes Beobachtungsmaterial behandeln und auch, über den Heffterschen General-
plan hinausgehend, größere Abhandlungen über wichtige allgemeine Probleme der
Pharmakologie bringen.

Schutz- und Angriffseinrichtungen. Reaktionen auf Schädigungen.

⟨„Handbuch der normalen und pathologischen Physiologie", herausgegeben von A. Bethe, G. von Bergmann, G. Embden, A. Ellinger †, 13. Band.⟩

In Vorbereitung

Der Band wird u. a. enthalten:

Tierische Gifte und ihre Wirkung. Von Professor Dr. F. Flury=Würzburg. — Autotomie. Von Professor Dr. W. Goetzsch=München. — Farbwechsel und Pigmentierungen und ihre Bedeutung. Von Professor Dr. H. Erhard=Gießen. — Lokale Reaktionen. Von Professor Dr. M. Askanazy=Genf, Professor Dr. E. Starkenstein=Prag. — Allgemeine Reaktionen. Immunitätsvorgänge. Von Professor Dr. R. Doerr=Basel, Professor Dr. M. Jacoby=Berlin, Professor Dr. H. Sachs=Heidelberg, Professor Dr. H. Schloßberger=Frankfurt a. M., Geheimrat Professor Dr. P. Uhlenhuth=Freiburg i. Br. — Zelluläre Schutzreaktionen. Von Geheimen Medizinalrat Professor Dr. F. Neufeld=Berlin. — Gewöhnung an Gifte. Von Professor Dr. F. Hildebrandt=Düsseldorf.

Blut. Bewegungsapparat. Konstitution. Stoffwechsel. Blutdrüsen. Erkrankungen aus physikalischen Ursachen. Vergiftungen.

⟨„Handbuch der inneren Medizin", zweite Auflage, herausgegeben von G. v. Bergmann und R. Staehelin, 4. Band.⟩

1. Teil. Mit 126 zum Teil farbigen Abbildungen. XII, 1033 Seiten. 1926.
Gebunden RM 69.—
2. Teil. Mit 53 zum Teil farbigen Abbildungen. XVI, 991 Seiten. 1927.
Gebunden RM 69.—

Inhaltsübersicht:

Die Erkrankungen der Blutdrüsen. Von Professor Dr. Wilhelm Falta=Wien. — Erkrankungen aus äußeren physikalischen Ursachen. Von Professor Dr. Rudolf Staehelin=Basel. ⟨Mit einem Beitrag: Erkrankungen durch Röntgen= und Radiumstrahlen von Privatdozent Dr. M. Lüdin=Basel.⟩ — Vergiftungen. Von Professor Dr. M. Cloetta=Zürich, Professor Dr. Edwin St. Faust=Basel, Professor Dr. Erich Hübener=Luckenwalde und Professor Dr. H. Zangger=Zürich.

Die Arzneimittel-Synthese

auf Grundlage der Beziehungen zwischen chemischem Aufbau und Wirkung. Für Ärzte, Chemiker und Pharmazeuten. Von Dr. **Sigmund Fränkel**, a. o. Professor für medizinische Chemie an der Wiener Universität. Sechste, umgearbeitete Auflage. VIII, 935 Seiten. 1927.
RM 87.—; gebunden RM 93.—

Die Wirkungen von Gift- und Arzneistoffen.

Vorlesungen für Chemiker und Pharmazeuten. Von Professor Dr. med. **Ernst Frey,** Marburg an der Lahn. Mit 9 Textabbildungen. VI, 176 Seiten. 1921. RM 5.—

Die Digitalis und ihre therapeutische Anwendung.

Im Auftrage des Niederländischen Reichsinstitutes für pharmakotherapeutische Untersuchungen bearbeitet von Dr. U. G. Bijlsma, Professor Dr. A. A. Hijmans van den Bergh, Professor Dr. R. Magnus, Dr. J. S. Meulenhoff, Dr. M. J. Roessingh. Autorisierte deutsche Übersetzung von Professor Dr. **P. Neukirch.** Mit 32 Abbildungen und einem Bildnis. IV, 119 Seiten. 1923. RM 5.65

Einfaches pharmakologisches Praktikum für Mediziner.

Von **R. Magnus,** Professor der Pharmakologie in Utrecht. Mit 14 Abbildungen. VIII, 51 Seiten. RM 2.—

Der Cocainismus.

Ein Beitrag zur Geschichte und Psychopathologie der Rauschgifte. Von Dr. **Ernst Joël,** Berlin, und Dr. **F. Fränkel,** Berlin. ⟨Sonderabdruck aus „Ergebnisse der inneren Medizin und Kinderheilkunde", Band 25.⟩ IV, 111 Seiten. 1924. RM 4.20

Die Kohlenoxydvergiftung.

Ein Handbuch für Mediziner, Techniker und Unfallrichter. Von Professor Dr. **L. Lewin.** Mit einer Spektrentafel. IX, 369 Seiten. 1920. RM 17.50

Die Gifte in der Weltgeschichte.

Toxikologische, allgemeinverständliche Untersuchungen der historischen Quellen. Von Professor Dr. **L. Lewin.** XII, 596 Seiten. 1920. RM 21.—